LE MANUEL ILLUSTRÉ DES PREMIERS SOINS ET MÉDECINE FAMILIALE

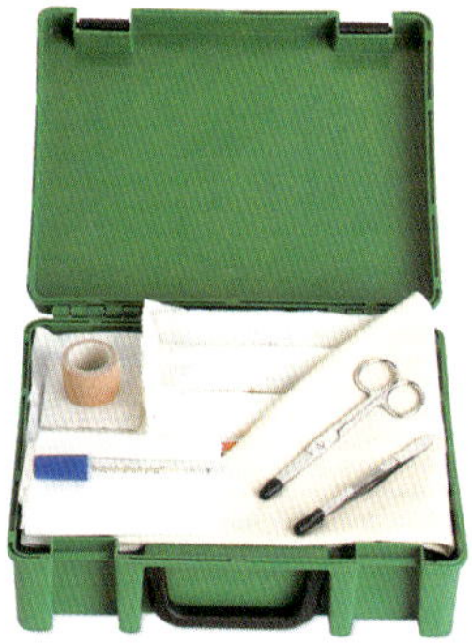

MODUS VIVENDI

LE MANUEL ILLUSTRÉ DES

PREMIERS SOINS ET MÉDECINE FAMILIALE

Préventions, symptômes et traitements médicaux.
Un guide complet des premiers gestes rapides et efficaces.

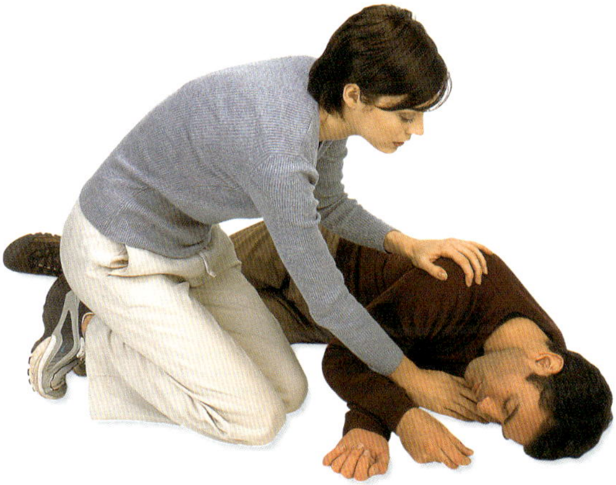

Dr Peter Fermie
Dr Stephen Shepherd
Dr Pippa Keech
Consultant rédactionnel : Anne Charlish

Édition originale publiée en 2003 au Royaume-Uni par Anness Publishing Limited,
Hermes House, 88-89 Blackfriars Road, London SE1 8H1,
sous le titre *First Aid and Family Health*

LES PUBLICATIONS MODUS VIVENDI INC.
55, rue Jean-Talon Ouest, 2e étage
Montréal (Québec) Canada
H2R 2W8

Réalisation : Joanna Lorenz
Responsable éditoriale : Helen Sudell
Assitants d'édition : Melanie Halton, Ann Kay
Révisions : Sue Barraclough, Kim Davies, Tracey Kelly, Mary Lindsay, Cathy Meeus,
Sonya Newland, Nikki Sims, Linda Sonntag
Photographies : Mark Wood
Maquillage des effets spéciaux : Dauphine's of Bristol
Illustrations : Samantha Elmhurst
Maquettistes : Nigel Partridge, Lisa Tai
Contrôle de la production : Steve Lang

Traduit de l'anglais par Isabelle Leymarie

ISBN-10 2-89523-451-5
ISBN-13 978-2-89523-451-7

Dépôt légal - Bibliothèque et Archives nationales du Québec, 2007
Dépôt légal - Bibliothèque et archives Canada, 2007

Nous reconnaissons l'aide financière du gouvernement du Canada par l'entremise du Programme d'aide au développement de l'industrie de l'édition (PADIÉ) pour nos activités d'édition.
Gouvernement du Québec — Programme de crédit d'impôt pour l'édition de livres — Gestion SODEC

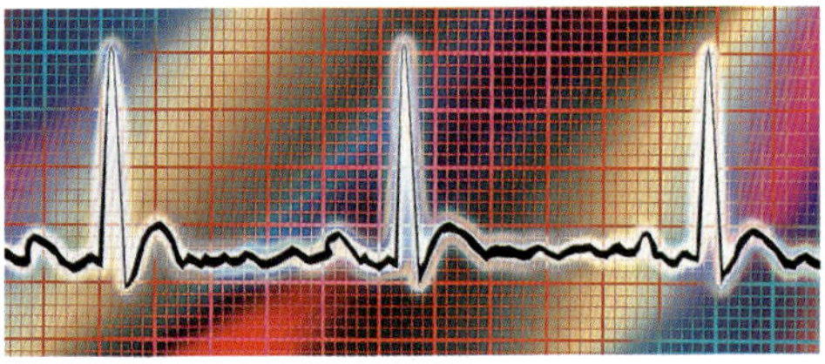

Note de l'éditeur :

Bien que le *Manuel illustré des premiers soins et médecine familiale* explique comment faire face aux situations d'urgence par le biais d'instructions à suivre, toute personne atteinte d'une maladie ou dont les symptômes nécessitent des soins médicaux devrait consulter un médecin qualifié dans les plus brefs délais. Quoique les auteurs et l'éditeur considèrent les informations et les conseils donnés dans cet ouvrage comme étant justes et vrais au moment de la mise sous presse, ils ne peuvent être tenus légalement responsables d'erreurs ni d'omissions éventuelles, ni d'aucune inexactitude, ni d'aucun mal, ni d'aucune blessure advenant à la suite de conseils ou d'instructions dudit ouvrage.

Avant-propos

De nos jours, nous sommes constamment assaillis de conseils et d'information sur la santé venant de diverses sources. Il est donc facile d'obtenir de fausses informations ou des informations partielles et des conseils contradictoires. Face à l'avalanche d'informations, on pourrait croire que seulement les experts en santé ou les médecins peuvent intervenir.

Des outils pour la vie

Cependant, nous devons tous acquérir des connaissances de base en premiers soins et en médecine familiale afin de pouvoir agir lorsque les symptômes de maladie apparaissent ou en cas de situation d'urgence. Notre qualité de vie et la santé de nos proches dépendent de notre capacité à discerner et à réagir de façon appropriée dans ces moments critiques.

Heureusement, ce présent ouvrage vous offrira les informations utiles qui pourront servir tout au long de votre vie. Il a été développé par des spécialistes afin de vous donner des conseils pratiques qui peuvent servir dans toutes sortes de situations. Bien qu'on ne puisse pas se passer des conseils judicieux et de l'analyse précise des spécialistes de la santé, on peut du moins s'armer de connaissances de base qui nous serviront de guide.

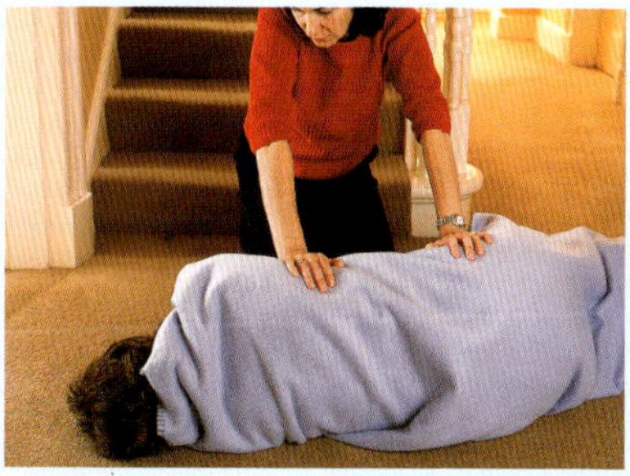

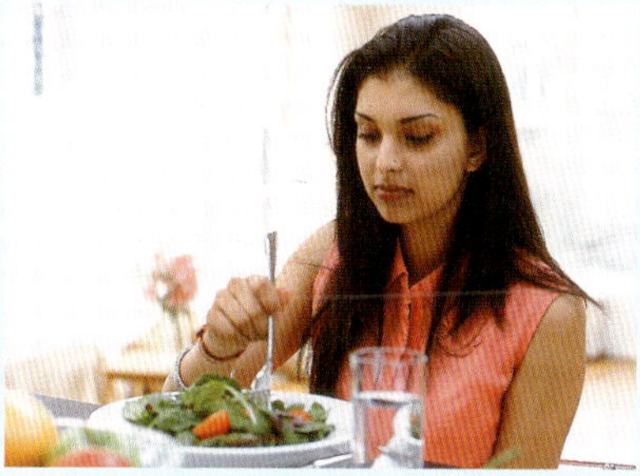

Table des matières

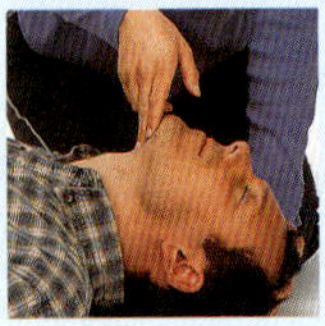

Chapitre 1
Agir face à une urgence 15

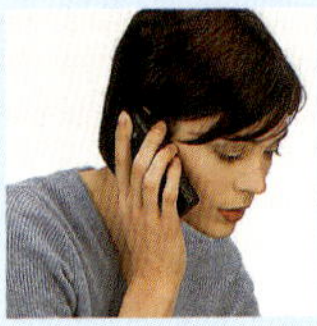

Chapitre 2
Les gestes pouvant sauver la vie 29

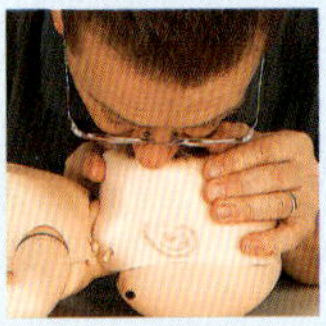

Chapitre 3
Maintenir en vie un enfant 47

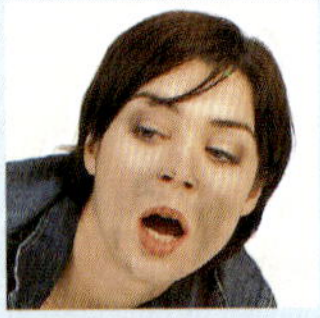

Chapitre 4
Les poumons et la respiration 57

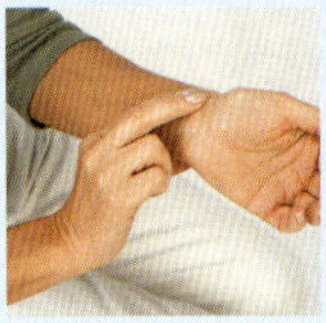

Chapitre 5
Le cœur et la circulation 69

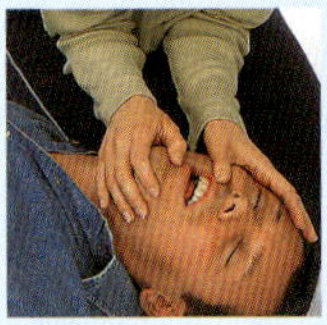

Chapitre 6
Le cerveau et le système nerveux 81

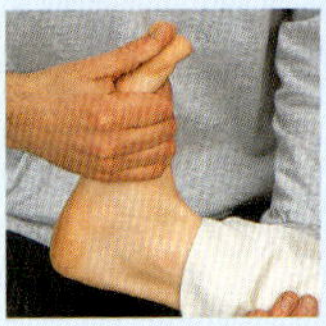

Chapitre 7
Autres urgences médicales 95

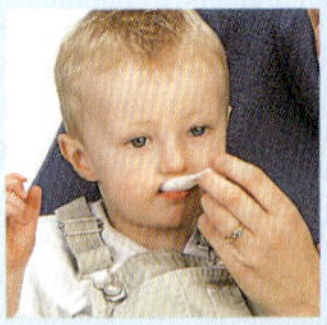

Chapitre 8
Les problèmes infantiles 113

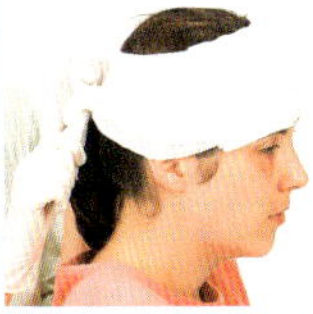

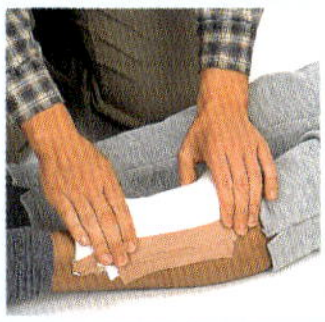

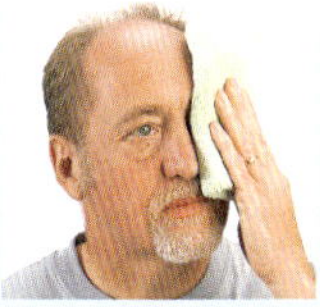

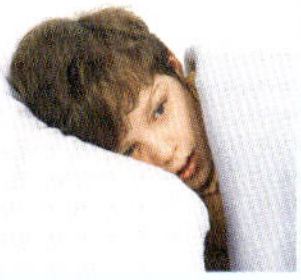

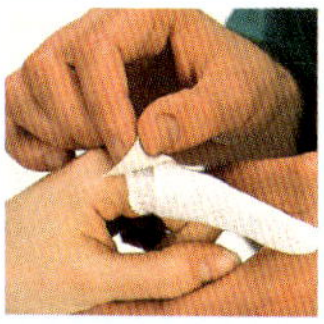

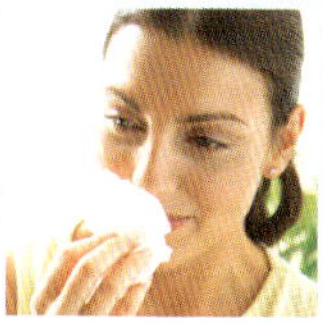

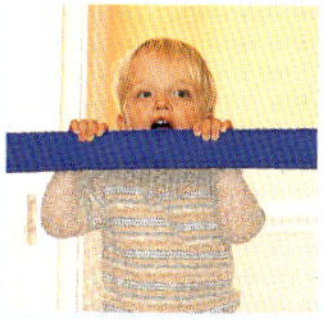

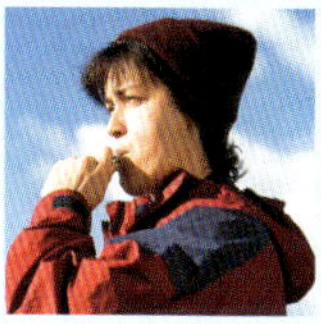

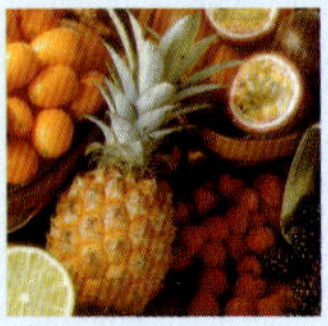

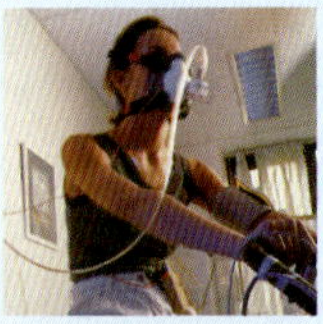

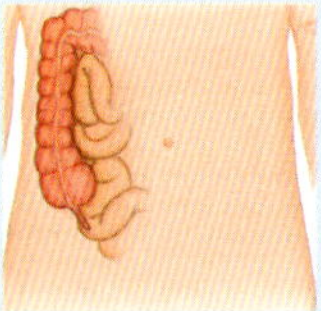

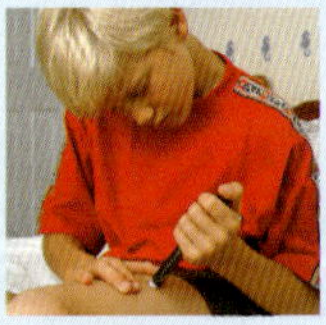

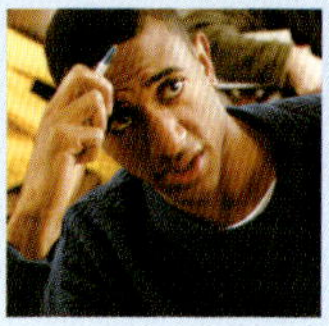

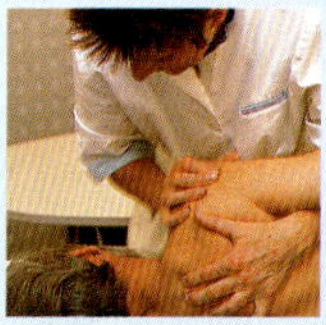

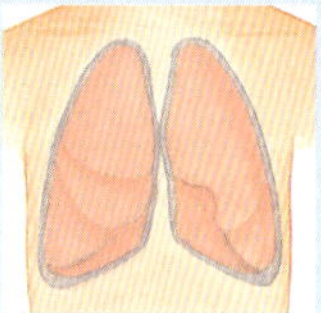

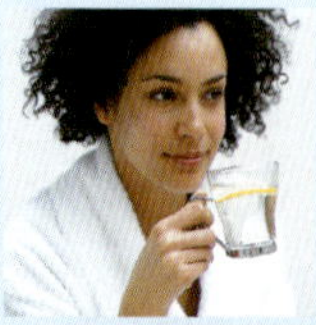

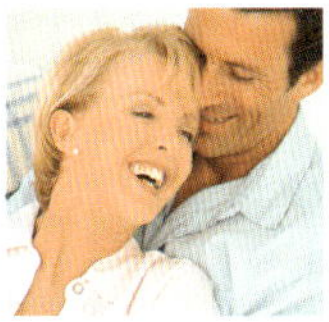

Chapitre 9
Le système reproducteur 393

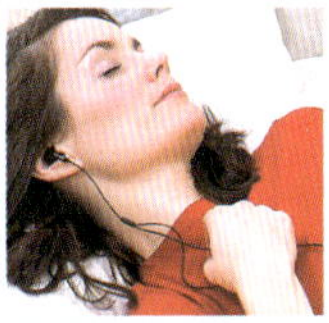

Chapitre 10
Les oreilles, le nez et la gorge 413

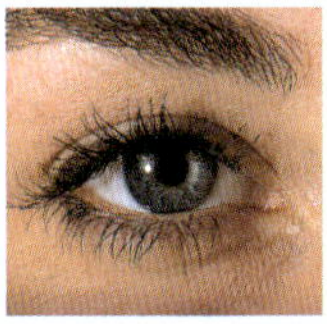

Chapitre 11
Les yeux 425

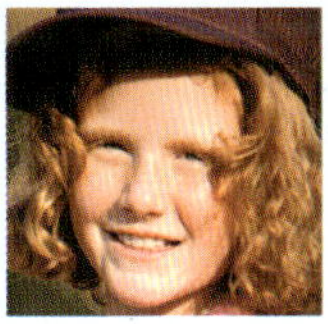

Chapitre 12
La peau 435

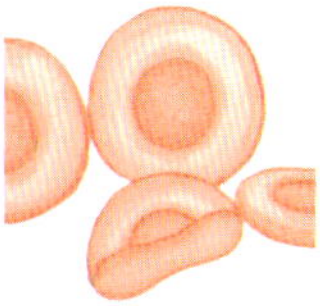

Chapitre 13
Le sang et le système immunitaire 447

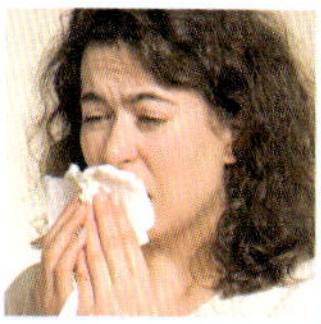

Chapitre 14
Les maladies infectieuses 461

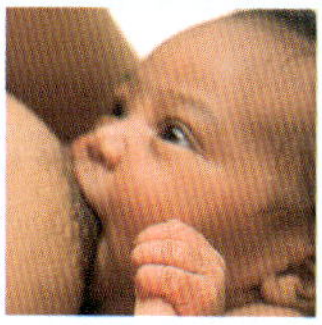

Chapitre 15
La santé des enfants 471

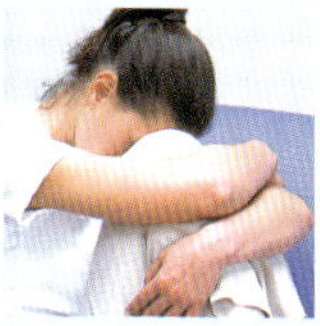

Chapitre 16
Les soins des malades en fin de vie 485

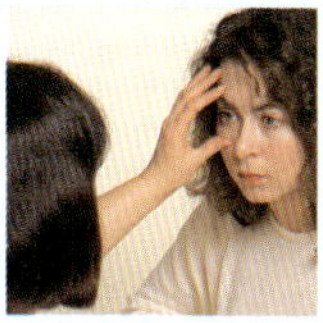

Chapitre 17
Les médecines alternatives 491

Introduction

S'OCCUPER D'UNE URGENCE

Comprendre les techniques de base des premiers secours vous aidera à rester calme et en contrôle en cas d'urgence. C'est vital en cas d'accident et ceci en ne tenant pas compte du niveau de vos connaissances. C'est aussi très rassurant pour le blessé quel que soit le résultat final. Cela amènera souvent un spectateur à proposer de l'assistance. Rappellez vous que même ceux qui n'ont pas de formation peuvent faire quelque chose vraiment utile comme téléphoner pour demander de l'assistance ou rassurer le blessé.

QUAND VOUS DEVRIEZ NE RIEN FAIRE

Il est souvent conseillé de ne rien faire plutôt que de risquer de mal faire. Dans un cas, un homme s'était occupé d'une femme agée qui s'était écroulée dans la rue en se mettant à genou derrière elle la tenant serrée contre sa poitrine. Dans cette position, sa tête tombait molement vers l'avant, sa respiration devenant impossible. Il voulait bien faire mais en fait il compromettait en effet sa respiration et par conséquence ses chances de survie.

Il est important également de connaitre ses limites. N'essayez pas de grimper une falaise pour aider quelqu'un si vous avez le vertige ou donner des premiers secours si vous ne savez pas comment le faire.

SOYEZ PRÊT

Un autre aspect important pour tout secouriste potentiel est de prévoir les mesures à prendre en cas d'urgence, surtout lorsqu'il s'agit d'aider une personne de son entourage. Cela peut vouloir dire, par exemple, qu'en cas de crise, vous n'auriez pas à mener, en plus de la victime, quatre enfants et le chien de la famille au service des urgences !

Des dispositions au préalable vous permettront de faire face avec plus d'assurance à tout ce qui pourra arriver. Il faudra peut-être calculer quels membres de la famille ou quels amis habitent assez près pour pouvoir s'occuper de vos enfants à la dernière minute, avoir sous la main une liste de médicaments dont vous ou une autre victime potentielle a besoin

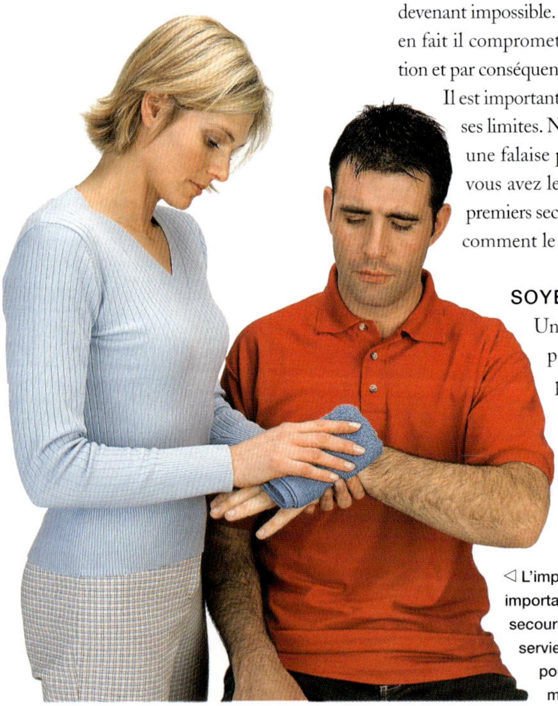

◁ L'improvisation est une qualité importante dans les premiers secours. Par exemple une serviette humide est employée pour aider à soutenir une main blessée.

CE À QUOI S'ATTENDRE AU SERVICE DES URGENCES

Il se peut que vous alliez à l'hôpital avec une victime. Si vous savez d'emblée ce à quoi vous attendre au service des urgences, vous ferez face à la situation plus calmement une fois sur place. Vous pourrez aussi en parler à la victime, ce qui l'aidera à être moins anxieuse.

Un(e) infirmier (ère) devrait vous recevoir dans la minute près qui suit votre enregistrement à l'accueil. Sa tâche est d'évaluer quel type de traitement immédiat est nécessaire et l'urgence de ces soins. Cela s'appelle le triage. On conduit souvent une victime qui a besoin de soins immédiats dans une salle de réanimation. Tout asthmatique et toute personne susceptible d'avoir une crise cardiaque seront classés prioritaires. Après cela, l'infirmier(ère) de triage s'occupera de toute personne ayant besoin d'être allongée, laquelle sera habituellement considérée comme blessé majeur ; toute victime aux blessures plus mineures devra attendre un peu plus longtemps avant d'être soignée. À moins que la plaie ou le problème ne soit très minime, l'infirmier(ère) demandera généralement au blessé de se déshabiller et de revêtir une blouse d'hôpital. Cela facilitera beaucoup l'examen du patient par le personnel médical.

On trouve, dans certains hôpitaux, une salle réservée aux enfants reçus aux urgences, ce qui leur permet d'éviter les scènes pénibles souvent liées à ce type de service.

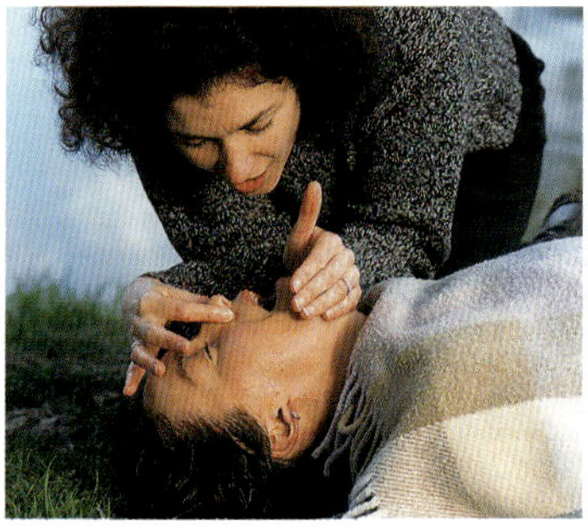

△ Ne faire du « bouche à bouche » que si vous savez ce que vous faites.

▽ La plus simple action de sens commun peut faire toute la différence. Par exemple en connaissant comment positionner vos mains pour supporter la tête d'un blessé souffrant d'une blessure au cou peut prévenir de sérieux problèmes.

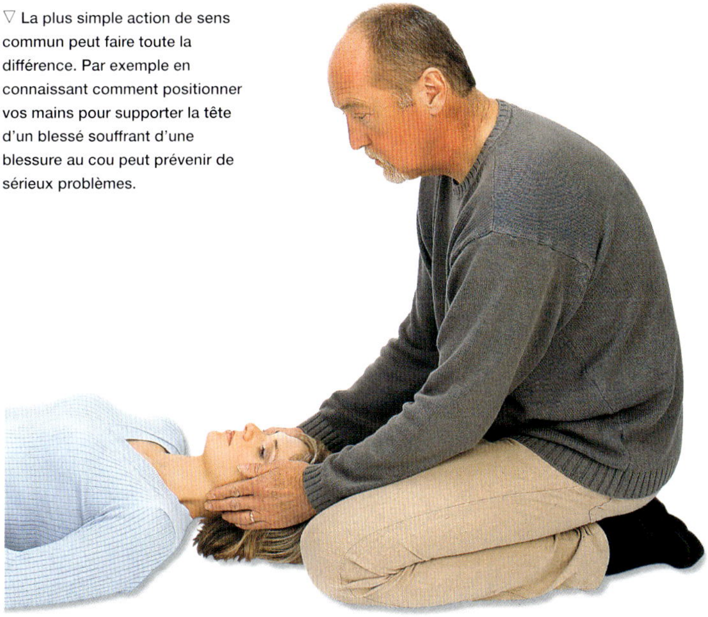

NE VOUS OCCUPEZ PAS DE PROBLÈMES DE SANTÉ TOUT SEUL.

- Si vous pensez rencontrer de sérieux problèmes de santé, restez calme et voyez un docteur immédiatement. Ne paniquez pas ou n'essayez pas d'éviter le problème.
- Ne soyez pas trop confiant au moment de prescrire par vous-même des médicaments. Demandez à un professionnel pour vous donner des conseils quand vous achetez des médicaments et c'est vrai aussi pour tout ce qui est médicine complémentaire. Vous seriez surpris des effets sur l'un l'autre.

ou bien encore voir si un voisin pourrait donner à manger à vos animaux en cas d'urgence.

Garder près du téléphone les deux listes qui suivent vous aidera en cas d'urgence :

1. Une liste des numéros de téléphone importants – voisins, amis et membres de la famille qui habitent à proximité, plus celui de votre médecin et des services d'urgence.
2. Une liste des médicaments prescrits à chaque membre de votre famille (cela peut être assez long s'il s'agit d'une personne âgée). De plus, n'oubliez pas de mentionner toute allergie – cela pourrait s'avérer très précieux pour un médecin ou un auxiliaire médical.

S'OCCUPER DE LA SANTE FAMILIALE

La section santé familiale de ce livre est un écho à tout ce que nous savons déjà: maintenir une bonne santé est quelque chose que chaque adulte doit prendre en charge. L'importance d'établir une vie saine est réinforcé à travers les pages du Guide Familial de la Famille et est présenté avec des détails clairs et révisés récemment dans le chapitre intitulé Vivre Sainement. Le moyen le plus facile d'arriver à atteindre une vie saine et heureuse est d'apprendre à comprendre comment nous pouvons arriver au résultat suivant nos moyens.

- Contrôler le niveau de stress.
- Suivre une alimentation équilibrée
- Maintenir un poid raisonnable
- Suivre une mise en forme compatible avec nos besoins en tant qu'individu et en function de notre âge et de notre niveau d'exercice.
- Eviter les substances dangereuses.

▽ Avec les enfants, il est parfois difficile de faire la distinction entre un problème mineur et une situation grave.

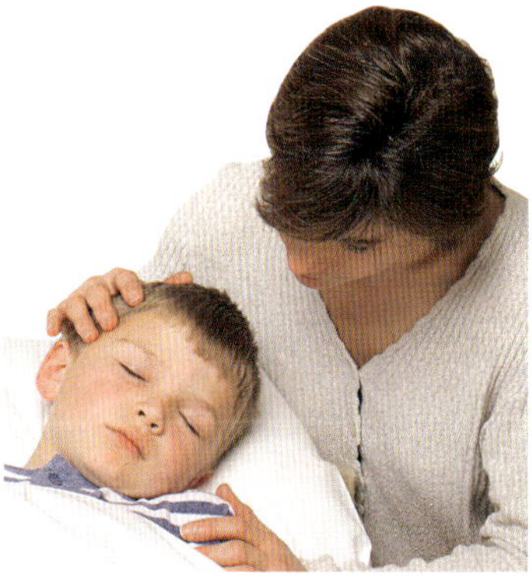

- Il faut être sûr d'avoir des contrôles régulier de la santé et de se protéger nous-même et nos enfants d'infections potentielles dangereuses.

PRECAUTIONS NECESSAIRES

Si vous ou les personnes autour de vous sont malade, suivez toujours quelques règles simples. Suivez les dosages et autres instructions à la lettre et liser toujours les feuillets de papier accompagnants les médicaments. Ils sont là pour une raison. Ne mélangez pas les médicaments. Demandez toujours l'avis d'un professionnel si vous avez des questions. Finallement, essayer de vous donner une balance entre être terrifié et avoir des mals de tête ou de rester bien informer au sujet de la santé (le dernier est certainement la meilleure recette pour un bien être à long terme).

▽ Il est important de savoir quelles substances peuvent provoquer une réaction allergique, depuis certains aliments et boissons jusqu'au pollen.

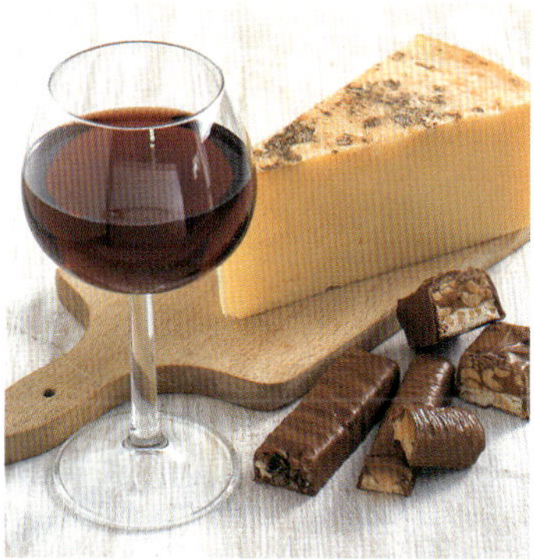

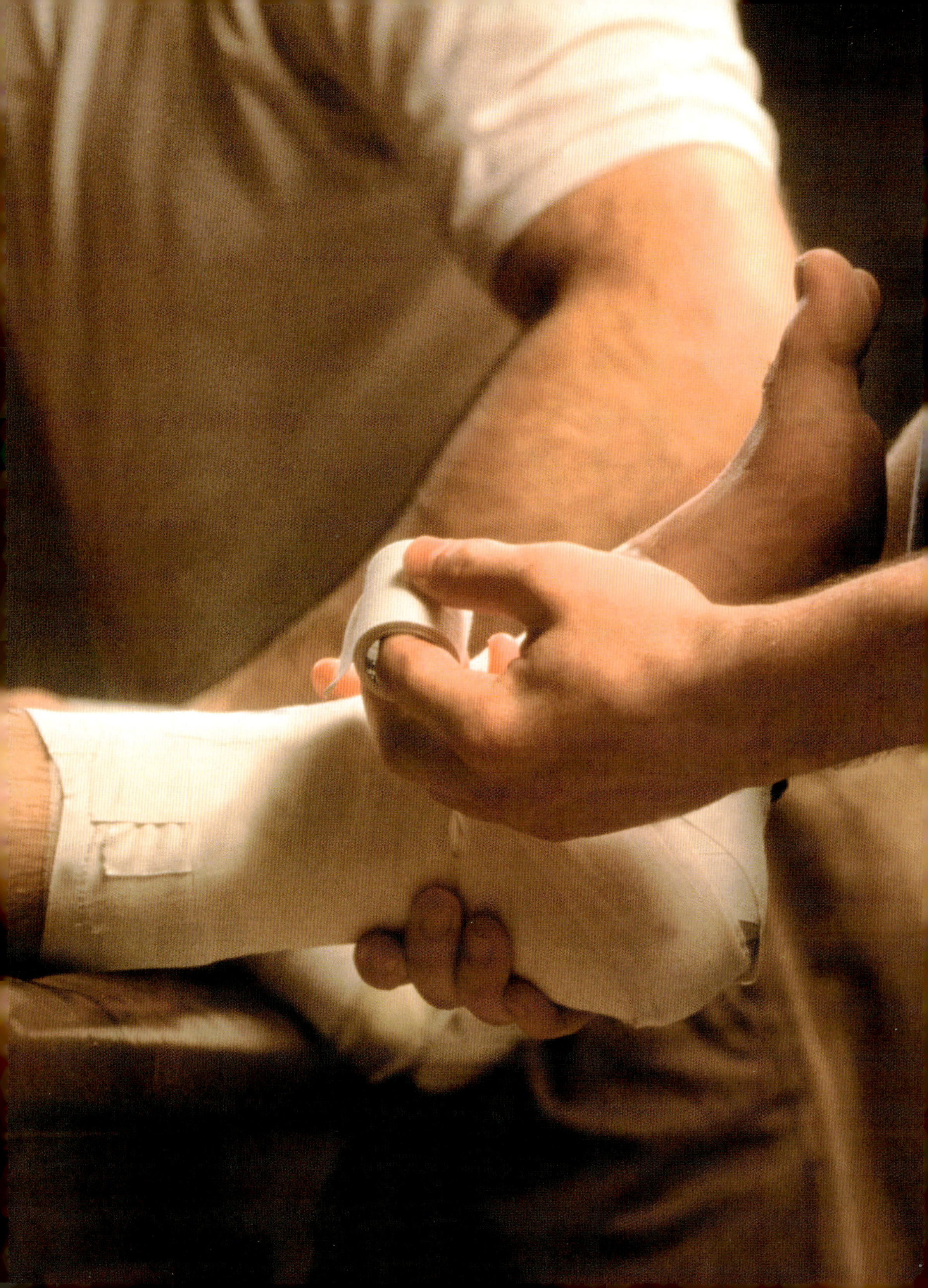

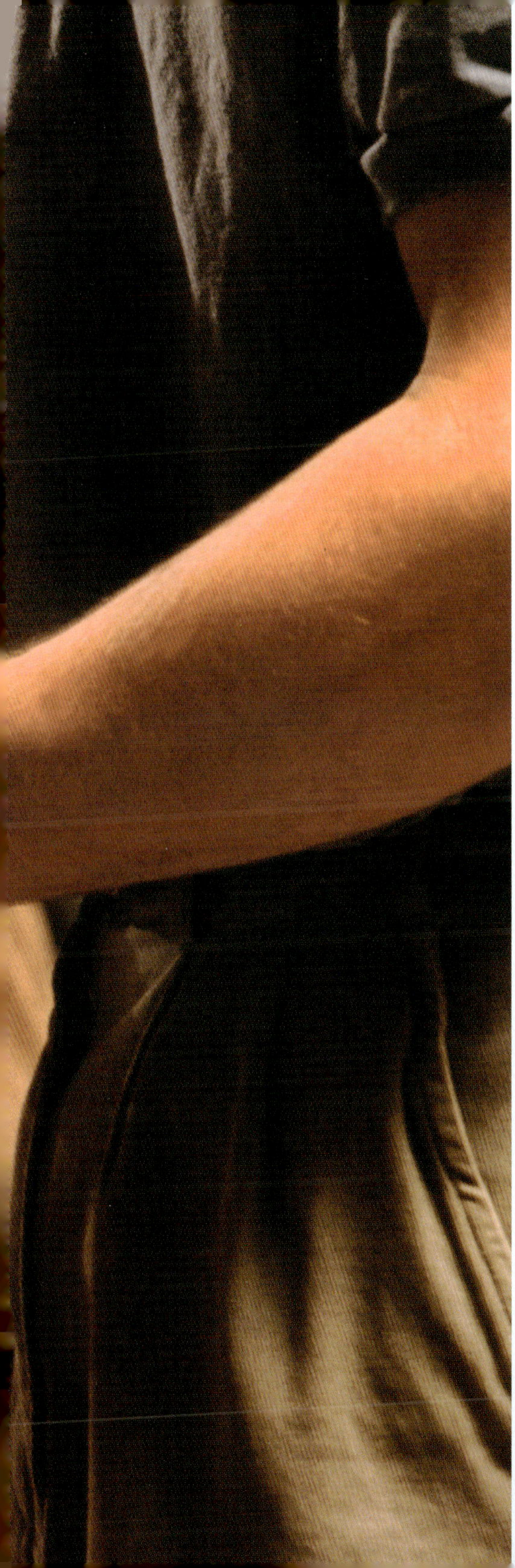

PREMIERS SOINS

ÉTAPE PAR ÉTAPE

Cette section de l'ouvrage vous offre un manuel illustré de techniques de soins d'urgence passablement complet. Les illustrations prises étape par étape, vous permettent de comprendre comment intervenir dans une situation d'urgence. Chaque intervention est expliquée en rapport avec le fonctionnement global du corps et vous permettra d'intervenir dans divers types de contextes : les situations d'urgence en plein air; les premiers soins des enfants et des personnes âgées, la réanimation. Vous trouverez une variété de conseils, de croquis et d'explications pour vous orienter dans chaque situation.

Comment utiliser cette section

La disposition de ce manuel essentiel a été conçue pour aider le lecteur à cibler l'information dont il a besoin au moment voulu. Les premiers chapitres expliquent comment faire face aux situations d'urgence et comment planifier les premiers secours. Certains chapitres abordent un grand choix de thèmes importants – depuis la santé de l'enfant jusqu'aux blessures liées au sport – tandis que d'autres se concentrent sur un ensemble spécifique d'organes et de tissus, plaçant ainsi dans leur contexte anatomique approprié les problèmes que le secouriste pourra rencontrer. Chaque chapitre se termine avec une liste de vérification des compétences – un sommaire utile et pratique que le lecteur pourra cocher.

Tout au long de l'ouvrage, les procédures de secourisme sont clairement présentées d'étape en étape dans un texte simple et sans jargon, avec l'appui de photographies en couleurs et, lorsqu'il le faut, d'illustrations amplement annotées. On y trouvera aussi toute une gamme d'articles spéciaux, depuis des organigrammes jusqu'à des encadrés décrivant les symptômes, ce qui aidera le lecteur à accéder aux faits essentiels le plus facilement possible. En voici quelques exemples ci-dessous.

Les encadrés « Voir aussi »
Ceux-ci renvoient le lecteur aux sujets ayant un rapport avec le thème présenté. Ces références peuvent être des chapitres entiers (en lettres majuscules) ou bien des pages spécifiques.

Les organigrammes
Des organigrammes apparaîtront régulièrement tout au long de l'ouvrage. De couleur mauve, ils résument les étapes fondamentales à suivre dans toutes sortes de situations.

Les procédures pas à pas
Lorsque c'est utile, les procédures sont décomposées en étapes chronologiques montrant clairement les techniques au travers de photographies en couleurs.

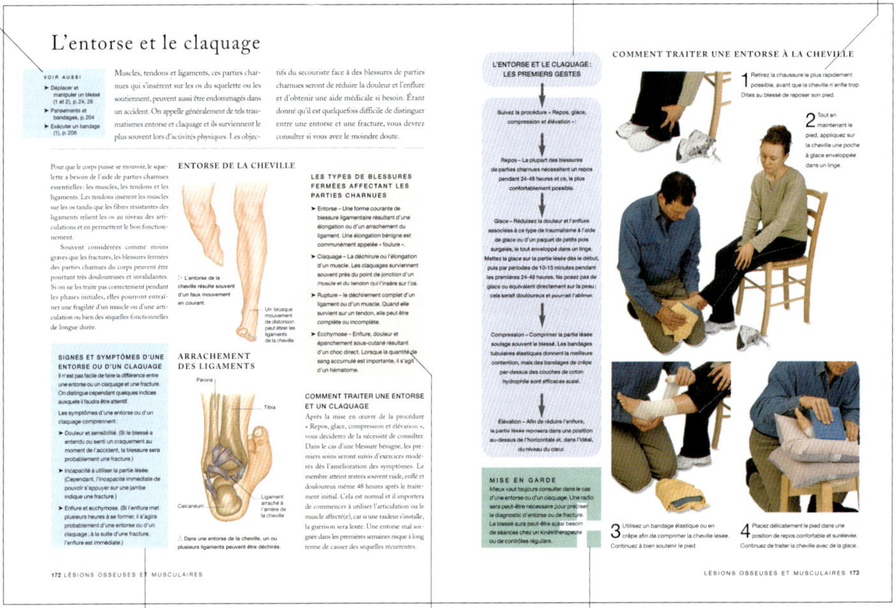

Encadrés signes et symptômes
Ces encadrés bleus identifient les symptômes majeurs de chaque affection, les rendant facilement accessibles à tout secouriste.

Encadrés de renseignements
Ces encadrés de couleur beige comprennent toute une gamme de renseignements annexes précieux, depuis des conseils de prévention et des listes d'actions à mener jusqu'à de petits détails utiles.

Encadrés de mise en garde
Ces encadrés verts à la croix blanche avertissent le lecteur de certains faits particulièrement importants. Prêtez *toujours* attention à ces conseils.

1

AGIR FACE À UNE URGENCE

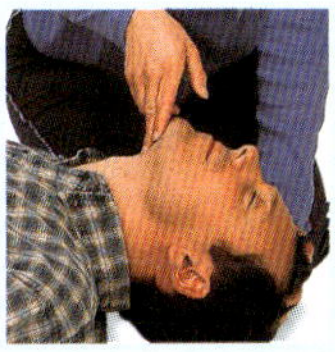

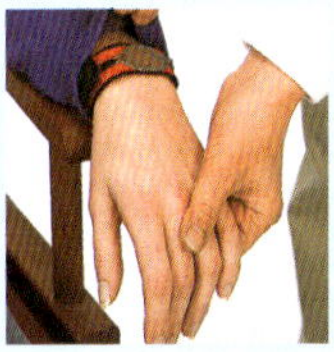

L'action menée face à une urgence peut avoir un effet incalculable. Il vous faudra réfléchir rapidement et prendre les bonnes décisions. Votre diagnostic à la suite de l'examen de la victime sera très important. Ce chapitre va vous mener à travers ces étapes initiales en vous montrant comment manipuler en toute sécurité une victime qui peut être sérieusement blessée ou sans connaissance, sans aggraver son cas. Si vous avez le moindre doute sur ce qu'il faut faire ou comment le faire, mieux vaut vous abstenir : contentez-vous d'appeler les services d'urgence et essayez de rassurer la victime, couvrez-la pour qu'elle ne prenne pas froid et protégez-la de toute autre blessure.

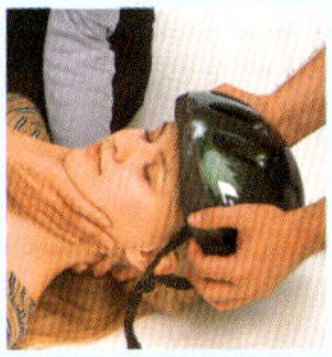

TABLE

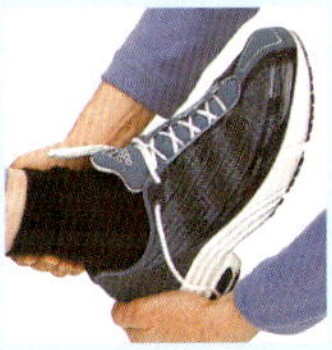

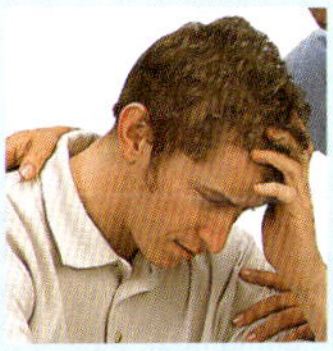

Qu'est-ce que le secourisme ?

VOIR AUSSI
➤ Réactions et voies respiratoires, p. 32
➤ Le massage cardiaque externe (MCE), p. 36
➤ La réanimation complète, p. 38

Comme son nom l'indique, le secourisme est le tout premier secours que l'on porte à un blessé. Chacun d'entre nous devrait connaître les techniques de secourisme de base, que ce soit à la maison, au bureau ou à l'extérieur. Un tiers des accidents ont lieu au foyer, la majorité impliquant des enfants ou des personnes âgées. Le fait de savoir immédiatement quoi faire et de reconnaître la gravité potentielle de l'affection de la victime pourra peut-être accélérer sa guérison et même être vital à sa survie. Ces deux pages résument ce qui sera développé dans les chapitres suivants.

Le secourisme peut couvrir une gamme variée de scénarios – du simple réconfort apporté après un accident mineur à la situation d'urgence où une vie est en danger. Une réaction rapide est cruciale. Les urgentistes parlent de la première heure qui suit un accident comme de « l'heure précieuse » : plus l'aide est apportée durant cette période, meilleur sera le dénouement pour la victime.

LES OBJECTIFS DU SECOURISME

- Maintenir la victime en vie. Voies respiratoires, Respiration et Circulation – « VRC » – constituent la toute première priorité du secourisme.
- Empêcher l'état de la victime d'empirer.
- Favoriser la guérison de la victime.
- Rassurer et réconforter la victime.

LE CODE « PCAVRC »

S'en souvenir au moment venu peut sauver des vies :

P pour PROTÉGER
C pour CONSCIENCE
A pour ALERTER
V pour VOIES RESPIRATOIRES
R pour RESPIRATION
C pour CIRCULATION

QUE FAIRE EN CAS D'URGENCE

Restez calme. Évaluez rapidement la situation. Maintenant, vous pouvez effectuer le « PCAVRC » comme suit :

1 PROTÉGER

Une fois identifiés les dangers potentiels, vous devez :

- Ne pas mettre votre vie en péril.
- Maintenir les passants hors de danger.
- Neutraliser autant que possible tout danger. Ne déplacez la victime hors de la zone à risques qu'en cas de circonstances exceptionnelles.

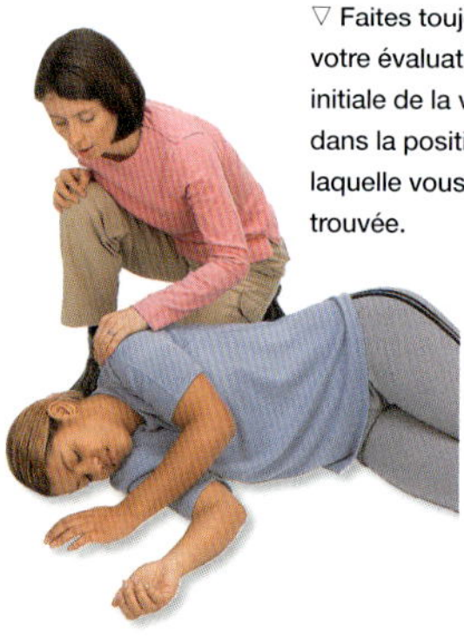

▽ Faites toujours votre évaluation initiale de la victime dans la position dans laquelle vous l'avez trouvée.

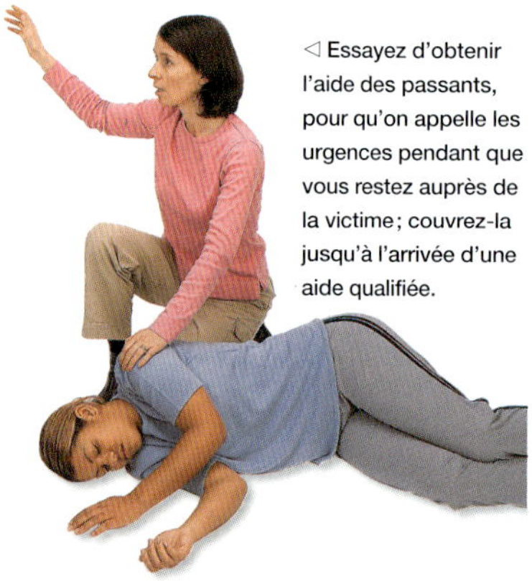

◁ Essayez d'obtenir l'aide des passants, pour qu'on appelle les urgences pendant que vous restez auprès de la victime ; couvrez-la jusqu'à l'arrivée d'une aide qualifiée.

2 CONSCIENCE

Essayez de déterminer le niveau de conscience de la victime.

- Si la victime semble avoir perdu connaissance, parlez-lui fort.
- Si elle ne réagit pas, tapotez-la fermement sur les épaules.

3 ALERTER

Si l'étape 2 n'aboutit sur aucune réaction :

- Demandez du renfort en alertant les passants.

4 VOIES RESPIRATOIRES

Maintenant, voyez si les voies respiratoires sont assez libres pour permettre une respiration suffisante.

- Vérifiez la bouche et retirez toute obstruction visible, telle de la nourriture.
- Inclinez doucement la tête de la victime en arrière afin d'empêcher la langue de se replier et de bloquer les voies respiratoires. Pour ce faire, placez une main sur le haut de la tête et deux doigts sous la mâchoire. Renversez la tête jusqu'à ce qu'elle s'arrête naturellement.

▷ Renversez la tête en plaçant une main sur le front ou le haut de la tête et deux doigts sous la mâchoire. On a trouvé cette victime sur le dos. Évitez de mettre une victime sur le dos à moins d'avoir à lui faire le bouche-à-bouche ou un massage cardiaque (voir étapes 5 et 6).

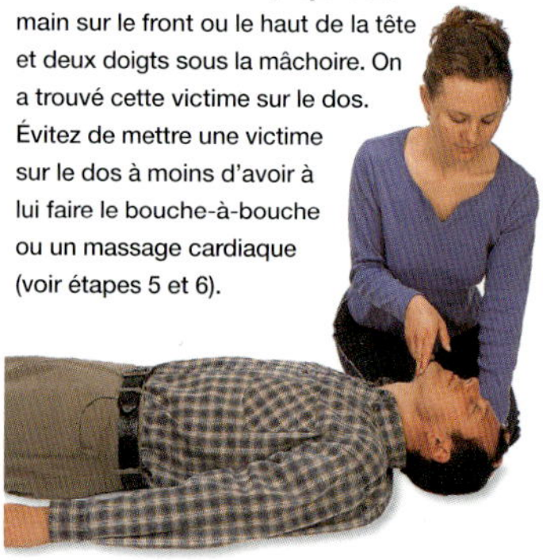

5 Respiration

Est-ce que la victime respire ?

- REGARDEZ si la poitrine bouge.
- ÉCOUTEZ si elle respire, en mettant votre oreille contre sa bouche.
- SENTEZ si elle expire de l'air en plaçant votre joue près de son visage.
- RECHERCHEZ tout autre signe de vie (température, teint, capacité d'avaler).
- Si ces vérifications sont négatives, la victime ne respire probablement pas. Vous devez APPELER UNE AMBULANCE ; l'idéal est d'en charger quelqu'un.
- Sans attendre, commencez la procédure de respiration artificielle.

6 Circulation

Cherchez les signes montrant que la circulation fonctionne.

- Vérifiez si la victime respire ou bouge.
- Ne perdez jamais de temps à chercher un pouls à moins que vous n'ayez une grande expérience de la médecine.
- S'il n'y a aucun signe de circulation, commencez le massage cardiaque – mais seulement si vous êtes qualifié.

▽ Cherchez tout signe éventuel de respiration normale, tel le mouvement ascendant et descendant de la poitrine.

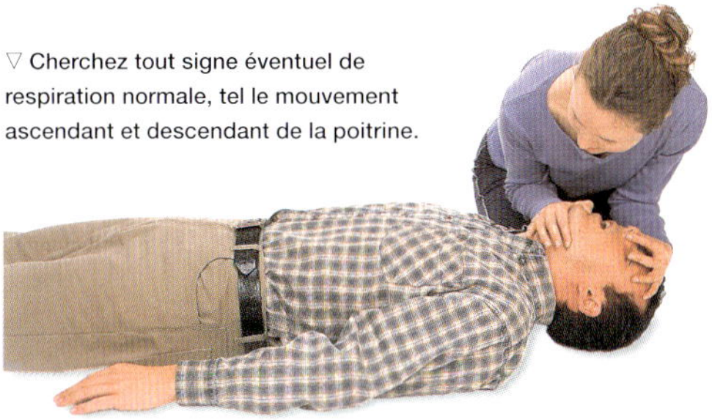

▽ S'il n'y a pas de signe de respiration, faites le bouche-à-bouche en insufflant deux fois à force normale.

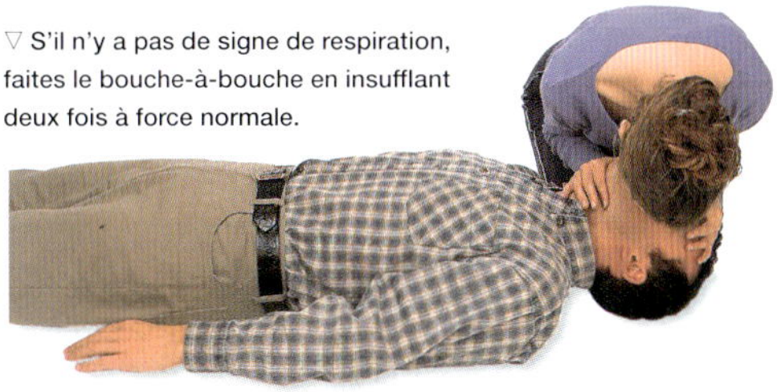

NUMÉROS À SAVOIR

- ➤ France : pompiers 18 ; SAMU 15
- ➤ Belgique : pompiers 100
- ➤ Suisse : pompiers 118 ; secours routiers 140 ; secours médicaux 144
- ➤ Luxembourg : secours médicaux 112
- ➤ Appel d'urgence européen : 112
- ➤ Canada : 911 (n° unique)

OBTENIR DE L'AIDE

L'appel des urgences est gratuit à partir de tout type de téléphone. Si la victime se trouve dans un bâtiment et que d'autres personnes sont présentes, demandez à quelqu'un d'aller attendre dehors les services d'urgence afin de les guider. Si vous êtes dans une maison et qu'il fait nuit, éclairez toute lampe d'extérieur.

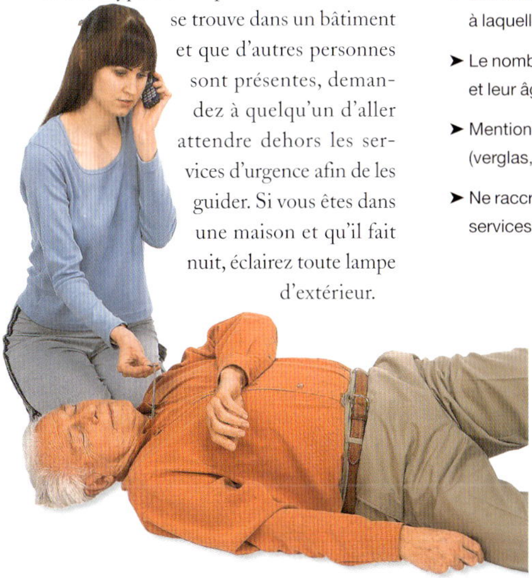

RENSEIGNEMENTS À FOURNIR AUX SERVICES D'URGENCE

- ➤ Signalez si la victime est consciente et si elle respire ou non.
- ➤ L'emplacement où vous vous trouvez (un repère suffira si vous ne savez rien de plus) et votre numéro de téléphone.
- ➤ Votre nom.
- ➤ La nature du problème et l'heure à laquelle cela s'est passé.
- ➤ Le nombre de victimes, leur sexe et leur âge, selon les circonstances.
- ➤ Mentionnez tout risque éventuel (verglas, substances dangereuses).
- ➤ Ne raccrochez pas avant que les services d'urgence vous y invitent.

◁ Donnez aux urgences des renseignements utiles comme le port par la victime d'une alarme médicale ou d'une plaque d'identité.

▷ Si quelqu'un tombe d'une hauteur, couvrez-le pour qu'il ne prenne pas froid mais ne le déplacez pas – sauf si vous devez le réanimer.

NE DÉPLACEZ PAS LA VICTIME !

Après un accident ou une chute, des blessures à la colonne vertébrale sont possibles, surtout aux cervicales, et un mouvement supplémentaire pourrait endommager la moelle épinière. Il se peut que vous ayez à légèrement bouger une victime pour vous occuper d'une blessure, mais la règle d'or après un accident est de ne jamais déplacer un blessé sauf s'il se trouve en danger, a besoin d'être réanimé ou a perdu connaissance, auquel cas il sera couché sur le côté, en position latérale de sécurité (PLS). Si vous devez impérativement déplacer une victime, faites très attention à son cou.

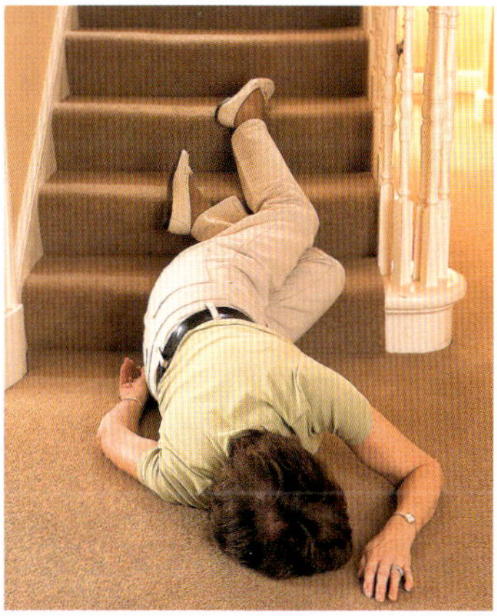

Faire un diagnostic

VOIR AUSSI
➤ Qu'est-ce que le secourisme ?, p. 16
➤ Examiner la victime, p. 20
➤ Déplacer et manipuler un blessé (1 et 2), p. 24, 26

Votre évaluation initiale peut être d'importance majeure pour le dénouement d'un accident. Rappelez-vous le « PCA » (Protéger, Conscience, Alerter) et le « VRC » (Voies respiratoires, Respiration, Circulation). Une fois que vous savez qu'une victime est consciente et qu'elle respire, vous pouvez commencer à identifier la nature du problème. Demandez-lui si elle se souvient de ce qui lui est arrivé. Cherchez éventuellement autour de vous des indices sur l'accident. Il est essentiel d'apparaître le plus calme possible afin de rassurer la victime.

Après avoir suivi le « PCAVRC » et constaté que la respiration et la circulation fonctionnent, vous aurez plus de temps pour aborder les problèmes spécifiques de la victime. Ils peuvent être simples, auquel cas le remède le sera aussi. Cependant, si la situation est moins claire, l'encadré des « Signes et Symptômes » orientera vos recherches.

En général, un secouriste devra collecter des renseignements sur l'accident lui-même, plus des données d'ordre médical importantes comme par exemple de savoir si le blessé est diabétique, puis alerter les services d'urgence et enfin localiser et traiter – dans la mesure du possible – toute blessure évidente. Le sauveteur pourra ensuite continuer à réunir des renseignements concernant les antécédents médicaux de la victime, puis l'examiner – par l'observation et le toucher – et la questionner de manière plus approfondie.

FAIRE UN HISTORIQUE

Il s'agit de collecter des renseignements en posant des questions et en écoutant. Rappelez-vous qu'il est rassurant pour toute personne concernée de voir qu'on s'occupe d'un ami ou d'un parent et ces données pourront être vitales pour l'équipe de secours et, plus tard, les urgentistes. Commencez par questionner la victime. Si les réponses sont vagues, interrogez toute autre personne susceptible de savoir quelque chose d'important.

1 Demandez le nom. Il est rassurant d'être appelé par son nom et ce sera utile de l'employer si le blessé perd connaissance.

2 Si la victime est un enfant, demandez-lui son âge et, s'il est assez grand pour le savoir, comment contacter ses parents.

3 Quel est le problème ? Laissez la victime parler un moment. Il se peut qu'elle mentionne des détails utiles concernant des antécédents similaires et leurs causes. Si cela est encore trop vague, il pourrait être utile de la questionner au sujet d'éventuels symptômes relatifs à différents systèmes anatomiques tels que :

- **Le système nerveux** – mal de tête, vertiges, faiblesse des bras ou des jambes, perte de mouvement ou de sensation, fourmillements.
- **La poitrine** – Toux, manque de souffle, respiration sifflante, douleurs – surtout en inspirant fortement.
- **Le cœur** –Douleurs dans la poitrine, chevilles enflées.
- **Intestin** – Vomissement, diarrhée, douleur à l'estomac ou au bassin.

▽ Vous pouvez aider en offrant votre soutien et en rassurant la victime tout en lui donnant des conseils pratiques concernant son état.

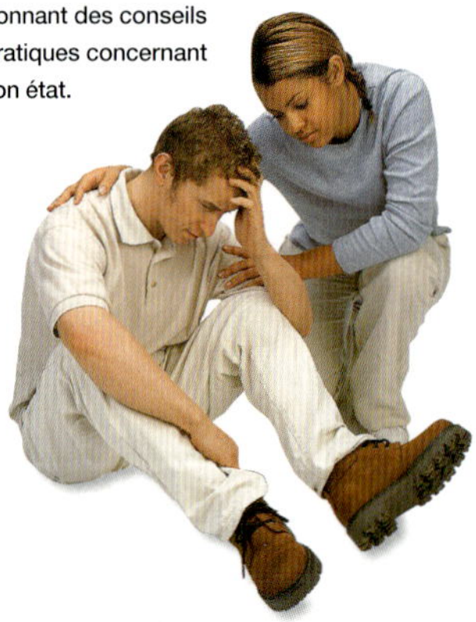

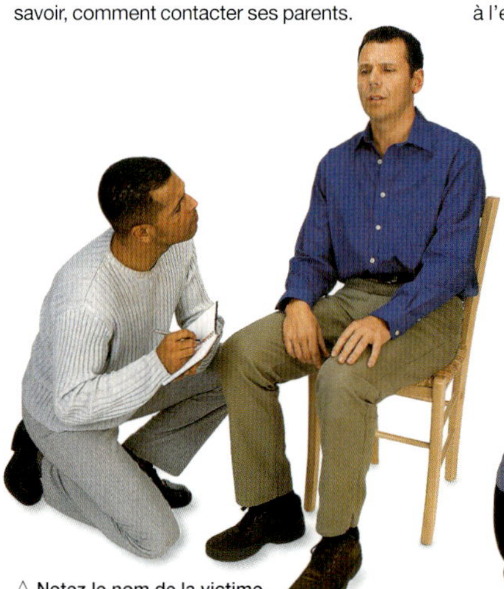

△ Notez le nom de la victime, son âge et son adresse ainsi que le numéro de téléphone de toute personne à contacter.

▽ Si l'enfant est en âge de le savoir, demandez-lui où se trouve l'un de ses parents.

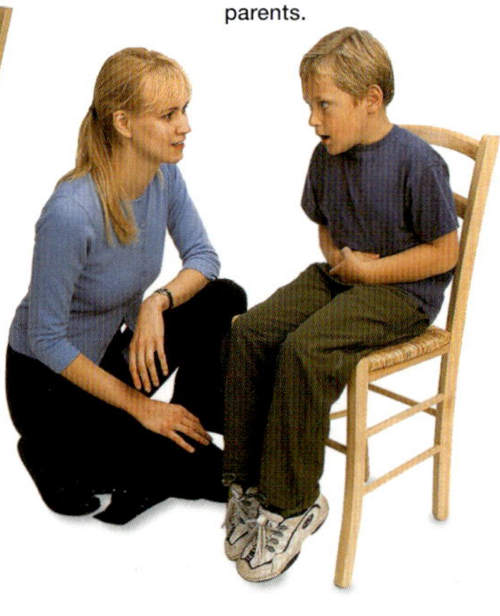

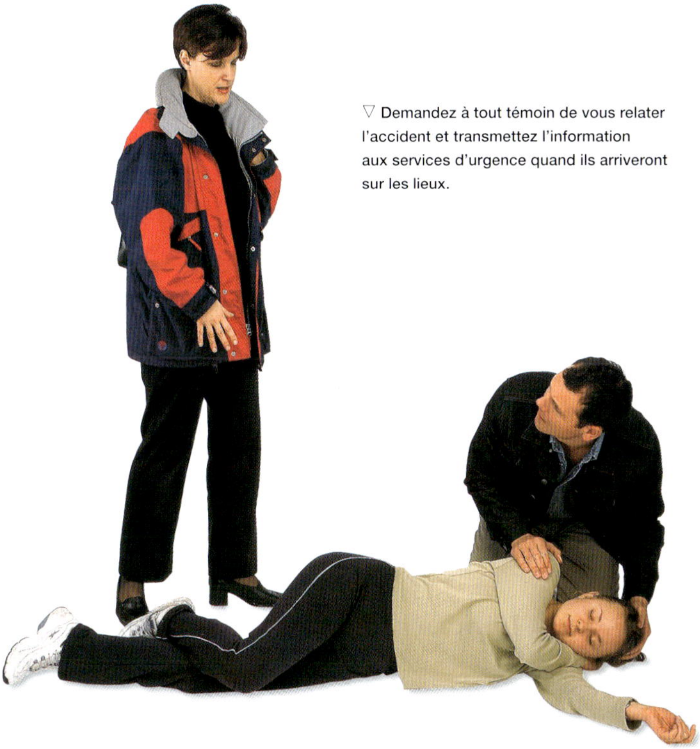

▽ Demandez à tout témoin de vous relater l'accident et transmettez l'information aux services d'urgence quand ils arriveront sur les lieux.

4 Questionnez la victime sur ses éventuels problèmes médicaux tels que le diabète ou un antécédent cardiaque, ce qui pourra vous donner un indice quant à l'incident actuel.

5 Demandez si elle est en cours de traitement médicamenteux et si elle se connaît des allergies.

6 Demandez-lui quand elle a mangé pour la dernière fois. En cas d'intervention chirurgicale en urgence, c'est une question importante, voire vitale si elle souffre de diabète.

RECUEILLIR DES INFORMATIONS

Ne sous-estimez jamais la valeur des renseignements fournis par les passants. Une personne prise d'un malaise est souvent dehors et seule, et les passants ont pu être témoins de ce qui s'est passé sans toutefois accompagner la victime à l'hôpital; leur témoignage est alors perdu. La chronologie exacte des faits sera utile au personnel médical, car elle donne souvent de précieux indices sur la cause d'une perte de connaissance ou d'une maladie.

Un blessé ou malade peut rester vague sur ce qui s'est passé et ne pas savoir si, par exemple, il a eu une convulsion pendant qu'il était sans connaissance. Il ne saura peut-être pas qu'un côté de son visage s'est affaissé un moment ni qu'il a perdu l'usage de la parole. Ces données guideront le personnel hospitalier dans leurs recherches. Par la suite, les conséquences à long terme – par exemple le fait que la victime soit autorisée ou pas à rentrer chez elle en conduisant – dépendront largement des circonstances de l'incident. Toute information que vous pouvez donc collecter et relater aux services d'urgence sera très utile.

APPAREILS D'IDENTIFICATION

Si une victime est seule et s'effondre, sa plaque d'identité médicale, qui se porte autour du cou ou du poignet, peut lui sauver la vie. L'une des faces représente souvent l'emblème du serpent et du bâton (symbole médical international) tandis que l'autre comporte des renseignements utiles sur la victime, par exemple si elle souffre de diabète ou d'épilepsie. Informez-en les urgentistes.

SIGNES ET SYMPTÔMES

- **Symptômes** – La victime ressent-elle une douleur ou une raideur ? Est-elle angoissée ? A-t-elle chaud, froid ou soif ? Souffre-t-elle de vertiges ou de nausée ? A-t-elle une sensation de faiblesse ou d'une perte de mémoire ?
- **Signes extérieurs** – Qu'indique l'état de la victime ? Une expression d'angoisse ou de douleur ? Des mouvements de poitrine inhabituels ? Une transpiration abondante ? Des brûlures, des saignements, des contusions ? Une enflure, une difformité ? Des vomissements ou une incontinence ? Vérifiez si la victime porte une plaque d'identité médicale.
- **Autres signes** – Que pouvez-vous toucher, sentir ou entendre par rapport à la victime ? Humidité, température anormale, gémissement, bruit d'aspiration ? Odeur d'alcool, d'acétone, de gaz ou d'autres émanations ? Relent de vomi, d'urine ou de selles ?
- **Signes vitaux** – Comment sont le pouls, la respiration, le teint et la température de la victime ? Résumez son état général.

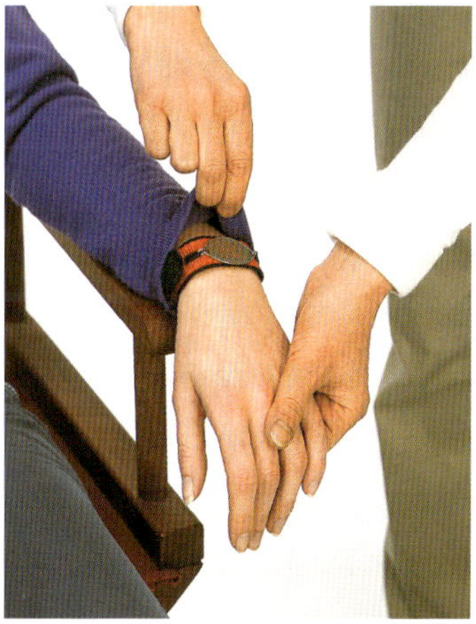

△ Vérifiez toujours si la victime porte ou non une plaque d'identité médicale, et transmettez-en les données aux services d'urgence.

Examiner la victime

VOIR AUSSI
- Qu'est-ce que le secourisme ?, p. 16
- Retirer les vêtements et les casques, p. 22
- Réactions et voies respiratoires, p. 32
- La position latérale de sécurité (PLS), p. 40

Après vous être assuré que la victime est consciente, essayez d'identifier le problème en l'examinant. Une des premières choses est de regarder son visage – est-il très pâle par exemple ? Ne déplacez pas la personne à ce stade, surtout au niveau du cou et du dos. Cherchez une éventuelle blessure. Commencez par la tête et terminez par les bras et les jambes. Essayez d'obtenir l'accord de la victime avant de commencer un examen (« J'ai besoin de vous examiner pour vérifier si vous êtes blessé ; d'accord ? ») et tenez-la informée au fur et à mesure, ainsi que tout ami ou parent présent.

Avant même de toucher une victime, la regarder peut vous en apprendre beaucoup. Respire-t-elle facilement ou, au contraire, sa respiration est-elle pénible ? La coloration de la peau et son toucher sont un autre indice. Une personne en état de choc présente une peau pâle, froide et moite ; une fièvre rend la peau chaude, sèche et souvent rouge. Une peau et des lèvres bleuies suggèrent que le cœur ne fonctionne pas bien ou que des problèmes respiratoires empêchent l'oxygène de parvenir au sang en quantité suffisante.

Examinez toute victime d'une manière systématique, douce mais efficace. Mais auparavant, placez celle qui est inconsciente mais qui respire dans la position latérale de sécurité avant de le faire. Si vous suspectez une blessure qui pourrait empirer à cause de ce mouvement, surtout une blessure à la colonne vertébrale, examinez la victime avant de la bouger. Prenez toujours soin de protéger la colonne du blessé.

CE QU'IL FAUT VÉRIFIER

- Présence de contusions, enflures, piqûres, brûlures et zones douloureuses.
- Changements dans l'apparence de la victime, dans sa respiration ou son degré de conscience.
- Présence d'une plaque d'identité médicale.
- Toute médication portée par la victime, comme un aérosol doseur.

NOTE VITALE : toute personne suspectée d'avoir une blessure à la colonne (voir étape 5) doit rester le plus possible immobile (surtout la tête) pendant la vérification de son état.

EXAMEN DE LA TÊTE AUX PIEDS

1 LA TÊTE

Vérifiez si le cuir chevelu présente des blessures. Regardez aussi s'il y a du sang ou des sécrétions claires dans le nez ou les oreilles. Inspectez la bouche pour voir si elle contient un corps étranger (comme du vomi) qui pourrait obstruer la respiration et retirez-le, le cas échéant (n'ôtez que les dentiers cassés ou qui ne tiennent pas et qui sont simples à enlever). Sentez l'haleine de la victime pour savoir si elle a bu de l'alcool, mais ne vous montrez pas trop empressé de la rejeter sous prétexte que c'est un « ivrogne » – les affaires médicales sont rarement aussi simples. Le sauveteur expérimenté pourra aussi examiner les yeux et vérifier la dimension des pupilles. Si elles sont de taille différente et que le blessé soit un accidenté, cela peut signifier une hémorragie au niveau du cerveau.

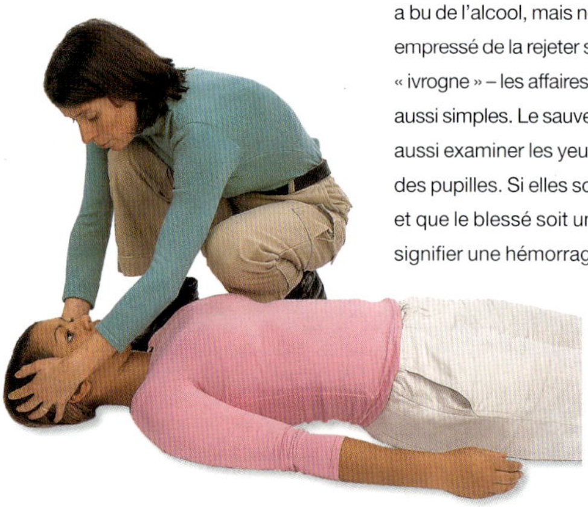

2 LE COU

Assurez-vous que les vêtements ne sont pas trop serrés et regardez s'il y a une plaque d'identité médicale. Opérant très doucement, palpez la nuque (sans bouger la tête) afin de détecter toute enflure ou partie sensible. Certaines personnes ont une ouverture chirurgicale appelée trachéotomie sur le devant du cou, auquel cas, vérifiez si rien de visible ne l'obstrue.

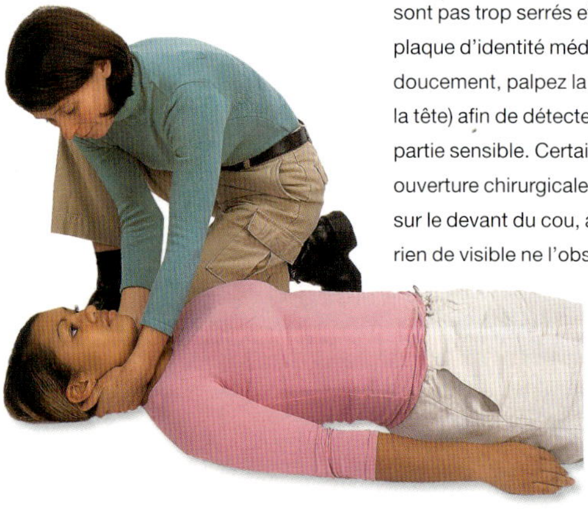

3 LA POITRINE

La poitrine bouge-t-elle normalement ? Y a-t-il des zones sensibles sur les côtes (cela pourrait correspondre à des fractures) ? S'il y a un objet enfoncé dans la poitrine, laissez-le. Palpez les clavicules pour voir si elles sont enflées et sensibles. Dans certains cas, il faudra peut-être retirer des vêtements pour vérifier la présence de contusions. En règle générale, vous n'aurez à le faire que si les services d'urgence tardent à venir, auquel cas, procédez toujours avec délicatesse.

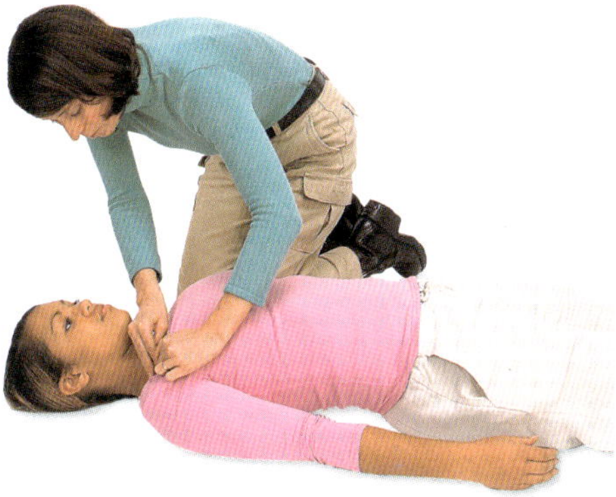

4 L'ABDOMEN

Palpez doucement l'estomac afin de détecter d'éventuelles enflures ou des parties sensibles. Si la victime est consciente, elle tressaillira, gémira ou criera si vous touchez une zone douloureuse.

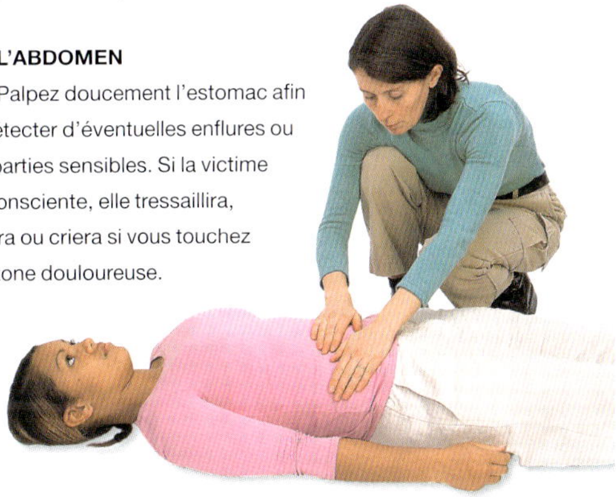

5 LES REINS

Si vous suspectez une blessure à la colonne vertébrale, soit d'après les circonstances de l'accident, soit parce que le blessé vous l'a dit, n'essayez pas d'examiner le dos – le moindre mouvement pourrait aggraver la blessure. Si vous ne soupçonnez pas de blessure à la colonne, palpez délicatement le dos pour trouver d'éventuelles parties sensibles.

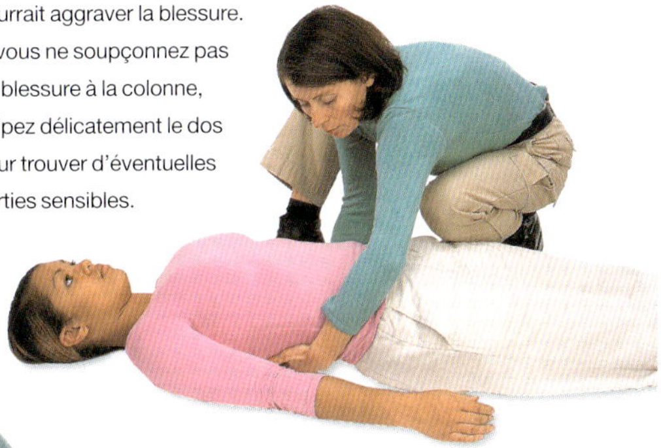

6 LE BASSIN

Prenez note de tout point sensible au niveau des hanches. Palpez ces zones très délicatement car une blessure pelvienne peut être extrêmement douloureuse.

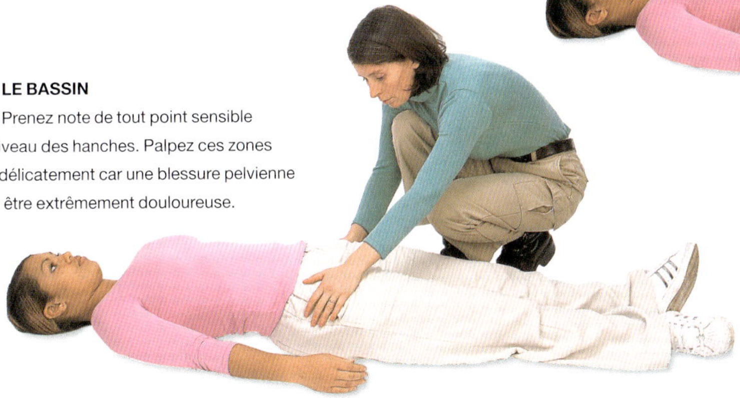

7 LES BRAS ET LES JAMBES

Cherchez d'éventuelles blessures, puis vérifiez le bon fonctionnement des membres. Demandez à la victime de serrer votre main avec les siennes et d'essayer de tendre les muscles des jambes.

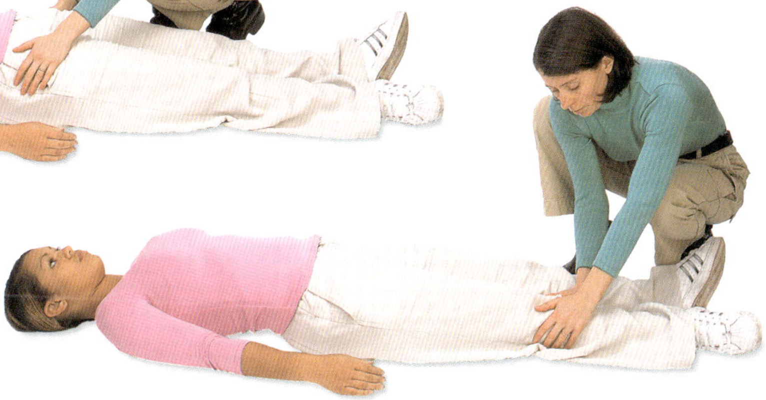

Retirer les vêtements et les casques

VOIR AUSSI

- Examiner la victime, p. 20
- Déplacer et manipuler un blessé en toute sécurité (1 et 2), p. 24, 26

Retirer les vêtements d'une victime ne doit pas être une réaction automatique. Le blessé peut s'en sentir angoissé et vulnérable et cela pourrait l'exposer aux éléments. De plus, le mouvement requis pour enlever tel ou tel vêtement est susceptible d'aggraver la blessure. Ôtez les vêtements seulement si les services d'urgence ont du retard et si vous sentez que cela est indispensable afin de soigner le blessé efficacement. N'essayez pas de le faire si vous n'avez aucune expérience, car vous risqueriez de lui faire mal, demandez-lui toujours la permission et respectez son intimité.

Il se peut que vous ayez besoin d'examiner une blessure dissimulée par des vêtements. S'il est parfois possible de déshabiller la victime en défaisant tel ou tel vêtement et en le faisant glisser, il est cependant souvent nécessaire de le couper avant de pouvoir le retirer.

POINTS À CONSIDÉRER

- Se faire enlever les vêtements par un étranger peut contrarier. À moins que cela ne soit absolument nécessaire, mieux vaut habituellement attendre que la victime soit à l'hôpital.
- Si vous avez la moindre hésitation à retirer un vêtement ou une chaussure, ou si vous aggravez la douleur du blessé en le faisant, mieux vaut attendre l'arrivée des services d'urgence.
- Essayez d'obtenir le consentement de la victime pour vos interventions et expliquez-lui ce que vous faites afin de ne pas l'alarmer.
- Ôtez tout vêtement ou chaussure avec un minimum de mouvement – ne tirez jamais dessus.
- La région blessée est très sensible ; essayez d'en tenir le vêtement éloigné.
- Coupez un vêtement peut blesser la peau, surtout si vous n'utilisez pas de ciseaux prévus à cet effet.
- Le meilleur endroit où couper est le long des coutures.
- Pour une blessure à la jambe ou au pied, essayez de retirer les chaussures ou les bottes avant que la jambe et la cheville n'enflent trop.

LES PULLS ET LES TEE-SHIRTS

Si la blessure se situe sur le haut du corps, vous aurez peut-être besoin d'enlever le ou les vêtements du haut. N'essayez surtout pas de le faire s'il y a une raison de croire que la victime souffre d'une blessure à la colonne vertébrale.

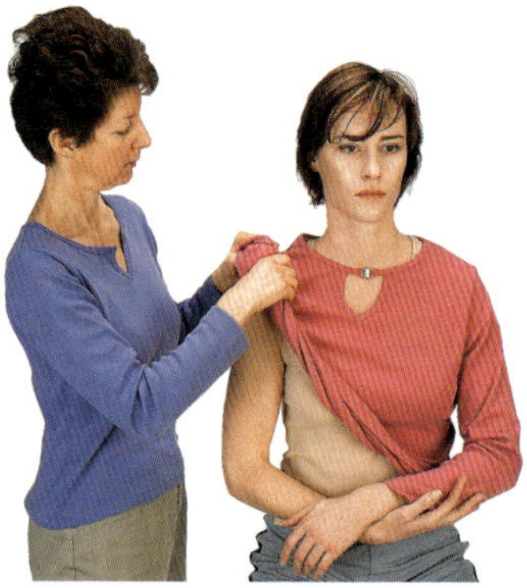

1 Dégagez doucement le bras indemne avant de déshabiller le bras accidenté. Faites rouler le vêtement jusqu'à l'épaule.

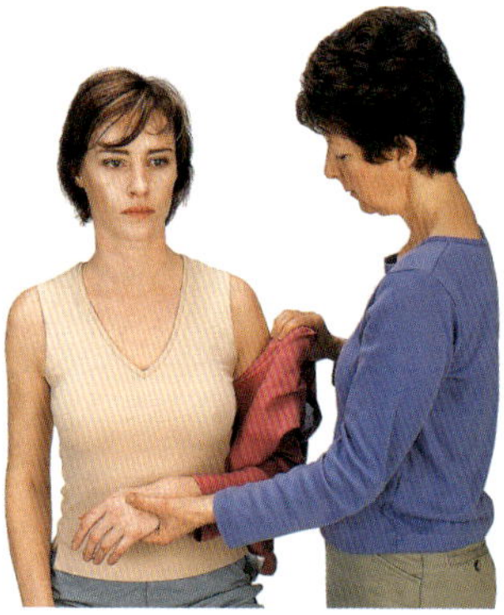

2 Passez le vêtement par-dessus la tête, puis descendez-le très doucement le long du bras accidenté et de la main.

LES CHAUSSURES

Enlevez une chaussure peut être délicat car le pied ou la cheville a pu enfler. Défaites la chaussure entièrement et, soutenant d'une main le pied sous la cheville, faites, avec l'autre main, doucement glisser la chaussure sur le talon puis sur les orteils.

▽ Assurez-vous que les lacets sont desserrés avant d'essayer d'ôter une chaussure.

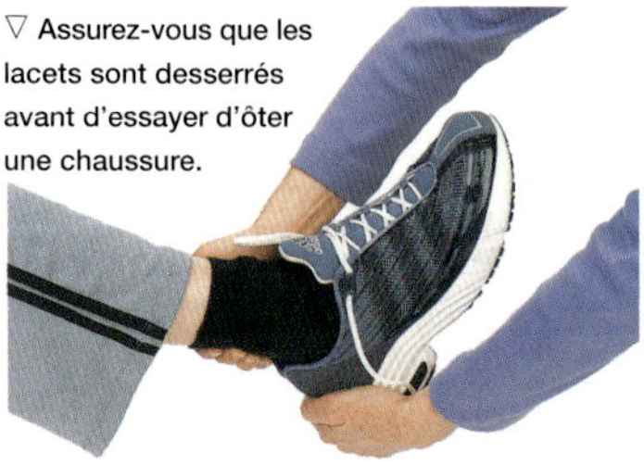

LES CHAUSSETTES

L'effet de contention d'une chaussette pose des problèmes pour la retirer. S'il n'y a ni enflure ni douleur, essayez de l'ôter en la faisant rouler jusqu'au bout du pied. Si par contre la cheville ou le pied est enflé, il sera plus facile de couper la chaussette.

▽ Pour retirer la chaussette d'un pied blessé, mieux vaut la couper que de tenter de tirer dessus.

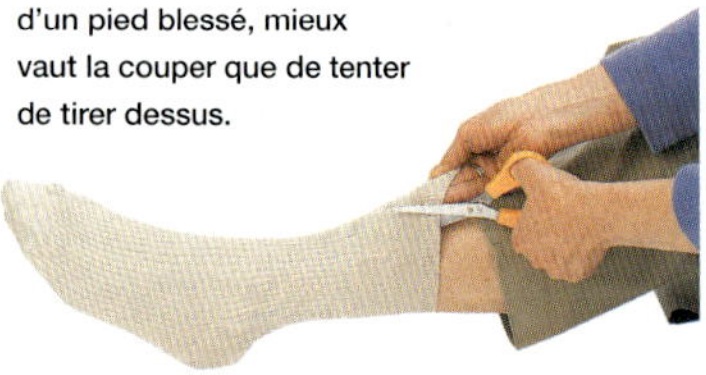

LES PANTALONS

Les pantalons sont souvent trop serrés pour être retroussés et vous aurez peut-être besoin de les retirer complètement de haut en bas.

▽ Pour certaines blessures à la jambe, il vous faudra enlever les pantalons et les chaussettes.

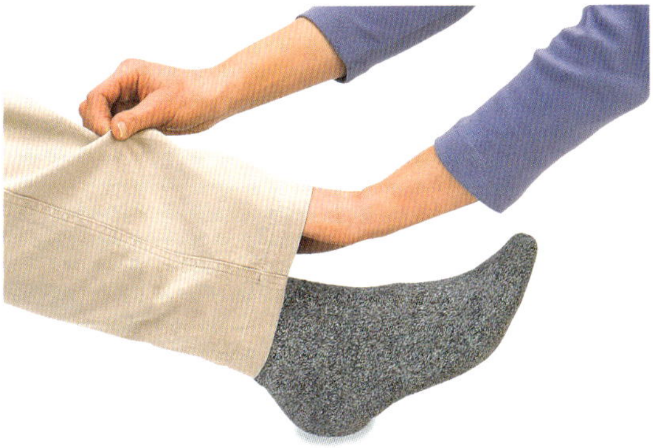

▽ Il se peut que vous ayez à couper la jambe de pantalons et la chaussette du membre blessé afin d'éviter toute douleur supplémentaire.

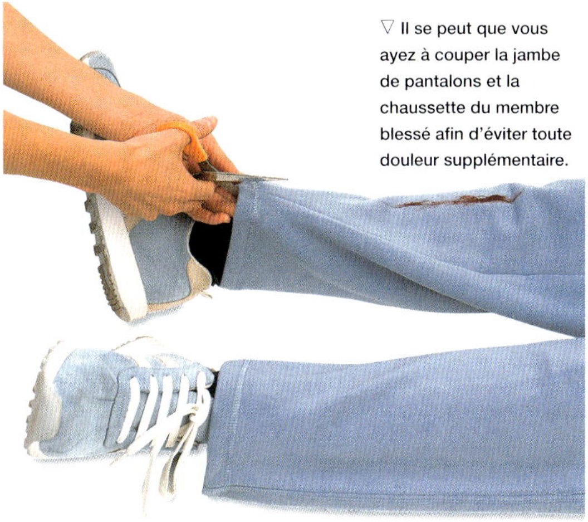

LES CASQUES

N'ôtez un casque qu'en cas de force majeure – faites-le seulement s'il gêne la respiration de la victime. Si elle respire et que les voies respiratoires sont dégagées, laissez les experts l'enlever plus tard. Si vous devez procéder d'urgence, essayez d'obtenir de l'aide afin de maintenir, dans la mesure du possible, le cou dans l'axe de la tête et de la colonne pendant que vous retirez le casque.

Les casques intégraux

Le retrait d'un casque intégral nécessite deux personnes : une pour maintenir le cou et la mâchoire du blessé, l'autre pour défaire ou couper les attaches et ôter le casque. Pour cela, cette dernière, assise derrière la tête de la victime, placera ses doigts sous le bord du casque et commencera à l'ôter délicatement. La première personne devra empêcher la tête de bouger pendant que l'autre renversera, si nécessaire, le casque en arrière pour le passer par-dessus le menton, puis le penchera en avant afin de dégager la nuque.

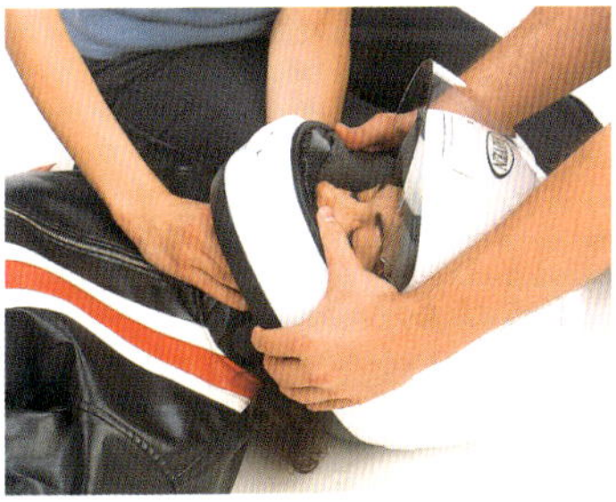

1 Une personne maintient le cou et la mâchoire du blessé pendant qu'une autre défait les attaches et tire le casque vers elle.

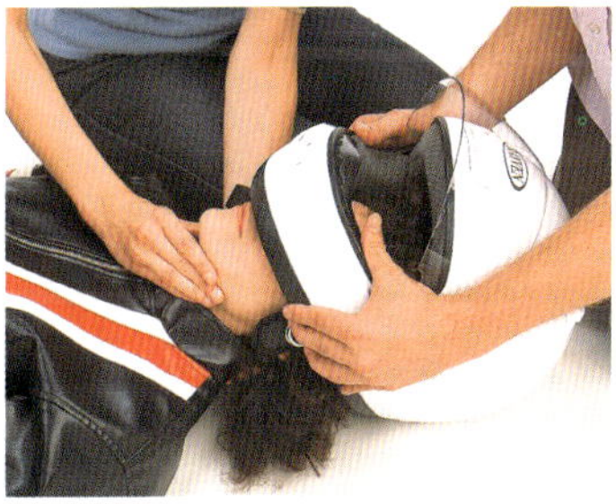

2 La personne continue à maintenir le cou et la mâchoire tandis que l'autre soulève le casque par-dessus le menton puis la tête.

Les casques ouverts

Mieux vaut aussi enlever ces casques à deux. Une personne soutiendra le cou et la mâchoire pendant qu'une deuxième défera (ou coupera) l'attache du menton. Cette dernière saisira alors le casque par le bord de part et d'autre de la tête et séparera les attaches en tirant. Elle pourra ensuite retirer le casque sans faire mal à la victime ni aggraver son état.

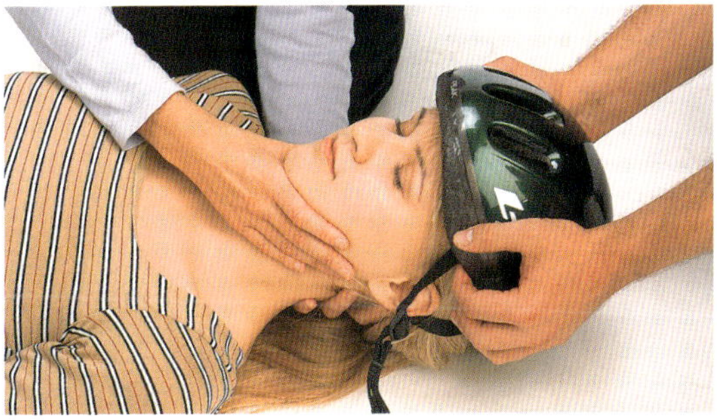

◁ Pour retirer ce type de casque ouvert souvent utilisé par les cyclistes, une personne soutient le cou et la mâchoire pendant qu'une autre défait ou coupe l'attache puis enlève doucement le casque.

Déplacer et manipuler un blessé (1)

VOIR AUSSI
- Déplacer et manipuler un blessé (2), p. 28
- BLESSURES ET SAIGNEMENTS, p. 129
- LÉSIONS OSSEUSES ET MUSCULAIRES, p. 151

Ne bougez jamais une victime si vous suspectez une blessure à la colonne vertébrale, surtout au niveau des cervicales. Quelquefois, cependant, vous n'aurez pas le choix – il se peut que la victime ne respire pas et les voies respiratoires doivent primer avant tout, bien qu'il y ait des moyens de protéger le cou pendant une réanimation. Dans de très rares circonstances, le déplacement d'une victime hors d'une zone dangereuse pourrait être vital, peut-être à cause d'un feu ou d'une éventuelle explosion ou bien d'un risque d'hypothermie ou d'insolation.

Il peut y avoir diverses raisons pour déplacer une victime : le besoin d'accéder à d'autres blessés ou bien de l'emmener à un point d'eau si elle a été brûlée par des produits chimiques. Vous devez savoir comment déplacer une personne sans aggraver son cas. Et n'oubliez jamais : si quelqu'un a besoin d'être porté sur un brancard, il lui faudra une ambulance.

Aggraver l'état d'un blessé est toujours un risque que l'on court en le déplaçant. Observez toujours les règles de sécurité énumérées ci-dessous lorsque vous déplacerez quelqu'un. De plus, pensez à toutes les approches possibles et ne vous précipitez pas pour bouger une victime. Il peut être plus facile d'éloigner le danger du blessé que l'inverse. À titre d'exemple, si le blessé est allongé sur une route fréquentée, vous pourriez peut-être garer votre voiture de telle sorte que les autres automobilistes contournent le lieu de l'accident.

DÉPLACER SANS RISQUES

S'il s'agit de déplacer un adulte, assurez-vous que cela est nécessaire et que vous êtes assez fort pour le faire. Souvenez-vous toujours de :

- Ne soulever ni déplacer quelqu'un que si vous êtes qualifié ou si l'urgence est extrême.
- Demander à la victime de se déplacer lorsque cela est possible.
- Maintenir vos pieds légèrement écartés.
- Soulever avec vos jambes et non votre dos.
- Ne pas vous tordre quand vous soulevez.
- Maintenir votre dos droit et bloqué.
- Garder le poids que vous soulevez près du corps.

DÉPLACER UNE VICTIME SANS AUCUNE AIDE

Les techniques de déplacement montrées ci-dessous concernent le sauveteur qui se trouve seul sur le lieu d'un accident. Dans ce cas-là, les options sont plus limitées que lorsqu'on est plusieurs. Choisissez avec soin la technique de circonstance : prenez en considération votre force et votre forme physique, le poids de la victime, le fait qu'elle soit consciente ou pas et l'éventualité d'une blessure à la colonne vertébrale.

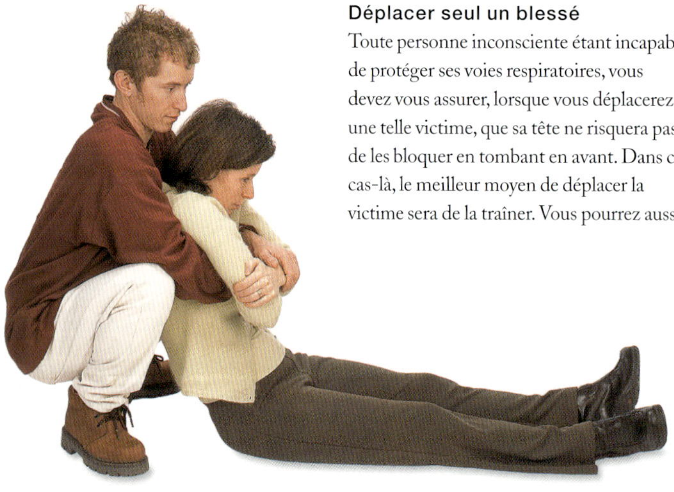

Déplacer seul un blessé

Toute personne inconsciente étant incapable de protéger ses voies respiratoires, vous devez vous assurer, lorsque vous déplacerez une telle victime, que sa tête ne risquera pas de les bloquer en tombant en avant. Dans ce cas-là, le meilleur moyen de déplacer la victime sera de la traîner. Vous pourrez aussi utiliser cette technique lorsque la victime sera trop lourde pour être soulevée.

Si la victime est mobile

Si la victime peut encore marcher, mais ce, de manière limitée, vous pourrez essayer la technique de la béquille. Cela aidera à stabiliser ses pas.

Si la victime est immobile

Si la victime ne peut bouger, elle pourrait être atteinte à la colonne vertébrale. Si un tel cas se présente, ne bougez jamais un blessé – appelez aussitôt les services d'urgence.

TRAÎNER LA VICTIME

Il se peut que vous ayez à traîner une victime hors d'un lieu dangereux, comme un feu. Accroupissez-vous, bloquez vos bras autour de sa poitrine et gardez-les le plus près possible de votre corps tandis que vous reculerez. Ne traînez pas le blessé sur le côté.

LA TECHNIQUE DE LA BÉQUILLE

Si le blessé est encore un peu mobile, cette technique très utile d'aide à la marche lui permettra d'utiliser votre corps comme une béquille, ce qui le rendra plus stable. Passez fermement un bras autour de sa taille pour la maintenir et, de l'autre main, attrapez-lui la sienne. N'oubliez pas de lui indiquer tout obstacle entravant votre chemin ni tout changement de niveau du sol, et faites seulement de petits pas.

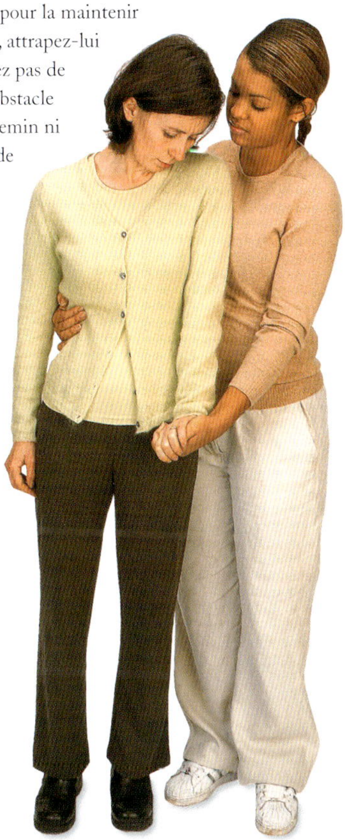

PORTER LA VICTIME DANS SES BRAS

Cette méthode convient particulièrement bien aux enfants et les aide à se sentir en sécurité. N'essayez cette technique que si la victime est bien plus légère que vous, car vous risqueriez de vous abîmer le dos, sans oublier l'éventualité de la faire tomber et d'aggraver son cas.

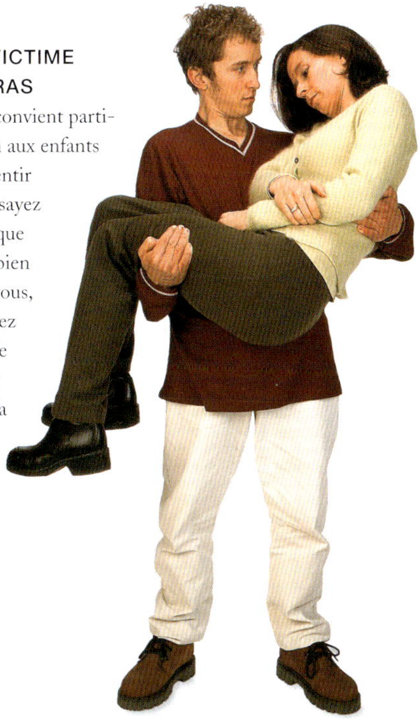

PORTER LA VICTIME SUR SON DOS

N'employez cette méthode qu'en cas d'urgence sérieuse et à condition de vous en sentir physiquement capable. Tournant le dos à la victime, penchez-vous en avant et demandez-lui de passer ses bras par-dessus vos épaules. Tirez la victime sur votre dos et maintenez-la au niveau des cuisses. Dans la mesure du possible, tenez-lui les mains. Essayez de garder les genoux légèrement pliés. S'il s'agit d'une victime légère et de petite taille, vous pourriez alors vous accroupir devant elle et attraper ses cuisses avant de vous redresser progressivement, en maintenant votre dos bien droit.

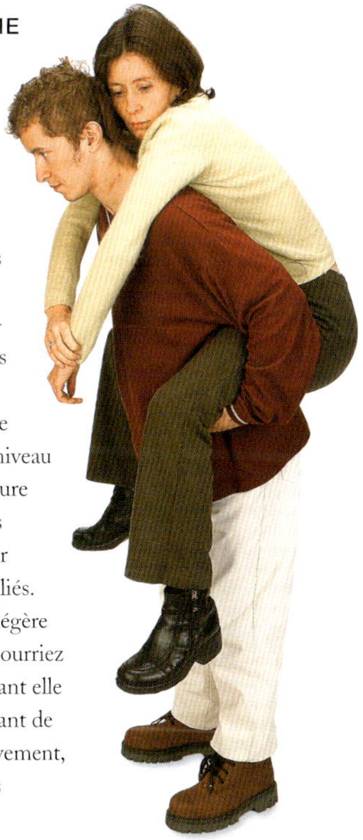

QUELLE TECHNIQUE UTILISER POUR PORTER UNE VICTIME SANS AUCUNE AIDE ?

- Utilisez la technique de la béquille chaque fois que la situation le permet. Ce mode de déplacement ne fait encourir qu'un risque minime au secouriste et ne met pas en péril les organes internes de la victime. Dans l'idéal, porter un blessé dans ses bras ou sur son dos sont deux techniques qu'il vaut mieux réserver à des enfants.
- Évitez la technique des pompiers (où la victime est portée sur l'épaule du sauveteur) car elle est difficile à employer de manière sûre et satisfaisante, et pourrait nuire gravement à l'état du blessé.

▷

Déplacer et manipuler un blessé (2)

DÉPLACER UNE VICTIME À PLUSIEURS

C'est beaucoup moins difficile et risqué de déplacer ou soulever une victime lorsqu'on est deux ou davantage. En effet, vous pouvez mieux maîtriser le déplacement et vos forces réunies permettent de partager le fardeau. Sur les lieux d'un accident, essayez toujours d'obtenir de l'aide des badauds avant de tenter de déplacer seul un blessé. Expliquez-leur étape par étape comment vous comptez exactement procéder et assurez-vous qu'ils comprennent l'importance de coordonner chaque mouvement.

Si la victime est inconsciente

Si la victime est inconsciente ou immobilisée à cause de ses blessures, vous pourrez essayer un déplacement longitudinal. On peut aussi utiliser cette méthode avec une personne consciente, mais elle est à éviter si la victime présente des blessures aux bras, aux épaules ou aux côtes. Si vous avez trois personnes pour vous aider et une couverture ou une toile sous la main, la technique de la couverture s'avérera une méthode de déplacement sûre et d'un grand soutien – sauf si vous craignez une blessure à la colonne vertébrale auquel cas, il faudra vous abstenir. En présence d'un danger immédiat, tel que le feu ou l'eau, qui l'emporte sur le risque lié au mouvement, roulez très délicatement le blessé hors de danger avec le plus de personnes possible pour vous aider à soutenir et à contrôler le corps. Travaillez de façon synchronisée.

Si la victime est consciente

La technique de la chaise à porteur peut s'utiliser si la victime est consciente et capable de s'asseoir. Si elle est très lourde, cependant, laissez faire les experts.

LE DÉPLACEMENT LONGITUDINAL

Lorsqu'il s'agit d'un blessé inconscient ou immobile et que vous soyez deux, le plus fort d'entre vous devrait prendre le haut du corps et l'autre les jambes. Veillez à synchroniser vos gestes et à vous déplacer dans la même direction. Agissez doucement et avec précaution, en faisant attention à tout obstacle comme, par exemple, des marches.

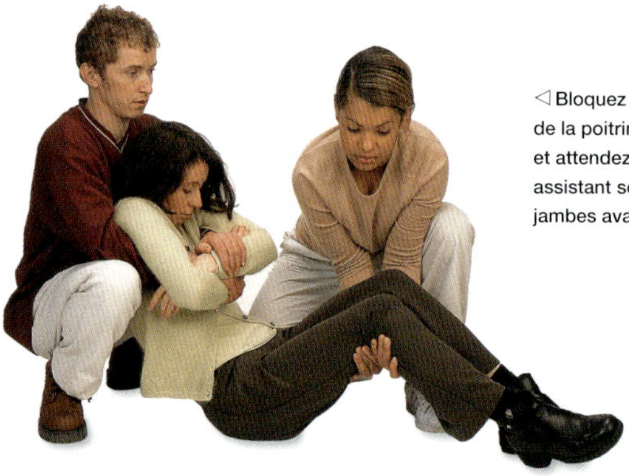

◁ Bloquez vos bras autour de la poitrine de la victime et attendez que votre assistant soutienne les jambes avant de bouger.

LA CHAISE À DEUX MAINS

Réservez cette méthode pour les victimes conscientes. Accroupissez-vous, votre aide et vous, de chaque côté du blessé et croisez vos bras opposés sur son dos. Agrippez-vous à ses vêtements, puis passez les deux autres mains sous ses genoux et saisissez-vous les poignets. Soulevez le blessé ensemble, en gardant les genoux pliés.

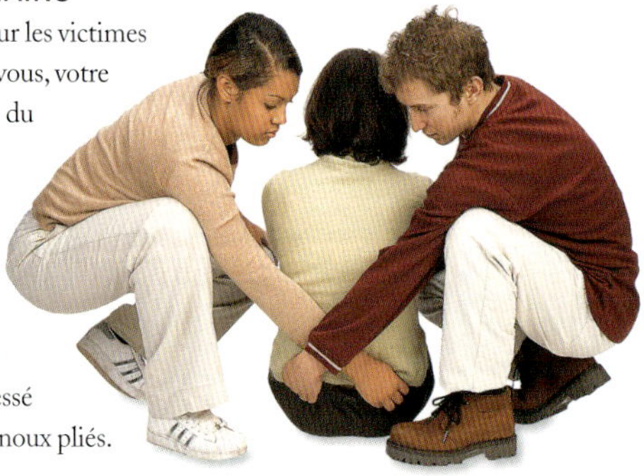

1 Tenez-vous le plus près possible de la victime afin de réduire l'effort demandé. Pliez les genoux et agrippez-vous aux vêtements du blessé au niveau des fesses ou juste en dessus avec vos deux mains croisées.

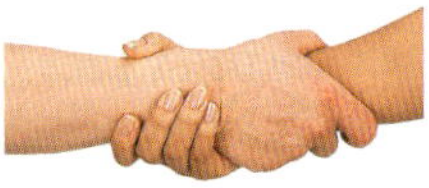

△ Détail de la prise de mains.

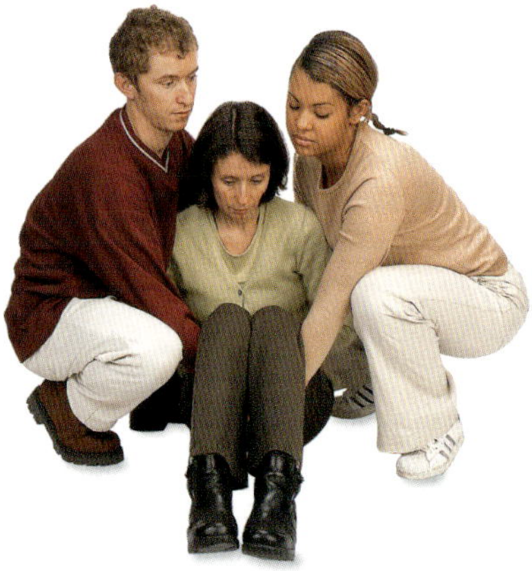

2 Avec les deux autres mains, soutenez les jambes du blessé. Bloquez vos poignets ensemble et soulevez-le en gardant le dos droit.

TECHNIQUE DE LA COUVERTURE

Ce « brancard » rudimentaire est le moyen le plus sûr et le plus facile de déplacer une victime inconsciente ou immobile si l'on est au moins quatre – à moins, on risquerait d'aggraver les blessures. Vous aurez besoin d'une couverture, d'un drap, d'un tapis ou de toute grande pièce de tissu comme un manteau ouvert. Servez-vous en pour porter la victime sur une courte distance. Chaque personne devra synchroniser ses gestes avec ceux des autres lors du déplacement du blessé.

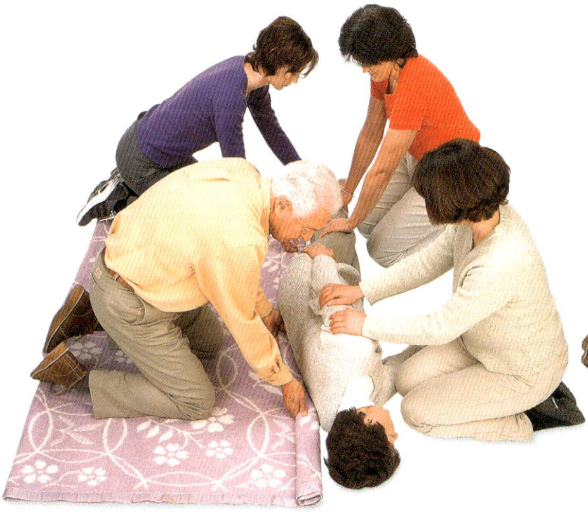

1 La victime étant sur le côté et le bord de la couverture roulé dans le sens de la longueur, placez ce « rouleau » contre son dos.

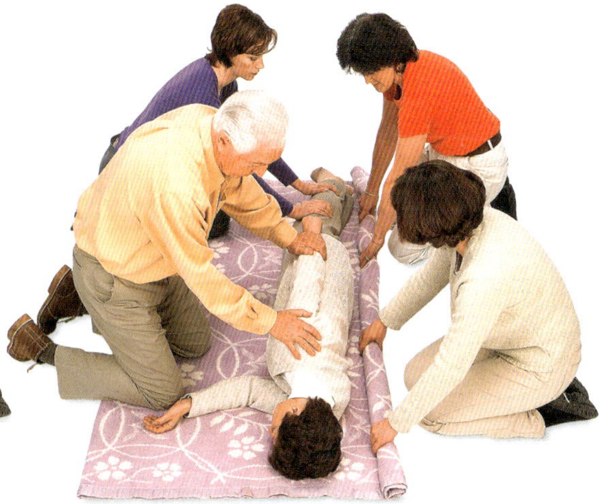

2 Faites passer la victime par-dessus le bord roulé de manière à ce qu'elle se retrouve sur l'autre côté, la tête pas trop près du bord.

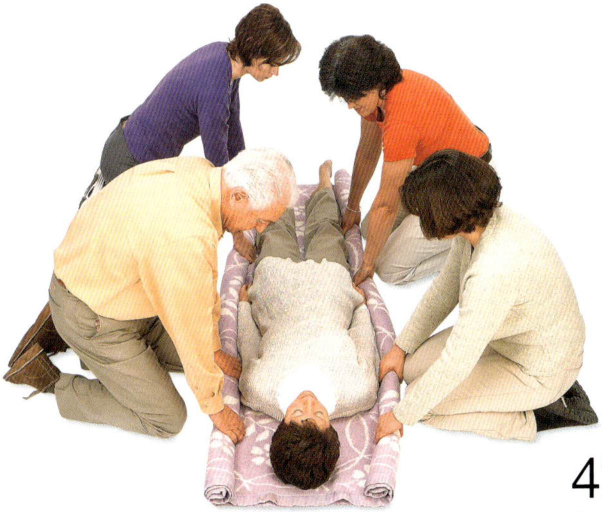

3 Enroulez le bord opposé de la couverture. Les deux sauveteurs de chaque côté de la victime empoignent fermement les rouleaux.

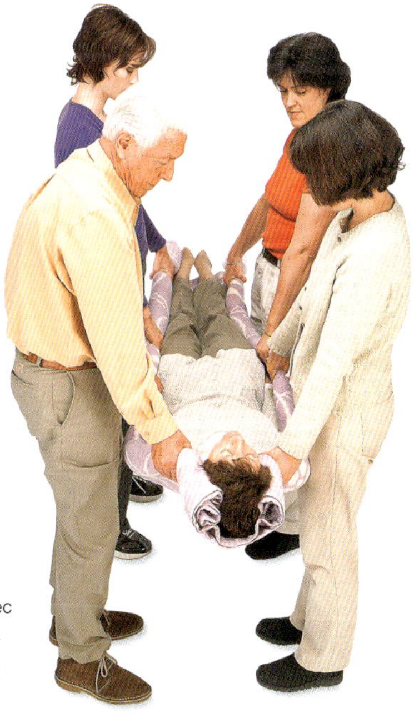

4 Soulevez la victime doucement et avec soin, et déplacez-vous tous dans la même direction.

VÉRIFICATION DES COMPÉTENCES

AGIR FACE À UNE URGENCE

POINTS-CLÉS

- Appliquez toujours le « PCAVRC » ☐
- Évaluez la situation rapidement mais avec réflexion – n'agissez pas par impulsion ☐
- Ne déplacez pas la victime avant l'arrivée des services d'urgence sauf absolue nécessité ☐
- Traitez toujours une victime avec respect ; si possible, demandez-lui la permission pour toute intervention de nature intime et tenez-la informée de ce que vous faites ☐

COMPÉTENCES APPRISES

- Comment aborder et traiter les cas d'urgence : les règles principales ☐
- L'essentiel du secourisme : ce qu'est le « PCAVRC » (Protéger, Conscience, Alerter, Voies respiratoires, Respiration, Circulation) ☐
- Comment évaluer la nature du problème ☐
- Quand et comment enlever vêtements et casques, sans aggraver l'état de la victime ☐
- Comment déplacer et manipuler un blessé en toute sécurité ☐

2

LES GESTES POUVANT SAUVER LA VIE

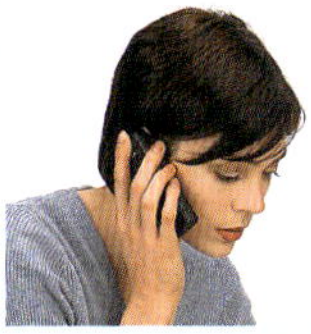

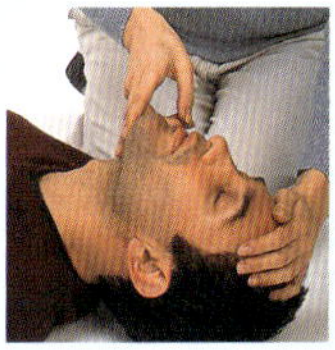

Pour un dénouement le meilleur possible, il est essentiel d'exécuter les techniques d'urgence dans le bon ordre. Une fois les évaluations terminées (voir chapitre précédent), vous aurez besoin de vous concentrer sur des problèmes comme la réanimation, le déplacement éventuel de la victime en position latérale de sécurité ou la meilleure technique à utiliser pour éviter l'étouffement selon que la victime est consciente ou pas. Vous devez aussi considérer le degré de choc de la victime et faire de votre mieux pour la calmer et la rassurer à chaque étape de l'urgence.

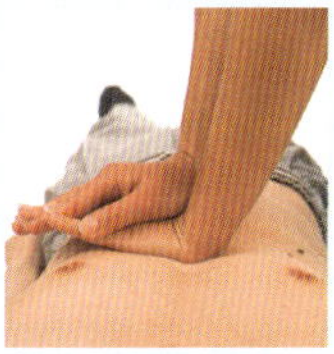

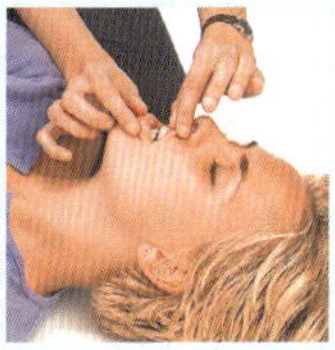

TABLE

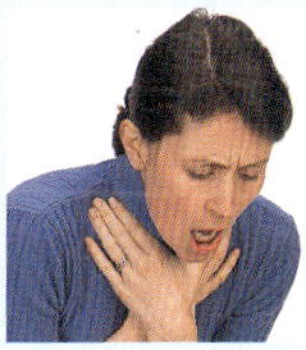

La réanimation

VOIR AUSSI
- ➤ Réactions et voies respiratoires, p. 32
- ➤ La respiration artificielle, p. 34
- ➤ Le massage cardiaque externe, p. 36
- ➤ La position latérale de sécurité, p. 40

En appliquant les principes de base de la réanimation, vous pourriez sauver une vie au bord de la route, à la plage ou même dans votre propre maison. Ainsi armé, vous devriez pouvoir maintenir la respiration et la circulation d'une victime, ce qui augmentera considérablement sa chance de survie une fois entre les mains des services d'urgence. Les éléments-clés de la réanimation sont de s'assurer que l'oxygène arrive dans les poumons et que le sang oxygéné parvient au cerveau. La réanimation ne doit être pratiquée que par une personne ayant suivi une formation appropriée.

QU'EST-CE QUE LA RÉANIMATION CARDIO-PULMONAIRE (RCP) ?

C'est une technique qui permet de maintenir un malade en vie à l'aide d'un massage cardiaque et d'une respiration artificielle. On appelle aussi cette dernière ventilation artificielle. La méthode de respiration artificielle la plus connue est le bouche-à-bouche. Bien qu'on utilise cette technique depuis plus de 50 ans, c'est seulement pendant les années 70 qu'on commença à l'apprendre au grand public.

La réanimation cardio-pulmonaire est nécessaire après un arrêt cardiaque. La victime ne réagit ni à la voix ni au toucher, ne respire pas et n'a plus de pouls. Comme les deux tiers de ces arrêts cardiaques surviennent de manière imprévue et en dehors de l'hôpital, il importe de savoir pratiquer la réanimation.

Seulement trois ou quatre minutes sans oxygène peuvent suffire à provoquer au cerveau des dommages irréversibles qui pourraient être mortels : vous devrez donc agir rapidement. (Il y a eu des cas de réanimation réussie jusqu'à 40 minutes après une syncope survenue dans l'eau froide, mais ce sont là des exceptions.) Dans la plupart des cas, quelques connaissances et une petite formation peuvent vraiment sauver une vie. Si la réanimation est mise en œuvre dans les secondes qui suivent une syncope cardiaque, la victime aura une chance de survie nettement supérieure.

UNE CIRCULATION NORMALE

Le sang coule dans les vaisseaux sanguins en une seule direction à une vitesse assez constante. Au centre du système circulatoire, le cœur pompe et propulse le sang à travers tout l'organisme. Le sang qui arrive aux poumons absorbe de l'oxygène et renvoie le gaz carbonique (dioxyde de carbone) recueilli dans tout le corps. Ce sang oxygéné retourne alors au cœur qui l'expédie à toutes les parties du corps y compris le cerveau. Le cerveau contrôle toutes les fonctions corporelles dont le cœur et les poumons, et le fonctionnement de ces trois organes est étroitement lié. Si l'un d'eux lâche, les deux autres ne mettront pas longtemps à en faire autant.

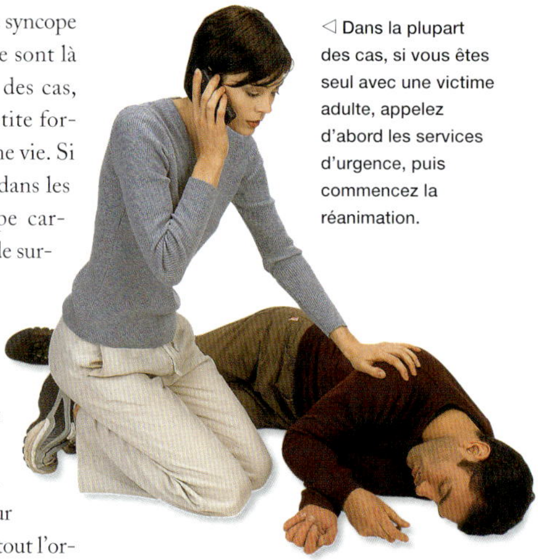

◁ Dans la plupart des cas, si vous êtes seul avec une victime adulte, appelez d'abord les services d'urgence, puis commencez la réanimation.

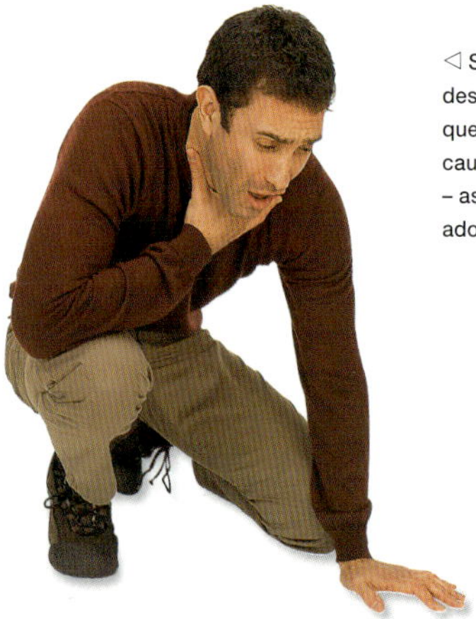

◁ Si quelqu'un éprouve des difficultés à respirer, quelle qu'en soit la cause, faites-le s'asseoir – assez droit et bien adossé.

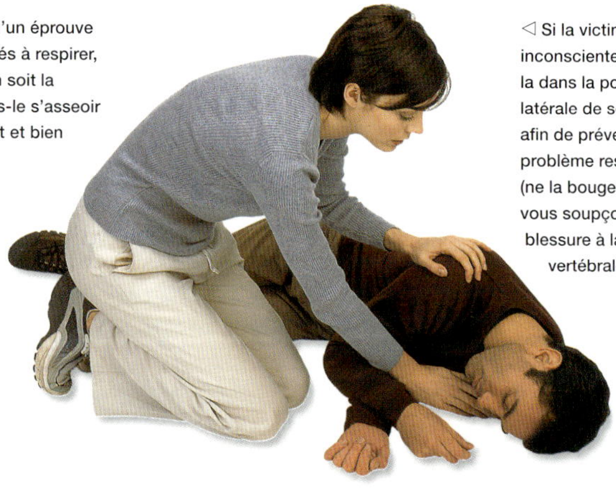

◁ Si la victime est inconsciente, placez-la dans la position latérale de sécurité afin de prévenir tout problème respiratoire (ne la bougez pas si vous soupçonnez une blessure à la colonne vertébrale).

LA « CHAÎNE DE SURVIE »

↓

Appel aux services d'urgence au plus tôt.

↓

Mise en œuvre de la réanimation au plus tôt.

↓

Défibrillation par les services d'urgence.

↓

Mise sous assistance respiratoire avancée.

LE PROCESSUS DE LA RCP

Garder les voies respiratoires de la victime ouvertes, lui insuffler de l'air et lui faire un massage cardiaque signifient que du sang oxygéné continue à atteindre le cerveau. Ce dernier est ainsi maintenu en activité ce qui fait gagner un temps précieux à la victime jusqu'à l'arrivée d'une aide professionnelle.

LA RESPIRATION ARTIFICIELLE

Si quelqu'un a cessé de respirer, son cerveau sera bientôt privé d'oxygène ce qui entraînera une accumulation toxique de gaz carbonique dans le sang. Vous pourrez respirer pour lui en lui pratiquant la respiration artificielle, mais si le cœur a lâché aussi, vous devrez lui faire un massage cardiaque afin d'aider le sang oxygéné à circuler à travers le corps.

LE MASSAGE CARDIAQUE EXTERNE (MCE)

Le sang est maintenu en mouvement par un massage cardiaque. En appuyant sur le sternum de la victime, on force le sang à sortir de son cœur et à circuler à travers son corps. Quand la pression est relâchée, le cœur se remplit à nouveau de sang, prêt pour une autre pression et ainsi de suite. Cela se fait à la cadence de 100 pressions par minute.

LE MAINTIEN EN VIE : PRINCIPES DE BASE POUR UNE VICTIME SANS RÉACTIONS

1 Assurez-vous que les VOIES RESPIRATOIRES de la victime sont libres en vérifiant qu'aucune obstruction n'encombre sa bouche. Étendez-lui la tête en arrière et regardez, écoutez et touchez pour trouver une respiration dans les 10 secondes. Si le blessé ne respire pas, appelez une ambulance et pratiquez deux insufflations par le bouche-à-bouche.

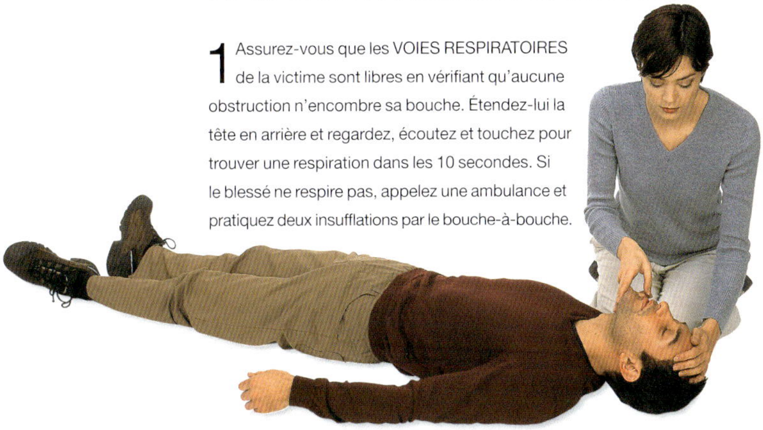

2 Vérifiez pendant 10 secondes maximum si vous pouvez trouver les signes d'une CIRCULATION. S'il n'y en a pas, commencez un massage cardiaque en exécutant 15 pressions.

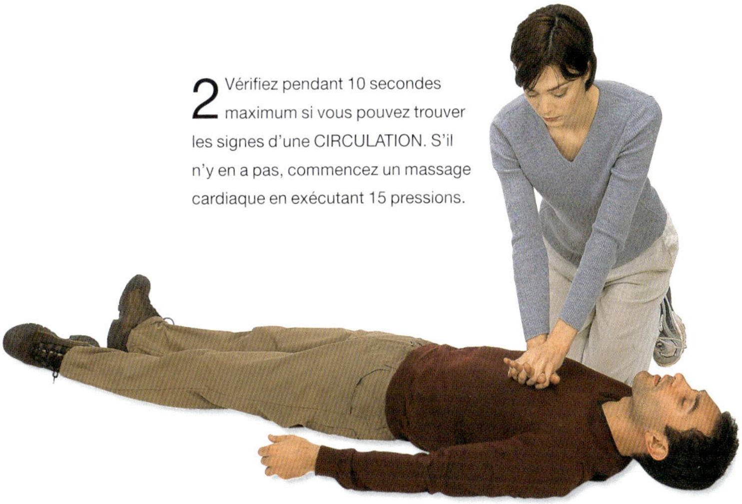

3 Maintenant, pratiquez à nouveau deux insufflations par le bouche-à-bouche, puis continuez ce cycle de deux bouche-à-bouche suivis de 15 pressions jusqu'à l'arrivée des services d'urgence.

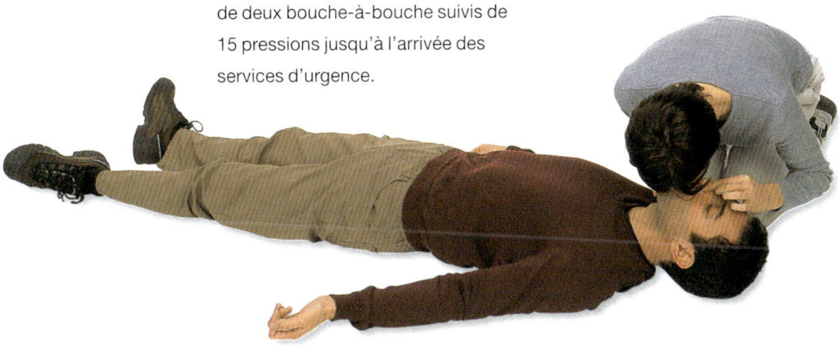

Réactions et voies respiratoires

VOIR AUSSI

- Qu'est-ce que le secourisme ?, p. 16
- Déplacer et manipuler un blessé (1 et 2), p. 24, 26
- La blessure aux cervicales, p. 160 (pour la technique « log roll »)

Vous devez tester les réactions d'une victime avant d'agir. En premier lieu, recueillez des renseignements sur ses réactions, pour savoir si la victime est consciente ou pas. Cherchez tout signe de vie et essayez d'obtenir une réaction orale avant de vous occuper de tout problème respiratoire et d'évaluer les blessures. Ces points essentiels une fois exécutés, vous pourrez évaluer le niveau de conscience de la victime en suivant les explications ci-dessous. Vous devrez aussi juger de la nécessité ou non de déplacer une victime sans réactions et savoir comment maintenir ses voies respiratoires ouvertes.

Si la victime réagit un tant soit peu, elle n'aura pas besoin d'être réanimée, mais le secouriste devra à tout prix surveiller de près son « VRC » (Voies respiratoires, Respiration, Circulation) et la rassurer en attendant les services d'urgence.

Le niveau de conscience d'une victime qui s'est effondrée peut varier depuis un état éveillé jusqu'à un coma profond. Une fois que vous aurez fait face aux dangers immédiats (« PCAVRC » et évaluation de l'ampleur des blessures), vous pourriez essayer de déterminer ce niveau. (Seul le secouriste expérimenté pourra le faire très rapidement en phase initiale.) Ces renseignements supplémentaires sur l'état réactionnel de la victime pouvant s'avérer utiles, informez-en les services d'urgence dès leur arrivée.

ÉVALUATION EN DÉTAIL DE L'ÉTAT RÉACTIONNEL

ÉTAT ÉVEILLÉ

Une victime éveillée sera capable de vous parler spontanément. Rassurez-la en lui disant que les secours vont arriver et que vous allez faire votre possible pour la mettre en situation confortable. Puis essayez de savoir ce qui s'est exactement passé.

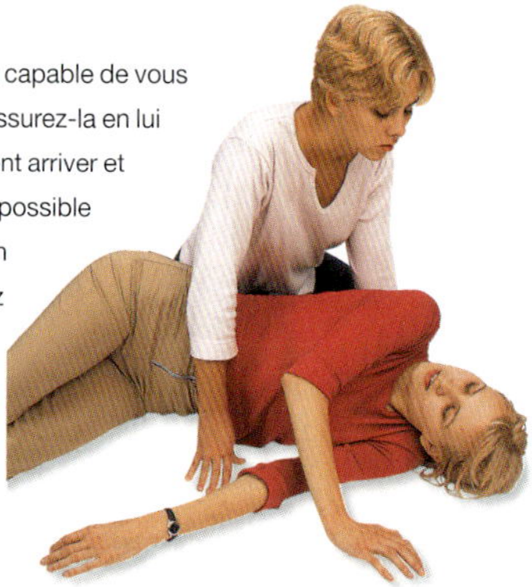

RÉACTION À LA VOIX

La victime peut paraître inconsciente mais répondra à une stimulation verbale. Criez-lui « Est-ce que ça va ? » près de l'oreille et elle réagira comme si elle se réveillait. Vous pourriez aussi essayer de la tapoter sur l'épaule ou même de la secouer doucement (sauf si vous soupçonnez une blessure à la colonne vertébrale).

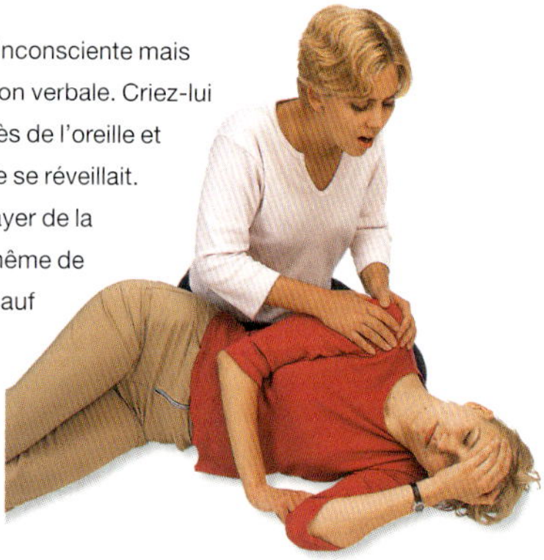

RÉACTION À LA DOULEUR

Si crier ne réveille pas la victime, ni la tapoter, ni la secouer, il se pourrait qu'elle réagisse à une stimulation douloureuse. Vous pourrez alors lui frotter fortement le sternum avec le poing fermé ou bien la pincer doucement. Ne faites rien qui puisse entraîner un saignement, la piquer avec une épingle ou tout autre objet pointu par exemple.

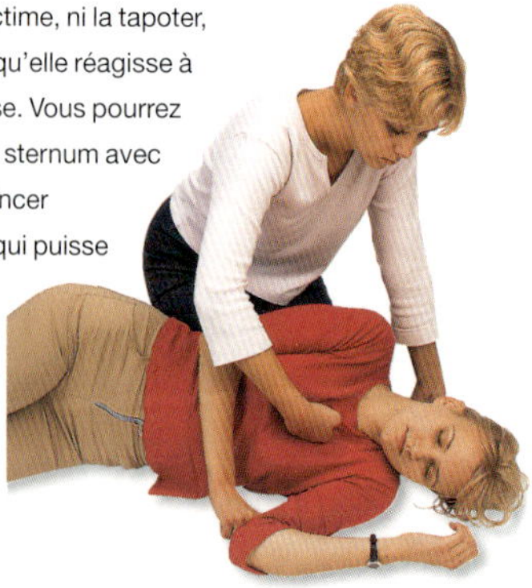

AUCUNE RÉACTION

Si les stimulations n'ont eu aucun effet sur la victime, si elle n'a pas réagi, c'est qu'elle est inconsciente. Il se peut d'ailleurs que vous vous en soyez aperçu lors de votre évaluation initiale.

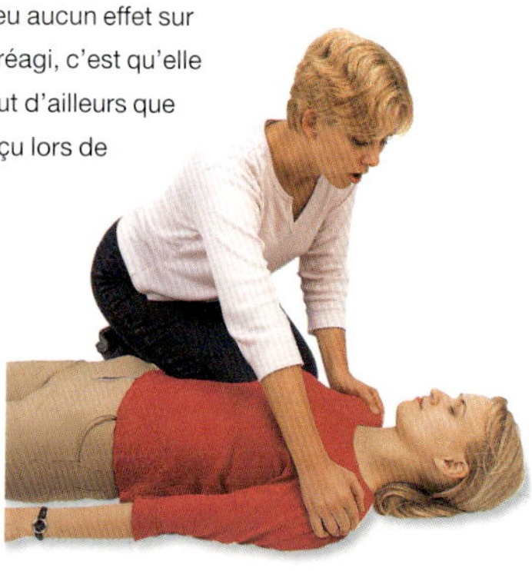

DEVRIEZ-VOUS DÉPLACER UNE VICTIME INCONSCIENTE ?

Si votre conclusion initiale est que la victime est inconsciente, vous devrez alors évaluer l'état de sa respiration et de sa circulation. Faites toujours votre première évaluation d'une victime dans la position dans laquelle vous l'avez trouvée. Déplacez-la seulement si c'est absolument nécessaire – si c'est le seul moyen de vérifier les signes vitaux et de garder ses voies respiratoires libres ou bien si vous devez la mettre dans une position favorable à la réanimation.

S'il y a le moindre élément pouvant indiquer une blessure, prenez grand soin à protéger la colonne vertébrale de la victime si vous la déplacez. L'idéal serait de le faire en employant la technique du « log roll » – quoi qu'il faille au moins trois personnes pour l'exécuter en toute sécurité.

1 S'il est indispensable de coucher sur le dos une victime qui a perdu connaissance, redressez-lui d'abord les jambes et allongez-lui les bras le plus près possible du corps. Veillez à ce que ses voies respiratoires soient toujours libres en vous assurant que la tête ne se rabat pas vers la poitrine.

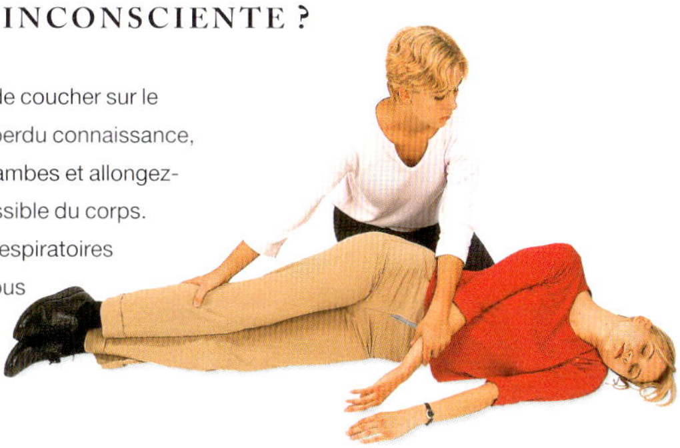

2 Supportez délicatement sa tête et son cou d'une main pendant que vous tiendrez l'épaule inférieure de l'autre.

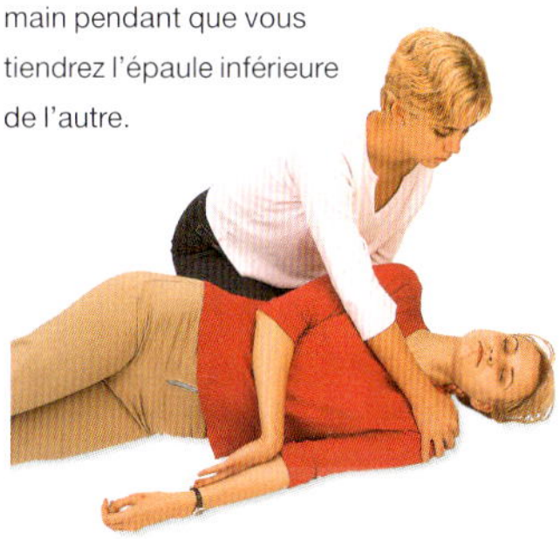

3 Tournez la victime vers vous afin qu'elle repose à plat sur le dos.

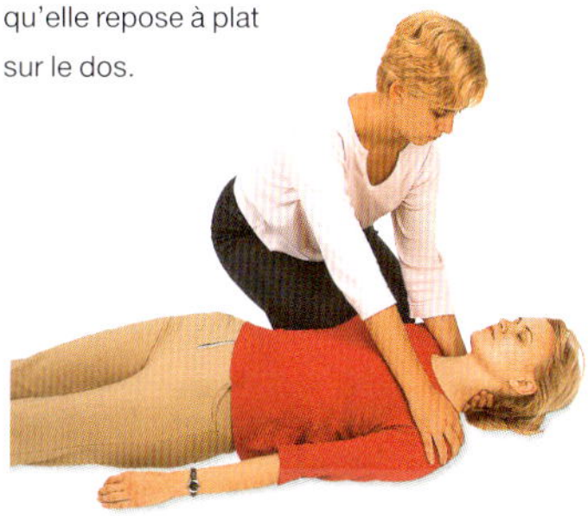

GARDER LES VOIES RESPIRATOIRES LIBRES

Les voies respiratoires portent bien leur nom. Leur parcours s'étend du nez et de la bouche en passant par la gorge (le pharynx) puis la trachée, jusqu'aux poumons. La nourriture passe aussi par la partie supérieure de ce tube – la bouche et la gorge. Les voies respiratoires doivent être dégagées pour que la victime puisse respirer, soit seule, soit par le biais du bouche-à-bouche.

Les engorgements les plus courants sont causés par la langue, le sang et le vomi. Quand vous vérifierez les voies respiratoires de la victime, examinez la bouche. N'y balayez pas votre doigt à l'aveuglette, ne prenez pas le risque d'être mordu et évitez à tout prix la région de la gorge. Veillez à ne jamais enfoncer davantage quelque obstruction encore plus. Retirez avec deux doigts tout corps étranger comme un bonbon ou de la nourriture. Si l'obstacle risque de glisser plus bas ou si du liquide est présent dans la bouche, tournez la personne sur le côté afin de l'enlever.

Ouvrir les voies respiratoires

Chez la victime inconsciente, la langue tombe vers l'arrière-gorge, bloquant ainsi les voies respiratoires. Pour empêcher cela, placez une main sur son front et renversez-lui la tête en arrière ; faites basculer la mâchoire inférieure en plaçant deux doigts sous le menton et le pouce dessus. Si une blessure à la colonne vertébrale est suspectée, vous devrez adapter votre manœuvre. Au lieu de renverser la tête du blessé en arrière, vous lui desserrerez les mâchoires en poussant vers le haut au niveau de la jointure des maxillaires. Si la victime ne respire pas et semble avoir un traumatisme aux cervicales, votre priorité sera donc de l'aider à respirer en lui ouvrant la bouche.

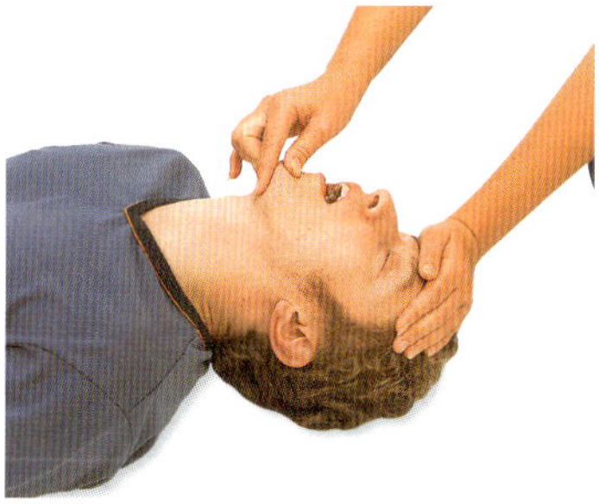

△ Ouvrir la bouche est une manœuvre simple d'exécution et peut suffire à sauver une vie.

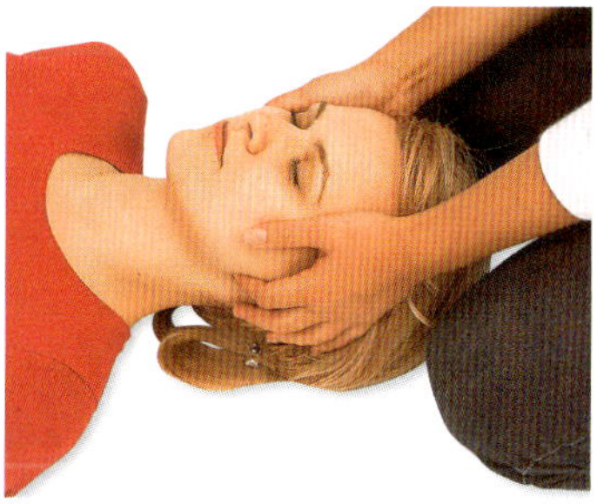

△ En cas de possible traumatisme cervical, ouvrez la bouche de la victime comme ici.

La respiration artificielle

VOIR AUSSI

- ➤ Qu'est-ce que le secourisme ?, p. 16
- ➤ Le massage cardiaque externe, p. 36
- ➤ La réanimation complète, p. 38
- ➤ La position latérale de sécurité, p. 40

La respiration artificielle est une technique qui permet de fournir de l'oxygène aux poumons d'un asphyxié. Habituellement mise en œuvre par la méthode du bouche-à-bouche, elle peut aussi se pratiquer de la bouche au nez (si la bouche est endommagée), de la bouche à la bouche et au nez (pour les nourrissons) ou bien de la bouche au stomate (un trou à l'avant du cou chez les personnes ayant eu une trachéotomie). Ne vous laissez jamais retenir par un problème d'hygiène – le risque d'infection est peu probable. Il existe des masques spéciaux, mais leur emploi demande de l'habitude.

LE BOUCHE-À-BOUCHE

1 Vérifiez la respiration de la victime : vous mettant à genoux près d'elle, veillez à retirer de la bouche les éventuels obstacles puis renversez-lui la tête en arrière. Lui maintenant la bouche ouverte, essayez d'établir en un maximum de 10 secondes si la victime respire ou non. S'il n'y a pas de respiration, appelez les services d'urgence et préparez-vous à mettre en œuvre le bouche-à-bouche.

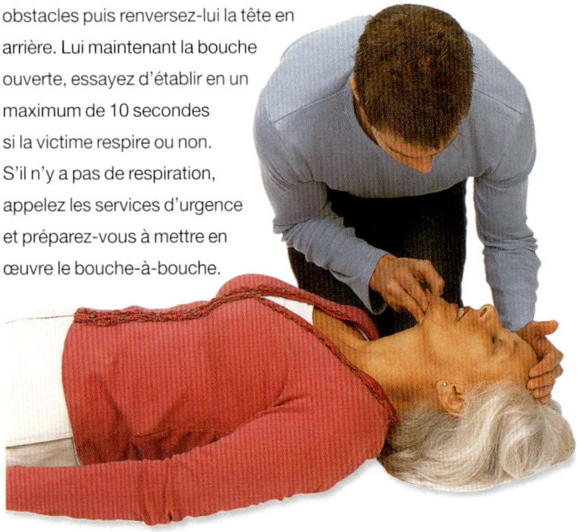

2 Si la victime n'est pas allongée sur le dos, vous aurez besoin de la mettre dans cette position afin de lui pratiquer la respiration artificielle. Obturez-lui le nez en lui pinçant les narines entre l'index et le pouce.

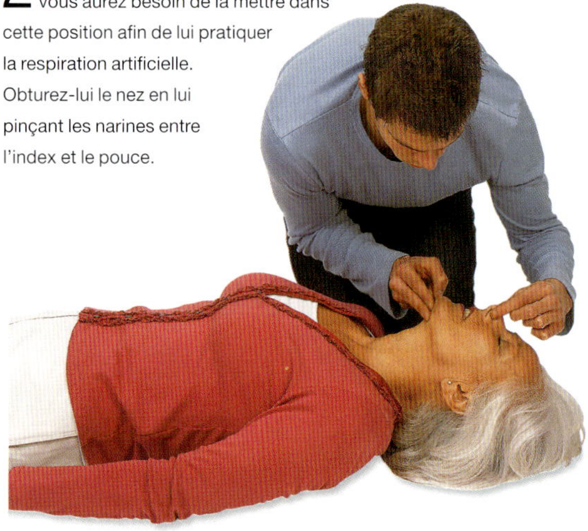

3 Tout en maintenant la tête de la victime en arrière et son nez pincé, ouvrez grand votre bouche et inspirez à fond. Appliquez-la sur celle de l'asphyxié en formant un « joint » bien hermétique avec vos lèvres de manière à ce que l'air ne s'échappe pas sur les côtés lorsque vous soufflerez.

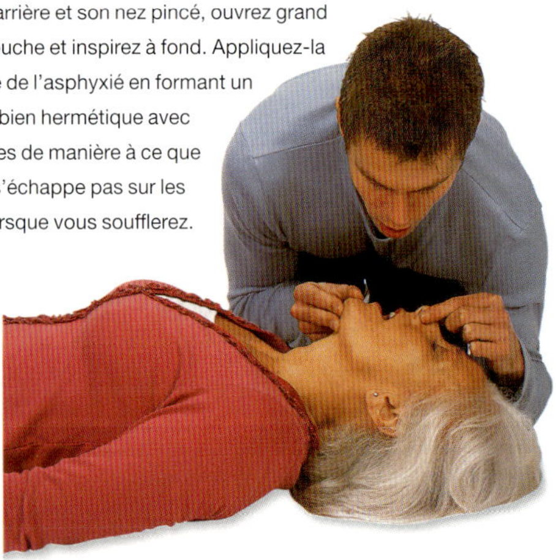

4 Expirez dans la bouche de la victime de manière à ce que votre insufflation dure environ 2 secondes. Si votre position est correcte, vous verrez son thorax se soulever. Si vous constatez que l'air n'est pas parvenu aux poumons, changez-lui la tête de position, tout en lui maintenant la bouche ouverte, et essayez à nouveau.

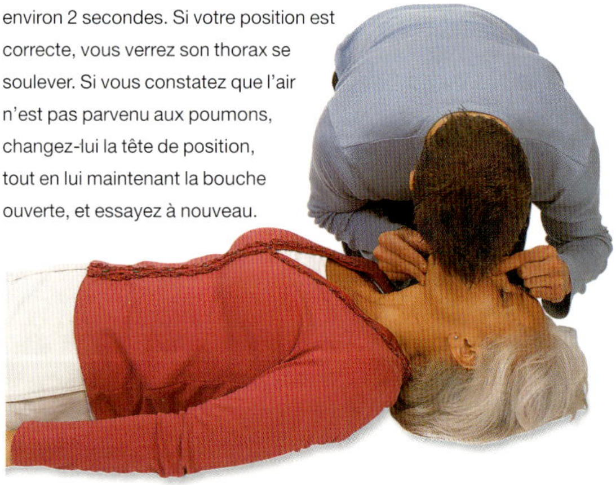

5 Tout en maintenant la bouche de la victime ouverte, relevez votre tête et observez sa poitrine. Regardez le thorax retomber tandis que l'air est expiré. Reprenez une profonde inspiration et expirez à nouveau dans la bouche de l'asphyxié. Dès que vous aurez réussi 2 insufflations sur 5 essais, passez à l'étape suivante.

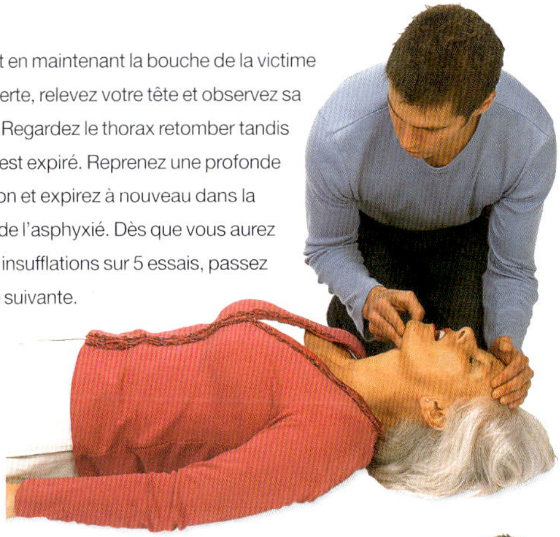

6 Évaluez les signes de circulation : respiration, toux ou mouvement ; ne vérifiez le pouls que si vous êtes bien habitué à le faire. Si la circulation semble fonctionner, continuez le bouche-à-bouche jusqu'à l'arrivée des secours. Toutes les dix insufflations (environ une fois par minute), arrêtez-vous et passez quelques secondes à vérifier qu'elle fonctionne toujours. S'il n'y a pas de signes de circulation, commencez un massage cardiaque (voir page suivante).

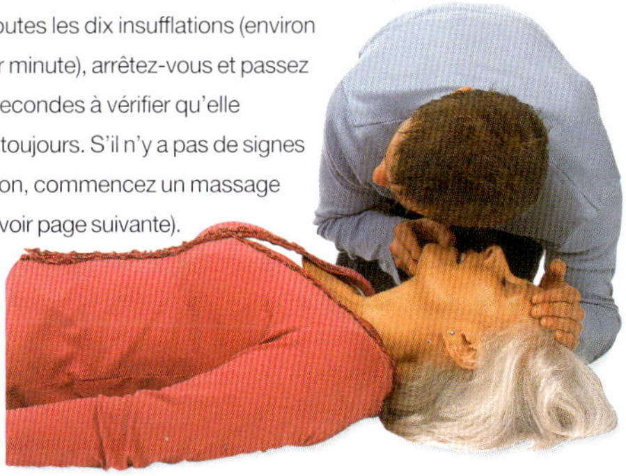

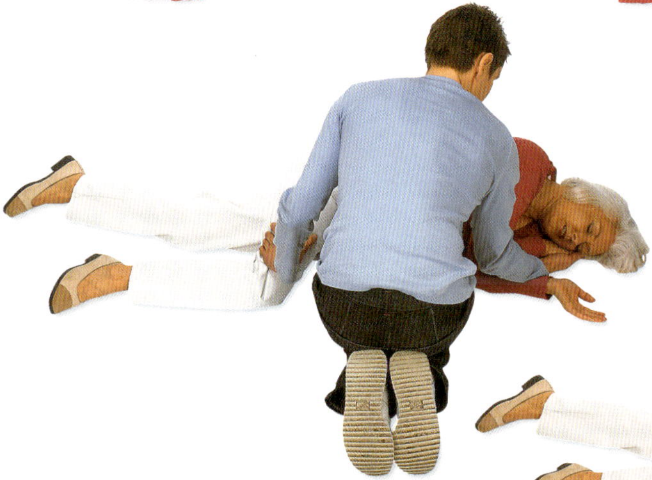

◁ ▽ Si, à un moment, l'asphyxié commence à respirer spontanément, tournez-le sur le côté dans la position latérale de sécurité. Il risque en effet de vomir ou de régurgiter, ce qui pourrait engorger les voies respiratoires. La victime étant sur le côté, le vomi pourra naturellement s'écouler de la bouche.

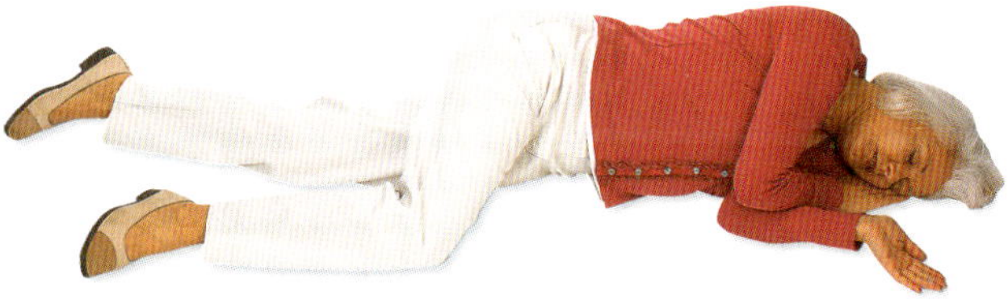

LE BOUCHE-À-BOUCHE : SOLUTIONS AUX PROBLÈMES ÉVENTUELS

Si le thorax ne se soulève pas après chaque insufflation donnée :

- Vérifiez la position de la tête et du cou de la victime – la bouche est-elle bien ouverte ? Souvent, le secouriste ne renverse pas assez en arrière la tête de l'asphyxié.
- Assurez-vous qu'il n'y a pas de corps étrangers dans la bouche.
- Veillez à ce que vous formiez un joint hermétique efficace avec votre bouche et que les narines soient complètement obturées.

Si de l'air emplit l'estomac :

- Il se peut que vous souffliez trop d'air ou trop vite. Stoppez l'expiration dès que le thorax de l'asphyxié a fini de se soulever. N'appuyez pas sur l'abdomen ballonné – la victime pourrait vomir, ce qui entraînerait un risque d'inhalation du vomi.

Si la bouche est meurtrie ou couverte de bleus :

- Si la bouche de l'asphyxié est trop sérieusement endommagée pour y former un « joint » hermétique, employez la technique de réanimation du bouche-à-nez.

1 Ouvrez la bouche de la victime en lui renversant la tête en arrière et en lui soulevant le menton.

2 Fermez-lui la bouche, prenez une profonde inspiration et formez un « joint » autour du nez avec vos lèvres – le « joint » doit être hermétique sans obturer pour autant le nez en le pinçant. Soufflez jusqu'à ce que le thorax se soulève.

3 Laissez sortir l'air par la bouche en contrôlant son ouverture quand le thorax se dégonfle.

Le massage cardiaque externe (MCE)

VOIR AUSSI

➤ Qu'est-ce que le secourisme ?, p. 16

➤ La réanimation, p.30

➤ La réanimation complète, p. 38

Le massage cardiaque est le traitement de l'arrêt cardiaque basé sur des compressions rythmées du cœur. Ces compressions font partie de la dernière étape de l'évaluation initiale, celle de la CIRCULATION. Si vous avez en face de vous une victime qui ne respire pas et qu'il ne semble pas y avoir de circulation, vous devrez alors commencer à lui faire un massage cardiaque, avec la respiration artificielle – cette combinaison est la réanimation cardio-pulmonaire. Ne pratiquez jamais de massage cardiaque sur une victime si vous n'avez pas été formé à le faire.

Pour que le massage du cœur soit efficace, la victime doit être allongée bien à plat sur le dos sur une surface ferme comme un plancher – ou par terre si elle est dehors. Si vous placez les mains au mauvais endroit ou si vous utilisez une mauvaise technique, le massage ne fonctionnera probablement pas et vous risqueriez aussi d'endommager l'asphyxié au niveau des os ou des organes avoisinants l'endroit comprimé, tels que les côtes ou le foie. Bien qu'il soit judicieux de s'entraîner, n'apprenez jamais à faire le massage cardiaque sur des volontaires conscients car cela pourrait leur faire du mal. Utilisez toujours un mannequin de secourisme.

▷ Lorsque vous pratiquez un massage cardiaque, seul la paume d'une main doit être en contact avec le point de compression.

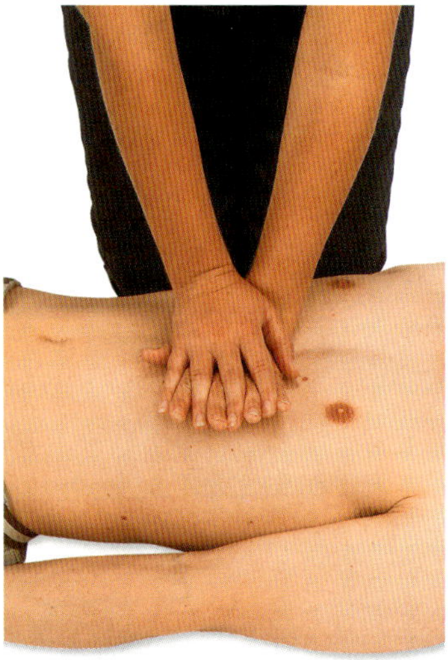

MISE EN GARDE

Trouver un pouls n'est pas facile, même pour une personne expérimentée, surtout dans le délai recommandé de 10 secondes. Quand le secouriste est de niveau moyen, il est donc moins dangereux de ne pas vérifier le pouls de la victime avant de mettre en œuvre la réanimation. En effet, si un sauveteur détectait un pouls par erreur, il ne commencerait pas la procédure de réanimation, ce qui pourrait entraîner la mort de la victime. Au lieu de chercher le pouls, concentrez-vous sur des signes de circulation comme un mouvement, une toux ou une respiration. Ne passez pas plus de 10 secondes à le faire avant de prendre les mesures appropriées.

COMMENT SITUER LE POINT DE COMPRESSION

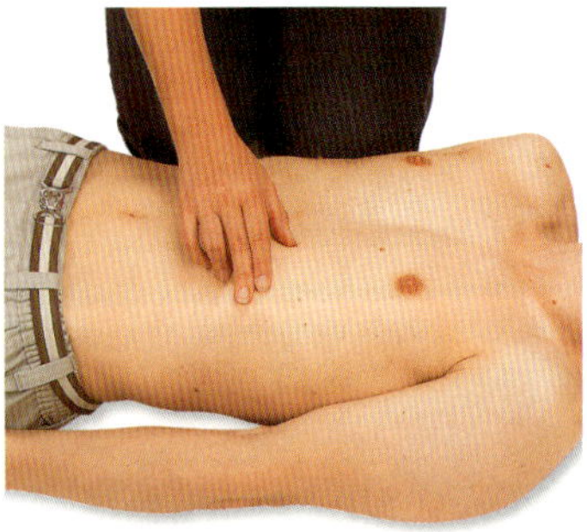

1 Mettez-vous à genoux près de la victime et passez le long des côtes basses les doigts de votre main la plus proche de la taille jusqu'à ce qu'ils sentent le sternum au centre de la cage thoracique.

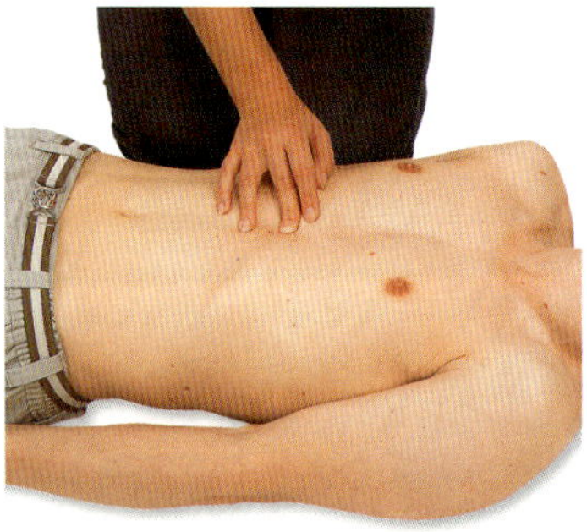

2 Maintenant le majeur à cet endroit, placez l'index de la même main sur le bas du sternum.

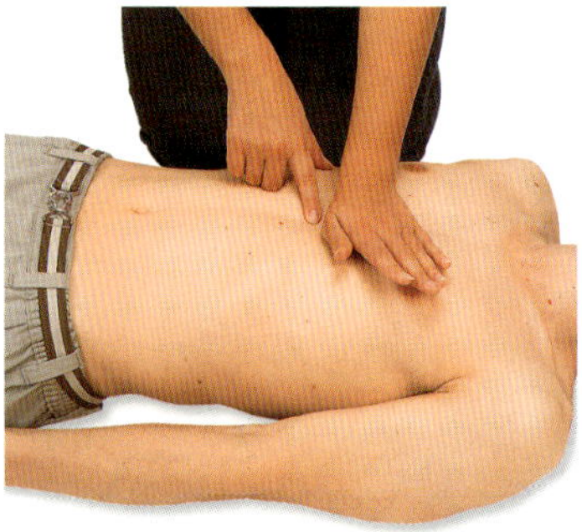

3 Posez la paume de l'autre main sur le sternum et faites-la glisser jusqu'à ce qu'elle touche l'index déjà en place. La paume de votre main se trouve sur le point de compression.

COMMENT FAIRE UN MASSAGE CARDIAQUE

1 Agenouillez-vous perpendiculairement à la victime, à peu près à mi-chemin entre ses épaules et sa taille.

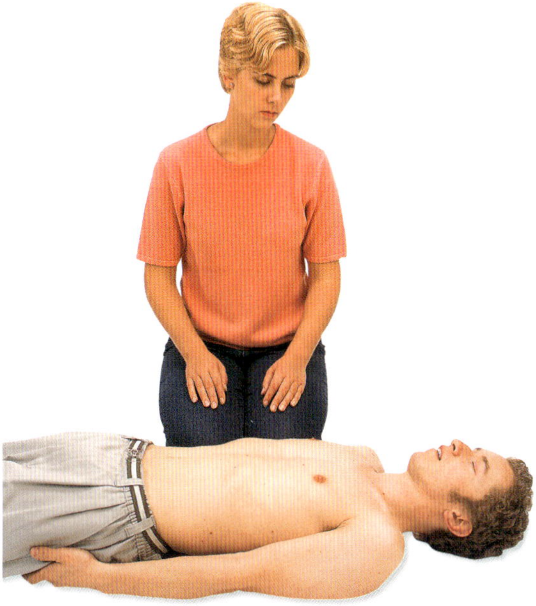

2 Trouvez le point de compression et placez à cet endroit la paume de votre main la plus proche des épaules. Posez la paume de l'autre main par-dessus et entrecroisez les doigts. Les doigts ne doivent pas toucher la poitrine. Maintenez les coudes bloqués et les bras droits pendant toute la manœuvre à suivre.

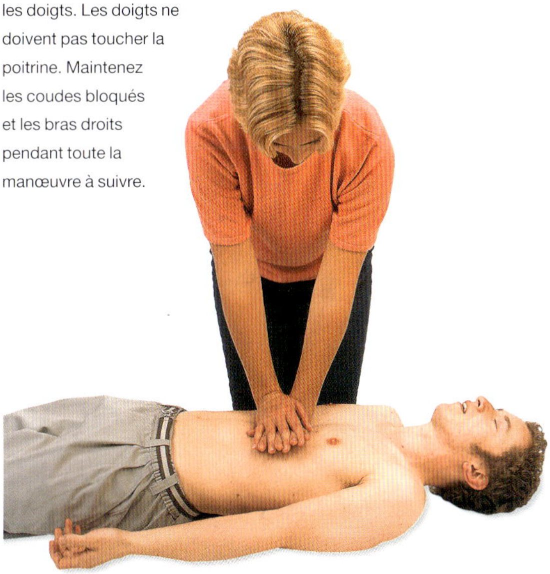

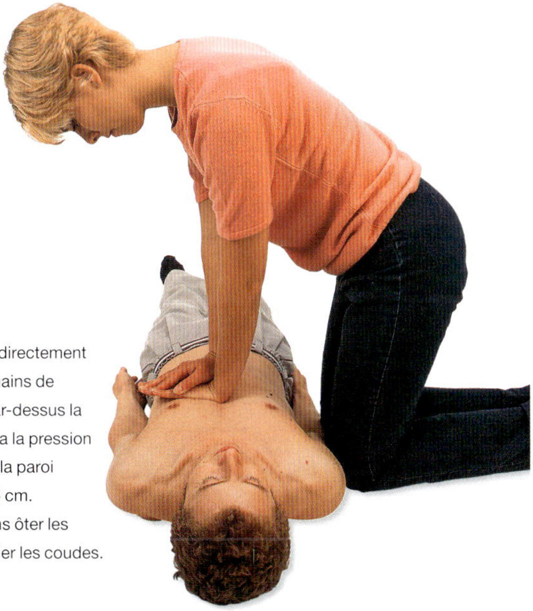

3 Placez vos épaules directement au-dessus de vos mains de façon à vous pencher par-dessus la victime. Cela concentrera la pression en ce point. Comprimez la paroi thoracique d'environ 4-5 cm. Relâchez la pression sans ôter les mains de la poitrine ni plier les coudes.

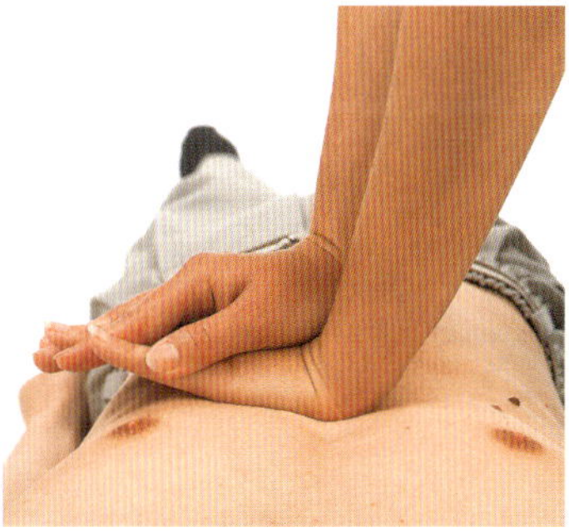

4 Comprimez la poitrine à une vitesse de 100 compressions à la minute. Après 15 compressions, vous devrez pratiquer 2 insufflations par le bouche-à-bouche. Continuez ce cycle de compressions et d'insufflations jusqu'à l'arrivée des services d'urgence. Essayez donc de durer jusqu'à ce que quelqu'un d'autre ou les secours puissent vous relayer.

La réanimation complète

VOIR AUSSI

- ➤ La réanimation, p. 30
- ➤ La respiration artificielle, p. 34
- ➤ Le massage cardiaque externe, p. 36
- ➤ La position latérale de sécurité, p. 40

Tous les gestes de la réanimation cardio-pulmonaire ont été regroupés ici afin de vous donner une vision de leur déroulement chronologique. N'oubliez pas que la réanimation cardio-pulmonaire peut faire gagner un temps précieux à la victime avant l'arrivée des secours. Vous maintiendrez son cerveau en vie en respirant pour elle et en lui faisant un massage cardiaque pour que son sang circule. Pratiquez deux insufflations par le bouche-à-bouche toutes les 15 compressions à un rythme de 100 par minute. Un entraînement sur mannequin vous aidera à mémoriser l'enchaînement.

COMMENT RÉANIMER

Suivez la procédure de réanimation sans prendre de raccourci et toujours dans le bon ordre. Chaque étape a été décrite en détail séparément, mais cette suite chronologique montre comment les éléments s'enchaînent.

Vérification de la respiration

Pour vérifier la respiration :

- Cherchez un mouvement de poitrine.
- Collez votre oreille à la bouche pour repérer des bruits respiratoires.
- Sentez l'haleine de la victime sur votre joue.

Quand appeler les services d'urgence

En règle générale :

- Si vous avez de l'aide, demandez à cette personne de contacter les secours pendant que vous commencerez à faire le bouche-à-bouche.
- Si vous êtes seul, appelez les services d'urgence, puis mettez en œuvre la réanimation. Cependant, si l'asphyxié est victime d'une noyade, d'un étouffement, ou si c'est un enfant, commencez d'abord par le réanimer pendant environ 1 minute.

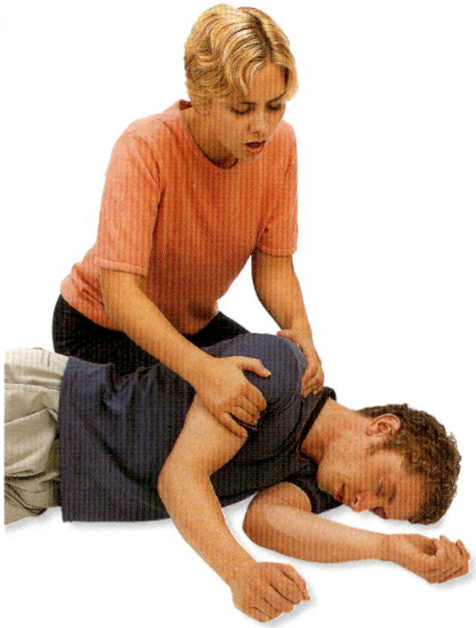

1 Si la victime réagit et respire, elle n'aura pas besoin d'être réanimée et vous devrez la laisser dans la position dans laquelle vous l'avez trouvée. Tapotez-la fermement à l'épaule et demandez-lui comment elle se sent.

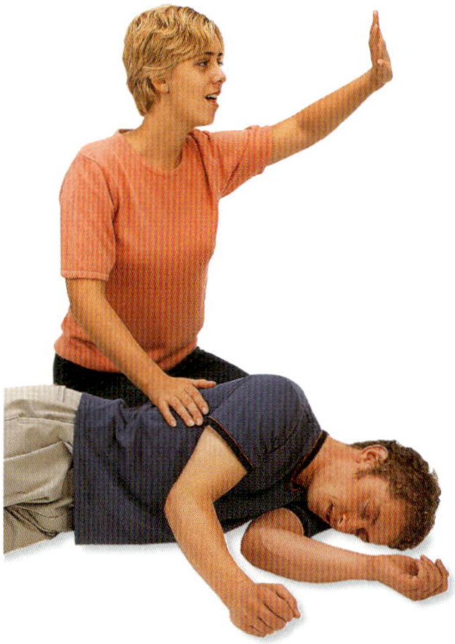

2 Si elle reste sans réactions, demandez de l'aide aux passants. Renversez doucement la tête de la victime en arrière afin de garder les voies respiratoires ouvertes. Essayez d'établir si la victime respire en 10 secondes maximum.

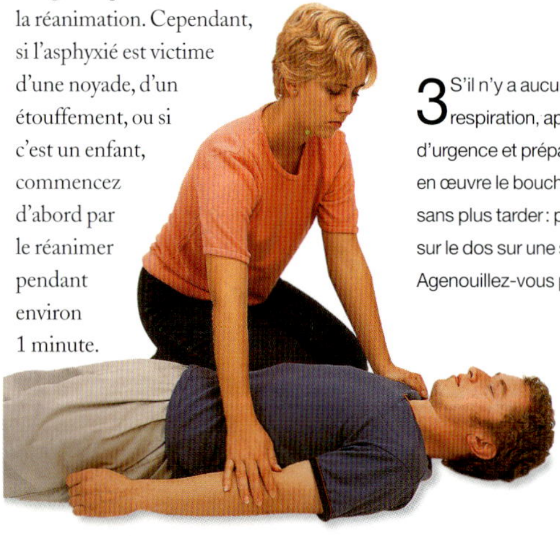

3 S'il n'y a aucun signe de respiration, appelez les services d'urgence et préparez-vous à mettre en œuvre le bouche-à-bouche sans plus tarder : placez la victime sur le dos sur une surface ferme. Agenouillez-vous près de sa poitrine.

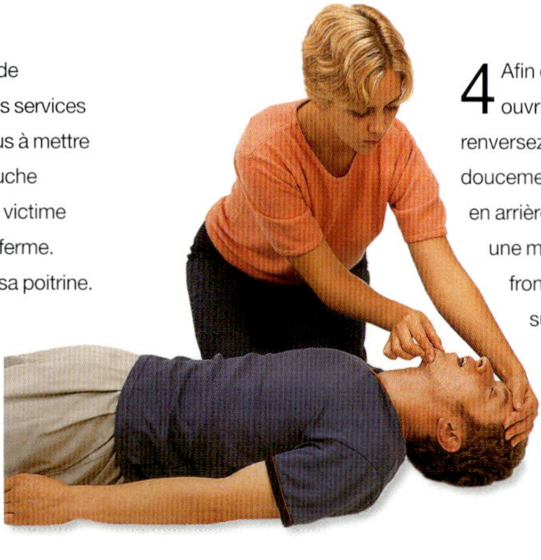

4 Afin de lui ouvrir la bouche, renversez-lui doucement la tête en arrière en plaçant une main sur son front et l'autre sur son menton.

5 Faites le bouche-à-bouche, en pinçant le nez de la victime, en lui maintenant la bouche ouverte et en y appliquant hermétiquement vos lèvres. N'augmentez pas l'ampleur normale de votre respiration – ne soufflez pas avec trop de vigueur. Vous devriez voir la poitrine de l'asphyxié se soulever. Dès que vous aurez réussi 2 insufflations sur 5 essais, passez à l'étape suivante.

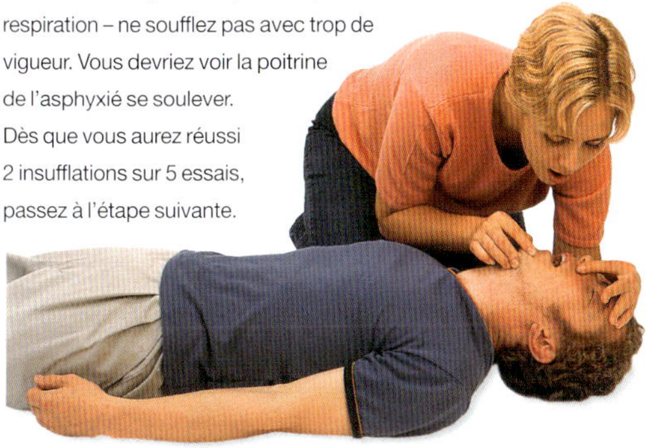

6 Évaluez les signes de circulation : respiration, toux ou mouvement. Si le sang ne semble pas circuler, commencez un massage cardiaque en donnant 15 compressions, puis pratiquez 2 insufflations par le bouche-à-bouche. (Si le sang de la victime circule, référez-vous à l'encadré ci-desous.)

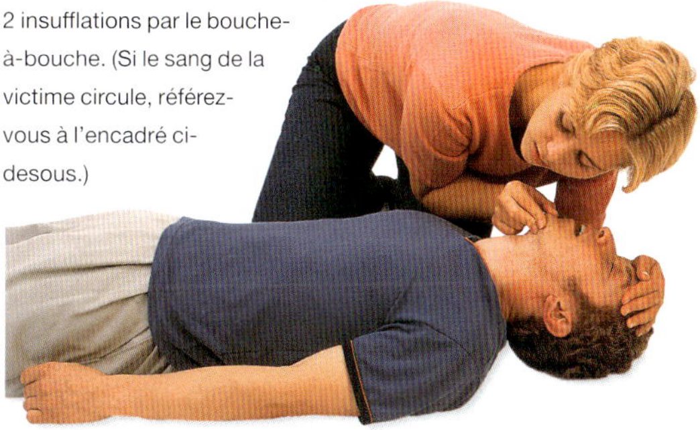

7 Continuez la réanimation au rythme de 2 insufflations toutes les 15 compressions jusqu'à l'arrivée des secours.

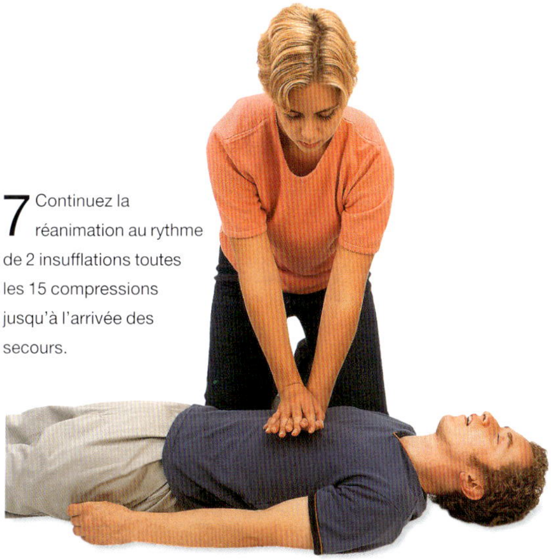

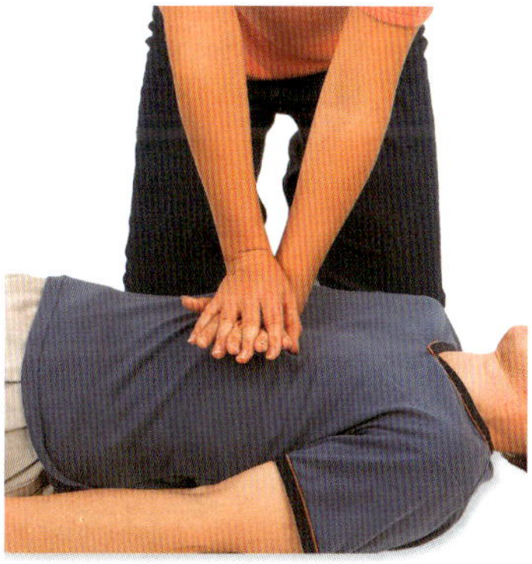

8 Il est essentiel de ne pas s'arrêter avant l'arrivée des services d'urgence car il est improbable que la circulation de la victime se remette à fonctionner sans le renfort de techniques avancées comme la défibrillation – votre rôle est de maintenir l'asphyxié en vie.

FAIRE FACE À DES SITUATIONS DIFFÉRENTES

Si la victime est inconsciente mais respire :

➤ Tournez la victime dans la position latérale de sécurité.

Quand vous pratiquerez le bouche-à-bouche, vous devrez voir la poitrine de l'asphyxié se soulever. Si cela ne se produit pas :

➤ Vérifiez à nouveau si la bouche n'est pas encombrée – nettoyez-la éventuellement avec les doigts et ôtez tout corps étranger, sans dépasser la limite de la dentition.

➤ Assurez-vous que la tête est bien penchée en arrière et le menton bien soulevé afin de garder les voies respiratoires ouvertes.

➤ Veillez à ce qu'il y ait un « joint » bien hermétique entre les deux bouches et que les narines soient bien obturées.

Si la circulation de la victime fonctionne :

➤ Si vous remarquez un signe manifeste de circulation mais que la victime ne respire pas, continuez le bouche-à-bouche jusqu'à la reprise de sa propre respiration ou l'arrivée des secours.

➤ Vérifiez le bon fonctionnement de la circulation toutes les 10 insufflations. Si l'asphyxié recommence à respirer spontanément, tournez-le sur le côté, en position latérale de sécurité, et continuez à surveiller sa respiration.

La position latérale de sécurité (PLS)

VOIR AUSSI

- Qu'est-ce que le secourisme ?, p. 16
- La réanimation, p. 30
- Réactions et voies respiratoires, p. 32

Ceci concerne le cas de la victime qui a perdu connaissance mais qui respire. Une personne inconsciente ne contrôlant plus ses voies respiratoires, celles-ci peuvent facilement s'engorger. Si elles restent bloquées plus de quelques minutes, le manque d'oxygène entraînera rapidement une syncope. Pour l'éviter, mieux vaut placer la victime sur le côté de manière à ce que sa langue pende vers l'avant et que tout liquide, vomi ou sang, s'écoule librement de sa bouche au lieu de descendre par les voies respiratoires. En secourisme, cela s'appelle la position latérale de sécurité ou PLS.

COUCHER UNE VICTIME DANS LA POSITION LATÉRALE DE SÉCURITÉ

Coucher une victime sur le côté de cette manière signifie qu'elle est en sécurité dans une position qui garantit l'ouverture des voies respiratoires, facilitant ainsi la respiration et l'écoulement de tout liquide hors de la bouche. Prévoyez dans quelle direction vous ferez rouler la victime : elle doit rester accessible et ne doit pas courir de risques supplémentaires.

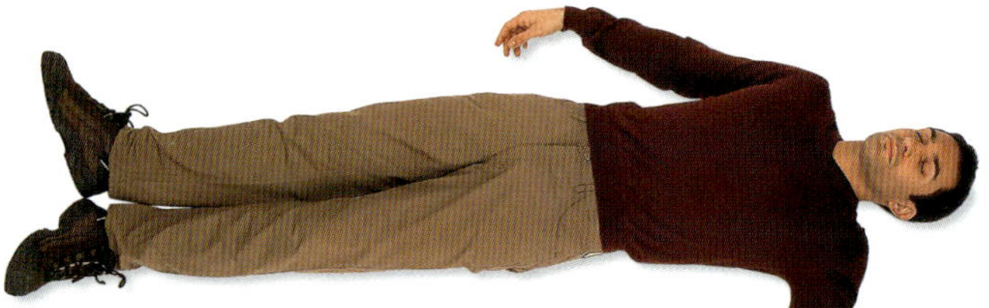

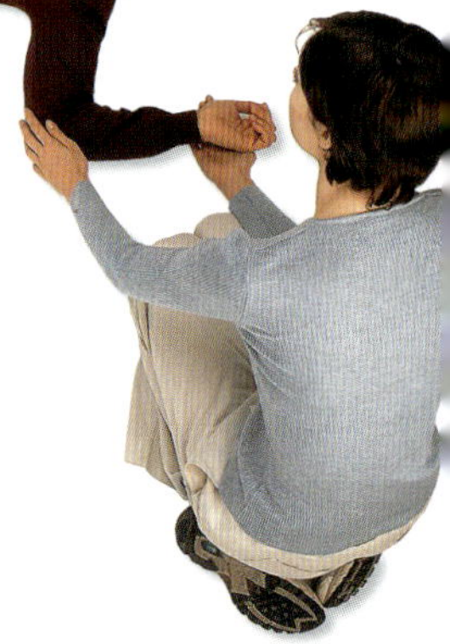

AUTRES POSITIONS DE SÉCURITÉ

Dans les situations suivantes, vous devrez peut-être modifier la position de sécurité :

- Si vous suspectez la moindre possibilité d'une blessure à la colonne vertébrale et que la victime respire, maintenez-la alors dans la position dans laquelle vous l'avez trouvée. Cependant, si vous pensez qu'elle risque d'inhaler du vomi, vous devrez alors la faire rouler sur le côté, en veillant à ce que sa tête soit bien dans l'axe du corps et non pas tordue ou penchée au niveau du cou.
- Si les membres sont endommagés et ne peuvent pas être pliés, utilisez des couvertures roulées ou des rouleaux de toute autre matière similaire, voire même de papier, pour caler le blessé dans une position sûre.
- Si l'état de la victime laisse à penser qu'elle est blessée à plusieurs endroits, et que vous ayez de l'aide, demandez à ces personnes de la maintenir et de l'empêcher de bouger.

1 (Notez d'abord que l'enchaînement montré ici concerne toute victime trouvée sur le dos. Si elle est déjà sur le côté, vous devrez modifier la procédure.) Agenouillez-vous à côté de la victime. Redressez-lui les bras et les jambes. Disposez son avant-bras le plus proche de vous perpendiculairement au corps, coude plié et paume de la main tournée vers le haut.

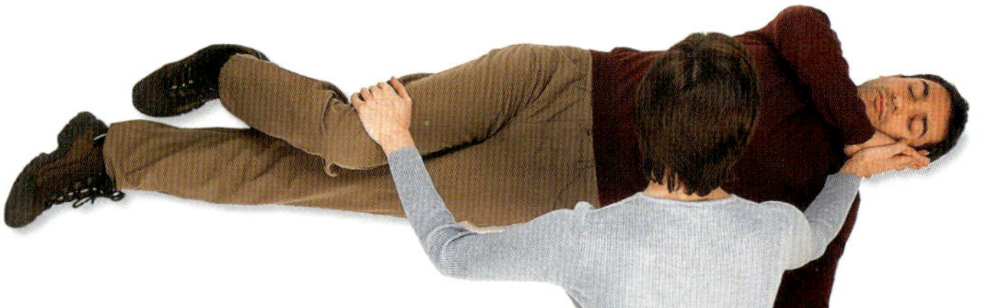

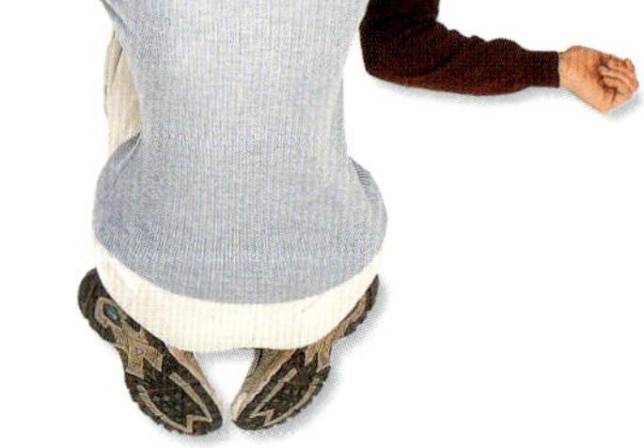

2 Ramenez l'autre bras de la victime par-dessus la poitrine et placez-lui le dos de la main contre le visage. Tout en maintenant cette main en place contre la joue, tirez la jambe correspondante vers vous, de manière à ce que le genou soit plié et que le pied repose à plat.

3 Tout en continuant à maintenir sa main contre son visage, tirez la victime vers vous par la jambe pliée jusqu'à ce que le genou touche le sol. Vous pourrez utiliser vos propres genoux pour empêcher la victime de rouler sur le ventre.

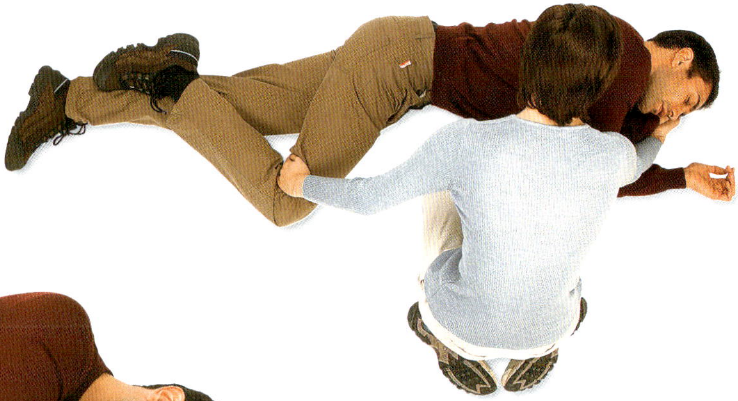

4 Assurez-vous que les voies respiratoires sont bien ouvertes, en lui renversant la tête en arrière. Pour ce faire, il se peut que vous ayez à modifier légèrement la position de la main sous la joue.

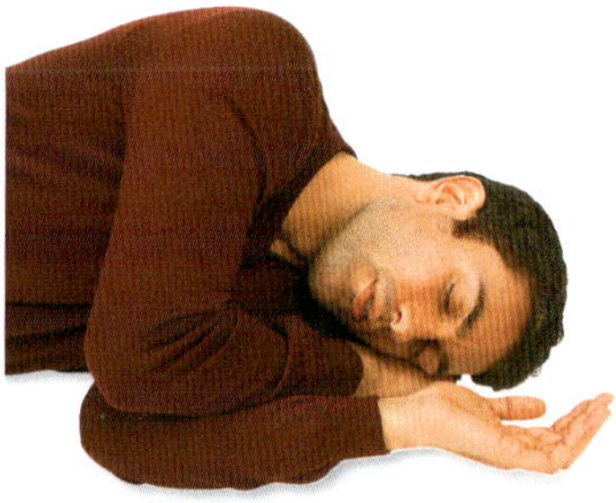

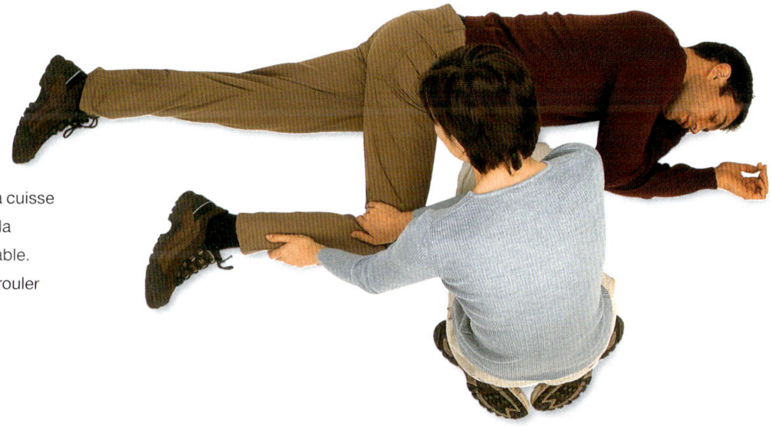

5 Rajustez la jambe pliée pour que la cuisse soit, comme ici, perpendiculaire à la hanche, et la victime complètement stable. Tel un tuteur, le genou l'empêchera de rouler sur le ventre.

6 Voici donc la position latérale de sécurité. Dans l'idéal, vous aurez dû déjà, à ce stade, appeler les services d'urgence. Cependant, si vous êtes seul et que vous deviez vraiment quitter la victime pour une quelconque raison, la position latérale de sécurité est la position la plus sûre dans laquelle la laisser. Dès votre retour, continuez à surveiller les voies respiratoires, la respiration et la circulation toutes les quelques minutes jusqu'à l'arrivée d'une aide experte.

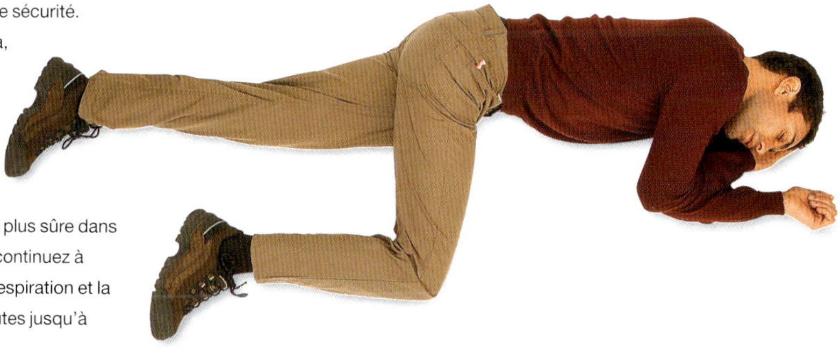

L'étouffement (1)

VOIR AUSSI

- La respiration artificielle, p. 34
- Le massage cardiaque externe, p. 36
- L'étouffement (2), p. 44

Sans une intervention rapide, ce risque courant peut entraîner la mort. La nourriture en est souvent à l'origine, mais tout autre corps étranger peut engorger les voies respiratoires. La langue peut aussi les bloquer en roulant en arrière, surtout chez la victime inconsciente. L'étouffement est particulièrement fréquent chez les personnes âgées. Quel que soit son âge, la victime d'étouffement devra être examinée à l'hôpital, et ce, même si le corps étranger a été retiré avec succès, afin de s'assurer qu'il n'a pas abîmé la paroi interne des voies respiratoires.

Malgrés le fait que la nourriture est le plus souvent le coupable, tout corps étranger peut partiellement ou totalement bloquer le conduit d'air si c'est bloqué à l'arrière de la gorge. Le passage peut aussi être bloqué par la langue tombant en arrière, particulièrement pour quelqu'un qui est inconscient.

OBTURATION COMPLÈTE

Une personne dont les voies respiratoires sont complètement obstruées ne pourra ni parler ni tousser. Il se peut qu'elle se tienne le cou, ou qu'elle montre désespérément sa gorge du doigt, et qu'elle ouvre grand la bouche. Au début, la victime aura la figure toute rouge tandis qu'elle essaiera en vain de respirer; puis elle pâlira et ses lèvres vireront au bleu lorsque les poumons ne seront plus oxygénés. Elle perdra éventuellement connaissance et les mouvements de poitrine s'arrêteront en même temps que la respiration. La circulation cessera rapidement de fonctionner de façon adéquate à moins que les voies respiratoires ne soient libérées, permettant à l'air d'atteindre à nouveau les poumons.

OBTURATION PARTIELLE

Une personne qui s'étouffe peut être encore capable d'envoyer de l'air au-delà de l'engorgement, jusqu'aux poumons – il s'agit alors d'une obturation partielle. N'entravez aucunement les efforts respiratoires d'une telle victime. Contentez-vous de l'encourager à tousser, pour tenter de déloger le corps étranger et l'évacuer. Vous pourrez aussi la faire asseoir afin de réduire son besoin en oxygène.

Autres signes d'obturation partielle:

- Ronflement, gargouillis et respiration sifflante.
- Lèvres, langue et lobes de l'oreille bleuis ou gris, même si la personne respire.
- Respiration pouvant être normale et difficile, en alternance.

LIBÉRER LES VOIES RESPIRATOIRES

Le secouriste pourra notamment faire face à un problème de voies respiratoires obturées de trois manières, selon que, en premier lieu, la victime est consciente ou pas:

POUR UNE VICTIME CONSCIENTE:

- Tapes dans le dos.
- Compressions abdominales.

POUR UNE VICTIME INCONSCIENTE:

- Compressions thoraciques.

Vous pourrez employer ces techniques seules ou combinées, selon les circonstances et leur efficacité sur la victime.

Quel que soit la technique que vous employez, continuer de rassurer la personne qui est en train de s'étrangler et restez calme autant que possible vous-même, car la personne qui s'étrangle à tendance à paniquer, ce qui est compréhensible, et cela amène plus de problèmes respiratoires. Si le blessé perd conscience, ouvrez la voie respiratoire et contrôler la respiration. Au moment où le muscle se relaxe tout peut repartir instantanément. Sinon vous devrez commencer la respiration artificielle et commencer les compressions de la poitrine.

DÉBOUCHER LES VOIES RESPIRATOIRES D'UNE VICTIME CONSCIENTE

1. DONNER À QUELQU'UN UNE TAPE DANS LE DOS

Cette méthode très simple est la première technique que vous devriez employer sur un blessé conscient et c'est une reaction naturelle lorsque vous voyez quelqu'un s'étrangler. Premièrement encourager lui de se pencher vers l'avant et à tousser fortement et profondément pour aider à faire sortir le corps étrangé. Si cela s'avère inéficace mettez vous légèrement sur le côté derrière le blessé. Gardez le penché vers l'avant et supportez sa poitrine avec une main. Avec votre autre main à plat, donnez jusqu'à 5 tapes fortes dans le dos entre les omoplates. Si cela échoue changer en compressions abdominales.

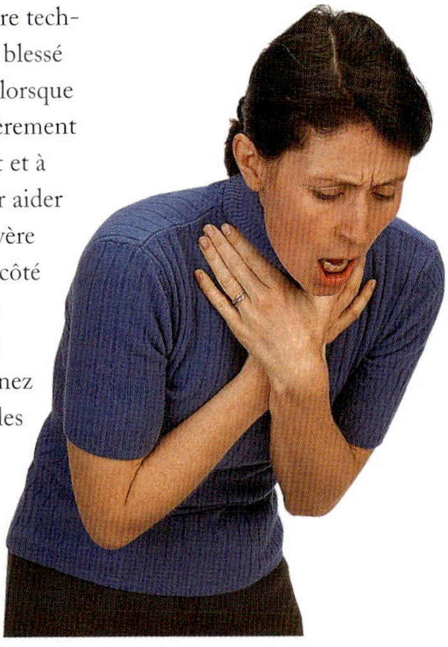

▷ Les personnes qui pensent qu'elles sont en train de s'étrangler peuvent paniquer très facilement. Essayer de les garder calme.

2. LES COMPRESSIONS ABDOMINALES

Voici l'autre technique utilisée chez la victime consciente, mais on ne doit jamais l'employer chez la femme enceinte. Elle consiste à appuyer avec force sur l'abdomen de la victime afin de déclencher une toux artificielle qui pourra peut-être forcer assez d'air pour évacuer le corps étranger. Vous pouvez appliquer cette méthode sur une victime debout ou assise.

Si la victime est trop corpulente pour être enlacée, faites-la se mettre le dos au mur. Agenouillez-vous devant elle et, avec vos mains l'une sur l'autre, poussez l'abdomen à la fois en profondeur et vers le haut.

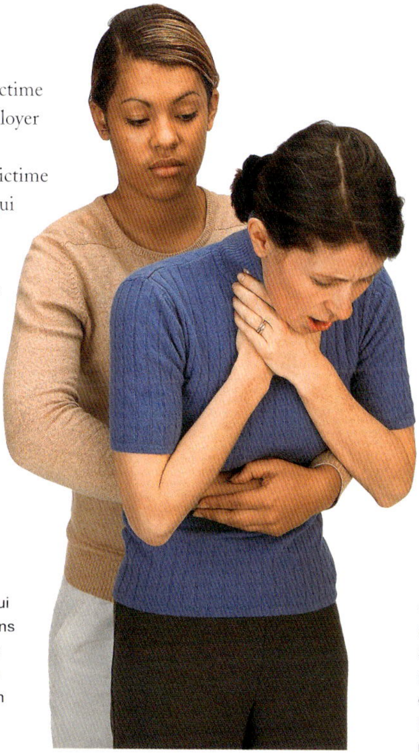

▷ Tenez-vous debout derrière la personne qui s'étouffe. Faites glisser vos bras sous les siens et enlacez la victime au niveau du tronc juste en dessous de la cage thoracique. Utilisez la prise illustrée à droite. Comprimez l'abdomen vers le haut : les compressions devront être rapides et brusques.

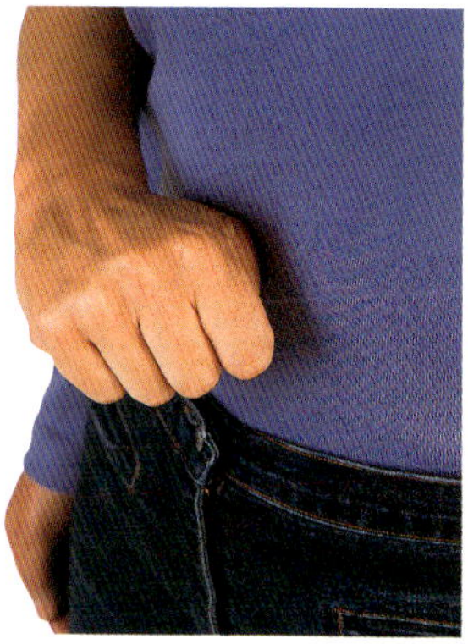

△ Afin d'enlacer correctement la victime pour lui faire des compressions abdominales, serrez le poing d'une main. Placez-le côté pouce contre son abdomen, entre le nombril et le bas des côtes, comme illustré ci-dessus. Recouvrez et maintenez le poing avec l'autre main, comme dans l'illustration de gauche.

DÉBOUCHER LES VOIES RESPIRATOIRES D'UNE VICTIME INCONSCIENTE

LES COMPRESSIONS THORACIQUES

On les utilise chez la victime inconsciente. Elles ressemblent aux compressions du massage cardiaque, mais les poussées sont plus fortes et plus soutenues, chacune ayant pour but de dégager l'obturation.

On emploie parfois ces compressions thoraciques chez la victime consciente, notamment la femme enceinte sur laquelle il serait dangereux de pratiquer des compressions abdominales. Vous pourrez les utiliser aussi dans le cas d'une victime trop corpulente pour être enlacée, à la place des compressions abdominales. Pour mettre en œuvre des compressions thoraciques sur une victime consciente, faites-la se mettre le dos au mur, soit debout, soit assise, et comprimez sa poitrine avec les mains.

▷ Pour pratiquer des compressions thoraciques sur une victime inconsciente, celle-là doit être allongée sur le dos. Le secouriste se mettra à genoux d'un côté et fera un massage cardiaque avec des compressions brusques, mais à un rythme moins rapide qu'en réanimation. Cette technique s'appliquera dans le cadre de l'enchaînement complet des premiers secours après que vous aurez constaté que la victime a perdu connaissance, évalué l'état de sa respiration, appelé les services d'urgence et pratiqué le bouche-à-bouche (voir « L'étouffement (2) »).

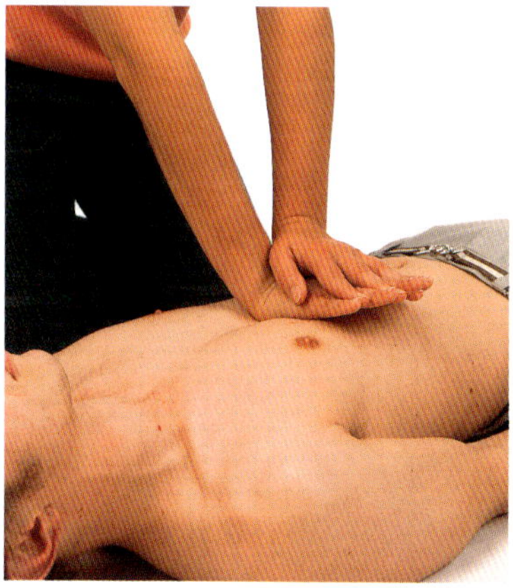

▷

L'étouffement (2)

L'ENCHAÎNEMENT COMPLET

Chaque technique détaillée individuellement dans « L'étouffement (1) » est revue ici dans deux suites chronologiques. Le temps est très précieux en cas de suffocation – évaluez la situation et réagissez le plus rapidement possible. Pour récapituler : dans le cas d'une victime consciente, essayez de la calmer. Encouragez-la à tousser profondément plusieurs fois pour tenter de déloger le corps étranger. Si cela échoue, vous devrez donner des compressions abdominales si nécessaire.

Si le blessé est inconscient ou est en train de perdre conscience au moment où vous l'aider, appellez les services d'urgence et commencez à ressusciter rapidement comme présenté ci-joint utilisant des pompages de la poitrine pour dégager l'obstruction.

AIDER UNE VICTIME CONSCIENTE

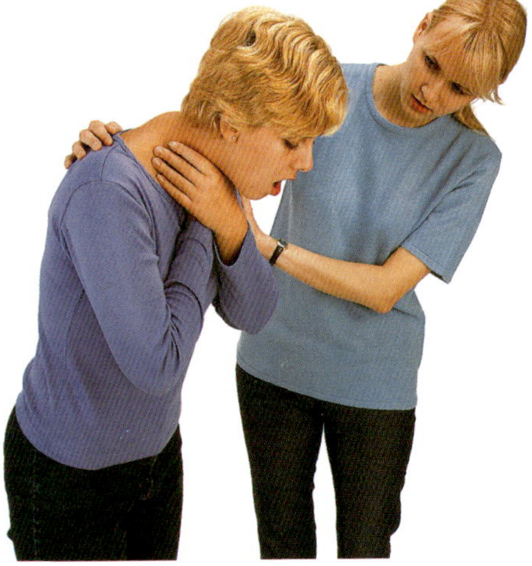

1 Si la victime peut encore respirer mais sent ses voies respiratoires entravées, elle sera sans doute prise de panique. Demandez-lui de tousser pour tenter de déloger le corps étranger, mais ne faites rien d'autre sauf essayer de la calmer et appeler les services d'urgence.

2 Si la situation empire ou si la victime n'arrive pas à tousser, parler ni respirer et qu'elle pâlit, donnez-lui 5 fortes tapes dans le dos.

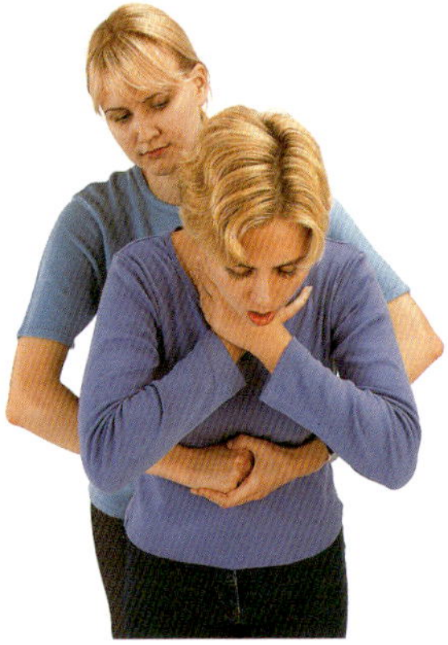

3 Si la toux ne fait pas ressortir l'objet, donner lui des compressions abdominales. Continuer jusqu'à ce que le corps étranger soit parti où jusqu'à ce que les services d'urgences arrivent.

AIDER UNE VICTIME INCONSCIENTE

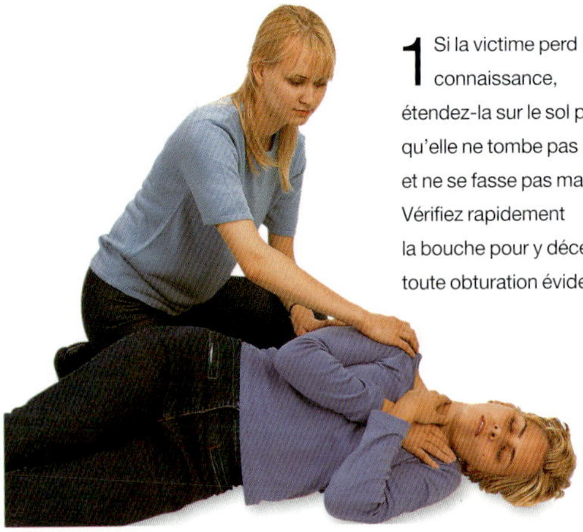

1 Si la victime perd connaissance, étendez-la sur le sol pour qu'elle ne tombe pas et ne se fasse pas mal. Vérifiez rapidement la bouche pour y déceler toute obturation évidente.

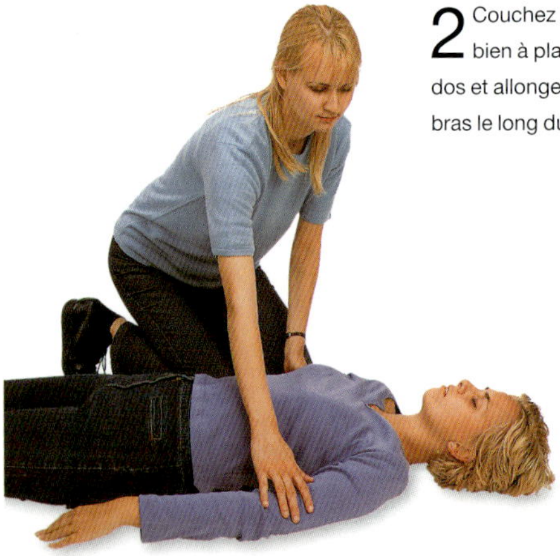

2 Couchez la victime bien à plat sur le dos et allongez-lui les bras le long du corps.

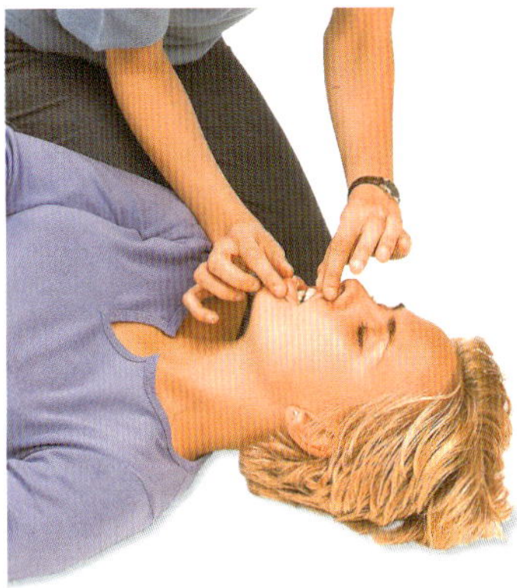

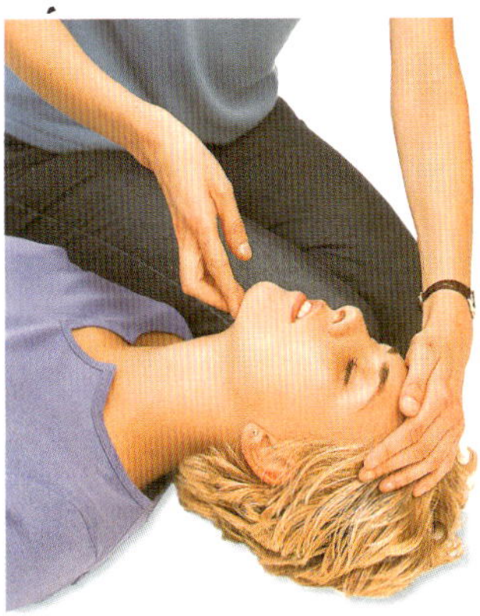

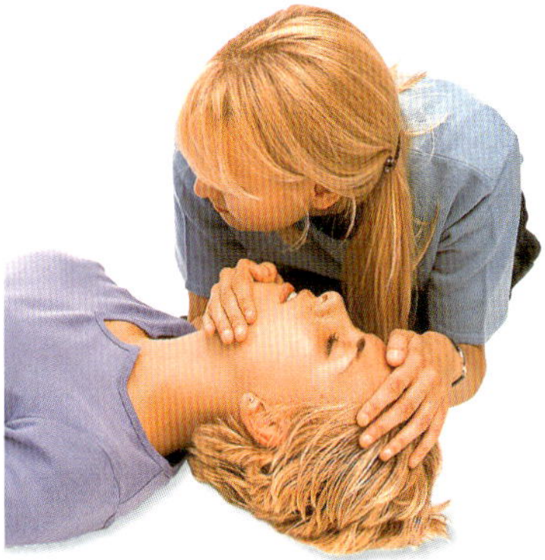

3 Inspectez à nouveau la bouche de l'asphyxié à la recherche de tout obstacle visible et ôtez-le le cas échéant. N'enfoncez pas les doigts dans la bouche à l'aveuglette.

4 Ouvrez les voies respiratoires en posant une main sur son front et deux doigts de l'autre main sous le menton, et en lui renversant la tête doucement, le plus possible en arrière.

5 Faites un diagnostic de la respiration : les muscles se relâchant pendant une perte de connaissance, il se peut que la victime respire à nouveau.

6 Si elle ne respire pas, faites appeler les services de secours et commencez le bouche-à-bouche – essayez d'insuffler de l'air 5 fois maximum. (Si vous êtes seul, soumettez l'asphyxié à la réanimation durant 1 minute avant d'aller chercher de l'aide.)

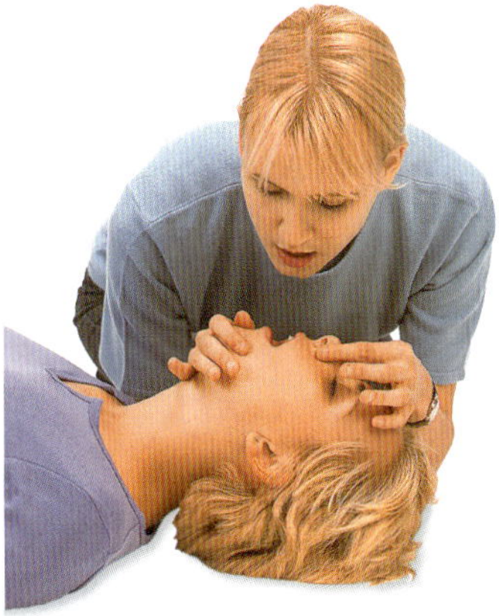

7 Si les insufflations du bouche-à-bouche ne pénètrent pas, commencez à pratiquer des compressions thoraciques pour essayer de déloger le corps étranger. Ne cherchez pas de signes de circulation à ce stade. Après 15 compressions, examinez la bouche une nouvelle fois, retirez tout ce que vous y trouverez, puis refaites 5 insufflations par le bouche-à-bouche. Continuez ces cycles de 15 compressions suivies de 5 insufflations. Si l'air insufflé semble pénétrer les voies respiratoires assez facilement, cherchez des signes éventuels de circulation et continuez comme pour la réanimation classique. Dans le cas contraire, répétez le cycle d'insufflations et de compressions spécifiques à l'étouffement jusqu'à l'arrivée des secours.

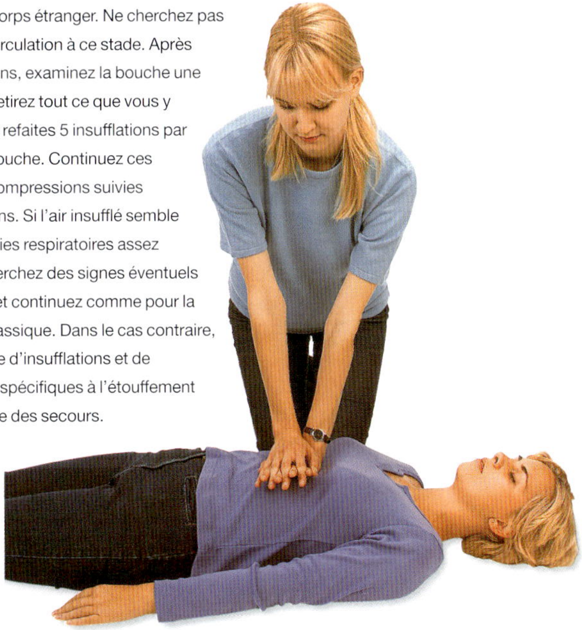

VÉRIFICATION DES COMPÉTENCES

GESTES POUVANT SAUVER LA VIE

POINTS-CLÉS

- Chaque minute est vitale ☐
- Ne perdez pas de temps à chercher un pouls sauf si vous êtes expérimenté en la matière ☐
- Procédez toujours à l'évaluation initiale face à des situations de maintien en vie ☐
- N'essayez pas la réanimation cardio-pulmonaire sans formations théorique et pratique ☐
- Veillez toujours à maintenir les voies respiratoires de la victime ouvertes ☐
- La technique employée chez une victime d'étouffement différera selon qu'elle est consciente ou pas ☐

COMPÉTENCES APPRISES

- La respiration artificielle par le bouche-à-bouche ☐
- Le massage cardiaque externe (MCE) ☐
- L'enchaînement correct de la réanimation ☐
- La position latérale de sécurité (PLS) ☐
- Les tapes dans le dos pour traiter l'étouffement ☐
- Les compressions abdominales pour traiter l'étouffement ☐
- Les compressions thoraciques pour traiter l'étouffement ☐

3

MAINTENIR EN VIE UN ENFANT

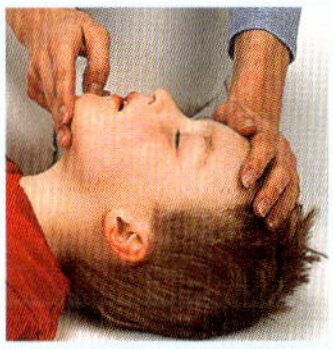

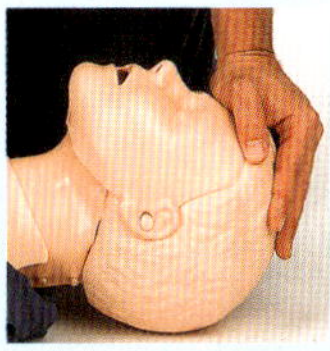

Tout le monde sait que les enfants sont prédisposés aux accidents. De plus, un bébé ou même un enfant plus âgé peut tomber gravement malade très rapidement. Chez l'enfant qui s'effondre, chaque seconde compte et vous devez appeler les services d'urgence le plus rapidement possible. Cependant, il ne faut pas vous décourager – l'enfant a souvent une remarquable capacité de rétablissement. Le secouriste doit tenir compte des différences de traitement entre un bébé ou un jeune enfant et un enfant plus âgé ou un adulte. De nombreux principes de base restent inchangés, mais les techniques employées doivent être adaptées pour des corps plus petits et plus fragiles.

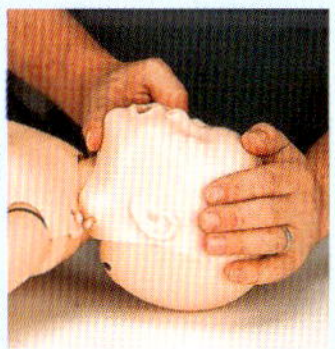

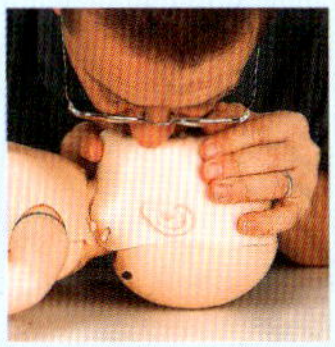

TABLE

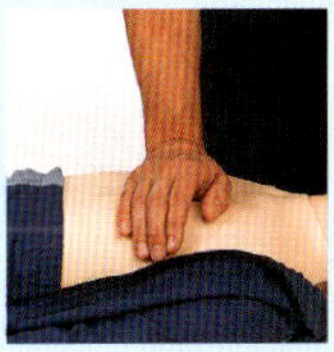

Notions de base

VOIR AUSSI

- Qu'est-ce que le secourisme ?, p. 16
- Réanimer un nourrisson ou un jeune enfant, p. 50
- L'étouffement chez le bébé et l'enfant, p. 54

Le jeune enfant n'est pas un adulte en miniature, mais les règles fondamentales du maintien en vie – la vérification des voies respiratoires, de la respiration et de la circulation – s'appliquent toujours. Le nourrisson de moins d'un an aura besoin d'un traitement différent de celui d'un enfant plus âgé et l'enfant de plus de 8 ans peut être traité comme un adulte. Un problème important à ne pas oublier est que le secouriste adulte est souvent très affecté par l'état d'une jeune victime et que cela peut parfois brouiller son jugement – évitez cela et réagissez avec résolution.

Comme chez l'adulte, les techniques de base du maintien en vie d'un bébé ou d'un jeune enfant sont le bouche-à-bouche et le massage cardiaque, cela afin de garantir, dans une urgence, l'arrivée de l'air dans les poumons et la circulation du sang à travers tout l'organisme. Mais leurs méthodes d'application sont cependant légèrement différentes selon l'âge de la victime.

Les causes possibles d'un arrêt cardiaque chez l'enfant sont très différentes de celles rencontrées chez l'adulte. L'enfant a rarement de problème cardiaque, mais même un cœur en bonne santé s'arrêtera si l'oxygène n'atteint pas en quantité suffisante d'autres organes vitaux comme le cerveau.

L'anatomie de l'enfant diffère de celle de l'adulte. Le conduit aérifère du jeune enfant étant plus étroit, il est plus prédisposé à se boucher. Sa trachée étant plus souple, elle pourra, elle aussi, se fermer si le cou est plié trop en arrière. La langue de l'enfant étant proportionnellement plus grande que celle de l'adulte, elle bloquera plus facilement les voies respiratoires au niveau de la bouche et de la gorge, surtout si l'enfant est inconscient.

SAVOIR GÉRER LES VOIES RESPIRATOIRES

Ouvrez les voies respiratoires de la même manière que pour un adulte. Chez l'enfant, faites attention de ne pas les bloquer en lui renversant la tête trop en arrière. Un enfant respire principalement en utilisant son diaphragme plutôt que les muscles de la poitrine. Lorsque vous vérifierez la respiration d'un enfant, observez les mouvements de son estomac.

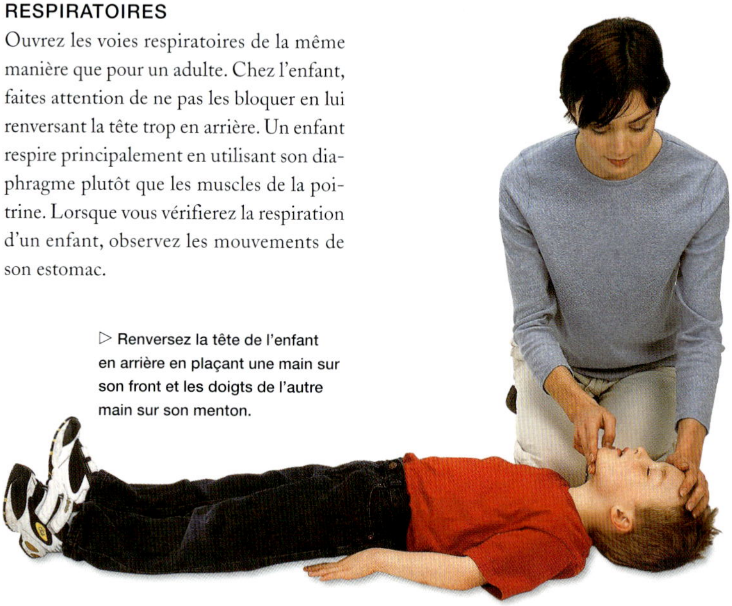

▷ Renversez la tête de l'enfant en arrière en plaçant une main sur son front et les doigts de l'autre main sur son menton.

RAPPELEZ-VOUS LE « PCAVRC »

Se rappeler et exécuter ces priorités sauvera des vies :

P pour PROTÉGER
C pour CONSCIENCE
A pour ALERTER
V pour VOIES RESPIRATOIRES
R pour RESPIRATION
C pour CIRCULATION

LA RESPIRATION ARTIFICIELLE

Si vous êtes seul avec un bébé ou un jeune enfant qui ne respire pas, pratiquez la respiration artificielle pendant 1 minute avant d'appeler les services d'urgence. L'idéal serait de le prendre avec vous quand vous irez téléphoner et de continuer les insufflations. N'insufflez qu'une partie de l'air contenu dans vos poumons – juste assez pour que la poitrine de l'enfant se soulève puis redescende, comme s'il avait respiré à fond. Chez le nourrisson, il est plus facile de mettre votre bouche autour de la bouche *et* du nez. Suivez les lignes directrices suivantes lorsque vous soumettrez un enfant à la réanimation :

- Bébés et enfants jusqu'à 8 ans : 1 insufflation pour 5 compressions.
- Enfants plus âgés (plus de 8 ans) : 2 insufflations pour 15 compressions.

Au cas où vous ne réussiriez pas à insuffler de l'air dans la poitrine de la victime, même après avoir essayé plusieurs positions de la tête, suivez la procédure propre à l'étouffement, car il pourrait bien s'agir de cela.

LE POINT DE COMPRESSION ET LE MASSAGE CARDIAQUE CHEZ LE NOURRISSON

1 Placez l'index d'une main horizontalement entre les mamelons du nourrisson de telle sorte que le milieu du doigt corresponde au sternum.

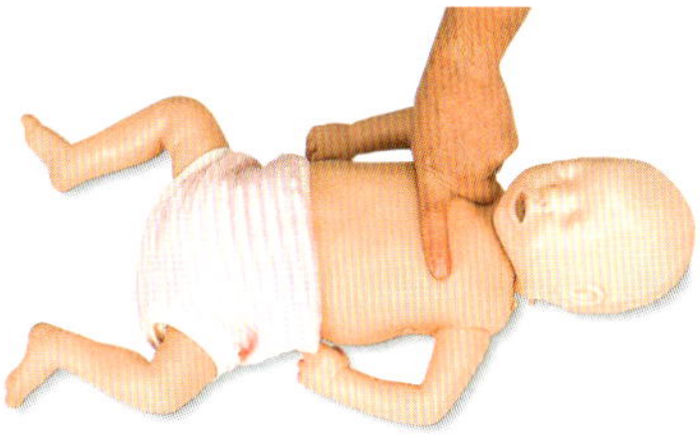

2 Le point de compression se situe une épaisseur de doigt plus bas que l'horizontale formée par l'index. Mettez deux doigts de l'autre main sur ce point, prêts à le comprimer.

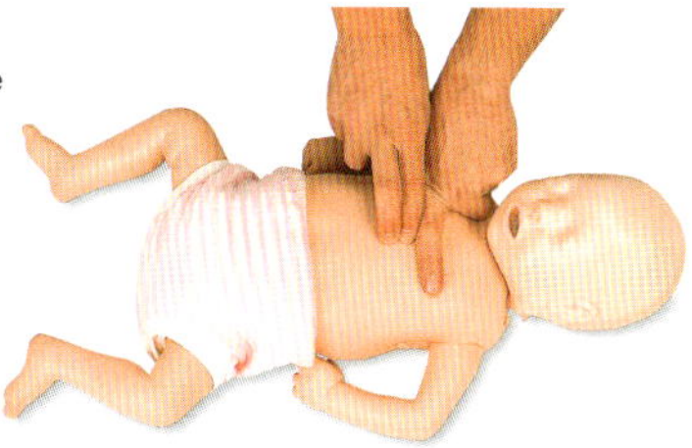

3 À l'aide de ces deux doigts, comprimez le sternum sur une profondeur correspondant environ au tiers ou à la moitié de la poitrine du bébé. Relâchez la pression. Pratiquez 5 compressions en 3 secondes à peu près. Toutes les 5 compressions, pratiquez 1 insufflation (réussie) par le bouche-à-bouche-et-nez. Continuez à réanimer le nourrisson en cycles de 5 compressions pour 1 insufflation.

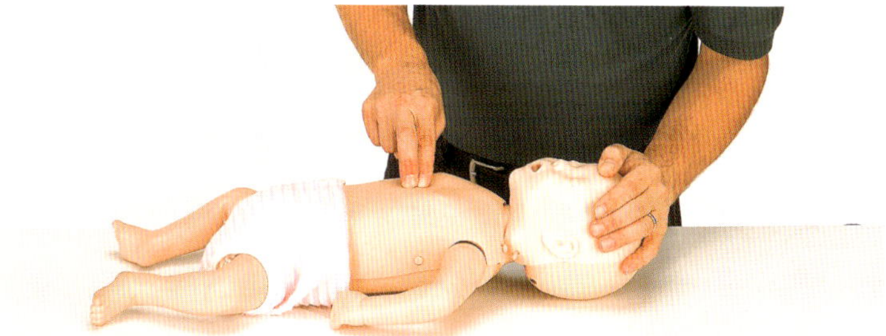

LE POINT DE COMPRESSION ET LE MASSAGE CARDIAQUE CHEZ L'ENFANT (1 À 8 ANS)

1 Mettez d'abord votre index sur l'appendice xiphoïde – le point saillant de l'extrémité inférieure du sternum où les côtes se rejoignent.

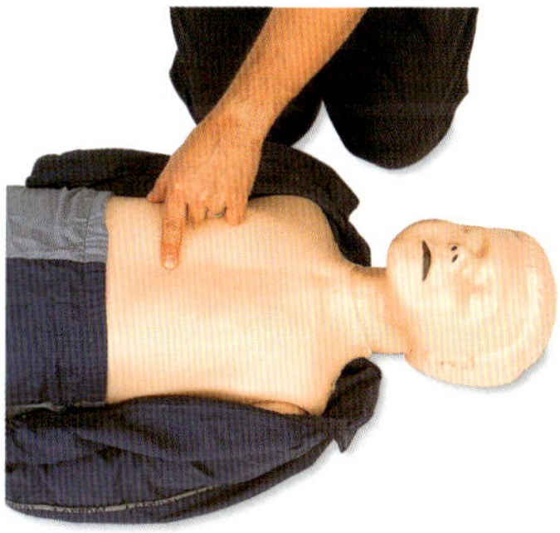

2 Posez le talon de l'autre main au-dessus de l'index. Veillez à ne pas comprimer l'appendice xiphoïde ni tout point au-delà.

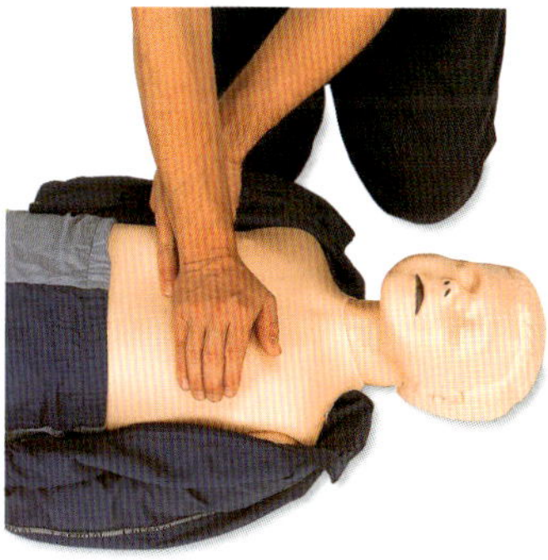

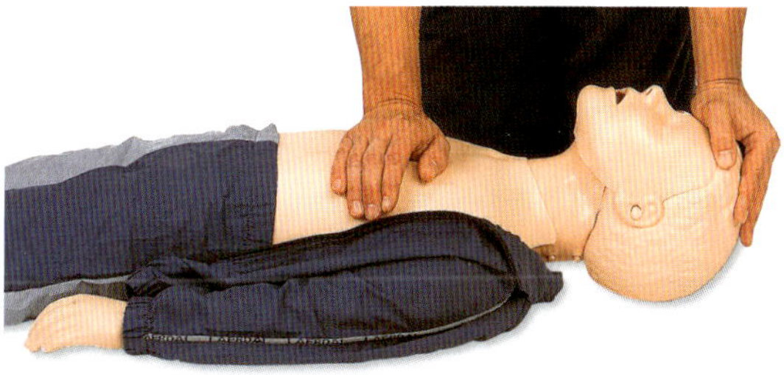

3 Pour pratiquer un massage cardiaque, appuyez verticalement avec le talon de la main sur une profondeur correspondant environ au tiers ou à la moitié de la poitrine de l'enfant. Faites 5 compressions en 3 secondes environ. Après toutes les 5 compressions, pratiquez 1 insufflation (réussie) par le bouche-à-bouche. Continuez sur ce rythme de 5 compressions suivies d'une insufflation.

Réanimer un nourrisson ou un jeune enfant

VOIR AUSSI
- ➤ Réactions et voies respiratoires, p. 32
- ➤ La respiration artificielle, p. 34
- ➤ Notions de base, p. 48
- ➤ La position latérale de sécurité (PLS), p. 52
- ➤ L'étouffement, p. 54

Chaque seconde est vitale lorsqu'il s'agit de réanimer un nourrisson ou un jeune enfant. Si son cœur cesse de battre, ses chances d'un rétablissement complet seront sérieusement réduites. Réagir de manière rapide et efficace peut éviter des lésions cérébrales et sauver une vie. La réanimation du nourrisson différant légèrement de celle de l'enfant plus âgé, familiarisez-vous avec les deux techniques. De plus, votre approche variera selon que vous êtes seul ou aidé. En vérifiant l'état réactionnel d'une jeune victime, ne comptez pas sur une réaction orale – concentrez-vous sur d'autres réactions.

RÉANIMER UN NOURRISSON DE MOINS D'UN AN

PROTÉGER, CONSCIENCE, ALERTER

- Mettez le bébé à l'abri du danger.
- Pour vérifier son niveau de conscience, criez, tapotez-le doucement ou donnez-lui une chiquenaude sur la plante des pieds. Ne secouez jamais un nourrisson.
- Demandez de l'aide aux passants.

VOIES RESPIRATOIRES

- Ouvrez les voies respiratoires du bébé : ôtez de la bouche tout obstacle visible et renversez-lui doucement la tête en arrière en lui soulevant le menton d'un doigt tout en plaçant l'autre main sur son front.

RESPIRATION

- Tentez de déceler une respiration ou tout autre signe de vie dans les 10 secondes.
- Si le nourrisson est inconscient mais qu'il respire, tenez-le dans la position latérale de sécurité et appelez les services d'urgence.
- En l'absence de signe de respiration, faites la respiration artificielle. Si vos insufflations ne parviennent pas à soulever le thorax ou l'estomac, suivez la procédure pour l'étouffement.

CIRCULATION

- Cherchez les signes de circulation en regardant, écoutant et sentant en un maximum de 10 secondes.
- S'il n'y a aucun signe, commencez un massage cardiaque en donnant 5 compressions à l'aide de deux doigts.
- En veillant à ce que le menton soit bien en l'air et la tête en arrière, pratiquez une insufflation par le bouche-à-bouche-et-nez.
- Continuez la réanimation au rythme d'une insufflation pour 5 compressions.

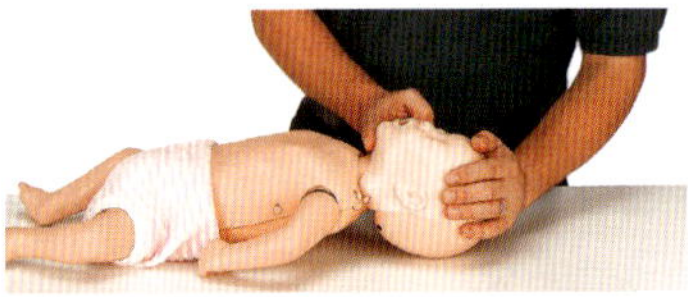

1 Une fois l'état réactionnel évalué et les passants alertés, retirez éventuellement de la bouche le sang, le vomi ou tout corps étranger visible. Renversez la tête du bébé en arrière pour lui ouvrir les voies respiratoires.

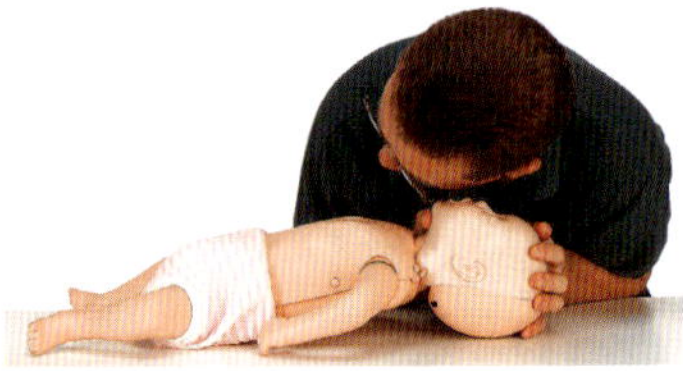

2 Cherchez des signes de circulation et autres signes vitaux, comme la chaleur et la couleur, en 10 secondes maximum. Si le bébé respire, mettez-le en position latérale de sécurité et allez chercher de l'aide.

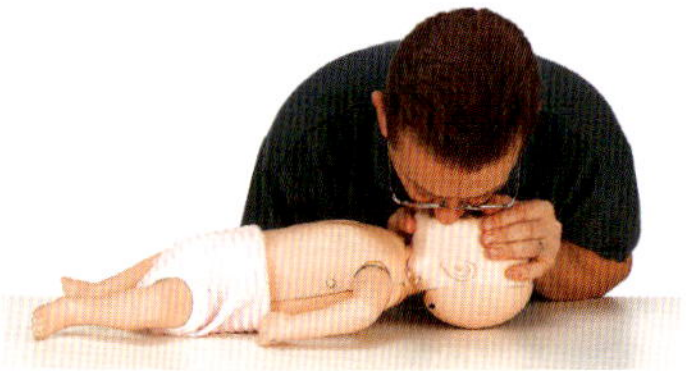

3 S'il ne semble pas respirer, placez votre bouche sur la bouche et le nez du bébé. Soufflez de l'air un maximum de 5 fois pour réussir 2 insufflations. Si vous avez de l'aide, envoyez quelqu'un appeler les services d'urgence. Si les insufflations ne pénètrent pas, suivez la procédure pour l'étouffement.

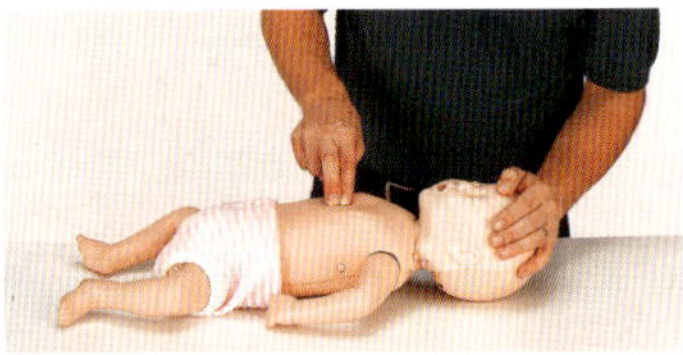

4 Vérifiez si la circulation fonctionne. Si ce n'est pas le cas, commencez le massage cardiaque. Donnez 1 insufflation toutes les 5 compressions. Le secouriste non assisté devra faire cela pendant 1 minute avant d'aller appeler les secours. Si vous détectez une circulation, continuez la respiration artificielle.

QUAND APPELER LES SECOURS

- ➤ Si vous êtes seul avec un nourrisson qui ne respire pas, pratiquez la réanimation (insufflations et compressions) pendant environ 1 minute avant d'aller chercher de l'aide.
- ➤ Si possible, emmenez le bébé avec vous : l'idéal serait de pouvoir poursuivre la réanimation.
- ➤ Si vous avez de l'aide : l'un de vous devra commencer la réanimation pendant qu'un autre ira appeler les services d'urgence.

RÉANIMER UN ENFANT ENTRE 1 ET 8 ANS

Suivez les mêmes règles que pour le nourrisson pour appeler les secours, selon que vous êtes seul ou que vous avez de l'aide.

PROTÉGER, CONSCIENCE, ALERTER

- Mettez l'enfant à l'abri du danger.
- Pour vérifier son état réactionnel, criez, tapotez fermement ou secouez doucement l'épaule.
- Demandez de l'aide aux passants éventuels.

VOIES RESPIRATOIRES

- Ouvrez les voies respiratoires de l'enfant : ôtez de la bouche tout obstacle visible et renversez-lui doucement la tête en arrière en lui soulevant le menton avec deux doigts tout en plaçant l'autre main sur son front.

RESPIRATION

- Essayez de déceler une respiration ou tout autre signe de vie dans les 10 secondes.
- Si l'enfant est inconscient mais qu'il respire, mettez-le dans la position latérale de sécurité et appelez les services d'urgence.
- En l'absence de signe de respiration, faites le bouche-à-bouche. Si les voies respiratoires sont bloquées, suivez la procédure pour l'étouffement.

CIRCULATION

- Cherchez les signes de circulation – respiration normale, toux ou mouvement – en un maximum de 10 secondes.
- S'il n'y a aucun signe, commencez un massage cardiaque en donnant 5 compressions avec la paume d'une main.
- En veillant à ce que la tête soit en arrière, donnez une insufflation (réussie).
- Continuez la réanimation au rythme d'une insufflation pour 5 compressions.

L'ENFANT DE PLUS DE 8 ANS

Pour les enfants plus âgés, les deux mains seront peut-être nécessaires au massage cardiaque afin que les compressions soient assez profondes. Suivez les mêmes règles pour appeler les secours que pour le nourrisson ou le jeune enfant.

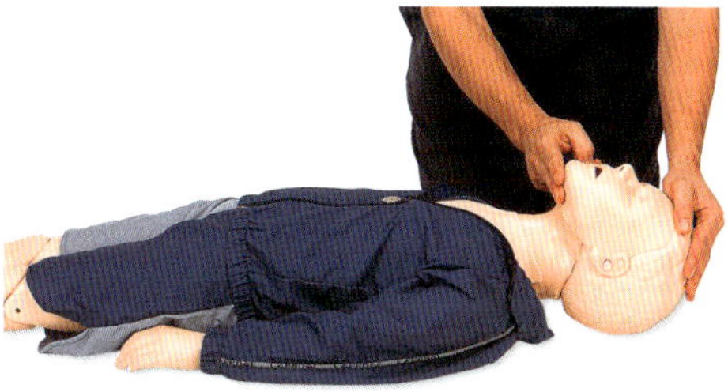

1 Après avoir vérifié le niveau de conscience de la jeune victime et alerté les passants, débarrassez la bouche du sang, du vomi ou de tout corps étranger visible. Renversez la tête de l'enfant en arrière pour lui ouvrir les voies respiratoires.

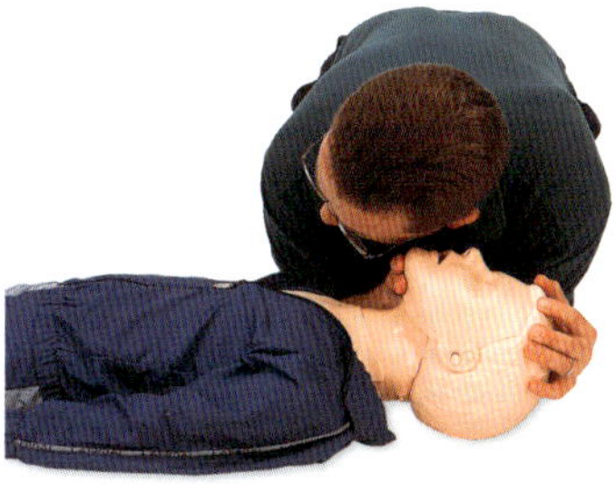

2 Cherchez des signes de circulation (regardez, écoutez et sentez) et autres signes vitaux, comme la chaleur et la couleur, en 10 secondes maximum. Si l'enfant respire, mettez-le en position latérale de sécurité et allez chercher de l'aide.

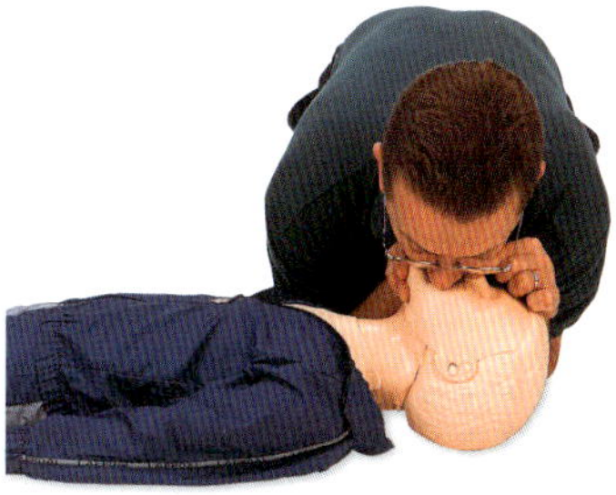

3 S'il ne semble pas respirer, placez votre bouche sur celle de l'enfant. Pratiquez 2 insufflations sur 5 essais. Si vous avez de l'aide, envoyez quelqu'un appeler les services d'urgence. Si les insufflations ne pénètrent pas, suivez la procédure pour l'étouffement.

4 Vérifiez si la circulation fonctionne. Si ce n'est pas le cas, commencez le massage cardiaque. Donnez 1 insufflation toutes les 5 compressions. Le secouriste non assisté devra faire cela pendant 1 minute avant d'aller appeler les secours. Si vous détectez une circulation, continuez la respiration artificielle. Si la respiration reprend, mettez l'enfant dans la position latérale de sécurité.

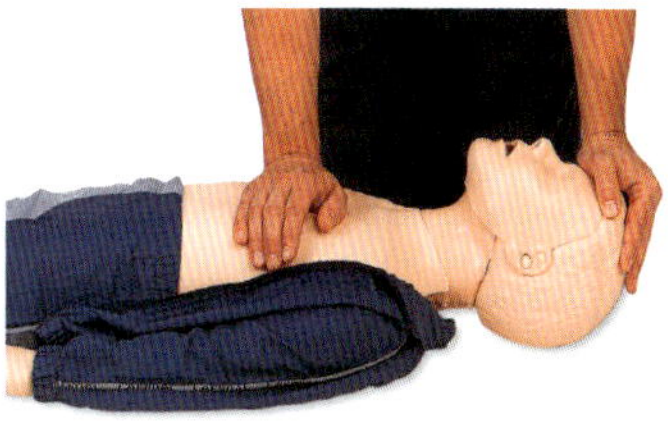

MISE EN GARDE
Si vous n'avez pas d'aide et qu'un enfant connu pour des problèmes cardiaques s'effondre soudainement, appelez les services d'urgence avant de commencer la réanimation.

CONTINUEZ LA RÉANIMATION JUSQU'À CE QUE :

- Vous trouviez des signes vitaux chez le nourrisson/l'enfant (respiration ou circulation).
- Quelqu'un d'autre vous relaye.
- Les professionnels qualifiés arrivent sur les lieux.
- Vous soyez complètement épuisé.

La position latérale de sécurité

VOIR AUSSI

- La respiration artificielle, p. 34
- La position latérale de sécurité (PLS), p. 40
- Notions de base, p. 48
- L'étouffement chez le bébé et l'enfant, p. 54

On doit mettre tout enfant sans connaissance qui respire encore en position latérale de sécurité (essentiellement la même que pour l'adulte). Ce geste simple peut sauver une vie. Il maintient les voies respiratoires ouvertes, permet à la langue de pendre en avant et donc de ne pas les bloquer, et aux liquides éventuels de s'écouler de la bouche, réduisant ainsi le risque d'étouffement – particulièrement celui lié à l'inhalation du vomi par la victime inconsciente. Toute personne qui s'occupe de bébés ou d'enfants devrait apprendre cette position vitale.

COUCHEZ UN ENFANT DANS LA POSITION LATÉRALE DE SÉCURITÉ

Le but de la position latérale de sécurité est de minimiser le risque d'étouffement de l'enfant avec sa langue ou le contenu de son estomac pendant que vous attendez les secours. Cette position est assez sûre pour pouvoir laisser l'enfant quelque temps seul afin d'aller chercher de l'aide. L'enchaînement illustré ici montre, au départ, un enfant sur le dos ; la technique sera encore plus courte s'il est sur le ventre ou sur le côté.

1 Agenouillez-vous près de la tête de l'enfant. Avec une main sur le front et deux doigts de l'autre sous le menton, renversez-lui la tête en arrière afin de maintenir les voies respiratoires ouvertes.

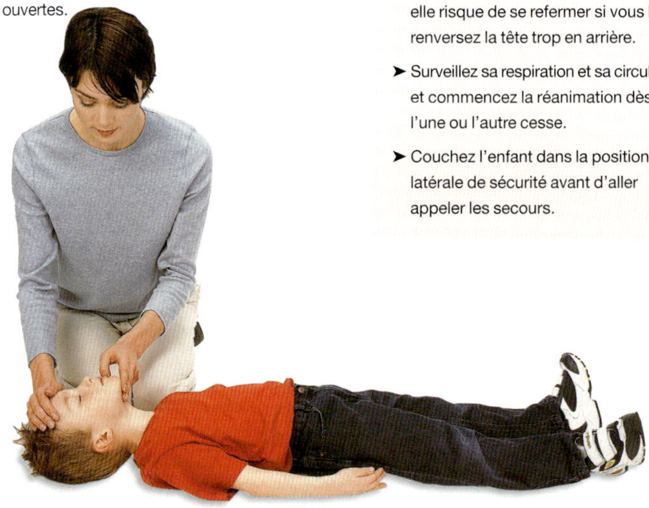

CONSEILS À SUIVRE QUAND UN ENFANT EST INCONSCIENT

- La trachée d'un enfant étant flexible, elle risque de se refermer si vous lui renversez la tête trop en arrière.
- Surveillez sa respiration et sa circulation et commencez la réanimation dès que l'une ou l'autre cesse.
- Couchez l'enfant dans la position latérale de sécurité avant d'aller appeler les secours.

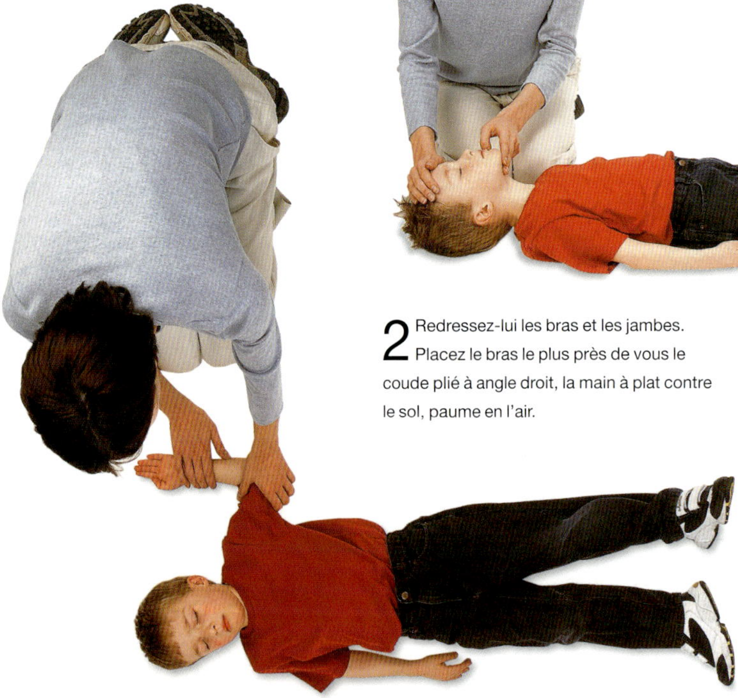

2 Redressez-lui les bras et les jambes. Placez le bras le plus près de vous le coude plié à angle droit, la main à plat contre le sol, paume en l'air.

MISE EN GARDE

Si vous suspectez une blessure à la colonne vertébrale, ne déplacez l'enfant que s'il est en danger. Modifiez alors la position latérale de sécurité de sorte que la tête et le tronc soient maintenus dans l'axe.

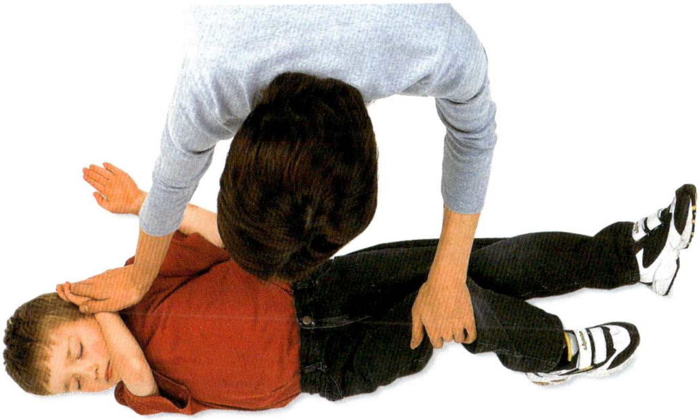

3 Posez l'autre bras sur la poitrine de l'enfant, avec le dos de la main contre la joue la plus proche du bras plié en angle droit. Repliez le genou le plus éloigné de vous et tenez la jambe au niveau de la cuisse, et ce, en essayant de garder le pied au sol.

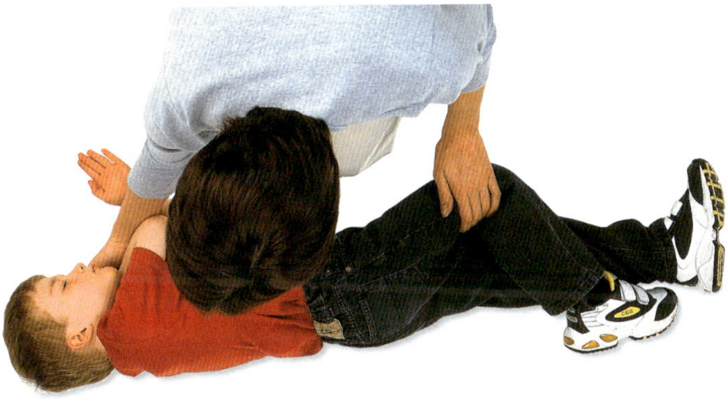

4 Maintenez la main de l'enfant contre sa joue. Faites-le doucement rouler vers vous en le tenant par sa jambe pliée jusqu'à ce qu'il soit couché sur le côté.

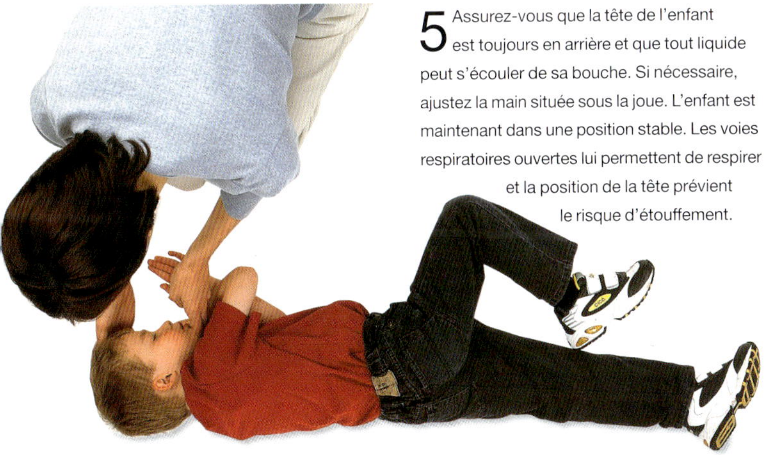

5 Assurez-vous que la tête de l'enfant est toujours en arrière et que tout liquide peut s'écouler de sa bouche. Si nécessaire, ajustez la main située sous la joue. L'enfant est maintenant dans une position stable. Les voies respiratoires ouvertes lui permettent de respirer et la position de la tête prévient le risque d'étouffement.

TENIR UN BÉBÉ DANS LA POSITION LATÉRALE DE SÉCURITÉ

L'enfant de moins d'un an est trop petit pour qu'on le couche dans la position latérale de sécurité classique. Cependant, les principes restent les mêmes quand on le tient sur le côté la tête penchée vers le bas. Tenez le bébé avec une main sous sa tête et l'autre sur le bas du dos et le derrière. Placez-lui la tête plus bas que le reste du corps. Essayez de ne pas comprimer son estomac car cela pourrait le faire vomir.

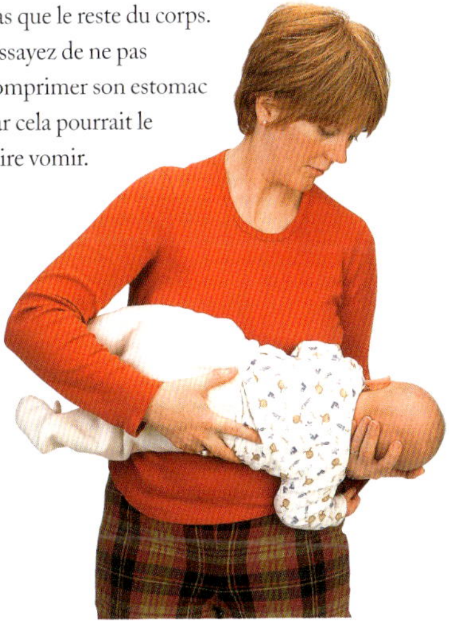

▷ Essayez de vous rappeler de maintenir la tête du bébé plus bas que son corps. S'il vient à vomir, il ne risquera pas d'inhaler le liquide et donc de s'étouffer.

L'étouffement chez le bébé et l'enfant

VOIR AUSSI

- La respiration artificielle, p. 34
- Notions de base (du maintien en vie), p. 48
- La sécurité à la maison, p. 228

Quelques mesures sensées empêcheront la majorité des incidents liés à l'étouffement chez l'enfant. Il faut éviter, par exemple, de donner à un enfant de moins de 4 ans toute nourriture comme les cacahouètes ou les bonbons, et s'assurer qu'il ne court pas avec un objet dans la bouche. Cependant, si étouffement il y a, vous devrez réagir sans hésitation car les secours arriveront peut-être trop tard pour ce genre de scénario. Un nombre non négligeable d'enfants meurent d'étouffement chaque année, bien que ce type d'accident soit souvent facile à éviter.

SIGNES ET SYMPTÔMES

- Incapacité de parler ou de tousser.
- Lèvres bleuies.
- Teint pâle, bleui ou blême.
- Perte de connaissance.

LES PREMIERS GESTES POUR UN BÉBÉ CONSCIENT DE MOINS D'UN AN QUI S'ÉTOUFFE

1. **Vérifiez sa bouche et sa respiration** et ôtez tout corps étranger visible.
2. **Donnez-lui jusqu'à 5 tapes** dans le dos, en l'allongeant sur votre bras, visage vers le bas.
3. **Vérifiez à nouveau sa bouche et sa respiration :** retournez-le doucement et retirez tout obstacle visible.
4. En l'absence de résultat, **pratiquez 5 compressions thoraciques avec 2 doigts** (1 poussée toutes les 3 secondes).
5. **Répétez les étapes 1-4** jusqu'à ce que le bébé respire spontanément ou redevienne conscient. Appelez les services d'urgence si la première série de compressions s'avère sans succès.

TRAITEMENT DE L'ÉTOUFFEMENT CHEZ LE NOURRISSON

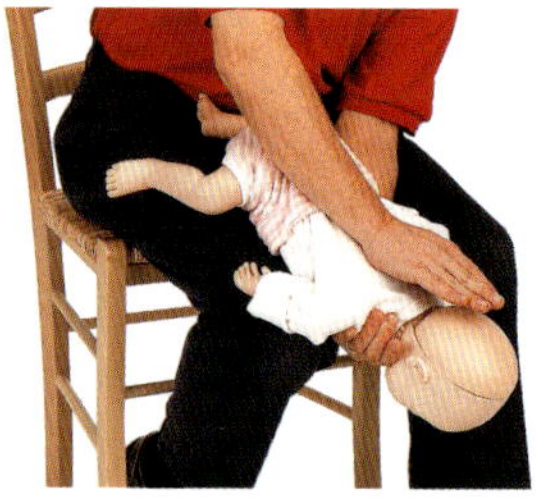

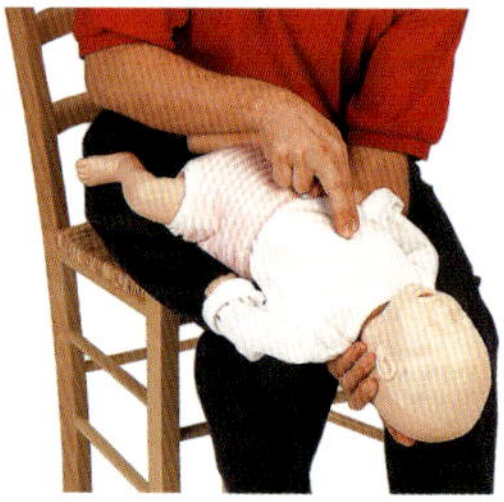

◁ Pour donner des tapes dans le dos au bébé, allongez-le côté ventre sur votre avant-bras, la tête plus basse que le corps. Les compressions se font à l'aide de 2 doigts placés sur la partie inférieure du sternum, à une distance des mamelons de l'épaisseur d'un doigt.

POINTS ESSENTIELS

L'étouffement du nourrisson se traite différemment de celui de l'enfant plus âgé. Le traitement varie aussi selon que la jeune victime est consciente ou pas. L'un des points les plus importants à retenir est de ne commencer la respiration artificielle que lorsque la victime devient (ou est déjà) inconsciente, et ce, selon qu'il s'agira d'un nourrisson ou d'un enfant plus âgé. Il se peut que les voies respiratoires se dégagent alors que les muscles se détendent avec la perte de connaissance. À ce moment-là, vos insufflations réussiront à soulever la poitrine de la victime et vous devrez passer aux gestes de base du maintien en vie.

LES PREMIERS GESTES POUR UN BÉBÉ INCONSCIENT DE MOINS D'UN AN QUI S'ÉTOUFFE

1. **Vérifiez sa bouche,** ôtez tout corps étranger et ouvrez les voies respiratoires.
2. **Pratiquez la respiration artificielle : réussissez 2 insufflations sur 5 essais maximum.** En l'absence de mouvements de poitrine, passez à l'étape 3. Si le thorax se soulève, passez au dernier geste de la séquence
3. **Donnez un maximum de 5 tapes dans le dos.**
4. **Pratiquez 5 compressions thoraciques.**
5. **Vérifiez à nouveau la bouche du bébé,** retirez tout obstacle visible et ouvrez-lui les voies respiratoires.
6. **Répétez les étapes 2-5.**

TRAITEMENT DE L'ÉTOUFFEMENT CHEZ L'ENFANT

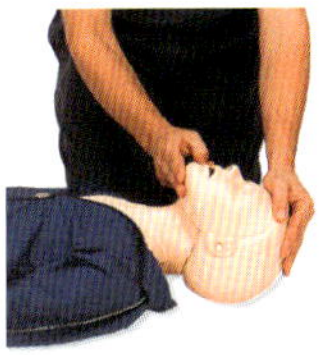

△ Enfant inconscient – respiration artificielle.

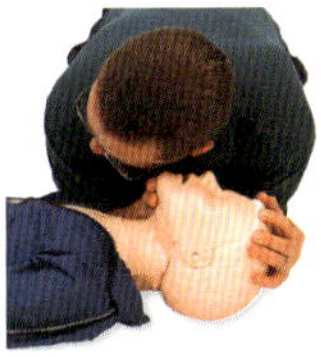

△ Enfant inconscient – contrôler la respiration.

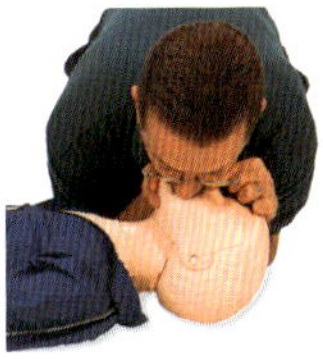

△ Enfant inconscient – le bouche-à-bouche.

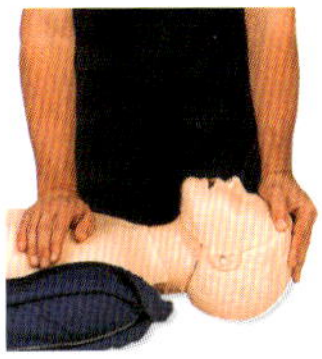

△ Enfant inconscient – compressions de la poitrine.

LES PREMIERS GESTES POUR UN ENFANT CONSCIENT DE 1 À 8 ANS QUI S'ÉTOUFFE

1. **Faites tousser l'enfant.**

2. Si il n'y a pas de résultats positifs, **donner à l'enfant jusqu'à 5 tapes dans le dos. Contrôler sa bouche.**

3. Si il n'y a pas de résultats positifs, **donner à l'enfant jusqu'à 5 compressions de la poitrine:** se tenant debout derrière l'enfant placer votre poing contre la partie basse de son sternum. Empoigner le avec l'autre main et tirer rapidement en avant et en arrière une fois toutes le 3 secondes. Recontrôler la bouche.

4. En cas d'échec, **envoyez quelqu'un appeler les secours. Répétez les tapes dans le dos et vérifiez encore la bouche.**

5. S'il n'y a pas de résultat, **donnez 5 compressions abdominales. Vérifiez à nouveau la bouche.**

6. Si il n'y a toujours pas de résultats, **alterner compressions de la poitrine et compressions abdominales entre les tapes dans le dos.** Même si l'obstacle est retiré, emmenez l'enfant aux urgences – la paroi interne des voies respiratoires peut être endommagée.

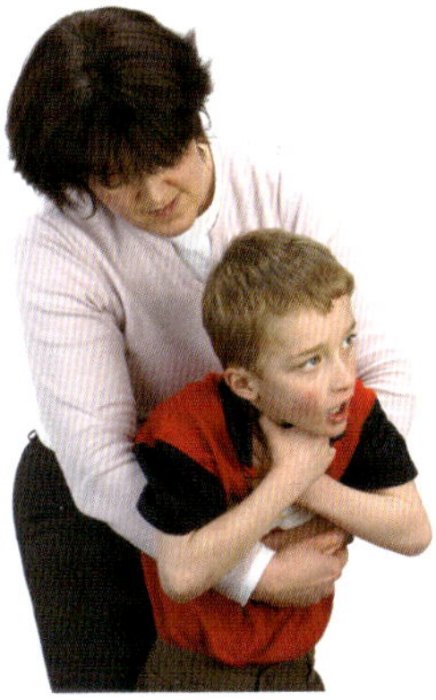

△ Les compressions abdominals sur un enfant conscient qui est en train de s'étrangler sont faites à partir de derrière la victime employant la même technique que pour un adulte mais en utilisant moins de force.

POINTS IMPORTANTS

➤ Ne balayez jamais du doigt à l'aveuglette la bouche d'une victime car cela pourrait aggraver l'engorgement.

➤ Si le bébé ou l'enfant arrive encore à inspirer et à exhaler de l'air, et que vous suspectez une obstruction, ne faites rien et appelez les secours sans tarder.

➤ Si l'enfant s'est effondré, a perdu connaissance et ne respire pas, il se peut qu'il se soit étouffé. Commencez la réanimation. Si sa poitrine ne se soulevait pas au bout de 5 insufflations, traitez la victime pour l'étouffement.

➤ On ne pratique jamais les compressions abdominales chez le nourrisson car elles pourraient causer des lésions internes.

LES PREMIERS GESTES POUR UN ENFANT INCONSCIENT D'1 À 8 ANS QUI S'ÉTOUFFE

1. **Vérifiez-lui la bouche et ouvrez-lui les voies respiratoires.** Retirez tout obstacle visible.

2. **Pratiquez la respiration artificielle: réussissez 2 insufflations sur 5 essais maximum.** En l'absence de mouvements de poitrine, passez à l'étape 3. Si le thorax se soulève, passez au dernier geste du maintien en vie. Commencez la réanimation si nécessaire.

3. **Donnez un maximum de 5 tapes dans le dos.**

4. Si l'étouffement persiste, **pratiquez 5 compressions thoraciques.**

5. **Vérifiez la bouche de la victime et ouvrez les voies respiratoires.**

6. **Pratiquez 5 insufflations par le bouche-à-bouche.** Si vous n'arrivez pas à soulever le thorax, passez à l'étape 7.

7. **Donnez 5 tapes dans le dos.**

8. Si l'étouffement persiste, **pratiquez 5 compressions abdominales.**

9. **Vérifiez la bouche et les voies respiratoires**; si l'enfant ne respire toujours pas, répétez l'enchaînement de 2 à 8 jusqu'à l'arrivée des secours ou jusqu'à ce qu'un mouvement de poitrine s'amorce. Dans ce dernier cas, passez à la dernière étape du maintien en vie. Commencez la réanimation si nécessaire.

VÉRIFICATION DES COMPÉTENCES

MAINTENIR EN VIE UN ENFANT

POINTS-CLÉS

- La réanimation du nourrisson ou du jeune enfant se pratique différemment de celle de l'adulte. ☐
- Il est extrêmement important de bien suivre la chronologie de la réanimation. ☐
- Réagir rapidement est particulièrement important dans le cas d'une jeune victime. ☐

COMPÉTENCES APPRISES

- Les techniques de base du maintien en vie chez le nourrisson et le jeune enfant ☐
- Le massage cardiaque chez le nourrisson et le jeune enfant ☐
- Les techniques de réanimation chez le nourrisson et l'enfant dans l'ordre chronologique ☐
- La position latérale de sécurité chez le nourrisson et l'enfant ☐
- Comment faire face à un nourrisson ou un enfant qui s'étouffe ☐

4

LES POUMONS ET LA RESPIRATION

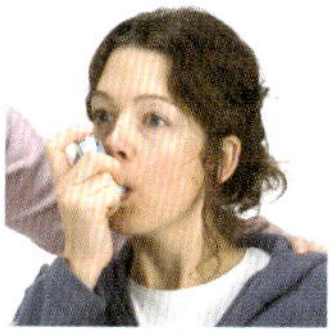

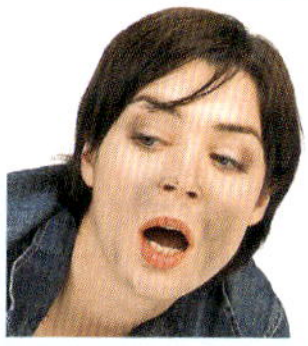

La respiration est d'ordre vital pour chacun d'entre nous et deux des composantes les plus importantes du secourisme sont les voies respiratoires et la respiration. Une connaissance élémentaire des parties du système respiratoire et de leur fonctionnement pourra vous être utile si vous devez faire face à une urgence comportant des problèmes respiratoires. Tandis qu'un accident grave peut causer un arrêt de la respiration, un certain nombre de maladies et d'incidents peuvent influer directement sur le fonctionnement de l'appareil respiratoire, par exemple certaines affections respiratoires (comme l'asthme), l'inhalation de vapeurs ou de fumées nocives, la noyade, la pendaison et la strangulation.

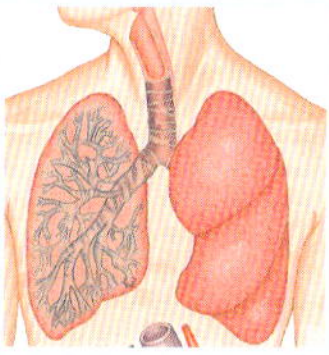

TABLE

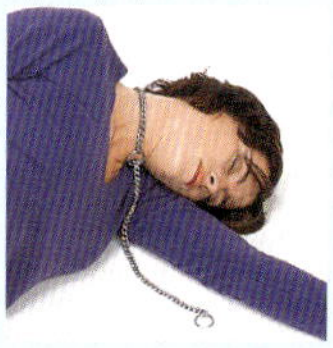

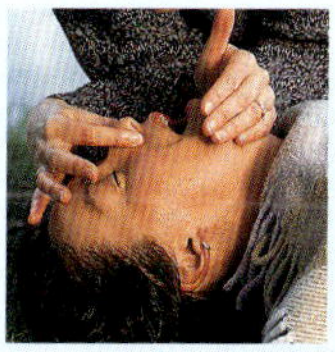

Le système respiratoire

VOIR AUSSI

➤ La réanimation, p.30
➤ Réactions et voies respiratoires, p. 32
➤ La respiration artificielle, p. 34

Chaque inspiration fait entrer de l'air dans les poumons ; l'oxygène en traverse alors les tissus très fins pour passer dans le sang. Chaque cellule du corps a besoin d'oxygène pour bien fonctionner. Sans oxygène, les muscles ne peuvent plus se contracter, les nerfs ne peuvent plus véhiculer de messages, le cœur s'arrête et le cerveau ne peut plus fonctionner. La respiration rejette le gaz carbonique amené par le sang qui se charge en retour d'oxygène. Si cette double opération ne pouvait se faire, une confusion mentale subviendrait, suivie d'un coma et de la mort.

L'APPAREIL RESPIRATOIRE

Les deux organes spongieux que sont les poumons forment la partie principale du système respiratoire. Ils sont entourés d'une cage osseuse protectrice comprenant les côtes, la colonne vertébrale et le sternum. En forme de dôme, le diaphragme est attaché aux côtes basses situées sous les poumons : c'est le muscle principal du contrôle de la respiration. D'autres muscles aident à la respiration, surtout pendant l'activité physique ou dans des périodes de stress ou de maladies : ce sont les muscles intercostaux. Ensembles, ces structures forment autour des poumons une cage hermétique et protectrice.

L'air atteint les poumons par les ramifications des voies respiratoires qui deviennent de plus en plus nombreuses et fines, comme les branches d'un arbre. L'air pénètre dans le corps par le nez et la bouche. Il descend alors dans la gorge puis passe dans le larynx qui contient les cordes vocales. Volet cartilagineux, l'épiglotte recouvre le larynx lorsqu'on avale de la nourriture et l'empêche ainsi d'entrer dans la trachée.

Du larynx, l'air passe dans la trachée qui se sépare bientôt en deux bronches – l'une allant vers le poumon gauche, l'autre vers le droit. À leur tour, les bronches se ramifient en vaisseaux appelés bronchioles. Ces dernières se subdivisent en ramifications de plus en plus petites, pour se terminer en petits sacs de tissu pulmonaire : les alvéoles. C'est ici que l'échange de gaz a lieu. De minuscules ramifications de veines et d'artères entourent chaque alvéole. Les minces parois de ces sacs et de ces vaisseaux capillaires permettent le transfert de l'oxygène dans le sang et le rejet du gaz carbonique *via* les voies respiratoires.

LE SYSTÈME RESPIRATOIRE

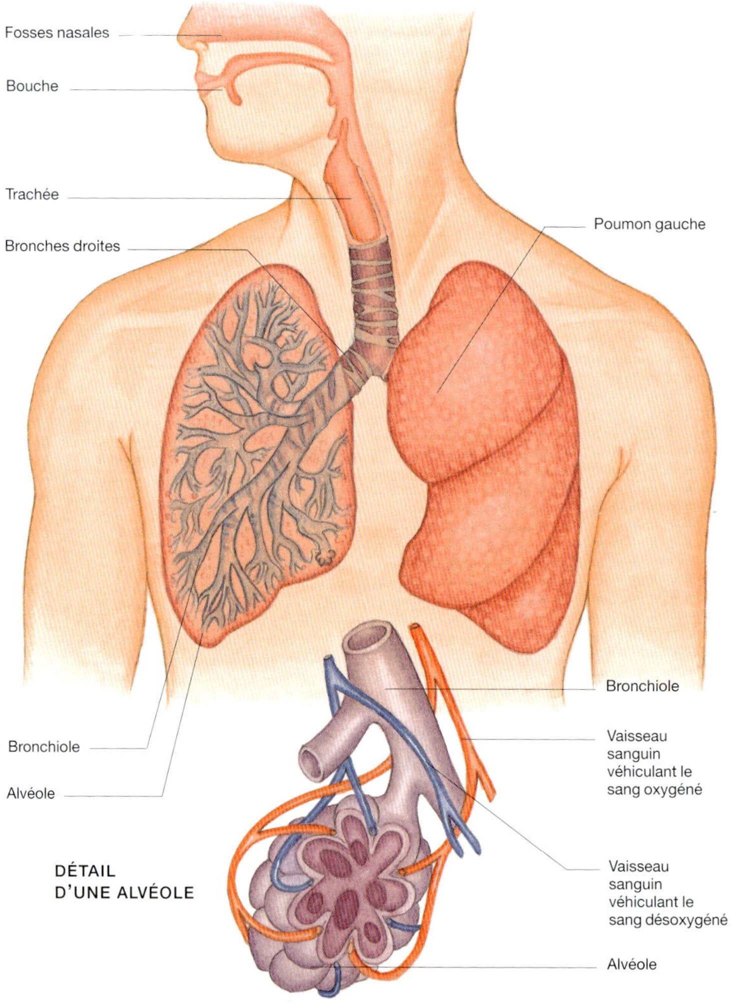

DÉTAIL D'UNE ALVÉOLE

COMMENT RESPIRONS-NOUS ?

Nous respirons automatiquement. Le centre respiratoire du tronc cérébral contrôle le rythme de base de la respiration. C'est de là que les messages sont envoyés *via* les nerfs au diaphragme et aux muscles intercostaux, et inversement. Cela engendre un cycle continu de décontractions et de contractions des muscles respiratoires.

Tandis que le diaphragme, en se contractant, se déplace vers le bas, les muscles intercostaux tirent sur les côtes vers le haut et vers l'extérieur. Cela augmente le volume de la cage thoracique, ce qui provoque alors l'expansion des poumons, et la réduction de pression entraîne un appel d'air – il s'agit de l'inspiration. En sens inverse, le diaphragme se relâche, les côtes se rétractent vers le bas et l'intérieur, et l'air est évacué – c'est l'expiration.

Chez l'adulte, la cadence respiratoire normale au repos est de l'ordre de 13-17 souffles à la minute. Cette allure augmente pendant l'activité physique, ce qui est une réaction normale au besoin accru du corps en oxygène. Une maladie physique ou un problème d'ordre psychologique, telle une anxiété extrême, peuvent aussi causer une accélération de la respiration.

Chez le nourrisson et le jeune enfant, la vitesse respiratoire est plus élevée, depuis les 50 souffles environ du bébé de moins d'un an jusqu'aux 30 souffles à la minute de l'enfant de plus de cinq ans.

PROBLÈMES RESPIRATOIRES

Toutes sortes de maladies et de situations peuvent avoir des répercussions défavorables sur la respiration. Dès que le fragile équilibre entre l'air et le sang est rompu, des problèmes commencent à apparaître. Une partie d'un poumon peut, par exemple, se remplir d'un fluide provenant d'une tumeur ou d'une infection. Un poumon peut s'effondrer ou éclater pour être ensuite comprimé par l'air qui envahit alors la cavité entre les poumons et la paroi thoracique (collapsus pulmonaire). Les voies respiratoires peuvent être prises par un spasme temporaire, comme dans le cas de l'asthme, ou rétrécir de façon permanente, comme dans la maladie pulmonaire qu'est l'emphysème. Les problèmes respiratoires peuvent être dus à :

- Une maladie cardiaque.
- Une infection des voies respiratoires.
- Une tumeur ou une maladie pulmonaire.
- Un poumon perforé ou un collapsus.
- De l'asthme.
- Le tabagisme.
- La peur, la panique et l'anxiété.
- Une inhalation d'émanations toxiques.
- Un étouffement.
- Une blessure thoracique.

Une personne qui éprouve des difficultés soudaines à respirer doit voir un médecin sans tarder. En attendant l'arrivée des secours, dispensez les premiers soins.

INSPIRER ET EXPIRER

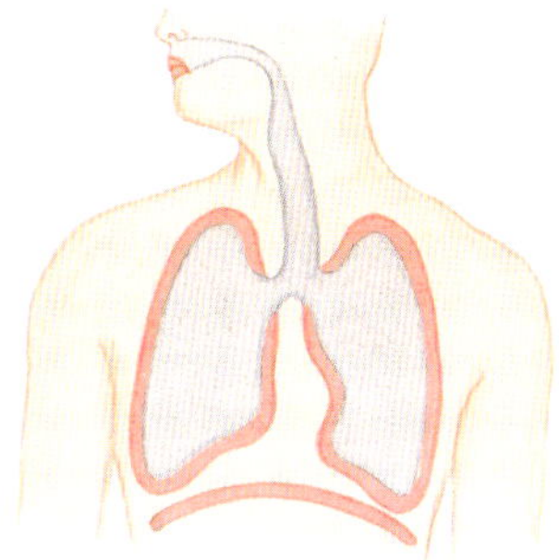

1 Entre l'inspiration et l'expiration, le diaphragme, ce muscle puissant situé au-dessous des poumons, se relâche dans sa position de repos et prend la forme d'un dôme.

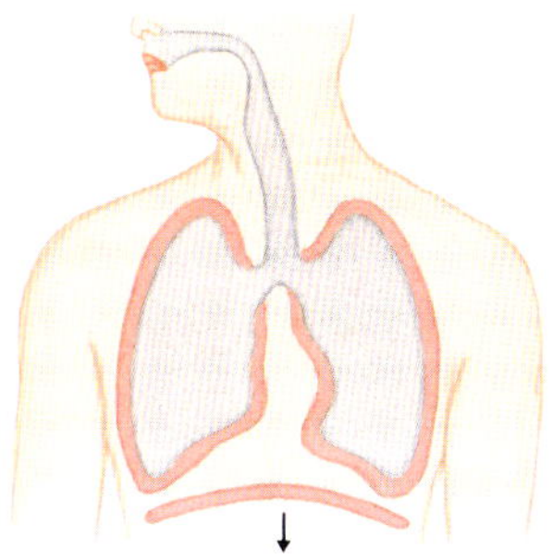

2 Le diaphragme commence maintenant à se contracter en se déplaçant vers le bas. Les muscles intercostaux se resserrent aussi, développant ainsi la cage thoracique.

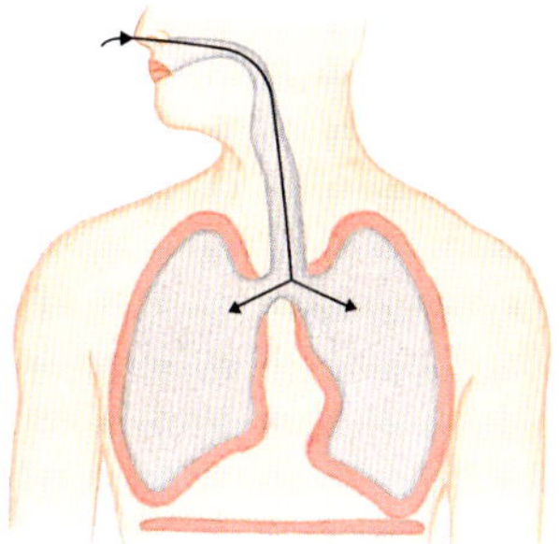

3 Tandis que la cage thoracique et les poumons se gonflent, la pression de la cage et des poumons baisse et l'air se précipite pour redresser l'équilibre – c'est l'inspiration.

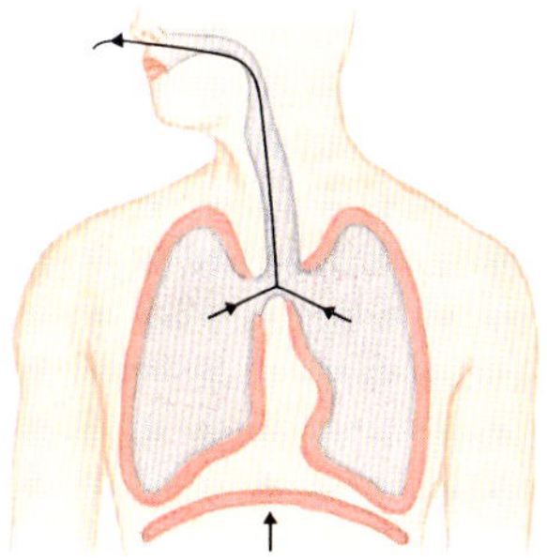

4 Le diaphragme se relâche et remonte à nouveau. La cage thoracique se rétracte. La pression des poumons augmente et l'air s'en échappe – c'est l'expiration.

SIGNES ET SYMPTÔMES DES PROBLÈMES RESPIRATOIRES

- Visage et lèvres pâles ou bleuis.
- Rythme respiratoire rapide (chez l'adulte en bonne santé, la cadence devrait être inférieure à 20 souffles à la minute).
- Respiration bruyante.
- Toux.
- Souffle court.
- Confusion mentale et agressivité.

Les difficultés respiratoires

VOIR AUSSI
- Qu'est-ce que le secourisme ?, p. 16
- L'étouffement (1 et 2), p. 42, 44
- La crise cardiaque, p. 76

Chez la personne en bonne santé, l'essoufflement est une réaction normale à l'exercice. Cependant, il peut être aussi un symptôme de nombreuses maladies, y compris les affections chroniques comme l'asthme et l'emphysème. On doit toujours prendre au sérieux toute difficulté respiratoire, surtout soudaine. De telles affections peuvent toucher une personne jeune en bonne forme physique – le pneumothorax, par exemple, ou un caillot dans le poumon (embolie pulmonaire). Ces troubles pouvant être fatals, la rapidité du diagnostic et du traitement médical est primordiale.

QUE FAIRE EN CAS DE DIFFICULTÉ RESPIRATOIRE

Même si vous ne connaissez pas la cause de la difficulté respiratoire, agissez comme suit :
- Faites asseoir la victime, le dos maintenu.
- Si elle suit un traitement pour problèmes respiratoires, donnez-lui ses médicaments.
- Desserrez les vêtements autour du cou.
- Tâchez qu'elle garde son calme.
- Consultez un médecin si la respiration ne redevient pas normale.

L'ASTHME

Environ 3 % de la population souffre d'asthme chronique à vie. L'asthme est une maladie dans laquelle les voies respiratoires rétrécissent et s'engorgent de sécrétions. L'asthmatique typique souffre de crises à répétitions caractérisées par une respiration sifflante et un essoufflement. Il peut utiliser un aérosol doseur pour un soulagement immédiat et un autre pour un traitement de prévention dans le temps. On trouve aussi des aérosols doseurs combinés. Une victime devrait savoir quel aérosol employer pendant une crise.

Les causes de l'asthme

Les facteurs déclenchants d'asthme ont tendance à varier d'un individu à l'autre. L'asthmatique est souvent allergique au pollen, aux animaux, à la poussière, à la fumée, à la pollution atmosphérique, à l'alimentation ou aux médicaments. Une crise peut aussi être déclenchée par une infection virale, une activité physique, certaines substances chimiques, le stress ou une émotion intense.

SAVOIR RECONNAÎTRE UNE CRISE D'ASTHME

L'asthme pouvant mettre la vie du malade en danger, il est important d'en reconnaître les symptômes et de prendre les mesures nécessaires le plus rapidement possible.

Signes aggravants pour lesquels vous devrez consulter :

- Respiration sifflante ou toux pendant l'activité physique et la nuit.
- Traitement médicamenteux moins efficace dans le contrôle des symptômes.
- Les mesures du débit expiratoire de pointe commencent à baisser. (L'asthmatique a souvent chez lui un débitmètre ou spiromètre de pointe lui permettant de mesurer le volume d'air maximal qu'il peut expirer.)

Signes d'une crise grave (appelez toujours les services d'urgence pour ceux-ci) :

- Incapacité de finir une phrase sans reprendre son souffle.
- Épuisement dû à l'effort respiratoire.
- Confusion mentale et irritabilité liées au manque d'oxygène.
- Lèvres bleuies, et peau pâle et moite.

Signes d'un arrêt respiratoire imminent :

- Incapacité totale de parler.
- Poitrine silencieuse (aucun sifflement) – les voies respiratoires engorgées ne peuvent pas recevoir d'air.
- Pouls faible et accéléré.

L'ASTHME : LES PREMIERS GESTES

L'asthmatique de longue date a peut-être ses médicaments sur lui – cherchez-les en tout premier lieu. Qu'elle soit enfant ou adulte, la victime d'une première crise d'asthme aura sans doute besoin d'une aide experte. Ne tardez jamais à appeler les secours si vous avez le moindre doute.

↓

La plupart des asthmatiques s'assoiront bien droits, en s'agrippant souvent aux bras du fauteuil, afin d'aider leur respiration. Laissez la victime dans la position assise la plus confortable pour elle.

↓

L'asthmatique devrait utiliser un aérosol doseur pour soulager les symptômes. Laissez la victime le faire elle-même mais aidez-la si nécessaire. Dans le cas où il n'y aurait pas de chambre d'inhalation et où la victime ne serait pas particulièrement souffrante, dites-lui de retenir chaque inhalation quelques secondes. Après plusieurs bouffées, attendez environ 5 minutes, puis répétez le procédé. Si cela ne soulage pas la respiration sifflante ou s'il y a des signes d'une crise grave, appelez les services d'urgence.

↓

S'il est nécessaire d'envoyer la victime à l'hôpital, il se peut qu'on lui administre encore des médicaments, plus de l'oxygène. Ce traitement enraye la crise entre 12 et 24 heures.

COMMENT ABORDER UNE CRISE D'ASTHME

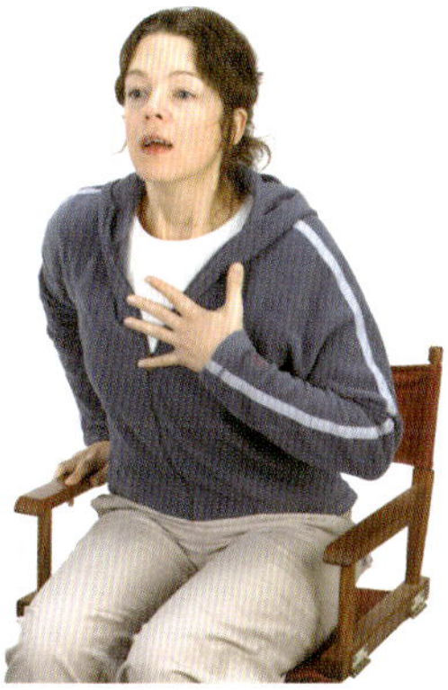

1 Assurez-vous que la victime d'une crise d'asthme est assise bien droite. Il se peut qu'elle soit souffrante et tendue. Réconfortez-la et faites votre possible pour qu'elle se détende en s'adossant confortablement, car la relaxation économise l'oxygène.

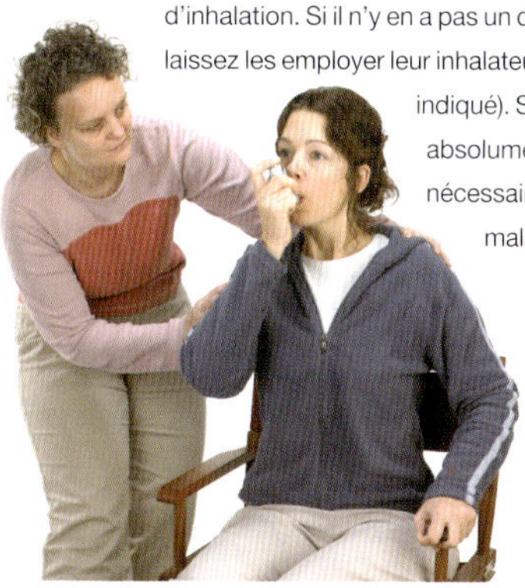

2 En premier lieu, veillez à ce que la victime se serve elle-même de son aérosol doseur de crise, de préférence avec sa chambre d'inhalation. Si il n'y en a pas un de disponible, laissez les employer leur inhalateur (comme indiqué). Si c'est absolument nécessaire, aidez le malade à le faire.

3 Si la respiration sifflante persiste ou empire, appelez les services d'urgence. Continuez à rassurer la victime – la panique aggrave toujours les difficultés respiratoires.

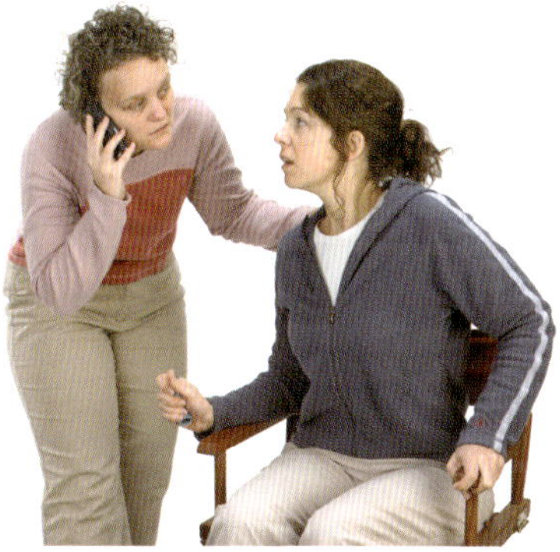

COMMENT ABORDER L'HYPERVENTILATION

Cette respiration rapide, appelée aussi hyperpnée, est souvent liée à une contrariété ou à l'anxiété. L'hyperventilation provoque des picotements aux extrémités et autour de la bouche, des vertiges, des douleurs thoraciques et des crampes. Ces symptômes accentuent encore l'anxiété de la victime, ce qui la fera respirer encore plus rapidement, jusqu'à provoquer des crises de panique.

Les symptômes sont causés par un manque de gaz carbonique que le malade rejette à un rythme très rapide. Un cercle vicieux s'ensuit avec une aggravation de l'anxiété tandis que l'hyperventilation empire. Si celle-ci persiste, le malade s'évanouit et le corps retrouve une cadence respiratoire normale. L'hyperventilation peut être caractéristique d'une phobie et d'une crise de panique, affections toutes deux du ressort du psychologue.

QUE FAIRE

Calmez la victime et faites-la inspirer et expirer dans un sachet en papier. Cela leur permet de respirer du carbon dioxide and aidera à diminuer les symptomes. Si les attaques sont récurrentes, elle devra consulter et suivre un traitement.

ATTAQUES DE PANIQUE

L'hyperventilation peut être un signe d'attaque de panique, un soudain combat court d'anxiété extrême. La victime peut aussi sentir des tensions causant des mal de tête ou pression de la poitrine, tremblements, sueurs et palpitations.

- Essayez d'identifier la cause de la peur et escortez la victime dans un endroit calme.
- Rassurez la et rester avec elle le temps qu'elle soit calme. Conseiller lui de consulter un docteur pour redresser le problème de l'attaque.

L'inhalation d'émanations toxiques

VOIR AUSSI
- Les difficultés respiratoires, p. 60
- Le mal de tête, p. 90
- Le vertige et l'évanouissement, p. 92

L'inhalation de gaz et de fumées peut sérieusement endommager le système respiratoire. Si vous découvrez une victime que vous suspectez d'avoir inhalé de tels produits, vous devrez la déplacer hors de la zone contaminée, à condition que cela ne vous mette pas en péril. Ces émanations dangereuses peuvent provenir d'un pot d'échappement de voiture, d'un appareil domestique défectueux comme une chaudière ou un chauffe-eau, d'un conduit de cheminée bouché. Les solvants utilisés dans les détachants et divers autres produits d'entretien émettent des vapeurs toxiques.

DOMMAGES DUS À L'INHALATION D'UN PRODUIT TOXIQUE

L'inhalation accidentelle ou volontaire d'émanations toxiques peut causer de graves dommages. Leur étendue dépendra de la durée de l'exposition et du type d'émanations. La probabilité d'accident par inhalation augmente fortement en milieu clos, qu'il s'agisse d'un feu ou d'une fuite de produit. Les émanations d'un feu font perdre connaissance bien avant que les flammes atteignent la victime.

Les enfants et les personnes âgées sont les plus vulnérables aux émanations : les premiers à cause de leur petite taille, les secondes car elles sont généralement moins solides. Un autre problème est que le mal peut ne pas se révéler tout de suite mais dans un délai de 36 heures maximum après l'exposition aux émanations, lorsque des lésions pulmonaires irréparables se sont peut-être déjà produites.

Les dangers d'un incendie

Puisque le feu consomme de l'oxygène, tout comme les matériaux en combustion eux-mêmes, il en reste peu pour la respiration d'une éventuelle victime. De plus, les différentes substances présentes dans le sinistre libèrent des gaz toxiques comme le cyanure et l'oxyde de carbone. Ils empoisonnent la victime alors qu'elle respire et irritent la paroi de ses poumons, ce qui provoque une gêne respiratoire et une toux. La chaleur du feu brûle la bouche, la gorge et les voies respiratoires supérieures qui, enflant à leur tour, obstruent l'entrée d'air.

Que faire en cas d'urgence

Étant donné la gravité potentielle des dommages causés par les émanations, évaluez toujours la situation avant de vous précipiter pour porter secours : n'entrez pas dans un bâtiment ou une pièce remplis des fumées d'un incendie ou de vapeurs toxiques si vous n'êtes pas sûr de votre sécurité personnelle. À moins de bien vous protéger, votre sort risque d'être le même que celui de la victime que vous voulez secourir. Si vous décidez de tenter une entrée, appelez d'abord les services d'urgence.

Dans le cas où vous pourriez agir sans risques, éloignez le plus vite possible des émanations toute personne coincée à l'intérieur. Faites-la s'asseoir bien droite et, si elle n'est pas trop incommodée, faites-la respirer lentement et profondément. Cherchez tout signe éventuel d'inhalation toxique ainsi que les brûlures et autres blessures dont elle a pu être victime. En attendant l'arrivée des secours, commencez la réanimation si nécessaire.

SIGNES ET SYMPTÔMES LIÉS À L'INHALATION DE FUMÉES

- Voix rauque ou pas de voix du tout.
- Bave.
- Suie dans les narines ou glaire.
- Poils roussis autour du nez.
- Respiration sifflante.
- Inspiration bruyante.
- Brûlures autour de la bouche et du cou.
- Toute brûlure étendue sur n'importe quelle partie du corps.
- Confusion.

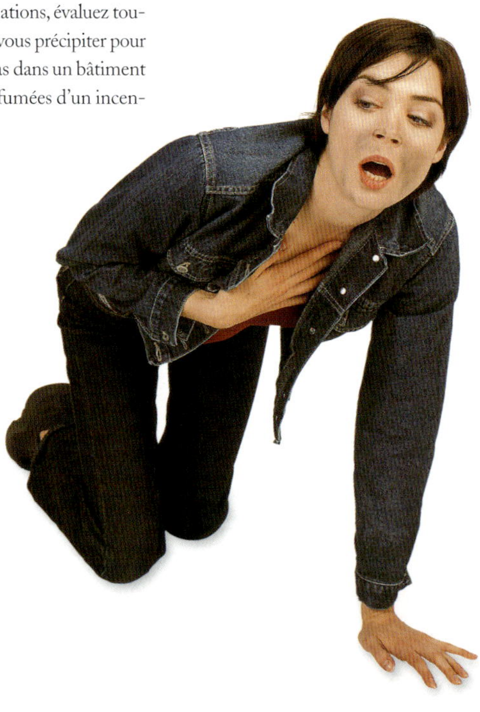

▷ Il est probable qu'une victime d'inhalation de fumées halète ; il peut y avoir aussi d'autres signes comme de la suie ou des brûlures sur les parties découvertes du corps.

VOTRE MAISON EST-ELLE SÛRE ?

De nombreux cas d'incendies et d'inhalations toxiques surviennent à la maison. Cependant, grâce à quelques simples mesures de sécurité, on peut fortement réduire les risques d'accident. Protégez votre famille, ainsi que vos amis et vos employés à domicile en suivant ces directives :

- Installez des détecteurs de fumées. Ils réduisent de 60 % le nombre de décès par le feu. Chaque étage devrait en avoir un, ainsi que tout endroit commun à d'autres personnes. Assurez-vous régulièrement de leur bon fonctionnement.
- Faites réviser chaque année votre chaudière et votre chauffage par un professionnel.
- Vérifiez vos appareils à gaz régulièrement.
- Ne laissez pas tourner un moteur dans un endroit clos, par exemple une voiture dans un garage ou une tondeuse à gazon à essence dans un garage ou abri de jardin.
- La fumée du tabac est un cocktail de produits chimiques, chacun pouvant nuire aux poumons. L'emphysème et le cancer des poumons sont les maladies bien connues que l'on associe à l'usage du tabac, mais ce dernier est aussi responsable de nombreux autres troubles de la santé comme la bronchite chronique. Arrêter de fumer est une des mesures les plus efficaces que vous puissiez prendre pour améliorer votre santé. Le tabagisme passif étant dangereux aussi pour la santé, évitez les environnements enfumés. Le tabagisme est impliqué dans les causes du syndrome de la mort subite du nourrisson.
- Tout mobilier capitonné doit désormais, selon la loi, avoir reçu un traitement ignifuge qui en retarde l'inflammabilité. Auparavant, le mobilier tapissé pouvait émettre des émanations de cyanure en cas d'incendie. Ces vapeurs tuent dans les 40 secondes qui suivent l'inhalation et ont causé des centaines de morts. Soyez prudent avec vos vieux lits, canapés et fauteuils car il est improbable qu'ils aient été fabriqués selon les normes de sécurité en vigueur aujourd'hui.
- N'utilisez jamais de bombes aérosol ni de produits pour nettoyage à sec dans un espace réduit.
- Les solvants brûlent à basse température et s'enflamment facilement. Conservez-les loin de toute source de combustion, correctement étiquetés, et ne fumez jamais à proximité.
- Achetez un moniteur de monoxyde de carbone et vérifiez régulièrement les émissions de vos appareils de chauffage.

En dehors de chez vous, assurez-vous de la présence de détecteurs de fumée dans votre lieu de travail, à l'école, chez la nourrice et partout ailleurs où votre enfant passe du temps.

S'organiser pour éviter l'inhalation d'un produit toxique

Face à une situation où vous devez fuir des émanations toxiques, vous aurez besoin de suivre une série de mesures coordonnées dont, dans l'idéal, vous aurez parlé auparavant avec les autres membres de votre foyer. Cela devrait inclure un point de rendez-vous et « d'appel » précis hors du bâtiment afin que personne ne soit oublié. Si vous êtes absent de chez vous pendant la journée et que quelqu'un d'autre s'occupe de vos enfants, assurez-vous qu'ils savent que faire en cas d'urgence.

ÉCHAPPER À DES FUMÉES

Partez le plus vite possible. Ne vous attardez pas à localiser la source des fumées – vous vous exposeriez, vous et votre entourage, au risque d'en inhaler une quantité toxique.

↓

Échappez-vous en vous abaissant au ras du sol et en rampant au-dessous du niveau de la chaleur et des vapeurs. Sinon, vous risqueriez de perdre connaissance avant de pouvoir réagir.

↓

L'inhalation de fumées provoque une confusion mentale et une désorientation. Dans le cas où la fumée serait trop épaisse pour bien voir, frayez-vous un chemin jusqu'à une sortie en restant le long des murs qui vous sont familiers. Touchez toujours une porte avant de l'ouvrir ; si elle est chaude, laissez-la fermée. Elle servira de barrière au feu et aux fumées tant qu'elle restera fermée et intacte.

L'INTOXICATION PAR LE MONOXYDE DE CARBONE

Les émanations de monoxyde de carbone sont des plus toxiques. Sans odeur, ce gaz est difficile à déceler. On le trouve dans les gaz d'échappements. Il peut s'échapper d'un appareil de chauffage à gaz ou à pétrole défectueux et d'un conduit de cheminée bouché. À forte dose, le monoxyde de carbone est rapidement mortel, mais la plupart des intoxications adviennent plus progressivement et résultent d'une petite fuite d'un appareil mal entretenu. De simples jauges peuvent indiquer si votre appareil fuit.

Les symptômes d'une longue exposition

- Irritabilité, confusion mentale et comportement bizarre.
- Mal de tête, nausée et vomissement.

Les symptômes d'une exposition soudaine

- Les lèvres et l'intérieur de la bouche virent au rouge cerise.
- Rythme respiratoire pénible aboutissant rapidement à une perte de connaissance.

Action à mener si vous suspectez une intoxication par le monoxyde de carbone

- Déplacez la victime à l'air libre sans attendre.
- Défaites tout vêtement trop serré.
- Appelez les services d'urgence aussitôt. La victime ayant peut-être besoin d'une barothérapie (traitement de la victime en caisson vitré dans une atmosphère hyperbare), il importe d'agir rapidement afin d'obtenir une aide professionnelle.

La noyade

VOIR AUSSI

- Qu'est-ce que le secourisme ?, p. 16
- La sécurité dans la salle de bains, p. 232
- La sécurité dans le jardin, p. 234

La noyade est la troisième cause de mort accidentelle la plus courante. Non seulement elle peut survenir dans la mer et dans une rivière, mais aussi dans une piscine et un bassin d'ornement, et même dans une baignoire. S'endormir dans le bain parce qu'on est fatigué ou ivre peut être fatal. Un jeune enfant pouvant se noyer dans quelques centimètres d'eau, ne laissez jamais un petit seul dans la salle de bains ou près de tout point d'eau, même très peu profond. Savoir que faire en cas de noyade et ce, le plus rapidement et efficacement possible, peut sauver une vie.

Parmi les morts par noyade, on trouve beaucoup d'enfants et d'adolescents. Ce ne sont pas seulement les personnes ne sachant pas nager qui finissent ainsi. Quelqu'un peut avoir une crise cardiaque alors qu'il est dans l'eau, un accident de bateau peut causer une blessure à la tête ou un bon nageur peut paniquer dans un courant fort ou s'il a une crampe.

QU'EST-CE QUE LA NOYADE ?

La noyade est une immersion dans l'eau entraînant la mort par suffocation. La plupart des noyés meurent parce que l'eau qui a pénétré dans leurs poumons a causé une insuffisance respiratoire entraînant la mort. D'autres survivent mais leur état empire plus tard à cause des dégâts liés à la pénétration de l'eau dans les bronches. Le troisième type de noyade survient lorsqu'une petite quantité d'eau déclenche un spasme des voies respiratoires supérieures suivi d'une suffocation. Ce genre de noyade peut provoquer aussi une syncope.

L'effet de l'eau froide

Quelquefois, surtout chez l'enfant, l'eau froide paralyse l'organisme ; le rythme cardiaque diminue et les vaisseaux sanguins se resserrent dans les principaux organes et muscles, si bien que les fonctions du cœur et du cerveau deviennent prioritaires. Une hypothermie s'installe et le besoin du corps en oxygène chute de façon dramatique. Dans cet état « d'hibernation », certaines victimes ont survécu jusqu'à 40 minutes sous l'eau.

Cependant, le plus souvent, le contact de l'eau froide peut provoquer une hyperventilation. La victime peut alors se noyer avant même de pouvoir regagner le bord. Il s'agit d'une hydrocution.

SIGNES ET SYMPTÔMES DE LA QUASI-NOYADE

- Aucune respiration ou respiration pénible.
- Confusion mentale, irritabilité ou perte de connaissance.
- Peau froide et bleuie.
- Toux avec expectoration mousseuse rose.

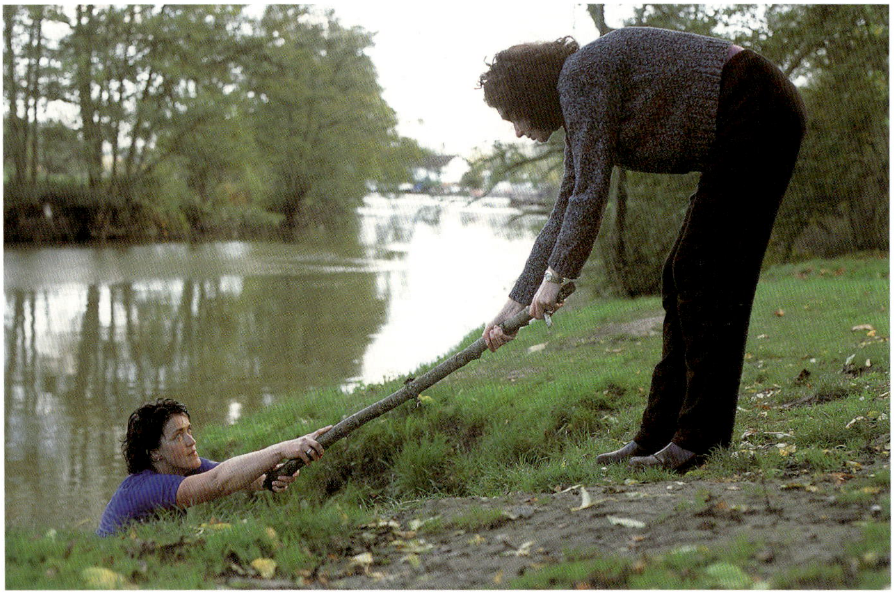

◁ Ne plongez jamais dans l'eau pour secourir une personne en train de se noyer. Tendez-lui un objet auquel elle puisse s'agripper. Si vous n'avez rien sous la main, allongez-vous et étendez les bras pour aider la victime à se hisser jusqu'au bord.

LA NOYADE : LES PREMIERS GESTES

Rappelez-vous que la victime a pu inhaler, mais également avaler, beaucoup d'eau. Si elle vomit, elle risquera d'inhaler jusqu'aux poumons l'eau avalée. Afin d'éviter cela, essayez de lui maintenir la tête plus bas que le reste du corps lorsque vous la tirerez hors de l'eau.

Si la victime ne respire plus, procédez ainsi : si l'eau est assez peu profonde pour vous permettre d'y tenir debout, commencez le bouche-à-bouche dans l'eau. N'essayez jamais de pratiquer la respiration artificielle dans des eaux plus profondes à moins que vous ne soyez maître nageur. Si le cœur de la victime a cessé de battre, retirez-la de l'eau et commencez la réanimation cardio-vasculaire.

Suivez la procédure de réanimation jusqu'à l'arrivée des secours.

Ne tentez pas de vider l'eau des poumons et de l'estomac.

Couvrez la victime car elle risque de souffrir d'hypothermie. Retirez-lui les vêtements mouillés – mais seulement si vous en avez des secs à lui mettre. Recouvrez le sol sous elle afin d'éviter une déperdition de chaleur.

Si la victime commence à respirer, mettez-la dans la position latérale de sécurité, en lui protégeant le cou et la colonne vertébrale. Comme il y a un risque de noyade à retardement, elle doit être dirigée vers un hôpital, même si elle semble complètement rétablie.

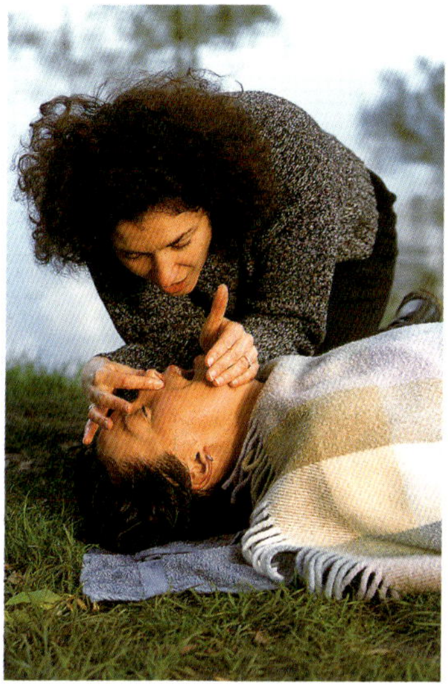

PORTER SECOURS EN TOUTE SÉCURITÉ

- N'entrez pas dans l'eau si vous pouvez l'éviter. Le sauvetage en milieu aquatique est une opération de spécialiste.
- Lancez à la victime une corde attachée à un flotteur et tirez-la jusqu'au bord ou empruntez un bateau à rames.
- Rappelez-vous qu'en eau froide, l'hypothermie rend difficile toute détection de signes de la circulation.

◁ Réanimez le noyé sans perdre une seconde. Si vous êtes seul, pratiquez la réanimation pendant 1 minute avant d'aller chercher de l'aide.

▽ Si la victime respire, mettez-la dans la position latérale de sécurité et maintenez sa température en la couvrant soigneusement.

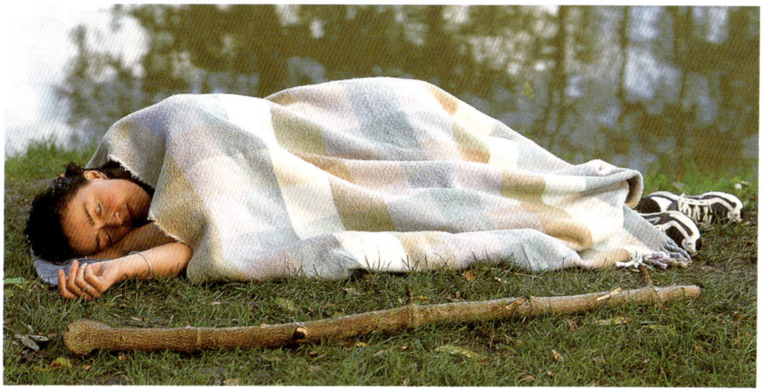

COMMENT ÉVITER LA NOYADE

Pour limiter les risques de noyade par accident, suivez les directives ci-dessous :

- Les enfants doivent être surveillés lorsqu'ils sont près de l'eau ; veillez même sur les nageurs confirmés. De tout-petits enfants se sont noyés dans de très petites quantités d'eau. Tout point d'eau doit être donc recouvert – y compris les aquariums et les cuvettes des toilettes.
- Évitez l'alcool si vous devez nager. De nombreuses noyades sont liées à l'abus d'alcool, surtout chez les adolescents.
- Clôturez piscine et bassin d'ornement. Assurez-vous que le portillon se referme automatiquement et que le loquet est hors de portée d'un enfant.
- Ne vous baignez pas dans une rivière sans la connaître, et ne plongez jamais dans des eaux peu profondes.
- À la plage, demandez au maître nageur s'il y a des courants ou d'autres dangers.
- Ne nagez jamais sous l'orage ; le risque de la foudre frappant l'eau rend la baignade potentiellement mortelle.

La pendaison et la strangulation

VOIR AUSSI

- Qu'est-ce que le secourisme ?, p. 16
- Réactions et voies respiratoires, p. 32
- La position latérale de sécurité, p. 40

La pendaison et la strangulation provoquent toutes deux une compression de la trachée et de vaisseaux sanguins majeurs du cou, ce qui entraîne éventuellement la mort. Dans le cas de la pendaison, lorsque le corps est suspendu par une corde autour du cou, ce dernier est souvent brisé. La strangulation est une constriction du cou. Le bébé et le jeune enfant sont très vulnérables à la strangulation, notamment par les barreaux de leurs lits ou d'une rampe d'escalier. L'accident peut arriver chez l'adulte aussi, dans le cas, par exemple, d'un vêtement qui serait happé par une machine.

Quoique la plupart des cas de strangulation chez le nourrisson soient accidentels, la pendaison est, chez l'adulte, une forme répandue de suicide et l'étranglement une méthode d'homicide souvent courante. La mort n'est pas due à l'engorgement des voies respiratoires, mais plutôt à la constriction des vaisseaux sanguins dans le cou qui empêche l'oxygène de parvenir au cerveau. Dans le cas de la pendaison, la situation peut être compliquée car le cou est souvent rompu.

Il est essentiel de supprimer la cause responsable de l'étouffement et de donner à la victime les premiers secours le plus rapidement possible afin qu'elle ait toutes les chances de se remettre à respirer. Si vous vous occupez d'un pendu, vous devrez le manipuler avec une très grande prudence afin de ne pas aggraver une blessure à la colonne.

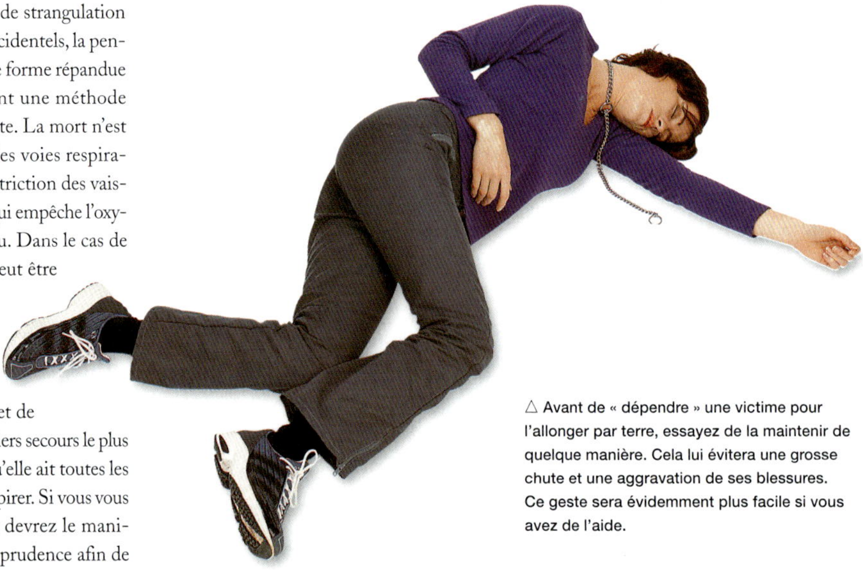

△ Avant de « dépendre » une victime pour l'allonger par terre, essayez de la maintenir de quelque manière. Cela lui évitera une grosse chute et une aggravation de ses blessures. Ce geste sera évidemment plus facile si vous avez de l'aide.

SIGNES DE PENDAISON OU DE STRANGULATION

- De nombreuses petites hémorragies au-dessus de la ligne de constriction, y compris dans le blanc des yeux.
- Hématomes, égratignures et enflures autour du cou – même des empreintes peuvent être visibles.
- Si la victime est encore consciente, son cou sera très sensible.
- Respiration très bruyante due à l'enflure autour des voies respiratoires, ainsi qu'une voix et une toux sourdes.

RÉDUIRE LES RISQUES

Le nourrisson de moins de trois mois est vulnérable à l'étranglement, par exemple entre les barreaux de son lit, ou autres, ou bien avec la ficelle d'une sucette en caoutchouc autour de son cou. Il ne sera pas assez fort pour s'en dégager tout seul. Le jeune enfant peut s'être couché sur un objet au niveau du cou et le poids de son corps peut suffire à causer un étranglement. Ne laissez jamais un bébé ou jeune enfant seul et soyez vigilants aux risques potentiels.

D'autres enfants, en particulier les garçons, ont tendance à prendre des risques lorsqu'ils jouent. Grimper aux arbres et construire des cabanes sont des activités particulièrement dangereuses. On devrait toujours faire prendre conscience à un enfant des conséquences possibles de ses actes – sans pour cela gâcher son plaisir et en évitant de lui inspirer la terreur de tout ce qui l'entoure. Les jeux avec un petit frère ou une petite sœur devraient être si possible surveillés.

Les portes automatiques des magasins et des bâtiments publics, ainsi que les vitres automatiques des voitures, sont responsables d'un nombre non négligeable de strangulations accidentelles. Un simple vêtement qui pend et se fait happer par des escaliers roulants peut présenter un autre danger potentiel. Surveillez toujours bien vos enfants chaque fois qu'ils sont au voisinage de tels mécanismes.

PENDAISON : LES PREMIERS GESTES

Vous devez agir au plus vite face à une pendaison – ou une strangulation – car la compression des voies respiratoires associée à la possibilité d'une lésion du cou peuvent entraîner la mort très rapidement. Votre but est de supprimer la cause de l'étouffement, de rétablir la respiration et d'appeler les services d'urgence.

Si la victime pend encore, essayez de maintenir son corps lorsque vous la descendrez (appelez si possible à l'aide pour le faire).

Coupez la corde ou tout autre objet constrictif au plus vite.

Allongez la victime et faites votre évaluation initiale. N'oubliez pas la possibilité d'une blessure aux cervicales et, de ce fait, ne lui fléchissez pas trop la tête pendant vos efforts de réanimation.

Si la victime respire, mettez-la dans la position latérale de sécurité tout en protégeant sa colonne vertébrale. Vous pourrez alors appeler les secours.

COMMENT ABORDER UNE PENDAISON

1 Coupez la corde ou l'objet constrictif le plus rapidement possible.

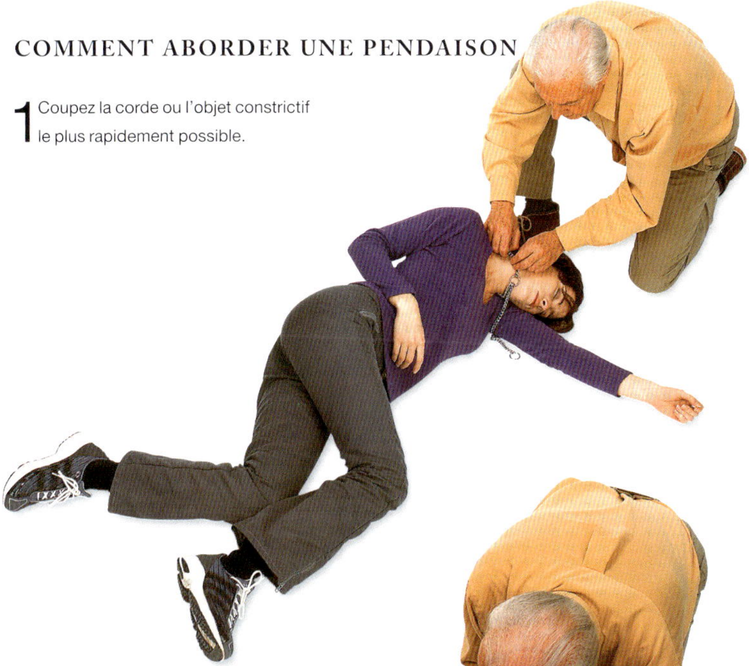

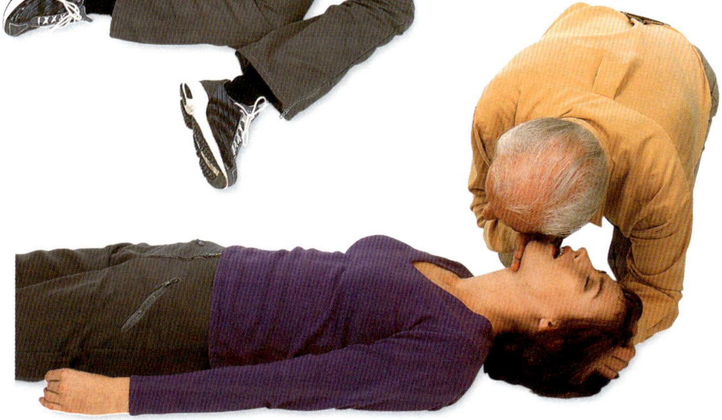

2 Vérifiez l'état réactionnel de la victime et, si nécessaire, commencez la réanimation sans plus attendre.

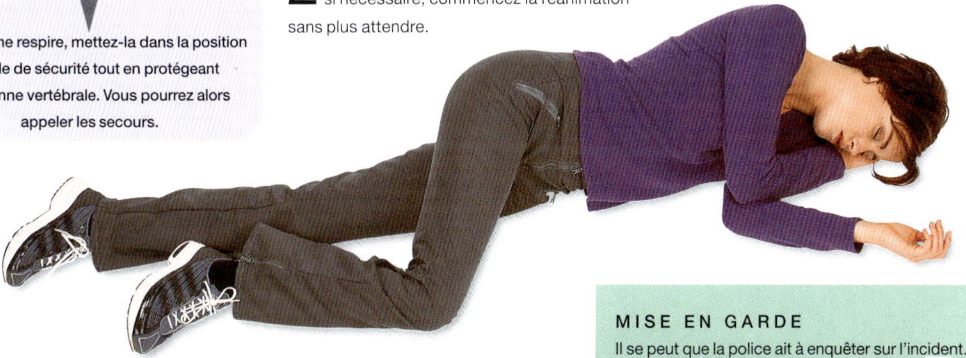

3 Mettez la victime dans la position latérale de sécurité et appelez les services d'urgence.

MISE EN GARDE

Il se peut que la police ait à enquêter sur l'incident. Dans cette éventualité, il importe de ne pas détruire ni d'altérer de quelque façon toute preuve potentielle, par exemple la corde ou le morceau de tissu trouvé autour du cou de la victime.

VÉRIFICATION DES COMPÉTENCES

LES POUMONS ET LA RESPIRATION

POINTS-CLÉS

- Prenez toujours au sérieux toute difficulté respiratoire et surveillez-la de près ☐
- Suivez rapidement les directives de base pour aborder les difficultés respiratoires, même si vous ne connaissez pas l'origine du problème ☐
- Ne mettez pas votre vie en danger face à des scénarios de noyade ou d'émanations toxiques ☐
- Bon sens et vigilance éviteront toutes sortes d'accidents de strangulation et de pendaison ☐

COMPÉTENCES ACQUISES

- Comment reconnaître les signes et les symptômes des problèmes respiratoires ☐
- Comment aider un asthmatique pendant une attaque ☐
- Comment évaluer la sévérité d'une crise d'asthme ☐
- Comment traiter l'hyperventilation ☐
- Comment aider la victime d'inhalations toxiques ☐
- Comment prévenir et aborder la noyade ☐
- Comment faire face à une pendaison et à une strangulation ☐

5

LE CŒUR ET LA CIRCULATION

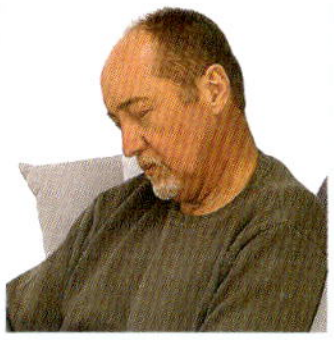

Ensembles, le cœur et la circulation procurent du sang à chaque cellule du corps – et le sang, c'est la vie. Lorsque ce système est perturbé, le dénouement peut être rapidement catastrophique : il importe donc d'être préparé. Ce chapitre décrit les gestes de secours à mettre en œuvre pour des affections touchant la circulation, comme l'état de choc et l'anaphylaxie. On vous indique aussi les techniques de sauvetage appropriées à la crise cardiaque et à d'autres maladies du cœur, y compris l'angine de poitrine, la défaillance et la syncope cardiaques. Cependant, appeler les services d'urgence sera l'action la plus importante que vous puissiez mener pour sauver une vie.

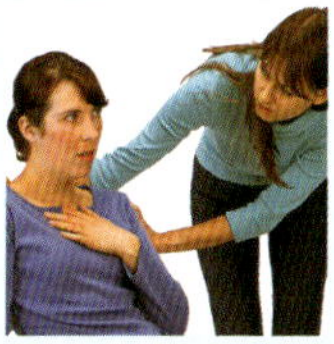

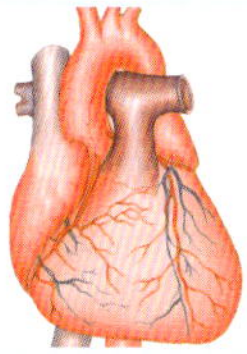

TABLE

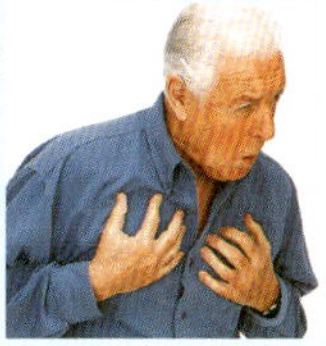

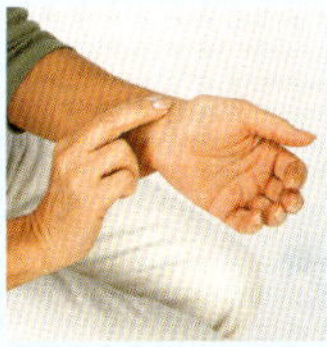

Le système cardio-vasculaire

VOIR AUSSI
- Qu'est-ce que le secourisme ?, p. 16
- Le massage cardiaque externe, p. 36
- La réanimation complète, p. 38

Le système cardio-vasculaire se compose du cœur (du grec *kardia*) et des vaisseaux sanguins (du latin *vasculum*). Le cœur – qui est essentiellement un gros et puissant muscle d'environ la taille de votre poing fermé – pompe le sang à un rythme de 60-80 fois à la minute, et ce pendant toute une vie. Le cœur et le système cardio-vasculaire peuvent présenter une gamme de troubles, dus aux exigences permanentes qu'on réclame d'eux. Certains de ces problèmes demanderont une intervention de secours rapide afin de sauver la vie de la victime.

LE CŒUR

Situé entre les poumons, le cœur est légèrement décentré sur la gauche. L'espace creux à l'intérieur du muscle est divisé en deux compartiments séparés : l'un à gauche et l'autre à droite. Chez la personne normale, ce « cœur gauche » et ce « cœur droit » ne sont pas reliés entre eux. Cependant, certains bébés naissent avec une malformation du cœur où les deux communiquent par une ouverture – il s'agit de cardiopathies congénitales.

Chaque compartiment présente deux chambres, en haut, une oreillette et, en bas, un ventricule, ce qui donne quatre cavités en tout : l'oreillette et le ventricule gauches, et l'oreillette et le ventricule droits.

LES VAISSEAUX SANGUINS

Les ventricules envoient du sang à toutes les parties du corps à travers les artères qui se ramifient dans tout l'organisme en de plus petits vaisseaux appelés artérioles. Ces derniers deviennent à leur tour de minuscules vaisseaux – les capillaires – qui forment un réseau enveloppant tous les tissus du corps, facilitant ainsi l'échange d'oxygène, de substances nutritives, et de gaz carbonique et autres déchets. Les capillaires se joignent alors aux minuscules vaisseaux que sont les veinules. Ces dernières forment des veines de plus en plus grosses, jusqu'aux deux veines caves qui aboutissent au côté droit du cœur.

LA CIRCULATION

Venant de parcourir tout le corps, ce sang désoxygéné retourne donc au cœur par les veines caves (il est d'un rouge foncé, alors qu'il deviendra rouge brillant une fois qu'il aura traversé les poumons et se sera empli d'oxygène). Il arrive dans l'oreillette droite et descend dans le ventricule droit. Il est ensuite pompé à travers les poumons d'où il ressort

LA STRUCTURE DU CŒUR

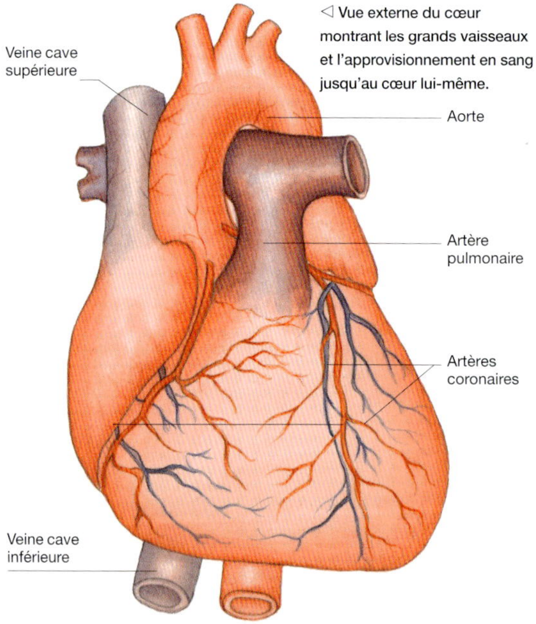

◁ Vue externe du cœur montrant les grands vaisseaux et l'approvisionnement en sang jusqu'au cœur lui-même.

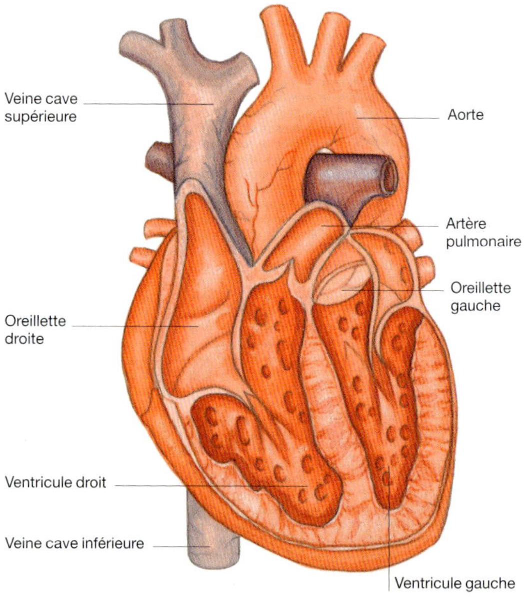

▽ Coupe transversale du cœur montrant les quatre cavités entourées à l'extérieur par une épaisse couche musculaire.

LE TRANSPORT D'OXYGÈNE PAR LE SANG

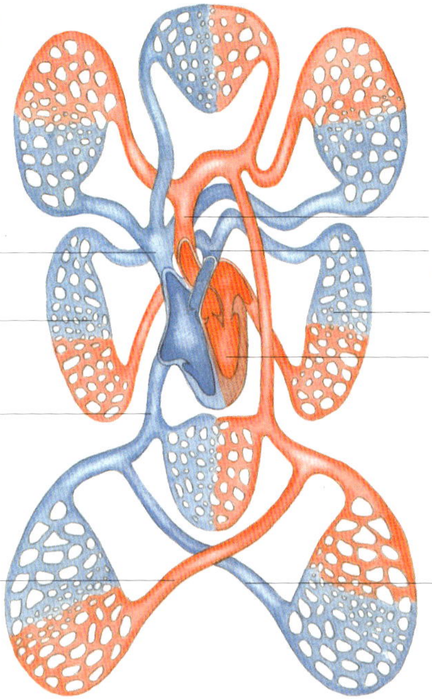

▷ L'aorte fournit le sang oxygéné (parties rouges) à toutes les artères de l'organisme, et les veines réexpédient au cœur le sang désoxygéné (parties bleues) *via* la veine cave.

ARTÈRES ET VEINES

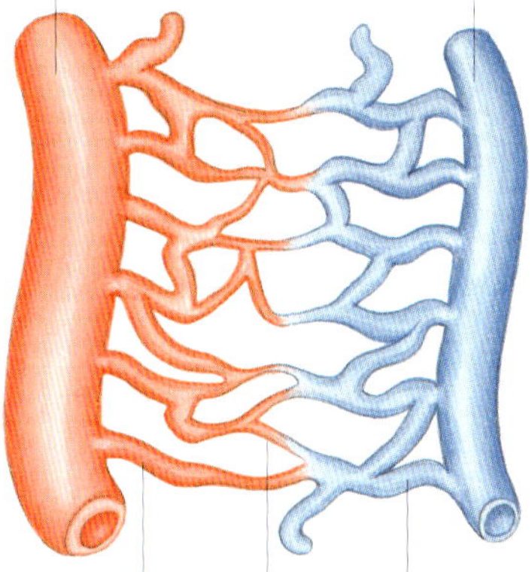

△ Détail d'une section du système circulatoire. Le système artériel, qui transporte le sang oxygéné (en rouge), se ramifie en artères de plus en plus petites jusqu'à ce qu'il atteigne les minuscules veines du système veineux qui véhiculent le sang désoxygéné (en bleu). Les veines s'élargissent progressivement jusqu'à ce que le sang parvienne à la veine cave.

pour aboutir dans l'oreillette gauche. Ce sang fraîchement oxygéné passe alors dans le ventricule gauche et sort du cœur par l'aorte, recommençant ainsi son voyage à travers le corps. Le processus tout entier – y compris le temps mis par les cavités à se remplir de sang puis à se contracter et à le propulser – prend environ 0,8 seconde au repos ou moins, lorsque le pouls est rapide.

LE SANG

Le sang transporte des éléments nutritifs dans tout l'organisme, ainsi que l'oxygène et le gaz carbonique – le premier en provenance et le second en direction des poumons. Sa capacité à coaguler le protège d'éventuelles pertes et ses globules blancs le défendent contre l'infection.

Le sang se compose à 55 % d'un liquide de couleur paille appelé plasma, riche en protéines. Lors d'un saignement, nous perdons du plasma et le volume sanguin diminue. Si une hémorragie ne s'arrêtait pas, le cœur n'aurait éventuellement plus assez de sang à pomper et le système circulatoire s'effondrerait, entraînant rapidement la mort. Des globules rouges et blancs flottent à l'intérieur du plasma, ainsi que d'autres substances (comme des plaquettes) nécessaires à la coagulation. Les globules blancs ont un rôle essentiellement défensif tandis que la fonction des rouges est de transporter l'oxygène.

QU'EST-CE QUE LE POULS ?

Notre pouls est causé par la contraction de l'aorte qui propulse le sang reçu du cœur. C'est un sang riche en oxygène qui est transporté dans tout l'organisme, et la force de la détente de l'aorte est propagée par les grosses artères. À l'aide de deux doigts, sentez le pouls d'un adulte ou d'un enfant au cou, au poignet, côté pouce, ou bien encore dans la pliure du bras. Le pouls d'un bébé se prend plus facilement sur la face interne du haut du bras.

Il peut être plus difficile que l'on pense de déterminer le pouls. Pour cette raison, mieux vaut souvent laisser cette vérification au corps médical. Rappelez-vous que d'autres signes vitaux tels qu'une toux, un halètement, une contraction nerveuse ou un battement de paupières indiquent aussi que la circulation fonctionne, et ces indices sont à la portée de tous.

▽ Le pouls carotidien du cou est le moins difficile à trouver. Sentez-le, à l'aide de deux doigts, dans l'un des creux de chaque côté de la trachée.

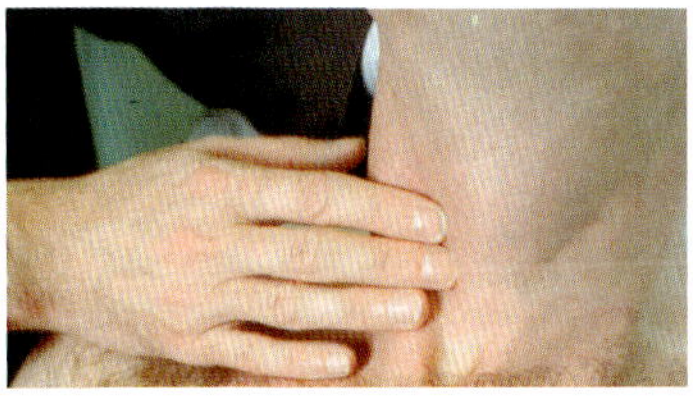

▽ Entraînez-vous à sentir le pouls. Essayez sur un adulte et aussi sur un enfant.

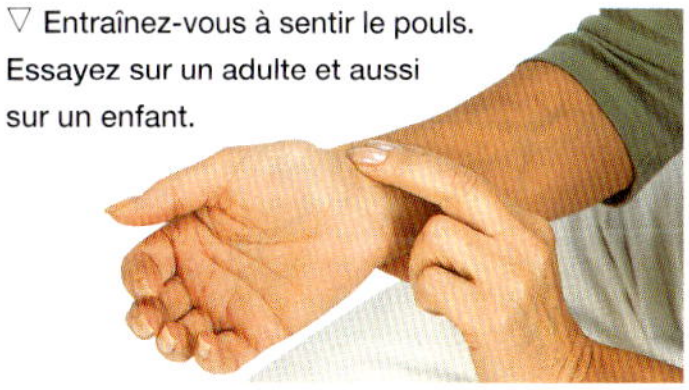

L'état de choc

VOIR AUSSI
- Qu'est-ce que le secourisme ?, p. 16
- La réanimation complète d'étape en étape, p. 38
- Le choc anaphylactique, p. 74

L'état de choc est une affection grave résultant d'une chute brutale de la tension artérielle. Parfois fatal sans une intervention médicale rapide, il peut être causé par toute maladie ou blessure provoquant une baisse du volume de sang dans l'organisme, une crise cardiaque ou un saignement important par exemple. Cela prive le corps d'oxygène, ce qui explique l'état de pâleur, de froideur et d'effondrement typique de cette affection. On ne doit pas confondre ce choc dit physiologique avec le choc psychologique ou émotionnel qui survient souvent après un événement traumatisant.

En temps normal, la circulation offre un équilibre parfait entre, d'un côté, le transport de l'oxygène et des substances nutritives à toutes les cellules de l'organisme et, de l'autre, l'évacuation des déchets toxiques. Si ce système tombe en panne et que le volume de sang dans l'organisme chute, le manque d'oxygène au niveau des organes vitaux, ajouté à l'accumulation des toxines, entraînent un état de choc. Si on ne le traite pas assez rapidement, le choc peut être mortel.

LES CAUSES DE L'ÉTAT DE CHOC

Tout traumatisme ou maladie qui a pour effet de réduire la circulation sanguine est susceptible de provoquer un état de choc. Si après une crise cardiaque ou une électrocution, par exemple, le cœur n'arrive plus à pomper efficacement ou s'arrête, un état de choc suivra. Un rythme cardiaque anormal peut aussi conduire à cet état. Une autre cause courante de l'état de choc est la perte excessive de liquides organiques liée, par exemple, à une hémorragie après un accident grave, à des brûlures étendues ou bien à des diarrhées ou des vomissements prolongés. On peut perdre, sans effet néfaste, jusqu'à 0,5 litre de sang ; après une perte de 2 litres, les symptômes de l'état de choc deviennent apparents ; après un épanchement de 3 litres (la moitié de la capacité normale du corps), les dernières étapes de l'état de choc apparaissent, y compris la perte de connaissance et l'arrêt du cœur.

Une grave blessure à la tête ou à la colonne vertébrale peut affecter le contrôle de la circulation sanguine. Les vaisseaux peuvent se dilater de manière anormale au cours d'infections graves et de certaines intoxications. Une forte réaction allergique chez un individu prédisposé peut conduire aussi aux mêmes symptômes : il s'agit du choc anaphylactique, pouvant rapidement entraîner la mort.

SIGNES ET SYMPTÔMES DE L'ÉTAT DE CHOC

- Peau pâle ou grise, froide et moite au toucher.
- Pouls rapide et faible.
- Transpiration abondante.
- Respiration rapide et superficielle.
- Vertiges et malaises.
- Nausées et vomissements.
- Troubles de la vision.
- Soif.
- Bâillements, soupirs et halètements.
- Agitation.
- Anxiété et/ou confusion mentale.
- Perte de connaissance.

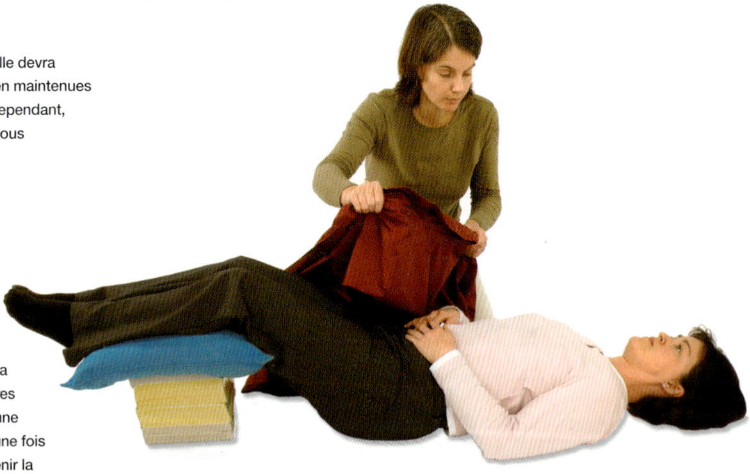

▷ Si la victime est consciente, elle devra s'allonger, les jambes en l'air, bien maintenues au-dessus du niveau du cœur (cependant, ne lui relevez pas les jambes si vous suspectez une fracture). Les genoux doivent être pliés, comme ici, afin d'éviter de froisser le tendon du jarret (situé derrière le genou). Il faudra peut-être assouplir le support avec une couverture pliée ou un coussin. Ne surélevez pas la tête de la victime avec des oreillers car cela restreindrait ses voies respiratoires – si besoin, mettez-la à plat sur une couverture étendue. La victime une fois en place, couvrez-la pour maintenir la température de son corps.

L'ÉTAT DE CHOC : LES PREMIERS GESTES

Si la victime est inconsciente, suivez l'évaluation initiale. Commencez la réanimation si nécessaire. Demandez à quelqu'un d'essayer de maîtriser un saignement abondant.

↓

Si la victime est inconsciente mais qu'elle respire, mettez-la dans la position latérale de sécurité. Arrêtez tout saignement abondant.

↓

Si la victime est consciente, allongez-la et essayez de la calmer. Étanchez toute hémorragie.

↓

Appelez les services d'urgence si vous ne l'avez pas déjà fait.

↓

Examinez le corps afin de déceler d'éventuelles fractures, blessures et brûlures. Dans la mesure du possible, assurez-vous que tout épanchement de sang est contenu.

↓

Élevez les jambes de la victime au-dessus du niveau du cœur sur un support bas et rembourré, à moins que vous ne suspectiez une fracture à la jambe.

↓

Recouvrez la victime avec une couverture et essayez de la calmer et de la rassurer.

↓

Ne lui donnez ni à boire ni à manger. Si sa bouche est sèche et irritée, humidifiez-la avec un gant de toilette ou une serviette mouillé(e).

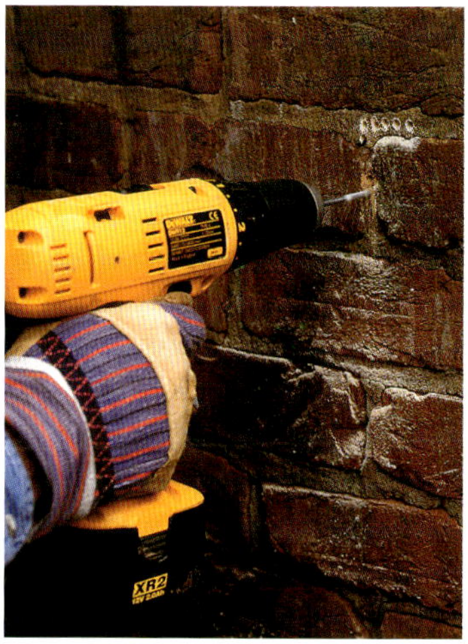

△ L'électrocution est un des traumatismes qui peuvent entraîner un état de choc. L'utilisation d'outils électriques de bricolage ou de jardinage est souvent à l'origine de ce type d'accident.

SYMPTÔMES DE L'ÉTAT DE CHOC

L'organisme réagit à la circulation réduite du sang en l'envoyant aux parties vitales comme le cœur et les poumons et, de ce fait, en l'éloignant de la peau qui devient froide et pâle. Le corps libère de l'adrénaline pour se défendre dans l'urgence, ce qui provoque un pouls rapide et une transpiration. Tandis que la circulation s'affaiblit encore plus, le cerveau commence à souffrir du manque d'oxygène, entraînant des nausées, des vertiges, des troubles de la vision et une confusion mentale. Si la circulation n'est pas restaurée rapidement, la victime commence à haleter et perd connaissance.

CE QUE VOUS POUVEZ FAIRE

Si vous pensez que la victime est en état de choc, il est crucial d'appeler les services d'urgence car une aide médicale est toujours nécessaire. Les premiers secours peuvent aider à maintenir la circulation réduite pour qu'elle atteigne le cerveau, le cœur et les poumons en attendant l'arrivée des professionnels. Si la victime venait à perdre connaissance, vous devrez mettre en œuvre les techniques du maintien en vie selon le besoin, et ce, jusqu'à l'arrivée des services d'urgence sur les lieux.

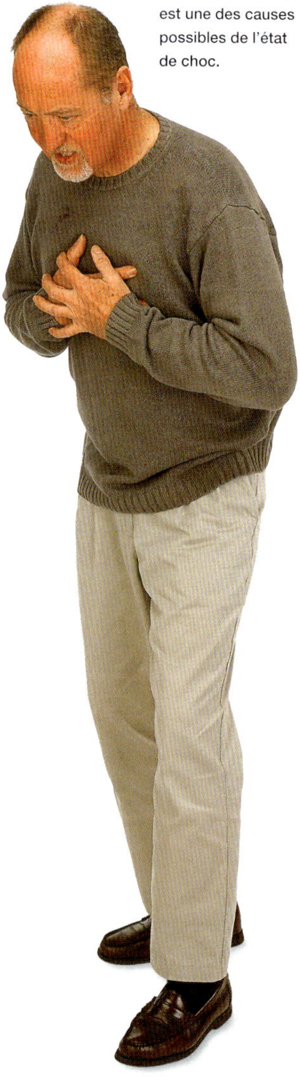

◁ La crise cardiaque est une des causes possibles de l'état de choc.

MISE EN GARDE

N'essayez pas de réchauffer la victime autrement qu'avec une couverture. Évitez les bouillottes, couvertures électriques, chauffages d'appoint ou tout autre forme de chaleur directe car une surchauffe de l'organisme augmenterait les risques.

Le choc anaphylactique

VOIR AUSSI
- Qu'est-ce que le secourisme ?, p. 16
- La réanimation complète, p. 38
- Aborder les piqûres d'insectes et les morsures, p. 108

Le choc anaphylactique est une réaction allergique foudroyante qui peut se développer peu de temps après le contact avec le produit déclencheur. Cet état potentiellement mortel est provoqué par la réaction inappropriée de l'organisme à une substance qui, habituellement, n'a aucun effet grave : de la nourriture, un médicament ou une piqûre d'insectes, par exemple. C'est une forme d'état de choc mais les effets sont si soudains et si dramatiques que toute personne prédisposée doit avoir sur elle de quoi se faire une piqûre d'adrénaline en cas de contact accidentel avec l'allergène.

Qu'est-ce qui provoque le choc anaphylactique ? Le système immunitaire de l'organisme réagit de façon excessive contre ce qu'il considère être un corps étranger, même si, dans la plupart des cas, ce dernier ne devait causer aucune réaction. Certaines personnes deviennent sensibles à une substance, souvent lorsqu'elles sont jeunes, sans qu'un premier contact déclenche nécessairement une réaction – c'est la deuxième exposition qui entraînera l'anaphylaxie. Dès lors, ces personnes demeureront sensibles et donc en danger toute leur vie.

Même une dose infime de l'allergène peut entraîner une réaction – une trace d'huile d'arachide dans un sandwich peut suffire à affecter la personne sensible aux cacahouètes. Son organisme libérera alors une énorme quantité d'histamine ; cela dilatera ses vaisseaux sanguins qui se mettront à suinter et les poumons seront pris d'un spasme causant les symptômes de l'asthme. Les causes les plus courantes du choc anaphylactique sont les cacahouètes, l'huile de sésame, le poisson, les crustacés, les produits laitiers, les œufs, les piqûres de guêpe ou d'abeille, le caoutchouc, la pénicilline ou divers autres médicaments.

Le sujet allergique devra être vigilant lors de ses achats alimentaires en s'assurant qu'aucune trace d'allergène n'apparaît sur l'étiquette des ingrédients. Il devra aussi faire attention en mangeant au restaurant et plus encore lorsqu'il achètera des plats à emporter.

RECONNAÎTRE L'ANAPHYLAXIE

Toute personne ayant réagi à une substance quelle qu'elle soit – même de façon bénigne – devrait consulter un allergologue, car les réactions ultérieures pourraient être soudaines et graves. Le spécialiste ne pourra pas toujours identifier la cause de l'allergie, mais des cuti-réactions (par scarification de la peau) et une analyse de sang pourront se révéler utiles. Dans certains cas d'allergies alimentaires, on pratiquera un test en faisant ingérer au sujet allergique une infime quantité de l'allergène présumé. Cela constitue le seul moyen de certifier qu'il s'agit d'un allergène. Un tel test se fait en milieu hospitalier selon des critères très stricts. Dans certains pays, on pratique des traitements de désensibilisation par injections. Cependant, un tel traitement pouvant déclencher une anaphylaxie, de nombreux sujets allergiques jugent le risque trop élevé.

SIGNES ET SYMPTÔMES DU CHOC ANAPHYLACTIQUE

- Démangeaisons intenses et apparition de larges plaques blanches.
- Montée soudaine de la tension. (difficile à déterminer et non apparent).
- Profonde anxiété, s'accompagnant d'une impression de mort imminente.
- Gonflement du visage, des lèvres, de la langue et de la gorge.
- Pouls rapide.
- Yeux bouffis.
- Difficulté à parler et à avaler.
- Respiration sifflante, poitrine oppressée, souffle court.
- Douleurs abdominales, nausées et vomissements.
- Malaises et perte de conscience.

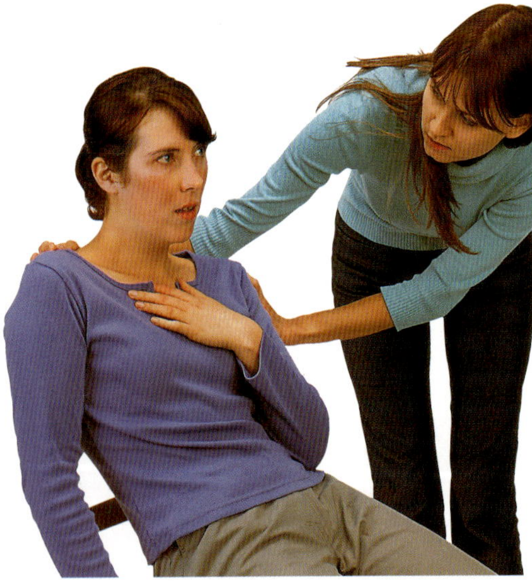

◁ Suivez la procédure réanimation si nécessaire. Cherchez tout signe éventuel d'état de choc, y compris des difficultés à respirer, une enflure de la bouche, de la langue ou de la gorge et une peau pâle.

L'ANAPHYLAXIE : LES PREMIERS GESTES

Les sujets ayant des antécédents d'anaphylaxie devraient porter sur eux de quoi se faire des injections d'adrénaline. Si la victime est trop souffrante, cherchez éventuellement ce traitement dans son sac, mais faites-lui faire sa propre piqûre. N'administrez jamais ces injections vous-même, à moins que vous ne soyez qualifié et expérimenté en la matière – une pratique incorrecte pourrait causer de sérieuses lésions. Si la victime continue à présenter des symptômes graves, avec enflure de la bouche et des lèvres ou des difficultés respiratoires, elle devra se faire une deuxième injection.

↓

Si la victime porte sur elle un aérosol doseur pour l'asthme, qu'elle s'en serve pour soulager toute respiration sifflante ou pénible.

↓

Téléphonez aux services d'urgence. Faites asseoir la victime confortablement jusqu'à l'arrivée des secours.

↓

Insistez pour que la victime aille à l'hôpital, même si la réaction était sans gravité et qu'elle se sente mieux. L'anaphylaxie peut se reproduire plusieurs heures après le contact avec l'allergène et de façon plus grave que la précédente.

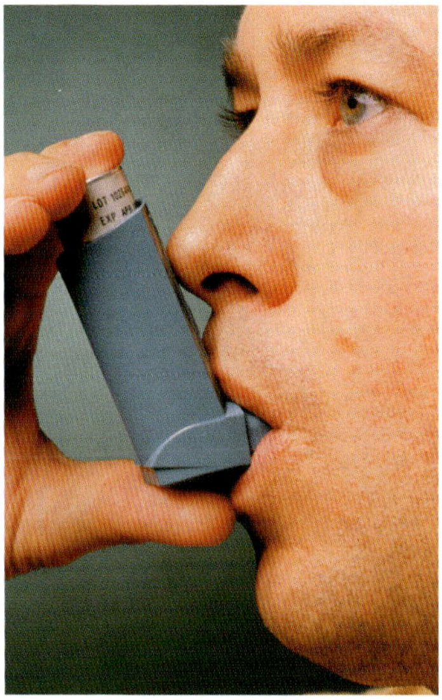

△ Si la victime a du mal à respirer et qu'elle possède un aérosol, veillez à ce qu'elle s'en serve pour faciliter sa respiration. Efforcez-vous toujours de lui faire prendre cette médication elle-même – ne l'aidez qu'en cas d'absolue nécessité.

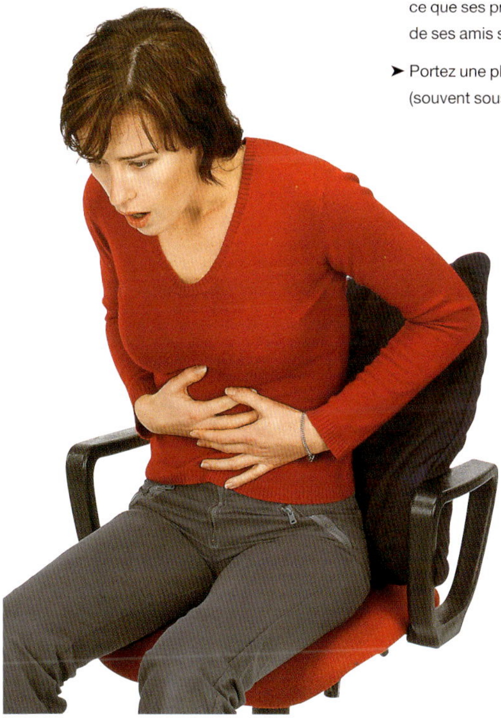

◁ Douleurs abdominales, nausées et vomissements sont parmi les symptômes les plus courants du choc anaphylactique.

CONSEILS À SUIVRE POUR LA PERSONNE SUJETTE À L'ANAPHYLAXIE

➤ Dans le cas d'une allergie alimentaire, soyez très prudent chaque fois que vous mangerez à l'extérieur. Demandez des détails sur les ingrédients de tous les plats que vous commandez et évitez tout ce qui pourrait contenir l'allergène.

➤ Lisez attentivement les étiquettes d'ingrédients. Si vous avez un doute, ne prenez pas l'article en question.

➤ Entraînez-vous à faire des piqûres – sur une orange, pas sur une autre personne ! C'est un geste avec lequel vous devez vous sentir à l'aise.

➤ Décrivez à vos proches ce qui se passe lorsque vous faites une réaction allergique et assurez-vous que des personnes de votre entourage sont qualifiées pour faire des injections d'adrénaline. Si votre enfant est sujet au choc anaphylactique, veillez à ce que ses professeurs et les parents de ses amis soient au courant.

➤ Portez une plaque d'identité médicale (souvent sous forme de bracelet).

La crise cardiaque

VOIR AUSSI

- Qu'est-ce que le secourisme ?, p. 16
- Le massage cardiaque externe, p. 36
- La réanimation complète, p. 38

La crise cardiaque est l'une des premières causes de décès dans les pays développés. Une admission immédiate à l'hôpital est nécessaire pour assurer les meilleures chances de survie possibles. Vous devez donc être capable d'en reconnaître les symptômes afin de pouvoir appeler les services d'urgence sans attendre. La cause de l'infarctus est presque toujours l'obstruction d'une des artères coronaire. Il peut y avoir des signes avant-coureurs, comme une angine de poitrine, mais la crise cardiaque peut survenir soudainement, en particulier chez le sujet à hauts risques.

Une crise cardiaque, aussi désignée sous le nom d'infarctus du myocarde, est la nécrose d'une partie du tissu cardiaque due à l'interruption de l'irrigation sanguine. Il se peut que les artères coronaires, qui alimentent le muscle cardiaque, deviennent oblitérées par des dépôts de graisse, une maladie connue sous le nom d'athérosclérose. Éventuellement, une artère ou les deux se bloque complètement entraînant la mort d'une partie du muscle cardiaque : c'est une crise cardiaque.

QUI SONT LES VICTIMES ?

La crise cardiaque devient plus courante avec l'âge. Cependant, certaines personnes sont sujettes plus que d'autres à cette affection. Ces personnes à risque sont :

- Toute personne dont la famille a des antécédents cardiaques – un parent proche qui a fait un infarctus avant l'âge de 60 ans.
- Toute personne ayant un taux de cholestérol élevé. Un taux élevé de ces graisses est lié au risque d'athérosclérose pouvant entraîner une crise cardiaque.
- Le fumeur.
- Toute personne trop corpulente.
- Toute personne souffrant d'hypertension.
- Le diabétique.
- Les hormones de la femme qui ovule la protègent, dans une certaine mesure, de la crise cardiaque, mais une fois ménopausée, elle court le même risque que l'homme.

▷ La crise cardiaque engendre habituellement une douleur constrictive dans la poitrine qui peut s'irradier vers un bras, le cou ou l'abdomen.

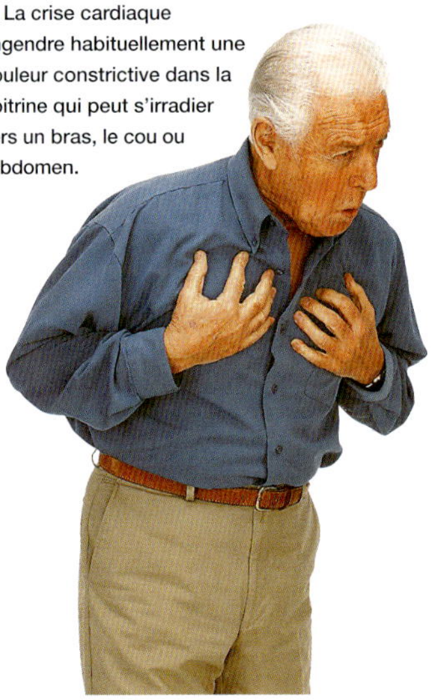

SIGNES ET SYMPTÔMES DE LA CRISE CARDIAQUE

- Douleurs à la poitrine : effet d'étau qui se resserre, ressenti habituellement derrière le sternum. La douleur peut se répandre dans un bras et atteindre le cou, les mâchoires et les dents ou bien la partie médiane ou supérieure de l'abdomen. (Notez que quelquefois, la crise cardiaque peut être indolore).
- Teint pâle/gris ou lèvres bleuies.
- Nausées.
- Transpiration et peau moite.
- Agitation.
- Pouls accéléré et faible.
- Essoufflement.
- Perte de connaissance (syncope).

COMMENT ÉVITER LA CRISE CARDIAQUE

Si vous appartenez à un groupe à risques, votre médecin surveillera votre état de façon régulière et vous prescrira un traitement médicamenteux. Il se peut qu'il vous mette aussi à un régime visant à réduire les risques. En règle générale, on diminue aussi les risques cardiaques en suivant ces directives:

- Ne dépassez pas votre poids idéal.
- Faites de l'exercice régulièrement. (Mieux vaut demander conseil à son médecin avant de commencer une activité physique.)
- Cessez de fumer.
- Veillez à ce que votre alimentation soit équilibrée et pauvre en sel et en graisses animales. Évitez les aliments industriels.
- Apprenez à gérer votre stress.

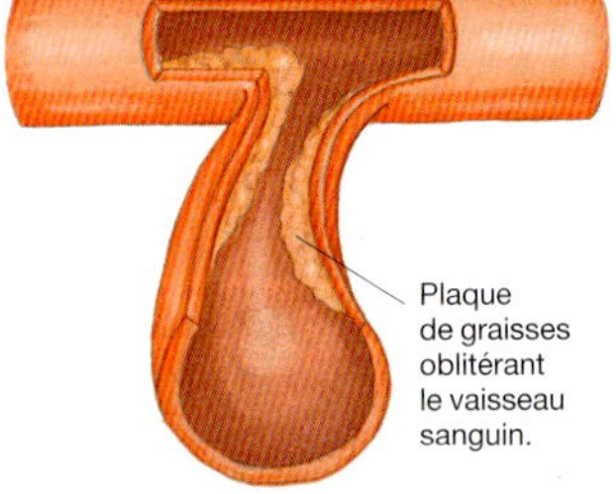

◁ Coupe transversale de la jonction entre deux artères. Une plaque de graisses s'est formée et oblitère la circulation sanguine – caractéristique de l'athérosclérose. Si cela arrivait à des artères coronaires, une crise cardiaque pourrait s'ensuivre.

MISE EN GARDE

Prêtez attention à toute douleur persistante ressemblant à une indigestion sur laquelle les médicaments prévus sont sans effet. De nombreuses personnes meurent d'une crise cardiaque en ayant pensé qu'elles souffraient d'une mauvaise indigestion. Dans le doute, consultez votre médecin.

LA CRISE CARDIAQUE : LES PREMIERS GESTES

Si vous suspectez une crise cardiaque, appelez les services d'urgence.

↓

Faites asseoir la victime bien droite et mettez-la au repos.

↓

Ne l'autorisez ni à boire ni à manger.

↓

Essayez de la calmer.

↓

Si elle a sur elle des médicaments pour l'angine de poitrine, sous forme de cachets ou de spray, elle devra les prendre – le spray s'administre généralement sous la langue.

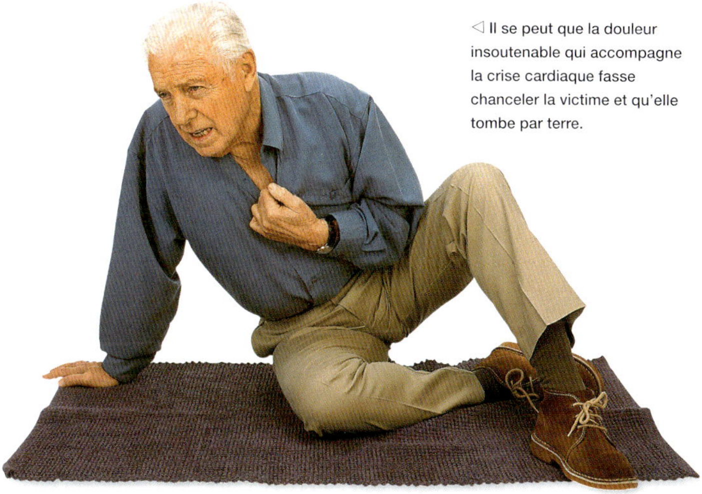

◁ Il se peut que la douleur insoutenable qui accompagne la crise cardiaque fasse chanceler la victime et qu'elle tombe par terre.

L'ANGINE DE POITRINE

L'angine de poitrine est causée par un engorgement passager d'une ou des deux artères coronaires. L'oblitération provoque une douleur que l'on peut habituellement soulager par le repos ou en prenant des médicaments qui dilatent les artères ; cette douleur peut aussi cesser spontanément. Une crise d'angine de poitrine peut se terminer par une crise cardiaque très grave. Les personnes à risque sont les mêmes que celles sujettes à la crise cardiaque. Elles devront éviter toute situation pouvant déclencher l'angine de poitrine, comme, par exemple, l'exercice physique excessif, le temps froid, des repas trop copieux et l'anxiété.

COMMENT ABORDER L'ANGINE DE POITRINE

- ➤ Assurez-vous que le malade est assis et se repose.
- ➤ Si c'est une récidive et s'il a un spray pour l'angine de poitrine, veillez à ce qu'il l'utilise et aidez-le si nécessaire.
- ➤ Si la douleur est pire que d'habitude ou dure plus de 20 minutes ou bien si l'état de la victime commence à se détériorer, appelez les services d'urgence.

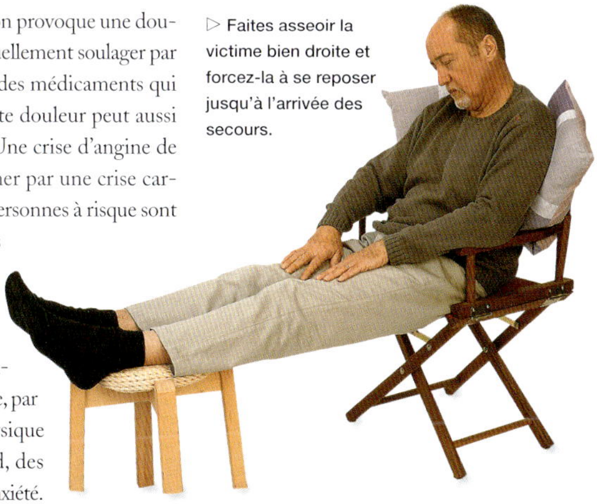

▷ Faites asseoir la victime bien droite et forcez-la à se reposer jusqu'à l'arrivée des secours.

L'INSUFFISANCE CARDIAQUE

L'insuffisance cardiaque, affection qui se développe souvent lentement, est due à l'incapacité du cœur à pomper suffisamment de sang pour parer aux demandes de l'organisme. Cela engendre des essoufflements de plus en plus fréquents lors de l'exercice physique et une accumulation de liquide au niveau des pieds, des chevilles, des jambes et de l'abdomen.

Cependant, une forme aiguë de l'insuffisance cardiaque peut survenir lorsque du liquide s'accumule soudainement dans les poumons, provoquant un manque de souffle très marqué. Cet œdème peut se produire lors d'une crise cardiaque ou de façon isolée et demande un traitement en urgence. Faites asseoir la victime bien droite, sur un lit de préférence, avec les jambes sur le côté. Calmez-la et ne la laissez pas se lever. Appelez les services d'urgence immédiatement.

SIGNES ET SYMPTÔMES DE L'INSUFFISANCE CARDIAQUE

- ➤ Respiration accélérée, superficielle et pénible.
- ➤ Peau froide et moite qui transpire.
- ➤ Lèvres, peau et ongles bleuis.
- ➤ Confusion mentale et très forte anxiété.

Les troubles du rythme cardiaque

VOIR AUSSI
- Le massage cardiaque externe, p. 36
- La réanimation complète, p. 38
- La crise cardiaque, p. 76

Les troubles du rythme cardiaque, ou arythmie, peuvent causer des palpitations et un essoufflement. La conscience occasionnelle de nos battements de cœur est une réaction normale à la peur ou à l'excitation, ou bien le signe d'un excès de café ou d'alcool. Cependant, des palpitations fréquentes pouvant indiquer la présence d'une maladie, le sujet devra toujours consulter le cas échéant. L'arythmie est courante après une crise cardiaque, alors que le muscle cardiaque est excitable. Cela entraîne souvent une syncope, un état où le cœur cesse de fonctionner complètement.

Tout le monde sent de temps en temps son cœur « bondir » – d'amour plutôt que de peur, il faut espérer, et quelquefois pour aucune raison apparente. Ce bond soudain ou ce sentiment que le cœur a raté un battement est en fait une palpitation. Cet état n'est inquiétant que lorsqu'il cesse d'être un symptôme occasionnel. Des palpitations fréquentes peuvent indiquer la présence d'une affection, un hyperfonctionnement de la thyroïde, par exemple, ou une maladie cardiaque. Cependant, la crise de panique et l'anxiété peuvent être à l'origine de palpitations, ainsi que l'abus du café, du tabac, de l'alcool et de la drogue.

QU'EST-CE QUI CONTRÔLE LE RYTHME CARDIAQUE ?

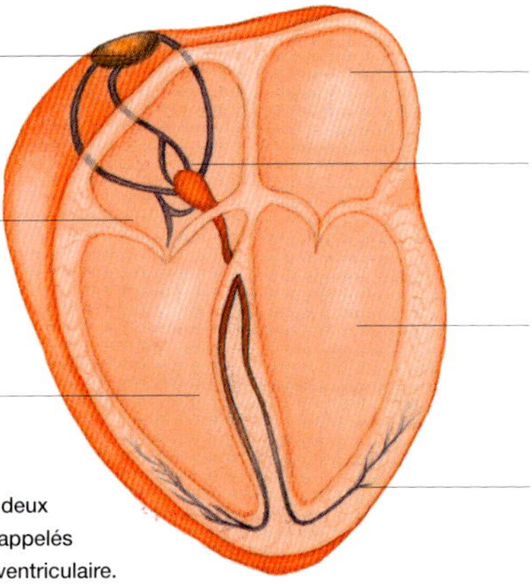

▷ Les impulsions du rythme cardiaque sont contrôlées par deux amas de cellules spécialisées appelés nœud sinusal et nœud aurico-ventriculaire.

LE « RÉGLAGE » DU RYTHME CARDIAQUE

Le cœur est un muscle qui se contracte et se rétracte de façon continue et rythmée entre 60 et 80 fois à la minute et ce, toute une vie. Il possède son propre système de conduction qui lui permet de se contracter sans aucune intervention externe. Certaines substances chimiques comme l'adrénaline ou la caféine peuvent influer sur le rythme cardiaque, ainsi que l'anxiété ou une chute de la tension.

Chaque contraction du muscle cardiaque est contrôlée de l'intérieur par le système de conduction. Ce dernier comprend des amas de cellules qui se chargent et envoient des impulsions spontanément. Un de ces amas, le nœud sinusal, établit le rythme pour le reste du cœur – il joue le rôle de « pacemaker ». Une onde électrique partie du nœud sinusal se répand d'abord dans les oreillettes, puis atteint un deuxième amas cellulaire, le nœud auriculo-ventriculaire. De là, l'onde suit les deux branches, droite et gauche, d'un faisceau jusqu'à atteindre les régions basses des ventricules. Ces dernières contiennent un réseau fibreux dit sous-endocardique – un véritable système de branchements électriques qui transmet les impulsions.

LES FORMES D'ARYTHMIES

Le rythme cardiaque peut être soit trop élevé, soit trop bas. La forme d'arythmie la plus grave est la fibrillation ventriculaire, causée par un rythme cardiaque trop élevé dans les ventricules. C'est la cause la plus courante de décès après la crise cardiaque. Dans la fibrillation ventriculaire, le cœur « frémit », plutôt que de battre de manière coordonnée. Dans cet état, il n'arrive pas à pomper le sang de façon efficace. La victime perd connaissance et risque de mourir d'une syncope si le cœur ne retrouve pas un rythme normal.

LA SYNCOPE CARDIAQUE

Situation d'urgence potentiellement mortelle, la syncope cardiaque survient lorsque le cœur s'arrête de battre. La cause la plus courante en est la crise cardiaque, mais de nombreuses autres origines sont possibles. Après un accident de la route, par exemple, la syncope peut survenir par suite d'une hémorragie grave ou d'un collapsus pulmonaire. Elle peut aussi se produire lors d'une embolie pulmonaire. L'électrocution ou une blessure causée par la foudre peut entraîner aussi un arrêt du cœur, de même qu'une crise d'asthme grave.

En ce qui concerne la syncope, la réanimation cardio-pulmonaire n'est pas un traitement entièrement efficace et ne sauvera pas une vie à elle seule. Elle permet simplement de pomper le sang et de le maintenir en mouvement dans l'organisme jusqu'à l'arrivée d'une aide professionnelle. Le seul traitement efficace face à l'arrêt cardiaque est la défibrillation qui consiste à administrer à la victime un électrochoc au niveau du thorax. Plus tôt elle sera mise en œuvre après la syncope, plus le cœur aura des chances de retrouver un

LES PALPITATIONS : LES PREMIERS SECOURS

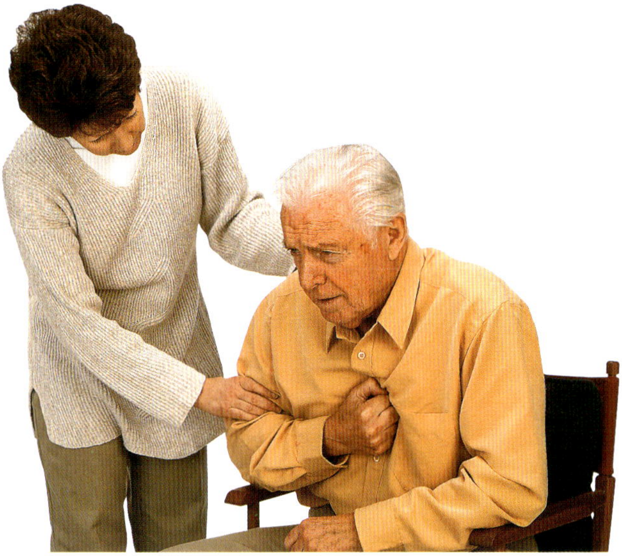

1 Faites asseoir la victime et rassurez-la si elle est angoissée. Cela pourra suffire à rétablir le rythme cardiaque. Demandez-lui si cela s'est déjà produit et si elle a une maladie du cœur.

2 Essayez de la faire tousser ou de souffler en se pinçant le nez comme pour se déboucher les oreilles. Si les palpitations ne s'arrêtent pas après quelques minutes, appelez un médecin. En cas de malaise ou de douleurs thoraciques, téléphonez aux services d'urgence.

DÉFIBRILLATEUR EXTERNE AUTOMATIQUE (AED)

Si quelqu'un souffre d'un arrêt cardiaque dans un endroit publique, un défibrillateur peut être disponible sur place. Il ne devrait être qu'utilisé que par une personne formée.

- Si vous êtes déjà occupé à faire de la réssuscitation cardiopulmonaire arrêtez lorsque le défibrillateur et son opérateur sont prêts.
- Contrôlez que vous-même et chaque personne qui aide ne touchent pas la victime pendant que la machine analyse le coeur et administre les chocs.
- Le service rapide du défibrillateur doit être suivit jusqu'à ce que les auxiliaires médicaux arrivent.

rythme normal et de recommencer à pomper le sang à travers l'organisme.

Jusqu'à récemment, les défibrillateurs étaient réservés à l'usage des services de secours et des urgentistes. Cependant, un nouveau type d'appareil commence à faire son apparition. Il s'agit d'un défibrillateur semi-automatique (D.S.A.) plus facile d'emploi que l'appareil du milieu hospitalier. Après avoir fait son diagnostic, le secouriste qui suspecte une syncope attachera les deux ventouses à la paroi thoracique de la victime et mettra en marche le défibrillateur. Dans certains pays, les lieux publics fréquentés – stades, centres de loisirs, aéroports – sont déjà équipés de ces appareils. Si ce n'est pas encore le cas en France, certains malades cardiaques à haut risque sont munis d'un défibrillateur chez eux.

LA SYNCOPE CARDIAQUE : LES PREMIERS GESTES

La règle principale est d'évaluer l'état de la victime en suivant la procédure comme suit.

↓

Assurez-vous que les voies respiratoires de la victime sont libres et ouvertes. Vérifiez si elle respire. Si ce n'est pas le cas, appelez les services d'urgence et pratiquez 2 insufflations par le bouche-à-bouche.

↓

Évaluez l'état de sa circulation. Si aucun signe de fonctionnement n'est apparent, commencez la réanimation en alternant 2 insufflations par le bouche-à-bouche avec 15 compressions du massage cardiaque.

↓

Répétez ce cycle de 2 insufflations pour 15 compressions jusqu'à l'arrivée des secours.

SIGNES DE LA SYNCOPE CARDIAQUE

- Perte de connaissance.
- Peau pâle et bleuie.
- Aucun signe de respiration.
- Pas de pouls ni aucun son cardiaque (seulement pour ceux qui ont une expérience médicale).
- Pupilles dilatées qui ne rétrécissent pas à l'approche d'une lumière directe.

VÉRIFICATION DES COMPÉTENCES

LE CŒUR ET LA CIRCULATION

POINTS-CLÉS

- Une circulation sanguine efficace est essentielle à la survie d'une victime ☐
- Dans le cas de l'état de choc, appelez toujours rapidement les services d'urgence ☐
- Même geste si vous suspectez un problème cardiaque – il peut très vite devenir mortel ☐
- Toute personne ayant des palpitations fréquentes doit consulter – elles sont symptomatiques de différents problèmes de santé ☐

COMPÉTENCES APPRISES

- Comprendre le fonctionnement du système circulatoire ☐
- Savoir reconnaître et traiter l'état de choc ☐
- Savoir reconnaître, traiter et éviter le choc anaphylactique ☐
- Savoir reconnaître et traiter la crise cardiaque ☐
- Savoir reconnaître et traiter l'insuffisance cardiaque et l'angine de poitrine ☐
- Savoir faire face aux palpitations et à la syncope cardiaque ☐

6

LE CERVEAU ET LE SYSTÈME NERVEUX

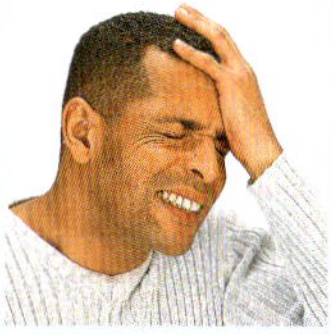

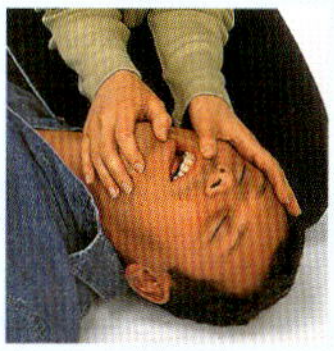

Le cerveau est le centre de contrôles du système nerveux central, un ensemble de mécanismes extraordinairement complexe à l'origine de chaque fonction corporelle et mentale. Des signaux électriques et chimiques parcourent l'organisme de part et d'autre provoquant chaque minute des millions d'actions. Cependant, ce système est très délicat et peut facilement être endommagé par une blessure ou une maladie. Savoir que faire dans l'éventualité d'un accident affectant le système nerveux est primordial pour les perspectives d'avenir de la victime et pourra même lui sauver la vie. Un problème apparemment aussi mineur qu'un mal de tête peut même présager un état grave pour lequel on devra consulter.

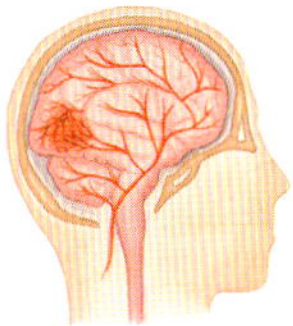

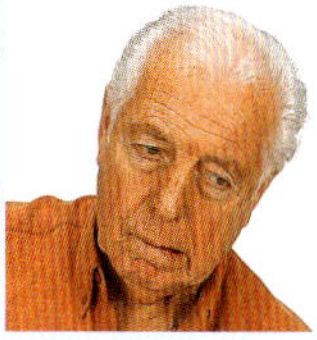

TABLE

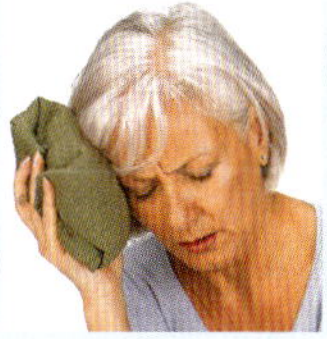

Le système nerveux

VOIR AUSSI

- ➤ Qu'est-ce que le secourisme?, p. 16
- ➤ La blessure à la tête, p. 84
- ➤ Le mal de tête, p. 90

Le rôle du cerveau et du système nerveux central est d'une importance capitale. Ils contrôlent chaque partie du corps et chaque fonction corporelle. Pour cette raison, toute blessure à la tête ou à la colonne vertébrale peut s'avérer particulièrement grave et avoir des répercussions sur d'autres parties du corps pourtant éloignées de la lésion. Les premiers gestes sont d'une importance primordiale, en particulier le maintien des fonctions vitales que sont la respiration et la circulation. Alertez les services d'urgence si vous avez le moindre doute concernant l'état de la victime.

L'homme présente un système nerveux extrêmement développé et sophistiqué. Le cerveau et le système nerveux sont organisés en plusieurs parties, chacune ayant d'importantes fonctions bien spécifiques à remplir – ensembles, ils forment le principal centre de contrôles de l'organisme. Toute sensation, contraction musculaire, sécrétion glandulaire ainsi qu'une myriade d'autres interactions complexes et vitales de l'organisme sont transmises par le système nerveux central.

L'ORGANISATION DU SYSTÈME NERVEUX

Le système nerveux est divisé en deux principales parties – le système nerveux central qui comprend le cerveau et la moelle épinière, et un système nerveux périphérique constitué de tous les nerfs qui dérivent du système nerveux central. Les nerfs du cerveau sont appelés crâniens, et ceux de la moelle épinière, rachidiens. Le système nerveux périphérique se ramifie à son tour, d'une part en nerfs dont le contrôle est volontaire, tels ceux utilisés pour le mouvement conscient des muscles, et d'autre part, en nerfs incontrôlables, tels ceux qui gouvernent nos systèmes internes – notre rythme cardiaque et le changement de taille de nos pupilles en réaction à la lumière, par exemple. La partie du système qui régit les actions non contrôlées par la volonté constitue le système nerveux autonome ou végétatif.

Nous recueillons les informations du monde extérieur grâce à nos cinq sens – la vue, l'odorat, l'ouïe, le toucher et le goût – et le cerveau réagit par le biais du système moteur. Par exemple, lorsqu'un jeune enfant touche un four chaud, son cerveau reçoit un message *via* les sens et réagit en faisant bouger les muscles : l'enfant retire sa main du stimulus douloureux. Bien qu'il s'agisse d'un réflexe, le cerveau mémorise la douleur et l'enfant se méfiera désormais du four.

LE SYSTÈME NERVEUX CENTRAL

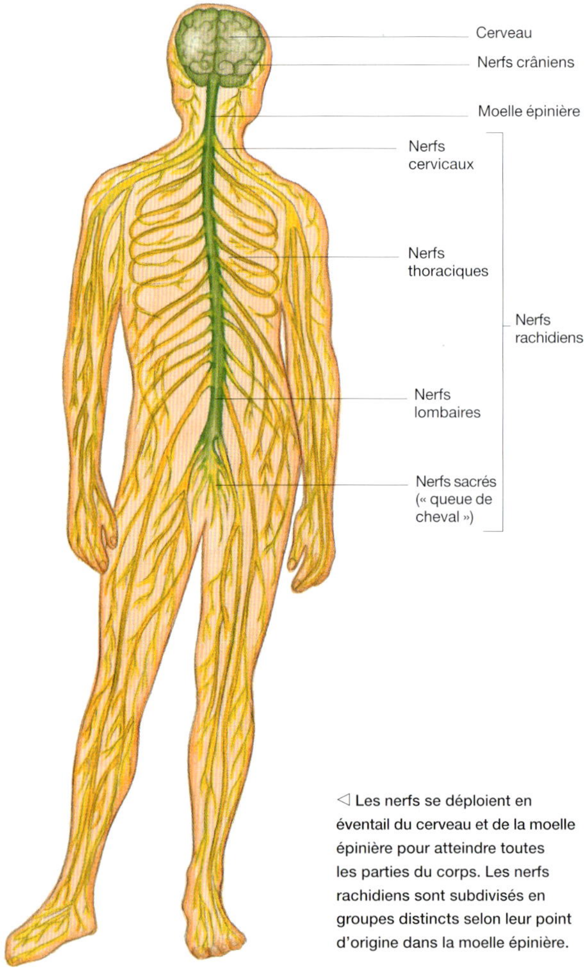

◁ Les nerfs se déploient en éventail du cerveau et de la moelle épinière pour atteindre toutes les parties du corps. Les nerfs rachidiens sont subdivisés en groupes distincts selon leur point d'origine dans la moelle épinière.

COUPE TRANSVERSALE DE L'ENCÉPHALE

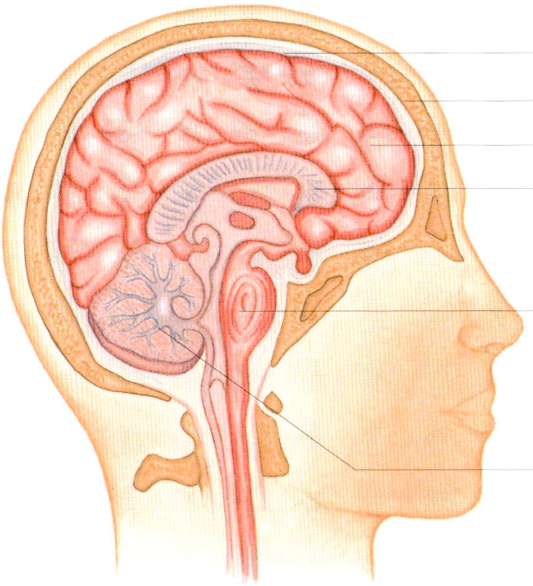

NEURONE MULTIPOLAIRE

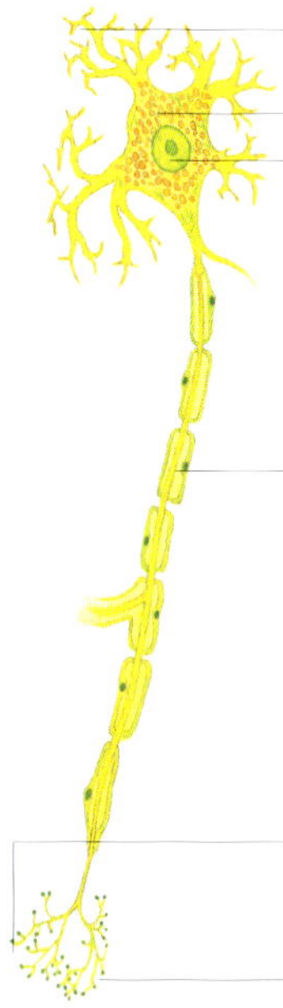

L'ENCÉPHALE

Le cerveau, dans le langage courant, désigne en fait l'encéphale. Ce dernier contrôle les pensées, les souvenirs, la parole, les mouvements et toutes les fonctions des organes. Divisé en trois parties, il comprend le cerveau proprement dit, le cervelet et le tronc cérébral.

Le cerveau constitue la majeure partie de l'encéphale : il contrôle les sensations, les mouvements, les émotions et l'intelligence. Il est divisé en deux hémisphères, un droit et un gauche. Celui qui contrôle la parole s'appelle l'hémisphère dominant. Chez le droitier, il s'agit de l'hémisphère gauche et inversement. Les effets d'une attaque seront donc très différents selon l'hémisphère touché. Une lésion de celui de gauche entraînera des troubles du langage chez un droitier tandis qu'elle n'affectera pas un gaucher à ce niveau.

Le cervelet contrôle la coordination des mouvements, l'équilibre et la posture. Les sujets présentant une lésion du cervelet paraissent quelquefois ivres et il se peut qu'ils chancellent, articulent mal leurs mots et souffrent de vertiges sérieux.

Le tronc cérébral régit le rythme cardiaque et la respiration, ainsi que la toux, l'éternuement et la capacité d'avaler. Une lésion du tronc cérébral rendrait tout maintien en vie impossible.

LES NERFS ET LES NEURONES

Les éléments de base du système nerveux sont, d'une part, des cellules appelées neurones et, d'autre part, des cellules dites gliales. Les neurones conduisent l'activité électrique d'une partie de l'organisme à une autre, tandis que les cellules gliales ont pour rôle de les soutenir et de les protéger. Des millions de ces cellules extrêmement spécialisées sont réunies pour former les nerfs qui rayonnent de l'encéphale et de la moelle épinière vers chaque partie du corps.

Dans l'encéphale, la densité des neurones est très élevée (1 000 milliards). Ceux de la moelle épinière et du reste de l'organisme forment un vaste réseau de communication. De fines arborisations, les dendrites, prolongent d'un côté les corps cellulaires des neurones qui sont, de l'autre, reliés entre eux par de longues fibres nerveuses, les cylindraxes ou axones.

L'influx nerveux, sous la forme de signaux électriques, parcourt les neurones à une vitesse pouvant aller jusqu'à 275 km/h. Des substances chimiques, les neurotransmetteurs, traduisent les signaux de l'encéphale en effets au niveau des cellules destinataires, celles, par exemple, d'un muscle.

PROBLÈMES POTENTIELS LIÉS AU SYSTÈME NERVEUX

Bien que les nerfs périphériques se reconstituent si on les recoud assez rapidement, le système nerveux central n'a pas cette capacité. Si la moelle épinière est brisée, on ne pourra ni la guérir ni la régénérer. Si un tissu nerveux est endommagé, il le restera à tout jamais.

Un problème affectant le système nerveux sera en grande partie déterminé par la localisation des lésions au niveau de l'encéphale. Une activité électrique anormale provoque l'épilepsie, une dégénération du tissu nerveux peut causer la démence ou la maladie de Parkinson et certains processus affectant les substances neurochimiques peuvent être à l'origine d'états psychiques comme la dépression et la schizophrénie.

La blessure à la tête

VOIR AUSSI

- Qu'est-ce que le secourisme ?, p16
- La réanimation complète, p. 38
- La fracture du crâne et de la face, p. 156

Une lésion grave de la tête est un cas d'urgence, surtout si la victime perd connaissance. Le secouriste devra lui protéger les voies respiratoires, commencer la réanimation si nécessaire et alerter les services de secours sans tarder. Une coupure ou une bosse au cuir chevelu fera suspecter une blessure à la tête, mais une lésion interne grave n'est souvent pas évidente de l'extérieur. Il faut aussi se rappeler que les jeunes enfants et les personnes âgées sont particulièrement prédisposés à réagir à retardement à des blessures bénignes – mieux vaut donc être vigilants en ce qui les concerne.

Une blessure à la tête peut s'avérer grave car le cerveau et les vaisseaux sanguins qui l'entourent peuvent être endommagés. Bien que le crâne protège le cerveau de sa structure osseuse, il fournit aussi un espace clos dans lequel le cerveau peut être facilement secoué et lésé, et où il y a peu de place, suite à une blessure, pour une enflure ou un saignement.

Accidents de la route, chutes et agressions sont les principales causes de blessures.

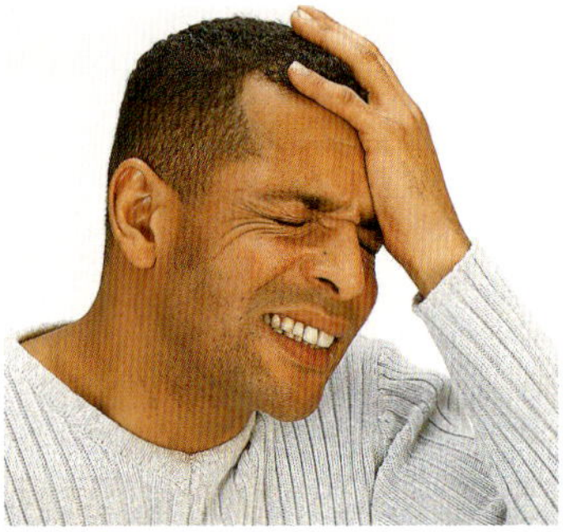

△ On devrait toujours consulter lorsqu'un très fort mal de tête survient soudainement, surtout à la suite d'un coup à la tête.

LES TYPES DE BLESSURE

Il y a cinq types de blessure à la tête et une victime peut souffrir de plusieurs à la fois.

La plaie

Une grosse plaie au cuir chevelu semble alarmante mais elle ne sera grave que si elle a été occasionnée par un coup violent.

La commotion cérébrale

Cette appellation regroupe des symptômes comme la perte de connaissance, le mal de tête ou la perte de la mémoire à court terme à la suite d'une blessure à la tête.

La contusion cérébrale

Un accident peut provoquer une contusion, ou un hématome, du cerveau qui fera enfler le tissu cérébral. Ce traumatisme peut entraîner une perte de connaissance bien plus longue que lors d'une commotion et probablement une plus longue période d'amnésie

SIGNES ET SYMPTÔMES DE LA LÉSION GRAVE DE LA TÊTE

- Déchirures ou coupures profondes au cuir chevelu ou bien enflure de la taille d'un œuf d'oie.
- Nausées et/ou vomissements.
- Mal de tête sérieux.
- Somnolence ou difficultés à être réveillé.
- Pupilles de tailles différentes ou pupilles sans réflexe à la lumière.
- Troubles de la vision.
- Écoulement des yeux et de la bouche.
- Paralysie, engourdissement ou perte fonctionnelle d'un côté du corps.
- Problèmes d'équilibre.
- Comportement d'une personne ivre.
- Crises, confusion mentale ou perte de connaissance.

LÉSION CÉRÉBRALE INDIRECTE OU PAR CONTRECOUP

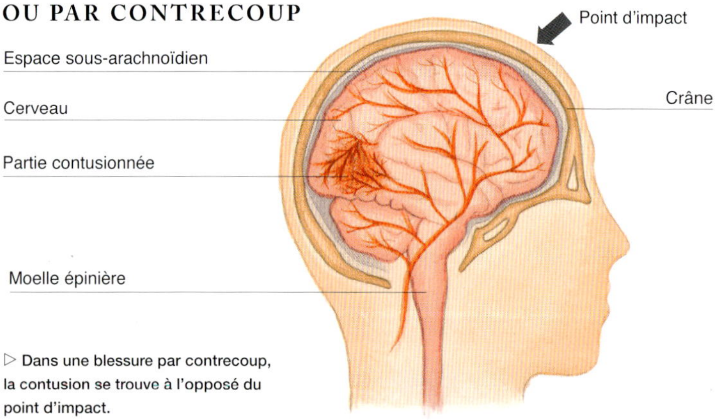

▷ Dans une blessure par contrecoup, la contusion se trouve à l'opposé du point d'impact.

EXEMPLE DE LÉSION CÉRÉBRALE DIRECTE À LA SUITE D'UN COUP À L'ARRIÈRE DE LA TÊTE

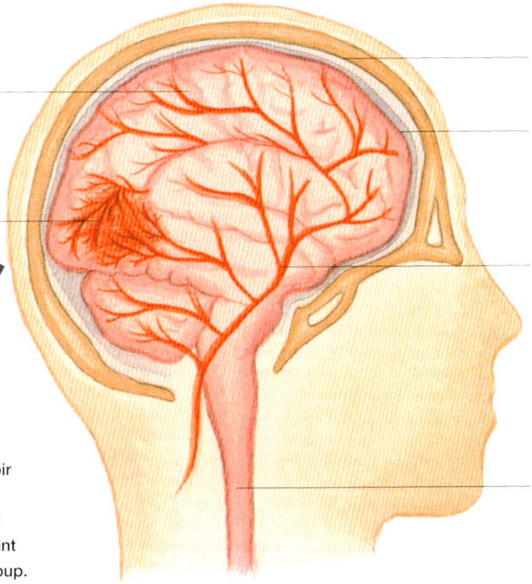

▷ Il peut y avoir contusion, ou hématome, du cerveau au point d'impact du coup.

après la reprise de connaissance. De plus, il peut y avoir des signes de lésion cérébrale dans d'autres parties de l'organisme, sous forme, par exemple, de paralysie, d'engourdissement ou de perturbations respiratoires.

Le siège de la contusion peut être au point d'impact même ou sur le côté opposé de la tête, par effet de rebondissement du cerveau dans la boîte crânienne – il s'agit d'une lésion cérébrale par contrecoup.

L'hémorragie cérébrale

Un épanchement sanguin dans la boîte crânienne est une conséquence courante de la blessure à la tête. La gaine dure qui tapisse l'intérieur du crâne est fortement irriguée en vaisseaux. Ces derniers peuvent être endommagés et saigner; parfois, les effets apparaissent plusieurs semaines après l'accident.

La compression cérébrale

La boîte crânienne étant un espace clos inextensible, il arrivera un moment où elle ne sera plus assez grande pour abriter une quelconque enflure ou un saignement. La compression du cerveau qui s'ensuit pourra entraîner des lésions graves et un large éventail de symptômes. Dans certains cas, elle peut être à l'origine de sécrétions du tissu cérébral à la base du crâne. Cet état étant mortel, il est primordial de reconnaître au plus vite toute montée de pression dans la boîte crânienne.

Même après une blessure à la tête apparemment bénigne, soyez toujours très vigilant par rapport à tout signe éventuel d'augmentation de la pression cérébrale.

SIGNES ET SYMPTÔMES D'UNE AUGMENTATION DE PRESSION DANS LA BOÎTE CRÂNIENNE

- Maux de tête intenses, aggravés en position allongée et/ou pendant l'exercice physique.
- Vomissements.
- Pupilles inégales ou dilatées.
- Faiblesse sur un côté du corps.
- Respiration bruyante et irrégulière.
- Irritabilité ou comportement agressif.

BLESSURE À LA TÊTE : LES PREMIERS GESTES

↓

La cause la plus courante de décès par suite d'une blessure à la tête est l'inhalation de vomi pendant une perte de connaissance. La priorité est donc de protéger les voies respiratoires de la victime : supposez toujours qu'elle a une blessure à la colonne vertébrale et prenez soin de ne pas lui renverser la tête trop en arrière en essayant de lui maintenir les voies respiratoires ouvertes. Ouvrez-les plutôt en poussant sur les mâchoires (voir p. 29). Si le blessé ne respire pas, commencez la réanimation.

↓

Avec précaution, appuyez sur toute plaie saignante du cuir chevelu.

↓

Surveillez si la victime vomit ou pas.

↓

Si elle est consciente, allongez-la par terre, la tête et les épaules légèrement surélevées. Si elle a perdu connaissance, mettez-la dans la position latérale de sécurité tout en protégeant son cou.

↓

Appelez les services d'urgence.

↓

Vérifiez son état réactionnel (réaction à la voix, à la douleur ou aucune réaction). Rassurez-la si elle est consciente.

↓

Continuez à surveiller sa respiration, sa circulation et son degré de connaissance jusqu'à l'arrivée des secours et soyez prêt à mettre en œuvre la réanimation si nécessaire. Même si la victime reprend connaissance, insistez pour qu'elle aille à l'hôpital où on vérifiera son état.

L'épilepsie

VOIR AUSSI

- Réactions et voies respiratoires, p. 32
- La position latérale de sécurité, p. 40
- L'attaque, p. 88

La crise d'épilepsie est provoquée par une instabilité d'activité électrique dans le cerveau. Une telle attaque peut être alarmante, mais il n'y a pas habituellement de dommages physiques au niveau du cerveau lui-même. On distingue plus de quarante formes de crise, certaines n'affectant qu'une partie du cerveau, d'autres touchant le cerveau tout entier. Elles varient en intensité, depuis le « petit mal », caractérisé par des absences pendant lesquelles le malade semble simplement rêver un court instant, jusqu'au « grand mal », attaque où le sujet se contorsionne de façon incontrôlée.

La nature de la crise d'épilepsie varie selon la partie du cerveau affectée. Au premier degré, il y a l'absence très courte de l'attention ; au dernier degré, la perte totale de connaissance et les fortes convulsions traditionnellement associées à l'épilepsie. Une crise localisée peut aussi se transformer en attaque généralisée : la victime peut, par exemple, commencer par avoir une main affectée et finir par une crise complète.

LES CAUSES DE LA CRISE

Divers facteurs peuvent provoquer une crise :

- Lésion cérébrale causée par :
  - une blessure à la tête ;
  - un accouchement difficile ;
  - une réduction de l'oxygène au niveau du cerveau (suffocation) ;
  - des problèmes cérébraux (tumeurs, saignement, enflure).
- Certaines maladies (diabète, hépatite).
- Certains produits toxiques (pesticides).
- Un « seuil de crise » bas inné.
- Une forte consommation d'alcool. De plus, l'alcoolique qui s'arrête de boire soudainement a couramment des crises.
- Une température élevée (chez l'enfant). L'enfant jusqu'à l'âge de cinq ans peut souvent avoir des convulsions. Ces convulsions fiévreuses ne signifient pas qu'un enfant développera l'épilepsie plus tard.
- La cause reste souvent inconnue.

CARACTÉRISTIQUES DES CRISES

Dans le « petit mal », le sujet typique s'arrête au beau milieu de ce qu'il était en train de faire et fixe son regard dans le vide l'espace de 10-15 secondes. Il a en fait perdu connaissance très brièvement et n'est pas conscient de ce qui l'entoure. Puis tout rentre dans l'ordre comme si de rien n'était, la victime n'ayant aucun souvenir de l'incident.

Dans le « grand mal », l'épileptique est inconscient pendant au moins 10 minutes et peut avoir une forte envie de dormir pendant l'heure ou les deux heures qui suivent. Les principales caractéristiques comprennent :

- Un changement d'humeur plusieurs heures, voire jours, avant une crise – phénomène connu sous le nom de prodrome.
- Immédiatement avant la crise, existence parfois de sensations imaginaires, odorantes ou visuelles par exemple, ou d'une sensation de déjà-vu – il s'agit là d'auras.
- Une perte de connaissance soudaine, suivie par le raidissement des bras et des jambes – c'est la phase tonique. Puis ce sont les mouvements convulsifs des membres et de la face – la phase clonique.
- Il peut y avoir une perte de contrôle de la vessie et une morsure à la langue.

RECONNAÎTRE L'ÉPILEPSIE

Il se peut qu'une victime sans connaissance ait de légères contractions – il ne s'agit pas d'épilepsie. De nombreuses autres causes peuvent être à l'origine de ces secousses.

Une personne qui se remet d'une crise d'épilepsie sera dans un état confus. Le fait qu'un témoin puisse lui dire ce qui s'est passé pourra l'aider, surtout après une première crise, en en informant les services d'urgence.

Le diagnostic de l'épilepsie se fait après une série de tests neurologiques. Ces derniers comprennent l'électroencéphalogramme (EEG), par lequel on mesure l'activité électrique cérébrale à l'aide d'électrodes fixées sur le cuir chevelu, et la tomographie (radiographie analytique) afin d'exclure la possibilité d'une tumeur au cerveau et d'une attaque.

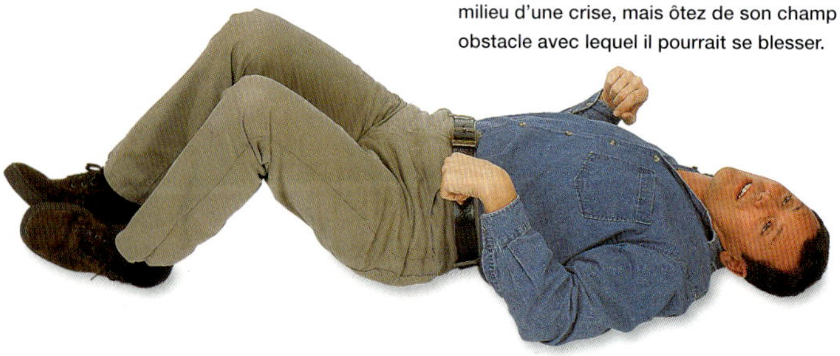

▽ N'essayez pas de maîtriser un épileptique au milieu d'une crise, mais ôtez de son champ tout obstacle avec lequel il pourrait se blesser.

FACTEURS DÉCLENCHANTS

- Abus d'alcool.
- Fatigue.
- Émotion (stress/excitation).
- Prise de médicaments irrégulière.
- Certaines nourritures/mauvaise alimentation.
- Maladie.
- Changements hormonaux.
- Lumières clignotantes.

LE VERTIGE : LES PREMIERS GESTES

Votre priorité sera d'empêcher la victime de se faire mal ou de faire mal à autrui, par exemple si elle est prise de vertiges lorsqu'elle est en train de conduire.

↓

Faites asseoir la victime. Si les vertiges continuent, faites-la s'allonger de manière à éviter toute blessure dans le cas où elle s'évanouirait.

↓

Surélevez les jambes de la victime au-dessus du niveau de la tête, à moins qu'elle n'ait été blessée à la tête.

↓

Demandez-lui si cela s'est déjà produit et si elle a des médicaments appropriés que vous pourriez lui faire prendre.

L'ÉVANOUISSEMENT

L'évanouissement se produit lorsque le cerveau manque d'oxygène. Les raisons en sont multiples, y compris la faim, un brusque changement du froid au chaud ou une station debout prolongée. Si on reste debout sans régulièrement contracter les muscles des mollets, le sang qui stagne dans les jambes peut provoquer un évanouissement en privant le cerveau d'oxygène. L'évanouissement permet alors à l'organisme de renvoyer du sang, et donc de l'oxygène, au cerveau et la personne revient à elle tandis que le cerveau redémarre.

L'évanouissement peut susciter des inquiétudes au sujet d'affections plus graves comme l'épilepsie ou une tumeur au cerveau. Les points suivants vous aideront à distinguer un simple évanouissement d'autres causes de perte de connaissance brève :

- Certaines sensations brèves annoncent un évanouissement : sensation, par exemple, d'une vision étroite ou de voix distantes.
- La peau de la personne semble très pâle et moite au toucher.
- Son pouls ralentit.
- Quand la personne revient à elle, il n'y a pas de somnolence prolongée.
- Il se peut que le malade se contracte juste après s'être évanoui, mais il n'y a pas de crise de type épileptique.

L'ÉVANOUISSEMENT : LES PREMIERS GESTES

Vérifiez les voies respiratoires et la respiration du malade. S'il n'y a pas de problème, allongez-le sur le dos et surélevez-lui les jambes plus haut que la tête (à moins qu'il n'éprouve des douleurs ou une blessure à la tête).

↓

Desserrez ses vêtements – surtout autour du cou – et si l'atmosphère est chaude et étouffante, ouvrez portes et fenêtres.

↓

S'il ne revient pas à lui après quelques minutes, mettez-le dans la position latérale de sécurité et appelez les services d'urgence. Surveillez ses voies respiratoires et sa respiration jusqu'à l'arrivée des secours.

↓

Racontez au malade ce qui s'est passé quand il s'est évanoui ; ce témoignage aura peut-être son importance afin de distinguer un simple évanouissement d'une affection plus alarmante. Le malade devra consulter son médecin s'il y a des signes inhabituels, comme, par exemple, une somnolence ou une incontinence après l'évanouissement.

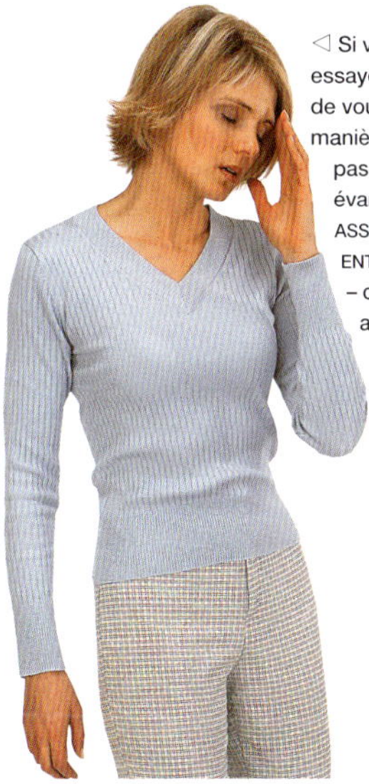

◁ Si vous êtes pris de vertiges, essayez de vous asseoir ou de vous allonger – de cette manière vous ne vous blesserez pas en tombant si vous vous évanouissez. NE VOUS ASSEYEZ JAMAIS LA TÊTE ENTRE LES JAMBES – cela pourrait aggraver la situation.

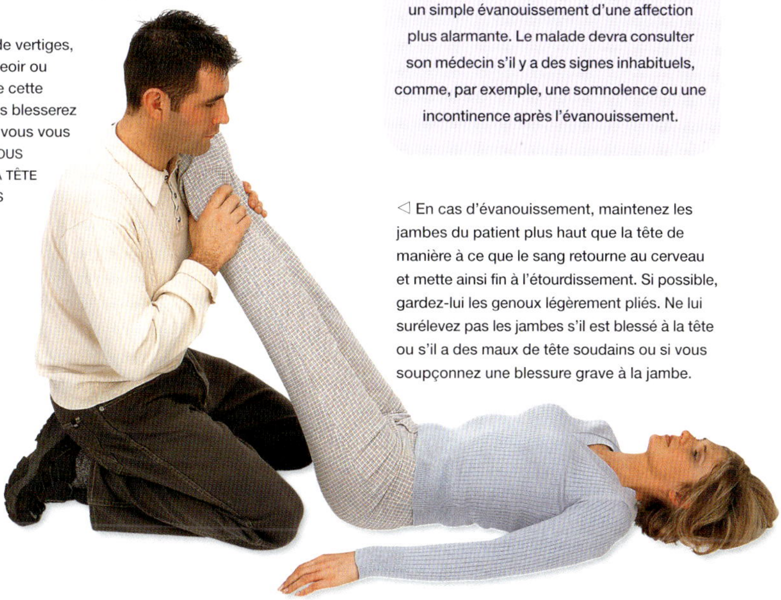

◁ En cas d'évanouissement, maintenez les jambes du patient plus haut que la tête de manière à ce que le sang retourne au cerveau et mette ainsi fin à l'étourdissement. Si possible, gardez-lui les genoux légèrement pliés. Ne lui surélevez pas les jambes s'il est blessé à la tête ou s'il a des maux de tête soudains ou si vous soupçonnez une blessure grave à la jambe.

VÉRIFICATION DES COMPÉTENCES

LE CERVEAU ET LE SYSTÈME NERVEUX

POINTS-CLÉS

- Si la victime a subi un coup à la tête, soyez attentif à tout problème éventuel ☐
- N'essayez jamais de retenir quelqu'un en pleine crise d'épilepsie ☐
- Appelez le plus rapidement possible les services d'urgence pour une victime d'attaque ☐
- Le médecin devra être consulté en cas de maux de tête ou vertiges persistants ☐

COMPÉTENCES APPRISES

- Savoir reconnaître la gravité d'une blessure à la tête ☐
- Savoir faire face à une blessure à la tête ☐
- Savoir que faire en cas de crise d'épilepsie ☐
- Savoir reconnaître et traiter une attaque ☐
- Savoir quand il est opportun de consulter en cas de maux de tête ☐
- Savoir dispenser les premiers gestes en cas de vertiges et d'évanouissement ☐
- Savoir quand il est opportun de consulter en cas de vertiges et d'évanouissement ☐

7

AUTRES URGENCES MÉDICALES

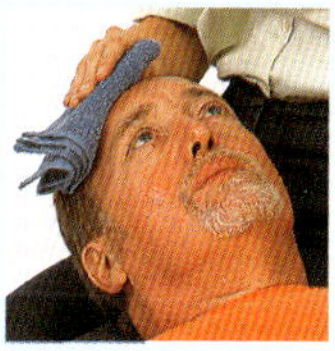

Ce chapitre décrit la conduite à tenir en cas de nombreuses situations potentiellement critiques. Les services de secours sont nécessaires face à certaines, telles que les urgences prénatales, l'accouchement d'urgence et la crise diabétique, mais vous pourrez prendre certaines mesures pour limiter les risques avant l'arrivée de l'ambulance. Dans d'autres cas, il s'agit d'affections que vous pourrez généralement soigner sur place mais qui risquent de s'aggraver et de nécessiter une aide experte ; elles comprennent les allergies, les morsures et les piqûres d'insectes, et les troubles liés à la chaleur et au froid. Ce chapitre couvre aussi des symptômes plus courants comme la fièvre, la douleur abdominale, et la nausée et le vomissement.

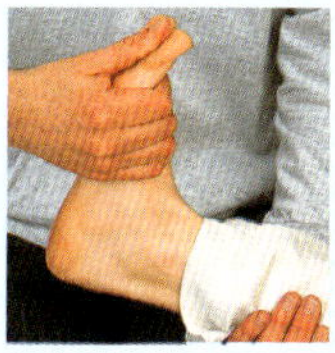

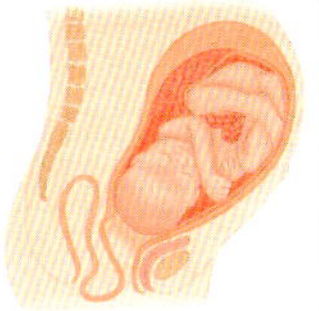

TABLE

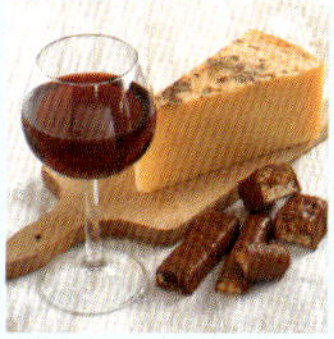

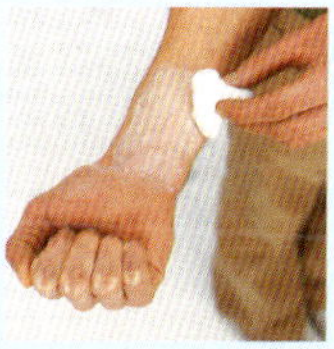

Les cas d'urgence prénatale

VOIR AUSSI
➤ MAINTENIR EN VIE UN ENFANT, p. 47
➤ L'accouchement en urgence p. 98
➤ Le saignement d'un orifice naturel, p. 146

Certaines situations survenant lors d'une grossesse nécessitent une action immédiate. C'est le cas pour le saignement, la douleur abdominale aiguë, le mal de tête, le vomissement continu, la perte des eaux et l'absence de mouvements fœtaux. La priorité est d'appeler les services d'urgence et d'expliquer ce qui s'est passé pour qu'ils puissent avertir l'hôpital. En attendant les secours, veillez à ce que la future maman soit calme, rassurez-la en lui disant qu'une aide experte va bientôt arriver et que le bébé ira bien. Soyez prêt à intervenir à tout changement éventuel de son état.

Un problème nécessitant une intervention hospitalière rapide peut survenir pendant la grossesse et peut quelquefois exiger une action immédiate avant l'arrivée à l'hôpital. Vous devrez vous familiariser avec ce qui constitue une urgence prénatale, mais demandez toujours un avis médical si vous avez le moindre doute au sujet des symptômes de la femme enceinte.

LA PERTE DE CONNAISSANCE PENDANT LA GROSSESSE

Toute perte de connaissance subite chez une femme en âge de procréer peut vouloir dire qu'elle est enceinte. La préoccupation principale sera de savoir si la perte de connaissance est due à une grossesse tubaire que l'on appelle aussi grossesse extra-utérine ou ectopique.

Une femme qui s'évanouit et dont la grossesse est avancée ne doit pas être allongée sur le dos. Maintenez-la selon un angle de 30 degrés sur son côté gauche et mettez en œuvre la réanimation cardio-pulmonaire. L'utérus d'une femme enceinte appuyant sur les vaisseaux qui transportent le sang au cœur, le massage cardiaque de la réanimation ne sera efficace que si la femme est légèrement tournée sur le côté gauche afin de ne pas comprimer ces vaisseaux de quelque façon.

L'HÉMORRAGIE LORS DES PREMIERS MOIS DE GROSSESSE

Toute perte de sang lors des huit premières semaines de grossesse pourrait provenir d'une grossesse extra-utérine au cours de laquelle le fœtus se développe dans l'une des trompes utérines. Un saignement est souvent, mais pas nécessairement, précédé par une douleur au bas du bassin. Si douleur il y a, la femme enceinte devra voir son médecin d'urgence, même si la perte de sang est légère.

Si le saignement est accompagné d'une douleur abdominale ou si la femme ne se sent pas bien, en particulier si elle est pâle, prise de vertiges ou prédisposée à s'évanouir, il importe d'obtenir d'urgence l'avis de son médecin.

La fausse couche

La fausse couche est une autre cause possible de saignement dans les premiers stades de la grossesse (jusqu'à 23 semaines) et la femme

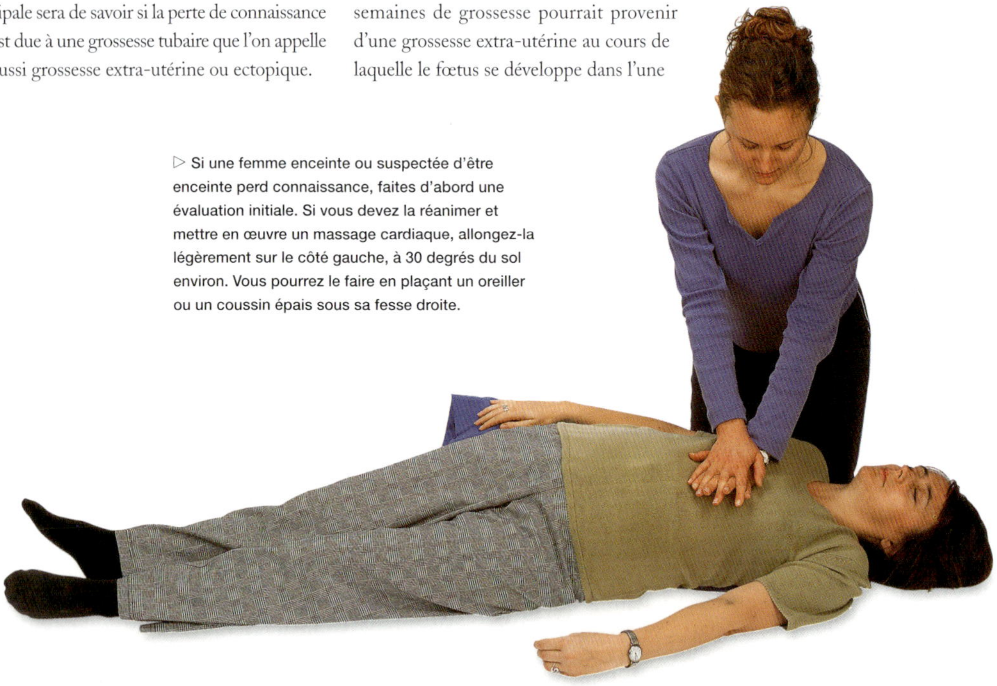

▷ Si une femme enceinte ou suspectée d'être enceinte perd connaissance, faites d'abord une évaluation initiale. Si vous devez la réanimer et mettre en œuvre un massage cardiaque, allongez-la légèrement sur le côté gauche, à 30 degrés du sol environ. Vous pourrez le faire en plaçant un oreiller ou un coussin épais sous sa fesse droite.

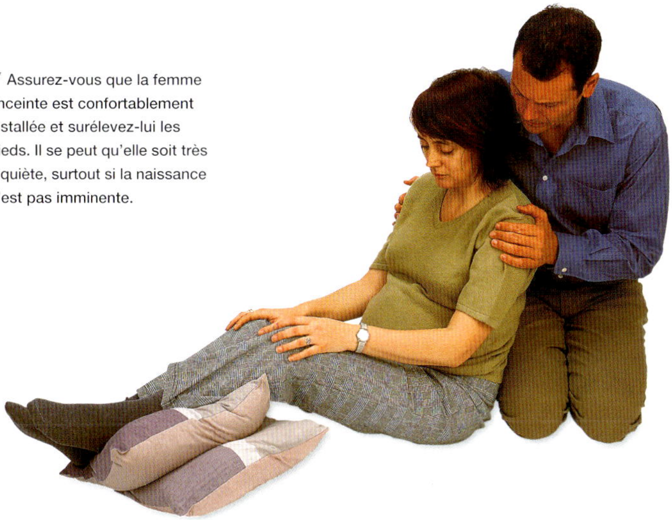

▽ Assurez-vous que la femme enceinte est confortablement installée et surélevez-lui les pieds. Il se peut qu'elle soit très inquiète, surtout si la naissance n'est pas imminente.

MISE EN GARDE

Vous devrez obtenir d'urgence un avis médical si un des symptômes suivants survient au cours de la grossesse :

- Hémorragie génitale.
- Douleur abdominale intense, surtout si elle est accompagnée d'une hémorragie.
- Mal de tête violent et continu avec ou sans troubles de la vision et avec ou sans enflures des mains et des chevilles.
- Vomissements excessifs.
- Rupture de la poche des eaux.
- Moins de 10 mouvements fœtaux en 24 heures.

enceinte devra voir d'urgence son médecin ou même aller à l'hôpital, selon la gravité des symptômes. Quelquefois, la perte de sang est infime et la douleur très légère : il s'agit d'une menace de fausse couche et il se peut que le médecin conseille tout simplement de garder le lit et d'éviter tout rapport sexuel.

Dans d'autres cas, l'hémorragie d'une fausse couche peut être très abondante et s'accompagner de douleurs ressemblant à des crampes dans le bas de l'abdomen. Il se peut même qu'il y ait des signes et des symptômes d'état de choc lorsque la fausse couche elle-même survient et il peut y avoir des morceaux visibles de placenta et de fœtus dans le sang. De tels symptômes graves nécessitent une admission à l'hôpital où l'on fera probablement un curetage sous anesthésie afin de s'assurer que l'utérus est bien vidé de tout son contenu.

▽ Au cas où une femme enceinte s'évanouirait, mettez-la dans la position latérale de sécurité sur le côté gauche. Cette position est la meilleure en attendant l'arrivée des services d'urgence.

L'HÉMORRAGIE DANS LES DERNIERS MOIS DE GROSSESSE

Prenez très au sérieux tout saignement après 23 semaines et conduisez aussitôt la patiente chez le médecin. Il se peut que ce ne soit qu'un bouchon muqueux inoffensif qui reste dans le col de l'utérus jusque vers la fin de la grossesse. Cependant, cela peut signifier que le placenta saigne ou qu'il commence à se décoller de la paroi utérine. Ces affections placentaires sont le « placenta prævia » (indolore) et le « décollement du placenta » (très douloureux). Les deux affections peuvent mettre en péril la vie du bébé.

RUPTURE DE LA POCHE DES EAUX

Les membranes qui enveloppent le fœtus dans l'utérus se rompent normalement au début du travail. Elles libèrent du liquide amniotique. Quelquefois, cependant, la poche des eaux se rompt avant que le bébé ne soit prêt à venir au monde : dans ce cas-là, la patiente devra aller à l'hôpital afin de protéger le fœtus contre toute infection.

QUE FAIRE LORS D'UNE HÉMORRAGIE EN PÉRIODE DE GROSSESSE

Hémorragie indolore au cours de la première moitié de la grossesse :

- Veillez à ce que la patiente soit confortablement installée.
- Assurez-vous qu'elle porte une serviette hygiénique.
- Veillez à ce qu'elle voie un médecin le jour même.

Hémorragie abondante avec caillots de sang au cours de la première moitié de la grossesse :

- Allongez la patiente et surélevez-lui les jambes.
- Surveillez sa respiration et sa circulation toutes les 5 minutes au cas où elle perdrait connaissance.
- Obtenez d'urgence un avis médical.

Après la 23e semaine :

- Allongez-la sur le côté gauche.
- Surveillez sa respiration et sa circulation.
- Appelez les services de secours.

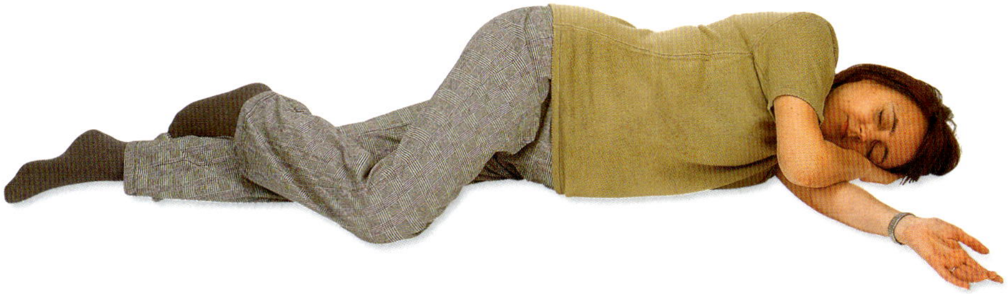

L'accouchement en urgence

VOIR AUSSI
➤ La réanimation complète, p. 38
➤ MAINTENIR EN VIE UN ENFANT, p. 47
➤ Les cas d'urgence prénatale, p. 96

Ce ne sont pas habituellement les femmes accouchant pour la première fois qui font leur bébé sur le sol de la cuisine, mais celles avec plus d'expérience, qui en sont à leur deuxième ou troisième accouchement, et dont le travail est moins prévisible et survient plus rapidement. Savoir faire face est un geste de secourisme essentiel. Bien que la parturiente accomplisse l'essentiel du travail avant et pendant l'accouchement, il y a plusieurs choses que vous pourrez faire pour l'aider. Le nouveau-né a quelquefois de la peine à respirer et votre intervention sera alors cruciale.

Bien qu'il puisse y avoir peu de signes indiquant un travail imminent, les mouvements du bébé sont parfois moins fréquents un ou deux jours avant le début du travail. En règle générale, une mère devrait sentir son bébé bouger au moins dix fois par jour même juste avant le travail. Cependant, cela est très variable et vous ne devrez vous inquiéter que si vous observez une diminution notable de l'activité fœtale – dans ce cas, consultez votre sage-femme ou votre médecin.

L'ACCOUCHEMENT

On distingue trois périodes. La première commence avec les contractions et se termine par la dilatation complète du col de l'utérus. La deuxième voit le bébé descendre la filière osseuse et venir au monde. La troisième période correspond à la délivrance du placenta.

La première période

Le col de l'utérus se dilate pour permettre, plus tard, à la tête du bébé de s'engager dans la filière osseuse. Les contractions surviennent. Régulières, ces contractions ressenties dans le bas de l'abdomen rappellent les douleurs des règles. Elles se manifestent toutes les 5-20 minutes et durent jusqu'à 30 secondes. La parturiente peut aussi sentir la poche des eaux se rompre libérant le liquide amniotique. Un liquide brunâtre, plutôt que jaune clair, pourrait indiquer que le bébé souffre et un accouchement en milieu hospitalier s'imposera alors.

La deuxième période

À ce stade, la parturiente a une envie irrésistible de pousser avec chaque contraction. Il se peut qu'elle ouvre involontairement ses intestins. Essayez d'ôtez les selles sans contaminer la région vulvaire, ce qui risquerait d'infecter le bébé.

Laissez la mère se mettre dans la position qui lui est la plus confortable. Le bébé sera prêt à venir au monde lorsque vous pourrez voir sa tête derrière la vulve à l'entrée du vagin. À ce moment-là, la mère devrait suspendre son envie de pousser afin d'éviter une expulsion trop rapide du bébé.

Lorsque la tête du bébé se présente, elle devrait être normalement face vers le bas. Soutenez la tête de la main – la tête effectue spontanément une rotation de 90 degrés à ce stade. Laissez-la venir naturellement sans tirer du tout. Dès que la tête est sortie, vérifiez si le cordon ombilical n'est pas enroulé autour du cou. Au cas où il le serait, faites-le glisser doucement par-dessus la tête. Si vous n'y arrivez pas, nouez alors deux bouts de ficelle sté-

PREMIÈRE ET DEUXIÈME PÉRIODES DE L'ACCOUCHEMENT : LE TRAVAIL

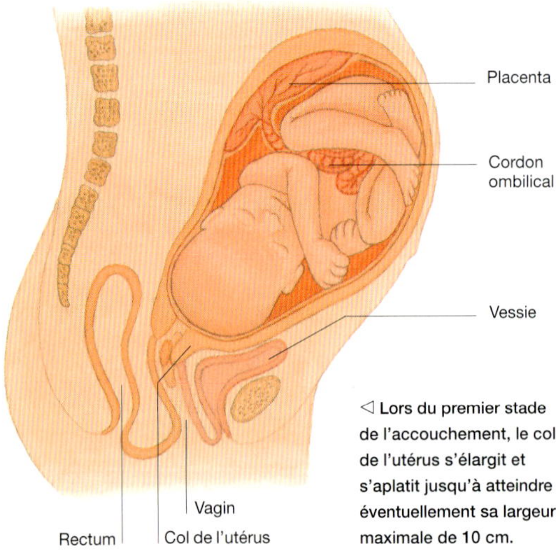

◁ **Lors du premier stade de l'accouchement, le col de l'utérus s'élargit et s'aplatit jusqu'à atteindre éventuellement sa largeur maximale de 10 cm.**

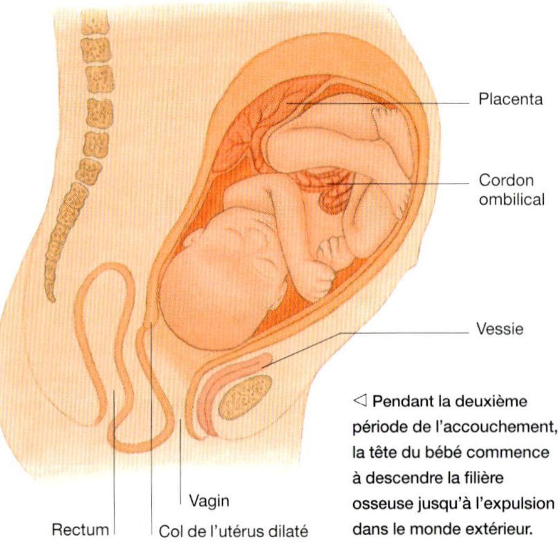

◁ **Pendant la deuxième période de l'accouchement, la tête du bébé commence à descendre la filière osseuse jusqu'à l'expulsion dans le monde extérieur.**

riles à deux endroits du cordon ombilical et coupez ce dernier entre les deux nœuds. Les épaules devraient apparaître à leur tour. Si ce n'est pas le cas, il faudra peut-être que vous aidiez en les tirant. Le reste du corps arrivera rapidement après cela. Le bébé expulsé sera glissant: faites attention à ne pas le laisser tomber. Attendez que le cordon ombilical s'arrête de battre (environ 20 secondes), puis à l'aide de bouts de ficelle stériles, nouez le cordon à 10, 15 et 20 cm du nombril du bébé. Gardez le bébé au niveau du vagin jusqu'à ce que le cordon soit coupé. Coupez-le entre les deux nœuds les plus éloignés du bébé.

Le bébé devrait commencer à pleurer. Si c'est le cas, enveloppez-le dans un drap bien propre et une couverture chaude et placez-le sur l'estomac de sa mère. S'il n'y a pas de signe de respiration, donnez-lui une chiquenaude aux orteils. Si le bébé ne réagit pas, pratiquez deux insufflations par la méthode du bouche-à-bouche-et-nez. Continuez selon la procédure de maintien en vie d'un bébé.

La troisième période

La délivrance du placenta demande jusqu'à une heure après la naissance. Il devrait arriver naturellement, sans intervention de votre part. Gardez le placenta pour l'emporter à l'hôpital. Massez doucement l'utérus afin de diminuer le risque d'hémorragie. Il se sent facilement juste au-dessus de la symphyse pubienne.

L'ACCOUCHEMENT DU BÉBÉ

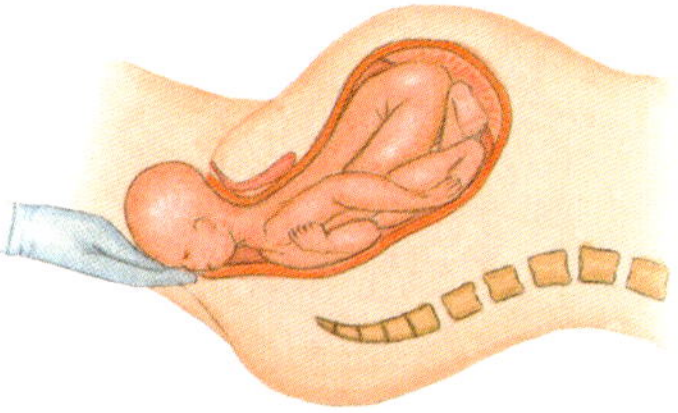

1 La plupart des bébés sortent la face vers le bas.

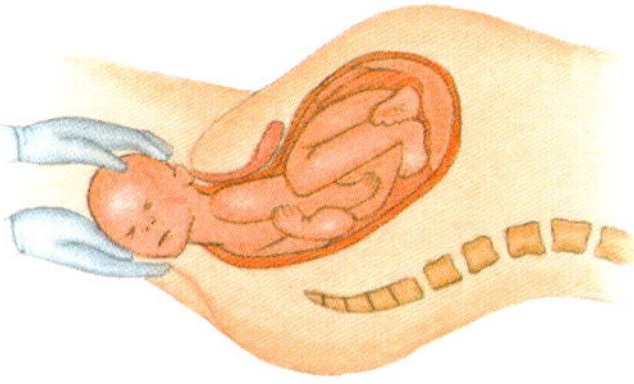

2 Soutenez la tête sans tirer dessus afin d'éviter d'endommager les nerfs desservant le cou et les épaules.

3 Lorsque le corps a été expulsé presque entièrement, gardez-le au même niveau que la mère. Veillez à bien tenir le bébé car, étant couvert de sang et de liquide amniotique, il est très glissant.

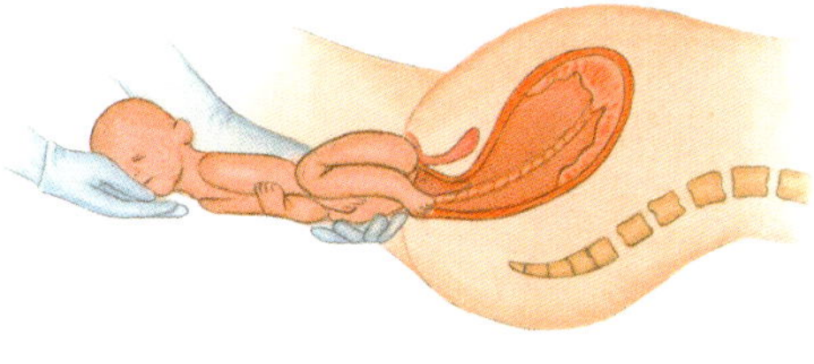

4 Tenez le bébé dans une position penchée, la tête légèrement plus basse que le reste du corps, au cas où il vomirait.

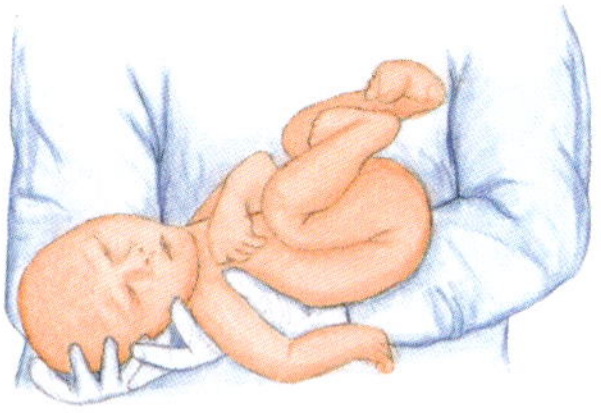

COMMENT SE PRÉPARER POUR UN ACCOUCHEMENT D'URGENCE

Si une femme enceinte a des contractions continues ou essaie de pousser, vous n'aurez pas le temps de l'emmener à l'hôpital et vous devrez vous préparer pour un accouchement d'urgence. Appelez d'abord les services de secours. Il se peut qu'ils vous dictent les étapes à suivre en attendant l'arrivée de leur équipe. Écoutez-les bien. Ce qu'ils diront pourra bien inclure les conseils ci-dessous, mais suivez toujours leurs instructions à la lettre.

La propreté est vitale. La mère et le bébé étant vulnérables aux infections, prenez toutes les précautions possibles afin d'éviter ce risque.

Couvrez d'une grande feuille de plastique le lit le plus bas et le plus ferme de la maison ou un coin de sol. Trouvez deux ou trois draps propres.

Coupez trois longueurs d'environ 30 cm de ficelle propre. Faites-les bouillir, ainsi qu'une paire de ciseaux, pendant 10 minutes dans de l'eau afin de les stériliser.

Trouvez une couche pour le bébé ou de quoi le langer. Arrangez des serviettes, un gant de toilette et de l'eau chaude pour la mère.

Portez des gants et, dans l'idéal, changez-les chaque fois que vous aurez touché une substance potentiellement contaminée, comme du sang ou des selles.

Les maladies diabétiques

VOIR AUSSI

➤ Réactions et voies respiratoires, p. 32
➤ La position latérale de sécurité, p. 40

Le diabète est une maladie qui affecte le contrôle par l'organisme du taux de sucre dans le sang. Cela peut provoquer toutes sortes de symptômes, depuis la soif excessive jusqu'à la perte de connaissance. On compte plus de 120 millions de diabétiques à travers le monde. Cependant, la plupart sont capables de mener une vie normale, leur diabète étant contrôlé avec de l'insuline, des médicaments, et, dans certains cas, uniquement par un régime. La crise de diabète pouvant être mortelle, il importe d'en reconnaître les signes avant-coureurs et de faire les gestes de secours appropriés.

La personne souffrant d'un diabète dit sucré a un problème de contrôle du glucose sanguin. L'organisme obtient du glucose à partir d'aliments sucrés et riches en amidons comme les biscuits, le pain et les pommes de terre. Le glucose, assimilé par le sang à travers l'intestin, fournit de l'énergie aux cellules de l'organisme.

Chez le sujet sain, le taux de glycémie est réglé par l'insuline, une hormone produite par le pancréas. Chez le diabétique, le pancréas ne produit pas assez d'insuline ou pas du tout. Le taux de glycémie d'un sujet souffrant d'un diabète n'est donc pas contrôlé correctement, ce qui peut provoquer des symptômes pouvant entraîner une crise.

LES TYPES DE DIABÈTE

Il existe deux grands types de diabète sucré – le diabète grave, appelé aussi diabète maigre ou insulinodépendant (Type 1, qui représente entre 10 et 25 % des cas), et le diabète simple ou gras (Type 2, le reste des cas). Le Type 1 se développe généralement avant 40 ans ; le Type 2 après 40 ans, souvent chez le sujet obèse.

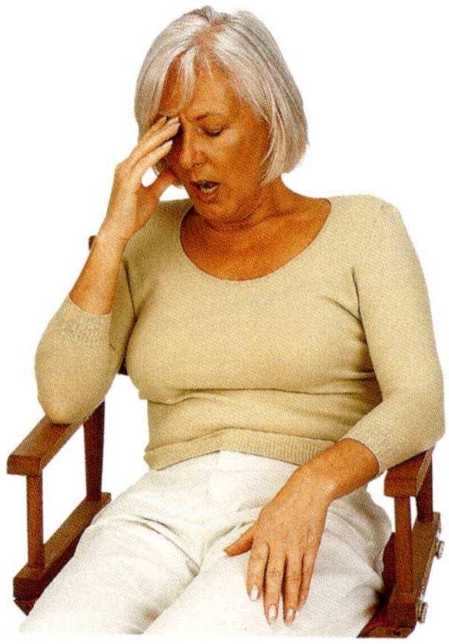

▷ Se sentir fatigué la plupart du temps est un signe courant du diabète non traité.

SIGNES ET SYMPTÔMES DU DIABÈTE

Le diabétique de Type 1 tombe malade rapidement en quelques semaines. Le patient atteint du diabète de Type 2 peut ne pas avoir de symptômes pendant de nombreux mois, voire des années, avant que son affection ne soit découverte. Les symptômes comprennent :

- ➤ Besoin d'uriner souvent, en quantités.
- ➤ Soif exceptionnelle.
- ➤ Fatigue.
- ➤ Troubles de la vision.
- ➤ Perte de poids, malgré un bon appétit.
- ➤ Furoncles récurrents.
- ➤ Abcès.
- ➤ Candidose génitale.

EMPLACEMENT DU PANCRÉAS

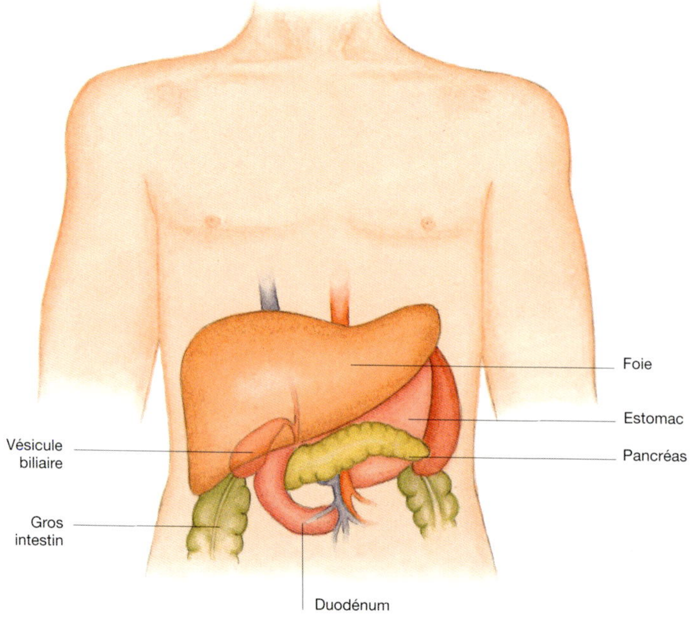

▷ Glande allongée, le pancréas sécrète de l'insuline. Il se trouve en fait *derrière* l'estomac mais on l'a illustré ici devant, afin de bien le montrer.

MISE EN GARDE
Si vous devez vous occuper d'une personne inconsciente ou qui se sent mal, envisagez toujours la possibilité de diabète. À défaut d'indices, il se peut simplement qu'elle porte une plaque d'identité médicale vous en informant ou bien elle pourra peut-être vous le dire elle-même.

L'HYPOGLYCÉMIE ET L'HYPERGLYCÉMIE : LES PREMIERS GESTES

↓

SI LA PERSONNE EST INCONSCIENTE :
Procédez à l'évaluation initiale et appelez une ambulance. N'essayez pas de lui donner à manger ni à boire. Si elle respire, mettez-la dans la position latérale de sécurité et surveillez sa respiration jusqu'à l'arrivée des secours.

↓

SI LA PERSONNE EST CONSCIENTE :
Desserrez tout vêtement ajusté. Dans le cas d'un sujet hypoglycémique, donnez-lui une boisson sucrée, comme du coca, de la limonade ou du jus de fruit ou bien des carrés de chocolat. Ne lui administrez aucune boisson de régime même pour diabétiques. Appelez les services d'urgence si son état vous préoccupe. Dans le cas d'un patient hyperglycémique, donnez-lui des boissons sucrées si les services d'urgence tardent à venir.

↓

Au cas où vous trouveriez de l'insuline sur le malade, ne l'administrez pas vous-même. Il saura la prendre lui-même s'il ne souffre pas trop. Cherchez des indices sur son état afin de pouvoir en informer les secours : plaque d'identité médicale, carte, stylo injecteur d'insuline, cachets de glucose ou autre médicament, ou un kit d'analyse de sang.

LES CAUSES DU DIABÈTE

Les affections pouvant entraîner le diabète comprennent l'obésité et les troubles de certaines glandes comme le pancréas (pancréatite, par exemple), les surrénales et la thyroïde. Cependant, on connaît à vrai dire peu de choses sur les causes du diabète.

LE TRAITEMENT DU DIABÈTE

Crucial, le régime, dans les deux types de diabète, est riche en glucides complexes et pauvre en sucre et graisse. Perdre du poids, faire régulièrement de l'exercice et cesser de fumer peuvent aider, mais consultez d'abord et toujours votre médecin avant d'entreprendre un régime ou une activité physique. Le diabétique de Type 1 a besoin d'injections d'insuline au quotidien ; le patient atteint de diabète de Type 2 peut souvent le contrôler par le régime, bien que, quelquefois, des comprimés soient nécessaires et, plus rarement, de l'insuline.

LES CONSÉQUENCES DU DIABÈTE

Le diabète comporte des risques de santé à long terme, mais les deux seuls cas d'urgence probables sont l'hypoglycémie et, moins couramment, l'hyperglycémie.

L'hypoglycémie

Un taux de glycémie trop bas peut provoquer cette crise. Elle peut survenir après un manque de nourriture, un excès d'exercice physique, un choc ou du stress et peut être si soudaine que le malade est incapable de prendre les mesures nécessaires (généralement ingérer un produit sucré).

L'hyperglycémie

Elle résulte d'un taux de glycémie trop élevé, quelquefois causé par un surcroît de nourriture, un oubli médicamenteux ou par un virus. Bien que cet état se développe plus lentement que l'hypoglycémie, il se traite plus difficilement et demande, en règle générale, des soins médicaux. Lors d'une maladie virale, la glycémie est perturbée et le sujet diabétique déshydraté, avec des taux sanguins de sodium, de potassium et d'acidité anormaux. Cela rend le sujet très malade et peut même le faire tomber dans un coma.

SIGNES ET SYMPTÔMES DES PROBLÈMES DE GLYCÉMIE

L'HYPOGLYCÉMIE

- Rapidité des symptômes.
- Faim.
- Faiblesse/tremblement des mains/démarche chancelante.
- Vertiges ou état défaillant.
- Transpiration.
- Pâleur.
- Pouls fort et rapide.
- Comportement confus/agressif/peu coopératif, caractéristique qu'on peut prendre pour un état d'ébriété.
- Troubles d'élocution.
- Somnolence pouvant aboutir à la perte de connaissance.
- Sécheresse cutanée.
- Possibilité de convulsions et de crises.

L'hyperglycémie

- Soif extrême.
- Sécheresse cutanée.
- Pouls rapide.
- Haleine cétonique (à l'odeur d'acétone).

▽ Du coca ou de la limonade, quelques carrés de chocolat ou une boisson au lait sucrée sont de bons choix pour la crise d'hypoglycémie.

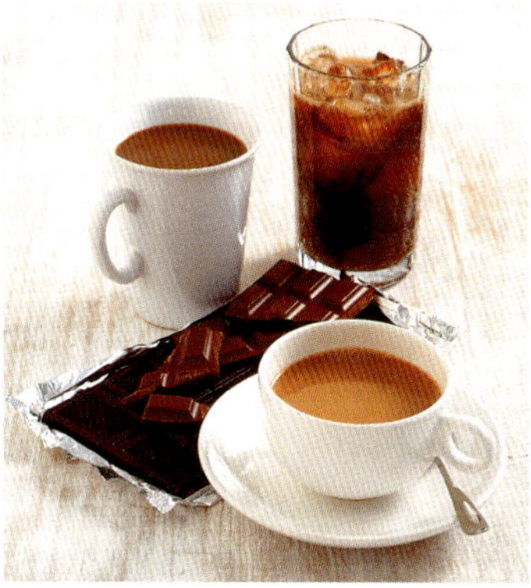

La nausée et le vomissement

VOIR AUSSI
➤ La blessure à la tête, p. 84
➤ Le mal de tête, p. 90
➤ L'INTOXICATION, p. 189

Symptômes courants, la nausée et le vomissement sont habituellement passagers et sans conséquence grave. Ils résultent de facteurs multiples, notamment l'intoxication alimentaire, le mal des transports, la migraine, l'infection virale, la réaction allergique, l'effet secondaire d'un médicament ou la grossesse. La nausée et le vomissement peuvent aussi provenir de causes plus graves, comme la crise d'appendicite qui nécessitera une visite aux urgences. Tout vomissement prolongé peut entraîner une déshydratation qui peut, elle aussi, rapidement devenir une urgence médicale.

La nausée et le vomissement sont des symptômes aux causes multiples dont la plupart sont limitées dans le temps. Dans ces cas-là, ils se dissipent d'eux-mêmes, sans consultation ni traitement. Ils peuvent cependant marquer le début d'une maladie grave et s'ils persistent ou si une déshydratation s'installe, le patient devra consulter son médecin.

LES CAUSES DE LA NAUSÉE

Les causes courantes de nausées et de vomissements comprennent :

- Le mal des transports.
- La migraine.
- L'intoxication alimentaire.
- La gastro-entérite virale.
- La grossesse.
- L'effet secondaire d'un médicament.

D'autres causes plus graves de nausées et de vomissements, telles qu'une blessure à la tête, une appendicite, une hépatite, une infection de l'appareil urinaire et une occlusion intestinale, seront habituellement accompagnées d'autres symptômes comme un mal de tête, une douleur abdominale, des conjonctives (blanc de l'œil) jaunes, une fièvre, une miction fréquente et brûlante ou bien encore des selles anormales.

LE TRAITEMENT DU VOMISSEMENT

Conseillez au patient de boire de petites gorgées d'eau glacée toutes les demi-heures et de ne pas manger pendant 12 heures. Lorsque les vomissements cessent et que l'appétit revient, il devra s'en tenir à des aliments fades, comme du riz nature.

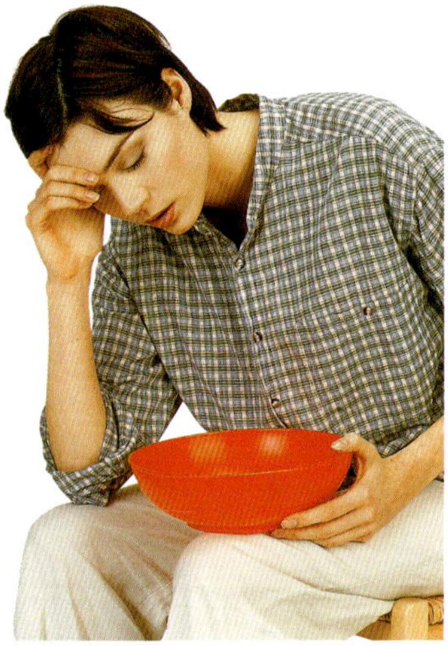

△ Demandez conseil auprès d'un médecin si les vomissements sont accompagnés d'un mal de tête pouvant provenir d'une blessure à la tête.

SIGNES ET SYMPTÔMES DE LA DÉSHYDRATATION

Légère

➤ Maux de tête.

➤ Soif.

➤ Urine foncée.

➤ Lèvres et langue sèches et squameuses.

Moyenne

➤ Pouls rapide.

➤ Aucune miction depuis 24 heures.

➤ Haleine cétonique.

➤ Yeux creusés.

Grave

➤ La peau reste plissée après un pincement.

➤ Somnolence.

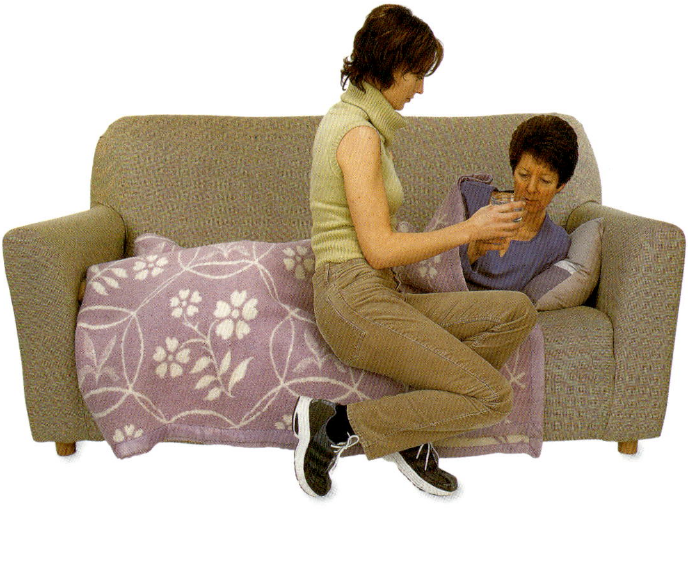

▷ Encouragez le patient à boire un peu d'eau nature toutes les demi-heures afin de prévenir tout danger de déshydratation.

La diarrhée, la fièvre et la crampe

VOIR AUSSI

➤ La nausée et le vomissement, p. 102

➤ La douleur abdominale, p. 104

La diarrhée est une affection courante qui se dissipe habituellement d'elle-même, mais les cas persistants devront faire l'objet d'une consultation. La fièvre est généralement un symptôme d'une maladie infectieuse. Avec la fièvre et la diarrhée, il importe de remplacer le liquide éliminé.

La crampe est un autre problème courant qui peut être exacerbé par la fièvre. Les crampes surviennent lorsque les fibres musculaires se contractent trop. Cela arrive souvent après un exercice physique à cause surtout d'une accumulation d'acide lactique dans les muscles.

LA DIARRHÉE

Caractérisée par des selles trop fréquentes et trop liquides, la diarrhée disparaît généralement sans traitement. Pouvant être accompagnée de vomissements, elle est couramment provoquée par une gastro-entérite d'origine virale ou alimentaire – absorption d'aliments contaminés, surtout les fruits de mer, la viande et les produits laitiers et à base d'œuf, qui n'ont pas été cuits ou conservés au frais correctement. La diarrhée peut aussi survenir dans beaucoup d'autres maladies, depuis des affections sans gravité comme le mal d'oreille jusqu'au cancer de l'intestin. Consultez un professionnel de santé si :

- La diarrhée persiste au-delà de 7-10 jours.
- Les selles contiennent du sang.
- Une déshydratation se développe.
- Il y a une fièvre.
- Il y a une douleur abdominale persistante.
- Il s'agit d'un bébé ou d'un jeune enfant.

LA FIÈVRE

Une température élevée est le signe que l'organisme se bat contre une infection ou une maladie. La fièvre fatigue et fait trembler le patient qui peut avoir des symptômes ressemblant à ceux du rhume, avoir mal au cœur ou même vomir. D'autres symptômes qui accompagnent souvent la fièvre comprennent la diarrhée et une sensation de brûlure pendant la miction.

La température se prend le plus couramment dans la bouche ou sous l'aisselle à l'aide d'un thermomètre numérique ou au mercure. On trouve aussi des thermomètres rectaux, mais ils sont plus difficiles à utiliser.

Le paracétamol fait baisser la température. Rafraîchissez le malade en l'épongeant avec de l'eau tiède ou à l'aide d'un éventail. Augmentez l'absorption de liquides afin de compenser l'effet de la transpiration et de prévenir toute éventualité de déshydratation.

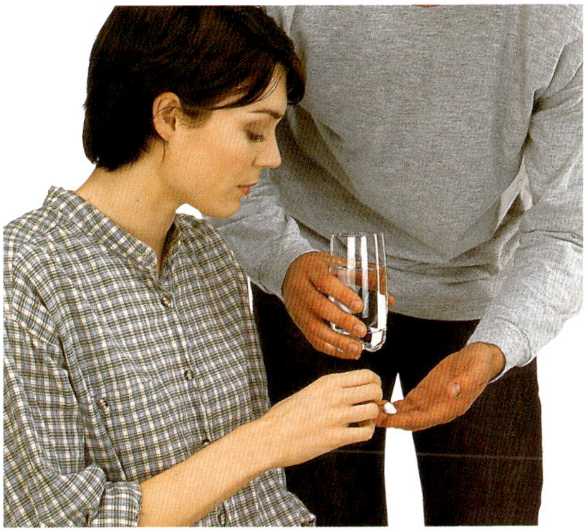

◁ Des cachets de paracétamol pris avec de l'eau feront tomber la température.

PRISE DE LA TEMPÉRATURE

La température corporelle normale varie légèrement selon la méthode et l'heure de la prise :

Méthode	°C
Sous l'aisselle	36,5
Sous la langue	37,0

LA CRAMPE

Les crampes surviennent habituellement la nuit et se ressentent le plus souvent au niveau du mollet. Sortir du lit et marcher sera le meilleur moyen de les faire passer. Vous pouvez aussi masser le muscle atteint ou encore tirer les orteils le plus possible vers vous.

Courantes durant la grossesse, les crampes peuvent être aussi un signe de problèmes circulatoires graves, surtout chez les fumeurs âgés. Toute personne souffrant régulièrement de crampes lors d'exercices physiques, crampes qui passent au repos, devrait consulter un médecin.

▷ Afin de soulager une crampe du muscle du mollet, étirez la jambe endolorie de tout son long et la crampe disparaîtra.

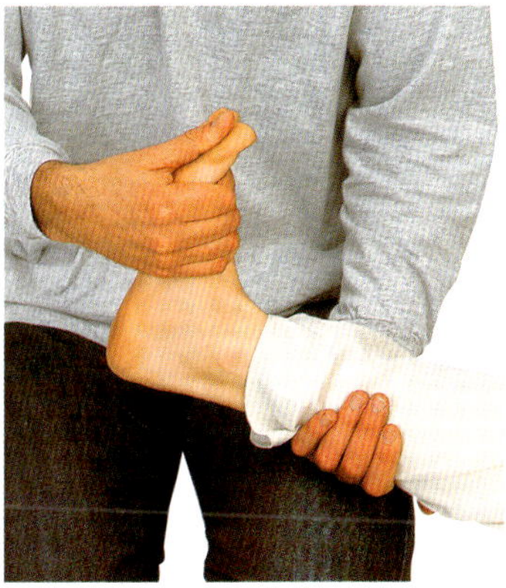

La douleur abdominale

VOIR AUSSI

➤ Les cas d'urgence prénatale, p. 96

➤ La nausée et le vomissement, p. 102

La douleur abdominale peut avoir des causes aussi diverses que la menstruation, l'appendicite ou la pneumonie. Lorsque vous aiderez un sujet souffrant d'une douleur abdominale, vous devrez d'abord en établir la cause probable. Vous aurez besoin de savoir quand la douleur a commencé, sa localisation et son intensité. D'autres symptômes comme un vomissement ou un saignement vaginal vous mettront sur la bonne voie. Appelez un docteur si la douleur est intense et prolongée et s'il y a un saignement vaginal imprévu ou du sang dans les selles, le vomi ou les urines.

De toutes les parties du corps où la douleur survient, l'abdomen cause probablement le plus d'inquiétude, mis à part la poitrine. La douleur abdominale est en fait très courante dans toutes les tranches d'âge et même une douleur récurrente peut provenir d'une cause bénigne et traitable.

Lorsque vous aiderez une personne souffrant d'une douleur abdominale, il importera de pouvoir discerner entre un épisode mineur qui passera sans aucun problème et une affection grave, peut-être même mortelle, comme la grossesse extra-utérine ou ectopique.

OÙ ET POURQUOI LA DOULEUR ABDOMINALE SURVIENT

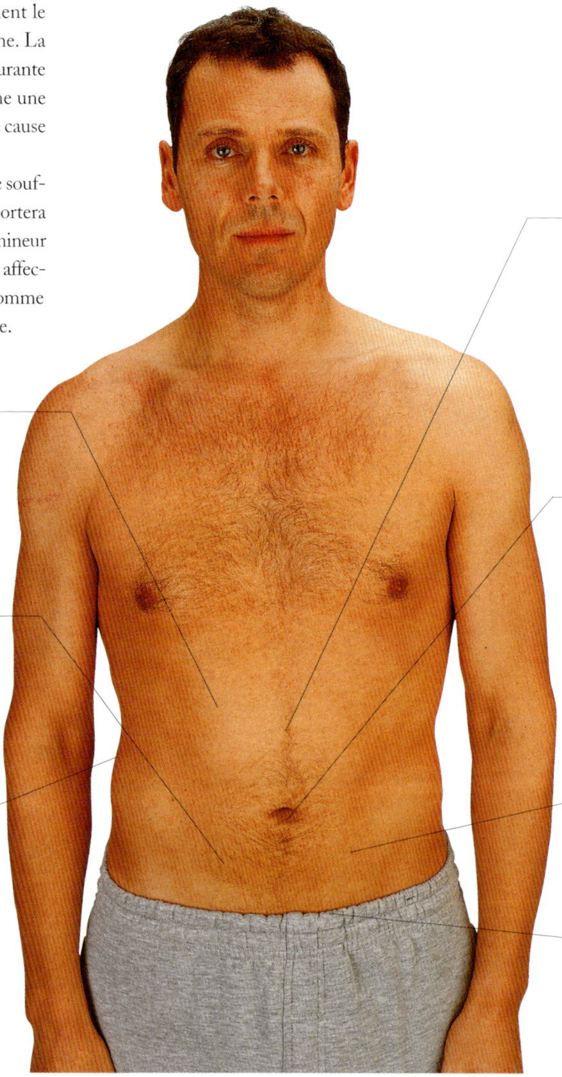

Épigastre
Une douleur à ce niveau est habituellement liée à des affections de l'estomac, comme une indigestion, une hernie hiatale ou un ulcère gastro-duodénal.

Région supérieure droite
La vésicule biliaire, le foie et le pancréas se trouvent dans cette zone. Une douleur ici correspond souvent à des calculs ou à une pancréatite.

Région ombilicale
La douleur provenant d'une rupture d'anévrisme aortique (une faiblesse de la paroi de l'aorte) peut se ressentir dans tout l'abdomen, mais tout particulièrement dans cette zone d'où elle se propage dans le dos. La douleur d'une appendicite peut aussi commencer ici avant de descendre sur la droite.

Fosse iliaque droite
C'est le site typique de la douleur de l'appendicite, quoique des problèmes intestinaux, rénaux et gynécologiques puissent aussi rendre cette zone douloureuse.

Fosse iliaque gauche
Des problèmes d'intestin, de rein ou gynécologiques peuvent causer une douleur dans cette zone.

Partie inférieure du dos
C'est le siège des reins et c'est ici qu'une douleur rénale se fera sentir avant de descendre dans le bas du bassin.

L'hypogastre
Ici, une douleur est souvent liée à des problèmes de vessie ou, chez la femme, à des ennuis gynécologiques (y compris la douleur des règles ordinaire).

L'ÉVALUATION DE LA DOULEUR ABDOMINALE

Avant de chercher l'origine éventuelle d'une douleur abdominale, vous devez vous rappeler les considérations suivantes :

- La douleur peut ne pas être juste au niveau d'un organe spécifique car elle peut irradier vers d'autres zones. Cela est particulièrement vrai dans le cas de l'appendicite.
- Toute femme en âge d'avoir des enfants et souffrant d'une douleur abdominale pourrait être enceinte.
- Les sujets très malades ou les personnes âgées souffrant d'une douleur abdominale d'origine grave n'ont pas nécessairement une température élevée.
- Les personnes qui prennent régulièrement des anti-inflammatoires pour l'arthrite ou la douleur musculaire peuvent souffrir d'une perforation de l'estomac tout à fait indolore.

SIGNES DE LA DOULEUR ABDOMINALE POTENTIELLEMENT GRAVE

- ➤ Nausées et vomissements.
- ➤ Diarrhée ou constipation.
- ➤ Douleur du dos.
- ➤ Respiration rapide et superficielle.
- ➤ Fièvre.
- ➤ Signes d'un état de choc éminent : pouls rapide, peau froide et transpirante.
- ➤ Gonflement de la paroi abdominale.
- ➤ Sensibilité lorsqu'on appuie sur l'abdomen.
- ➤ Grosseur dans l'abdomen.
- ➤ Tout saignement dans les selles ou les urines ou tout saignement vaginal non menstruel.

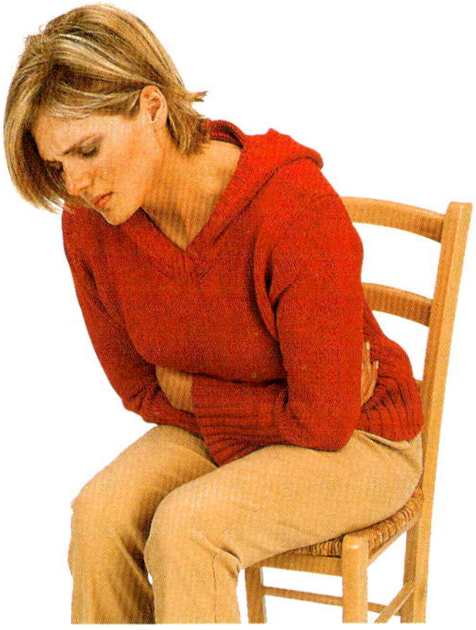

△ Considérez toujours la grossesse comme une cause possible de douleur abdominale chez la femme en âge d'avoir des enfants.

LES CAUSES DE LA DOULEUR ABDOMINALE

Ce n'est pas seulement le site de la douleur qui donne un indice quant à son origine. Certains organes creux comme l'intestin ou l'appareil rénal ont tendance à provoquer des douleurs intermittentes : ce sont des douleurs dites coliques. La douleur générée par une péritonite est, par contraste, constante et ininterrompue. Les douleurs liées aux selles sont habituellement causées par un problème intestinal.

Il se peut qu'il y ait d'autres symptômes concernant l'origine de la douleur, tels ceux intéressant les reins (y compris une sensation de brûlure en urinant).

La durée de la douleur est importante. Des poussées de douleur régulières qui s'estompent après quelques jours peuvent provenir d'un syndrome du côlon irritable. Une douleur intense et soudaine indiquera plus probablement une affection grave comme l'appendicite.

LA DOULEUR ABDOMINALE : LES PREMIERS GESTES

↓

Prévoyez un récipient en cas de vomissement.

↓

MAUX D'ESTOMAC OU DOULEURS ABDOMINALES ORDINAIRES ET NON AIGUS : Assurez-vous que la victime est confortablement installée et donnez-lui souvent à boire, par petites quantités plutôt qu'un verre entier qu'elle risquerait de vomir tout de suite. Une bouillotte ou une compresse chaude sur le siège de la douleur soulagera peut-être. Si la douleur ne passe pas avec de simples analgésiques et du repos, appelez un docteur.

↓

MAUX D'ESTOMAC OU DOULEURS ABDOMINALES AIGUS : Dans le cas d'une douleur aiguë, soudaine ou pas, ou d'une douleur accompagnée de fièvre, appelez les services d'urgence. Ne donnez rien à boire ni à manger et n'utilisez jamais de la chaleur en présence d'une fièvre ou d'une douleur aiguë (appliquer une bouillotte chaude sur un appendice irrité serait très dangereux).

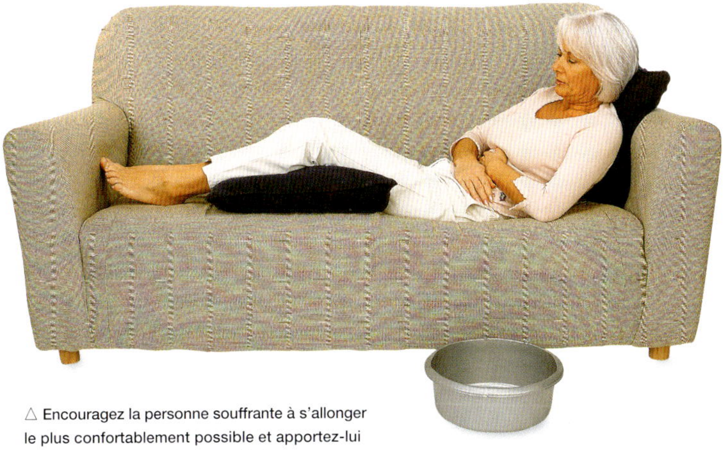

△ Encouragez la personne souffrante à s'allonger le plus confortablement possible et apportez-lui une bassine au cas où elle vomirait.

L'allergie

VOIR AUSSI
- LES POUMONS ET LA RESPIRATION, p. 57
- Le choc anaphylactique, p. 74
- Les piqûres d'insectes et les morsures, p. 108

Les réactions allergiques peuvent être mineures comme elles peuvent être graves. Au pire, un allergène peut causer un choc anaphylactique qui nécessite une aide médicale immédiate. Les personnes sujettes à des maladies comme l'asthme et l'eczéma ont de fortes probabilités de développer des réactions allergiques à d'autres allergènes. Une réaction mineure lors d'une première exposition peut se transformer en une réaction bien plus dramatique la deuxième fois. Vous devez vous familiariser avec les gestes de secours nécessaires pour aider la personne souffrante.

Le système immunitaire est conçu pour nous protéger mais, en matière d'allergie, il travaille contre nous. Des substances anodines comme le pollen ou les poils de chat sont appelées allergènes parce qu'elles peuvent provoquer une réaction allergique si elles entrent en contact avec le système immunitaire d'une personne prédisposée. Les cellules immunitaires, réagissant comme si l'allergène était un envahisseur dangereux, libèrent des substances chimiques nuisibles, comme par exemple de l'histamine, afin de se débarrasser de l'intrus. D'où les symptômes allergiques de la victime.

Une fois sensibilisé à un allergène particulier, le système immunitaire réagira contre lui à chaque nouveau contact. Cela peut provoquer une irritation des yeux, du nez, de la gorge, des poumons, de la peau ou encore du système digestif avec un grand nombre de symptômes depuis une respiration sifflante et des yeux qui pleurent jusqu'au vomissement.

ALLERGÈNES COURANTS

Presque toutes les substances peuvent être des allergènes, mais voici les « coupables » les plus courants :

- Nourriture : poissons, fruits de mer, lait, cacahouètes, œufs, chocolat, blé, soja.
- Antibiotiques : pénicilline, tétracycline.
- Autres médicaments, comme l'insuline.
- Venins : guêpe, abeille, serpent.
- Poussière, pollens et moisissures.
- Substances chimiques de certaines plantes.
- Colorants contenant de l'iode utilisés dans des explorations radioscopiques.

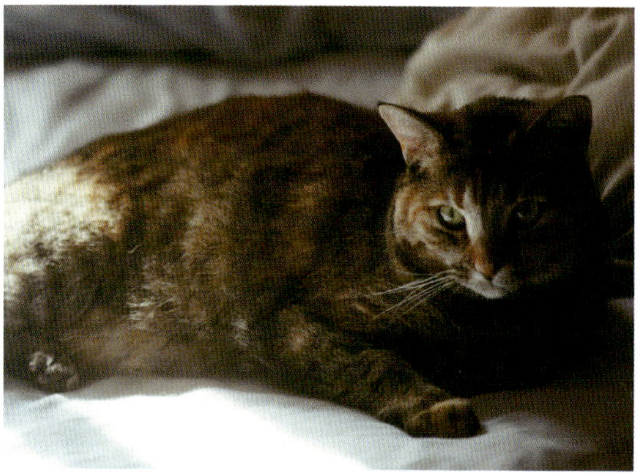

◁ Le chat est la cause bien connue de réactions allergiques, telles une respiration sifflante et des éternuements, dans les minutes qui suivent l'entrée du sujet dans une même pièce.

Les allergènes respiratoires tels que le pollen, la poussière et les poils d'animaux ont tendance à entraîner des réactions bénignes tandis que des allergènes comme la pénicilline ou les piqûres d'abeille peuvent être bien plus graves. Les réactions allergiques les plus violentes peuvent causer un choc anaphylactique avec le risque de maladie grave et de mort.

RECONNAÎTRE UNE ALLERGIE

Les allergies respiratoires ont tendance à provoquer des rhumes des foins et de l'asthme alors que les allergies intestinales entraînent souvent des diarrhées et des vomissements ainsi que des douleurs à l'estomac. Les allergies cutanées peuvent causer une rougeur – l'urticaire – ressemblant à la piqûre d'orties.

Certains tests sanguins peuvent aider à savoir si telle réaction est allergique ou pas, mais ils ne peuvent pas révéler de façon fiable la nature de l'allergène.

ALLERGIE ALIMENTAIRE OU INTOLÉRANCE ?

De nombreuses personnes pensent avoir des allergies alimentaires, alors qu'en fait elles souffrent d'une intolérance. Une intolérance alimentaire est due à l'absence d'une ou de plusieurs enzymes digestives qui décomposent la nourriture, comme par exemple les enzymes qui digèrent le lactose ou le glutamate de sodium.

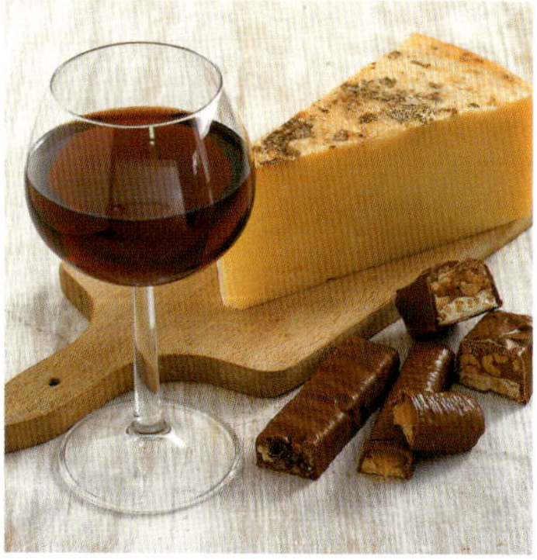

▷ Ces nourritures peuvent provoquer une intolérance plutôt qu'une réaction allergique.

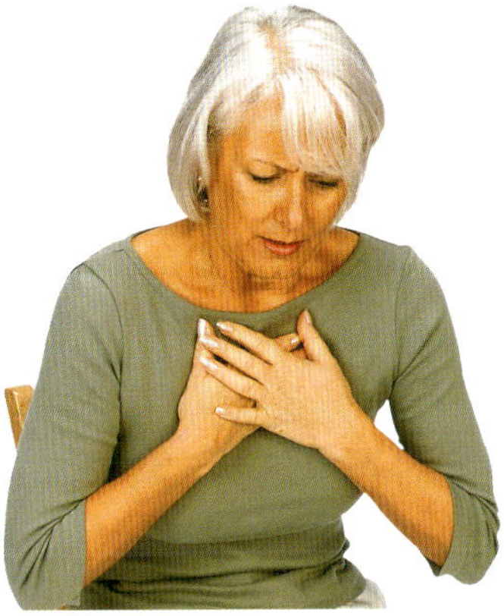

△ La toux, l'oppression de poitrine et la difficulté à respirer sont des signes d'allergie possibles affectant le système respiratoire.

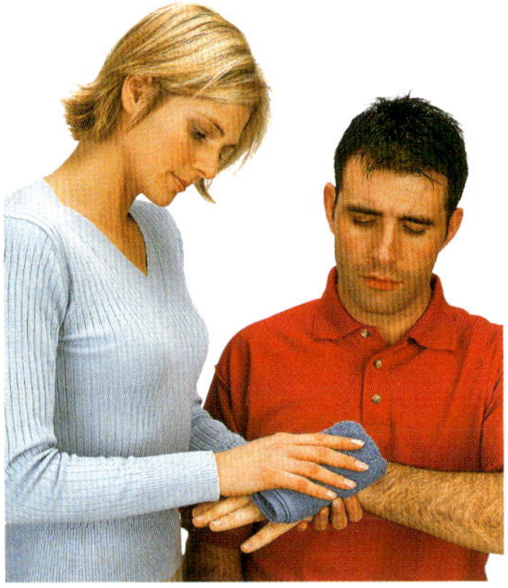

△ Essayez une poche à glace ou un paquet de légumes congelés enveloppé(e) dans un linge afin de réduire l'irritation d'une piqûre d'insecte.

On doit suspecter une véritable allergie alimentaire lorsque la personne a des symptômes à répétitions, comme par exemple des douleurs abdominales, des diarrhées, des nausées, des vomissements et des crampes après avoir mangé un certain aliment. Le seul moyen de tester une allergie alimentaire est de suivre un régime éliminant l'aliment suspect, puis de le réintroduire afin de voir si les symptômes réapparaissent.

MAÎTRISER LES ACARIENS

- Évitez les moquettes – les parquets, les carreaux, les revêtements en vinyle ou en linoléum sont plus sains.
- Maintenez votre maison bien ventilée et dépoussiérée.
- Achetez des oreillers anti-acariens, ainsi que des matelas ou protège-matelas, ou bien passez-les à l'aspirateur tous les jours.
- Mettez les peluches au congélateur tous les six mois afin de tuer les acariens.
- Évitez les doublures en peau de mouton car elles attirent les acariens.
- Utilisez des chiffons humectés pour faire le ménage plutôt que des chiffons à poussière secs.

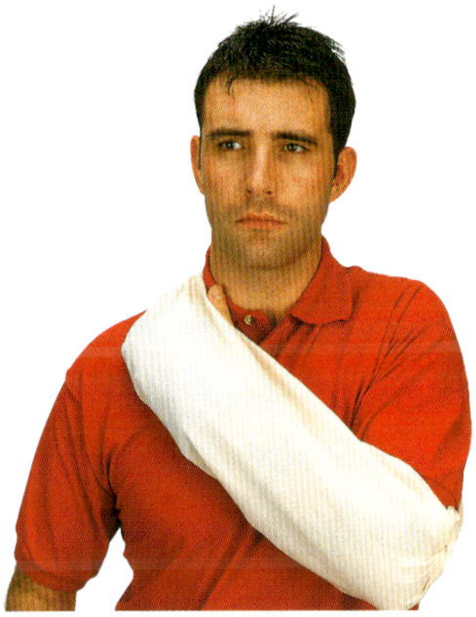

△ Si vous devez traiter une piqûre d'insecte, surélevez la partie affectée dans une écharpe si possible.

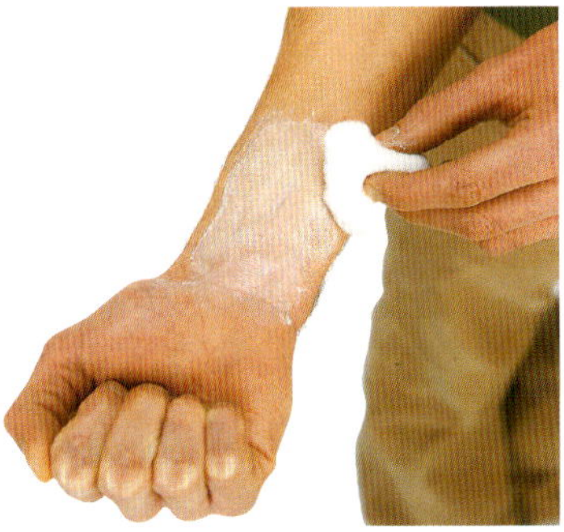

△ La lotion à la calamine apaise éruptions et piqûres d'insectes.

LA RÉACTION ALLERGIQUE : LES PREMIERS GESTES

Dans le cas d'une enflure au visage ou au cou, de difficulté respiratoire ou de vertiges, pouvant entraîner une perte de connaissance, appelez d'urgence les services de secours. En présence de toute réaction grave, cherchez sur la victime tout renseignement concernant l'allergie ou tout traitement médicamenteux. Si la victime est consciente, aidez-la à se mettre dans une position favorisant la respiration. Si elle est inconsciente, soyez prêt à commencer la réanimation si nécessaire.

↓

Essayez d'appliquer de la glace sur les enflures dues aux piqûres d'insectes ; retirez le dard et, dans la mesure du possible, surélevez la partie affectée dans une écharpe.

↓

En vente libre, les antihistaminiques peuvent s'avérer utiles contre les allergies cutanées courantes de type urticaire. Suivez toujours les conseils du pharmacien quant à leur emploi.

↓

La glace et la lotion à la calamine sont efficaces contre les démangeaisons liées aux réactions cutanées et aux piqûres d'insectes.

↓

Pouvant s'acheter sans ordonnance, les gouttes pour le nez contre les allergies peuvent s'avérer utiles en cas de réactions comme le rhume des foins.

↓

À long terme, la meilleure solution sera d'éviter l'allergène, par exemple en s'abstenant d'avoir des animaux domestiques ou bien en tondant le gazon tôt le matin ou le soir lorsque le pollen est moins gênant.

Les piqûres d'insectes et les morsures

VOIR AUSSI

➤ Qu'est-ce que le secourisme ?, p. 16

➤ Les difficultés respiratoires, p. 60

➤ L'allergie, p. 106

Certains mammifères, insectes, serpents et animaux marins peuvent présenter un danger. Toute piqûre ou morsure est potentiellement dangereuse et les accidents surviennent, aussi prudent que vous puissiez être. Les chiens peuvent causer de vilaines plaies et, dans certains pays, être porteurs de la rage ; les méduses et autres animaux marins peuvent injecter du poison ; les perroquets et les chats provoquent de mauvaises blessures ; les piqûres d'abeille ou de guêpe sont susceptibles de déclencher des allergies. Il est rassurant de savoir dispenser les premiers soins pour ces accidents.

Les espèces de serpents et d'insectes venimeux étant nombreuses, il faut savoir traiter tout problème résultant d'un contact avec du venin. De plus, même si certaines piqûres et morsures ne sont pas venimeuses, elles peuvent s'infecter et provoquer une réaction allergique.

LES MORSURES D'HOMME ET DE MAMMIFÈRE

Les morsures d'homme s'infectent souvent. L'incident le plus courant est la bagarre à coups de poing lorsqu'un sujet s'écorche les doigts contre les dents de son adversaire. Les articulations situées au niveau des premières phalanges s'infectent et peuvent même nécessiter une intervention chirurgicale afin de les nettoyer. Les morsures et les griffures de chat s'infectent souvent aussi, surtout à la main et au visage.

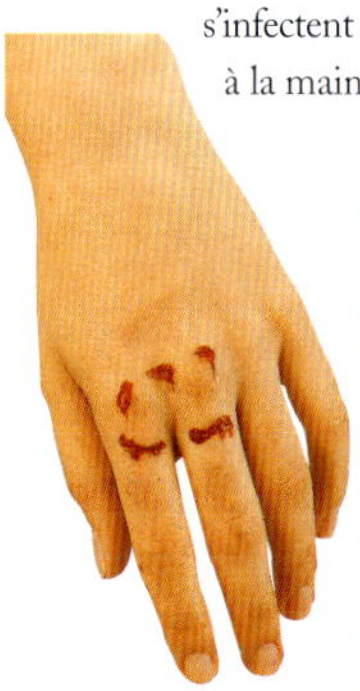

◁ Les morsures humaines nécessitent des antibiotiques pour enrayer toute infection.

▽ Une morsure de chien doit être nettoyée à fond et l'éventualité du tétanos (et parfois de la rage) résolue avec le médecin.

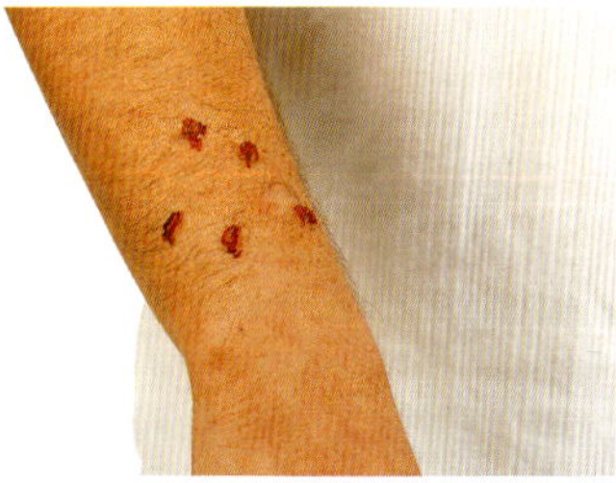

LA MORSURE : LES PREMIERS GESTES

Lavez soigneusement la plaie avec de l'eau bouillie que vous aurez laissé refroidir et faites un pansement avec de la gaze stérile et une bande.

↓

Consultez si vous n'êtes pas sûr que la victime soit vaccinée contre le tétanos. Une morsure d'homme à la main ou au visage nécessitera un traitement antibiotique.

↓

Surveillez toute enflure, rougeur et douleur éventuelles pendant les 48 heures qui suivront l'incident et consultez le médecin si ces symptômes apparaissent.

SYMPTÔMES ET SIGNES D'UNE PIQÛRE VENIMEUSE

- Perforations de la peau.
- Malaise général.
- Perte d'appétit.
- Douleurs abdominales.
- Éruption cutanée, mal de tête ou fièvre.
- Spasmes musculaires.
- Douleurs articulaires.

LES PIQÛRES DE GUÊPE ET D'ABEILLE

Chez la personne prédisposée, les piqûres de guêpe et d'abeille peuvent provoquer une réaction allergique. Il y a souvent aussi des risques d'infection après une piqûre. Pensez à une allergie en présence d'enflure importante, de vertiges, d'évanouissement, de difficulté respiratoire, de nausées ou de vomissement, d'urticaire et de serrement de gorge ou de poitrine.

Il se peut que l'abeille laisse un dard attaché à un sac venimeux. Si vous appuyez dessus, vous libérerez encore plus de venin. Enlevez-le en grattant délicatement avec un ongle et lavez la zone avec de l'eau et du savon. Placez de la glace sur la piqûre afin de réduire l'enflure et la douleur. Il sera peut-être prudent de prendre un antihistaminique.

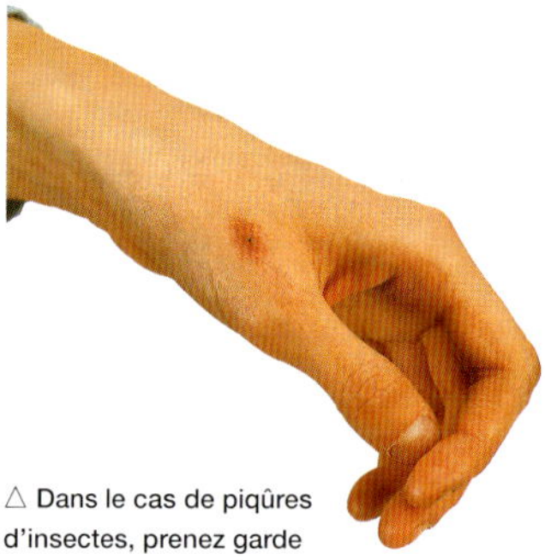

△ Dans le cas de piqûres d'insectes, prenez garde à toute enflure, rougeur ou douleur qui pourrait indiquer une infection bactérienne. N'appuyez jamais sur un dard planté dans la peau. Enlevez-le – délicatement mais fermement – en grattant à l'aide d'un ongle propre ou d'une lame d'un couteau non aiguisée.

LES MORSURES DE SERPENTS

Les serpents venimeux libèrent du venin lorsqu'ils mordent, susceptible de provoquer une douleur locale et abdominale, une enflure, un vomissement et une diarrhée. Des vertiges peuvent aussi survenir et la peau peut devenir pâle, froide et de plus en plus transpirante, symptômes indiquant un état de choc.

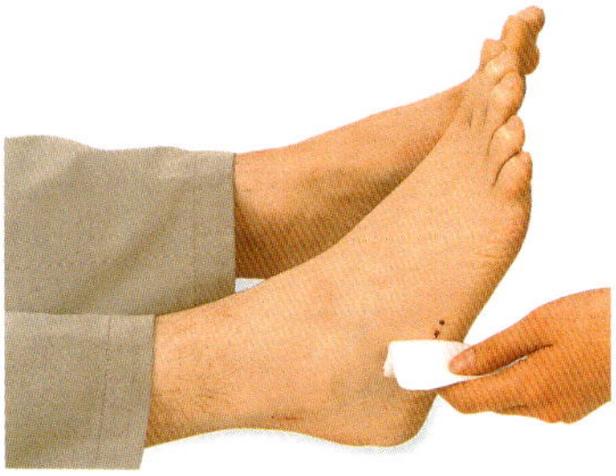

△ Arrêtez le saignement d'une morsure en pressant fermement à l'aide d'un pansement absorbant, de préférence un tampon de gaze.

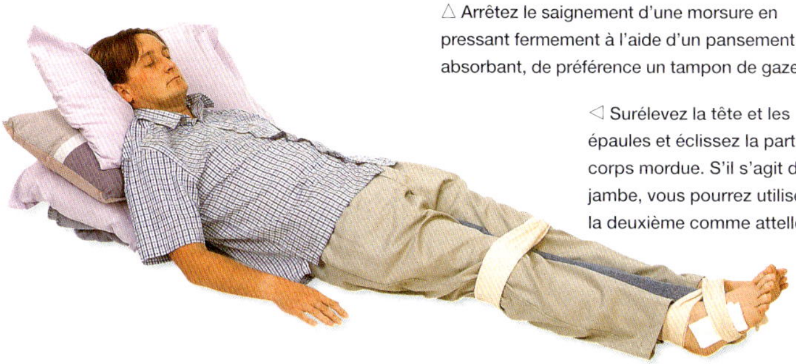

◁ Surélevez la tête et les épaules et éclissez la partie du corps mordue. S'il s'agit d'une jambe, vous pourrez utiliser la deuxième comme attelle.

LA MORSURE DE SERPENT : LES PREMIERS GESTES

Ne mordez pas la plaie, ne la sucez pas, ne l'entaillez pas, n'appuyez pas dessus et n'y appliquez ni glace ni garrot.

↓

Calmez le blessé et maintenez-le le plus possible immobile afin de ne pas propager le poison.

↓

Appelez les services d'urgence ou conduisez-le rapidement jusqu'à une aide médicale où on pourra lui administrer un anti-venin. Suivez toute instruction donnée au téléphone par les services de secours.

↓

Si vous ne pouvez obtenir ni conseil ni aide médicale dans les 30 minutes, bandez fermement la zone de la morsure, en évitant cependant de serrer au point d'arrêter le sang. Mettez cette partie-là dans une attelle afin de la reposer.

ANIMAUX MARINS

Certains animaux marins peuvent causer des dommages soit en perçant la peau de leurs épines, soit en injectant du venin. Beaucoup se confondent avec le sable et les rochers, comme la vive des eaux tempérées ou le poisson-pierre des eaux tropicales. Si vous marchez sur un oursin, les épines se casseront dans la chair, provoquant une douleur. Elles devront être retirées et les plaies désinfectées.

On trouve de dangereuses méduses dans certaines parties du monde, notamment en Australie. Elles injectent une neurotoxine qui arrête le fonctionnement des muscles, ce qui conduit rapidement à un arrêt respiratoire.

LES PREMIERS SECOURS POUR UNE PIQÛRE EN MILIEU MARIN

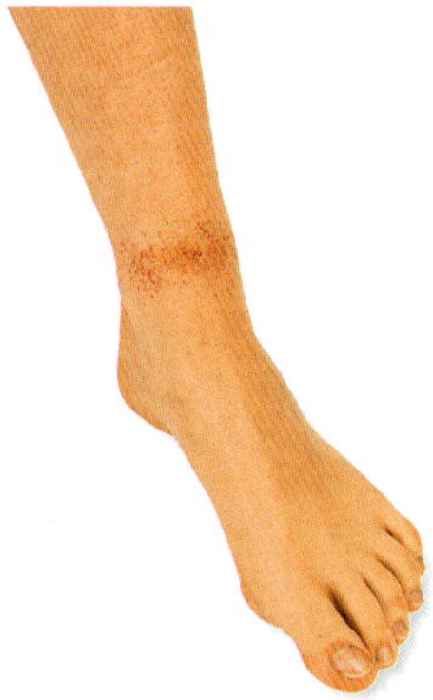

1 Sortez le blessé de l'eau le plus rapidement possible. Vous aurez peut-être à requérir de l'aide pour ce faire.

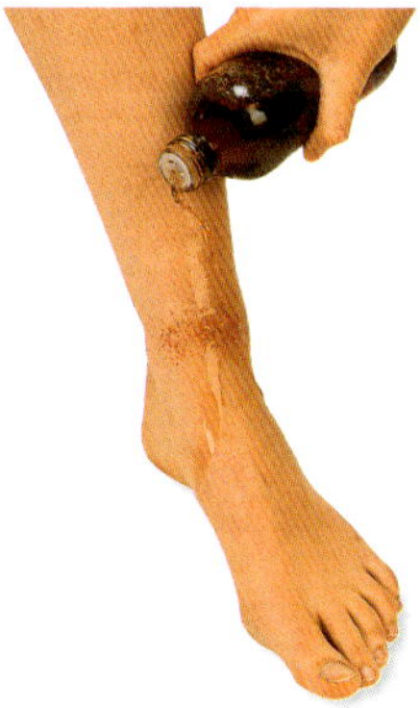

2 Versez copieusement du vinaigre sur une piqûre de méduse afin d'arrêter la propagation du venin.

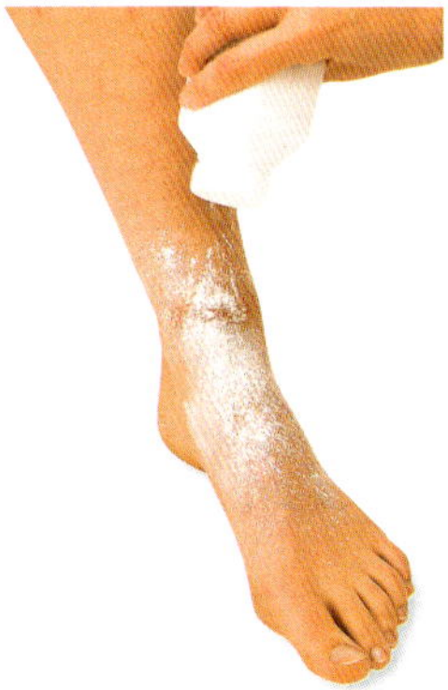

3 Appliquez du talc afin d'agglutiner les cellules piquantes. Prenez garde à tout problème respiratoire et si besoin commencez la réanimation.

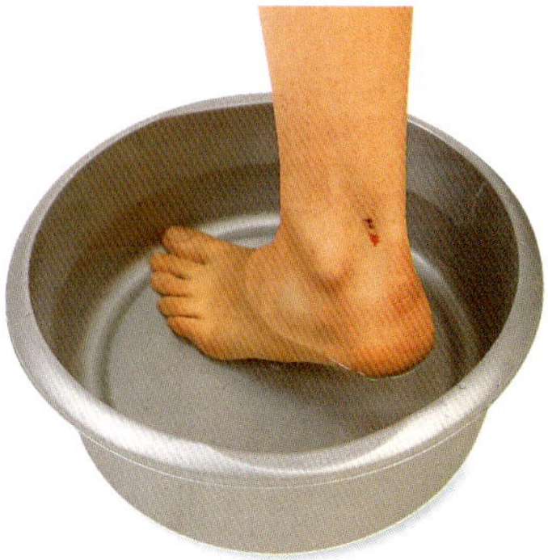

4 Placez la partie blessée dans de l'eau chaude pendant au moins 30 minutes. Appelez les services d'urgence en présence de symptômes d'empoisonnement.

Les troubles liés à la chaleur et au froid

VOIR AUSSI

- ➤ Les difficultés respiratoires, p. 60
- ➤ L'état de choc, p. 72
- ➤ La nausée et le vomissement, p. 102

Il faut du temps à nos corps pour s'habituer à une variation de température. Le cerveau contrôle notre réaction au chaud et au froid en modifiant la production de la transpiration et le volume de sang circulant dans notre organisme. S'il n'a pas assez de temps pour s'adapter à un changement de température excessif, nous pouvons tomber malades – et parfois gravement. Les troubles liés à une hausse de la température provoquent une surchauffe de l'organisme qui se manifeste par l'insolation, le coup de chaleur et des crampes; le froid extrême peut causer des gelures et l'hypothermie.

L'HYPOTHERMIE

Causée par le froid, l'hypothermie survient quand la température du corps chute en dessous de 35 °C. Elle survient le plus souvent:

- Dans les habitations mal chauffées, chez la personne âgée ou sous-alimentée.
- En plein air lorsqu'il fait froid, par exemple en montagne ou lors d'accidents de la route. Les conditions climatiques les plus néfastes sont la pluie et le vent.
- Lors d'une immersion dans l'eau froide.

La personne âgée est particulièrement sensible à l'hypothermie pendant les mois d'hiver: il se peut qu'elle reste longtemps assise sans bouger, qu'elle ne s'alimente pas correctement ou qu'elle ne puisse pas assez chauffer sa maison; de plus, son métabolisme est plus lent que celui d'un sujet plus jeune.

Le diagnostic est quelquefois si difficile qu'une personne inconsciente souffrant d'hypothermie peut passer pour morte. Cependant, grâce à la réduction du besoin en oxygène de l'organisme lorsqu'il est en hypothermie, des efforts de réanimation même prolongés peuvent s'avérer fructueux.

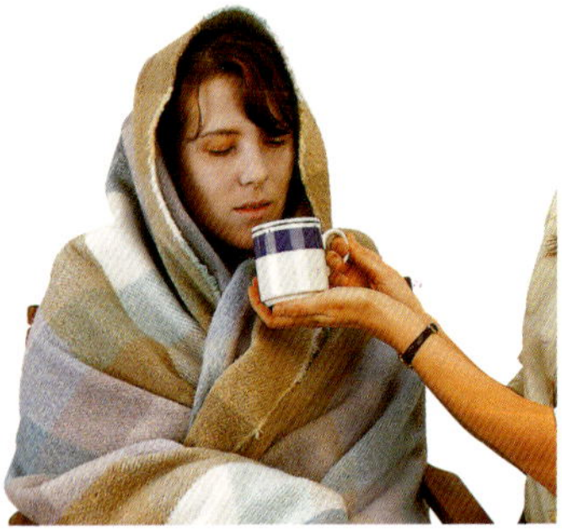

△ Donnez une boisson chaude comme du thé sucré au malade qui tremble, pas d'alcool.

L'HYPOTHERMIE: LES PREMIERS GESTES

PRINCIPES DE BASE:
• Stoppez toute déperdition de chaleur supplémentaire • Appelez les services d'urgence • Réchauffez le malade – progressivement.

↓

Veillez à ce qu'il bouge le moins possible et très doucement. Tout mouvement soudain peut provoquer des problèmes cardiaques.

↓

À L'EXTÉRIEUR
Gardez le malade à l'abri. Remplacez tout vêtement mouillé par du sec, de préférence chauffé. Couvrez-lui la tête et isolez-le du froid du sol. Enveloppez-le dans quelque chose de chaud comme un sac de couchage ou des sacs en plastique (en laissant bien le visage découvert) ou une couverture de survie.

↓

À L'INTÉRIEUR
Réchauffez le malade progressivement dans une pièce bien chauffée. Remplacez tout vêtement froid et humide.

↓

Si la personne est assez éveillée, donnez-lui des boissons chaudes et sucrées (pas d'alcool) et un peu de nourriture riche en calories. Évitez à tout prix: de réchauffer le malade trop rapidement, de lui appliquer une chaleur directe (bouillotte, radiateur), de le frictionner, de lui faire faire de l'exercice.

SIGNES ET SYMPTÔMES DE L'HYPOTHERMIE

Légère – température du corps à 35 °C ou moins

- ➤ Le malade est très froid au toucher.
- ➤ Tremblements irrépressibles.
- ➤ Démarche trébuchante, mauvaises coordinations et difficultés d'élocution, confusion mentale légère.

Profonde – température du corps à 33 °C ou moins

- ➤ Plus aucune sensation de froid.
- ➤ Arrêt des tremblements.
- ➤ Somnolence et perte de connaissance.
- ➤ Ralentissement de la respiration.
- ➤ Pouls à peine perceptible.

LE COUP DE CHALEUR

Le coup de chaleur survient souvent après un exercice physique important lorsqu'il fait chaud. S'il n'est pas traité tout de suite, cet épuisement pourra être fatal ou se développer en insolation.

SIGNES ET SYMPTÔMES DU COUP DE CHALEUR

- ➤ Évolution progressive sur plusieurs heures.
- ➤ La température du corps peut être normale ou monter jusqu'à 38-40 °C.
- ➤ Maux de tête, vertiges, fatigue, nausées.
- ➤ Peau froide, pâle et moite qui transpire.
- ➤ Pouls rapide et faible.
- ➤ Le malade est pris d'un malaise ou en train de s'évanouir.

LE COUP DE CHALEUR : LES PREMIERS GESTES

↓

Suivez la procédure initiale et appelez les services d'urgence si nécessaire ou si l'état du malade semble inquiétant ou grave.

↓

Installez le malade dans un local frais avec un ventilateur.

↓

Épongez-le avec de l'eau tiède et donnez-lui à boire de l'eau fraîche abondamment.

↓

Évitez le sel – employé incorrectement, il pourrait aggraver la déshydratation. Un professionnel de santé vous dira que lui donner ou recommandera une solution de réhydratation par voie orale en vente libre.

↓

Si le malade ne peut pas boire à cause de nausées ou de vomissements ou s'il ne va pas mieux au bout d'une heure, appelez alors un médecin ou les services d'urgence.

L'INSOLATION

Affection très grave, l'insolation peut commencer par un coup de chaleur : si la température de l'organisme ne baisse pas, le mécanisme régulateur de chaleur tombe en panne, les tissus organiques commencent à chauffer et les muscles et les organes majeurs à lâcher. L'insolation a tendance à survenir dans un milieu très chaud ou lors d'une fièvre.

Certaines personnes sont plus sensibles que d'autres à l'insolation, comme les personnes âgées, les handicapés, les diabétiques, les obèses et les alcooliques. Certains médicaments, les antidépresseurs, les diurétiques et les sédatifs, favorisent cette sensibilité.

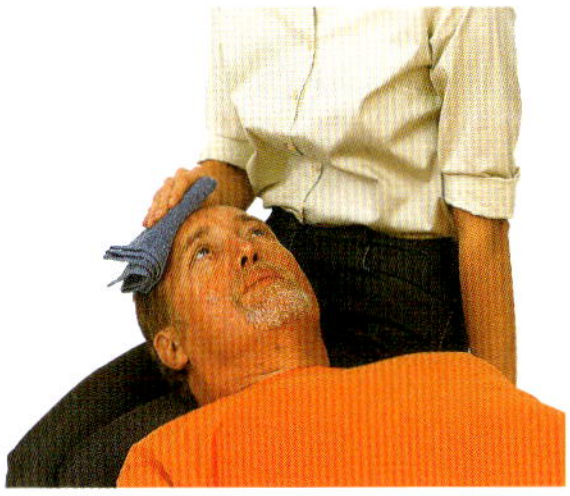

△ Épongez le malade doucement avec de l'eau tiède et consultez un médecin.

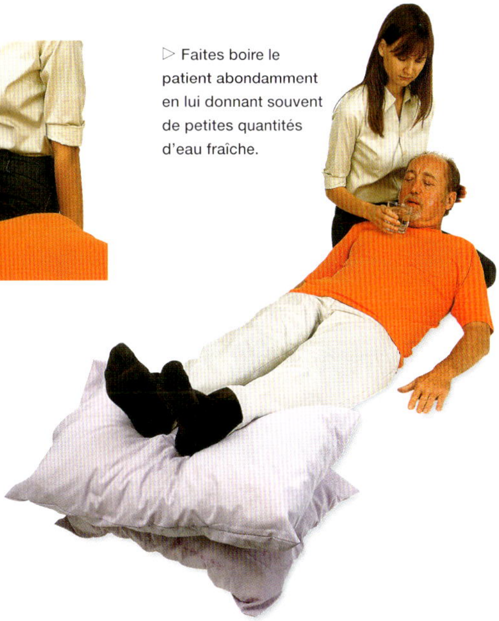

▷ Faites boire le patient abondamment en lui donnant souvent de petites quantités d'eau fraîche.

Comment aborder l'insolation

Toute personne souffrant d'insolation a besoin d'urgence d'une aide médicale. Appelez les services de secours sans tarder et, en attendant leur arrivée, observez ces consignes :

- Après avoir fait l'évaluation initiale, déplacez le malade du soleil à un endroit frais. Retirez le plus possible de vêtements.
- Allongez-le à plat sauf s'il a des problèmes cardiaques, auquel cas maintenez-le assis.
- Prenez garde à tout problème respiratoire.
- Faites tomber la température du malade, mais ne l'immergez pas dans l'eau. La meilleure façon est de vaporiser d'eau la personne et de la mettre près d'un ventilateur.

SIGNES ET SYMPTÔMES DE L'INSOLATION

➤ Semblable au coup de chaleur mais sans transpiration.

➤ Pouls fort et rapide.

➤ Température au-dessus de 41 °C.

➤ Délire soudain avec confusion mentale et agitation.

➤ Convulsions, coma et mort.

LES CRAMPES LIÉES À LA CHALEUR

Celles-ci peuvent survenir lors d'un exercice physique excessif ou lorsqu'on se dépense par temps très chaud, et résultent d'une perte de sel et d'eau due à une transpiration abondante. Certains sujets peuvent avoir aussi un malaise. Le traitement du secouriste consistera à déplacer la personne souffrante dans un endroit frais et à lui donner des boissons sucrées.

PRÉVENIR LES PROBLÈMES LIÉS À LA CHALEUR

Suivez ces importants conseils chaque fois que vous serez dans un milieu surchauffé :

- Restez à l'ombre et branchez la climatisation quand elle est disponible.
- Buvez 5-6 litres par jour si vous transpirez beaucoup, si vous êtes sous un climat chaud ou que vous faites de l'exercice physique, et évitez l'abus d'alcool. (On doit boire, en temps normal, 2-3 litres par jour ; une urine foncée est signe que l'on ne boit pas assez.)
- Évitez tout surmenage et prenez régulièrement des douches fraîches.
- Veillez à ce qu'il y ait une bonne ventilation à l'intérieur.
- Portez toujours un chapeau.
- Évitez de sortir en plein soleil entre 11 h et 15 h.

VÉRIFICATION DES COMPÉTENCES

AUTRES URGENCES MÉDICALES

POINTS-CLÉS

- Tout symptôme inhabituel lors d'une grossesse doit faire l'objet d'une consultation rapide ☐
- Envisagez un problème de glycémie quand vous ignorez la cause d'une perte de connaissance ☐
- La nausée et le vomissement peuvent annoncer des affections graves ☐
- Consultez un médecin en cas de douleurs abdominales persistantes ou intenses ☐
- Réclamez une aide médicale en cas de réaction allergique grave ou de morsure de serpent ☐

COMPÉTENCES APPRISES

- Que faire en cas de perte de connaissance ou de saignement pendant la grossesse ☐
- Comment apporter son assistance à la naissance d'un bébé ☐
- Comment faire face à une crise de diabète ☐
- Comment aborder la nausée, la diarrhée, la fièvre, les crampes et la déshydratation ☐
- Savoir reconnaître la douleur abdominale aiguë ☐
- Comment faire face aux réactions allergiques, aux piqûres et aux morsures ☐
- Comment aborder les affections liées à la température : l'hypothermie et l'insolation ☐

8

LES PROBLÈMES INFANTILES

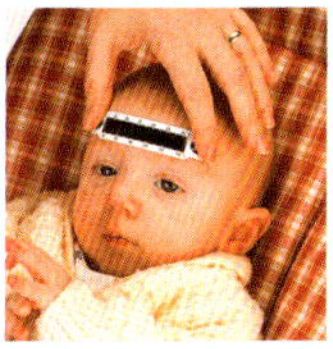

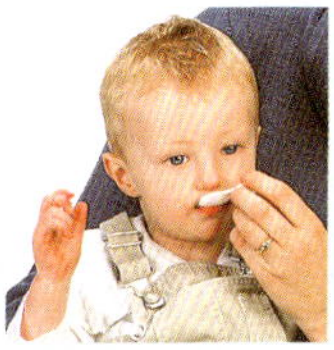

L'état du nourrisson ou du jeune enfant, lors d'une maladie, peut se détériorer avec une rapidité alarmante. Il est donc sage de prendre au sérieux tout symptôme qu'il peut présenter. Certains symptômes tels que fièvre, vomissement, diarrhée, difficultés respiratoires, toux, douleur abdominale et maux de tête peuvent être non seulement des signes d'affections infantiles ordinaires et sans gravité, mais pourraient signaler aussi quelque maladie plus grave. Comme mesure de prévention, vous ne devriez confier votre enfant qu'à une nourrice expérimentée et digne de confiance ou à une crèche où vous pourrez être sûr qu'il serait bien soigné dans l'éventualité d'un début de maladie.

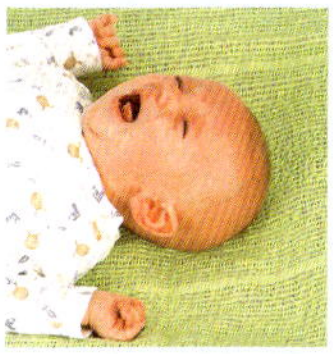

TABLE

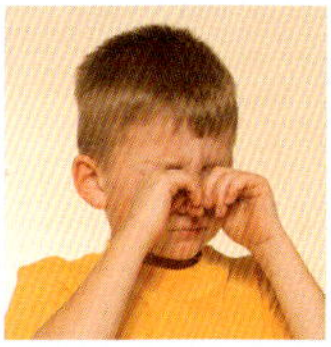

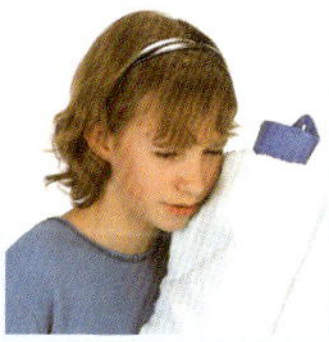

Les maladies infantiles

VOIR AUSSI

➤ MAINTENIR EN VIE UN ENFANT, p. 47

➤ Les problèmes chez le nourrisson, p. 116

Nourrissons et jeunes enfants peuvent tomber gravement malades en très peu de temps. Il est vital que les parents et toute autre personne qui s'occupe de leur enfant connaissent son état normal afin de reconnaître quand il ne va pas bien. L'enfant étant souvent incapable d'exprimer clairement ce qu'il ressent, vous devrez donc être prêt à trouver la cause de son trouble en vous aidant de vos connaissances. En cas de doute au sujet de la santé d'un enfant, vous devrez consulter un médecin ou aller à l'hôpital immédiatement, et ce, à n'importe quelle heure du jour ou de la nuit.

L'enfant n'est pas simplement un adulte en miniature – son corps étant différent, il réagit différemment à la maladie et au traumatisme. La réaction d'un nourrisson différera de celle d'un petit enfant et celle d'un enfant de 7 ans ou d'un adolescent sera encore distincte. Pour des raisons physiques ou émotionnelles, l'enfant ne pourra peut-être pas exprimer clairement le pourquoi et le comment de son malaise ni montrer où il a mal. Il importe donc d'écouter les parents qui, sans être certains, eux non plus, de la nature du problème, sauront que leur enfant n'est pas dans son état normal.

Un docteur trouve toujours le temps d'examiner un enfant car il sait combien il est difficile d'évaluer une maladie infantile et que les problèmes peuvent évoluer rapidement. Cependant, savoir faire face aux maladies infantiles courantes, ainsi qu'aux situations d'urgence, vous permettra peut-être d'éviter d'appeler le médecin pour rien ou d'améliorer la situation jusqu'à son arrivée.

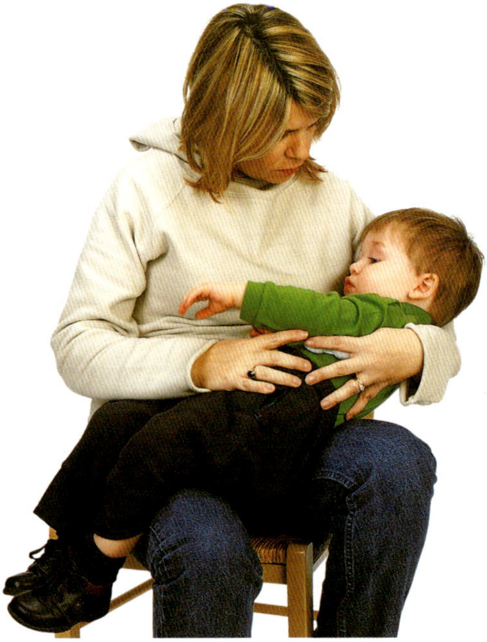

◁ Le jeune enfant malade aura tendance à pleurer et vouloir être câliné. Recherchez bien tout signe de maladie.

▽ L'enfant malade est habituellement triste et plus calme que d'ordinaire, bien qu'il ne puisse peut-être pas expliquer exactement ce qui ne va pas.

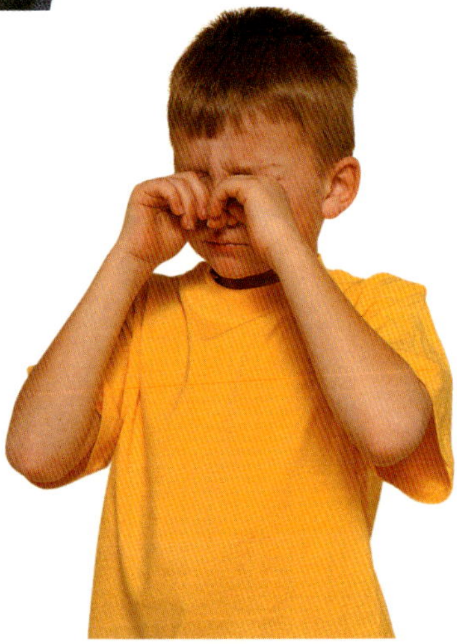

COMMENT ÉVALUER L'ÉTAT D'UN ENFANT MALADE

Les enfants réagissent différemment à la maladie selon leur âge. À titre d'exemple, la petite taille des fosses nasales d'un bébé et son incapacité de respirer par la bouche font du simple rhume une expérience très pénible, tandis qu'un enfant plus âgé tolère les symptômes plus facilement. Quelques indices concernant la maladie s'appliquent de manière générale :

- ➤ Quel est l'état d'éveil de l'enfant ? S'il s'intéresse à ses jouets et aux personnes autour de lui, c'est bon signe. S'il reste silencieux et inerte sur les genoux de sa mère, vous devrez vous inquiéter.
- ➤ Recherchez toute rougeur ou couleur cutanée anormale, une pâleur grisâtre pouvant indiquer que l'enfant est très malade.
- ➤ Identifiez toute zone douloureuse. Vous pourrez le demander à un enfant assez grand, mais chez le nourrisson et le petit enfant, il faudra faire preuve d'intuition.
- ➤ Y a-t-il un mouvement limité des bras ou des jambes ? L'enfant protège peut-être un membre blessé.
- ➤ Les pleurs des bébés peuvent donner un indice – des pleurs aigus sont souvent un signe de maladie.

DÉTECTER UNE MALADIE GRAVE CHEZ L'ENFANT

Les enfants tombent malades souvent très rapidement. Les signes potentiellement inquiétants comprennent :

- Troubles de la connaissance : l'enfant ne communique pas avec son entourage, est anormalement agité ou apathique, somnolent ou impossible à réveiller.
- Respiration rapide, bruyante ou pas de respiration du tout.
- Peau grise/blanche/bleuie.
- Yeux creusés, lèvres et langue sèches suggérant une déshydratation.
- Pouls faible.
- Tête et thorax chauds, membres froids.
- Pupilles inégales/sans réaction à la lumière.
- Aversion pour la lumière.
- Raideur du cou.
- Pleurs faibles et aigus.
- Aucun mouvement spontané.

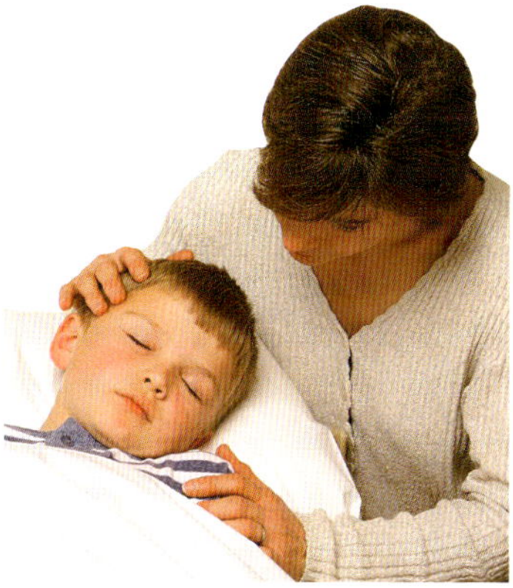

△ Si l'enfant est profondément apathique et somnolent, consultez un médecin aussitôt.

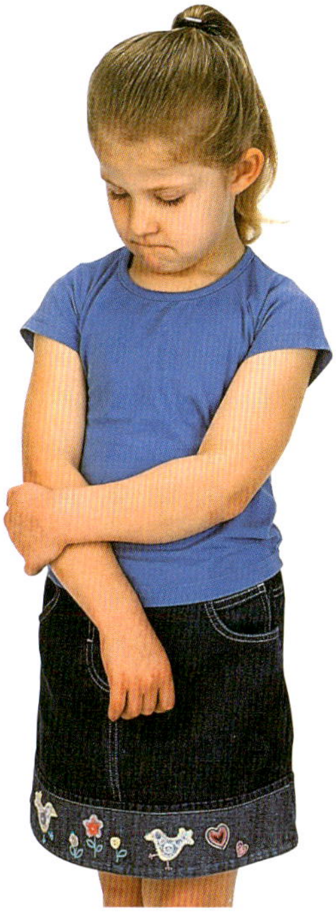

▷ Si l'enfant ne montre aucun signe de maladie mis à part un manque d'entrain, il se peut alors qu'elle soit en proie à la tristesse. La dépression infantile reste souvent méconnue.

UNE MANIÈRE RASSURANTE

Essayez toujours de calmer un enfant malade – l'enfant s'imprègne très facilement de l'atmosphère ambiante et réagit de même. Votre gentillesse et votre réconfort atténueront sa peur, ce qui pourra, en retour, apaiser ses douleurs et sa souffrance. Si vous êtes amené à vous occuper de parents angoissés en plus d'un enfant malade, l'essentiel sera de mettre à la fois les parents et l'enfant à l'aise avant d'essayer de l'examiner. Bavardez calmement avec les parents avant même d'aborder l'enfant et tentez de réunir le plus possible de renseignements sur la situation. Puis maintenez l'enfant occupé en jouant ou en bavardant doucement avec lui.

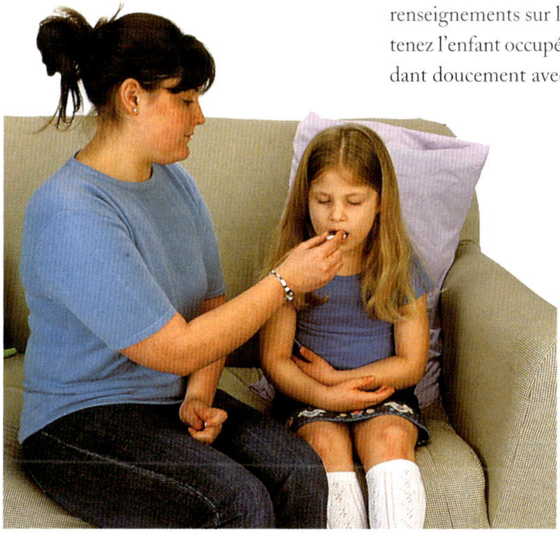

◁ Donner à un enfant du sirop au paracétamol est un bon premier traitement pour tout genre de douleurs ou toute maladie fiévreuse.

LA MALADIE GRAVE CHEZ L'ENFANT : LES PREMIERS GESTES

↓

Après votre évaluation initiale, commencez la réanimation si nécessaire. Si l'enfant est inconscient, mettez-le dans la position latérale de sécurité (ou tout enfant de moins de 12 mois dans la position de sécurité pour nourrissons). Appelez les services d'urgence.

↓

Si le diagnostic est rassurant mais que l'enfant a de la peine à respirer, vous devrez aussi appeler les services de secours. Faites-le asseoir et maintenez-le le plus calme possible jusqu'à l'arrivée de l'ambulance.

↓

Si la respiration est satisfaisante mais que l'enfant soit fiévreux, administrez-lui alors un sirop au paracétamol et appelez son médecin.

Les problèmes chez le nourrisson

VOIR AUSSI

- MAINTENIR EN VIE UN ENFANT, p. 47
- Les maladies infantiles, p. 114
- La fièvre, p. 118

Le jeune nourrisson souffre couramment de nombreux problèmes, mais la plupart sont parfaitement normaux. Pleurer étant son principal moyen de communication, tout changement à ce niveau peut indiquer que quelque chose ne va pas. Les problèmes affectant fréquemment le nourrisson comprennent les difficultés à s'alimenter et à dormir, la colique, l'érythème fessier et la poussée des dents. Des symptômes comme la fièvre ou la diarrhée ne doivent jamais être sous-estimés et vous devrez consulter votre docteur si un tel symptôme se développe.

Les nouveau-nés arrivent après neuf longs mois qui peuvent quelquefois paraître sans fin. Il semblerait que l'on ait tout son temps pour préparer leur arrivée et, pourtant, très souvent, ces minuscules bouts de choux innocents « atterrissent » dans leur maisonnée impatiente comme des bombes à retardement. Cela est particulièrement vrai pour les parents dont c'est le premier enfant.

Le nouveau-né ne sait pas qu'il est supposé dormir la nuit et être plus éveillé le jour. Il n'a aucune habitude – mais ses parents, à l'inverse, sont souvent attachés depuis des années à un emploi du temps rigide. Les premières semaines, le nourrisson ne semble que dormir, s'alimenter et pleurer et ce, de manière tout à fait irrégulière. Il est utile de savoir à quoi s'attendre.

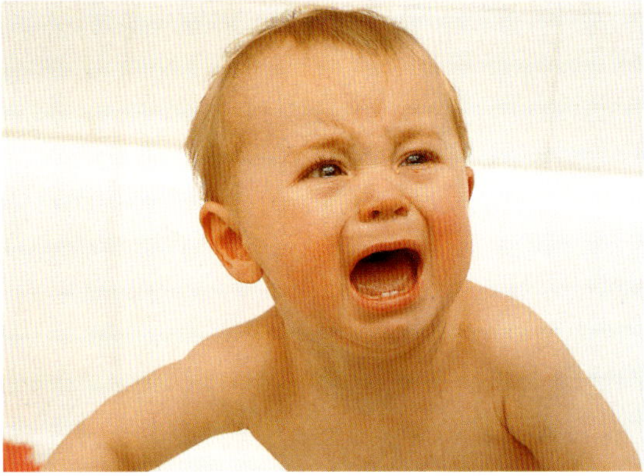

◁ Les pleurs d'un bébé malade sont notablement différents de ses pleurs habituels. Les parents sont généralement à même de reconnaître les pleurs réclamant simplement un câlin ou de la nourriture.

LES PLEURS

Les pleurs d'un bébé ont un effet remarquablement troublant sur les parents, surtout la mère. Il sera très difficile pour elle d'ignorer un bruit qui passera inaperçu pour d'autres personnes. Il y a une bonne raison à cela. Lorsque la mère allaite son enfant, elle est la seule personne pouvant le nourrir : si les pleurs du nourrisson ne la faisaient pas accourir, il souffrirait de la faim. Pleurer est le seul moyen de communication d'un bébé.

La plupart des parents reconnaissent rapidement la variété de pleurs de leur nourrisson. Parfois, ce seront les pleurs faibles du bébé fatigué qu'on a laissé dans son berceau pour qu'il s'endorme, pleurs que l'on pourrait interpréter comme un « ne me quitte pas » ; d'autres fois, les pleurs inquiets et déchirants du nourrisson qui a faim. Un bébé très malade peut avoir des pleurs aigus, bizarres et effrayants ou bien même être trop faible pour pleurer. De plus, certains bébés pleurent à peine tandis que d'autres paraissent ne jamais s'arrêter.

Les nourrissons pleurent pour de multiples raisons parmi lesquelles la faim, la fatigue, la douleur, la colique et la couche sale. Ils diffèrent dans leur tolérance à l'inconfort : certains peuvent avoir une couche sale sans broncher du tout, alors que d'autres ne supportent même pas une couche un peu mouillée.

▷ Un nourrisson qui a la colique peut pleurer pendant des heures sans être pour autant malade et sans perdre l'appétit.

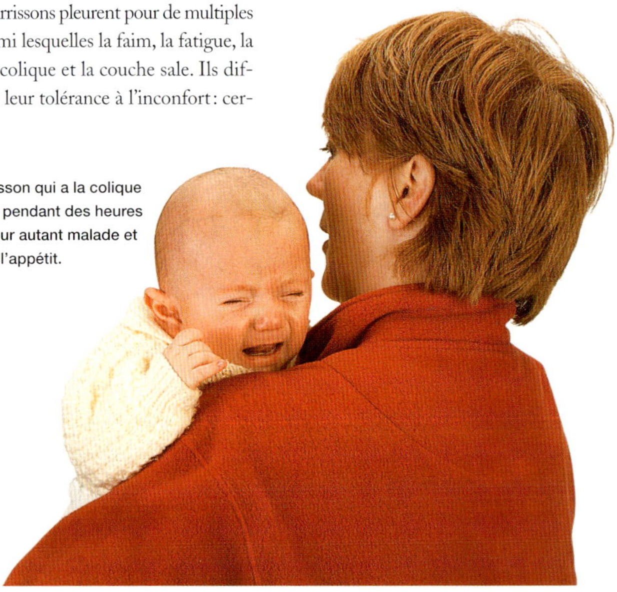

FAÇONS SIMPLES DE TRAITER LA COLIQUE

- Bercez doucement votre bébé ou promenez-vous avec lui dans les bras ou dans un porte-bébé (Kangourou ®).
- Mettez-le dans son landau ou sa poussette et promenez-le dans toute la maison ou bien, dans la mesure du possible, à l'extérieur.
- Frottez ou massez son abdomen (en suivant le trajet de l'appareil digestif) et ses pieds.
- Essayez de lui donner du gel de polysilane 20 minutes avant sa tétée/son biberon.
- L'aneth, le fenouil et la camomille sont de vieux remèdes de phytothérapie pour la colique – procurez-vous les préparations « spécial nourrisson » maintenant disponibles.
- Si vous allaitez votre bébé, essayez si possible de vous reposer pendant la journée – cela vous aidera à refaire du lait en prévision des tétées du soir.
- Si vous allaitez votre bébé, veillez aussi à toujours beaucoup boire et à faire de bons repas équilibrés afin de maintenir une bonne sécrétion de lait.

▽ On peut apaiser un érythème fessier en laissant régulièrement le bébé sur une serviette, les fesses à l'air libre.

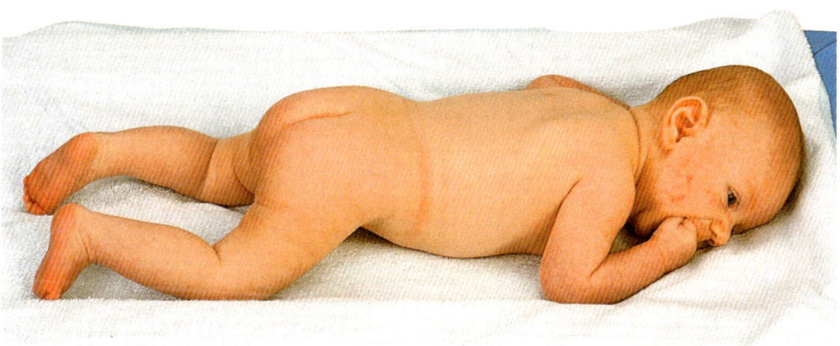

LA COLIQUE

À ne pas confondre avec le terme familier synonyme de diarrhée, la vraie colique est caractérisée par des attaques soudaines de douleurs d'abdomen. Le bébé pris de colique ramène ses jambes à lui et pleure pendant plusieurs heures, sans que l'on puisse le consoler. Sa cause inconnue à ce jour rend son traitement difficile. Elle survient à des moments précis de la journée, habituellement le soir, atteignant son paroxysme vers deux ou trois mois, s'améliorant ou disparaissant entièrement autour de six mois.

Les parents d'un bébé souffrant de coliques ont besoin d'être rassurés et de s'entendre dire qu'il n'a rien d'anormal. Ils ont souvent besoin aussi d'un soutien affectif ou d'une personne qui s'occuperait de leur bébé quelque temps.

ÉRUPTIONS

Les bébés présentent souvent une peau marbrée lorsqu'ils naissent et quelques semaines après leur mise au monde, elle devient souvent sèche et boutonneuse.

Grains de milium

Ces petits « boutons de lait » blancs apparaissent autour du nez du nouveau-né pour généralement disparaître au bout de quelques semaines.

L'érythème fessier

La peau du nourrisson étant très sensible, il n'est pas surprenant que son siège devienne irrité au contact de l'urine et des selles. Afin d'éviter qu'un érythème ne s'installe, changez votre bébé dès que sa couche est sale ou mouillée et utilisez une bonne dose de crème protectrice à chaque change. De plus, laissez-le les fesses à l'air quelque temps, après le bain ou pendant la journée.

Un bébé sera plus sensible à l'érythème fessier lorsqu'il fait ses dents ou est malade, surtout avec des diarrhées ou de la fièvre. Soyez-en conscient et ne tardez pas à changer ses couches.

Si vous remarquez de petits boutons rouges et blancs soit dans la zone irritée, soit autour, il se peut que le bébé souffre d'une candidose, infection causée par le champignon candida. Des crèmes traitant cette infection sont disponibles en vente libre.

PRÉVENIR L'ÉRYTHÈME FESSIER

- Utilisez toujours une crème protectrice sur le siège d'un bébé (pommade à l'oxyde de zinc et l'huile de paraffine).
- N'employez que de l'eau et du coton les premières semaines car il pourrait réagir aux lingettes ou aux lotions.
- Changez ses couches régulièrement sans attendre qu'elles fuient.
- Si les fesses d'un bébé commencent à rougir, essayez de le laisser sans couche sur une serviette pendant quelque temps. Cela permettra à l'air de circuler autour de ses fesses.

LA POUSSÉE DENTAIRE

Certains bébés font leurs dents sans histoires tandis que d'autres semblent éprouver beaucoup de peine. Les incisives arrivent généralement sans trop de douleurs sur le devant de la bouche vers 6 mois, mais les molaires qui suivent peuvent vraiment perturber un bébé.

Frotter les gencives avec un gel propre à la poussée dentaire et donner du paracétamol sous forme liquide peut aider. Mordre sur un objet dur comme un anneau de dentition ou des biscuits secs peut aussi soulager certains bébés.

La fièvre

VOIR AUSSI

- Les maladies infantiles, p. 114
- Les problèmes chez le nourrisson, p 116

La fièvre peut être causée par une réaction à une vaccination, par un surcroît de vêtements ou une température ambiante excessive. Mais généralement, elle est le signe d'une infection. Essayez d'abord de réduire la température de l'enfant par des moyens simples – en retirant par exemple les vêtements et les couvertures, et en baissant la température de la pièce. Humectez-le avec de l'eau tiède et donnez-lui au besoin du paracétamol. Guettez tout symptôme susceptible de donner un indice sur la cause de la fièvre et appelez toujours un médecin si vous êtes inquiet.

Lorsqu'un jeune enfant a de la fièvre, beaucoup de parents s'imaginent qu'il risque une crise nerveuse si la température ne descend pas. À cela s'ajoute l'inquiétude de ce qui pourrait être à l'origine de la fièvre.

La température d'un enfant monte souvent pendant 24 heures ou même plus sans aucun autre signe évident d'infection, comme un mal d'oreille ou de gorge ou bien tout simplement un rhume. À bien des égards, il est rassurant de voir apparaître les premiers signes d'une toux et d'un nez qui coule car la cause de la fièvre devient alors évidente.

TEMPÉRATURE NORMALE

Sous l'aisselle ou sur le front	36,5 °C
Sous la langue	37,0 °C

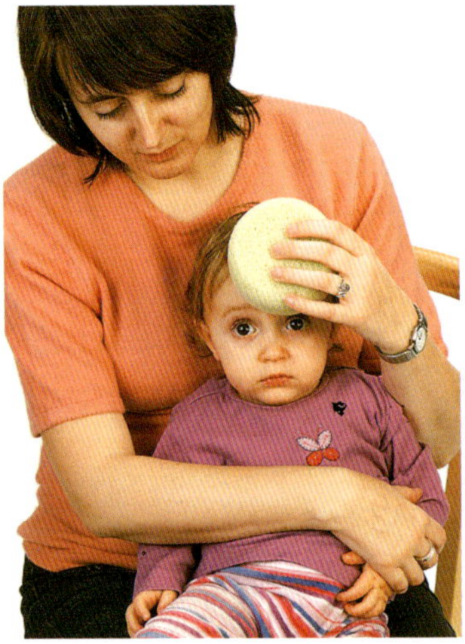

△ Humecter doucement un enfant fiévreux avec de l'eau tiède lui fera du bien.

LA FIÈVRE DE L'ENFANT : LES PREMIERS GESTES

Baissez le chauffage central ou toute autre source de chaleur directe et gardez seulement sur l'enfant le minimum de couvertures et de vêtements.

↓

Pour réduire la température, donnez-lui du sirop au paracétamol (mais jamais de l'aspirine) selon le dosage préconisé pour son âge. Le bébé de moins de 3 mois ne devrait pas en prendre, à moins que le médecin le prescrive.

↓

Humectez le corps et le front du bébé avec de l'eau tiède. Évitez l'emploi d'un ventilateur – cela pourrait le faire frissonner ce qui générerait encore plus de chaleur.

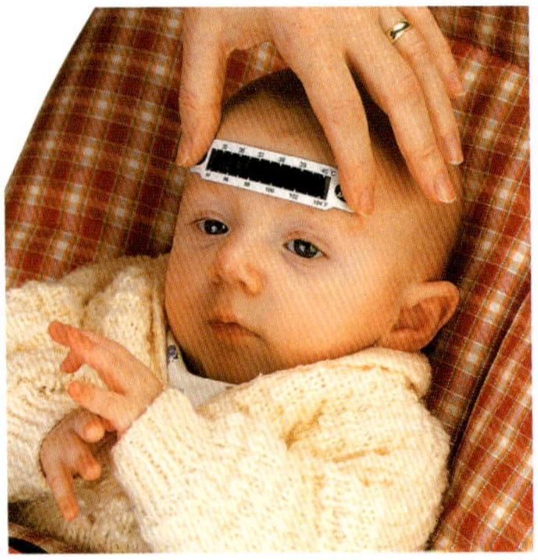

△ La température se prend facilement à l'aide d'un indicateur frontal de température – réutilisable.

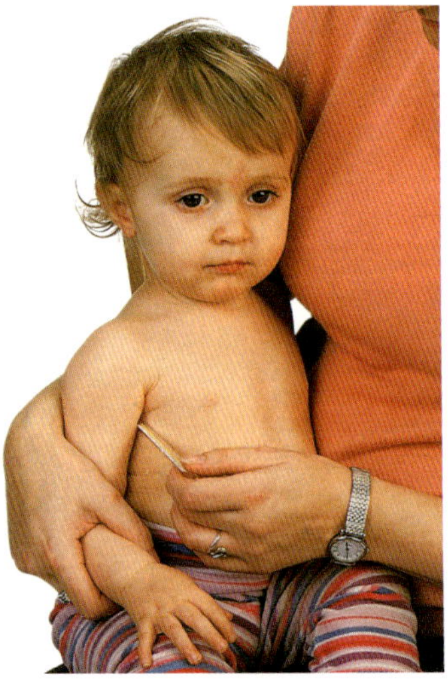

▷ Vous pouvez prendre la température sous le bras à l'aide d'un thermomètre traditionnel.

SIGNES ET SYMPTÔMES DU DANGER

- Bébé de moins de 3 mois.
- Fièvre supérieure à 40 °C.
- Bébé refusant le sein ou ses biberons.
- Une rougeur qui ne disparaît pas lorsque vous appuyez un verre dessus.
- Fièvre persistant plus de 48 heures sans la présence d'une source évidente d'infection.

Le vomissement et la diarrhée

VOIR AUSSI

➤ Les maladies infantiles p. 114

➤ Les problèmes chez le nourrisson p. 116

Symptômes fréquents chez le bébé et l'enfant, la diarrhée et le vomissement disparaissent habituellement vite sans traitement particulier. Les gastro-entérites virales et les intolérances alimentaires en sont souvent responsables. Si les diarrhées ou les vomissements sont abondants et persistants, il y a danger de déshydratation, surtout chez le bébé et le jeune enfant. Il importe donc de s'assurer que l'enfant boit beaucoup pendant toute la durée de la maladie. Si d'autres symptômes apparaissent ou s'il n'y a pas d'amélioration après 24 heures, vous devrez consulter votre médecin.

DANGER DE LA DÉSHYDRATATION

Avec ces affections infantiles, le bébé et l'enfant sont plus prédisposés à la déshydratation que l'adulte car ils ne peuvent pas aussi bien remplacer la perte de liquides.

LE NOURRISSON

La diarrhée et le vomissement sans cause grave surviennent assez souvent chez le bébé car son système digestif n'est pas encore entièrement formé. Que le bébé vomisse un peu après la tétée est normal. Certains nourrissons sont même enclins à rendre une grande partie de leurs tétées, ce qui n'est inquiétant que dans la mesure où ils ne prennent pas de poids. Le vomissement peut être le signe d'une infection générale.

Consultez dans tous les cas suivants :

- Le bébé souffrant a de la fièvre.
- Vomi taché de vert.
- Vomissements violents.
- Signes de déshydratation.

Le bébé nourri au sein a des selles molles d'un jaune brillant dont l'odeur rappelle le fromage blanc ; celles du nourrisson alimenté au biberon sont souvent liquides et vert foncé. En cas de diarrhée, les selles sont plus liquides, plus fréquentes et souvent nauséabondes.

LES AUTRES ENFANTS

De nombreuses causes de vomissement et de diarrhée existent chez l'enfant, mais la plus courante est la gastro-entérite virale. Bien qu'il puisse guérir sans traitement, une déshydratation peut s'installer si l'enfant ne boit pas assez. Encouragez-le à boire en évitant toute boisson gazeuse et à base de lait. Les sachets de réhydratation en vente chez le pharmacien offrent une autre solution.

VOMISSEMENT ET DIARRHÉE DU BÉBÉ : LES PREMIERS GESTES

Cessez les biberons pendant 12 heures. Administrez une solution de réhydratation du pharmacien, puis donnez des biberons dilués de moitié par rapport à la normale.

↓

Si vous allaitez le bébé, n'arrêtez pas les tétées mais ajoutez un biberon d'eau entre les tétées.

↓

Continuez à nourrir votre bébé régulièrement et consultez votre médecin si le problème persiste au-delà de 48 heures ou si vous êtes inquiet.

LE VOMISSEMENT DE L'ENFANT : LES PREMIERS GESTES

Faites boire l'enfant par petites gorgées à intervalles réguliers. De cette façon, le liquide a plus de chance de rester dans l'estomac.

↓

Si l'enfant est fiévreux, vous pouvez lui administrer du paracétamol.

↓

Ne l'alimentez pas tant qu'il vomira. Une fois les vomissements passés, essayez des nourritures fades, comme du riz nature, de la soupe et du pain.

▽ Un enfant qui vomit peut être somnolent et apathique. Prenez-lui la température et consultez votre médecin si vous êtes inquiet.

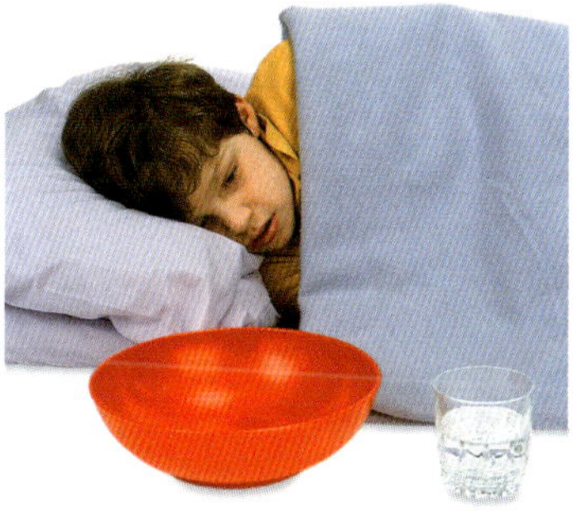

SIGNES ET SYMPTÔMES DE LA DÉSHYDRATATION

➤ Fontanelles (l'emplacement mou sur le crâne du bébé) creusées.

➤ Yeux creusés.

➤ Lèvres et langue sèches.

➤ Réduction des urines. La couche d'un bébé peut rester sèche toute une journée.

➤ Somnolence et apathie.

➤ Pouls plus rapide.

La douleur abdominale

VOIR AUSSI

- La fièvre, p. 118
- Le vomissement et la diarrhée, p. 119

Symptôme courant chez le jeune enfant, la douleur abdominale est habituellement de courte durée. Elle peut survenir pour un grand nombre de raisons qui peuvent avoir ou pas un effet sur le tube digestif. Les enfants n'ont pas tendance à souffrir d'indigestion, mais l'anxiété et même la migraine peuvent donner des maux de ventre. Cependant, quelques affections graves nécessitant une attention médicale immédiate, soyez attentif aux autres symptômes qui pourraient signaler une telle situation. Si vous avez le moindre doute, consultez un médecin aussitôt.

Les enfants se plaignent souvent de mal de ventre, mais la douleur disparaît généralement de façon spontanée. Même les enfants hospitalisés pour une douleur à l'estomac sont souvent renvoyés chez eux sans diagnostic concluant. Les enfants éprouvent souvent des symptômes physiques en raison d'un chagrin ou d'une anxiété. Il se peut, par exemple, qu'un enfant se plaignant de maux d'estomac à répétitions ait des problèmes à l'école.

LES CAUSES DE LA DOULEUR ABDOMINALE

La douleur abdominale de l'enfant n'est pas souvent liée au système digestif mais peut être provoquée par un testicule noué ou une migraine qui, chez le jeune enfant, a tendance à se porter sur l'estomac plutôt qu'à la tête. Les infections de l'appareil urinaire, courantes surtout chez les filles, peuvent aussi causer une douleur abdominale. Même un rhume ou une grippe peut entraîner chez l'enfant des maux de ventre (cela est dû aux ganglions qui enflent dans la cavité abdominale ainsi qu'au niveau de la tête et du cou).

Le genre de douleur et son siège donnent souvent de précieux indices sur la cause éventuelle, mais il est généralement difficile pour l'enfant de décrire la douleur avec précision ou de la localiser avec exactitude. D'autres symptômes comme de la fièvre, des diarrhées ou des vomissements peuvent aider à restreindre les causes possibles. Contactez votre médecin si vous avez la moindre inquiétude.

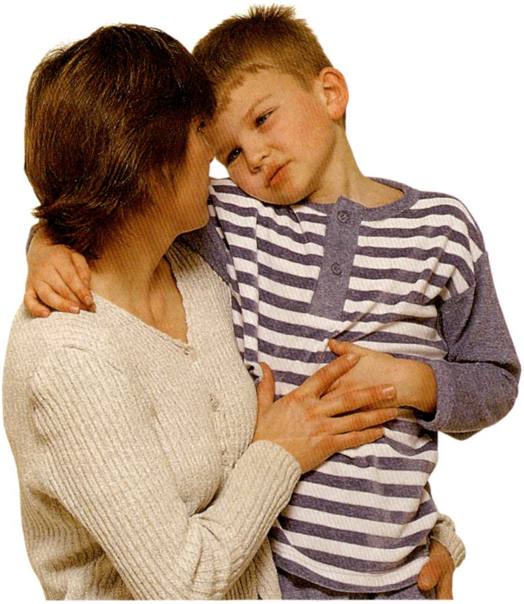

LA DOULEUR ABDOMINALE DE L'ENFANT : LES PREMIERS GESTES

Essayez de localiser le siège exact de la douleur et le moment où elle survient. La douleur est-elle permanente ou est-elle liée aux selles ou à la miction ?

↓

Afin de calmer la douleur, donnez à votre enfant du sirop au paracétamol (jamais d'aspirine) selon le dosage préconisé pour son âge.

↓

Une bouillotte enveloppée placée sur l'estomac pourra être très réconfortante.

↓

Si l'enfant vomit ou qu'il souffre de diarrhées, il devra éviter tout aliment solide pendant 12-24 heures. Faites-le souvent boire par petites quantités.

◁ Parlez à votre enfant afin de juger si la douleur abdominale provient bien d'une cause physique plutôt qu'émotionnelle.

LA CONSTIPATION DOULOUREUSE

Si vous n'avez jamais été témoin de la souffrance que peut causer la constipation chez un bébé, cela pourra vous paraître bizarre de l'inclure dans un ouvrage sur les premiers secours. Cependant, il importe de savoir que la constipation – l'évacuation peu fréquente de selles dures – est une des causes les plus courantes de la douleur abdominale chez l'enfant.

Il se peut qu'un bébé qui crie en poussant fort tout en ramenant ses genoux à lui soit constipé. Il peut ne pas avoir de selles pendant plusieurs jours ou ses selles peuvent ressembler à des billes très dures. Cela arrive souvent lorsque les parents passent du lait 1er âge au lait 2e âge, plus rassasiant. Un bébé qui souffre de constipation depuis la naissance peut avoir un problème au niveau des nerfs qui desservent l'intestin – il s'agit de la maladie d'Irschsprung. C'est une affection grave qui nécessite une intervention chirurgicale.

La constipation peut poser problème durant l'apprentissage de la propreté. Les parents devraient savoir qu'aller au pot est très désagréable pour l'enfant constipé et peut ralentir le processus. Il faudra y prendre garde et faire face à cette situation avec soin. Un enfant peut aussi se déchirer l'anus avec des selles trop grosses et trop dures. Si cela l'incitait à se retenir afin d'éviter la douleur, un cercle vicieux pourrait s'ensuivre, entraînant éventuellement l'incapacité pour l'enfant de contrôler ses selles et donc d'être propre. Un apport important de liquides et des laxatifs légers seront nécessaires pour mettre fin au développement de ce scénario – le plus tôt étant le mieux.

QUAND APPELER LE MÉDECIN

Appelez le médecin si la douleur abdominale d'un enfant est accompagnée par un des symptômes suivants :

- Douleur soudaine et intense que n'atténue pas le paracétamol.
- Abdomen enflé.
- Vomissements.
- Signes de déshydratation, par exemple lèvres et bouche sèches, pas de miction depuis plusieurs heures ou yeux sensiblement creusés.
- Grosseur dans l'estomac.
- Douleur qui dure, par intermittence, depuis 24 heures et qui empire.

L'APPENDICITE

Petit « tuyau » rattaché au gros intestin, l'appendice peut se boucher et s'infecter. La crise d'appendicite peut survenir chez les enfants de tout âge. La douleur se manifeste souvent autour du nombril puis descend, au bout de quelques heures, vers la partie inférieure droite de l'abdomen où se situe l'appendice. L'enfant peut vomir, manquer d'appétit ou bien avoir de la fièvre et une mauvaise haleine. L'appendice enflammé pouvant se perforer, consultez votre médecin ou allez à l'hôpital sans attendre, dès que vous suspecterez une crise d'appendicite.

INVAGINATION INTESTINALE AIGUË

Affection de cause inconnue survenant entre 3 mois et 2 ans, l'invagination intestinale aiguë doit se traiter en urgence. Elle résulte d'un enfoncement de l'intestin en lui-même à la façon d'une manche de pull-over que l'on retourne. L'enfant sera pris de douleurs très vives accompagnées éventuellement de vomissements et de selles rouges gélatineuses. Au cas où un de ces symptômes surviendrait, vous devrez appeler immédiatement les services d'urgence.

LA CONSTIPATION DU BÉBÉ : LES PREMIERS GESTES

Essayez de lui donner de l'eau nature dans un biberon ou à la cuillère entre les tétées.

↓

Essayez une cuillère à café ou une seringue de jus de prune ou de jus d'orange dilué de moitié dans de l'eau.

↓

Une petite quantité de vaseline passée autour de l'anus peut aider à évacuer les selles dures qui se sont formées.

↓

Vous devrez consulter votre médecin si les selles du bébé contiennent du sang ou bien s'il commence à vomir ou s'il ne prend pas de poids.

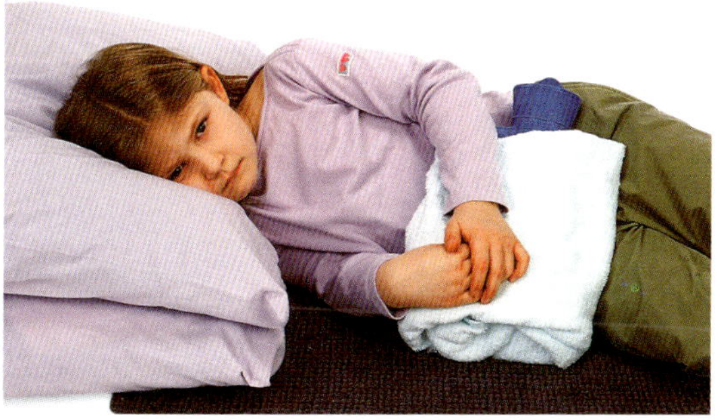

◁ Une bouillotte enveloppée placée sur l'estomac de l'enfant pourra être très réconfortante et calmer aussi la douleur.

MISE EN GARDE

Appelez les urgences si votre enfant présente un des symptômes suivants :

- Douleur continuelle pendant plus de 6 heures.
- Douleur dans l'aine ou les testicules.
- Vomi jaune-vert.
- Présence de sang dans les selles.

La toux et les difficultés respiratoires

VOIR AUSSI

- MAINTENIR EN VIE UN ENFANT, p. 47
- Les difficultés respiratoires, p. 60
- Les maladies infantiles, p. 114

Chez le jeune enfant, le rhume et la toux ne sont habituellement pas inquiétants et passent généralement avec de simples remèdes. Parfois cependant, un enfant peut souffrir de graves difficultés respiratoires: cela constituant un cas d'urgence, vous devrez appeler les services de secours. Les causes peuvent en être multiples, depuis l'asthme jusqu'à l'étranglement, en passant par la bronchiolite. Affections inquiétantes pour les parents et pour l'enfant qui souffre, les difficultés respiratoires peuvent mettre une vie en danger: n'hésitez jamais à appeler les secours.

Les voies respiratoires de l'enfant étant plus étroites que celles de l'adulte, elles sont plus sujettes à s'engorger, mais un enfant peut souffrir d'une toux et d'un nez qui coule sans que cela conduise à de sérieuses difficultés respiratoires. Toutefois, certaines affections peuvent provoquer des problèmes respiratoires soudains nécessitant des premiers soins, voire même une intervention des services d'urgence.

LA TOUX

Bien trop courants pendant l'enfance, la toux et le rhume sont néanmoins rarement graves. Quelquefois la nature de la toux donne des indices sur la cause: une toux sèche et une voix enrouée sont caractéristiques de la maladie de croup, une infection virale affectant le larynx et les cordes vocales. Rappelant le cri du phoque, le bruit peut en être très impressionnant. Humidifier l'atmosphère avec de la vapeur peut s'avérer utile.

Une toux qui survient par quintes et dont chaque paroxysme oblige l'enfant à prendre une profonde inspiration – appelée le « chant du coq » de par sa sonorité – est typique de la coqueluche. Cette toux s'accompagne souvent de vomissements. Toutefois, cette maladie est moins courante depuis l'apparition d'un vaccin spécifique.

RESPIRATIONS BRUYANTES

Les enfants peuvent émettre toutes sortes de bruits lorsqu'ils respirent, mais une respiration bruyante n'est pas forcément synonyme de difficulté respiratoire. Le genre de bruit qu'ils font peut aider à identifier la nature probable du problème.

La respiration sifflante

Assez musical, ce sifflement s'entend lorsque l'enfant expire. Souvent associé à l'asthme, ce genre de respiration peut cependant survenir lors d'une infection virale, en particulier une bronchiolite. Cette maladie affecte surtout les nourrissons de moins d'un an. Bien qu'elle puisse nécessiter une hospitalisation si le bébé a des difficultés à s'alimenter, la guérison ne demande que quelques jours. Il se peut qu'ensuite l'enfant développe de l'asthme, mais ce n'est pas du tout systématique.

Inspirations bruyantes

Un bruit strident produit par un enfant lorsqu'il inspire provient d'un engorgement ou d'un rétrécissement des voies respiratoires. La maladie de croup provoque ce genre de bruit, mais il peut aussi provenir de l'inhalation d'un corps étranger ou bien, très rarement, d'une infection bactérienne appelée épiglottite.

CONSEILS À SUIVRE POUR LA TOUX DE L'ENFANT

- Utilisez un humidificateur ou faites bouillir de l'eau dans des casseroles afin de créer une atmosphère pleine de vapeur.
- Autrement, placez une serviette mouillée sur un radiateur chaud.
- Donnez régulièrement à votre enfant du sirop au paracétamol tant qu'il est en crise. Cela atténuera toute fièvre et toute douleur accompagnant la toux.
- De l'essence de menthol et d'eucalyptus ajoutée à un bol d'eau chaude ou aspergée sur l'oreiller ou les draps peut aider à soulager une toux.
- Ne fumez jamais dans la maison.

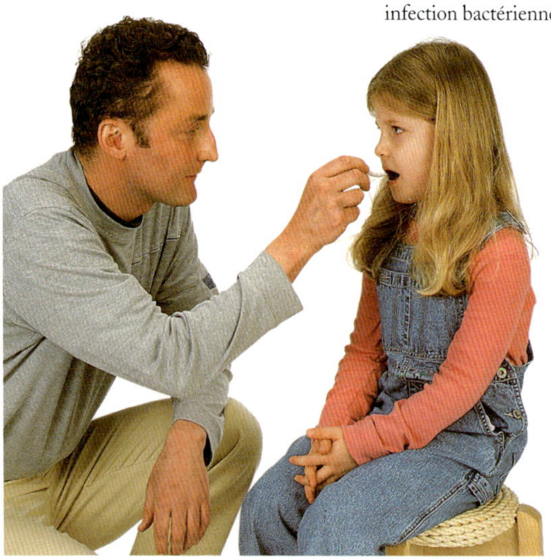

◁ Donner à votre enfant du paracétamol liquide peut l'aider à faire tomber une fièvre et à se sentir mieux.

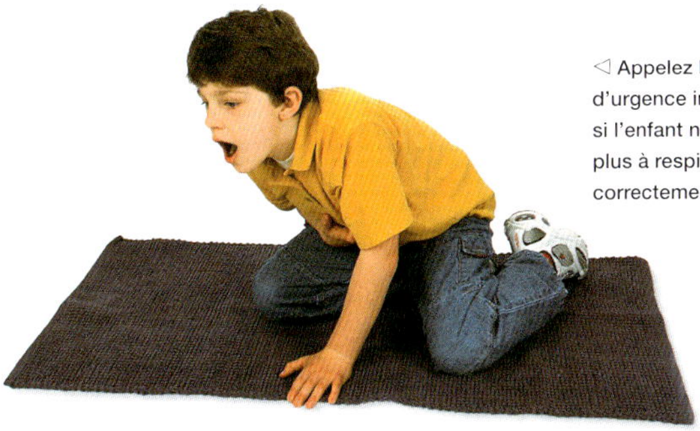

◁ Appelez les services d'urgence immédiatement si l'enfant n'arrive visiblement plus à respirer ni à parler correctement.

Le grognement

Ce bruit peut indiquer des difficultés respiratoires sérieuses chez un bébé et souvent une pneumonie chez l'enfant plus âgé.

Le reniflement

Le bébé enrhumé renifle souvent. Il a alors des difficultés à dormir et à s'alimenter, ce qui perturbe aussi ses parents. Cependant, la plupart des nourrissons réussissent à surmonter ce problème passager sans trop de difficulté.

▽ Si votre enfant est soigné pour l'asthme et qu'il commence à tousser ou à siffler en respirant, il devra se servir de son aérosol doseur de crises, de préférence avec une chambre d'inhalation qui favorisera l'assimilation du médicament. Il aura peut-être besoin de votre aide.

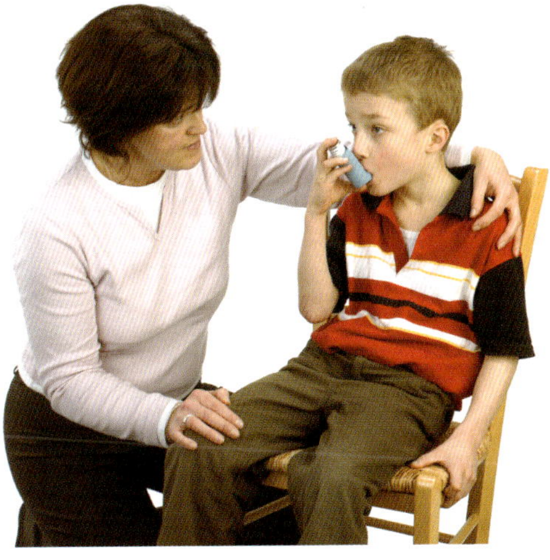

L'ASTHME

Identifier l'asthme infantile n'est pas toujours facile – il se manifeste souvent, par exemple, sous forme de quintes de toux soudaines ou de toux nocturne plutôt que sous la forme d'une respiration sifflante. L'enfant asthmatique peut tousser, siffler en respirant et peut avoir, lors de crises graves, des problèmes respiratoires aigus nécessitant une hospitalisation.

Un enfant asthmatique disposera d'un ou plusieurs aérosols doseurs qui contrôleront habituellement bien cette affection. De temps en temps, peut-être l'été, lorsque le taux de pollen est élevé, ou si l'enfant a un mauvais rhume, le traitement normal n'aura pas d'effet et des difficultés respiratoires s'ensuivront. Cela pourra indiquer qu'il est temps d'évaluer à nouveau le traitement médicamenteux de l'enfant.

Un enfant asthmatique souffrant de difficultés respiratoires peut devenir gravement malade très rapidement : n'hésitez donc jamais à appeler une ambulance ou à le mener à l'hôpital.

DIFFICULTÉS RESPIRATOIRES GRAVES : LES PREMIERS GESTES

Faites asseoir l'enfant bien droit. Ne paniquez pas, cela pourrait aggraver son état.

↓

L'enfant reconnu asthmatique devra tirer plusieurs bouffées de son aérosol doseur pour crises.

↓

Appelez votre médecin ou les services d'urgence selon la sévérité de la crise.

MISE EN GARDE

Appelez les services de secours si :

- Un essoufflement et une respiration bruyante commencent soudainement, surtout après un étranglement.
- La respiration est si pénible que le bébé ou l'enfant n'arrive pas à s'alimenter.
- L'enfant ne peut s'exprimer en phrases cohérentes ni même émettre des sons.
- L'enfant somnole ou est confus.
- La cage thoracique se creuse visiblement lorsque l'enfant respire.
- L'enfant cesse de respirer pendant plus de quelques secondes.
- Les lèvres bleuissent.

Signes de danger spécifiques à l'asthme :

- Trop essoufflé pour parler ou manger.
- Respiration dépassant les 50 souffles à la minute.
- Pouls supérieur à 140 à la minute.
- Lèvres bleues.
- Poitrine très sifflante devenant silencieuse d'un coup – l'air n'arrive plus aux poumons.
- Fatigue/épuisement.
- Somnolence/agitation.

Le mal de tête

VOIR AUSSI

- Les maladies infantiles, p. 114
- La fièvre, p.118

Affection extrêmement courante pendant l'enfance, le mal de tête passe généralement vite et sans avoir à consulter un médecin. Un mal de tête pouvant cependant être le prélude à une maladie infectieuse infantile, guettez d'autres symptômes éventuels. Quelquefois, il peut être le signe d'une maladie grave comme la méningite, affection qui nécessite dans ce cas une aide médicale urgente. À l'opposé, un mal de tête peut tout simplement provenir du fait que l'enfant est resté trop longtemps exposé au soleil ou qu'il n'a pas assez bu.

La plupart des enfants se plaignant souvent de mal de tête, il est difficile de savoir quand il faut le prendre au sérieux, ou, au contraire, quand on peut présumer qu'il est sans gravité et qu'il passera tout seul. Bien évidemment, le tout jeune enfant ne pourra pas expliquer qu'il souffre d'un mal de tête, mais ses réactions sont autant d'indices : il pourra par exemple ne pas apprécier qu'on lui bouge la tête ou bien se montrer très grognon lorsqu'on le déplace un tant soit peu ou encore être très sensible à la lumière vive ou au bruit.

TYPES ET CAUSES COURANTS DES MAUX DE TÊTE

MAUX DE TÊTE SOUDAINS ET AIGUS

Infection:
- Méningite
- Maladie virale
- Infection auriculaire
- Sinusite
- Abcès buccal
- Infection du cuir chevelu
- Angine

MAUX DE TÊTE HABITUELS ET CHRONIQUES

- Migraine
- Tension nerveuse
- Sinusite
- Problèmes d'yeux chroniques
- Causes psychologiques
- Infection du cuir chevelu
- Tumeur cérébrale (rare chez l'enfant)

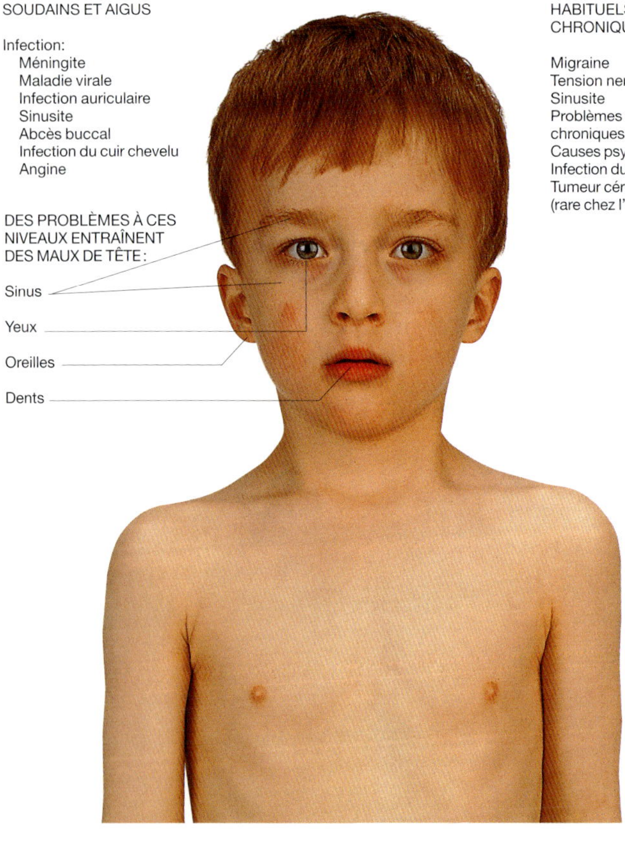

LE MAL DE TÊTE DE L'ENFANT : LES PREMIERS GESTES

Gardez l'enfant au calme et loin de toute lumière vive.

Donnez-lui du paracétamol selon la quantité préconisée pour son âge. On ne doit pas administrer de l'aspirine aux enfants.

Assurez-vous qu'il boit beaucoup (boissons plates et sans lait) et essayez de placer un gant de toilette humide et frais sur son front afin de calmer la douleur.

Si la douleur persiste, prenez-lui la température. Si elle est tant soit peu élevée, il importera encore plus de le faire abondamment boire.

Cherchez toute rougeur sur le corps – il pourrait s'agir d'une maladie infectieuse infantile.

Si l'enfant vomit, s'il est somnolent, très sensible à la lumière, s'il présente une raideur du cou ou tout autre symptôme inquiétant ou bien si le mal de tête ne passe pas, appelez votre médecin immédiatement.

QUAND UN MAL DE TÊTE EST-IL SÉRIEUX ?

Le comportement et la souffrance de votre enfant peuvent vous donner une idée de la gravité éventuelle d'un mal de tête, mais vous devrez néanmoins consulter dans les circonstances suivantes :

- Si le mal de tête survient soudainement.
- S'il s'accompagne de vomissements, d'irritabilité, de fièvre, de somnolence, de rougeurs et/ou de raideur du cou.
- S'il dure plus de 24 heures.
- S'il est récurrent et commence tôt le matin.
- Si les maux de tête deviennent de plus en plus intenses et fréquents.
- Si de simples médicaments en vente libre ne calment pas la douleur.
- Si le mal de tête suit immédiatement un accident.
- S'il survient quelques heures après que l'enfant s'est fait une bosse à la tête.

▷ Causée par la bactérie méningocoque, l'éruption spécifique à la méningite a un aspect moucheté de couleur rouge ou bleu foncé. Pour savoir s'il s'agit d'une méningite, appuyez un verre transparent contre l'éruption. Si elle ne s'atténue pas sous la pression, appelez les services d'urgence.

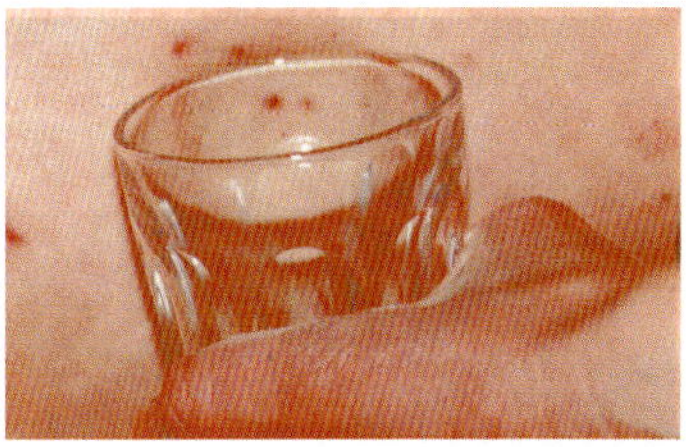

LA MÉNINGITE

Un mal de tête peut être le signe d'une méningite – une infection des parois recouvrant l'encéphale causée soit par une bactérie, soit par un virus. Ses symptômes ressemblant à ceux d'autres infections moins graves, la méningite est une maladie difficile à reconnaître, ce qui inquiète beaucoup tous les parents.

Le mal de tête est souvent un symptôme majeur de méningite, mais d'autres signes sont parfois plus évidents, comme une température élevée, une somnolence, une raideur du cou, une sensibilité à la lumière ou des vomissements. Vous devrez faire examiner tout enfant dont l'état empire après un léger malaise. Avec la méningite bactérienne, il se peut qu'une rougeur caractéristique se développe, mais ce n'est pas un des premiers symptômes. (Le bébé souffrant de n'importe quelle méningite ne présente généralement pas de raideur du cou.)

CONSEILS SUR LES ÉRUPTIONS

Les enfants présentent souvent boutons ou rougeurs lorsqu'ils ne vont pas bien. Outre la méningite, certaines maladies infectieuses comme la varicelle, la rougeole et la rubéole se signalent par des éruptions spécifiques qui aident à les diagnostiquer. Toutefois, nombre de maladies virales peuvent provoquer des éruptions, souvent lorsque la température de l'enfant baisse. Des allergies aux médicaments peuvent aussi causer des rougeurs ressemblant à des piqûres d'orties.

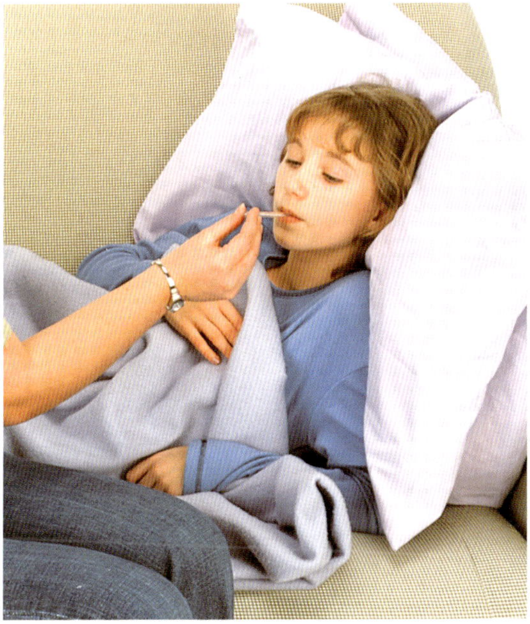

◁ Vérifiez la température de votre enfant et donnez-lui éventuellement du paracétamol pour la faire baisser.

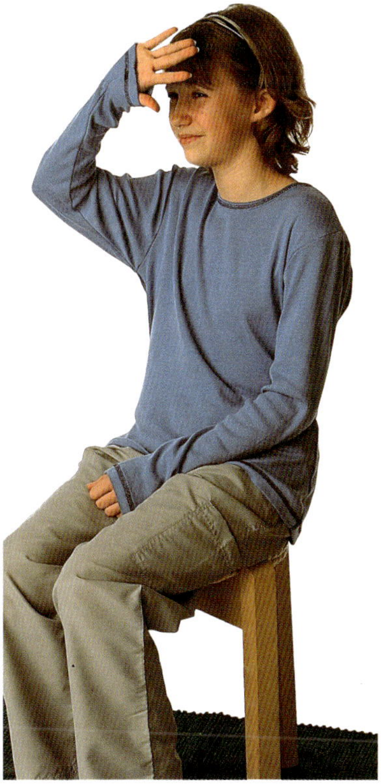

▷ Une forte aversion contre toute lumière vive peut accompagner certains maux de tête – de simples migraines jusqu'à celles causés par la méningite.

Les autres problèmes

VOIR AUSSI

- Les maladies infantiles, p. 114
- La fièvre, p. 118
- La douleur abdominale, p. 120

Encore immature, le système immunitaire de l'enfant le rend très vulnérable face à un éventail d'infections mineures comme le mal d'oreille ou le mal de gorge. Il n'est pas du tout rare, surtout l'hiver, que les enfants aient des rhumes et autres infections qui n'en finissent pas, mais ce sont rarement des cas d'urgence et ils peuvent se traiter sans risque à la maison. Le mal de dents a tendance à affecter l'enfant plus grand ; il importe de s'occuper de la dentition de votre enfant dès le début afin de prévenir la formation de caries plus tard.

L'enfant est sujet plus que l'adulte aux maladies infectieuses légères, probablement parce que son système immunitaire n'est pas encore achevé et parce qu'il a de multiples occasions de contracter les infections d'autres enfants. Ces maladies ont quelquefois des conséquences sérieuses, comme par exemple une surdité temporaire ou un retard scolaire important, mais, pour la plupart, ce sont des problèmes mineurs et sans conséquence que l'on peut traiter à la maison.

LE MAL D'OREILLE

Pratiquement chaque enfant souffre d'un mal d'oreille au cours d'une année normale. Il survient souvent après un rhume et provient dans ce cas-là d'une concentration de pus derrière le tympan. Il s'agit de l'otite, affection provoquant une insupportable augmentation de la pression qui pourra être soulagée lorsque le tympan se déchire et laisse s'écouler le pus. On prescrira des antibiotiques dans des cas aussi sévères. Après une otite, une substance épaisse et collante demeure quelquefois dans l'oreille, entraînant une surdité temporaire pouvant durer six mois : c'est l'otite séreuse. Votre médecin pourra examiner l'oreille six semaines après l'otite et vous envoyer chez un O.R.L. si une otite séreuse s'est développée.

LE MAL D'OREILLE DE L'ENFANT : LES PREMIERS GESTES

Essayez de donner à votre enfant du sirop au paracétamol – c'est très efficace contre le mal d'oreille.

↓

Faites-le boire régulièrement par petites quantités afin d'écarter tout risque de déshydratation, état qui aggraverait la douleur.

↓

Donnez-lui une bouillotte enveloppée à tenir contre son oreille – cela le réconfortera et atténuera la douleur.

↓

Soutenez l'enfant avec des oreillers ou des coussins qui apporteront un peu de confort.

Le mal d'oreille peut aussi provenir d'une infection de l'oreille externe, d'un mal de dents ou d'un corps étranger dans l'oreille elle-même. Il peut aussi accompagner une angine.

QUAND CONSULTER SI VOTRE ENFANT A MAL À L'OREILLE

Voici les signes principaux vous l'indiquant :

- Si l'enfant a beaucoup de fièvre, surtout si elle dure plus de 24 heures.
- Si du sang ou tout autre liquide s'écoule de l'oreille.
- Si l'enfant ne boit pas et que son état général soit déficient.
- En cas de surdité.

▽ Le paracétamol en sirop est habituellement très efficace contre la douleur liée au mal d'oreille ou au mal de gorge.

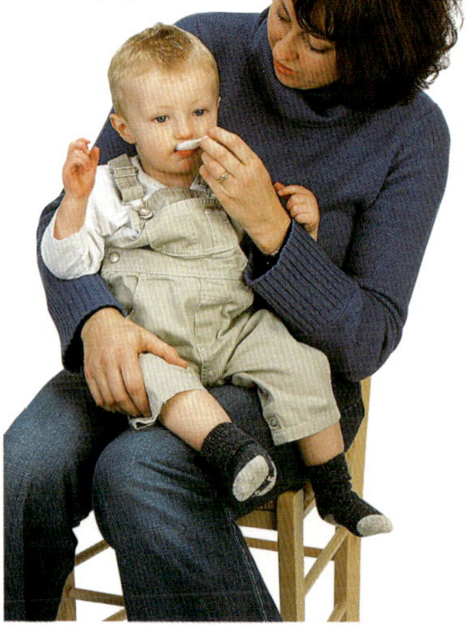

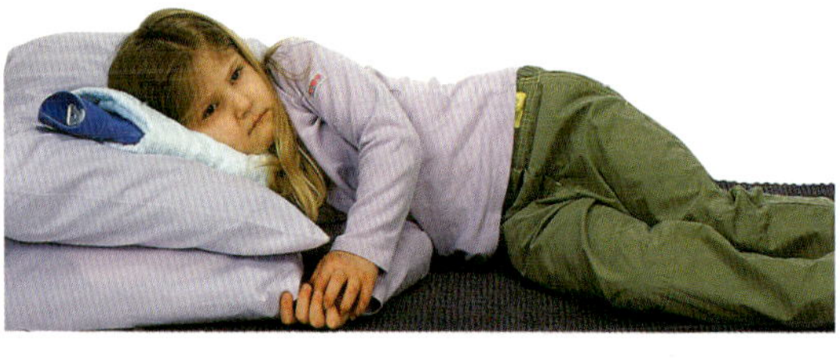

◁ S'allonger, l'oreille malade contre une bouillotte enveloppée, peut aider à soulager la douleur.

LE MAL DE DENTS

Un mal de dents peut provenir d'une dent infectée, auquel cas la douleur sera souvent lancinante et les gencives visiblement enflées au niveau de cette dent. Le mal peut passer tout seul mais, s'il dure plus de 24 heures, l'enfant devrait aller chez le dentiste.

LE MAL DE DENTS : LES PREMIERS GESTES

Donnez du sirop au paracétamol à votre enfant selon la dose préconisée pour son âge.

↓

À moins que vous ne suspectiez un abcès, essayez de placer une bouillotte enveloppée contre la joue endolorie.

↓

Imbibez un tampon de coton d'essence de clous de girofle et tenez-le contre la dent douloureuse. L'essence de clous de girofle est un calmant et un anti-inflammatoire très efficace.

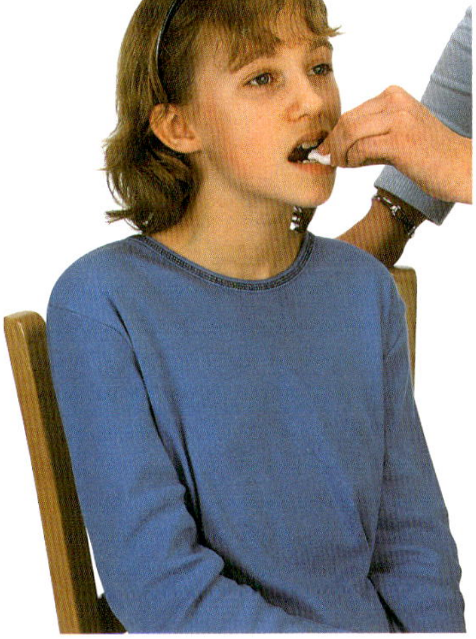

△ Essayez de placer un morceau de coton imbibé d'essence de clous de girofle sur la dent qui pose problème – cela pourra être étonnamment efficace contre la douleur.

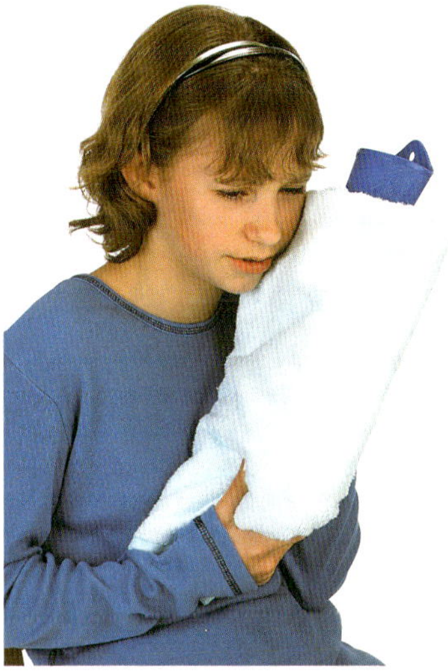

△ Un autre bon moyen de soulager un mal de dents est de tenir une bouillotte enveloppée contre la joue où siège la douleur (contre-indiqué en cas d'abcès).

LE MAL DE GORGE

La plupart des maux de gorge chez l'enfant proviennent d'infections virales sans gravité. Vous pourrez les atténuer en donnant à votre enfant du sirop au paracétamol et en le faisant beaucoup boire. En général, il ira mieux après quelques jours sans avoir besoin de consulter, à moins qu'il ne puisse pas avaler de liquide ou bien qu'il ait très chaud et qu'il ne se sente pas bien. Dans ce cas, surveillez de très près sa température au cas où elle monterait.

INFECTION DE L'APPAREIL URINAIRE

L'enfant peut aussi contracter une infection dans ses urines. Le problème avec l'infection urinaire est qu'elle peut être le signe d'un système rénal défectueux. Si cela n'est pas détecté et soigné immédiatement aux antibiotiques, l'infection pourra abîmer le système et finir par provoquer, à long terme, une insuffisance rénale.

Le nourrisson et le jeune enfant atteints d'infection urinaire peuvent ne pas présenter des symptômes liés aux urines, mais souffrir de fièvre, de vomissements, de diarrhées et de difficultés respiratoires. Un enfant qui a chaud et qui ne va pas bien pendant plusieurs jours sans cause apparente expliquant sa fièvre (comme un rhume, une toux ou un nez qui coule) peut avoir une infection urinaire. Un simple test pourra habituellement le confirmer ou non.

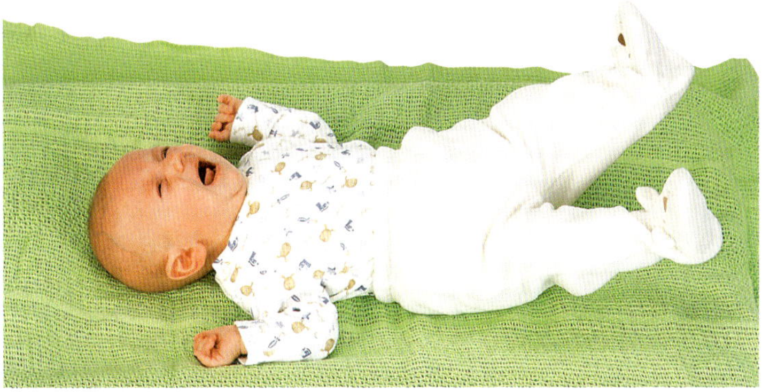

◁ Il est souvent difficile de diagnostiquer un mal de gorge chez un bébé. Un médecin pourra le faire en éclairant le fond de la gorge quand le bébé pleure.

VÉRIFICATION DES COMPÉTENCES

PROBLÈMES INFANTILES

POINTS-CLÉS

- Les organismes d'un bébé ou d'un enfant fonctionnent différemment de celui de l'adulte ☐
- Un bébé peut tomber gravement malade en l'espace de quelques heures ☐
- Prenez toujours garde à la déshydratation ☐
- En cas de doute sur la santé d'un bébé ou d'un enfant, consultez un médecin aussitôt ☐
- Si une douleur abdominale, un mal de tête ou des difficultés respiratoires chez un jeune enfant ne se dissipent pas rapidement, consultez votre médecin ; réclamez toujours une aide médicale en urgence si vous suspectez une méningite ☐

COMPÉTENCES APPRISES

- Savoir reconnaître la gravité d'une maladie chez l'enfant ☐
- Faire face aux pleurs, à l'érythème fessier, à la poussée dentaire et à la colique du bébé ☐
- Comment traiter la fièvre, le vomissement et la diarrhée ☐
- Comment aborder la douleur abdominale et reconnaître l'appendicite ☐
- Quand recourir à une aide médicale pour un enfant ayant des difficultés respiratoires ☐
- Quand recourir à une aide médicale pour les maux de tête d'un enfant ☐
- Comment reconnaître la méningite ☐
- Que faire en présence d'un mal d'oreille, de dents, de gorge ou d'une infection urinaire ☐

9

BLESSURES ET SAIGNEMENTS

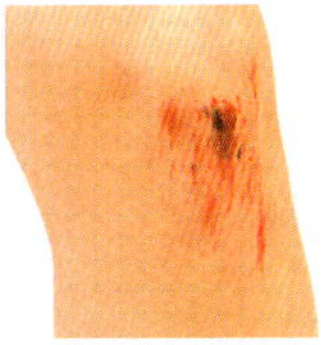

Si on peut traiter soi-même les plaies mineures en les nettoyant et en les pansant, toute plaie importante, saignant abondamment ou renfermant un corps étranger devra être soignée en milieu hospitalier. Si vous avez le moindre doute au sujet de la nécessité de points de suture, conduisez la victime à l'hôpital – le plus vite sera le mieux. Protéger le secouriste du risque d'infection est un autre aspect important des problèmes posés par les plaies – vous trouverez comment aborder le sang et les autres liquides organiques ailleurs dans cet ouvrage.

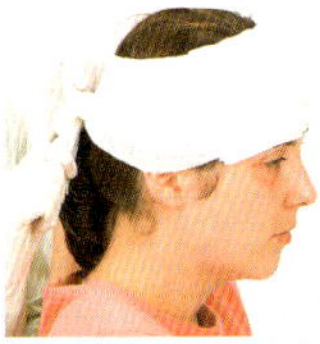

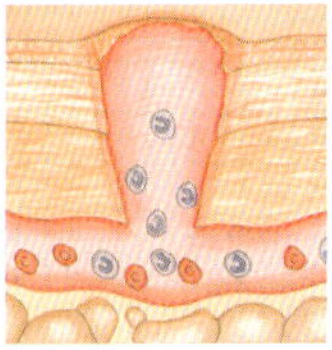

TABLE

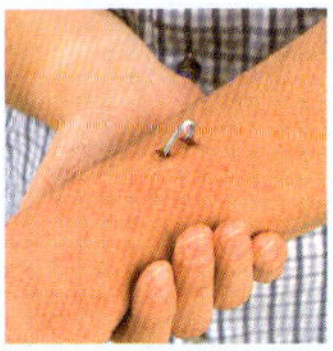

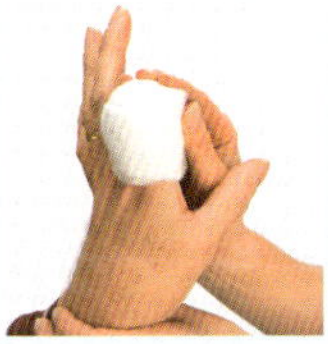

Les types de blessure

VOIR AUSSI
➤ Le corps étranger enfoncé dans la chair, p. 134
➤ Le sectionnement d'un membre, p. 140
➤ Divers corps étrangers, p. 148

Même petite, une plaie peut s'infecter et causer de véritables problèmes à la santé du blessé. Toutefois, la plupart des piqûres d'insectes, égratignures et coupures se cicatrisant sans trop de difficultés, elles peuvent facilement se traiter à la maison. Il importe de savoir quel type de blessure le sujet a reçu afin de mettre en œuvre les premiers soins appropriés. Certaines blessures, telles les piqûres accidentelles, risquant plus que d'autres d'endommager les tissus et les organes sous-jacents, nécessitent une évaluation professionnelle par le service des urgences.

On distingue deux principaux types de blessures : la blessure fermée et la blessure présentant une plaie. La première est habituellement causée par un objet contondant et peut aller du simple bleu à la lésion grave d'un organe. Les plaies varient depuis la simple éraflure jusqu'à la piqûre profonde. Savoir identifier le type de blessure aidera le secouriste à décider si une structure sous-jacente est atteinte.

L'ÉCORCHURE

Les écorchures sont causées par des objets peu tranchants orientés de biais ou bien par une chute ou une glissade sur une surface dure et rugueuse. Tomber ou glisser sur ce type de surface érafle souvent les genoux, les chevilles ou les coudes.

L'ENTAILLE

L'entaille est une coupure aux bords irréguliers. Courantes dans les accidents de la route, les entailles peuvent entraîner des saignements importants (quoique certaines grosses entailles saignent à peine). L'objet responsable de la plaie pouvant être très sale, le risque potentiel d'infection est élevé.

INCISIONS

Coupure aux bords nets, comme celle causée par un couteau ou du verre, l'incision peut être profonde. Quoique ce genre de plaie puisse sembler assez bénin, les tendons, les nerfs, les vaisseaux sanguins et même les organes sous-jacents peuvent être endommagés. L'incision profonde peut mettre longtemps à s'arrêter de saigner et être mortelle, surtout au niveau de la poitrine ou de l'abdomen. L'incision superficielle se répare souvent vite et bien car les bords se marient parfaitement.

LA PIQÛRE

Souvent provoquée par un objet long et pénétrant de type aiguille, la piqûre est difficile à évaluer étant donné que la taille de la plaie n'apporte aucun indice quant à sa profondeur. Un avis professionnel sera nécessaire.

LA MORSURE

Toute morsure risque le plus souvent de s'infecter, surtout la morsure d'homme – montrez toujours ce type de morsure à un médecin au cas où des antibiotiques seraient nécessaires.

L'ECCHYMOSE

L'ecchymose, ou « bleu », est une tache cutanée provenant d'un épanchement de sang au niveau de petits vaisseaux. Elle peut être bénigne, après un coup léger, ou bien indiquer un véritable saignement interne. Une ecchymose récente est généralement de couleur rouge ou violette, puis passera, en se résorbant, par le brun, le jaune ou le verdâtre.

CICATRICES

L'importance d'une cicatrice consécutive à une blessure variera selon l'individu.

- La peau de l'enfant étant généralement parfaite, toute cicatrice s'y verra plus que chez l'adulte. Cependant, l'enfant guérissant bien mieux et plus rapidement, une cicatrice s'estompera souvent complètement au fil des ans.
- Chez certains, la peau forme ce qu'on appelle des cicatrices chéloïdiennes. Dans leur cas, la peau blessée guérit trop rapidement, formant d'énormes cicatrices, souvent disgracieuses.

LA BLESSURE AVEC CORPS ÉTRANGERS

Vous devrez faire nettoyer toute plaie sale ou terreuse professionnellement afin d'éliminer tout corps étranger et prévenir l'infection.

LA BLESSURE PAR BALLE

Les armes à feu infligent divers types de blessure avec saignement externe et interne. Les projectiles des pistolets et fusils de petit calibre restent habituellement dans le corps, tandis que les balles des armes militaires laissent souvent des plaies au niveau des points d'entrée et de sortie et sont capables de briser les os et d'endommager les tissus.

LE SECTIONNEMENT

Le sectionnement d'une partie du corps nécessite une intervention immédiate. Maintenez la partie sectionnée au sec et au frais et emportez-la à l'hôpital avec la victime car il sera peut-être possible de la recoudre.

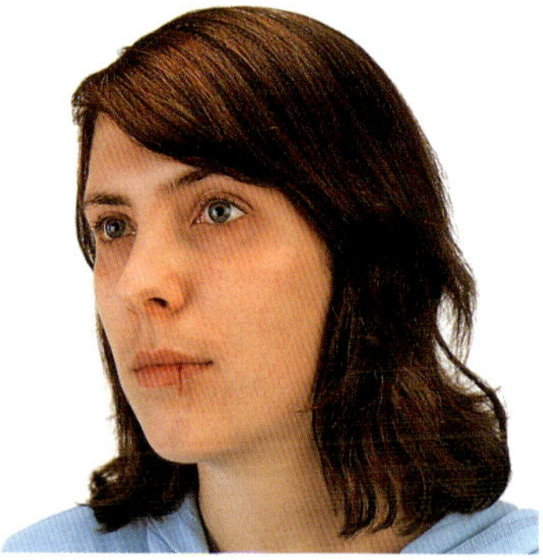

△ On devra traiter professionnellement toute coupure au-delà des lèvres, les bords de la plaie devant correspondre parfaitement afin de permettre une cicatrice la plus discrète possible.

LES TYPES DE BLESSURE

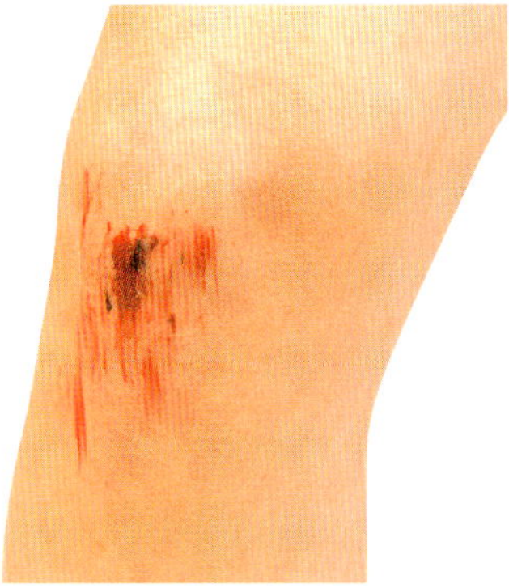

△ Écorchure

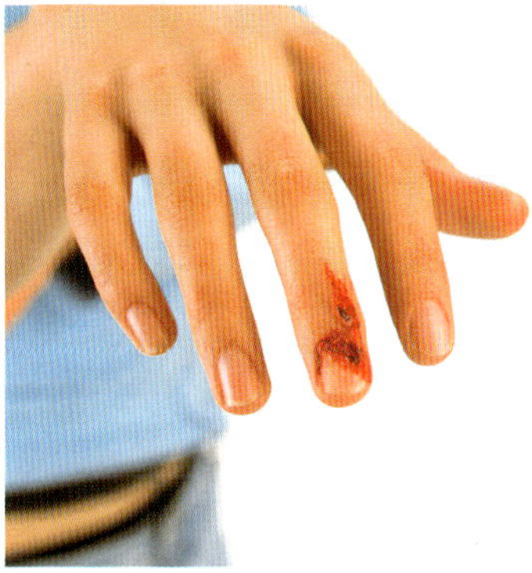

△ Entaille

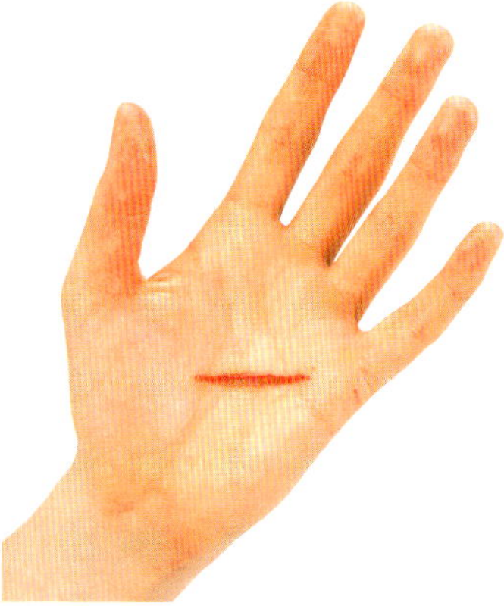

△ Incision

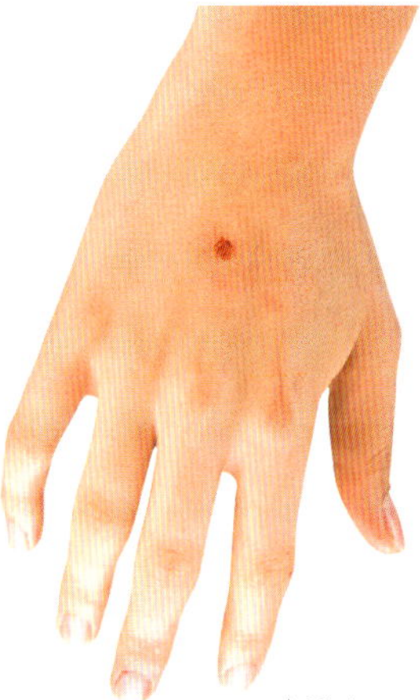

△ Piqûre

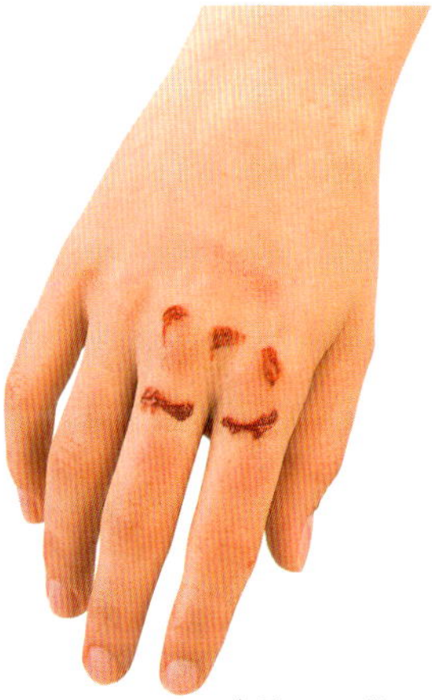

△ Morsure d'homme

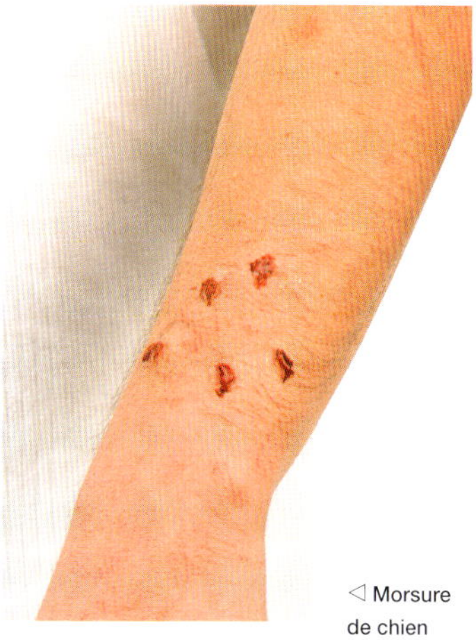

◁ Morsure de chien

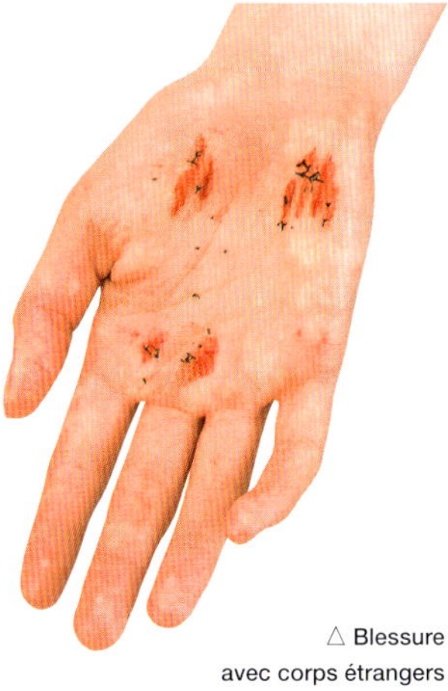

△ Blessure avec corps étrangers

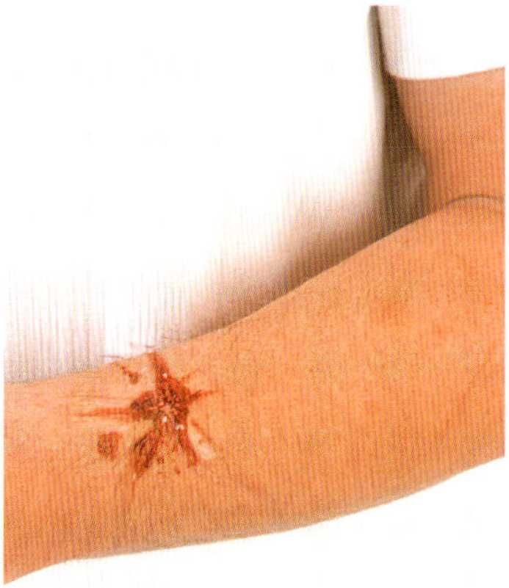

△ Blessure par balle

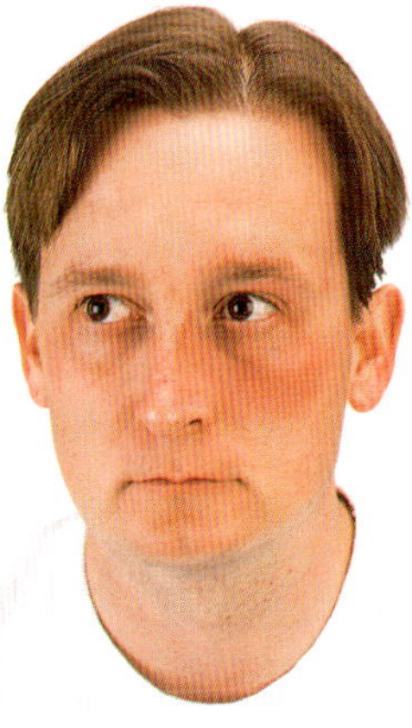

△ Ecchymose

La plaie et sa cicatrisation

VOIR AUSSI
➤ La grosse plaie, p. 138
➤ L'hémorragie, p. 142
➤ L'hémorragie interne, p. 144

Il est utile pour le secouriste de connaître les effets des blessures sur notre organisme ainsi que le processus d'auto-cicatrisation. Toute perte de sang importante est un cas d'urgence potentiel pouvant conduire progressivement d'une baisse de tension jusqu'à un évanouissement, une perte de connaissance, un arrêt de la respiration et des battements cardiaques, et la mort. Il importe aussi de comprendre les notions de base liées aux soins des blessures – y compris étancher une hémorragie et prévenir l'infection – et de pouvoir discerner entre une blessure bénigne et une blessure grave.

Notre peau a de nombreuses fonctions. Les nerfs cutanés permettent de sentir la température, la douleur, le toucher et la pression. Nous éliminons l'eau, les sels et les toxines par la peau et des changements du débit sanguin au niveau cutané aident à réguler la température du corps. La peau produit de la vitamine D, assurant la solidité des os. Elle protège les tissus sous-jacents contre l'infection, le traumatisme, la déshydratation et contre les rayons ultraviolets. Elle est notre première ligne de défense et s'abîme facilement.

LE PROCESSUS DE CICATRISATION

Une blessure superficielle, telle une brûlure du premier degré, n'atteint que les couches les plus externes de la peau : l'épiderme. Ce dernier cicatrise vite, en un ou deux jours, contrairement à une blessure plus profonde.

Alors que le sang se répand dans la blessure, il se coagule et la scelle efficacement. La blessure se remplit alors de globules blancs qui tuent tous les germes et absorbent les matières étrangères. Toutefois, dans le cas d'une grosse plaie sale, les globules blancs risquent d'être en infériorité, entraînant un début d'infection. Une plaie trop importante peut aussi rendre impossible la coagulation sanguine.

L'organisme fait tout pour réduire le saignement d'une blessure. Les vaisseaux sanguins endommagés sont pris de spasmes. Dans un même temps, les plaquettes favorisent la formation d'un « bouchon » qui pourra suffire à arrêter le saignement d'une petite blessure. L'organisme met aussi en œuvre une série complexe de processus sanguins afin de produire des filaments d'une substance appelée fibrine. Ils s'agglutinent pour construire un réseau protecteur sous lequel de nouveaux tissus cutanés pourront se former.

LES PROBLÈMES DE COAGULATION

Lorsque, chez certains sujets, le sang coagule trop facilement, un caillot risque de se former dans un vaisseau sanguin sain. Cette affection – la thrombose – survient surtout chez la personne venant de subir une opéra-

LA CICATRISATION D'UNE PLAIE

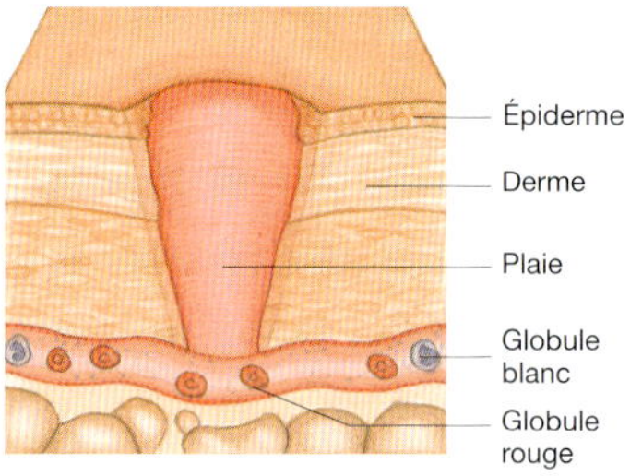

1 Une plaie profonde traverse à la fois l'épiderme et le derme.

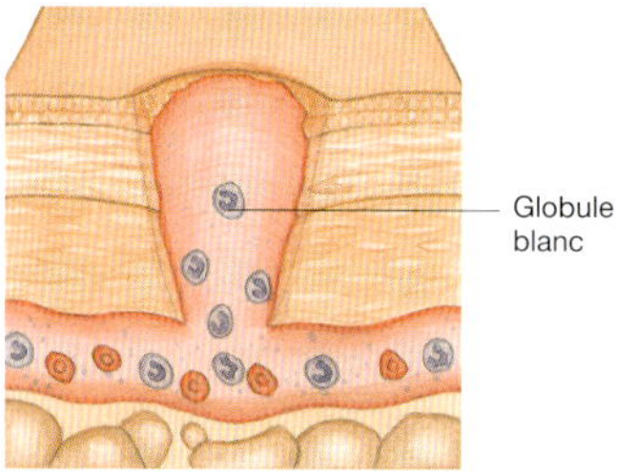

2 Coulant dans la plaie, le sang forme un caillot. Les globules blancs attaquent l'infection.

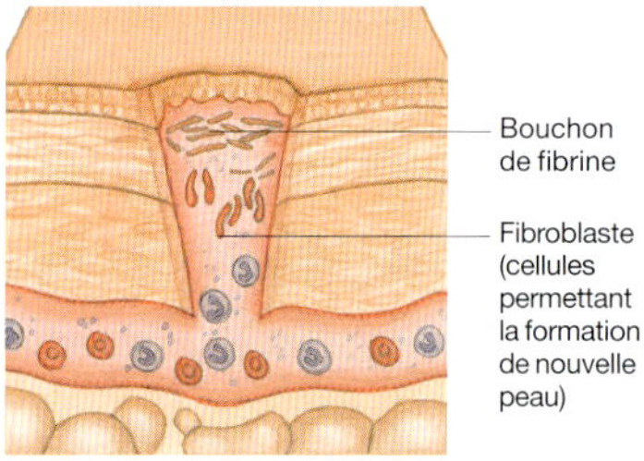

3 Des filaments de fibrine forment un bouchon. De nouveaux tissus se forment en dessous.

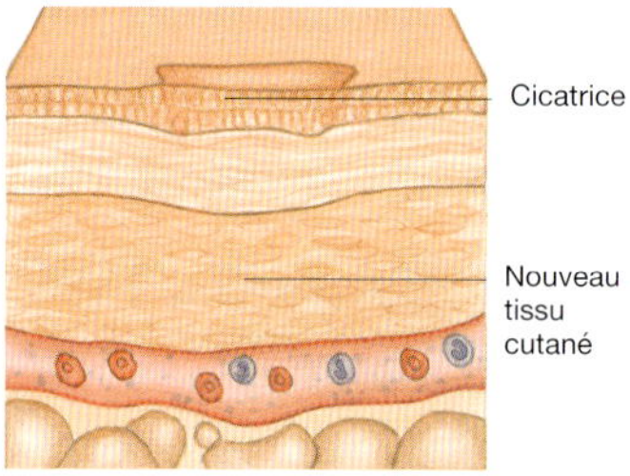

4 Le bouchon forme une croûte qui finira par tomber, laissant une cicatrice.

L'INTÉRIEUR D'UN VAISSEAU SANGUIN

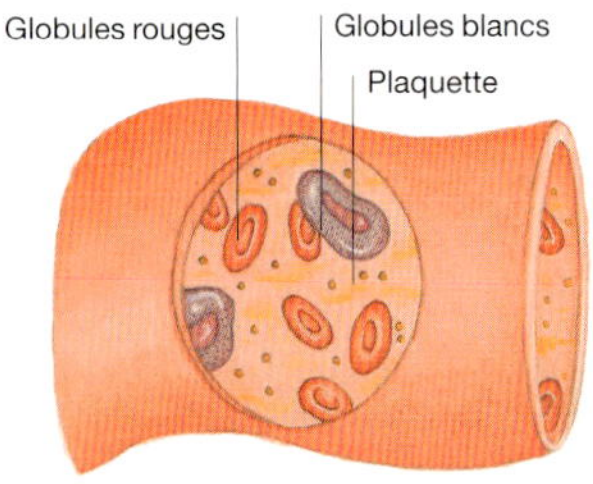

△ Constituants importants pour la cicatrisation : plaquettes et globules blancs et rouges.

NETTOYER ET PANSER UNE PLAIE

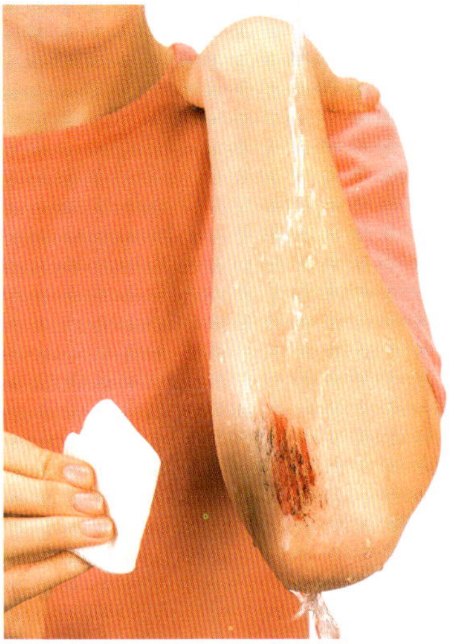

1 Mettez la plaie à nu et nettoyez-la bien (la terre et la saleté sont source d'infection). Étanchez tout saignement en comprimant la blessure.

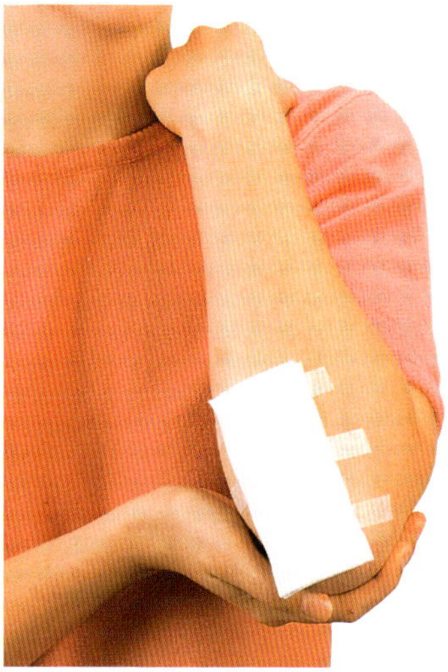

2 Couvrez les petites plaies d'un pansement. Pansez les plaies plus importantes avec une compresse de gaze stérile et une bande.

tion ou bien chez le blessé fumeur ou ayant accompli un long trajet. Si, au contraire, le sang est lent à coaguler – ce qui est le cas chez les sujets suivant un traitement pour fluidifier le sang ou bien chez ceux souffrant d'hémophilie, une hémorragie abondante peut survenir lors de blessures relativement bénignes.

MISE EN GARDE

➤ Vous devrez considérer comme très sérieuse toute blessure profonde ayant pu percer une cavité de l'organisme, par exemple une blessure à la poitrine ou à l'abdomen, même si la plaie paraît petite et insignifiante.

➤ Si la plaie provient de morceaux de verre, il faudra faire une radio.

➤ Un objet tranchant, tels un couteau et du verre, peut endommager les tendons ou les nerfs sous cutanés.

➤ Selon la plaie, il importe de savoir si le blessé est protégé contre le tétanos ; un vaccin ou un rappel peut être nécessaire.

PETITE PLAIE ET GROSSE PLAIE

Une plaie bénigne s'arrête de saigner facilement. Une inspection rapide et quelques renseignements sur son origine vous permettront de procéder de manière appropriée. Vous devrez traiter toute plaie comme étant sérieuse et obtenir une aide médicale qualifiée dans les cas suivants :

- Le saignement ne cesse pas avec l'application d'un pansement adhésif.
- La profondeur de la plaie dépasse 2 mm ou semble nécessiter des points de suture.
- Vous pensez que les structures sous-jacentes, tels les nerfs et les tendons, pourraient être abîmées – si le blessé, par exemple, semble présenter une perte de fonction ou un engourdissement.
- Une infection est possible.
- La plaie risque de laisser une vilaine cicatrice, dans le cas d'une blessure au visage, par exemple.
- La plaie est étendue.

Des points de suture sont nécessaires pour certaines plaies afin de stopper le saignement. N'utilisez jamais de Stéristrips® (points de suture en papier) à moins d'être un professionnel de santé, une utilisation incorrecte pourrait entraîner la formation d'abcès.

GARDER UNE PLAIE SÈCHE

Afin de cicatriser, une plaie doit rester assez sèche. Les plaies maintenues enfermées et humides risquent de s'infecter et cicatrisent plus lentement. Si le coussinet d'un pansement se mouille, remplacez-le par un sec. Certaines plaies bénignes, les égratignures et les ampoules ouvertes réagissent favorablement à l'exposition à l'air – pourvu que la saleté et la poussière soient tenues à l'écart.

LA PLAIE BÉNIGNE : LES PREMIERS GESTES

↓

Lavez-vous bien les mains. Éviter de toucher la plaie afin de prévenir une infection. Portez des gants si possible.

↓

Inspectez brièvement la plaie et demandez au blessé les circonstances de l'accident.

↓

Lavez la plaie sous un robinet d'eau ou bien sous un filet d'eau minérale ou d'eau bouillie puis refroidie si l'eau du robinet n'est pas potable.

↓

Séchez la plaie et appliquez un pansement adhésif stérile. Dans le cas d'une plaie plus étendue, il sera préférable d'utiliser éventuellement un pansement non adhésif, une compresse de gaze stérile et une bande.

↓

Le blessé devra maintenir sa plaie propre et sèche pendant les jours qui suivront.

Le corps étranger enfoncé dans la chair

VOIR AUSSI

➤ La grosse plaie, p. 138

➤ Divers corps étrangers, p. 148

Un corps étranger logé dans une plaie peut causer une infection. Il pourra peut-être facilement s'enlever comme c'est le cas de la plupart des échardes. Cependant, si vous n'êtes pas sûr de pouvoir le retirer proprement, les professionnels de santé se chargeront de le faire. Cela est essentiel si l'objet en question est gros ou profondément enfoncé. Un corps étranger déclenche en général une infection autour de lui dans les heures qui suivent l'incident. Il importe donc d'agir rapidement, car tout corps étranger restant dans une plaie pourrait entraîner une infection du système sanguin.

Les corps étrangers les plus petits peuvent être très douloureux et risquent de « voyager », causant encore plus de problèmes – comme, par exemple, la compression d'un nerf ou une grosseur gênante. Ne retirez un corps étranger que si la plaie est bénigne et l'opération facile ; sinon, obtenez une aide médicale. Quelquefois, les médecins décident de laisser un corps étranger en place car il est plus dangereux de l'ôter que de ne rien faire.

LA PETITE ÉCHARDE

Une petite écharde de bois, de métal ou de verre pourra peut-être sortir si vous pressez doucement la peau de part et d'autre. Si elle dépasse, vous pourrez la retirer facilement avec une pince à épiler stérilisée. Pour ce faire, mettez la pince quelques secondes dans de l'eau bouillante ou bien tenez-la sur une flamme puis laissez-la refroidir avant de vous en servir. Tirez l'écharde dans l'axe de pénétration. (Une écharde de bois se désagrège facilement.) Un petit fragment visible sous la peau pourra s'enlever très délicatement avec une pince et une aiguille stériles, mais ne creusez jamais – vous pourriez causer de sérieux dommages.

MISE EN GARDE

Si vous ne pouvez pas voir l'écharde, n'essayez pas de la retirer. Les petits corps étrangers logés sous la peau s'infectent souvent de pus après quelques jours et peuvent alors sortir facilement. Certains corps étrangers, comme les débris de verre, sont très difficiles à localiser, même avec l'aide d'une radio ; mieux vaut alors les faire enlever par un professionnel de santé. Le fait que le blessé soit vacciné ou non contre le tétanos pourra influencer votre évaluation.

L'HAMEÇON

Très pointus, les hameçons se plantent souvent dans les doigts des pêcheurs. L'ardillon empêche de pouvoir les retirer simplement.

- La priorité est d'obtenir une aide médicale.
- Demandez au blessé s'il est vacciné contre le tétanos. Sinon, l'aide médicale sera particulièrement nécessaire.
- Ôtez l'hameçon seulement dans le cas où vous ne pourriez obtenir de l'aide.
- Si l'ardillon est visible, sectionnez-le à l'aide de pinces coupantes, puis retirez l'hameçon.
- Si l'ardillon n'est pas visible, le blessé peut avoir besoin d'une anesthésie : mieux vaut l'emmener chez un médecin. N'enlevez l'hameçon vous-même qu'en dernier recours. Si tel est le cas, montrez ensuite la blessure à un médecin le plus rapidement possible.

COMMENT RETIRER UN HAMEÇON

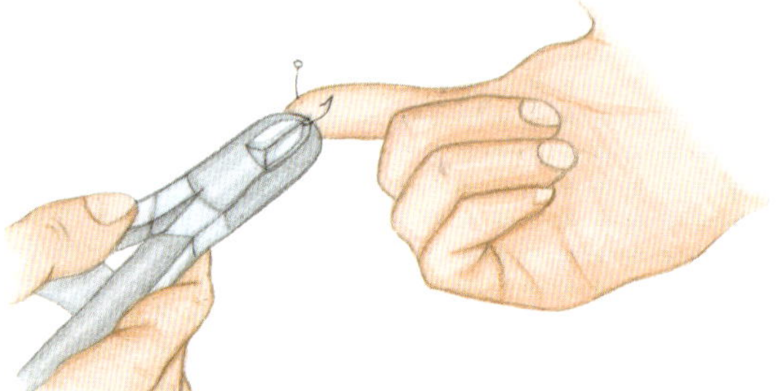

1 Si l'ardillon est visible, coupez-le avec des pinces coupantes, puis tirez délicatement le bout d'hameçon par son œil. N'essayez jamais de retirer un hameçon avec son ardillon. Nettoyez et pansez la plaie.

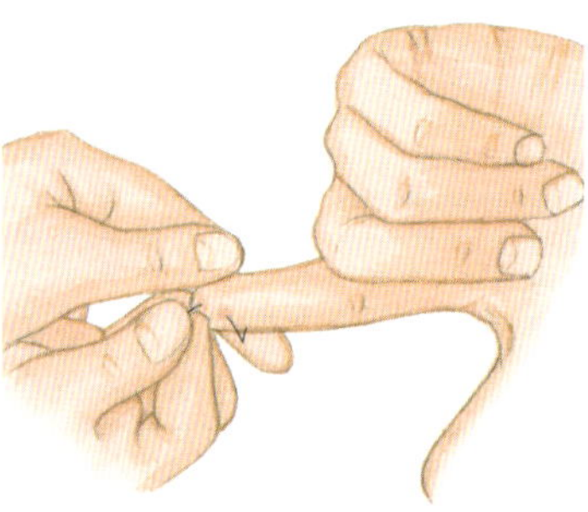

2 Si l'ardillon n'est pas visible et faute de pouvoir compter sur une aide médicale, enfoncez l'hameçon fermement jusqu'à ce que l'ardillon ressorte. Coupez-le et retirez l'hameçon.

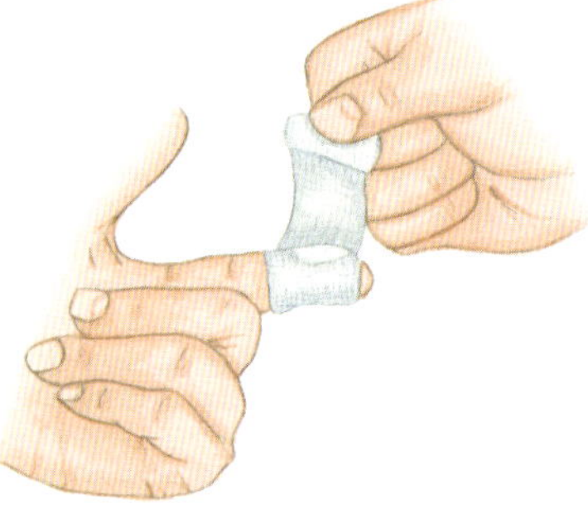

3 Une fois l'hameçon ôté, lavez la plaie à l'eau du robinet ou avec de l'eau stérilisée si l'eau courante est de médiocre qualité. Enveloppez la plaie de gaze et bandez-la. Consultez sans tarder.

COMMENT PANSER UNE PLAIE AU BRAS

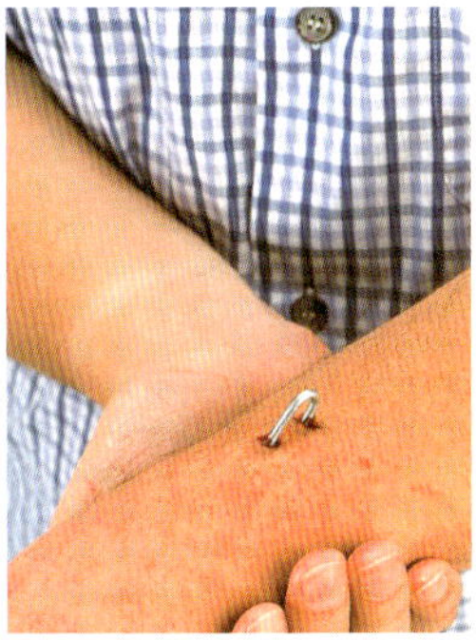

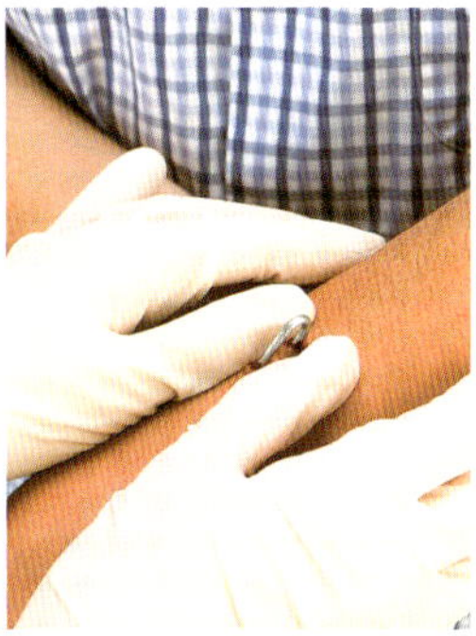

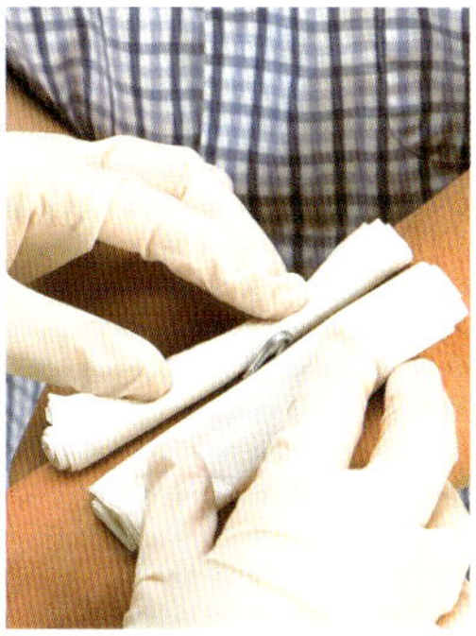

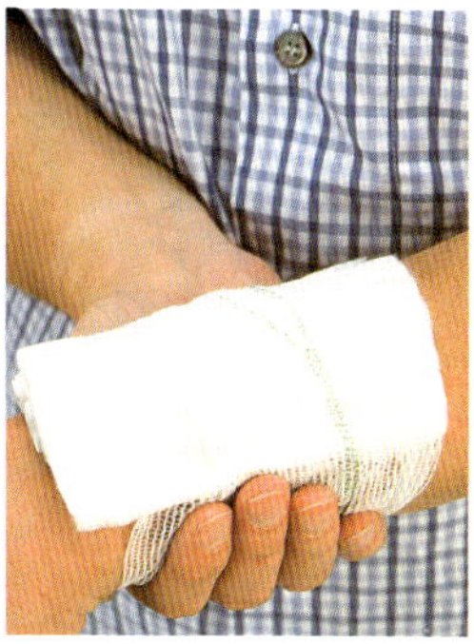

1 N'essayez pas de retirer ce genre d'objet de la chair. Votre rôle sera de vous occuper du saignement, de protéger la zone blessée contre une infection et d'obtenir rapidement de l'aide.

2 Si la plaie saigne, appuyez tout autour avec vos mains. N'exercez pas de pression sur un corps étranger enfoncé dans la chair. Surélever le membre blessé aidera aussi à étancher le sang.

3 Mettez des rouleaux de gaze de part et d'autre de l'objet et faites en sorte qu'ils parviennent à la même hauteur afin de pouvoir bander le tout sans qu'il y ait de partie saillante.

4 Bandez par-dessus la gaze (ou de part et d'autre de l'objet s'il est long). N'exercez aucune pression directe sur lui. Surélevez la partie du corps blessée jusqu'à l'arrivée des secours.

LE CORPS ÉTRANGER DE GROSSE TAILLE

Si un gros objet est enfoncé dans la chair, n'essayez pas de le retirer mais appelez immédiatement les services d'urgence, surtout si cela concerne la poitrine ou l'abdomen. L'objet aura pu sectionner de gros vaisseaux sanguins ou même se loger dans le cœur, mais, tant qu'il restera planté dans la plaie, il servira de bouchon et préviendra tout épanchement de sang supplémentaire. En l'enlevant, vous risqueriez de causer autant de dégâts que l'objet lui-même en s'enfonçant.

Si le blessé s'est empalé, sur une grille par exemple, ne tentez pas non plus de le « décrocher », à moins qu'il ait besoin d'être réanimé, auquel cas la réanimation sera prioritaire. Aidez le sujet à rester immobile et essayez de soutenir son poids dans une position la plus confortable possible. Recouvrez-le avec un manteau ou une couverture afin de maintenir sa température et appelez ou faites appeler les urgences. Vous devrez expliquer au standardiste la situation de la victime, de manière à ce que les pompiers viennent avec l'équipement approprié. Rassurez le blessé en lui disant que les secours arrivent et parlez-lui.

▷ Les jeunes enfants qui s'amusent avec des crayons risquent de se les enfoncer accidentellement dans la chair – un crayon « planté » dans le visage ou une agrafe dans le doigt est un scénario fréquent, parmi tant d'autres, de la vie quotidienne. Le bricolage est une autre occupation potentiellement dangereuse qui peut finir par ce genre d'incident. Surveillez bien les enfants et faites vos travaux de rénovation en prenant soin de vous.

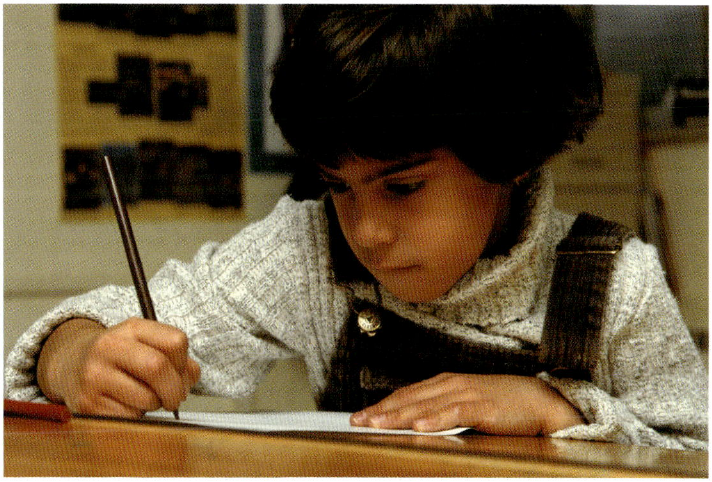

La plaie infectée

VOIR AUSSI

- ➤ Les types de blessures, p. 130
- ➤ Le corps étranger enfoncé dans la chair, p. 134

Une plaie infectée aura besoin d'être surveillée et manipulée avec précaution. Si elle n'est pas traitée correctement, l'infection risquera de se propager et d'affecter un territoire de plus en plus important, ce qui pourrait entraîner un empoisonnement du système sanguin, une maladie grave connue sous le nom de septicémie. Les morsures, qu'elles proviennent d'un homme, d'un chien, d'un chat ou de tout autre animal, sont sujettes à une infection à moins que la plaie n'ait été nettoyée et traitée. Le sujet affecté par ce genre de blessure devra souvent prendre des antibiotiques.

Parfois une plaie s'infecte bien qu'elle ait été nettoyée et pansée correctement. Certains types de plaies sont prédisposés à l'infection – la morsure, par exemple, particulièrement celle de l'homme et du chat. Une infection est plus probable aussi lorsqu'il reste beaucoup de sang sous une plaie et qu'il ne peut pas s'écouler ou bien lorsqu'une blessure est profonde et sale. Certaines personnes sont plus vulnérables que d'autres à l'infection, notamment les diabétiques, les sujets au système immunitaire déficient (à cause de médicaments ou d'une maladie) et les alcooliques.

De nombreux symptômes signalent habituellement l'infection d'une plaie, ce qui permettra, si nécessaire, de la traiter à temps avec un drain et des antibiotiques.

SIGNES ET SYMPTÔMES DE L'INFECTION

- ➤ Une infection peut commencer à se manifester dans les heures qui suivent la blessure ou, au contraire, ne pas apparaître avant plusieurs jours.
- ➤ Une douleur autour de la plaie peut être un des premiers signes d'infection.
- ➤ Guettez toute rougeur, sensibilité, enflure ou trace de pus au niveau de la plaie ou bien un début de fièvre.
- ➤ Ganglions enflés (aisselles/aine).

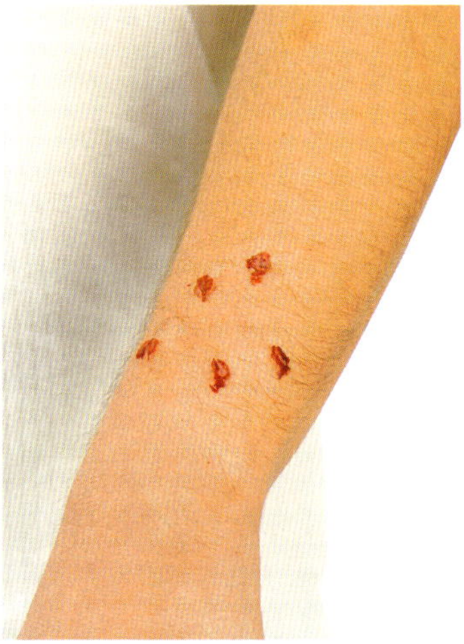

▷ Causée par un chien, cette plaie devra être montrée à un médecin. Il se peut qu'il prescrive des antibiotiques comme mesure préventive.

L'INFECTION : LES PREMIERS GESTES

Recouvrez la plaie avec un pansement stérile. Laissez-en le pourtour visible afin de surveiller l'évolution éventuelle de l'infection – ce genre de renseignement sera important pour le médecin.

↓

Si possible, surélevez et soutenez la partie du corps infectée. S'il s'agit, par exemple, de l'avant-bras, vous pourriez l'accouder sur quelques livres, garnis d'un lainage pour plus de confort.

↓

Emmenez le blessé chez le médecin le plus rapidement possible.

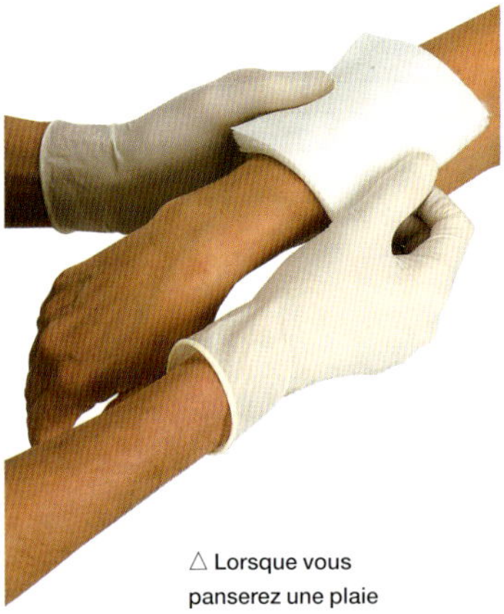

△ Lorsque vous panserez une plaie infectée, laissez-en le pourtour visible afin de voir si l'infection s'étend.

PLAIES PRÉDISPOSÉES À S'INFECTER

N'importe quelle plaie peut s'infecter, mais les suivantes plus que d'autres :

- ➤ Plaies/égratignures provenant d'ongles ou de griffes.
- ➤ Blessures par arme blanche (profondes).
- ➤ Plaies reçues en travaillant : avec de la terre, du fumier ou des animaux ; dans ou autour de déchets ou d'excréments.
- ➤ Plaies provenant d'outils ou d'objets sales : par exemple les blessures liées au jardinage ou aux chantiers de construction (clous rouillés).
- ➤ Plaies avec corps étrangers, surtout les échardes de bois tendre, les gravillons et les épines de plantes.

LES SIGNES DE L'INFECTION

Les signes d'une infection dans et autour d'une plaie peuvent apparaître en quelques heures, mais elle met en général plus de temps à se manifester. L'infection peut survenir un ou deux jours après l'incident, alors que le blessé l'a plus ou moins oublié. Douleur, rougeur, sensibilité et enflure sont des signes d'infection. Le blessé peut aussi souffrir de fièvre et remarquer un écoulement de pus.

LA PROPAGATION DE L'INFECTION

L'infection peut se propager de manière sous-cutanée (« cellulite par infection ») ou par le système sanguin (« septicémie »). La cellulite par infection peut même survenir en l'absence de plaie visible, souvent à la suite d'une piqûre d'insecte insoupçonnée.

Si la plaie se situe près d'une articulation, l'infection risquera de s'y loger. Cela est particulièrement vrai en ce qui concerne les morsures d'homme au niveau des mains – il suffit qu'une personne donnant un coup de poing à une autre s'écorche les doigts sur les dents de son adversaire. Certaines personnes, notamment les sujets atteints d'ostéoarthrite, peuvent souffrir d'une infection articulaire en l'absence de toute plaie.

Vous devrez suspecter une cellulite par infection en présence d'une rougeur et d'une enflure s'étendant au-delà de la plaie. Les ganglions du cou, de l'aine ou des aisselles pourront être douloureux et il se peut qu'il y ait une ligne rouge remontant le membre concerné jusqu'aux ganglions.

Penchez pour une septicémie si le blessé se sent léthargique et qu'il ait soif, de la fièvre et des frissons. Il peut souffrir d'une infection articulaire si l'articulation est enflée et chaude au toucher ou bien extrêmement douloureuse, surtout lorsqu'il bouge. Toutes ces affections nécessitent un traitement médical – en tant que secouriste, votre priorité sera d'obtenir une aide professionnelle.

LE TÉTANOS

Bactérie répandue dans le sol et les excréments animaux, le tétanos peut contaminer les plaies les plus minuscules. En général, plus une plaie est sale, plus le risque d'infection est élevé. Toutefois, 20 % des personnes atteintes de tétanos ne présentent aucune plaie visible par laquelle la bactérie aurait pu pénétrer. Les symptômes peuvent mettre trois mois à se manifester, mais ils sont habituellement visibles au bout de deux semaines d'incubation.

Le tétanos est une maladie d'une violence extrême. Le germe produit une neurotoxine qui provoque de douloureux spasmes musculaires (en commençant par une contraction des mâchoires) et des troubles cardiaques. Répandue encore partout dans le monde, cette maladie infectieuse tue énormément. Toutefois, vous pouvez vous faire vacciner contre le tétanos – non seulement de façon préventive, mais aussi à la suite d'une blessure ouverte augmentant le risque de l'attraper.

Le vaccin antitétanique

Le programme d'immunisation contre le tétanos commence vers trois mois, avec un rappel vers les quatre ans et pendant l'adolescence, puis tous les dix ans. Si un blessé n'a pas eu de piqûre de rappel depuis dix ans, il faudra lui en administrer une pour s'assurer qu'il ne développe pas le tétanos. S'il est âgé ou s'il vient d'un pays sans programme de vaccination, il se peut qu'il ait besoin du vaccin complet, et si la plaie est très sale, on lui fera peut-être une piqûre de rappel supplémentaire ou bien on lui donnera de la protéine antitétanique.

En cas de doute sur l'immunisation du blessé, mieux vaut supposer que son vaccin n'est pas à jour et l'emmener à l'hôpital.

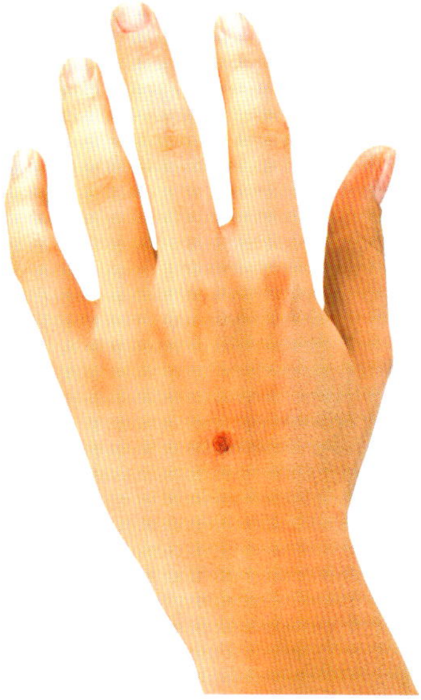

△ Les plaies dues à des aiguilles ou les dents d'un chat sont prédisposées à s'infecter.

PLAIES PRÉDISPOSÉES AU TÉTANOS

Les plaies suivantes sont particulièrement prédisposées à l'infection du tétanos :

- Plaies contaminées par de la terre ou des fèces.
- Plaies de plus de six heures.
- Piqûres.
- Plaies peu irriguées.

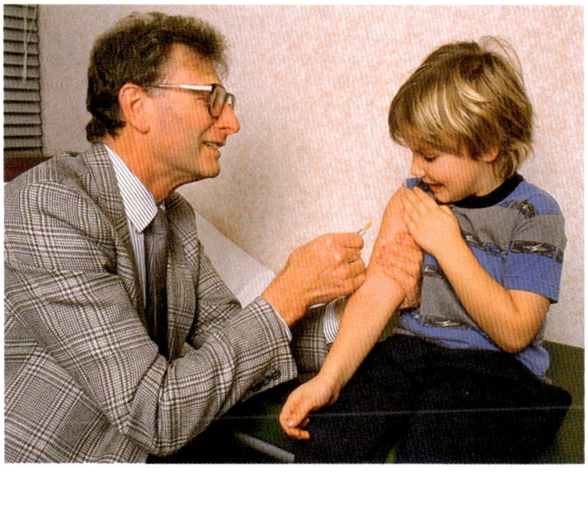

◁ Enfant recevant le vaccin antitétanique (associé aux vaccins antidiphtérique et anticoquelucheux). Devant un blessé avec plaie, quel que soit l'état de propreté de sa blessure, tâchez de savoir s'il est à jour de ses vaccins antitétaniques. Il se peut que les personnes âgées, en particulier, n'aient jamais eu d'injections de rappel régulières.

La grosse plaie

VOIR AUSSI

- L'hémorragie, p. 142
- L'hémorragie interne, p. 144
- Gérer une fracture de côte, p. 164

Les deux priorités face à une grosse plaie seront de stopper l'épanchement de sang et d'obtenir de l'aide. Vous devrez appeler les services d'urgence au plus tôt non seulement parce que toute perte de sang importante est très grave, mais aussi parce que la plaie peut cacher une lésion interne. Essayez de panser la plaie aussi efficacement que possible, tout en sachant qu'une grosse plaie nécessite habituellement un nettoyage et des points de suture par un service hospitalier. En attendant l'arrivée des secours, maintenez la température du blessé et rassurez-le en lui faisant prendre patience.

Une grosse plaie peut saigner abondamment et indiquer des problèmes internes plus importants. Lorsque la plaie se situe au niveau de l'abdomen ou de la poitrine, vous devrez faire particulièrement attention de ne pas aggraver la situation. N'essayez pas de retirer un objet enfoncé dans une plaie (voir p. 134), ni de stopper un épanchement de sang à l'aide d'un garrot (voir p. 140).

Si possible, portez des gants de protection avant d'aborder le saignement ; sinon lavez-vous bien les mains avant, ainsi qu'après, votre intervention. Après avoir étanché l'épanchement de sang, enlevé les débris éventuels de la plaie (sans la laver) et l'avoir pansée, appelez les services de secours si ce n'est déjà fait.

Il se peut que le blessé perde connaissance et développe aussi les symptômes de l'état de choc. Ne le laissez pas seul, excepté pour aller appeler les secours. En attendant leur arrivée, maintenez sa température en le couvrant.

LA GROSSE PLAIE : LES GESTES DE BASE

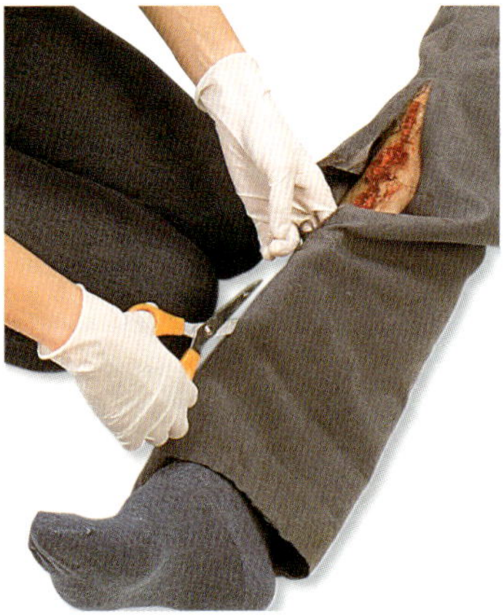

1 Portez des gants de protection. Découvrez la plaie : ne faites pas traîner de vêtements dessus, mais soulevez-les ou coupez-les.

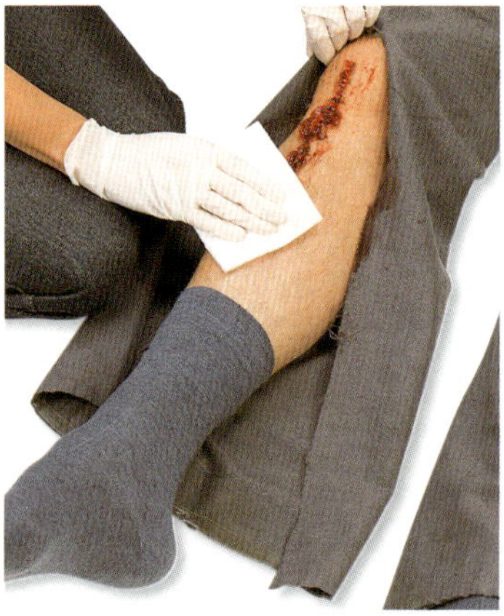

2 À l'aide d'un tampon de gaze, éliminez les débris éventuels comme des éclats de verre, des gravillons ou de la boue.

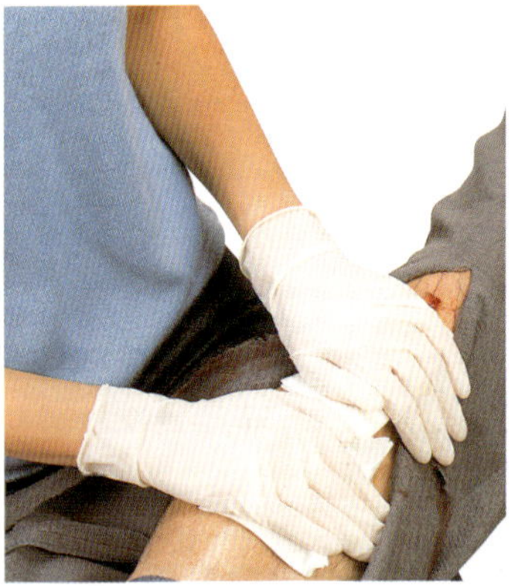

3 Stoppez le saignement par pression directe puis en surélevant le membre blessé.

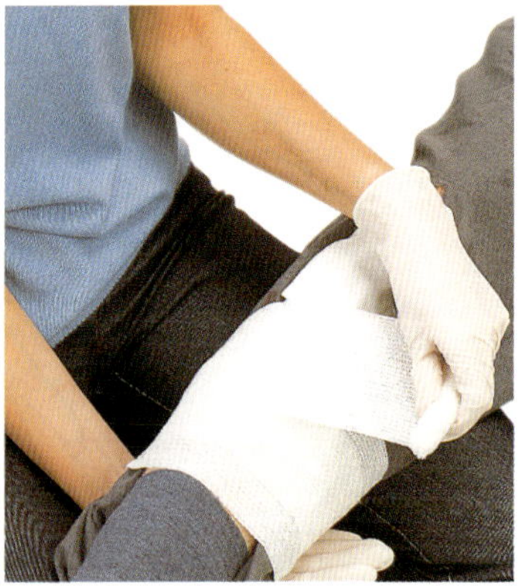

4 Une fois l'épanchement contenu, pansez la plaie.

5 Maintenez la température du blessé et faites en sorte qu'il reste calme. (S'il est en état de choc, surélevez ses jambes au-dessus du niveau du cœur, en les soutenant.)

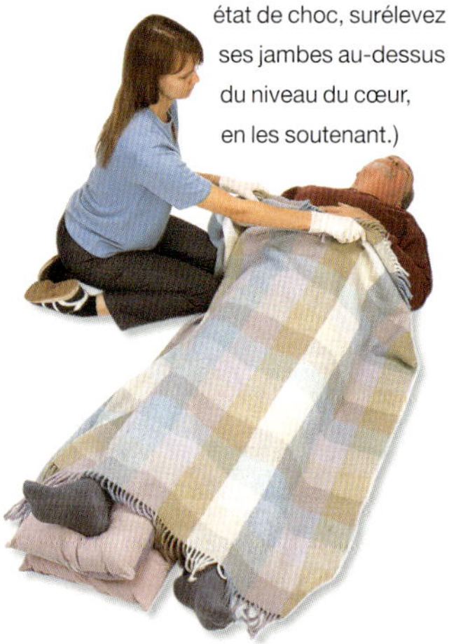

LA PLAIE ABDOMINALE

La cavité abdominale contient beaucoup d'organes, chacun pouvant être lésé et pouvant saigner abondamment sans signe de dommage externe ou presque. Toute blessure profonde à l'abdomen pourrait non seulement abîmer ces organes mais introduire aussi une infection dans la cavité, entraînant une péritonite. Si un objet est resté planté profondément dans la plaie – tel un couteau ou un morceau de métal – vous devrez le laisser en place; en le retirant, vous risqueriez d'aggraver la blessure.

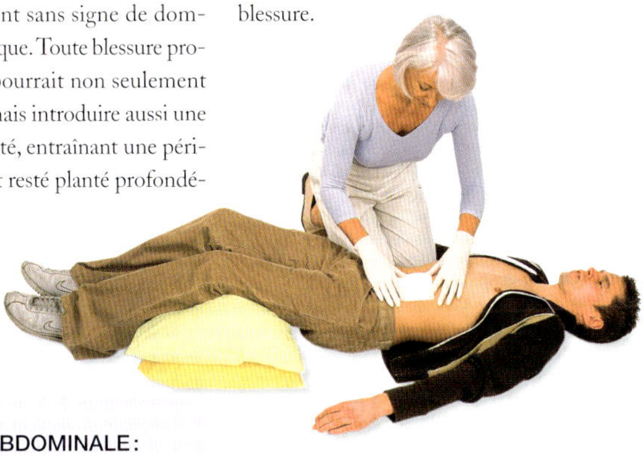

△ Lorsque vous soignerez une plaie abdominale, essayez de maintenir les jambes de la victime pliées et surélevées à cette hauteur.

LA PLAIE ABDOMINALE : LES PREMIERS GESTES

Allongez le blessé et surélevez ses jambes.

↓

Appelez les services d'urgence.

↓

Si des organes sont visibles, recouvrez-les de film alimentaire pour les empêcher de sécher ou de coller aux pansements.

↓

Mettez un gros pansement stérile sur les autres types de plaies.

↓

Maintenez tout objet enfoncé à l'aide de vos mains.

↓

Si la victime commence à vomir ou si elle perd connaissance, placez-la dans la position latérale de sécurité. Maintenez la plaie quand la victime tousse ou vomit.

LA PLAIE THORACIQUE

En présence d'une blessure au niveau de la poitrine, soyez attentif à toute difficulté respiratoire, blessure profonde ou tout mouvement bizarre pouvant suggérer des fractures pluricostales. Ces affections peuvent indiquer l'existence de graves dommages risquant de mettre la vie en péril et nécessiteront des soins de toute urgence.

Dans de nombreux cas, surtout après un accident de la route ou une chute, le blessé risque un épanchement de liquide ou des ecchymoses au niveau des poumons, ce qui se traduirait par une gêne respiratoire importante. En tant que secouriste, vous ne pourrez pas faire grand-chose face à un tel scénario excepté faire asseoir la victime, l'adosser et la rassurer jusqu'à l'arrivée des secours.

Vos efforts pourront peut-être sauver la vie d'une victime blessée à la cage thoracique, résultant, par exemple, d'un coup de couteau, d'une blessure par balle ou d'une fracture de côte (une simple fracture de côte peut entraîner une perforation de poumon si le blessé se penche d'une certaine manière). Si un poumon est perforé, l'air s'en échappera, envahissant l'espace entre le poumon et la paroi thoracique, entraînant un collapsus. Ces cas-là nécessitent une intervention urgente.

LA PLAIE THORACIQUE : LES PREMIERS GESTES

↓

POUR TOUTES LES PLAIES THORACIQUES :

Faites asseoir le blessé par terre, adossé et bien droit, en l'empêchant de se pencher en avant.

↓

Appelez les services d'urgence ou demandez, si possible, à un témoin de le faire.

↓

Tenez-vous prêt à réanimer la victime en cas d'arrêt de la respiration ou du pouls.

↓

POUR LES PLAIES THORACIQUES PROFONDES :

Laissez tout objet pénétrant en place et immobilisez-le avec les mains.

↓

Fermez la plaie à la main soit :

- En pinçant ensemble les bords de la plaie de part et d'autre de l'objet pénétrant.
- En plaçant la main de la victime à plat sur la plaie puis en la recouvrant de la vôtre.

↓

Si vous devez vous occuper d'autres blessures ou si la victime semble perdre connaissance, recouvrez la plaie hermétiquement avec du plastique, suivi d'une compresse, le tout maintenu en place avec des bandes très serrées.

↓

NOTES IMPORTANTES :

- Ne laissez pas pénétrer davantage d'air dans la plaie quand vous la panserez.
- N'employez pas de sparadraps – il se peut qu'ils n'adhèrent pas à la peau transpirante de la victime, qu'ils fuient ou qu'ils laissent passer de l'air s'ils sont mis incorrectement.
- La priorité est de fermer la plaie de façon hermétique et d'obtenir rapidement de l'aide.

Le sectionnement d'un membre

VOIR AUSSI

- Qu'est-ce que le secourisme ?, p. 16
- La réanimation complète, p. 38
- L'état de choc, p. 72
- L'hémorragie, p. 142

Lorsqu'une personne perd un doigt, une main, un orteil, une oreille ou un membre dans un accident, le saignement sera sans doute important et il est probable que la victime souffre d'un état de choc. Vos priorités seront d'étancher l'hémorragie et d'emmener le blessé à l'hôpital ou d'appeler les services d'urgence. Il est vital que vous emportiez la partie du corps sectionnée avec vous car il sera peut-être possible de la greffer. La garder au frais augmentera les chances de l'opération, mais il ne faudra pas la congeler ni la mettre directement dans de la glace. Essayez de calmer la victime.

Le sectionnement d'un membre ou d'un segment de membre, soit accidentel soit chirurgical, est connu sous le nom d'amputation. Les amputations accidentelles relèvent le plus souvent d'accidents du travail causés par des outils électriques ou des machines industrielles, ou bien encore d'accidents de la route. La partie du corps concernée peut avoir été déchirée, écrasée ou tranchée. Les parties du corps de petite taille, doigts et orteils, sont les plus prédisposées à ce genre d'accident.

La priorité dans le cas d'une amputation est non seulement de stopper le saignement, mais aussi de ne pas oublier d'emporter avec la victime la partie sectionnée à l'hôpital. Si elle est conservée à 4 °C, il y aura une chance pour que l'on puisse la recoudre ou la réimplanter dans les 12-24 heures. Gardez-la au frais et au sec – enveloppé dans du plastique, puis protégé par une serviette et placé dans de la glace.

- Ne pas laisser de la glace ou de l'eau en contact direct avec la partie sectionnée – cela endommagerait les tissus.
- Ne pas utiliser de la neige carbonique ou des additifs chimiques.
- Ne pas congeler le membre sectionné.
- Ne pas employer du coton hydrophile ou des pansements pelucheux car les fibres risquent de coller à la partie sectionnée.
- Ne pas laver le membre sectionné, surtout avec du savon ou du désinfectant.

L'AMPUTATION ACCIDENTELLE : LES PREMIERS GESTES

↓

Examinez le blessé et, si nécessaire, mettez en œuvre les gestes du maintien en vie.

↓

Arrêtez le saignement en comprimant la plaie, après l'avoir protégée par de la gaze, et en surélevant le membre atteint.

↓

Appelez les services d'urgence en précisant qu'il s'agit d'une amputation accidentelle.

↓

Si la compression ne stoppe pas l'hémorragie, appuyez plus fortement et surélevez le membre encore plus. N'utilisez pas de garrot à moins que vous ne soyez un professionnel de santé.

↓

Maintenez la partie amputée au sec et au frais, bien protégée : enveloppez-la dans deux couches de plastique, puis dans une serviette et placez-la dans un sac ou une boîte isotherme.

MISE EN GARDE

Le garrot est un lien ou un appareil permettant d'arrêter un écoulement de sang – sa forme la plus simple étant un bandage très serré. Cependant, le garrot risque d'aggraver les dommages des tissus en interrompant l'irrigation sanguine, ce qui obligerait à amputer encore plus haut. Il réduit aussi les chances de succès d'une réimplantation. On ne doit donc jamais l'utiliser en matière de secourisme ; seul le professionnel qualifié pourra s'en servir et ce, dans des circonstances bien précises.

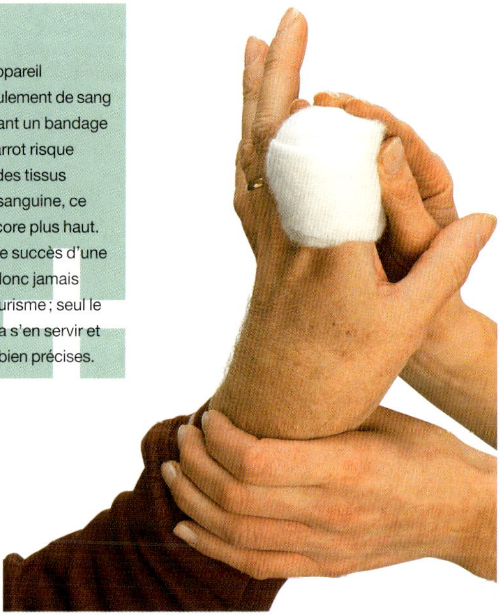

◁ Comprimer et surélever : deux points-clés que le secouriste devra se rappeler lorsqu'il essaiera d'étancher un saignement à la suite d'une amputation accidentelle.

La blessure due à un écrasement

VOIR AUSSI

- La réanimation complète, p. 38
- L'état de choc, p. 72
- LÉSIONS OSSEUSES ET MUSCULAIRES, p. 151

Un blessé dont une partie du corps a été écrasée nécessite des soins urgents et un transfert en ambulance jusqu'à l'hôpital. Ce genre de blessure survient dans des bâtiments qui s'effondrent, lors d'accidents de la route, par exemple lorsqu'un conducteur est écrasé contre le volant, et lors d'accidents industriels et agricoles, lorsque la personne est broyée par une machine lourde. La blessure pouvant engendrer des complications graves, il est essentiel d'appeler les services d'urgence le plus rapidement possible et d'arrêter toute hémorragie externe.

Dans tous les cas impliquant un blessé coincé ou écrasé, appelez immédiatement les services d'urgence. En plus du Samu, il faudra peut-être les pompiers afin de dégager la victime.

MAIN, DOIGT, PIED ET ORTEIL ÉCRASÉS

Si ces segments de membres sont coincés dans une machine, laissez faire les professionnels. Si la partie écrasée a déjà été libérée :

- Occupez-vous de tout saignement et faites un pansement stérile.
- Traitez la partie du corps écrasée comme une fracture, en l'enveloppant pour la protéger, en l'immobilisant et en la surélevant.

MEMBRES ÉCRASÉS

Il se peut que l'objet incriminé soit assez volumineux pour interrompre l'irrigation sanguine ou qu'un impact ou un objet lourd ait causé des fractures et de graves lésions tissulaires.

Si le membre écrasé reste trop longtemps coincé, toxines, déchets et caillots risquent de s'y développer, ce qui pourrait entraîner un arrêt fatal des reins et du cœur lorsqu'il sera dégagé. Toutefois, cela ne survient pas généralement avant la première demi-heure, laissant aux services de secours le temps d'agir.

Dans le cas où un membre écrasé aurait été libéré, traitez-le comme une fracture.

ABDOMEN ET BASSIN ÉCRASÉS

Tout écrasement ou impact contondant sur l'abdomen peut provoquer une hémorragie interne et des lésions importantes. Il se peut que la victime ne présente aucun signe apparent au début, auquel cas seul le déroulement de l'accident pourrait vous donner un indice.

La position idéale pour la victime ici sera la position préconisée pour l'état de choc, jambes surélevées. Si cela risque d'aggraver les blessures, ne la bougez pas. En cas de vomissement, placez-la sur le côté. Ne la faites pas s'asseoir. Traitez un bassin écrasé comme une fracture et obtenez très rapidement de l'aide.

POITRINE ÉCRASÉE

Un poids sur la poitrine peut couper la respiration de la victime. Assurez-vous qu'aucun objet n'a pénétré dans la cavité thoracique en soulevant délicatement le poids, puis enlevez-le complètement. Si la respiration s'est arrêtée, mettez en œuvre la réanimation. Il se peut que la victime consciente respire mieux assise, mais la laisser dans la position initiale prévient souvent une aggravation des lésions.

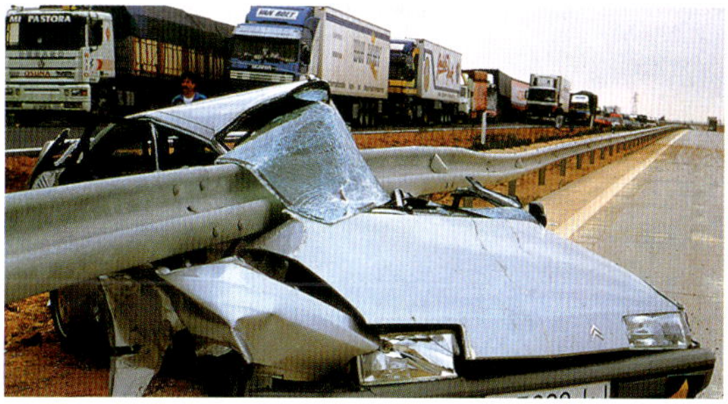

◁ Les accidents de la route sont une cause majeure de blessures par écrasement. De tels accidents peuvent entraîner d'autres désastres : ne pénétrez jamais dans une zone dangereuse et ne tentez pas de dégager une victime si cela met en jeu votre propre vie.

BLESSURE PAR ÉCRASEMENT : LES PREMIERS GESTES

↓

Sécurisez/stabilisez toute structure menaçante, **mais seulement si cela ne met pas en danger votre propre sécurité ni celle de la victime.**

↓

Vérifiez son niveau de conscience, et contactez les services d'urgence.

↓

N'essayez de dégager la victime que si cela est vital (poitrine écrasée, par exemple) ou seulement si les secours mettent plus de 30 minutes à venir. **Faites-le seulement si cela ne met pas en danger votre propre sécurité et si cela n'aggrave pas l'état de la victime.**

↓

Face à des blessures à la tête ou au cou, efforcez-vous de la/le maintenir immobile (afin d'éviter d'aggraver toute éventuelle blessure à la colonne vertébrale).

↓

Soignez tout saignement ou fractures.

↓

Traitez comme pour l'état de choc, mais ne surélevez pas les jambes en cas de fracture.

↓

Tenez la victime au chaud et immobile. Continuez à surveiller son niveau de connaissance jusqu'à l'arrivée des secours.

L'hémorragie

VOIR AUSSI

➤ La blessure à la tête, p. 84
➤ La grosse plaie, p. 138

Étancher un écoulement de sang d'une grosse plaie est une intervention qui sauve la vie. La méthode la plus utilisée consiste à la fois à comprimer la plaie et à soulever la partie du corps blessée. Appuyez sur le siège de l'hémorragie avec votre main ou celle de la victime, à moins que la plaie contienne des corps étrangers comme des débris de verre. Dans ce cas, resserrez les bords de la plaie. Surélever la partie blessée aide aussi à contenir la perte de sang – même si un membre est fracturé. Toutefois, efforcez-vous de manipuler délicatement tout membre fracturé.

Une blessure au niveau d'une artère peut entraîner, en peu de temps, une perte de sang fatale. Étancher l'épanchement pourra sauver la vie de la victime et sera votre priorité de secouriste une fois faite l'évaluation initiale.

Le saignement d'une plaie assez superficielle pourra quelquefois paraître abondant sans qu'il soit pour autant très dangereux. La blessure à la tête illustre bien ce point. Les plaies du cuir chevelu saignent souvent profusément à cause de sa forte irrigation sanguine, même si elles sont assez superficielles. Toutefois, ne tombez pas dans l'excès contraire en présumant qu'un saignement à la tête n'est pas grave. De plus, essayez toujours d'évaluer les dommages sous-jacents – cela est particulièrement important avec les plaies à la tête.

ARRÊTER LE SAIGNEMENT D'UNE PLAIE À LA TÊTE

Une hémorragie à la tête demande des soins légèrement différents de ceux concernant d'autres hémorragies (voir p. 138-139 pour les autres types de plaie).

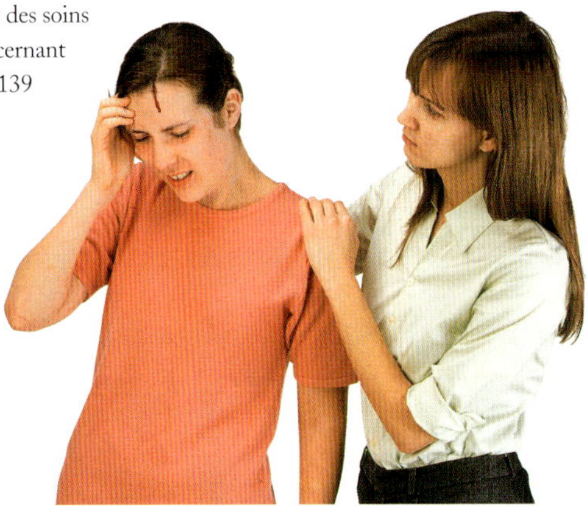

1 Si la victime est inconsciente, suivez la procédure d'évaluation initiale avant de vous occuper de la plaie – les voies respiratoires et la respiration sont prioritaires. Essayez de trouver la ou les sources de saignement. Si la victime est consciente, demandez-lui des précisions sur l'accident.

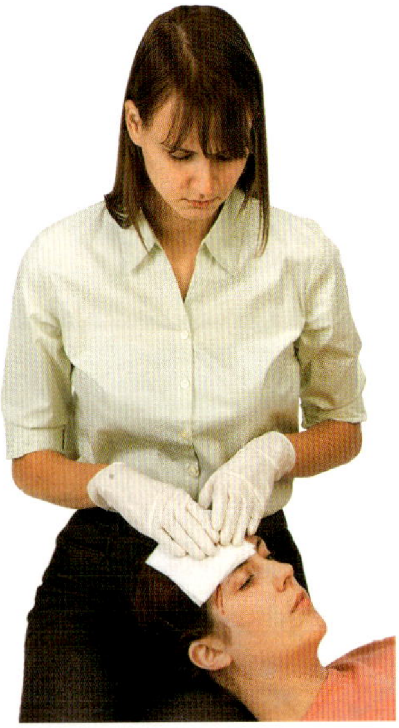

2 Pour arrêter l'épanchement, comprimez fortement la plaie avec un linge propre (ou bien une serviette, un torchon, un tee-shirt ou une serviette hygiénique). Si vous suspectez une fracture, appuyez plus délicatement. Faire allonger la victime en lui maintenant la tête et les épaules surélevées aidera à réduire la pression dans la tête. Appelez ou faites appeler les services d'urgence.

3 Retenez le linge en place avec un bandage enroulé ou équivalent. Si l'état général de la victime semble bon, la faire asseoir pourra réduire le saignement, mais ne la changez pas constamment de position comme un yo-yo ! Assurez-vous que le linge couvre toute la plaie. Si du sang commence à s'en écouler, ne retirez pas le pansement, mais ajoutez-en un par-dessus.

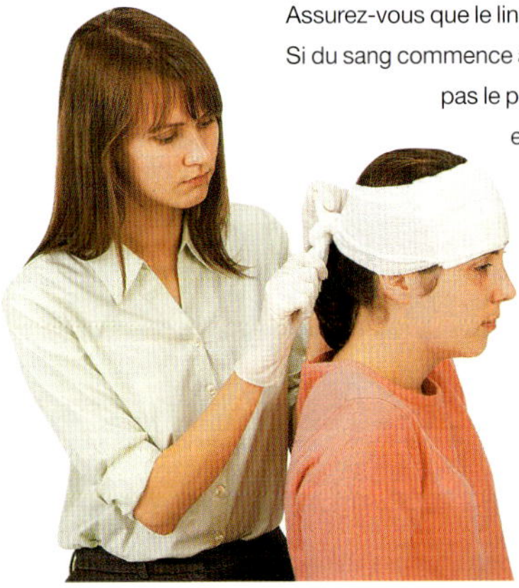

Note : Il n'est pas toujours facile de trouver l'endroit exact d'une plaie à la tête. Si vous hésitez, placez le pansement ou le linge sur la zone la plus ensanglantée du cuir chevelu.

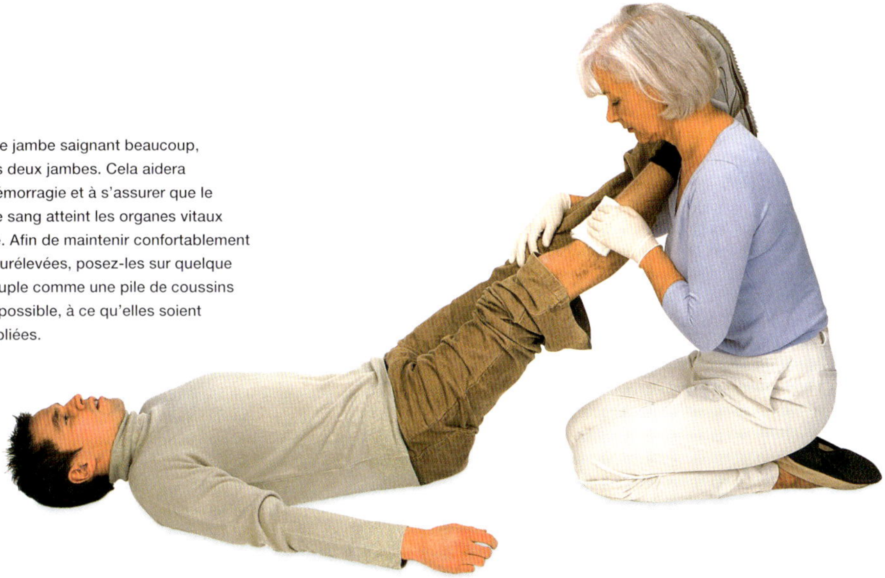

▽ Face à une jambe saignant beaucoup, surélevez les deux jambes. Cela aidera à réduire l'hémorragie et à s'assurer que le maximum de sang atteint les organes vitaux de la victime. Afin de maintenir confortablement les jambes surélevées, posez-les sur quelque chose de souple comme une pile de coussins et veillez, si possible, à ce qu'elles soient légèrement pliées.

ARRÊTER L'HÉMORRAGIE : LES PREMIERS GESTES

↓

Cherchez d'où vient l'hémorragie. Il se peut qu'il y ait plusieurs sources.

↓

Allongez la victime. Surélevez ses jambes et, si possible, la partie blessée. Comprimez fermement la plaie à l'aide d'un linge propre assez grand pour la recouvrir entièrement. Comme linge, utilisez un pansement stérile de trousse de secours ou bien improvisez avec une serviette, un torchon, un tee-shirt ou une serviette hygiénique. Appelez les services d'urgence.

↓

Maintenez le pansement ou linge en place avec un bandage ou équivalent ; assurez-vous que le pansement couvre toute la plaie.

↓

Si du sang commence à s'écouler du pansement, ne le retirez pas, mais posez-en un nouveau par-dessus.

ÉTANCHER UNE HÉMORRAGIE

La méthode la plus efficace est de comprimer la plaie elle-même et, lorsque c'est possible, de surélever la partie du corps touchée – sous l'effet de la gravité, l'écoulement diminuera naturellement. Si un objet est enfoncé dans la plaie, appuyez indirectement. Étancher une hémorragie en comprimant une grosse artère n'est pas à la portée d'un secouriste moyen – cela peut s'avérer difficile.

Une hémorragie peut être abondante au niveau de la tête et la chevelure de la victime risque de vous gêner. Posez un pansement plus grand que la plaie, maintenez-le en place avec un bandage et appelez rapidement les services de secours. Si un membre saigne beaucoup, surélevez-le afin de réduire l'irrigation sanguine de cette zone. Si la blessure se situe à la jambe, soulevez les deux jambes de la victime afin de faciliter au maximum l'irrigation des organes vitaux, surtout le cerveau. Vous devrez même surélever un membre fracturé s'il saigne profusément.

Éviter le garrot

On ne doit jamais utiliser de garrot pour arrêter une hémorragie. Seuls les professionnels de santé pourront le faire, et ce, en tout dernier ressort, dans le cas d'un membre partiellement ou complètement sectionné, ayant peu de chance de survie.

SIGNES ET SYMPTÔMES DU SAIGNEMENT

D'une artère

- Le sang gicle de façon rythmée avec les battements du cœur.
- Le sang est rouge brillant.
- La perte de sang est rapide et conduit vite à l'état de choc.

D'une veine

- Le sang est d'un rouge plus foncé teinté de bleu.
- Le sang s'écoule régulièrement.
- La perte de sang est plus lente mais peut provoquer un état de choc.

LA BLESSURE À LA CUISSE

Susceptible de sectionner une artère, une coupure au niveau de la cuisse peut s'avérer mortelle. L'utilisation par les bouchers de couteaux très aiguisés peut provoquer une blessure au niveau de l'artère fémorale située à fleur de peau. Si le couteau du boucher glisse et sectionne cette artère, une hémorragie rapide et quelquefois fatale s'ensuivra. De nombreux bouchers ont saigné à mort de cette manière au cours des siècles. De nos jours, toutefois, cette blessure proviendra plus probablement d'un couteau utilisé pour une activité manuelle ou pour le bricolage.

L'hémorragie interne

VOIR AUSSI

➤ L'état de choc, p. 72
➤ Le saignement d'un orifice naturel, p. 146

Une hémorragie interne peut être causée par l'impact d'une balle ou d'une arme blanche – blessures provoquant aussi une hémorragie externe – ou bien causée par une chute, un écrasement, un coup de poing ou de pied, un os fracturé ou un ulcère, incidents qui n'entraîneront pas nécessairement un saignement externe. Les signes se manifestent par une peau pâle, froide et moite, une faiblesse, une soif et du sang s'écoulant d'un orifice naturel. La victime ayant besoin de soins d'urgence, le geste le plus efficace que vous pourrez accomplir sera d'appeler les services de secours.

À la différence de l'hémorragie externe, l'hémorragie interne est une affection difficile à cerner. Ce qui se passe peut ne pas être clair avant le dernier stade, lorsque le patient a déjà perdu beaucoup de sang et entre dans un état de choc. Détecter tôt l'hémorragie interne et obtenir rapidement une aide experte est, de loin, le geste le plus utile à accomplir.

LES CAUSES DE L'HÉMORRAGIE INTERNE

Un coup de couteau, l'impact d'une balle sont des causes d'hémorragie interne, et la taille de la plaie est souvent peu indicatrice de l'étendue de la lésion sous-jacente. Les vaisseaux sanguins et les organes peuvent se déchirer et se rompre sans dommage externe apparent.

Un traumatisme causé par un instrument contondant ou autre objet non pénétrant ne présente pas de plaie. Ce genre de lésion peut survenir lors de divers scénarios – de la chute aux coups de poing, en passant par l'accident de la route. Des ecchymoses seraient un signe avertisseur d'une lésion interne éventuelle, surtout au niveau de l'abdomen ou de la poitrine.

Les fractures sont une autre cause courante d'hémorragie interne, surtout celles du fémur et du bassin qui entraînent rapidement une perte importante de sang. Des affections comme les ulcères duodénal et de l'estomac peuvent aussi provoquer une hémorragie interne profuse. Les sujets hémophiles ou suivant un traitement anticoagulant peuvent saigner abondamment à la suite de blessures relativement bénignes. De nombreuses maladies touchant le foie peuvent influer défavorablement sur la coagulation sanguine et provoquer aussi des varices profondes pouvant saigner d'une façon catastrophique.

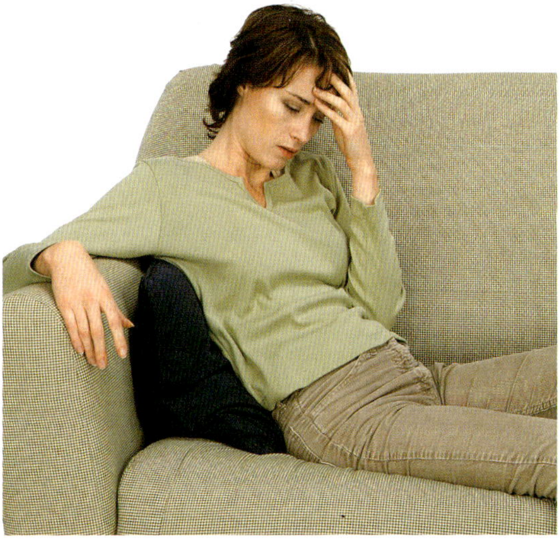

◁ Une hémorragie interne pourrait se manifester lorsqu'un sujet venant de faire une chute ou de souffrir de douleurs abdominales présente les symptômes suivants : peau froide, moite et pâle, faiblesse et incapacité à se lever.

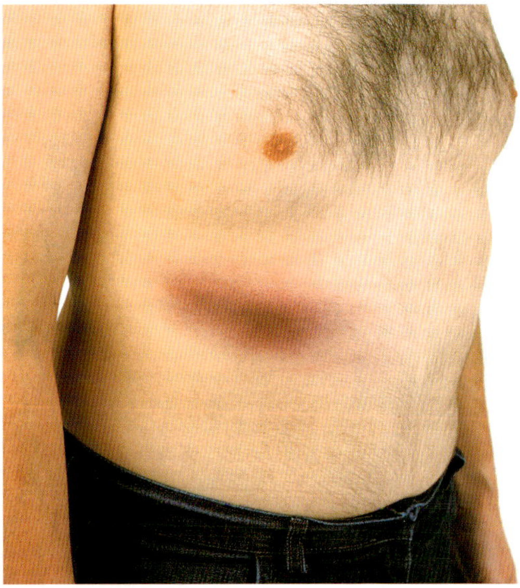

◁ La présence d'ecchymoses, surtout au niveau de l'abdomen ou de la poitrine, peut signaler une hémorragie interne.

SIGNES ET SYMPTÔMES DE L'HÉMORRAGIE INTERNE

- La personne présente des symptômes de l'état de choc : froideur, moiteur et pâleur cutanées ; perte de connaissance en s'asseyant ou en se levant ; soif et faiblesse générale ; pouls rapide mais faible.
- Elle crache du sang ou vomit du sang ou tout ce qui peut lui ressembler (la présence de morceaux bruns graveleux rappelant le marc de café est un signe classique d'un ulcère duodénal qui saigne).
- Elle a du sang dans les selles, ayant l'aspect de goudron et sentant fort. Cela serait probablement dû à une hémorragie d'un ulcère duodénal ou gastrique.
- Elle a été impliquée dans un accident au cours duquel elle aurait fait une chute d'une hauteur ou de vélo (sur le guidon) ou bien où elle aurait freiné brusquement, comme dans un accident de la route.
- Saignement du vagin sans cause évidente.
- Présence d'ecchymoses, de sensibilité et/ou d'enflures, surtout au niveau de l'abdomen. Les reins, la rate et le foie peuvent saigner à la suite d'un accident.
- Si la personne est enceinte, au premier stade de sa grossesse, surtout entre six et huit semaines : une grossesse extra-utérine ou ectopique peut provoquer une hémorragie interne profuse mettant en danger la vie de la femme. Il se peut qu'elle souffre de douleurs au bas de l'abdomen, mais ce n'est pas toujours le cas.
- Écoulement sanguin du nez ou de la bouche suite à une blessure à la tête. Cela peut résulter d'une fracture crânienne.

▷ Appelez les services d'urgence dès que vous suspecterez une hémorragie interne. Cela nécessitera une aide médicale experte.

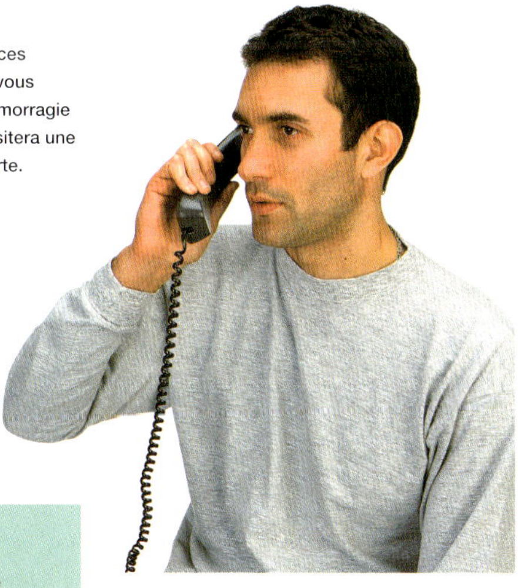

MISE EN GARDE

Les signes d'une hémorragie interne peuvent ne pas se manifester durant quelque temps après l'incident déclencheur, et seulement après une perte considérable de sang. Voilà pourquoi, si vous pensez qu'un accident ou une affection risque un tant soit peu de causer une hémorragie interne, assurez-vous que le sujet consulte rapidement un professionnel de santé.

CAS PRÉSUMÉ D'HÉMORRAGIE INTERNE : LES PREMIERS GESTES

↓

Si la blessure provient d'un objet encore enfoncé, n'essayez pas de le retirer. Vous pourriez causer autant de dommages que l'objet lui-même, d'autant qu'il peut servir de « tampon ».

↓

Appelez les services d'urgence dès que possible.

↓

Allongez le patient et surélevez ses jambes afin de faciliter au maximum l'irrigation sanguine – dans l'idéal, soulevez-les sensiblement, genoux pliés, et soutenez-les confortablement (avec une pile de coussins, par exemple).

↓

Ne lui donnez ni à boire ni à manger.

↓

Maintenez-le au chaud et desserrez ses vêtements.

↓

Surveillez sa respiration (il se peut qu'il vomisse ; assurez-vous donc qu'il ne risque pas de s'étrangler). S'il devient inconscient, mettez-le dans la position latérale de sécurité tout en maintenant ses jambes surélevées.

Le saignement d'un orifice naturel

VOIR AUSSI
- L'état de choc, p. 72
- L'hémorragie interne, p. 144
- La fracture du crâne et de la face, p. 156

Ce type de saignement peut se produire par la bouche, le nez, l'oreille, l'anus et le vagin (les pertes menstruelles sont normales, bien évidemment). En tant que secouriste, vous pourrez étancher l'épanchement et être attentif aux signes d'état de choc. N'oubliez pas qu'en entrant en contact avec les liquides organiques d'une autre personne, vous risquez une infection : portez si possible des gants. Sinon, lavez-vous les mains avant et après la manipulation. Le saignement d'un orifice naturel sans cause apparente peut indiquer une hémorragie interne, nécessitant des soins médicaux d'urgence.

LE SAIGNEMENT DE VAGIN

De nombreuses causes peuvent être à l'origine d'un saignement vaginal non menstruel. Des pertes précoces pendant la grossesse signalent l'éventualité d'une fausse couche imminente ou qu'elle s'est déjà produite. Elles peuvent être très abondantes avec des caillots semblables à des morceaux de foie. Lorsque le saignement est aussi important, vous devez obtenir une aide médicale d'urgence.

LE SAIGNEMENT D'UN ORIFICE NATUREL : FOYERS POSSIBLES

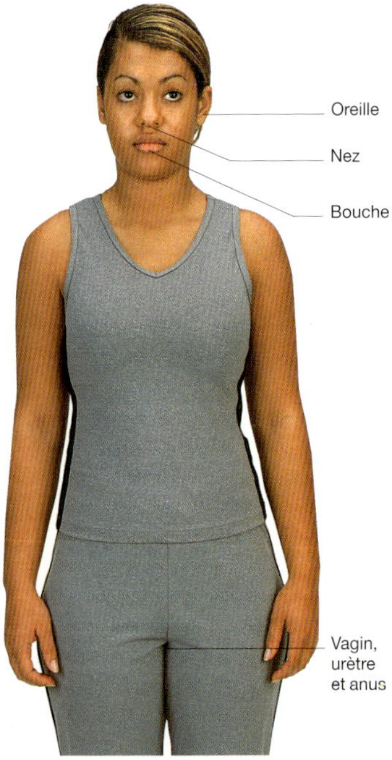

Dans le cas d'une agression sexuelle, la victime sera probablement choquée : faites preuve de tact et d'attention. Il vaut mieux qu'elle ne se déshabille pas, ni aille aux toilettes ni se lave avant que la police ne l'ait vue. Vos priorités seront d'étancher le saignement, de rassurer la victime et de contacter les services d'urgence.

LE SAIGNEMENT D'ANUS

On distingue deux types de saignement anal. Le sang rouge brillant est généralement dû à des problèmes au bas de l'intestin, le plus souvent des hémorroïdes ou une petite déchirure provoquée par des selles trop dures. Par contre, des selles noires et collantes signalent du sang plus vieux provenant de plus haut dans l'intestin. Indicateur d'une hémorragie importante, c'est ce second type de saignement qui nécessite l'action la plus urgente.

VOMIR DU SANG

Un épanchement de sang au niveau de l'estomac et de l'appareil digestif supérieur peut être rouge brillant ou ressembler à du marc de café. Le sujet pourra paraître en état de choc ou, au contraire, quasiment normal. Tout vomissement de sang doit être pris au sérieux. Faites asseoir le malade ou bien, s'il est pâle ou en état de choc, allongez-le sur le côté et appelez les services d'urgence.

CRACHER DU SANG

Le sang expectoré se présente généralement sous la forme de petits points mélangés à un crachat. Les causes comprennent les maladies pulmonaires et les lésions du poumon. Faites asseoir le malade bien adossé et veillez à ce qu'il reste calme. Toute personne qui crache du sang doit consulter un professionnel de santé.

LE SAIGNEMENT DE VAGIN : LES PREMIERS GESTES

Si l'épanchement est abondant, traitez la malade comme pour l'état de choc.

↓

Une serviette de toilette absorbera probablement mieux le sang qu'une simple serviette hygiénique.

↓

Allongez la malade. Si elle semble souffrir d'un état de choc, surélevez ses jambes sur une chaise et recouvrez-la d'une couverture.

↓

Appelez les services d'urgence si le saignement n'est pas menstruel et s'il est très abondant et continu.

LE SAIGNEMENT D'ANUS : LES PREMIERS GESTES

Surveillez les signes d'un éventuel état de choc, agissez de manière appropriée, puis demandez des soins médicaux d'urgence.

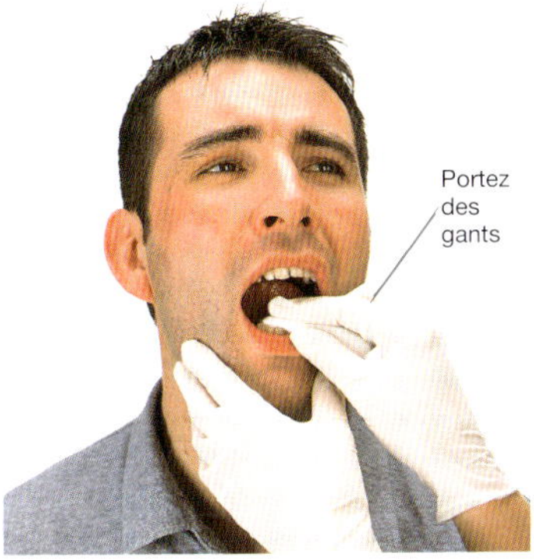

△ Le saignement de bouche : placez un tampon de gaze stérile dans la bouche et demandez au sujet de le mordre afin d'absorber le sang.

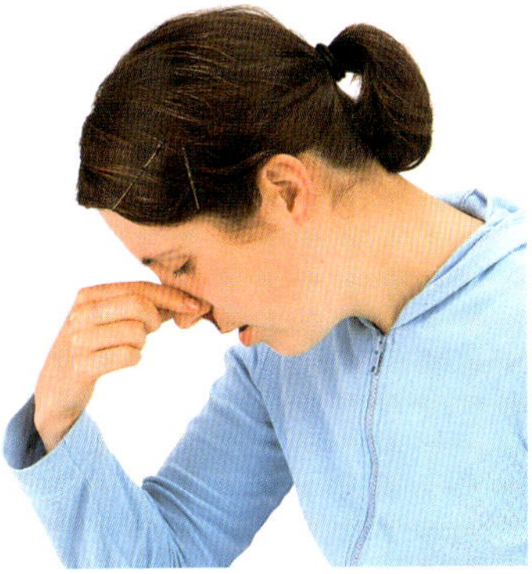

△ Le saignement de nez : la personne devra respirer par la bouche en se pinçant le nez. Si l'écoulement persiste, elle devra pincer plus fort.

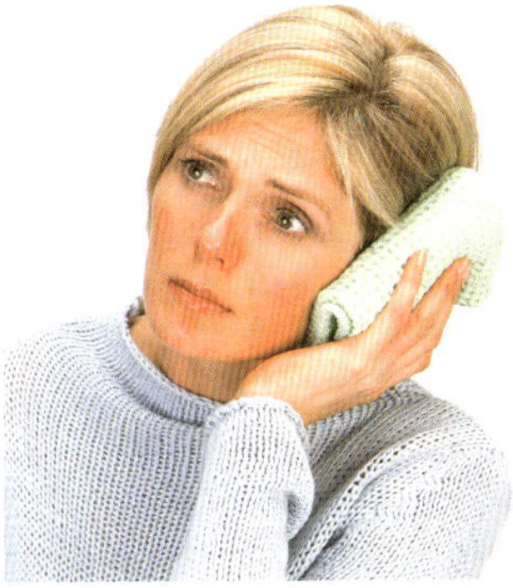

△ Le saignement d'oreille : placez une serviette sur l'oreille et demandez au sujet de pencher la tête pour faire écouler le sang. Appelez un médecin.

LE SAIGNEMENT DE BOUCHE

Il peut survenir après s'être mordu l'intérieur de la bouche ou bien après avoir perdu une dent. Il peut se manifester aussi après un impact violent, en même temps que d'autres symptômes comme une fracture de la mâchoire. La première préoccupation sera de maintenir les voies respiratoires libres de sang.

LE SAIGNEMENT DE BOUCHE : LES PREMIERS GESTES

Portez des gants. Si le sujet a perdu une dent ou s'en est fait arracher une, placez un tampon de gaze stérile contre l'alvéole et demandez-lui de le mordre. Changez le tampon s'il est trempé. S'il s'agit d'une blessure à la bouche, dites à la personne de comprimer l'endroit avec ses doigts et son pouce jusqu'à épuisement de la source.

↓

Dites-lui de cracher le sang – l'avaler pourrait la faire vomir. Elle devra éviter les boissons chaudes.

↓

Si le saignement persiste, emmenez la personne à l'hôpital. Il se peut qu'elle ait besoin de consulter un dentiste.

LE SAIGNEMENT DE NEZ

Le saignement de nez se situe généralement dans la partie inférieure du nez, quoiqu'il puisse, chez le sujet âgé souffrant d'hypertension, provenir de derrière le nez et être plus dur à stopper. Il survient souvent pendant ou après un rhume, lorsque les parois internes sont irritées. Les autres causes sont l'impact direct (qui peut avoir provoqué aussi des fractures faciales), le mouchage ou le curage trop fort. Du sang chargé d'eau qui s'écoule du nez peut résulter d'une fracture à la base du crâne.

LE SAIGNEMENT DE NEZ : LES PREMIERS GESTES

Le sujet doit se pencher en avant, respirer par la bouche et pincez le bout souple de son nez. Si l'écoulement persiste, il devra pincer plus fort, pendant au moins 10 minutes. Vérifiez alors si le saignement a cessé. Placez sur le nez un sachet de petits pois congelés (enveloppé dans une serviette de toilette pour ne pas brûler la peau).

↓

Persuadez la personne de se reposer et d'éviter de renifler ou de se moucher. Si le saignement continue pendant 30 minutes, emmenez-la à l'hôpital (un besoin d'avaler peut signifier que le sang continue à couler dans l'arrière-gorge). Si les symptômes de l'état de choc se manifestent, appelez les services de secours.

LE SAIGNEMENT D'OREILLE

Du sang chargé d'eau qui s'écoule de l'oreille peut être un signe d'une fracture à la base du crâne. Toutefois, le saignement d'oreille provient généralement d'une cause locale – souvent une pince à cheveux ou autre corps étranger qui s'est introduit dans l'oreille et en a perforé le tympan. Les autres causes de perforation de tympan comprennent les fortes explosions, les coups à la tête et, la plus courante, une infection de l'oreille moyenne. La personne souffrira toujours beaucoup de l'oreille lors de ces trois scénarios. Une infection de l'oreille moyenne nécessite fréquemment des antibiotiques.

LE SAIGNEMENT D'OREILLE : LES PREMIERS GESTES

Mettez un tampon sur l'oreille et demandez au sujet de pencher la tête de manière à ce que le sang s'écoule.

↓

Donnez-lui un antalgique (mais seulement s'il n'y a pas de blessure à la tête) et obtenez des soins médicaux.

Divers corps étrangers

VOIR AUSSI

- ➤ Le corps étranger enfoncé dans la chair, p.134
- ➤ La plaie infectée, p.136
- ➤ Le saignement d'un orifice naturel, p.146

Non seulement des corps étrangers de toutes sortes peuvent s'incruster dans les plaies, mais ils peuvent aussi venir se loger dans les orifices du corps, depuis l'insecte qui atterrit dans l'oreille jusqu'au grain de poussière coincé sous la paupière. Ils peuvent ainsi causer blessures, saignements et infections. Trop jeunes pour réaliser le danger de leurs actions, les petits enfants sont connus pour introduire divers objets dans leur bouche, leur nez et leurs oreilles. Les corps étrangers doivent être retirés délicatement et proprement afin d'écarter le risque de dommage ou d'infection.

Ce sont généralement les enfants et les personnes avec des problèmes d'ordre psychiatrique qui introduisent délibérément des corps étrangers dans leurs orifices naturels. Cependant, des corps étrangers peuvent s'y loger aussi par accident.

AVALER UN OBJET

Les enfants mettent souvent quelque chose dans la bouche puis l'avalent – jouets, capuchons de stylo, pièces, trombones, etc. Dans ce cas, il se peut que l'enfant s'étrangle puis qu'il redevienne tout à fait normal, alors que l'objet n'a visiblement pas réapparu.

Cependant, si l'objet reste coincé dans la trachée, il pourra provoquer un étouffement. La respiration étant empêchée, c'est un cas d'urgence critique. Si l'objet est bloqué au niveau de l'œsophage, l'enfant pourra baver, s'étrangler ou être incapable de manger ou de boire – c'est aussi un cas d'urgence.

Une fois dans l'estomac, l'objet descendra généralement l'intestin et ressortira sans problème avec les selles. À moins que l'enfant ne développe une douleur aiguë à l'estomac, des vomissements ou qu'il ne puisse plus aller à la selle, vous ne devrez rien faire la plupart du temps, sauf dans le cas où il a avalé une pile ou une épingle, les deux pouvant abîmer les parois internes de l'intestin. Il faudrait alors enlever l'objet repéré à la radio.

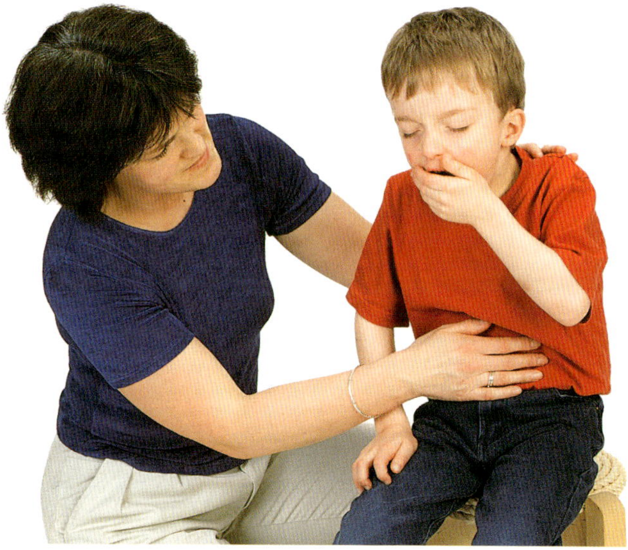

△ Si un objet avalé continue à faire tousser et à faire étrangler un enfant ou un adulte sans qu'il soit régurgité, appelez les services d'urgence.

LES ORIFICES GÉNITAUX ET ANUS

Il se peut que des personnes se retrouvent avec un objet logé dans le pénis, l'urètre de la femme, le vagin ou l'anus. N'essayez jamais de le retirer, car cela pourrait endommager ces zones délicates. Emmenez la personne au service des urgences.

LE NEZ

Les enfants s'introduisent souvent de petits objets dans le nez. Après quelques jours, une sécrétion d'odeur nauséabonde pourra s'écouler d'une narine. Faire moucher l'enfant en lui bouchant l'autre narine suffira souvent à faire sortir le corps étranger. L'enfant risquant d'aspirer l'objet par les voies respiratoires, emmenez-le immédiatement à l'hôpital si vous n'arrivez pas à le retirer.

LES YEUX

On reçoit souvent quelque chose dans l'œil – de la poussière un jour de vent, un insecte, un peu de cendre d'un feu de jardin ou même un fragment de métal projeté par un coup de marteau sur un objet métallique. On peut souvent sentir le corps étranger dans l'œil ou bien l'œil peut être irrité, douloureux, rouge et souvent pleurer abondamment.

Une radio sera nécessaire si un fragment de métal pénètre l'œil avec violence car il pourrait aboutir au fond de l'œil.

COMMENT EXAMINER LES YEUX

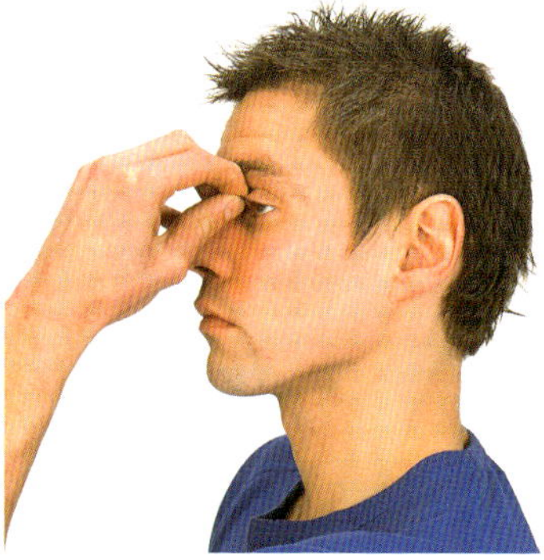

1 Examinez l'œil de la personne à la lumière naturelle ou directement sous une lampe. Tenez-vous derrière elle de manière à la dominer. Demandez-lui de regarder sans bouger la tête d'un côté puis de l'autre, et de haut en bas. Inspectez ses conjonctives (le blanc de l'œil) dans chaque direction, puis l'iris, la partie colorée.

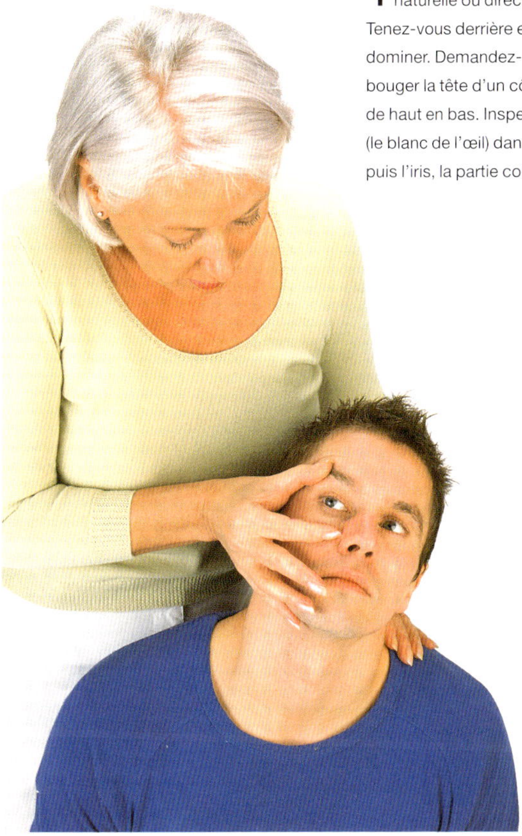

2 Tirez délicatement sur la paupière inférieure par les cils. Examinez aussi l'intérieur de la paupière supérieure – de petits grains de poussière s'y logent souvent.

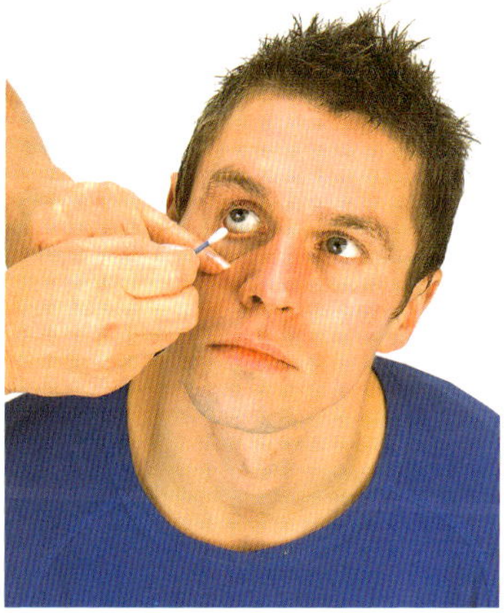

3 Afin d'enlever un corps étranger, essayez de le balayer à l'aide d'un coton-tige humecté d'eau (au niveau du globe oculaire, ne touchez que le blanc). Ou baignez l'œil avec de l'eau tiède et propre ou du collyre. En cas d'échec, couvrez l'œil avec un pansement et emmenez le sujet chez un médecin.

L'OREILLE

Un insecte qui pénètre dans l'oreille est un scénario fréquent. La surdité est le symptôme de la présence d'un corps étranger dans l'oreille ou, dans le cas d'une mouche coincée, un bourdonnement. N'essayez pas de retirer l'intrus. Remplissez l'oreille d'huile d'olive, ce qui tuera tout insecte et éliminera les petits corps étrangers qui flotteront à la surface. Ou demandez à la personne d'incliner sa tête de manière à ce que l'oreille renfermant le corps étranger pointe vers le bas – cela suffira peut-être à le faire sortir. Si aucune de ces méthodes ne marche, emmenez-la chez un médecin.

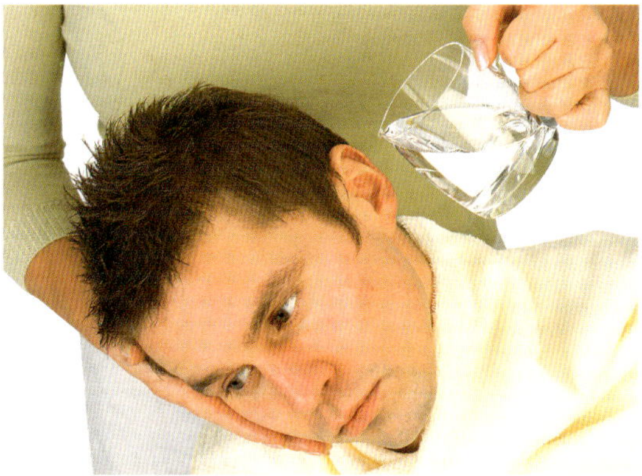

◁ Faites sortir le corps étranger de l'oreille en la remplissant d'eau tiède ou d'huile d'olive. N'essayez jamais d'enfoncer quoi que ce soit pour le retirer car vous risqueriez d'endommager le tympan.

VÉRIFICATION DES COMPÉTENCES

BLESSURES ET SAIGNEMENTS

POINTS-CLÉS

- Étancher le saignement et prévenir l'infection sont à la base du traitement d'une plaie. Pour les grosses plaies, les priorités sont de stopper l'hémorragie et d'appeler les services de secours ☐
- Une hémorragie importante entraîne rapidement l'arrêt de l'organisme ☐
- Un corps étranger pouvant causer infection et dommages, il faut intervenir rapidement ☐
- Il faut surveiller de près toute plaie infectée ☐
- Une plaie peut cacher une lésion sous-jacente – il est donc vital d'obtenir de l'aide ☐
- Il vaut mieux généralement laisser les professionnels dégager les victimes coincées ☐
- Étanchez une hémorragie importante en comprimant et surélevant la plaie ☐
- Une hémorragie interne présente peu de signes extérieurs. Une aide médicale est vitale ☐

COMPÉTENCES APPRISES

- Comment reconnaître les types de plaie et mettre en œuvre le traitement approprié ☐
- Comment arrêter un saignement et faire face à une infection ☐
- Que faire face à des plaies et des blessures graves ☐
- Quand suspecter une hémorragie interne ☐
- Que faire en présence de corps étrangers enfoncés ou incrustés ☐

10

LÉSIONS OSSEUSES ET MUSCULAIRES

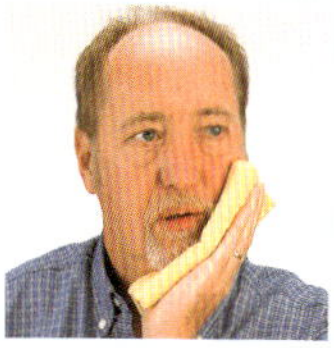

Il n'est pas toujours facile de distinguer entre une fracture, une luxation ou une entorse. Ce chapitre explique comment aider une victime dans le cas de telles blessures et de maux de dos divers. Si une lésion au cou ou à la colonne vertébrale semble probable, il sera essentiel de ne pas déplacer le blessé, à moins qu'il n'encoure un plus grave danger en restant sur place. Les priorités face à des lésions osseuses et musculaires seront d'immobiliser le membre affecté, de couvrir toute plaie et d'appeler les services d'urgence.

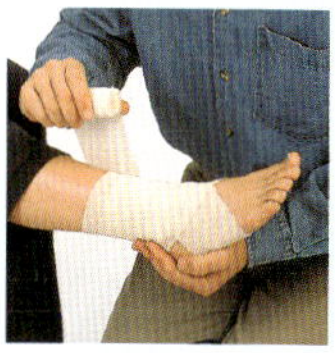

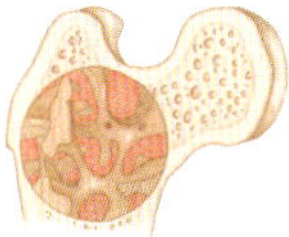

TABLE

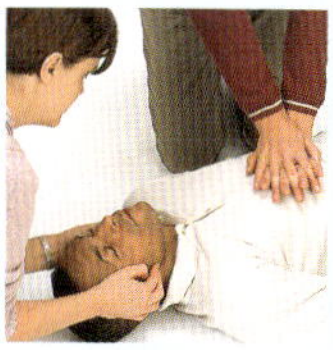

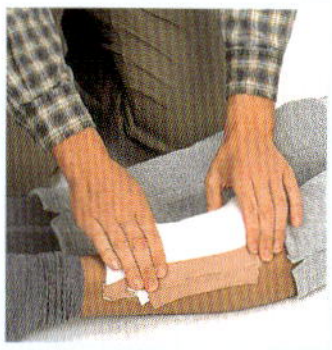

Le squelette

VOIR AUSSI

- ➤ Retirer les vêtements et les casques, p. 22
- ➤ Déplacer et manipuler un blessé (1 et 2) p. 24, 26
- ➤ La fracture, p. 154

Les os du corps existent sous toutes les formes et toutes les tailles et ce sont les muscles attachés à de nombreux points du squelette qui nous permettent de nous mouvoir. Si l'un des 206 os de notre corps se fracture à la suite d'une blessure (que ce soit une cassure nette, une mauvaise fracture ou une fêlure), notre capacité de bouger normalement peut diminuer considérablement et douleur et enflure peuvent survenir autour du site de l'os lésé. Avant même les soins en milieu hospitalier, les gestes de secours initiaux seront primordiaux pour la guérison d'une fracture.

L'os est un tissu vivant qui se construit, se dégrade et se reconstruit tout au long d'une vie. La structure osseuse du squelette remplit de nombreuses fonctions : elle protège les organes ; les muscles qui s'y attachent nous permettent de nous mouvoir ; la moelle osseuse produit différents types de cellules sanguines ; enfin, les os sont une réserve de calcium et de phosphate.

En vieillissant, la solidité des os – la densité osseuse – diminue par manque de calcium. De nombreuses personnes âgées souffrent de fractures à la suite d'un choc ou d'une chute peu importante.

LA STRUCTURE DE L'OS

L'os est formé d'un réseau d'une protéine appelée collagène dans lequel le calcium se dépose, conférant à l'os sa dureté et sa solidité. Bien qu'un os soit extrêmement solide, il n'est pas complètement dense. La couche externe, dure et compacte, enferme un centre spongieux. Les espaces de cette partie centrale de l'os permettent le passage de l'immense quantité de sang et de nerfs du squelette.

COUPE TRANSVERSALE DE L'OS

▽ La coupe en forme de cercle montre en gros plan le réseau interne de l'os spongieux.

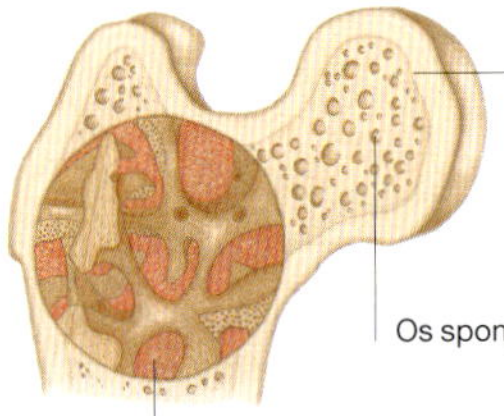

LE SQUELETTE

▷ Le grand nombre d'os du squelette confère au corps forme et structure. On n'a fait mention ici que des os les plus couramment fracturés.

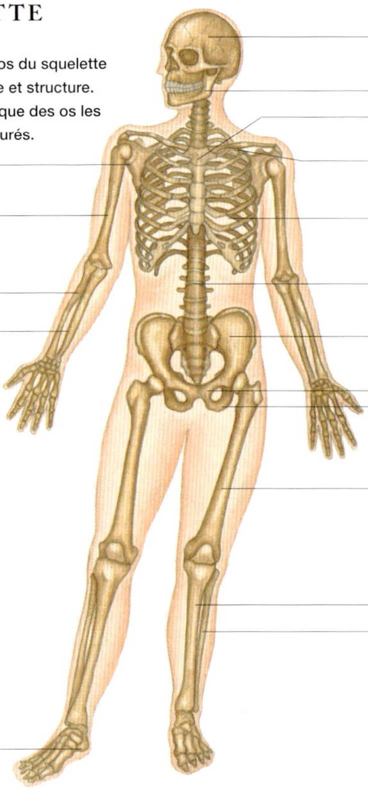

CE DONT L'OS A BESOIN POUR ÊTRE SAIN

- ➤ Calcium – notre alimentation doit inclure assez d'aliments riches en calcium comme le lait, le fromage. À certains stades de la vie pendant lesquels les besoins de l'organisme en calcium augmentent, comme l'enfance et pendant la grossesse et l'allaitement, l'apport en ce minéral est supérieur à la normale pour éviter que l'organisme n'attaque les réserves du squelette.
- ➤ Vitamine D – le corps fabrique de la vitamine D par la peau lorsqu'elle est exposée au soleil. Cette vitamine favorise l'absorption du calcium et du phosphore présents dans les aliments.
- ➤ Exercice physique – des exercices physiques comme la marche et le saut à la corde promeuvent la croissance et la densité osseuses.

DIFFÉRENTS TYPES DE FRACTURE

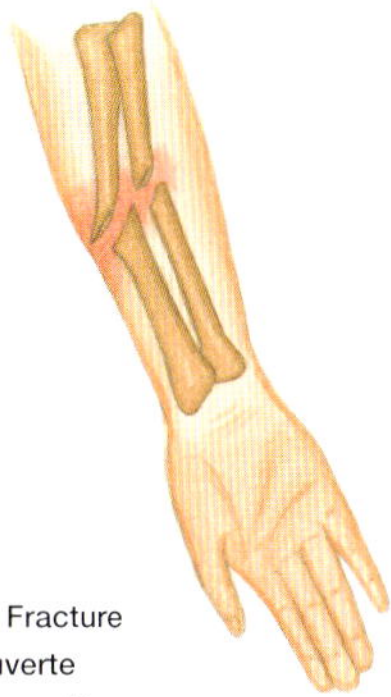

▷ Fracture ouverte perçant la peau.

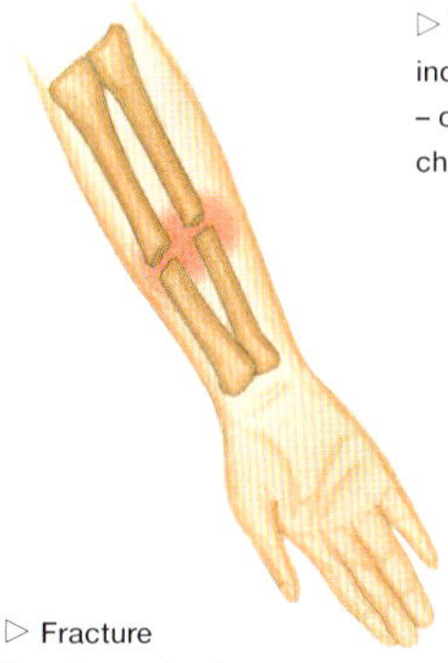

▷ Fracture fermée ou simple.

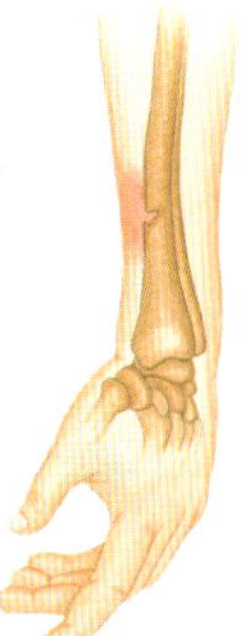

▷ Fracture incomplète – courante chez l'enfant.

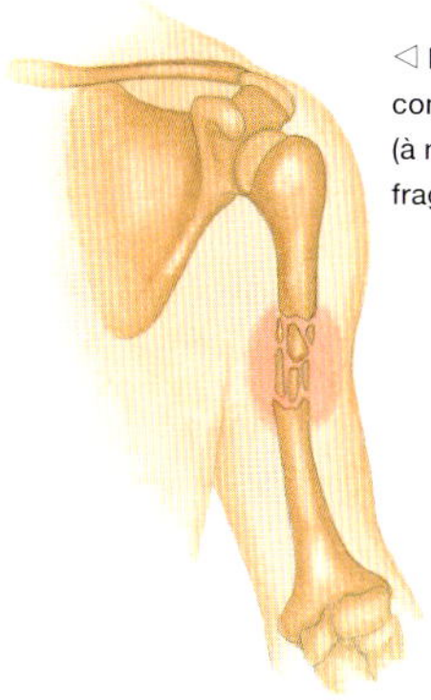

◁ Fracture communitive (à multiples fragments).

CAUSES POSSIBLES D'UNE FRACTURE

Un os peut casser à cause d'un choc direct, tel un coup de poing ou de pied, ou bien d'une force indirecte. La fracture est indirecte quand, par exemple, un sujet tombe sur la main qu'il a allongée pour amortir sa chute : le choc de la chute se propage dans le bras (qui reste intact) et vient fracturer la clavicule. Un os peut aussi se casser par torsion – lorsque, par exemple, une personne se foule une cheville.

FRACTURES OUVERTES OU FERMÉES

On peut séparer deux principaux types de fracture : la fracture ouverte et la fracture fermée. La fracture ouverte survient lorsqu'un fragment d'os pointu perce la peau. Le risque d'infection est plus élevé que dans le cas d'une fracture fermée, ainsi que le risque de dommages au niveau des nerfs et des vaisseaux sanguins. La fracture fermée ne présente pas de plaie de la peau au-dessus de son foyer.

LE PROCESSUS DE RÉPARATION

Tous les os ne se réparent pas au même rythme. Tandis que la clavicule ne mettra que six semaines pour se ressouder, le fémur pourra prendre jusqu'à six mois à se reconstituer complètement. La vitesse de la régénération osseuse étant bien plus rapide chez l'enfant que chez la plupart des adultes, les fractures infantiles guérissent plus rapidement.

Le processus se fait en plusieurs étapes :

- Six à huit heures après l'accident – Dans cette période inflammatoire, le sang s'écoule de l'os fracturé pour former un caillot.
- Après deux jours – Des cellules réparatrices migrent dans le caillot de sang et commencent à constituer une substance fibreuse, appelée cal, afin de combler l'espace entre les deux bouts de l'os fracturé.
- De quelques semaines à plusieurs mois – La forme initiale de l'os est restaurée.

TYPES DE FRACTURES

Les os se fracturent de façons différentes selon la personne et le scénario de l'accident. On distingue différents types de fracture :

- ➤ La fracture incomplète – Chez l'enfant, un os ne se casse souvent que sur un côté, l'autre côté se pliant comme une jeune branche d'arbre.
- ➤ La fracture communitive – On distingue de multiples fragments entre les deux sections principales de l'os brisé.
- ➤ La fracture avec luxation – ce type de fracture survient lorsqu'un os se casse près d'une articulation déjà disloquée.
- ➤ L'arrachement osseux – Lorsqu'un ligament ou un muscle attaché à un os est déchiré, un morceau de l'os est souvent arraché en même temps.
- ➤ La fracture pathologique – Certaines affections, comme l'ostéoporose et les troubles de l'ostéogenèse, rendent les os plus friables.

PROBLÈMES ÉVENTUELS

Bien qu'une infection augmente l'irrigation sanguine du foyer d'une fracture, elle n'apporte pas le bon type de cellules et retarde le processus de guérison. De plus, si les sections de l'os cassé ne sont pas en alignement, la soudure ne se fera pas de manière satisfaisante. Il importe absolument d'éclisser ou du moins d'immobiliser une fracture, pour assurer une consolidation correcte et rapide de l'os.

LA RÉPARATION DES OS

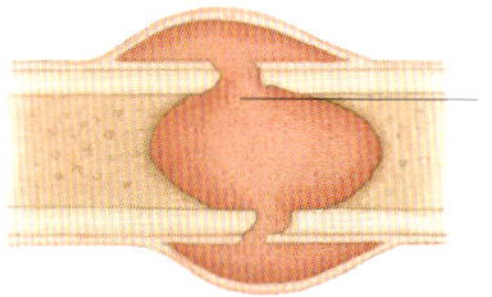

△ Six à huit heures après l'accident.

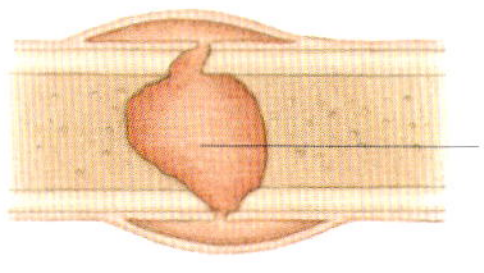

△ Deux jours après l'accident.

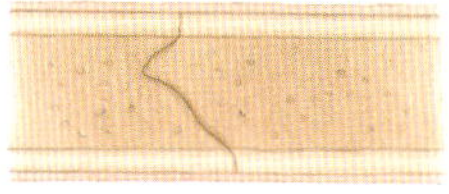

△ Quelques semaines ou mois plus tard.

La fracture

VOIR AUSSI

- Qu'est-ce que le secourisme ?, p. 16
- L'état de choc, p. 72
- Mettre une écharpe, p. 210

La plupart des fractures résultent d'une force ou d'un impact très violent. La victime vous dira peut-être qu'elle a entendu ou perçu un craquement lorsque l'accident a eu lieu et qu'elle sent les os se chevaucher dès qu'elle essaie de bouger. De tels renseignements seront importants pour le secouriste. Sachez que le fracturé pourra énormément souffrir et guettez tout signe d'état de choc – rendu possible si, par exemple, la fracture a entraîné une hémorragie interne importante. Ne déplacez jamais une victime de fracture à moins de devoir l'éloigner d'autres dangers sérieux.

Face à un fracturé, examinez toute sa personne avant de vous occuper de la ou des fractures – il pourrait bien y avoir d'autres blessures.

À court terme, les différentes méthodes de secourisme utilisées en présence de fractures se concentrent sur la prévention de toute aggravation avec, comme point commun, l'immobilisation de l'os cassé et des articulations au-dessus et en dessous de la fracture. Le mouvement d'une fracture peut en aggraver la douleur, endommager les tissus et les structures qui l'entourent et même entraîner de graves complications comme l'état de choc à la suite d'une hémorragie accrue ou d'une perforation, par l'os lésé, de la peau, des nerfs ou des vaisseaux sanguins. À long terme, un os cassé doit être propre et immobilisé pour se réparer correctement.

L'ATTELLE ET SON EMPLOI

De nos jours, la plupart des secouristes utilisent peu l'attelle (pièce de bois ou treillis métallique pour maintenir une fracture), à moins d'être dans un endroit très retiré ou d'être forcé de transporter le blessé jusqu'à un hôpital. On peut citer, à titre d'exemples d'attelles improvisées, le parapluie et le manche à balai. Mis à part la fracture du bras sans déplacement, il n'est pas recommandé de transporter un fracturé éclissé à moins d'avoir une formation et une expérience appropriées, ainsi qu'un véhicule adapté.

L'IMMOBILISATION

Face à une fracture, on distingue deux principaux gestes de secourisme :

- L'immobilisation manuelle de base. Essayez de localiser la fracture en sachant que l'os

LES SOINS DE BASE POUR UNE FRACTURE FERMÉE

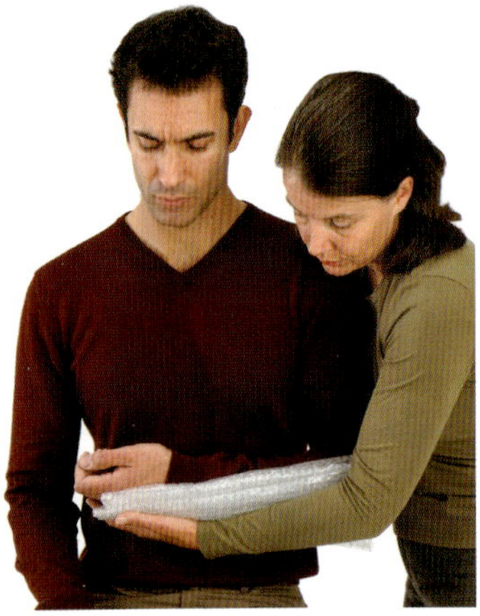

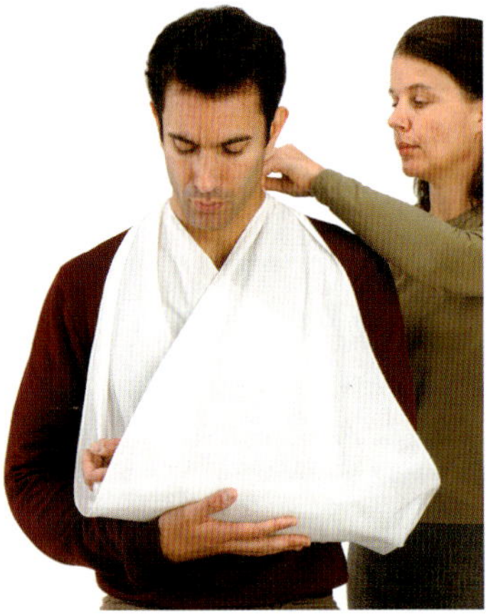

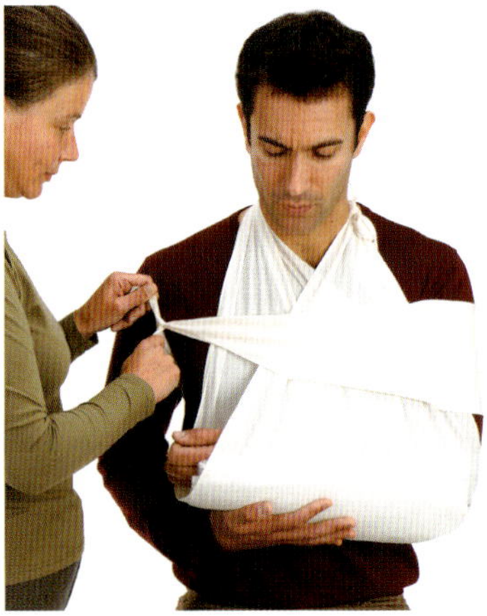

1 Après avoir évalué l'état du blessé, demandez-lui de garder immobile la partie du corps lésée. Maintenez la fracture et rembourrez-la avec un matériau léger comme de l'emballage bulle ou une serviette éponge.

2 Selon la partie du corps affectée, vous devrez immobiliser la fracture. S'il s'agit d'un membre supérieur, posez, comme ici, une écharpe de Mayor autour du bras, en gardant le rembourrage léger en place, dans l'écharpe.

3 Immobilisez le bras davantage en attachant un bandage triangulaire, ou équivalent, d'un côté à l'autre de la poitrine. Cela empêchera tout mouvement lorsque le blessé sera transporté à l'hôpital. Faites venir une ambulance.

est normalement rigide. Maintenez délicatement la partie lésée afin d'empêcher tout mouvement. Cette méthode est surtout appropriée lorsque les services de secours sont imminents ou lorsqu'aucun matériau ou équipement n'est disponible.

- L'immobilisation à l'aide d'objets lourds. On utilise surtout cette méthode de secourisme pour les fractures de la jambe ou pour celles du bras, lorsque plier le coude afin de mettre une écharpe aggraverait la blessure. Pour ce faire, maintenez le membre immobile. Roulez couvertures, manteaux ou serviettes de toilette et placez délicatement les rouleaux obtenus le long du membre fracturé. Un espace sous le membre, par exemple sous un genou légèrement plié, devra être bourré avec juste ce qu'il faut de matériau souple afin de bien soutenir le membre sans le bouger du tout. Placez maintenant des cartons ou autres objets lourds le long de la fracture, ce qui maintiendra le « rembourrage » en place et le membre immobile.

Cette méthode d'immobilisation est idéale en zone urbaine où les services d'urgence sont rapides. Cela libère le secouriste qui pourra alors se concentrer sur la dispense d'autres soins et l'équipe de secours, à son arrivée, ne perdra pas de temps à enlever les bandages du secouriste pour les remplacer par leur propre équipement supérieur.

SIGNES ET SYMPTÔMES COURANTS DE LA FRACTURE

- Il peut y avoir des antécédents d'impact ou de traumatisme sur le foyer de la fracture.
- Enflure, ecchymoses ou déformation au niveau du foyer de la fracture.
- Douleur en bougeant.
- Engourdissement ou fourmillement de la zone lésée.
- Plaie au, ou près du, foyer de la fracture.
- Le blessé a pu sentir les fragments d'os se chevaucher.

LA FRACTURE : LES PREMIERS GESTES

Tout d'abord, évaluez la situation et rassurez la victime.

↓

Empêchez tout mouvement au niveau de la fracture et étanchez éventuellement le saignement d'une fracture ouverte.

↓

Appelez les services d'urgence et organisez le transport à l'hôpital.

↓

Surveillez l'état du fracturé, en faisant particulièrement attention à sa circulation au-delà de tout bandage noué.

LES SOINS DE BASE POUR UNE FRACTURE OUVERTE

Face à une fracture ouverte, il importe d'immobiliser la zone et de prévenir une perte de sang et une infection du foyer de la lésion.

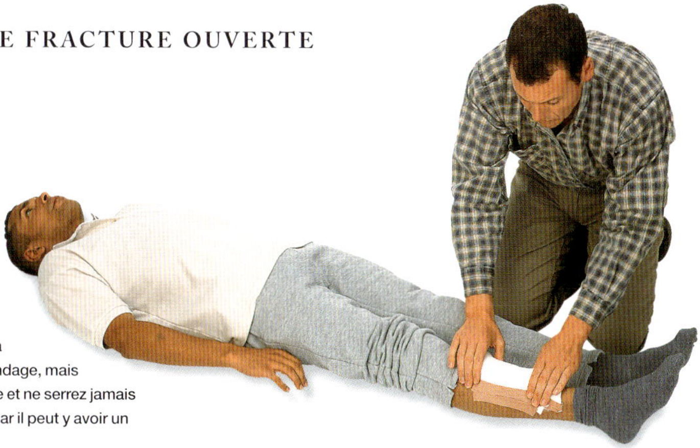

▷ Appelez les services d'urgence immédiatement. Placez délicatement un pansement stérile sur la plaie et comprimez de chaque côté de l'os saillant afin d'arrêter le saignement. N'appuyez jamais sur l'os saillant lui-même. Si l'os dépasse de la peau, rehaussez le pourtour avec de la gaze. Fixez fermement le pansement et la gaze avec un bandage, mais seulement si cela n'implique aucun mouvement du membre et ne serrez jamais trop fort. Surveillez l'état du blessé, surtout sa respiration, car il peut y avoir un risque d'état de choc.

▷ Dans des circonstances extrêmes – le lieu est très retiré et il vous faut emmener le blessé vous-même chez un docteur ou à l'hôpital – il faudra peut-être éclisser la fracture. Ajoutez du rembourrage autour du membre touché et fixez l'ensemble en nouant des bandages ou équivalent. Maintenez un minimum de mouvement.

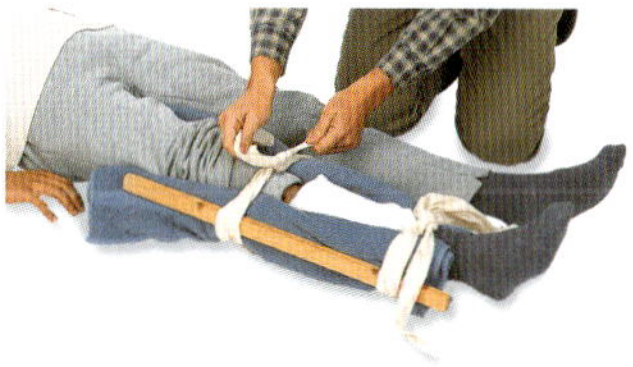

MISE EN GARDE

Dans la plupart des cas, le secouriste ne devra jamais redresser ou bouger un membre fracturé. Si un pied paraît bleui ou privé de sang, montrez-le toujours aux services d'urgence qui pourront manipuler la fracture afin de restaurer la circulation.

La fracture du crâne et de la face

VOIR AUSSI

- ➤ Réactions et voies respiratoires, p. 32
- ➤ La blessure à la tête, p. 84
- ➤ La fracture, p. 154

Un cas présumé de blessure à la tête est toujours une situation sérieuse. La moelle épinière, le cerveau ou certains organes comme l'œil ou l'oreille, peuvent aussi avoir subi des lésions – à cause non seulement de l'impact direct de l'accident, mais aussi d'une éventuelle hémorragie cérébrale. On doit toujours surveiller un blessé suspecté de fracture du crâne car il peut perdre connaissance et souffrir aussi d'une blessure à la colonne vertébrale. Dans le cas d'une fracture de la face, ne jamais oublier qu'une enflure, du sang et de la salive peuvent obstruer les voies respiratoires.

Une fracture du crâne est toujours inquiétante. La fracture en elle-même peut ne pas causer de dégâts, mais si un fragment osseux s'en détache et s'enfonce (il s'agit d'une embarrure), il menacera le cerveau. Une fracture du crâne peut entraîner aussi une hémorragie interne au niveau du cerveau.

Appelez les services d'urgence le plus rapidement possible. Soyez attentif à tout ce qui pourrait suggérer une blessure au cou ou à la colonne vertébrale – dans l'éventualité d'une telle blessure, traitez la victime avec le plus grand soin et veillez à ce qu'elle reste totalement immobile.

LES FRACTURES DU CRÂNE ET DE LA FACE

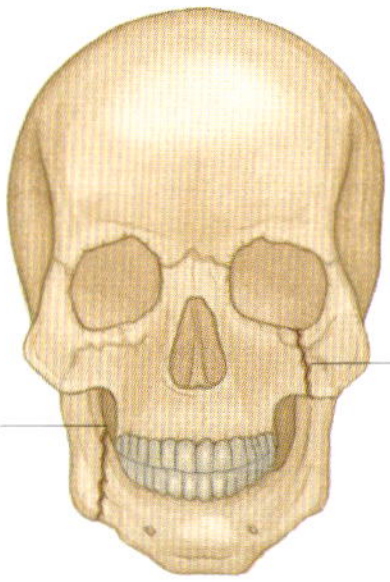

△ Très solides, les os du crâne et de la face peuvent néanmoins se fracturer : ci-dessus, sites courants de fractures.

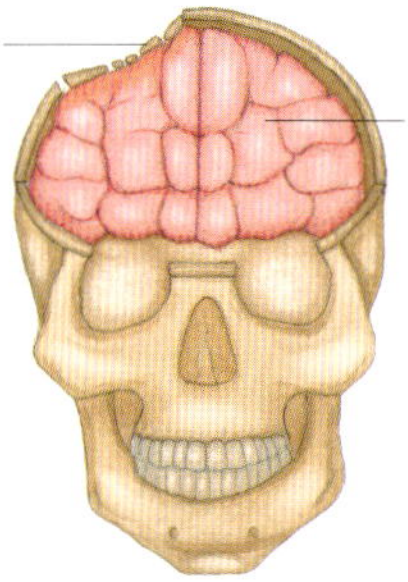

△ Une fracture du crâne grave peut indiquer une lésion des délicats tissus cérébraux sous-jacents. Si, en plus, il s'agit d'une fracture ouverte, le cerveau risque de s'infecter.

SIGNES D'UNE FRACTURE DU CRÂNE

- ➤ Enflure molle ou ecchymose en forme d'œuf sur la voûte crânienne.
- ➤ Ecchymose(s) autour de l'œil et/ou de l'oreille.
- ➤ Tête apparaissant sensiblement de « guingois » – un très mauvais signe.
- ➤ Détérioration de l'état réactionnel (voir p. 28) – un signe très grave.
- ➤ Sang dans les conjonctives (blanc de l'œil) – un signe très grave.
- ➤ Écoulement nasal ou auriculaire de liquide clair ou taché de sang – un signe très grave.

Signes d'une éventuelle hémorragie interne :

- ➤ Mal de tête unilatéral et empirant ; mal de tête aggravé par une position allongée ou un effort.
- ➤ Troubles de vision.
- ➤ Changement de l'état réactionnel/perte de connaissance.
- ➤ Vomissements.

CAS PRÉSUMÉ DE FRACTURE DU CRÂNE : LES PREMIERS GESTES

↓

VICTIME CONSCIENTE

Appelez les services de secours et veillez à ce que la victime soit assise confortablement. Pansez toute plaie du cuir chevelu. Soyez attentif aux signes de somnolence/de perte de connaissance ou à des vomissements abondants et essayez de maintenir la victime éveillée. En présence de maux de tête, n'administrez aucun médicament ni quoi que ce soit, jusqu'à l'arrivée des professionnels.

↓

VICTIME INCONSCIENTE

Appelez les services de secours. Mettez en œuvre la réanimation cardio-pulmonaire, si besoin. Si la victime respire et que sa circulation semble fonctionner, mettez-la dans la position latérale de sécurité et pansez les plaies à la tête.

FRACTURES DE LA FACE

Si les blessures à la face ne sont pas souvent mortelles, elles sont néanmoins inquiétantes car elles peuvent obstruer les voies respiratoires et donc provoquer des troubles de la respiration. Le port obligatoire de la ceinture de sécurité a diminué de façon spectaculaire les blessures faciales liées aux accidents de la route, et les principales causes de ces blessures sont maintenant le sport, les chutes et les agressions. Une fracture de la face nécessitant une force importante, il faudra vérifier s'il n'y a pas d'autres blessures au cou, à la poitrine et au crâne, ce qui est souvent le cas. Suspectez une fracture de la face si :

- Le visage semble asymétrique ou déformé de quelque façon.
- Présence d'ecchymoses et/ou d'un œil « au beurre noir ».
- Saignement de dents ou de nez.
- Le blessé ne peut pas resserrer les dents.
- Difficultés respiratoires, ou ronflement si le blessé est inconscient.

LA FRACTURE OU AUTRE BLESSURE DE LA FACE : LES PREMIERS GESTES

↓

Assurez-vous que les voies respiratoires de la victime sont dégagées. S'il le faut, ôtez tout obstacle de la bouche.

↓

En présence d'un saignement important ou si vous pensez que la victime risque de perdre connaissance, mettez-la dans la position latérale de sécurité. (Attention au risque de blessure aux cervicales.)

↓

Appelez les services d'urgence rapidement. Appliquez de la glace sur une éventuelle enflure de la face.

LA FRACTURE DE LA MÂCHOIRE

La mâchoire se fracture souvent et un coup porté au menton peut briser un maxillaire, ou les deux. Si les deux sont atteints, la langue risque alors de devenir incontrôlable et peut bloquer les voies respiratoires. Suspectez une fracture de la mâchoire si :

- La victime souffre de nausées et si sa mâchoire est douloureuse et/ou enflée.
- Elle bave et ne peut pas mordre.
- Elle avale, respire ou parle avec difficulté.

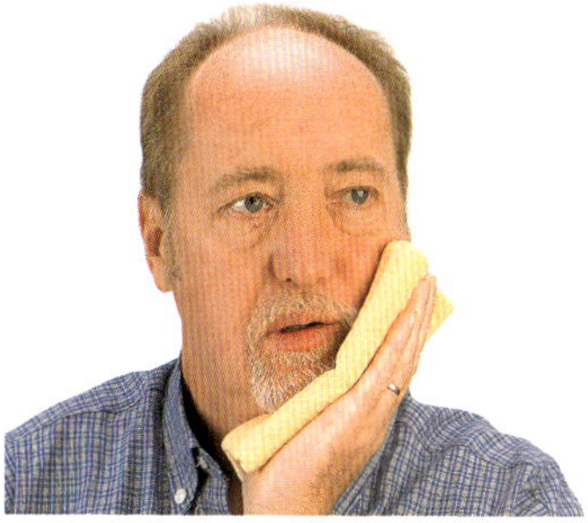

△ Dans un cas présumé de fracture de mâchoire, demandez au blessé de tenir un linge doux contre le site lésé afin de le protéger, puis emmenez-le à l'hôpital sans tarder.

LA FRACTURE DE LA MÂCHOIRE : LES PREMIERS GESTES

↓

En présence d'un saignement buccal et de fractures présumées des deux maxillaires, faites allonger la victime, mettez-la dans la position latérale de sécurité et surveillez de près ses voies respiratoires.

↓

Appelez rapidement les services d'urgence.

↓

Si un seul maxillaire est enflé et douloureux, dites à la victime de tenir un linge doux contre la lésion afin de garder la mâchoire immobile.

LES FRACTURES DU NEZ ET DE LA POMMETTE

Les fractures du nez et de l'os malaire de la pommette ne sont généralement pas graves à moins que l'orbite ne soit touchée. Un coup direct sur l'œil, courant surtout dans les parties de squash, peut provoquer un traumatisme oculaire empêchant le blessé de regarder vers le haut.

Si vous soupçonnez une fracture du nez ou de la pommette (ou de l'orbite), veillez à ce qu'il ne se mouche pas. De l'air pourrait s'infiltrer entre les fragments osseux pour aboutir sous la peau ou dans le cerveau.

Conduite à suivre si vous suspectez une fracture du nez ou de la pommette :

- Assurez-vous avec soin que les voies respiratoires de la victime ne sont pas obstruées par des tissus enflés.
- Appliquez une compresse froide sur le site lésé afin de réduire la douleur et l'enflure.
- Emmenez la victime à l'hôpital.

Si le blessé saigne du nez, vous devrez essayer d'étancher l'écoulement ; s'il s'agit d'un liquide transparent ou jaune, traitez-le alors comme pour une fracture du crâne.

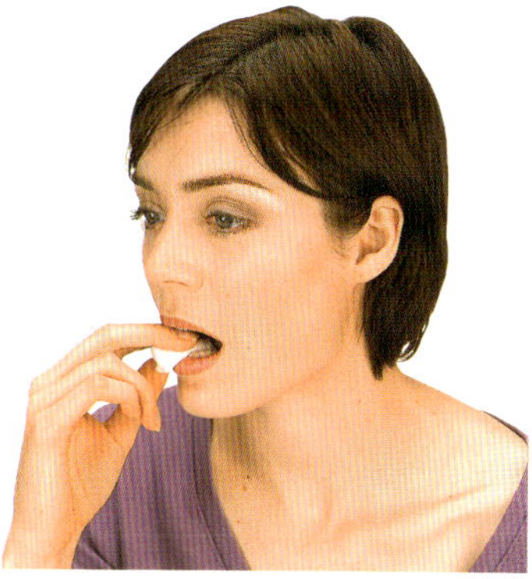

△ La victime devrait maintenir la dent luxée dans son alvéole, soit en gardant la bouche fermée, soit en appuyant dessus avec un tampon.

LA PERTE D'UNE DENT

Les lésions des dents sont surtout courantes chez l'enfant et une dent de lait branlante devrait être arrachée par un dentiste afin d'éviter une éventuelle ingestion. Les dents adultes peuvent être endommagées pour toujours par une fracture ou une luxation (séparation de la dent de son alvéole) accidentelle. Si une dent n'est pas remise dans son alvéole dans les 24 heures suivant l'accident, la dent meurt.

LA PERTE D'UNE DENT : LES PREMIERS GESTES

↓

Replacez la dent dans son alvéole et demandez au sujet de la maintenir en place.

↓

Sinon, mettez la dent dans un gobelet ou un petit sac en plastique rempli de lait pour l'empêcher de sécher.

↓

Emmenez le blessé à l'hôpital ou chez le dentiste dans les 24 heures.

La blessure à la colonne vertébrale

VOIR AUSSI

➤ LES GESTES POUVANT SAUVER LA VIE, p. 29
➤ La blessure aux cervicales, p. 160

Dans le cas d'une blessure à la colonne vertébrale, la règle d'or est de ne pas bouger la victime à moins que sa sécurité ne soit en jeu. Une personne souffrant d'une blessure à la tête présente souvent aussi une lésion de la colonne vertébrale. Contenue dans les vertèbres, la moelle épinière est couramment lésée au niveau des parties mobiles du rachis comme le cou et le bas du dos. Les accidents de la route, le rugby et le plongeon sont des causes notoires de blessures rachidiennes ; d'autres comprennent la chute d'une hauteur, les accidents d'équitation et le coup à la tête ou à la face.

Le terme de blessure rachidienne regroupe des dommages aux os de la colonne vertébrale (les vertèbres), à la moelle épinière, aux disques intervertébraux et à tout muscle ou ligament attaché à la colonne vertébrale. Le type de blessure le plus grave est celui de la moelle épinière car une cassure partielle ou complète peut entraîner une paralysie permanente. Si un fragment osseux ou un tissu enflé appuie sur un nerf, une paralysie temporaire peut s'ensuivre mais la sensation et le mouvement reviendront une fois la blessure traitée.

LA COLONNE VERTÉBRALE

La colonne vertébrale ou rachis comprend 24 vertèbres et s'étend du crâne au pelvis. La moelle épinière siège dans un canal formé par les trous vertébraux. Les nerfs rachidiens desservant les bras partent du plus haut point de la moelle épinière, ceux desservant le tronc partent du milieu et ceux desservant les jambes partent du bas. Les vertèbres sont séparées par des disques qui amortissent toute pression portée sur elles. Des ligaments et des muscles protègent et renforcent aussi la colonne.

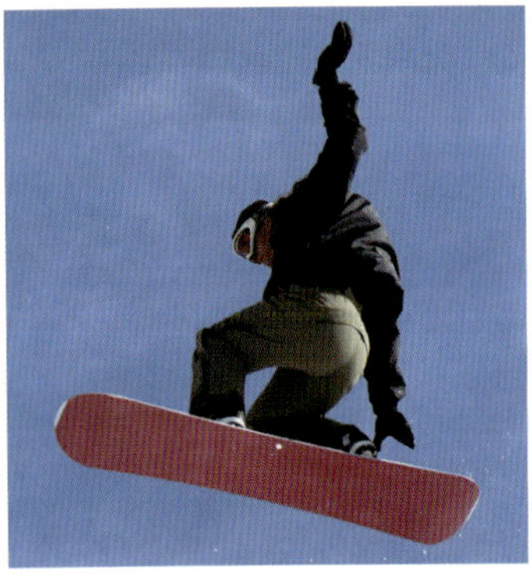

◁ Le sport et les activités de loisirs sont des causes courantes de traumatismes de la colonne vertébrale.

LA COLONNE VERTÉBRALE OU RACHIS

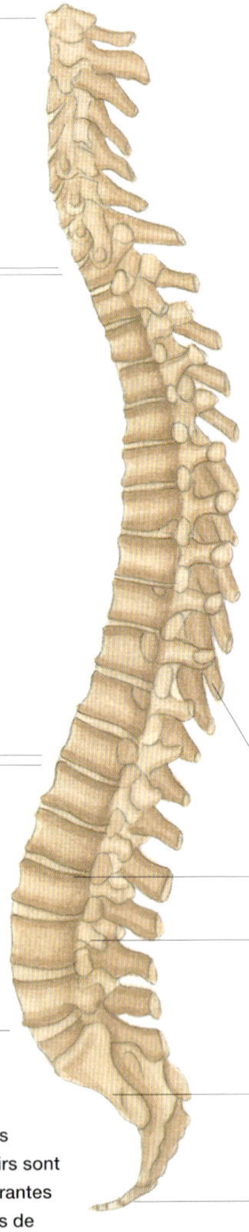

EFFETS D'UN TRAUMATISME RACHIDIEN

NIVEAU DU TRAUMATISME	EFFETS
Cervical	Une lésion à ce niveau peut être très grave et causer une paralysie généralisée (tétraplégie ou quadriplégie) et de très sérieux troubles respiratoires
Dorsal	Une lésion de la moelle épinière à cette hauteur peut entraîner une paraplégie – paralysie des membres inférieurs – et quelquefois du tronc
Lombaire	Si la moelle épinière est touchée à ce niveau, il peut y avoir une paralysie partielle des membres inférieurs
Sacral	Une blessure à ce niveau peut provoquer des troubles érectiles chez l'homme et, de façon générale, affecter le fonctionnement de la vessie

LA BLESSURE À LA COLONNE VERTÉBRALE CHEZ LA VICTIME INCONSCIENTE : PREMIERS SECOURS

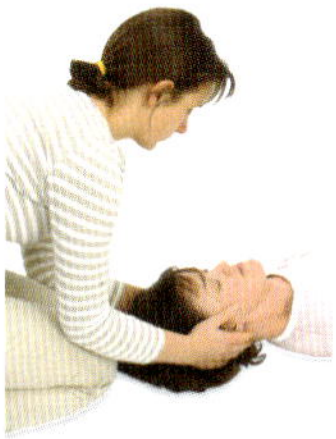

1 Il faut maintenir la victime immobile dans la position dans laquelle vous l'avez trouvée. Tenez-lui la tête sans la bouger, comme ici. Demandez à d'autres personnes de soutenir le corps avec leurs mains, des couvertures ou des manteaux. Gardez le blessé ainsi le plus immobile possible. S'il est déjà sur le dos et que les voies respiratoires soient dégagées (aucun signe de saignement ni de vomissement potentiel), laissez-le comme il est. Si la langue roule vers l'arrière et bloque les voies respiratoires, ramenez-la vers l'avant et desserrez-lui les mâchoires (voir p. 33). Ne lui renversez pas la tête en arrière à moins que ce ne soit absolument nécessaire pour dégager les voies respiratoires.

2 Que la victime soit consciente ou non, du sang, du vomi ou d'autres substances dans la bouche ou dans la gorge peuvent bloquer ses voies respiratoires. Si ce risque-là existe, et seulement dans ce cas, assurez-vous que le blessé est dans une position permettant leur écoulement hors de la bouche. Dans le cas où vous auriez à le bouger, agissez avec douceur en lui maintenant la tête immobile.

▽ **Utilisation de la technique « log roll » pour assurer l'écoulement hors de la bouche ou mettre en œuvre la réanimation.**

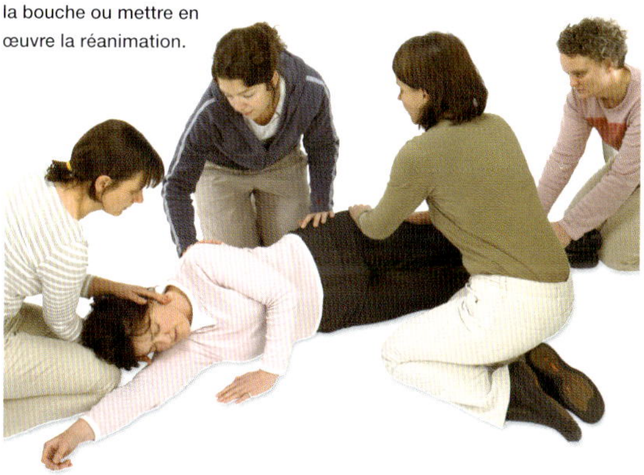

3 Si la respiration ou les battements de cœur cessent et que la personne ne soit pas sur le dos, vous devrez la placer dans cette attitude afin de mettre en œuvre la réanimation cardio-pulmonaire. Utilisez la technique « log roll » (voir p. 161).

4 Une personne maintient la tête de la victime immobile pendant le massage cardiaque.

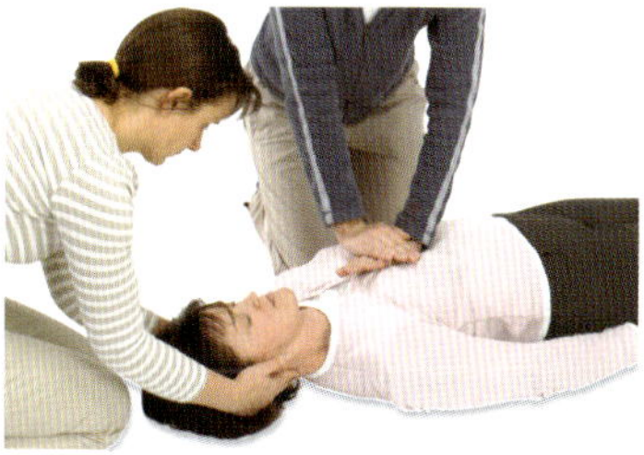

MISE EN GARDE

Ne déplacez une victime souffrant d'un cas présumé de blessure à la colonne vertébrale que si c'est vraiment nécessaire : pour l'éloigner d'un danger potentiel ; pour mettre en œuvre les techniques de réanimation (sur le dos) ; pour assurer l'écoulement de toute substance hors de la bouche (sur le côté). Dans l'idéal, de tels déplacements nécessiteront au moins trois personnes.

SIGNES ET SYMPTÔMES DE LA BLESSURE RACHIDIENNE

Suspectez une blessure à la colonne vertébrale si la personne :

- ➤ A été victime d'un impact/d'une chute important(e).
- ➤ Est inconsciente à la suite d'une blessure à la tête.
- ➤ Est tombée d'une hauteur et s'est blessée à la face ou à la tête.
- ➤ Dit que son cou lui fait mal.
- ➤ Tient son cou dans une position bizarre.
- ➤ Présente une paralysie, une perte de sensation ou des picotements ou un engourdissement au niveau des bras et/ou des jambes.
- ➤ Souffre de confusion mentale.
- ➤ A perdu le contrôle de ses intestins et de sa vessie.
- ➤ Éprouve des difficultés respiratoires, avec seulement des mouvements minimes de l'abdomen.
- ➤ Est allongée sur le dos, bras étendus au-dessus de la tête, ou bras et mains recroquevillés sur la poitrine.

LA BLESSURE RACHIDIENNE CHEZ LA VICTIME CONSCIENTE : LES PREMIERS GESTES

↓

Rassurez la victime. À moins qu'il n'y ait une raison urgente pour la bouger, comme des difficultés respiratoires, ne la déplacez pas. Appelez rapidement les services d'urgence.

↓

Demandez au blessé de se tenir absolument immobile. Agenouillez-vous derrière sa tête et maintenez-la dans la position dans laquelle vous l'avez trouvée.

↓

Soutenez-lui ainsi la tête sans relâche et demandez à une personne de vous aider à surveiller la respiration et la circulation de la victime jusqu'à l'arrivée des secours.

La blessure aux cervicales

VOIR AUSSI
➤ Retirer les vêtements et les casques, p. 22
➤ La réanimation complète, p. 38
➤ La blessure à la colonne vertébrale, p. 158

La règle fondamentale face à un cas présumé de blessure aux cervicales est de ne pas déplacer la victime, à moins qu'elle ne soit en danger, étendue, par exemple, au milieu de la route ou près d'un feu qui se propage. Les priorités du secouriste en de telles circonstances seront de prévenir toute blessure supplémentaire et d'appeler d'urgence les services de secours. Si le déplacement de la victime est impératif, employez la technique « log roll », qui nécessite au moins trois personnes et de préférence quatre, afin de garder la colonne vertébrale droite et soutenue à tous moments.

Une fracture des vertèbres du cou peut être mortelle parce que les nerfs qui desservent le muscle essentiel de la respiration (le diaphragme) sortent de la moelle épinière à ce niveau. Si les nerfs sont endommagés par la fracture, la respiration cessera. À la différence des autres vertèbres, les vertèbres cervicales sont vulnérables et s'abîment extrêmement facilement.

RESPIRER À TOUT PRIX

Maintenir le cou immobile lorsqu'il est lésé est extrêmement important, mais la respiration l'est encore plus. Si une victime ne respire pas, vous devrez respirer pour elle. Il est tout à fait possible d'accomplir le bouche-à-bouche sur un sujet avec une blessure présumée aux cervicales. Dans l'idéal, vous aurez besoin d'une autre personne pour lui maintenir la tête pendant que vous mettrez en œuvre les techniques de réanimation.

LA BLESSURE AUX CERVICALES : PREMIERS SOINS

Dans tous les cas de lésions de la colonne vertébrale, surtout celles affectant le cou, il est vital de garder la tête de la victime immobile. Quelqu'un d'autre devra appeler les services d'urgence. Il se peut que vous la trouviez sur le dos, comme illustré ici. Si tel n'est pas le cas, ne la déplacez pas à moins que vous ne soyez face à des problèmes de voies respiratoires, de respiration ou de circulation.

▽ Placez vos mains de chaque côté de la tête de la victime afin de la maintenir.

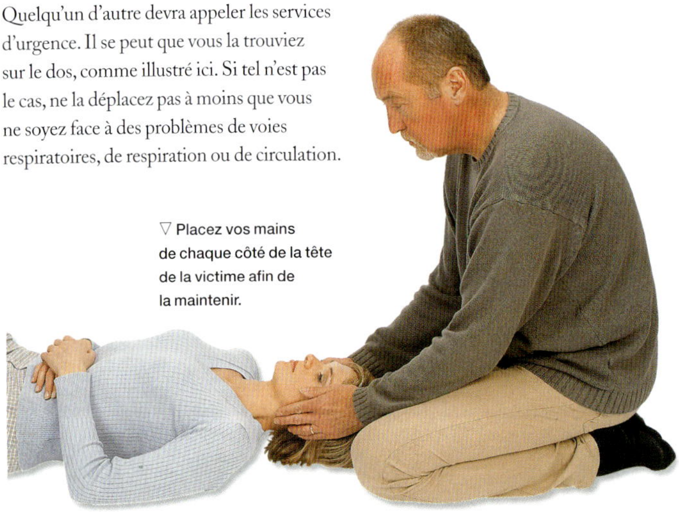

SI VOUS ÊTES SEUL...

Si vous êtes seul et devez laisser la victime pour appeler les secours, immobilisez son cou avant de vous éloigner, par exemple à l'aide de serviettes éponges roulées, maintenues en place par des objets plus lourds. Dites-lui de ne pas bouger et rassurez-la en lui disant que vous allez revenir dès que possible.

COMMENT UNE BLESSURE AUX CERVICALES PEUT AFFECTER LA RESPIRATION

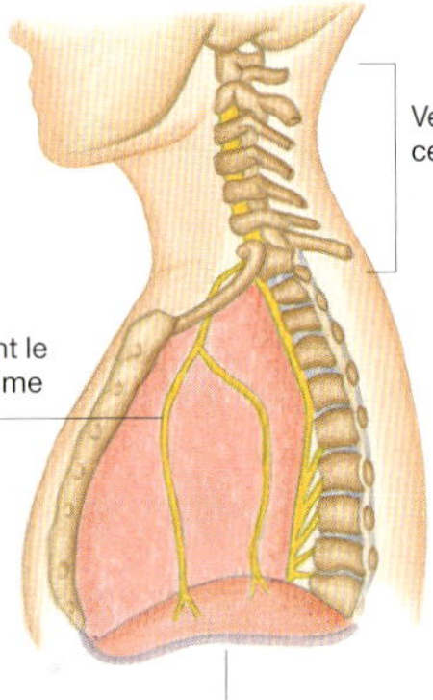

▷ Le nerf qui contrôle le diaphragme sort de la moelle épinière au niveau du cou. S'il est endommagé lors d'une blessure, la respiration pourrait cesser.

LA TECHNIQUE « LOG ROLL »

Si vous devez absolument déplacer une victime souffrant d'une blessure rachidienne, seule la technique « log roll » est recommandée. En la bougeant de manière synchronisée avec les autres secouristes, vous éviterez que sa tête ne se torde sur ses épaules ou que son corps ne pivote sur son pelvis. Cela minimise les risques de déplacements de vertèbres et donc de lésions. Il devrait y avoir au minimum trois secouristes, de préférence quatre ou cinq (si vous êtes plus de trois, l'un d'entre vous pourra maintenir les pieds). Un autre sera responsable de la tête et ordonnera à tous les mouvements à faire. Les autres se positionneront le long du blessé et agiront ensemble. Pour être absolument sûre, cette technique nécessite un entraînement par équipe.

CAS PRÉSUMÉ DE BLESSURE AUX CERVICALES : LES PREMIERS GESTES

N'essayez pas de redresser ni de tirer le cou de la victime. Laissez-le dans la position dans laquelle vous l'avez trouvé et le plus immobile possible.

Demandez à une aide d'aller chercher des serviettes de toilette ou des vêtements, roulez-les et placez-les de chaque côté du cou, en le maintenant immobile en permanence.

Surveillez la respiration et la circulation du blessé et si l'une ou l'autre cesse, soyez prêt à mettre en œuvre les procédures de réanimation. S'il vomit, tournez-le sur le côté en utilisant la technique « log roll ».

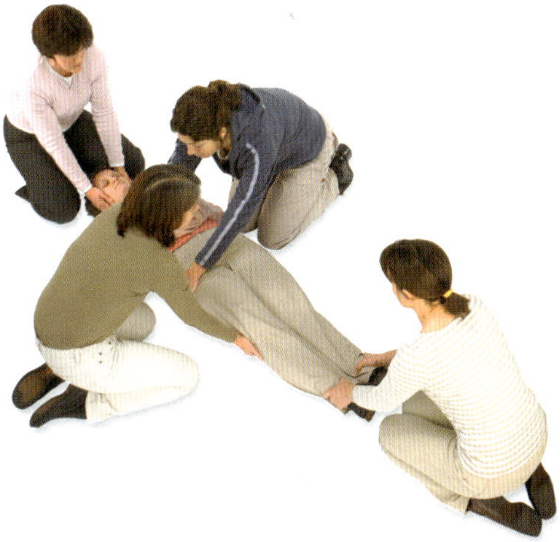

1 Pour faire « rouler » sur le côté un blessé allongé sur le dos (dans le cas où il a envie de vomir ou si du sang ou autres substances obstruent sa bouche ou sa gorge), croisez-lui les bras sur le devant, puis, tandis que vous lui soutiendrez la tête, les autres se placeront de chaque côté du corps, lui redresseront délicatement les jambes et se prépareront à faire le « log roll ».

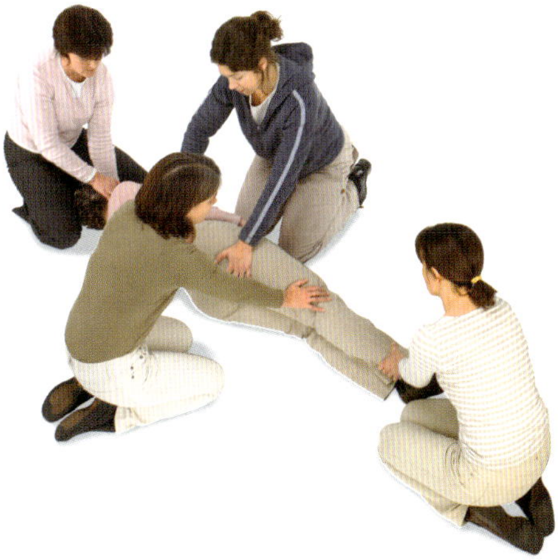

2 Soutenez la tête durant tout le temps que vos assistants tiendront le corps et les jambes. La tête de la victime, son corps et ses orteils devront être dans l'alignement et orientés dans le même sens. Une fois la victime tournée sur le côté, maintenez-la dans cette position, parfaitement immobile, jusqu'à l'arrivée des secours. Ne la mettez à nouveau sur le dos que si elle cesse de respirer ou que son cœur s'arrête de battre et que la réanimation devienne nécessaire.

PRÉVENIR LES BLESSURES RACHIDIENNES

La plupart des blessures de la colonne vertébrale surviennent chez les hommes de 18 à 30 ans – les « casse-cou ». Certaines mesures simples peuvent empêcher un grand nombre de ces traumatismes :

- Portez toujours l'équipement de protection approprié lorsque vous faites du sport.
- Ne plongez jamais dans des eaux dont vous ne connaissez pas la profondeur.
- Ne plongez jamais dans une piscine de moins de 2,70 m de profondeur.
- Mettez la ceinture de sécurité quel que soit le véhicule et une veste matelassée lorsque vous faites de la moto.

La fracture du membre supérieur

VOIR AUSSI

➤Mettre une écharpe, p.210

Les os de l'épaule, du bras, de l'avant-bras, du poignet et des mains peuvent tous se fracturer et il s'agit là de fractures assez courantes. Une main tendue en avant, ou le poignet, supporte souvent la plus grande partie de l'impact d'une chute, mais une telle force peut aussi se propager dans le bras et fracturer une clavicule. Dans tous les cas de fractures du membre supérieur ou de la clavicule, la priorité du secouriste sera d'immobiliser le membre lésé et d'organiser le transport du blessé à l'hôpital. Savoir exécuter divers types d'écharpes et de bandages est recommandé face à de telles fractures.

Quand vous arriverez sur les lieux d'un accident, soyez attentif à ces signes courants d'une fracture possible :

- Douleur et sensibilité au site de la blessure, aggravées par le mouvement.
- Enflure et déformation.
- Le blessé essaie de soutenir le bras lésé en le tenant d'une certaine manière.

LA FRACTURE DE LA CLAVICULE

Les clavicules sont parmi les os le plus souvent fracturés, surtout chez les jeunes sportifs. Quelquefois, les fragments osseux de la clavicule percent les tissus qui l'entourent, provoquant saignement et enflure.

La plupart des fractures de la clavicule consolident bien par simple maintien du bras en écharpe, le poids du bras redressant lentement les fragments osseux dans le bon alignement.

▽ En immobilisant le bras dans une écharpe « oblique », vous atténuerez jusqu'à l'arrivée à l'hôpital la douleur et la gêne causées par une fracture de la clavicule.

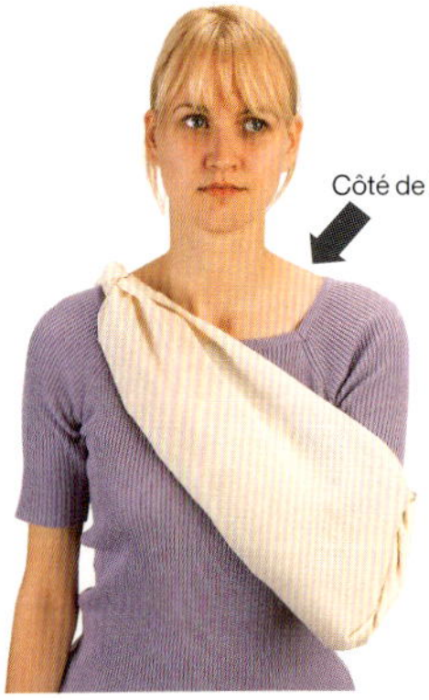

LA FRACTURE DE LA CLAVICULE : LES PREMIERS GESTES

Faites asseoir la victime.

En maintenant immobile le bras (du côté blessé), soulevez délicatement l'avant-bras jusqu'à ce que le bout des doigts effleure la clavicule du côté opposé.

Placez un bandage triangulaire par-dessus le membre replié et passez-le par-dessous de manière à former une écharpe « oblique » (voir p. 206). Si cela s'avère douloureux, relâchez un peu l'écharpe et nouez-la dans la position la plus confortable pour la victime.

Organisez le transport à l'hôpital.

LA FRACTURE DE L'HUMÉRUS

L'humérus, l'os long qui relie l'épaule au coude, se fracture le plus souvent dans son extrémité supérieure, qui est sa partie la plus fragile. C'est une forme de fracture sérieuse car, étant stable, elle peut en fait passer complètement inaperçue aux yeux du secouriste. Il se peut que le blessé ait mal sans pour cela solliciter une aide médicale tout de suite.

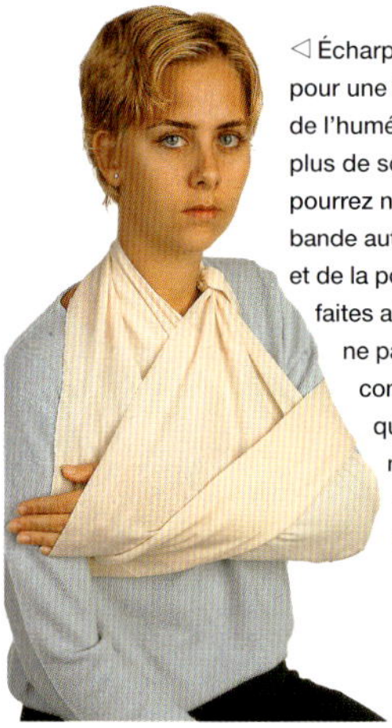

◁ Écharpe utilisée pour une fracture de l'humérus. Pour plus de soutien, vous pourrez nouer une bande autour du bras et de la poitrine, mais faites attention de ne pas comprimer de quelque manière le foyer de la fracture.

LA FRACTURE DE L'HUMÉRUS : LES PREMIERS GESTES

Demandez au blessé de maintenir de sa bonne main le bras lésé sur la poitrine.

Glissez un bandage triangulaire entre le bras et la poitrine et nouez-le en écharpe.

Appliquez une large bande tout autour de la poitrine afin d'immobiliser l'écharpe avant de transporter le blessé à l'hôpital. Placez-la le plus bas possible par-dessus le bras en écharpe de manière à ne pas comprimer le site de la fracture.

FRACTURE DE L'HUMÉRUS

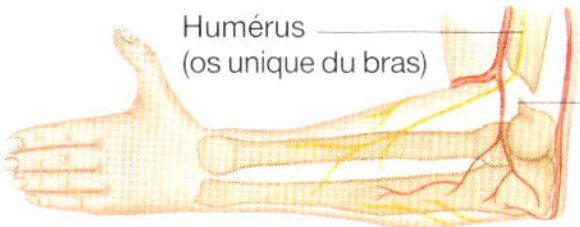

△ Les fractures de l'humérus au-dessus du coude sont fréquentes chez l'enfant. Chez l'adulte, c'est l'extrémité près de l'épaule qui a tendance à se fracturer.

LA BLESSURE AU COUDE

Très sensible même en l'absence de fracture, le coude blessé peut être douloureux et raide pendant des semaines après l'accident.

Vous gérerez une blessure au coude selon qu'il pourra être plié ou pas. S'il peut se plier, suivez les conseils pour la fracture de l'humérus. Un coude que l'on ne peut pas plier nécessitera des gestes de secours très différents.

LA BLESSURE À LA MAIN, AU POIGNET OU À L'AVANT-BRAS : LES PREMIERS SECOURS

↓

Demandez au blessé de s'asseoir et aidez-le si nécessaire.

↓

Placez délicatement le bras lésé sur le corps en le maintenant fermement.

↓

Glissez un bandage triangulaire entre le bras et la poitrine. Entourez l'avant-bras d'un rembourrage, comme une grande enveloppe matelassée, un oreiller très léger ou une petite serviette de toilette.

↓

Finissez de nouer l'écharpe et organisez le transport à l'hôpital.

COMMENT TRAITER UN COUDE QUI NE SE PLIE PAS

1 Aidez la victime à s'allonger. Soutenez et protégez le bras lésé avec des rouleaux de linge, comme dans l'illustration. Puis ajoutez des objets lourds afin de maintenir le tout en place. Appelez les services d'urgence. (N.B. : Si vous êtes dans un endroit retiré et que vous soyez forcé de mener vous-même la victime à l'hôpital, utilisez alors de larges bandes nouées autour du corps afin d'immobiliser le membre. Toutefois, ne le faites jamais en temps normal, car cela provoque douleurs et mouvements supplémentaires potentiellement dangereux.)

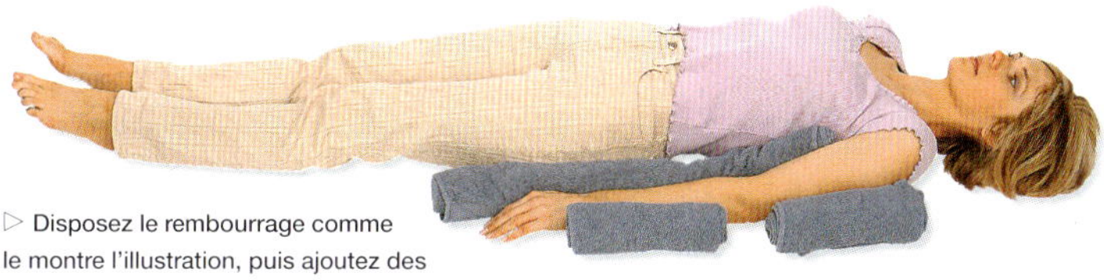

▷ Disposez le rembourrage comme le montre l'illustration, puis ajoutez des cartons lourds pour le maintenir en place.

LA FRACTURE DE LA MAIN, DU POIGNET OU DE L'AVANT-BRAS

Une fracture du radius et du cubitus peut être évidente car il se peut que l'avant-bras soit enflé et d'une sensibilité extrême. Chez l'enfant, les jeunes os mous se pliant souvent plutôt que de se fracturer, il se peut qu'il n'y ait qu'une légère fêlure, c'est-à-dire une fracture incomplète, et une légère enflure de l'avant-bras.

Courante, la fracture de Pouteau-Colles – une cassure du radius près du poignet – affecte souvent la femme âgée.

Le type de fracture de la main le plus fréquent se porte sur les métacarpiens, souvent après un coup de poing, mais la main peut être aussi écrasée, ce qui provoque des fractures ouvertes avec un saignement abondant et des enflures. Comme pour toute fracture présumée, comparez le côté lésé avec le côté indemne.

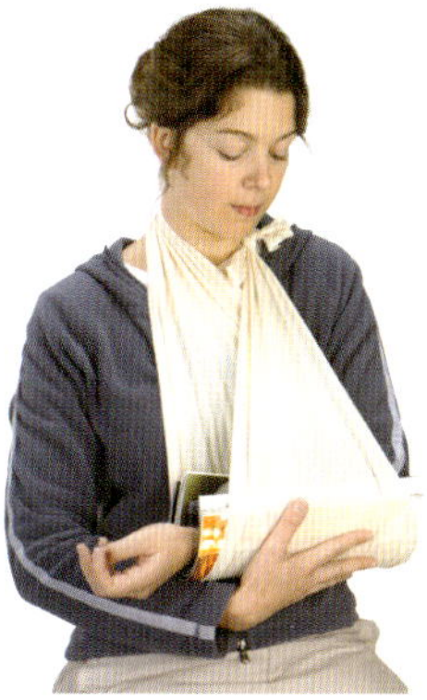

SIGNES ET SYMPTÔMES D'UNE BLESSURE À LA MAIN

- Lorsque la main est posée à plat paume vers le haut, les doigts dans leur état normal présentent un effet de « cascade » : chaque doigt se replie naturellement juste au-dessous du précédent. Si un doigt reste droit ou, au contraire, très tordu, suspectez une lésion sérieuse d'un tendon, d'un nerf ou une fracture.
- Demandez au blessé de fermer le poing : les doigts se replient-ils bien tous ensemble ou y en a-t-il un de travers ? Il se peut qu'il s'agisse d'une fracture.
- Un engourdissement d'une partie de la main au-delà d'une plaie est un signe inquiétant de lésion nerveuse, tout comme l'absence de transpiration.

LA FRACTURE DU DOIGT

Pour une fracture de doigt(s), entourez la main d'un rembourrage, surélevez-la dans une écharpe oblique et emmenez le blessé à l'hôpital. Éviter de bander les doigts ensemble pour les éclisser, car les urgentistes seront obligés d'ôter le pansement, ce qui peut provoquer un mouvement douloureux pour la victime.

◁ Une fracture de l'avant-bras ou du poignet nécessite beaucoup de rembourrage ainsi qu'une écharpe solide. Si vous utilisez un oreiller, assurez-vous qu'il est très léger.

La fracture de côtes

VOIR AUSSI
➤ L'état de choc, p. 72
➤ La grosse plaie, p. 138
➤ Mettre une écharpe, p. 210

Tandis qu'une côte fêlée ne constitue généralement qu'une blessure assez bénigne, les fractures pluricostales peuvent entraîner un collapsus pulmonaire ou éventuellement une pneumonie. Si une partie de la paroi thoracique s'enfonce complètement – une blessure connue sous le nom de « volet thoracique » –, une détresse respiratoire potentiellement mortelle peut survenir. Si les fractures se portent sur des côtes plus basses, elles peuvent endommager les organes avoisinants, tels que le foie et la rate, provoquant une hémorragie interne pouvant entraîner un état de choc.

La cage thoracique comprend 12 paires de côtes. Toutes les côtes s'articulent aux vertèbres par leur extrémité postérieure et toutes, sauf la paire du bas, sont attachées au sternum sur le devant. Elles sont reliées entre elles par des muscles qui se développent et se contractent, faisant bouger la cage thoracique. Ces mouvements, ainsi que ceux du diaphragme, nous permettent de respirer.

Les côtes hautes protègent le cœur, les poumons et les vaisseaux sanguins vitaux de cette zone ; les côtes du bas des organes tels que le foie, l'estomac et la rate.

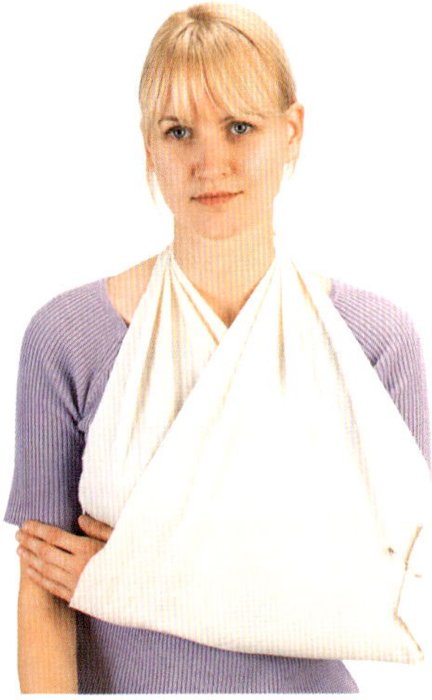

▷ Pour une fracture de côte, employez ce type d'écharpe pour soutenir le bras côté blessé. Cela empêchera certains muscles (attachés à la poitrine et aidant à bouger le bras) de tirer sur les côtes.

TYPES DE FRACTURES DE CÔTE

Il y a une différence entre une côte fêlée causée par un coup de pied mal dirigé pendant un match de football et le type de fractures pouvant résulter d'un enfoncement de poitrine par un volant lors d'un accident de la route. Bien qu'une simple fracture de côte puisse être très douloureuse et le rester pendant les dix jours suivants, elle ne risque guère de causer de graves lésions internes. Cependant, parfois, le bord irrégulier d'une côte fracturée peut s'enfoncer dans un pou-

SIGNES ET SYMPTÔMES DES FRACTURES DE CÔTE

Étant donné que des côtes fracturées peuvent entraîner un collapsus pulmonaire, une hémorragie interne ou des difficultés respiratoires, il est vital de connaître les symptômes d'une lésion grave afin de pouvoir mettre en œuvre les bons gestes de secours.

Signes de fractures de côte :

➤ Douleur aiguë à l'endroit de la blessure.

➤ Respiration douloureuse, surtout en inspirant fort.

➤ Respiration superficielle ou essoufflement.

➤ Enflure ou ecchymoses sur la blessure.

➤ Sensation de craquement au niveau de la paroi thoracique.

➤ Bruits d'aspiration d'air par une plaie ouverte sur le site de la blessure.

Signes d'hémorragie interne :

➤ Crachats de sang mousseux rouge brillant.

Signes d'état de choc (dû à une hémorragie interne) :

➤ Pâleur cutanée et/ou intérieur des lèvres bleui.

➤ Vertiges.

➤ Nausées et, éventuellement, vomissements.

➤ Respiration superficielle et rapide ou bien suffocation.

➤ Tout degré de détérioration du niveau de connaissance.

LA FRACTURE DE CÔTE : LES PREMIERS GESTES

Pour une fracture de côte bénigne, vous devrez prévenir tout dommage supplémentaire, en empêchant par exemple le blessé de se pencher en avant. Pour une blessure aux côtes avec possibilité de complications (lésion au poumon par exemple), appelez les services d'urgence et faites asseoir la victime, le dos soutenu, de manière à ce qu'elle soit détendue et qu'elle puisse respirer plus facilement, réduisant ainsi le besoin en oxygène.

↓

Pour tous les cas : veillez à ce que le blessé soit confortable et bien adossé, et soutenez-lui le bras du côté lésé avec une écharpe de Mayor.

↓

Pour les cas bénins, emmenez la victime à l'hôpital en la maintenant bien adossée.

mon et provoquer un pneumothorax et un affaissement du tissu pulmonaire.

Les fractures pluricostales sont de nature très différentes toutefois. Non seulement elles indiquent un impact beaucoup plus important (et donc un risque accru de lésions au niveau des organes), mais elles constituent aussi un danger potentiel puisque la partie endommagée de la paroi thoracique peut entraîner un pneumothorax et, plus tard, une pneumonie. Si des côtes lésées se détachent de la paroi thoracique, une partie de cette dernière peut complètement s'affaisser et former ce que l'on appelle un « volet thoracique ». Pouvant causer des difficultés respiratoires graves, cette affection peut mettre en danger la vie du blessé.

Dans les cas de fractures de côtes, surtout lorsqu'il s'agit d'un écrasement, le risque d'hémorragie interne augmente, pouvant provoquer, à son tour, un état de choc. N'oubliez donc pas de surveiller la respiration et la circulation du blessé et soyez prêt à mettre en œuvre les gestes de secourisme appropriés jusqu'à l'arrivée des services d'urgence.

LA RESPIRATION PARADOXALE

C'est une affection qui survient quelquefois chez un blessé souffrant d'un « volet thoracique ». Habituellement, lorsque nous inspirons, la cage thoracique remonte et se soulève puis elle reprend sa position primitive basse lors de l'expiration. Si une partie de la paroi thoracique est endommagée, la cage thoracique se contractera en inspirant et se développera en expirant – c'est la respiration paradoxale.

LA PLAIE THORACIQUE

S'il y a une plaie profonde au foyer de la fracture, appelez les services d'urgence. Faites un pansement hermétique consistant en une feuille de plastique, suivie d'une gaze puis d'un bandage. Faites asseoir la victime – elle devra être soutenue et de préférence se pencher du côté du traumatisme. Mettez-lui le bras en écharpe comme dans le cas d'une fracture de côte simple et maintenez-la ainsi jusqu'à l'arrivée des secours.

LE « VOLET THORACIQUE » : LES PREMIERS GESTES

Lorsqu'au moins deux côtes consécutives du même côté de la cage thoracique sont fracturées à deux endroits, la partie lésée de la paroi thoracique est appelée alors « volet costal ». La victime présentera tous les symptômes d'une fracture de côte et pourra souffrir aussi d'une respiration paradoxale.

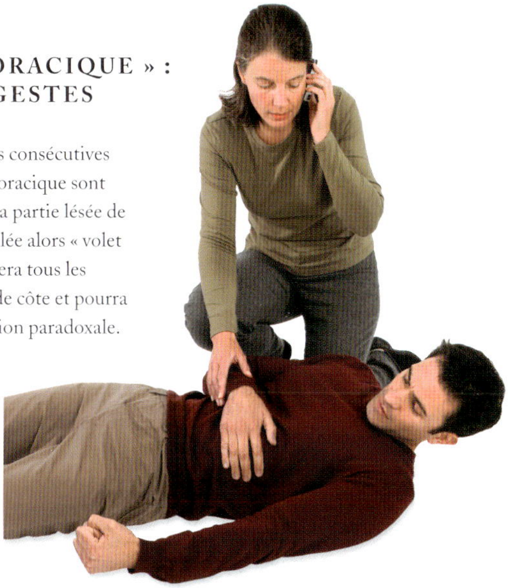

1 Évaluez d'abord l'état du blessé. Puis, quel que soit son état, téléphonez rapidement aux services d'urgence.

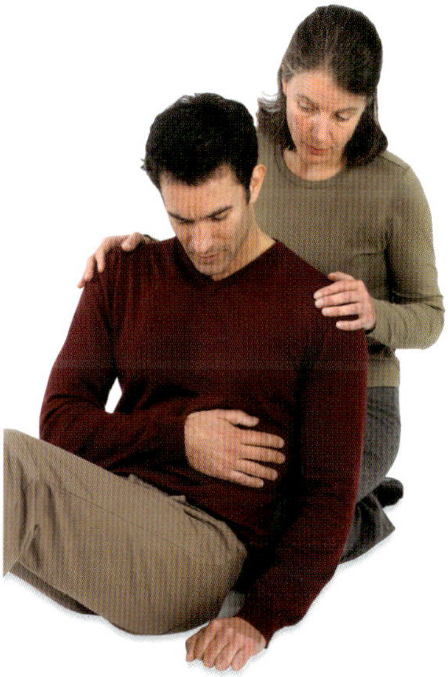

2 ▷ SI LE BLESSÉ EST CONSCIENT : maintenez-le assis le plus possible, détendu et soutenu par-derrière. Cela facilitera sa respiration, réduisant ainsi les besoins de l'organisme en oxygène.

▽ SI LE BLESSÉ EST INCONSCIENT : mettez-le dans la position latérale de sécurité, sur le côté blessé. Cela permettra au côté indemne de la cage thoracique de se développer. Rembourrez le sol de part et d'autre du « volet » à l'aide de couvertures, serviettes de toilette ou de vêtements pliés, afin de réduire la compression à ce niveau-là. Évitez toujours de déplacer le blessé : pour ce faire, disposez d'abord le « rembourrage » par terre, puis faites rouler très délicatement le blessé dessus.

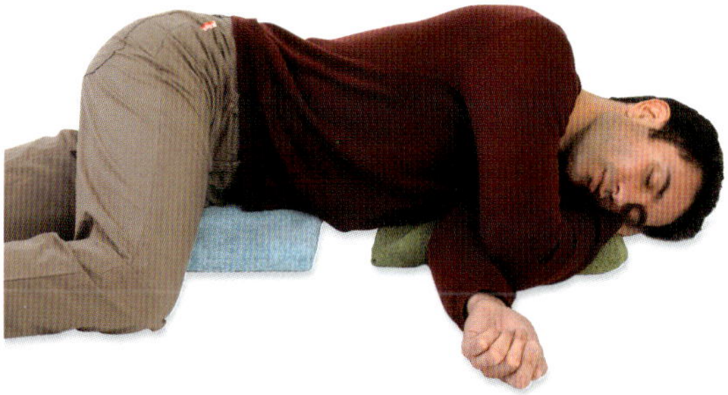

La blessure au bassin et à la cuisse

VOIR AUSSI

- La réanimation complète, p. 38
- L'état de choc, p. 72
- L'hémorragie interne, p. 144

Le bassin, les hanches et les os de la cuisse sont tous fortement innervés et irrigués. De plus, le bassin renferme de nombreux organes vitaux. Une lésion d'une de ces zones est un cas d'urgence. Une fracture du bassin ou du fémur peut saigner abondamment et les fractures pelviennes multiples sont souvent fatales. La fracture du bassin peut avoir été provoquée de façon directe, comme dans le cas d'un écrasement par le volant d'une voiture, ou par des forces indirectes comme dans les collisions de la circulation. S'il est jeté à terre, un cavalier pourra aussi se blesser au bassin.

LA FRACTURE DU BASSIN

Toute blessure au bassin doit être prise au sérieux. D'importants vaisseaux sanguins risquent d'être endommagés, entraînant une hémorragie interne pouvant mettre en danger la vie du blessé. Des fragments osseux peuvent provoquer des lésions de la vessie et de l'urètre ainsi que des organes reproducteurs.

Les fractures du bassin ayant tendance à survenir lors d'accidents de la route, il y aura souvent d'autres traumatismes, comme des lésions internes et rachidiennes. Ces facteurs peuvent conduire à des signes d'état de choc.

SIGNES ET SYMPTÔMES D'UNE FRACTURE DU BASSIN

- Douleur et sensibilité du bassin, de l'aine ou de la hanche, surtout en bougeant.
- Incapacité de marcher ou de se tenir debout ou bien de soulever ses jambes si le blessé est allongé par terre.
- Déformation visible du bassin.
- Écoulement sanguin du pénis ou de l'urètre (du canal urinaire).
- Signes d'état de choc ou d'hémorragie interne.

LA RÉGION PELVIENNE

▽ La ceinture pelvienne est formée par les deux os iliaques qui résultent de la soudure de l'ilion, de l'ischion et du pubis. La tête du fémur s'articule dans l'os iliaque au niveau de la hanche.

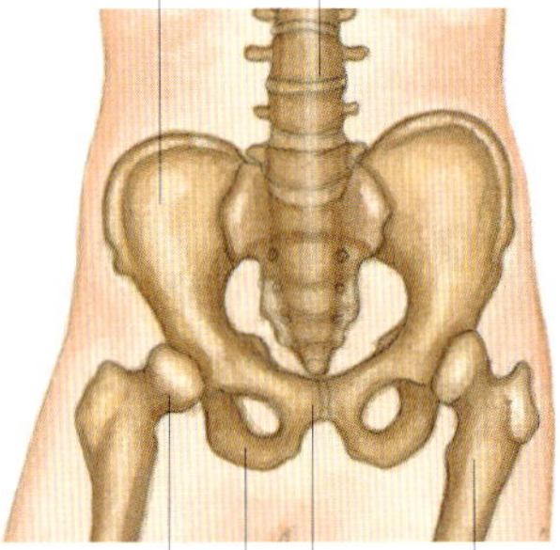

MISE EN GARDE

N'essayez jamais de déplacer la victime si vous suspectez une fracture du bassin à moins qu'elle ne soit en danger immédiat – vous risqueriez d'aggraver son état.

STABILISER UNE FRACTURE DU BASSIN

▷ Disposez serviettes ou couvertures comme dans l'illustration. Le rembourrage de chaque côté du corps doit dépasser le haut du bassin. Assurez-vous que les pieds ne peuvent pas bouger dans un sens ou dans l'autre.

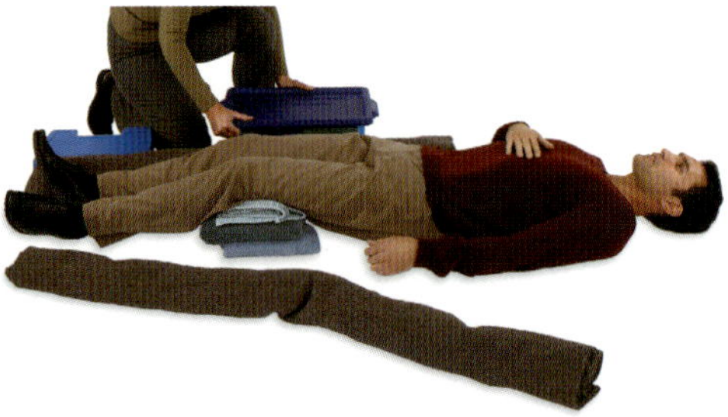

LA FRACTURE DU BASSIN : LES PREMIERS GESTES

Appelez d'urgence les services de secours.

↓

Bougez le blessé le moins possible ; essayez de laisser ses pieds dans la position initiale.

↓

Stabilisez le bassin en immobilisant les jambes : placez des couvertures roulées ou autre rembourrage sous les genoux et de chaque côté des jambes et maintenez-les en place avec des cartons ou autres objets lourds.

↓

Surveillez l'état du blessé en étant particulièrement attentif aux signes d'état de choc.

↓

Si vous êtes dans un endroit très isolé et devez emmener vous-même le blessé à l'hôpital, et seulement dans ce cas, nouez alors des bandages autour du rembourrage et des jambes au bas des cuisses, aux genoux et aux chevilles… sauf si cela aggrave la douleur.

LA FRACTURE DU FÉMUR

La grosse sphère de la tête du fémur s'emboîte dans la cavité de l'os iliaque du bassin pour former l'articulation de la hanche. Toute fracture du fémur est un cas d'urgence sérieux car elle peut provoquer un saignement abondant si les fragments osseux perforent les gros vaisseaux sanguins avoisinants. L'état de choc risquant de survenir, vous devrez guetter tout signe avant-coureur.

Le fémur peut se fracturer n'importe où mais les sites courants sont la diaphyse, très longue, et le col, près de la hanche. Les fractures de la diaphyse fémorale sont provoquées par un traumatisme d'une violence considérable comme un accident de la route ; les fractures du col du fémur sont courantes chez les personnes âgées, simplement parce que leurs os sont devenus plus fragiles et donc, plus cassants. Si la fracture du col du fémur est sans déplacement, il se peut que la victime âgée arrive à marcher en boitillant. Associée à une confusion mentale ou à une démence, une telle blessure peut passer inaperçue quelque temps car la personne âgée peut avoir oublié sa chute ou même sa douleur actuelle.

SIGNES ET SYMPTÔMES D'UNE FRACTURE DU FÉMUR

- Douleur et sensibilité au foyer de la blessure ou au genou.
- Incapacité de marcher ou de prendre appui sur la jambe atteinte.
- Déformation de la jambe atteinte, se traduisant par un raccourcissement d'environ 3 à 4 cm par rapport à la jambe intacte.
- Rotation externe du pied.
- Signes d'état de choc.

LES FRACTURES DU FÉMUR

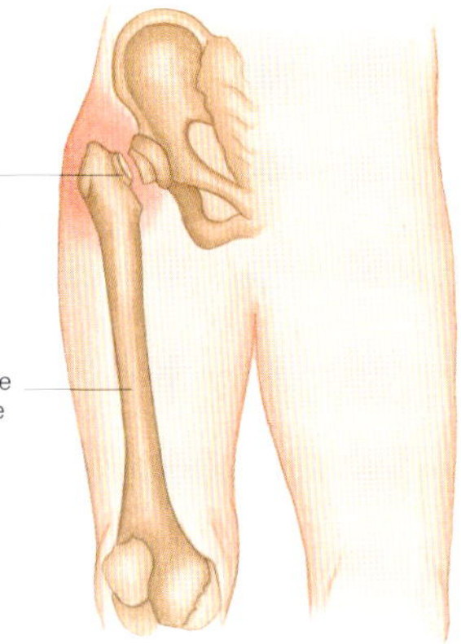

△ Le fémur se fracture couramment à l'extrémité supérieure et le long de la diaphyse.

LA FRACTURE DU FÉMUR : LES PREMIERS GESTES

Appelez rapidement les services d'urgence.

↓

Maintenez la région immobile à l'aide de vos mains ou en plaçant du rembourrage (des couvertures ou des serviettes de toilette par exemple) autour de la hanche, des jambes et du corps, maintenu en place par des objets lourds. Dans l'idéal, cette protection devrait dépasser, en haut, le bassin et, en bas, les genoux.

↓

Surveillez le blessé et soyez attentif aux signes de l'état de choc.

↓

Si vous êtes dans un endroit très isolé et devez emmener vous-même le blessé à l'hôpital, et seulement dans ce cas, éclissez le corps du côté lésé (dans l'idéal de l'aisselle jusqu'au-delà des pieds) en fixant l'attelle au corps et à la jambe avec des bandages noués à intervalles réguliers.

LA FRACTURE DU FÉMUR : PREMIERS SOINS

▷ Si vous trouvez allongé sur le côté un blessé souffrant d'une fracture du fémur, laissez-le dans cette position, mais soutenez son dos de quelque façon. Pour l'essentiel, une fracture du fémur se traite de la même manière qu'une fracture du bassin, à l'aide de rembourrage maintenu en place. Cette illustration montre une autre méthode manuelle de maintien où le secouriste utilise son bras comme attelle – cette méthode convient dans le cas où les secours arrivent rapidement ou bien lorsque le secouriste n'a pratiquement rien sous la main pour l'aider.

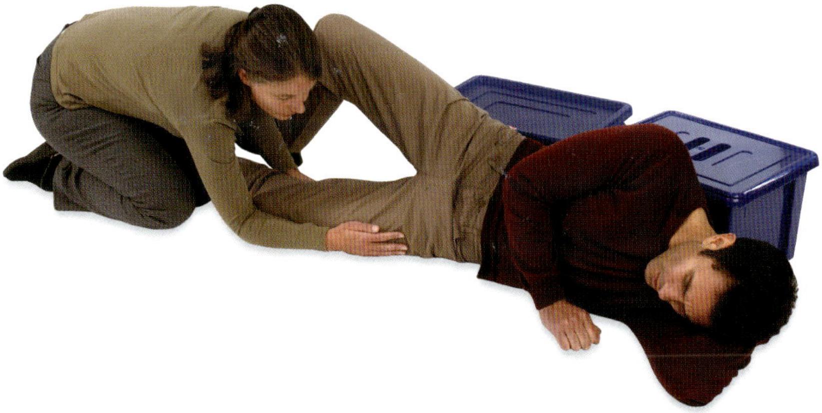

La blessure au genou et à la jambe

VOIR AUSSI

➤ L'entorse et le froissement, p. 172

Le genou est l'articulation la plus grosse de l'organisme. Il peut effectuer des mouvements complexes et sa structure est telle qu'il reste stable alors qu'il porte le poids du corps. Les os, en particulier la rotule, y sont maintenus en place par des séries de ligaments. Fractures, déchirures ou choc direct au niveau de cette articulation peuvent entraîner des gonflements et des douleurs vives. Toute fracture ou déchirure nécessitera une immobilisation et une grosse plaie devra aussi être soignée. Vos priorités de secouriste seront d'immobiliser le membre et de réduire le gonflement.

LA BLESSURE AU GENOU

On distingue deux ligaments croisés dans l'articulation du genou, appelés ainsi puisqu'ils s'entrecroisent en diagonale en passant du fémur au tibia. Ces ligaments sont le plus couramment lésés dans des accidents où le genou se tord. Un traumatisme peut toucher d'autres tissus du genou, par exemple la rotule et les lames cartilagineuses que sont les ménisques.

SIGNES ET SYMPTÔMES D'UNE BLESSURE À LA JAMBE

- ➤ Douleur ancrée profondément dans le genou ou douleur localisée au site de la blessure, souvent aggravée par le mouvement ou lorsque le blessé essaie de se lever.
- ➤ Enflure et/ou ecchymoses autour du genou ou de la blessure.
- ➤ Forte douleur, si le genou s'est bloqué, lorsque le blessé essaie de redresser doucement la jambe.
- ➤ Os fracturés saillant sous la peau au site de la fracture.
- ➤ Incapacité de mettre le pied à terre sur le côté blessé.

LA BLESSURE AU GENOU : LES PREMIERS GESTES

Appelez les services d'urgence.

↓

Faites allonger le blessé en évitant qu'il s'appuie sur la jambe lésée.

↓

Rembourrez l'entour du genou avec, par exemple, une serviette de toilette, en empiétant largement sur la cuisse et la jambe. Maintenez ce rembourrage à l'aide de bandages.

↓

Si vous êtes dans un endroit très isolé, il se peut que vous deviez emmener vous-même le blessé à l'hôpital. Dans ce cas, appliquez des bandes épaisses largement en dessus et en dessous du genou. Maintenez à l'aide de bandages.

LA BLESSURE À LA JAMBE

Os grêle, le péroné se fracture facilement sans pour autant empêcher le blessé de s'appuyer sur sa jambe. C'est donc une fracture qui peut passer inaperçue initialement. Cependant, s'il s'agit du tibia, l'autre os de la jambe, le sujet ne pourra pas marcher et sa jambe lésée ne pourra supporter aucun poids. La fracture de cet os plus gros et porteur peut provoquer un saignement et des problèmes circulatoires au-delà du foyer de la fracture. Les autres blessures à la jambe comprennent les déchirures des muscles, des tendons et des ligaments.

LA FRACTURE DU PÉRONÉ

▷ Rotule, tibia ou péroné : n'importe quel os du genou et de la jambe peut se fracturer lors d'un accident. Cette illustration montre un foyer de fracture sur l'os fin qu'est le péroné.

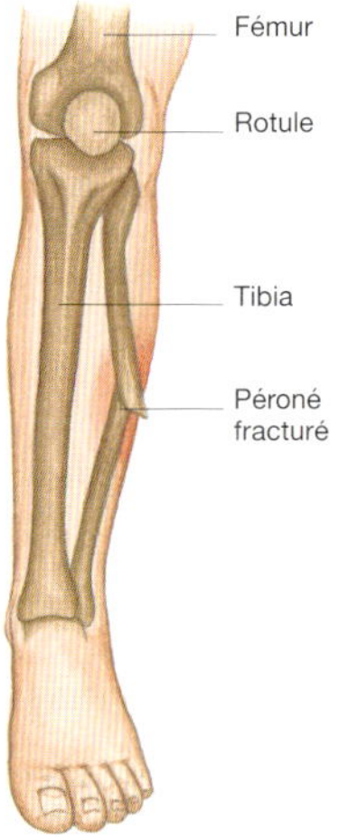

LA BLESSURE AU GENOU : LES PREMIERS GESTES

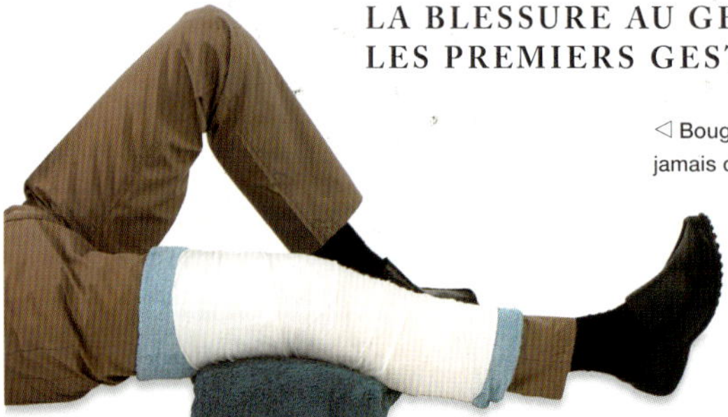

◁ Bougez le genou le moins possible et n'essayez jamais de le redresser. Rembourrez toute la région, en empiétant largement sur la cuisse et la jambe et maintenez le tout à l'aide de bandages. Ici, on a glissé aussi une serviette pliée sous le genou lésé afin de le soutenir, mais seulement parce qu'il était déjà plié. N'essayez jamais de placer du rembourrage de force sous une jambe droite.

LA FRACTURE DE LA JAMBE : LES PREMIERS GESTES

1 Aidez le fracturé à s'allonger tout en soutenant sa jambe blessée. Touchez son pied et sa jambe pour vérifier s'ils sont chauds et si le sujet sent vos mains.

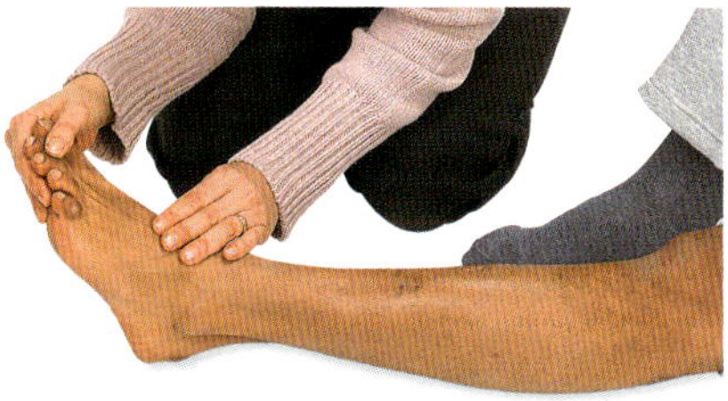

2 Appelez les services d'urgence. Placez du rembourrage souple de chaque côté des jambes, en empiétant largement sur les cuisses et maintenez-le en place avec des cartons lourds. Assurez-vous que le pied est soutenu dans sa position initiale.

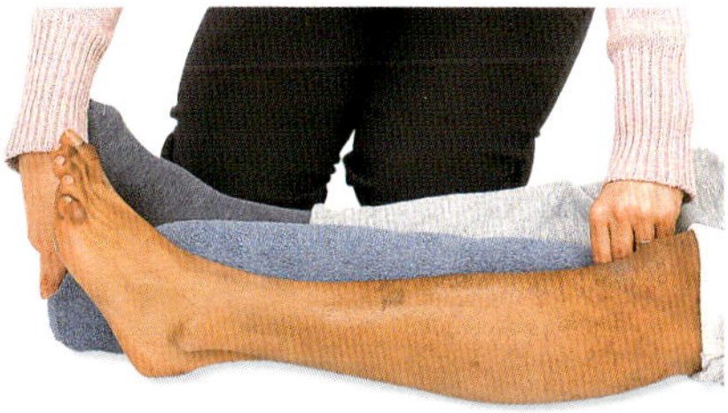

▷ Si vous êtes dans un endroit très isolé et que vous deviez emmener vous-même le blessé à l'hôpital ou chez le médecin, maintenez alors le rembourrage en place à l'aide de bandages. Nouez-les bien au-delà du foyer de la fracture.

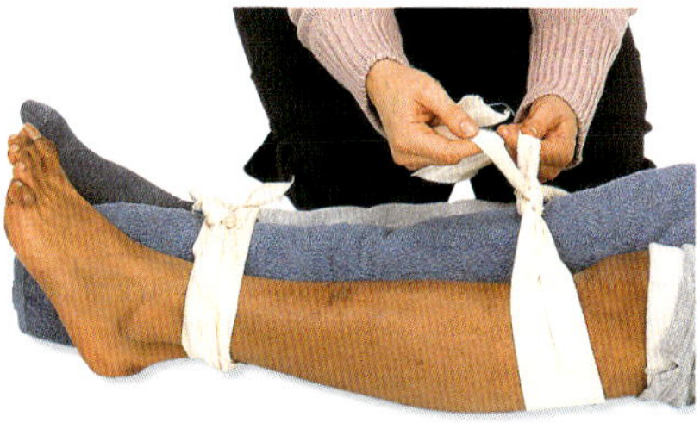

MISE EN GARDE

N'essayez pas de redresser le genou car cela pourrait aggraver les lésions siégeant dans cette articulation. Pour toute blessure à la jambe, ne laissez pas le sujet poser le pied à terre du côté lésé.

LA BLESSURE À LA CHEVILLE

La blessure à la cheville la plus répandue est de loin l'entorse qui sera traitée en suivant la procédure « Repos, glace, compression et élévation » (voir p. 173). Toute fracture de la cheville nécessitera les mêmes premiers gestes qu'une fracture de la jambe.

LA FRACTURE DU PIED

Le pied présente de nombreux petits os pouvant se fracturer lors d'un accident, le plus souvent un écrasement. Une fracture du calcanéum (l'os du talon) est particulièrement courante après une chute d'une hauteur avec atterrissage sur les pieds.

Les orteils peuvent aussi être victimes de traumatismes. Cependant, à moins qu'un orteil ne soit complètement tordu, ces fractures se ressoudent en règle générale bien après le traitement médical approprié.

LA FRACTURE DU PIED : LES PREMIERS GESTES

Faites asseoir ou allonger le blessé. Surélevez et soutenez le pied lésé immédiatement afin de diminuer le gonflement.

↓

L'application d'une compresse froide pourra réduire encore plus le gonflement… à éviter si c'est douloureux.

↓

Emmenez le blessé à l'hôpital ou appelez une ambulance.

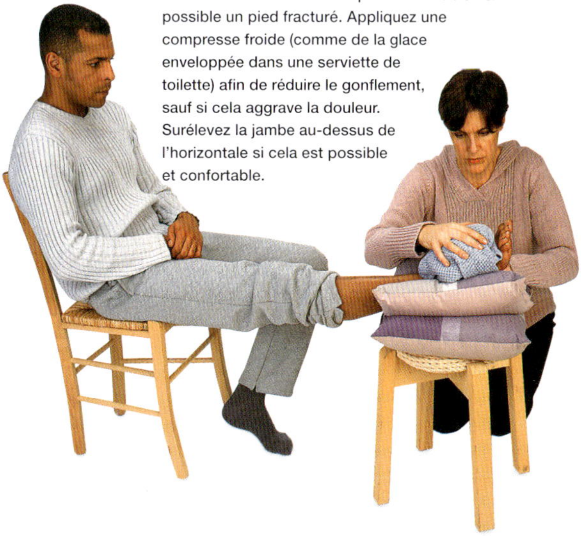

▽ Surélevez et soutenez le plus confortablement possible un pied fracturé. Appliquez une compresse froide (comme de la glace enveloppée dans une serviette de toilette) afin de réduire le gonflement, sauf si cela aggrave la douleur. Surélevez la jambe au-dessus de l'horizontale si cela est possible et confortable.

La luxation

VOIR AUSSI

➤ Déplacer et manipuler un blessé (1 et 2), p. 24, 26
➤ Le squelette, p. 152

Une articulation peut se déboîter à la suite d'une torsion violente. Une luxation peut altérer ou endommager les muscles, ligaments, tendons et vaisseaux sanguins avoisinants. La violence de la luxation peut quelquefois provoquer une fracture près de l'articulation. Une articulation luxée est visiblement déformée et extrêmement douloureuse ; elle enfle, se décolore et se bloque rapidement. Le secouriste devra essayer d'immobiliser l'articulation lésée, afin de prévenir toute aggravation et de réduire la douleur, et appeler les services d'urgence.

Une luxation peut survenir dans n'importe quelle articulation, lorsque l'extrémité d'un os est tirée ou poussée hors de sa cavité. La luxation peut être très pénible car les muscles attenants étant souvent pris de spasmes, une douleur intense s'installe. Il peut y avoir aussi des lésions au niveau des nerfs et des vaisseaux sanguins de la périphérie.

Il n'est pas toujours possible de distinguer entre une fracture et une luxation, et les deux peuvent survenir simultanément dans la même articulation. Si vous avez un doute, suivez le traitement pour une fracture.

Les articulations le plus souvent démises sont l'épaule, la hanche, le coude, la mâchoire et celles des doigts.

MISE EN GARDE

N'essayez jamais de remettre en place l'os d'une articulation luxée de quelque manière que ce soit. Cela ne ferait qu'aggraver le traumatisme.

SIGNES ET SYMPTÔMES DE L'ÉPAULE DÉMISE

- Il se peut que vous sentiez, devant l'articulation de l'épaule, l'extrémité sphérique de l'humérus (l'os du bras) sortie de sa cavité.
- Déformation de l'articulation de l'épaule ; le bras peut paraître aplati.
- Douleur aiguë à l'épaule et difficulté de mouvement.
- Enflure et/ou ecchymoses au niveau de l'articulation.

L'ÉPAULE DÉMISE : LES PREMIERS GESTES

Faites asseoir le blessé et veillez à ce qu'il soit le plus confortable possible. Laissez-le se tenir le bras dans la position la moins douloureuse. Calmez-le et rassurez-le – une luxation pouvant être soudaine et extrêmement douloureuse, c'est bien souvent une expérience très pénible.

↓

Glissez un bandage triangulaire entre le bras du côté lésé et la poitrine – comme pour une écharpe du bras. Placez très délicatement du rembourrage sous le bras.

↓

Nouez l'écharpe de manière à ce que le bras soit bien soutenu.

↓

Organisez le transport du blessé à l'hôpital. Il devra rester assis pendant le transfert.

LA LUXATION DE L'ÉPAULE

Certains sujets souffrent de cette blessure banale de manière récurrente. Pour ces malchanceux, cette affection est souvent aussi douloureuse que les luxations uniques ou occasionnelles, mais cependant, l'épaule démise se remet en place beaucoup plus facilement.

COMMENT SOULAGER UNE ÉPAULE DÉMISE

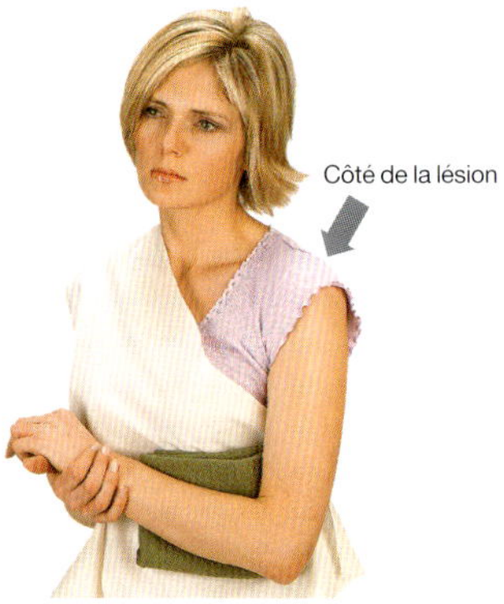

1 Placez délicatement une écharpe et un rembourrage souple entre le bras du côté lésé et le corps.

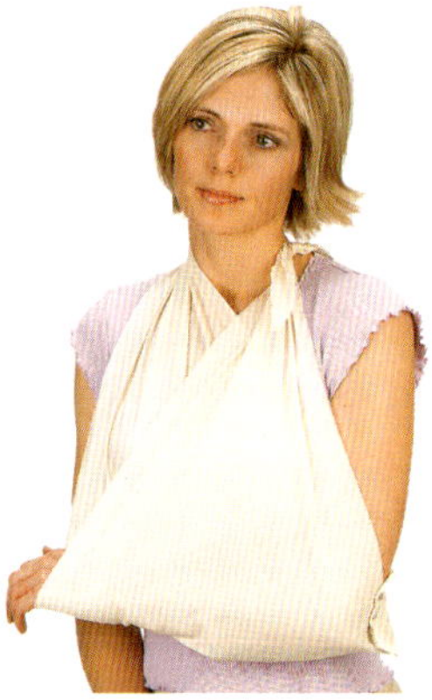

2 Une fois le rembourrage en place, nouez l'écharpe de façon à ce que l'articulation soit bien maintenue. Emmenez le blessé à l'hôpital.

COMMENT TRAITER UNE HANCHE DÉMISE

L'articulation de la hanche peut se démettre lorsque, par exemple, le genou frappe le tableau de bord lors d'un accident de voiture. Ce type de choc provoque souvent une fracture du bassin et aussi des lésions des nerfs attenants, entraînant une paralysie. La tête du fémur se déplace généralement vers l'arrière et la jambe se plie et pivote vers l'extérieur en se pliant au genou. La tête du fémur peut facilement se sentir ou même se voir, faisant saillie sous la peau au niveau ou près de la hanche.

▽ Le traitement pour une hanche démise est sensiblement le même que pour une fracture du bassin ou du fémur. Traitez le blessé dans la position dans laquelle vous l'avez trouvé et ne le déplacez pas dans la mesure du possible. Immobilisez la région pelvienne et les membres inférieurs à l'aide de couvertures ou de serviettes de toilette roulées, placées sous les genoux et de chaque côté du corps, et maintenues en place par des objets lourds, des cartons ou des mallettes par exemple.

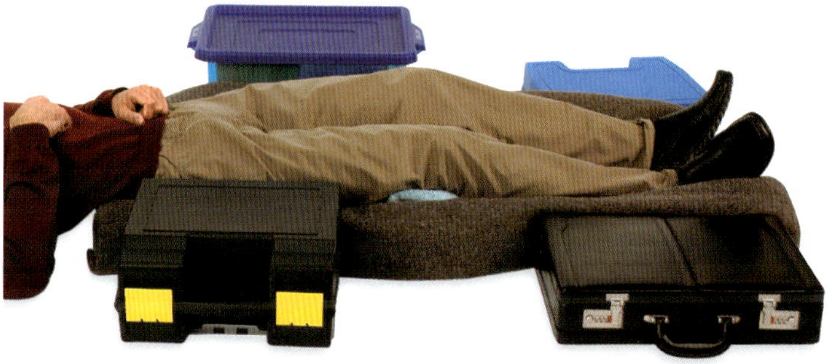

LA LUXATION DU COUDE

Les enfants étirent très facilement leurs ligaments. L'extrémité supérieure du radius (l'un des deux os de l'avant-bras) sort quelquefois de sa cavité au niveau du coude, surtout si le bras de l'enfant est tiré brusquement, lors d'une chute par exemple. Suspectez une luxation du coude si :

- L'enfant cesse soudain d'utiliser son bras.
- L'enfant pleure lorsqu'on lui bouge un tant soit peu le bras, surtout au niveau du coude.

COMMENT TRAITER LE COUDE DÉMIS D'UN ENFANT

↓

Rassurez l'enfant et laissez-lui se tenir le bras dans la position la plus confortable.

↓

N'essayez pas de remettre l'avant-bras en place. Appelez les services d'urgence ou emmenez l'enfant à l'hôpital.

LA LUXATION DE LA MÂCHOIRE

Il s'agit d'un cas assez courant pouvant résulter d'un mouvement de la mâchoire aussi ordinaire que le bâillement. Le sujet souffrant de ce type de luxation ne pourra pas bouger la mâchoire ni donc refermer la bouche ou parler normalement. La mâchoire sera remise en place à l'hôpital après quoi elle devra rester complètement immobile pendant 24 heures.

LES LUXATIONS DE LA MAIN

Les sports de contact, comme les arts martiaux, et les accidents de ski peuvent souvent provoquer une luxation d'une des nombreuses articulations de la main, surtout celle du pouce. La meilleure règle à suivre sera de « rembourrer » la main et de la surélever dans une écharpe « oblique » avant d'emmener le blessé à l'hôpital. N'essayez jamais de changer la position d'un doigt lésé.

COMMENT TRAITER UNE MAIN DÉMISE

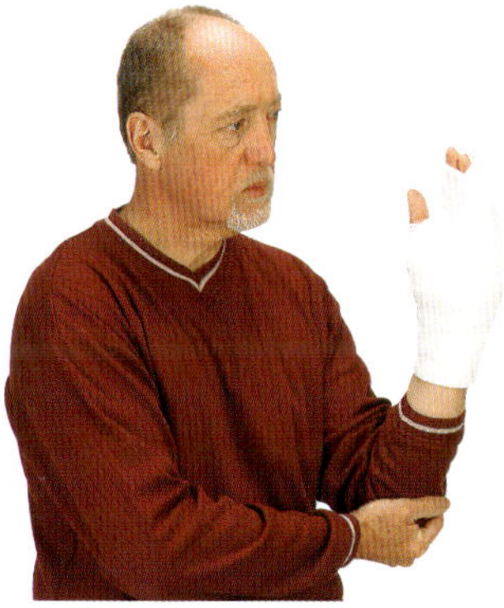

1 Retirez toute bague avant que la main commence à enfler, mais évitez de plier les doigts atteints. Demandez au blessé de soutenir son bras pendant que vous banderez sa main.

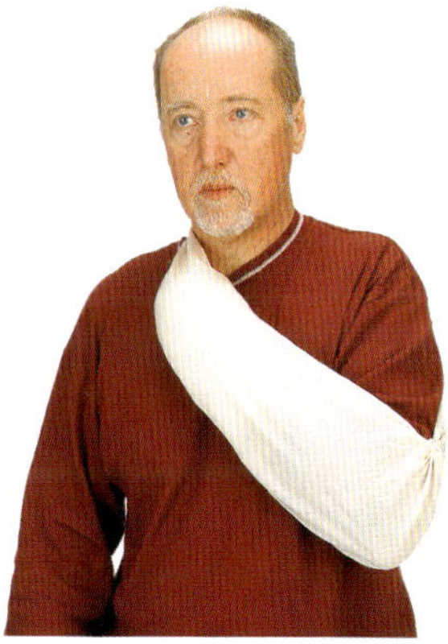

2 Une fois le blessé bien installé et la main soutenue, immobilisez l'articulation à l'aide d'une écharpe « oblique ». Un maintien encore plus ferme pourra être obtenu en nouant une autre bande autour du bras en écharpe et du corps. Emmenez le blessé chez un médecin.

L'entorse et le claquage

VOIR AUSSI

- Déplacer et manipuler un blessé (1 et 2), p. 24, 26
- Pansements et bandages, p. 204
- Exécuter un bandage (1), p. 206

Muscles, tendons et ligaments, ces parties charnues qui s'insèrent sur les os du squelette ou les soutiennent, peuvent aussi être endommagés dans un accident. On appelle généralement de tels traumatismes entorse et claquage et ils surviennent le plus souvent lors d'activités physiques. Les objectifs du secouriste face à des blessures de parties charnues seront de réduire la douleur et l'enflure et d'obtenir une aide médicale si besoin. Étant donné qu'il est quelquefois difficile de distinguer entre une entorse et une fracture, vous devrez consulter si vous avez le moindre doute.

Pour que le corps puisse se mouvoir, le squelette a besoin de l'aide de parties charnues essentielles : les muscles, les tendons et les ligaments. Les tendons insèrent les muscles sur les os tandis que les fibres résistantes des ligaments relient les os au niveau des articulations et en permettent le bon fonctionnement.

Souvent considérées comme moins graves que les fractures, les blessures fermées des parties charnues du corps peuvent être pourtant très douloureuses et invalidantes. Si on ne les traite pas correctement pendant les phases initiales, elles pourront entraîner une fragilité d'un muscle ou d'une articulation ou bien des séquelles fonctionnelles de longue durée.

SIGNES ET SYMPTÔMES D'UNE ENTORSE OU D'UN CLAQUAGE

Il n'est pas facile de faire la différence entre une entorse ou un claquage et une fracture. On distingue cependant quelques indices auxquels il faudra être attentif.

Les symptômes d'une entorse ou d'un claquage comprennent :

- Douleur et sensibilité. (Si le blessé a entendu ou senti un craquement au moment de l'accident, la blessure sera probablement une fracture.)
- Incapacité à utiliser la partie lésée. (Cependant, l'incapacité immédiate de pouvoir s'appuyer sur une jambe indique une fracture.)
- Enflure et ecchymose. (Si l'enflure met plusieurs heures à se former, il s'agira probablement d'une entorse ou d'un claquage ; à la suite d'une fracture, l'enflure est immédiate.)

ENTORSE DE LA CHEVILLE

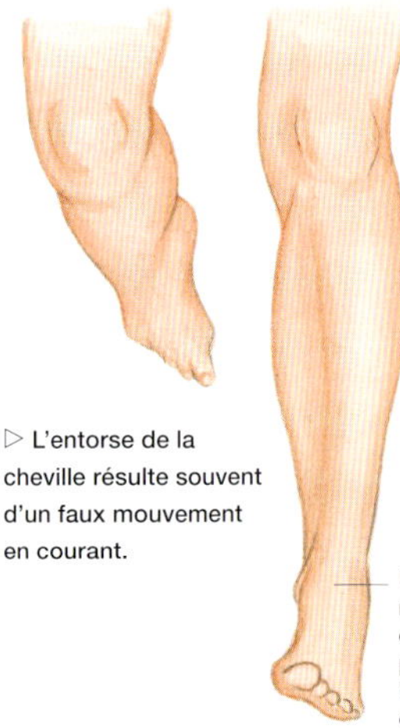

▷ L'entorse de la cheville résulte souvent d'un faux mouvement en courant.

ARRACHEMENT DES LIGAMENTS

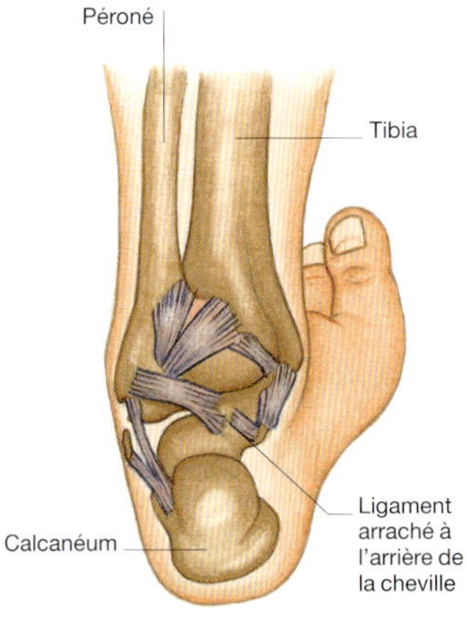

△ Dans une entorse de la cheville, un ou plusieurs ligaments peuvent être déchirés.

LES TYPES DE BLESSURES FERMÉES AFFECTANT LES PARTIES CHARNUES

- Entorse – Une forme courante de blessure ligamentaire résultant d'une élongation ou d'un arrachement du ligament. Une élongation bénigne est communément appelée « foulure ».
- Claquage – La déchirure ou l'élongation d'un muscle. Les claquages surviennent souvent près du point de jonction d'un muscle et du tendon qui l'insère sur l'os.
- Rupture – le déchirement complet d'un ligament ou d'un muscle. Quand elle survient sur un tendon, elle peut être complète ou incomplète.
- Ecchymose – Enflure, douleur et épanchement sous-cutané résultant d'un choc direct. Lorsque la quantité de sang accumulé est importante, il s'agit d'un hématome.

COMMENT TRAITER UNE ENTORSE ET UN CLAQUAGE

Après la mise en œuvre de la procédure « Repos, glace, compression et élévation », vous déciderez de la nécessité de consulter. Dans le cas d'une blessure bénigne, les premiers soins seront suivis d'exercices modérés dès l'amélioration des symptômes. Le membre atteint restera souvent raide, enflé et douloureux même 48 heures après le traitement initial. Cela est normal et il importera de commencer à utiliser l'articulation ou le muscle affecté(e), car si une raideur s'installe, la guérison sera lente. Une entorse mal soignée dans les premières semaines risque à long terme de causer des séquelles récurrentes.

L’ENTORSE ET LE CLAQUAGE : LES PREMIERS GESTES

Suivez la procédure « Repos, glace, compression et élévation » :

Repos – La plupart des blessures de parties charnues nécessitent un repos pendant 24-48 heures et ce, le plus confortablement possible.

Glace – Réduisez la douleur et l’enflure associées à ce type de traumatisme à l’aide de glace ou d’un paquet de petits pois surgelés, le tout enveloppé dans un linge. Mettez la glace sur la partie lésée dès le début, puis par périodes de 10-15 minutes pendant les premières 24-48 heures. Ne posez pas de glace ou équivalent directement sur la peau ; cela serait douloureux et pourrait l’abîmer.

Compression – Comprimer la partie lésée soulage souvent le blessé. Les bandages tubulaires élastiques donnent la meilleure contention, mais des bandages de crêpe par-dessus des couches de coton hydrophile sont efficaces aussi.

Élévation – Afin de réduire l’enflure, la partie lésée reposera dans une position au-dessus de l’horizontale et, dans l’idéal, du niveau du cœur.

MISE EN GARDE

Mieux vaut toujours consulter dans le cas d’une entorse ou d’un claquage. Une radio sera peut-être nécessaire pour préciser le diagnostic d’entorse ou de fracture. Le blessé aura peut-être aussi besoin de séances chez un kinésithérapeute ou de contrôles réguliers.

COMMENT TRAITER UNE ENTORSE À LA CHEVILLE

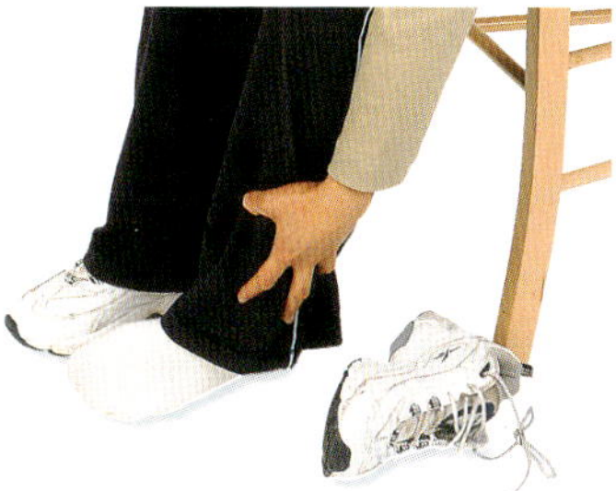

1 Retirez la chaussure le plus rapidement possible, avant que la cheville n’enfle trop. Dites au blessé de reposer son pied.

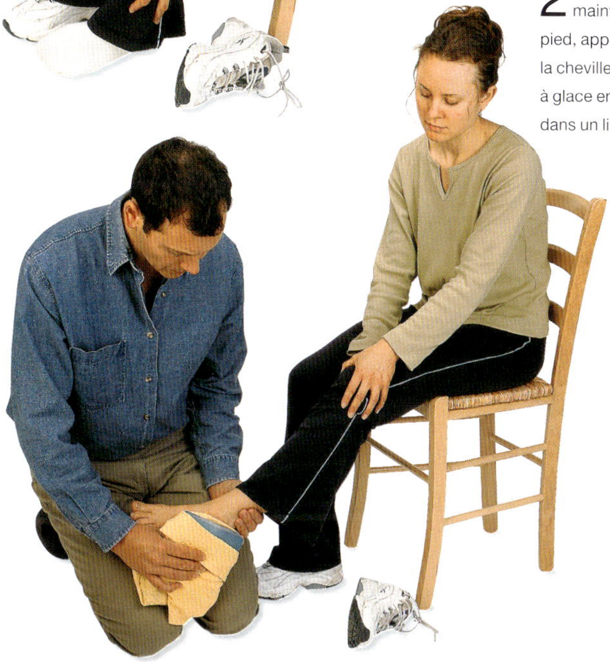

2 Tout en maintenant le pied, appliquez sur la cheville une poche à glace enveloppée dans un linge.

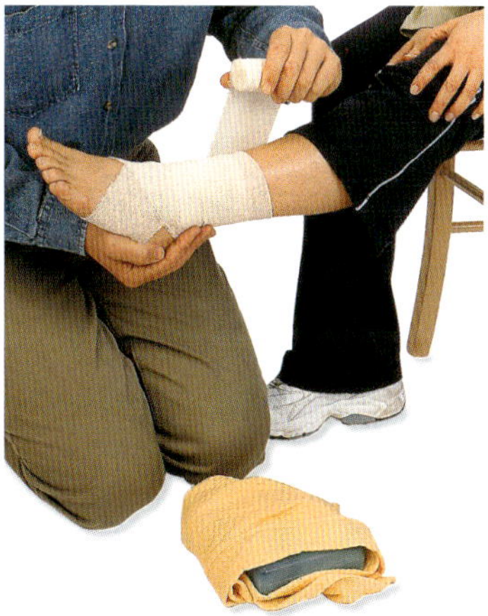

3 Utilisez un bandage élastique ou en crêpe afin de comprimer la cheville lésée. Continuez à bien soutenir le pied.

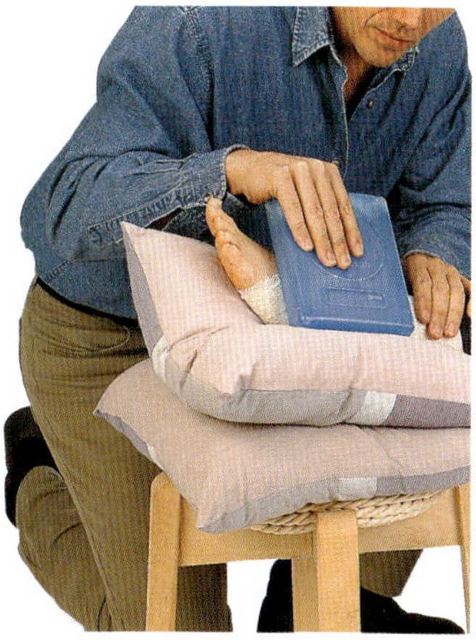

4 Placez délicatement le pied dans une position de repos confortable et surélevée. Continuez de traiter la cheville avec de la glace.

Le mal de dos

VOIR AUSSI

- Déplacer et manipuler un blessé (1 et 2), p. 24, 26
- La blessure à la colonne vertébrale, p. 158

Le mal de dos varie considérablement d'un individu à un autre. Un mal de dos même intense se résorbe habituellement en quelques semaines. Toutefois, si vous êtes inquiet au sujet de l'origine de la douleur, n'hésitez pas à consulter votre médecin. Face à un incident où un sujet se plaint d'un mal de dos, soyez attentif aux signes pouvant indiquer une blessure rachidienne. La plupart des maux de dos passent avec des analgésiques et, contrairement aux idées reçues, en restant actif – et non pas en se reposant, car le dos peut se raidir jusqu'à l'immobilisation.

La plupart des gens souffrent de mal de dos à un moment donné de leur vie. Dans la grande majorité des cas, la douleur siège dans la partie inférieure du dos, la région lombaire. Cette région doit être forte afin de supporter le poids du corps et toute autre charge que l'on doit porter quotidiennement.

Il est rassurant de savoir qu'un mal de dos n'est pas habituellement lié à une maladie grave. La plupart des douleurs lombaires se dissipent rapidement, quoiqu'il faille compter peut-être jusqu'à six à huit semaines pour qu'elles disparaissent complètement. Les douleurs affectant le dos au niveau des dorsales sont moins courantes.

▷ La forme la plus courante de mal de dos siège dans les parties mobiles du rachis – le cou et la région lombaire (ou les reins).

FOYERS DES DOULEURS

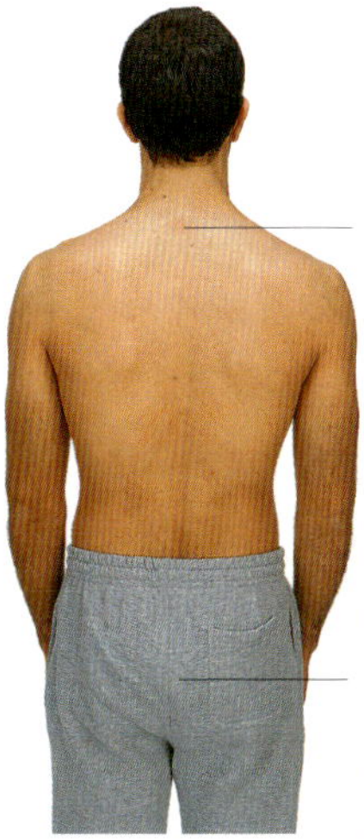

LES CAUSES DU MAL DE DOS

On découvre rarement la cause exacte des maux de dos. Des muscles, des ligaments et des articulations du dos en sont à l'origine, mais l'identification exacte du point de départ reste souvent impossible. Rarement, il peut y avoir une cause sous-jacente, comme par exemple une tumeur, des problèmes rénaux, l'effondrement d'une vertèbre lié à la fragilité osseuse qu'est l'ostéoporose, une scoliose ou encore une hernie discale.

COMPRESSION MÉDULLAIRE DU RACHIS

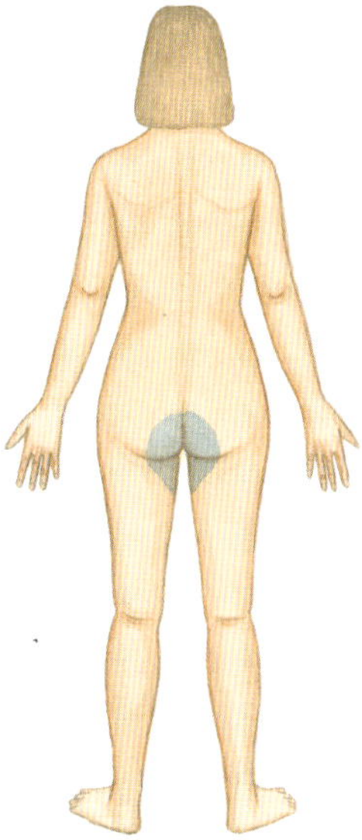

△ Une personne souffrant d'un engourdissement de la région du siège peut être atteinte d'une compression médullaire et devra consulter un médecin immédiatement.

SIGNES ET SYMPTÔMES DU MAL DE DOS

Signes du mal de dos :

- Le plus couramment, douleur lombaire, pouvant aller du simple tiraillement à la douleur intense. Quelquefois, la douleur se propage dans la fesse et descend le long de la cuisse (il s'agit d'une sciatique) ; ce type de douleur est lié à une compression du nerf sciatique.
- Incapacité de bouger le dos, surtout de se pencher en avant ou en arrière.
- Spasme musculaire affectant les muscles dorsaux et causant une raideur du cou.
- Sensibilité des muscles dorsaux eux-mêmes.

Consultez si vous souffrez aussi d'un de ces symptômes associés :

- Douleur dans la fesse, la jambe ou le bras.
- Engourdissement ou fourmillement des membres.
- Perte de poids.
- Fièvre.
- Perte sensorielle ou fonctionnelle.
- Sensation d'être « patraque ».
- Incontinence ou incapacité d'aller à la selle. Des problèmes urinaires tels qu'une miction peu fréquente, une douleur en urinant, des urines troubles ou bien d'odeur inhabituelle.
- Mal de dos incessant ou empirant.

CE QU'ON PEUT FAIRE CHEZ SOI

L'emploi d'analgésiques soulage la plupart des personnes souffrant d'un mal de dos, mais le médecin pourra vous prescrire un myorelaxant si la douleur persiste. Vous pouvez aussi modifier vos activités physiques afin d'éviter des problèmes potentiels :

- Soulever – Pour éviter un tour de reins, ne tordez jamais votre dos ; au lieu de cela, tournez à l'aide de vos pieds. Pliez toujours les genoux pour saisir un objet à terre et soulevez-le en utilisant vos jambes plutôt que la seule force de votre dos. Maintenez la partie de l'objet la plus lourde près du corps et faites-vous aider si nécessaire.
- S'asseoir – Asseyez-vous bien droit et pas plus longtemps que 20 à 30 minutes à la fois. De plus, un support lombaire vous aidera à ne pas vous affaisser.
- Conduire – Voyager, de quelque manière que ce soit, peut aggraver un mal de dos, surtout s'il s'agit de longs trajets.
- Dormir – Essayez de bien dormir, sur une surface plane et assez ferme. Un lit trop souple ou trop dur n'est pas bon pour le dos.
- Travailler – Assurez-vous que vos surfaces de travail sont adaptées à votre taille afin d'éviter une mauvaise posture.

LA DOULEUR CHEZ LE SUJET DE PLUS DE 50 ANS

Un mal de dos soudain, intense et incessant chez un sujet de plus de 50 ans doit être pris au sérieux, surtout s'il se situe plus haut que la région lombaire Certains cancers secondaires se propagent couramment dans les vertèbres et d'autres cancers primitifs s'y développent aussi.

COMMENT TRAITER UN MAL DE DOS

Vous pourrez prendre votre analgésique habituel pour soulager la douleur. Les anti-inflammatoires non stéroïdiens comme l'ibuprofène, les analgésiques à base de paracétamol et les myorelaxants sur ordonnance peuvent être efficaces.

↓

Pendant 24 heures, appliquez régulièrement sur la zone endolorie une poche à glace ou un paquet de petits pois surgelés enveloppé(e) dans une serviette de toilette et ce, pendant des périodes de 10 minutes. Alternez la glace avec un bain chaud ou une bouillotte (mais sachez que la chaleur peut aggraver l'inflammation).

↓

Manipulation du dos – Des thérapies comme l'ostéopathie et la chiropractie peuvent soulager un mal de dos et résoudre de nombreux problèmes liés au dos.

↓

Les médecines douces – L'acupuncture et la réflexologie sont deux exemples parmi d'autres de thérapies disponibles contre le mal de dos.

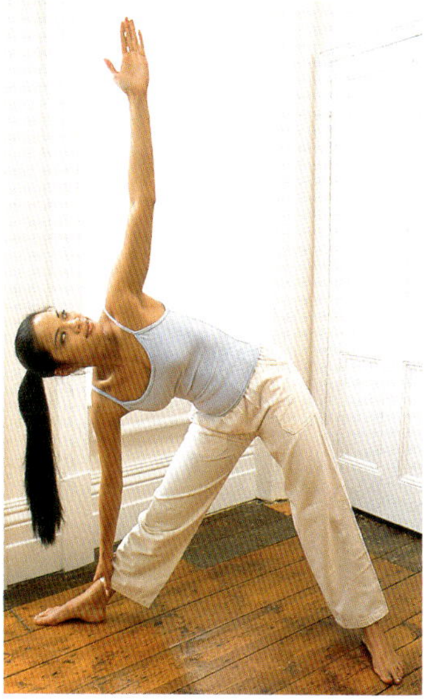

△ Lorsque vous essaierez une nouvelle activité comme, par exemple, le yoga, ménagez votre dos en vous étirant doucement et graduellement.

RESTEZ ACTIF

Les personnes en bonne forme physique souffrent moins souvent de mal de dos et guérissent généralement plus rapidement que celles en mauvaise forme et souffrant d'un surcroît de poids. Une activité physique modérée et régulière aide à renforcer un dos douloureux, et le plus tôt sera le mieux. La natation, la marche et le vélo sont tous trois de bons exercices non violents qui n'abîment pas le dos.

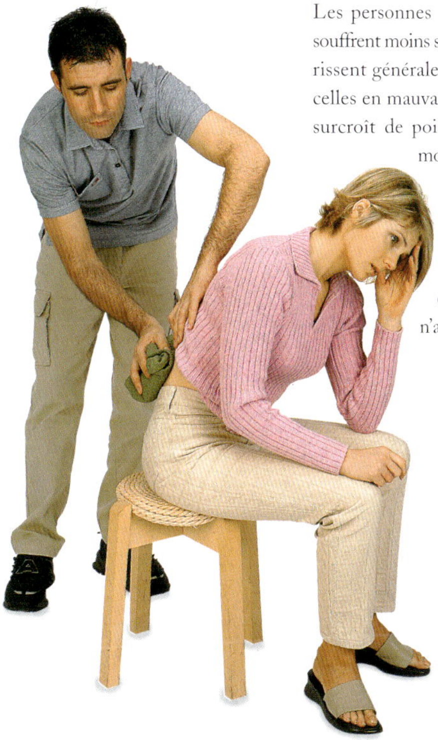

◁ Un bon moyen de soulager un mal de dos est de demander à un ami ou à son partenaire d'appliquer sur le site de la douleur une poche à glace ou un paquet de pois surgelés – enveloppé(e) dans une serviette de toilette.

VÉRIFICATION DES COMPÉTENCES

LÉSIONS OSSEUSES ET MUSCULAIRES

POINTS-CLÉS

- Faites très attention au moment et à la manière de bouger un blessé souffrant d'une lésion osseuse ou musculaire, surtout si vous suspectez une blessure à la colonne vertébrale ; la priorité est d'immobiliser et de soutenir la partie atteinte ☐
- Réservez l'éclissage pour des situations extrêmes où vous serez obligé de mener vous-même le blessé chez le médecin ou à l'hôpital le plus proche ☐
- Soyez attentif à la possibilité d'une blessure rachidienne après tout accident ☐
- N'essayez pas de remettre en place une articulation luxée ☐
- Un mal de dos disparaît habituellement en six à huit semaines ☐

COMPÉTENCES ACQUISES

- Que faire en présence de fractures ouvertes et fermées ☐
- Que faire face aux différents types de fractures et selon leur localisation ☐
- Comment reconnaître et traiter les problèmes potentiels de la colonne vertébrale ☐
- Comment déplacer un blessé avec la technique « log roll » ☐
- Que faire face à des luxations, entorses et claquages ☐
- Comment soulager un mal de dos ☐

11

LES BRÛLURES

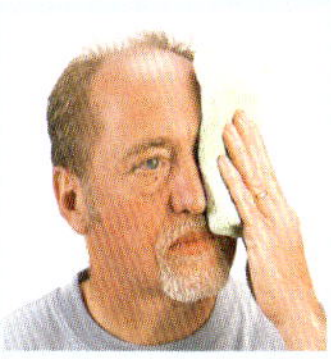

Les premiers gestes de secours sont pour le brûlé d'une importance primordiale. Le secouriste pourra limiter considérablement la douleur et les traumatismes causés par une brûlure en rafraîchissant la zone concernée le plus rapidement possible. Réduire la température cutanée de cette façon aidera à limiter la profondeur et la gravité des dommages des tissus sous-jacents. Les brûlures varient de la simple rougeur relativement superficielle jusqu'à la lésion très profonde qui atteint les muscles, les nerfs et les os. Les brûlures résultent souvent d'incendies domestiques, dus à un défaut du système électrique, à la cigarette ou bien encore à l'alcool. La sécurité à la maison a un rôle majeur à jouer dans la prévention de tels accidents. Les brûlures domestiques représentent 10 % des morts accidentelles.

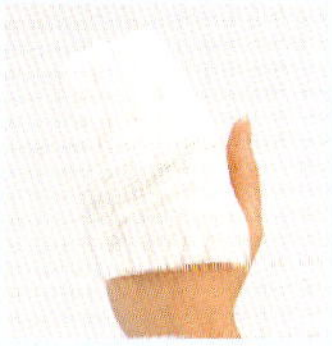

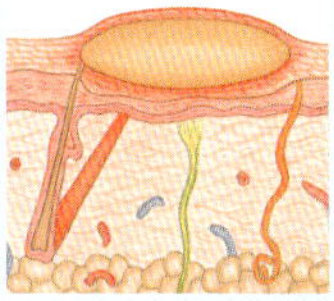

TABLE

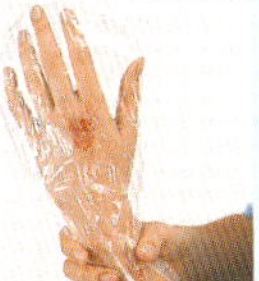

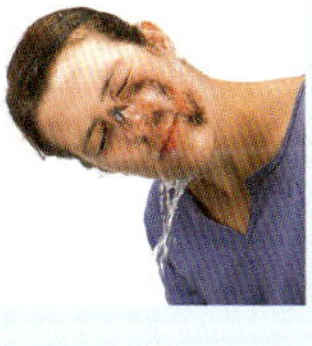

Évaluer la gravité d'une brûlure (1)

VOIR AUSSI
- Évaluer la gravité d'une brûlure (2), p. 180
- La sécurité à la maison, p. 228
- La sécurité dans la cuisine, p. 230

Les premiers gestes face à une brûlure, quelle qu'en soit la gravité, seront toujours les mêmes : après vous être occupé d'un danger éventuel, éloignez le blessé de la source de la brûlure et rafraîchissez la partie brûlée. Rafraîchir la peau le plus rapidement possible diminue la douleur et l'enflure et aide à prévenir les lésions des tissus sous-jacents. Les brûlures fragilisant et abîmant la peau, n'ouvrez pas le robinet à fond lorsque vous rafraîchirez la zone brûlée. Ôtez aussi tout objet comprimant, comme les bijoux. Si l'étendue de la brûlure dépasse les 2 cm^2, conduisez le brûlé à l'hôpital.

La peau est l'organe le plus étendu de l'organisme. Elle forme une barrière contre l'infection et aide à nous protéger des blessures et à maintenir la température de notre corps. Une brûlure provoque des lésions tissulaires mais des gestes de secours rapides pourront changer complètement le dénouement de l'incident. Si elles sont atteintes, les couches profondes de la peau sont difficiles à guérir et peuvent même nécessiter des greffes.

LES COMPLICATIONS LIÉES AUX BRÛLURES

Face à une brûlure grave, rappelez-vous les complications possibles suivantes pouvant mettre la vie de la victime en danger :

- Si les voies aériennes de la victime sont brûlées, elles pourront gonfler, entraînant des difficultés respiratoires potentiellement fatales.
- Le brûlé peut avoir d'autres blessures si, par exemple, il a sauté pour s'échapper d'un incendie ou s'il a été victime d'une explosion.
- Si la poitrine est brûlée dans toute sa circonférence, elle ne pourra pas se mouvoir et le blessé sera incapable de respirer.
- Les brûlures graves entraînant une énorme perte de liquide, un état de choc est possible.

ÊTRE PRÉCIS

Lorsque vous vous adresserez aux services d'urgence, il importera de leur communiquer tous les renseignements sur l'origine de la brûlure. S'il y a eu une explosion, par exemple, il se peut que la victime ait d'autres blessures. Si certaines matières ont brûlé, il y a un risque d'intoxication par inhalation et de gonflement des voies respiratoires. Savoir combien de temps la victime a été exposée aux fumées toxiques aidera l'équipe de secours.

LA STRUCTURE DE LA PEAU

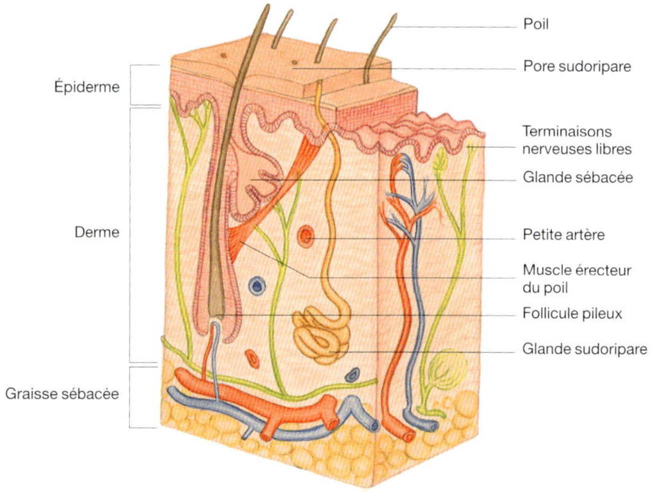

DIFFÉRENTS TYPES DE BRÛLURES

- Brûlures « sèches » – Ces lésions résultent de tous les types de flammes ou de surfaces chaudes : cigarettes, fers à repasser, plaques chauffantes, braises de barbecues et feux de jardin, etc.
- Brûlures « mouillées » – Elles sont causées par des liquides bouillants (eau, huile ou graisse) et par des jets de vapeur.
- Brûlures par le froid – La peau peut aussi être brûlée par un froid extrême, par contact avec un métal glacé par exemple.
- Brûlures de friction – Elles sont provoquées par le frottement à grande vitesse d'une surface (surtout les matières synthétiques) contre la peau. Cordes ou fils de fer en mouvement, brosses et courroies de machines en sont souvent responsables.
- Brûlures par rayonnement – Le plus souvent par surexposition aux rayons ultraviolets, tel un coup de soleil.
- Brûlures par agents chimiques – De nombreux produits domestiques et contiennent des substances chimiques pouvant brûler la peau (Javel, ammoniaque, décapants pour fours, déboucheurs de canalisations, soude caustique, produits pour le traitement des bois). Des gants de protection doivent être portés lors de la manipulation de tels produits, ainsi que des vêtements de protection lorsqu'il s'agit de produits chimiques industriels.
- Brûlures par électricité – Ces brûlures sont causées par contact avec de l'électricité sous n'importe quelle forme, y compris la foudre.

LA BRÛLURE : LES PRINCIPES DE BASE

Rafraîchir et recouvrir la zone brûlée sont les principes de base à se rappeler face à une brûlure. La rafraîchir est vital – non seulement cela diminue la douleur, mais cela limite aussi l'étendue de la brûlure et des lésions.

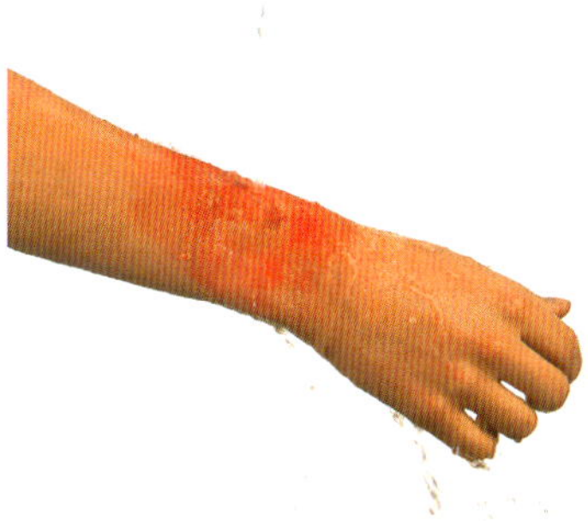

1 Rafraîchir la zone brûlée est la priorité absolue. Maintenez la partie brûlée sous le robinet d'eau froide pendant au moins 10 minutes. Limitez-vous à la partie affectée ; il ne s'agit pas de refroidir le blessé.

2 Une fois la brûlure rafraîchie, recouvrez-la d'un pansement humide, d'un film alimentaire ou d'un sac en plastique.

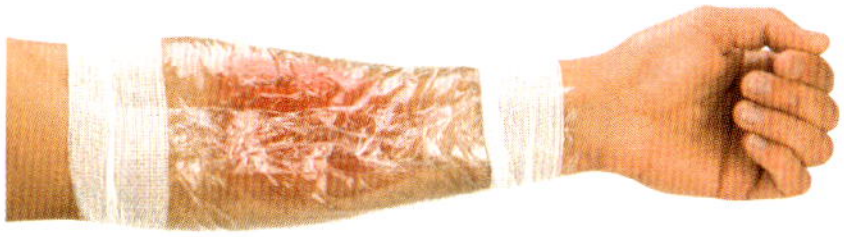

△ Si vous utilisez du film alimentaire, jetez les premiers centimètres de manière à avoir du film bien propre. Posez-en un morceau sur la brûlure sans serrer, en empiétant de part et d'autre et en formant un pli aux deux points d'attache, au cas où la blessure enflerait.

▽ Pansement assez lâche de gaze humide autour d'une brûlure de doigts.

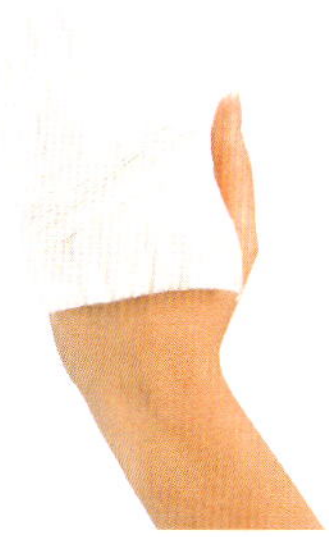

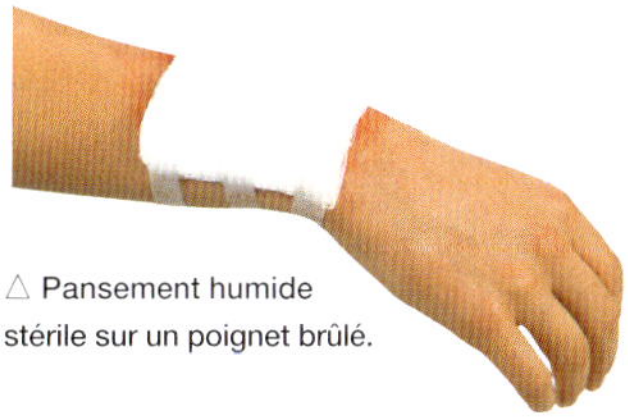

△ Pansement humide stérile sur un poignet brûlé.

L'ÉVALUATION D'UNE BRÛLURE

Savoir reconnaître la gravité éventuelle d'une brûlure est essentiel. Plusieurs facteurs peuvent aider à distinguer entre une brûlure superficielle ou grave : la profondeur, l'étendue et le siège. Des brûlures du cou et de la face pourront, par exemple, gêner les voies respiratoires tandis que des brûlures sur les parties génitales risqueront de provoquer d'importantes enflures et des problèmes de miction sérieux.

LES DEGRÉS DE BRÛLURES

Utilisez le résumé suivant afin d'évaluer la gravité d'une brûlure et de décider d'agir. Cependant, si vous hésitez un tant soit peu, demandez toujours conseil auprès d'un professionnel de santé.

Les brûlures superficielles

Si la brûlure est petite et superficielle et qu'il n'y ait pas de risque d'infection ni de mauvaise cicatrice, le sujet pourra simplement prendre rendez-vous chez son médecin ou chez une infirmière.

Les brûlures semi-profondes

Si la brûlure atteint toute l'épaisseur de l'épiderme et qu'il y ait d'autres symptômes – vertiges, mal de tête ou évanouissement – le blessé devra aller sans attendre chez un médecin ou au service des urgences.

Les brûlures graves

On distingue :

- Les brûlures non superficielles dont l'étendue dépasse 2 cm^2.
- Les brûlures chez le jeune enfant ou la personne âgée.
- Les brûlures par électricité et par agents chimiques.
- Les brûlures profondes de toute étendue.
- Les brûlures entourant entièrement un membre ou la poitrine (brûlures « circonférentielles »).

MISE EN GARDE

Ne touchez pas la zone brûlée. Ne crevez pas les ampoules et ne retirez pas les fragments de peau décollés. N'utilisez jamais de pansements secs, adhésifs ou pelucheux. N'appliquez aucun produit (lotions, pommades ou corps gras).

- Les brûlures de la paume de la main ou des parties génitales.

Brûlures potentiellement mortelles

On distingue :

- Les brûlures des voies respiratoires, de la face ou du cou.
- Les brûlures associées à l'inhalation de fumées, de vapeurs ou de flammes.
- Une brûlure semi-profonde ou profonde, et étendue (plus d'1 % de la surface corporelle).

Dans ces cas-là, emmenez aussitôt le brûlé à l'hôpital ou appeler les services d'urgence.

Évaluer la gravité d'une brûlure (2)

VOIR AUSSI
➤ Évaluer la gravité d'une brûlure (1), p. 178
➤ La sécurité dans la cuisine, p. 230

Il est difficile d'évaluer de façon exacte la gravité d'une brûlure, mais une connaissance plus précise des notions de profondeur et d'étendue sera utile. Si vous avez le moindre doute concernant la gravité d'une brûlure, demandez conseil auprès d'un professionnel de santé le plus rapidement possible. Si le brûlé est souffrant, appelez les services de secours ou emmenez-le vous-même aux urgences. Si les brûlures sont profondes ou étendues, il se peut que le blessé souffre d'un état de choc : guettez-en les signes et soyez prêt à le réanimer le cas échéant.

ÉVALUATION DE LA PROFONDEUR

La profondeur d'une brûlure dépend de l'intensité et de la longueur de l'exposition à l'agent brûlant (chaleur, froid ou corps chimiques). La peau présente deux couches : une couche externe appelée épiderme et une couche plus profonde, le derme. La profondeur des dommages cutanés est un bon indicateur des complications possibles : elles seront quasiment inexistantes avec les brûlures superficielles, à l'inverse des brûlures semi-profondes ou profondes.

LES BRÛLURES SUPERFICIELLES

Ces brûlures dites, auparavant, « du premier degré » ne concernent que la couche externe de la peau – l'épiderme. On distingue les caractéristiques suivantes :

- Rougeur cutanée, éventuellement légèrement enflée, mais sans décollement ; la zone brûlée sera très sensible et douloureuse.
- La peau brûlée devient blanche sous la pression.
- Guérison assez rapide – généralement dans les dix jours – et sans cicatrice.

LES BRÛLURES SEMI-PROFONDES

On appelait auparavant ces brûlures intermédiaires « brûlures du deuxième degré ». Elles détruisent toute l'épaisseur de l'épiderme et provoquent des décollements, ainsi qu'une perte de liquide considérable si elles s'étendent sur une importante surface corporelle.

- La peau est rouge ou blanche, cloquée et extrêmement douloureuse.
- La brûlure peut guérir dans les trois semaines, sans ou peu de cicatrice, mais une brûlure intermédiaire plus profonde peut mettre deux mois et laisser une cicatrice plus marquée.

LA PROFONDEUR D'UNE BRÛLURE

▷ Une brûlure superficielle ne concerne que la couche externe de la peau – l'épiderme. Les couches sous-jacentes et les structures qu'elles renferment, comme par exemple les terminaisons nerveuses, ne sont pas touchées.

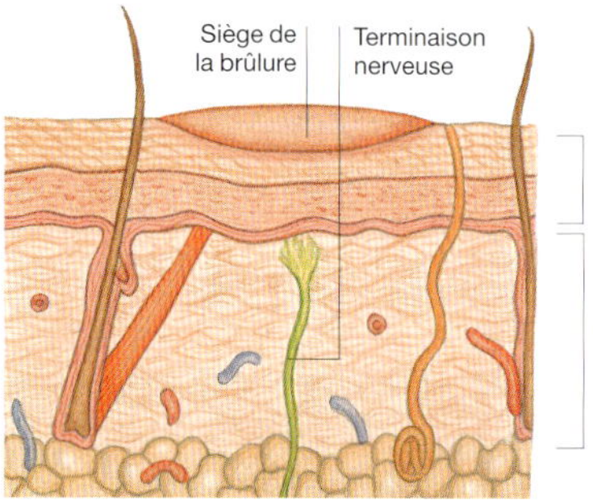

▷ Une brûlure semi-profonde n'atteint, elle aussi, que l'épiderme. La peau, rouge et à vif, se couvrira de cloques provoquées par une accumulation de sérosité dans les tissus lésés.

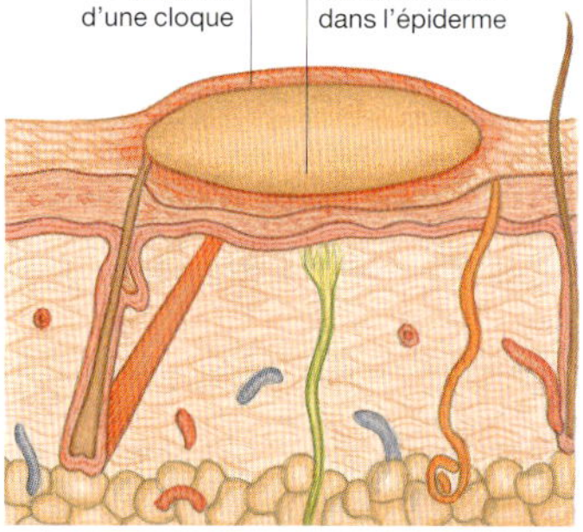

▷ Une brûlure profonde affecte les deux couches de la peau. Selon la gravité de la brûlure, la graisse, les nerfs, les muscles et les vaisseaux sanguins peuvent être aussi touchés.

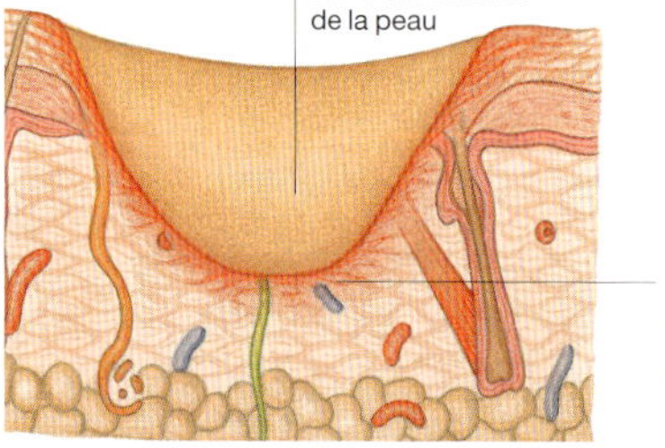

LES BRÛLURES PROFONDES

Ce type de brûlure correspond à l'ancienne notion de « troisième degré ». Ces brûlures graves détruisent le derme et le dépassent. Siégeant dans le derme, les follicules pileux, les nerfs et les glandes sudoripares peuvent être endommagés à tout jamais. La sérosité n'arrive pas à s'écouler à travers le derme lésé et se perd à l'intérieur de l'organisme. On distingue les caractéristiques suivantes :

- La peau est blanche, noire ou brune.
- Elle a un aspect de cuir ou de cire (ne la touchez surtout pas).
- La zone brûlée est engourdie et donc, paradoxalement, moins douloureuse qu'une brûlure de degré moindre.
- La peau concernée ne pouvant se réparer seule nécessitera une greffe.

L'ÉTENDUE DE LA BRÛLURE

Lors de l'évaluation de brûlures, il importera de juger de l'étendue de la surface du corps affectée car cela indiquera la perte de liquide probable. Lorsque la peau est brûlée, le liquide séreux qu'elle sécrète commence à s'écouler de minuscules capillaires, ce qui provoque la formation de cloques, ou bien suinte des vaisseaux sanguins. Plus la brûlure est étendue, plus importante sera la perte de liquide et, donc, le risque d'état de choc.

Si vous devez un jour évaluer la gravité des brûlures d'un blessé, il sera utile de vous rappeler que la paume de la main, doigts inclus, représente un pour cent de la surface corporelle totale. En règle générale, une brûlure semi-profonde d'un pour cent ou plus devra être montrée immédiatement à un médecin. Une brûlure profonde, quelle qu'en soit l'étendue, est toujours un cas d'urgence.

ÉVALUER L'ÉTENDUE D'UNE BRÛLURE

▽ Les professionnels de santé utilisent traditionnellement la « règle des neufs » pour évaluer de manière précise l'étendue, et donc la gravité potentielle, d'une brûlure. Selon cette règle, à chaque partie du corps sont assignés 9 % ou un multiple de 9 %, selon sa superficie. Toutefois, un secouriste ordinaire ne devra jamais perdre un temps précieux à essayer de faire ce calcul. À la place, il pourra rapidement comparer l'étendue de la brûlure à la taille de la paume du blessé (voir à droite).

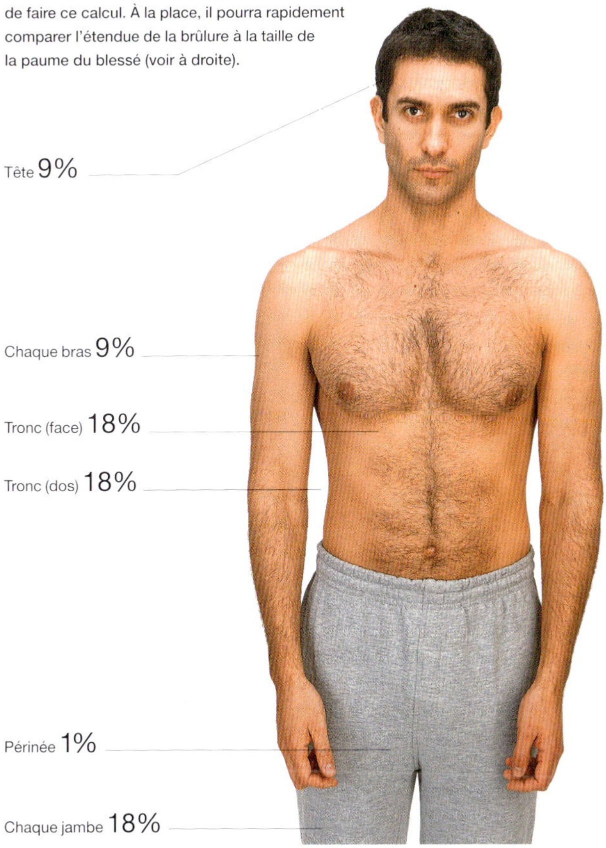

▽ Utiliser la paume de la main du brûlé comme référence est maintenant un moyen courant pour le secouriste d'évaluer l'étendue d'une brûlure. La surface de la paume d'une main, doigts compris, représente environ 1 % de la totalité de la surface corporelle. Si une brûlure semi-profonde mesure 1 % ou plus, le blessé devra aller à l'hôpital de toute urgence.

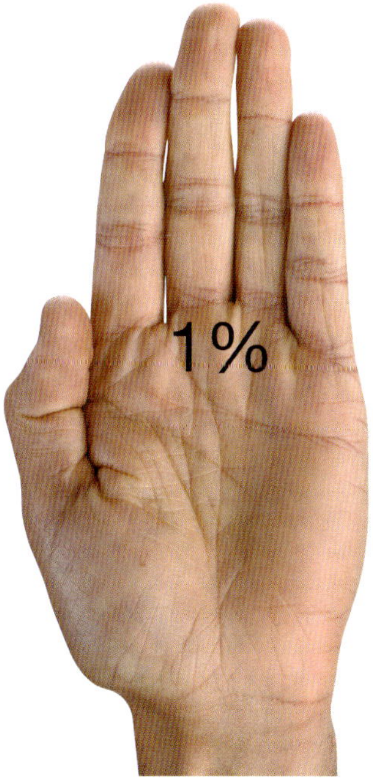

Soigner une brûlure

VOIR AUSSI

- L'état de choc, p. 72
- Évaluer la gravité d'une brûlure (1 et 2), p. 178 et 180

Il est essentiel d'agir vite lorsqu'on secourt un brûlé. Vous devrez dans un premier temps vous assurer que la victime est hors de danger, puis rafraîchir la partie affectée. Pour ce faire, ne tournez pas le robinet à fond car, la peau étant fragilisée, un jet trop puissant pourrait aggraver la lésion. Rassurez le blessé et appelez les services d'urgence si nécessaire. Si les brûlures sont profondes ou si elles s'étendent sur une grande partie du corps, surveillez-le avec soin et soyez prêt à faire face à des problèmes supplémentaires comme l'état de choc.

Comme nous l'avons déjà mentionné, une des priorités dans tous les cas de brûlures est de rafraîchir la peau. Cela réduit non seulement la douleur, mais aussi la gravité des lésions cutanées permettant une guérison plus rapide et avec moins de cicatrices. Cependant, veillez à ne pas trop refroidir la victime, ce qui pourrait entraîner une hypothermie. Dans le doute, couvrez-la d'un manteau ou d'une couverture.

RECOUVRIR UNE BRÛLURE

Une lésion cutanée pouvant s'infecter, une brûlure doit être recouverte. Les pansements secs, même non pelucheux, collant aux brûlures, mieux vaut utiliser des pansements stériles humides (ou bien un mouchoir ou un morceau de linge bien propre et humidifié), des sacs en plastique propres ou du film alimentaire.

ÉTEINDRE DES FLAMMES

Si la victime est la proie des flammes, l'asperger d'eau ne sera pas toujours possible ni toujours efficace. Dans ce cas, enveloppez-la de la tête aux pieds dans un tissu lourd et non synthétique (par exemple, un tapis en coton ou en laine, un manteau ou un rideau) afin de chasser l'air et d'étouffer les flammes.

LES BRÛLURES : LES PRIORITÉS DE BASE

Évaluez le danger environnant. Protégez la victime et vous-même de tout risque supplémentaire.

↓

Vérifiez son état réactionnel ; surveillez une respiration bruyante ou difficile.

↓

Rafraîchissez la partie de peau brûlée. S'il s'agit de brûlures graves, appelez les services d'urgence.

↓

Couvrez la brûlure afin de prévenir une infection.

↓

Atténuez le choc (un brûlé est menacé par l'état de choc) et cherchez d'éventuelles autres blessures.

QUE FAIRE FACE À DES BRÛLURES BÉNIGNES

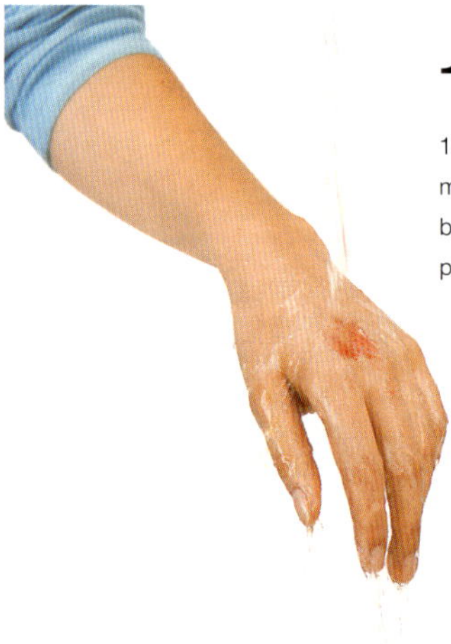

1 Faites couler de l'eau froide sur la brûlure pendant au moins 10 minutes. S'il s'agit d'une brûlure à la main ou au bras, ôtez d'abord montres, bagues ou bracelets car la brûlure pourrait provoquer une enflure.

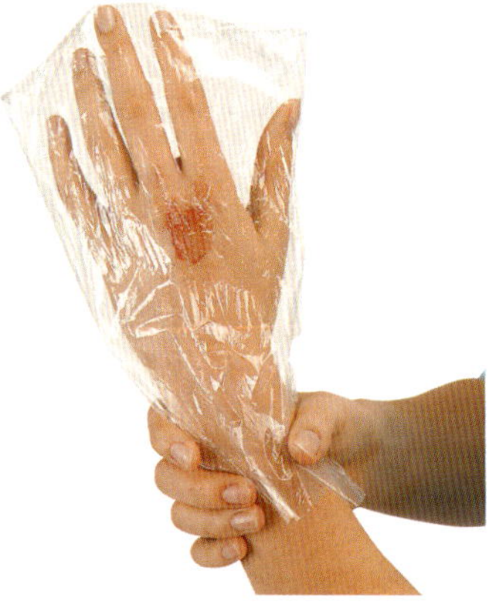

2 Prévenez une infection éventuelle en enveloppant la brûlure avec un pansement stérile humide, du film alimentaire ou un petit sac en plastique. Si vous utilisez un sac en plastique, emplissez-le d'air (sans souffler car cela introduirait des microbes), enfilez-le délicatement sur la partie de membre brûlée, puis maintenez-le sans serrer au poignet ou à la cheville à l'aide d'une bande – n'utilisez jamais d'élastiques.

LES BRÛLURES GRAVES : LES PREMIERS GESTES

1 Une fois tout danger potentiel écarté, mettez la victime sur le dos à moins qu'elle n'ait du mal à respirer, auquel cas vous la ferez s'asseoir bien adossée. Appelez les services de secours. Rafraîchissez maintenant la zone brûlée à l'eau froide et ce, pendant au moins 10 minutes. Dans un même temps, ôtez bagues, montres et bracelets avant l'apparition d'une enflure car ils couperaient alors la circulation. Pour retirer des vêtements, voir l'encadré au bas de la page.

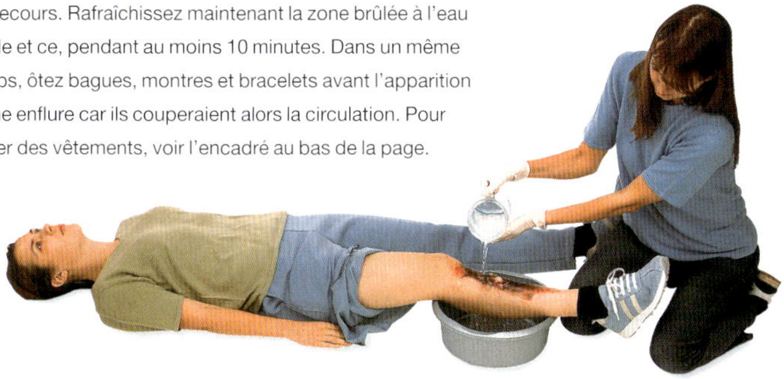

2 Si, après avoir rafraîchi la brûlure pendant 10 minutes, les services de secours ne sont pas arrivés, couvrez la afin d'éviter une infection. Surveillez la respiration de la victime et guettez tout symptôme d'état de choc. Vérifiez avec soin si elle souffre d'autres blessures.

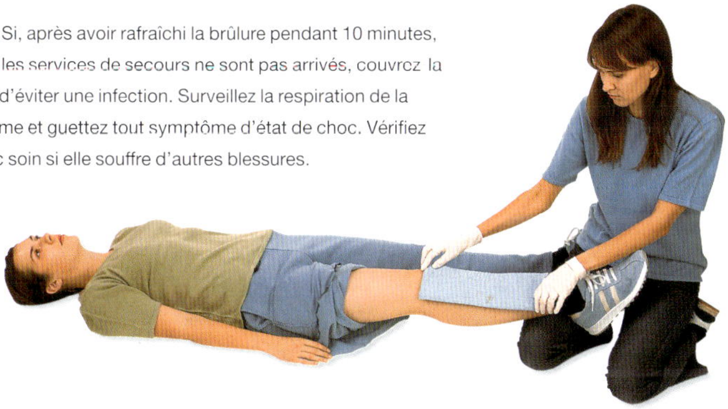

▷ Surélever un membre brûlé aide à minimiser l'enflure, surélever les deux jambes à réduire les symptômes d'état de choc éventuels.

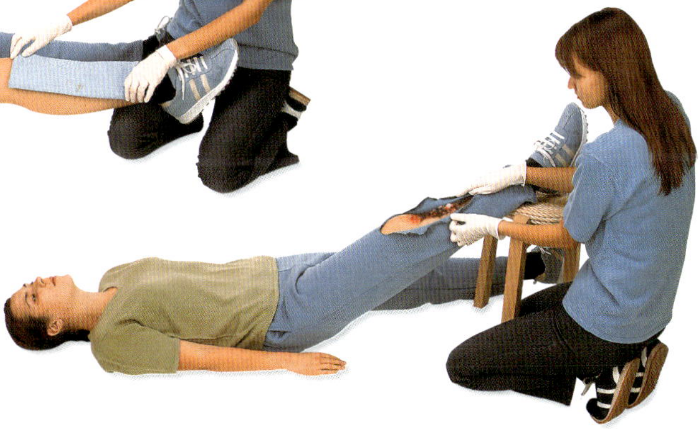

MISE EN GARDE

Voici un résumé des gestes à ne pas faire en cas de brûlures :

- ➤ Ne retirez rien qui puisse être collé à la brûlure – cela aggraverait la lésion.
- ➤ Ne touchez pas une plaie au risque de l'infecter.
- ➤ N'utilisez pas de pansements adhésifs, pelucheux ou secs car ils colleraient à la brûlure.
- ➤ N'appliquez aucun produit sur la brûlure (lotions, pommades ou corps gras).
- ➤ Ne percez pas les cloques éventuelles. Tant que la peau reste d'un seul tenant, elle continuera à protéger contre les infections et à atténuer la douleur.
- ➤ Ne donnez ni à boire ni à manger à la victime si la brûlure est grave, sauf si vous êtes loin d'un centre hospitalier.

QUAND ET COMMENT RETIRER UN VÊTEMENT D'UNE BRÛLURE

Brûlures « sèches » (de flammes, par exemple) :
Aspergez d'eau tout vêtement fumant. Dans la mesure du possible, rafraîchissez les brûlures, la peau à nu. Cependant, ne retirez pas les vêtements sauf s'ils entravent ce processus (dans ce cas, taillez le vêtement en laissant en place les morceaux collés à la peau).

Brûlures « mouillées » (d'eau bouillante, par exemple) :
Faites couler de l'eau sous le vêtement recouvrant la brûlure afin de la rafraîchir et de décoller le tissu. Une peau ébouillantée étant fragile, ôtez le vêtement délicatement en le coupant, en un premier temps, assez loin de la brûlure. Continuez à rafraîchir doucement la zone lésée.

Brûlures chimiques (de soude, d'acide ou d'alcali, par exemple) :
Trempez la zone brûlée sous la douche ou au tuyau d'arrosage. Retirez sous l'eau les vêtements couverts de produit. En l'absence d'eau, retirez-les à l'aide de ciseaux. Évitez à chaque stade tout contact avec les parties imprégnées de produit ainsi qu'avec l'eau de rinçage. Dans la mesure du possible, portez des gants et des vêtements de protection.

Brûlures chimique, électrique et par inhalation

VOIR AUSSI

➤ Évaluer la gravité d'une brûlure (1 et 2), p. 178 et 180

➤ Pensez à vous protéger, p. 224

Les brûlures d'origine chimique ou électrique sont particulièrement dangereuses car le risque peut persister, mettant en danger le secouriste et la victime. Dans le cas d'une substance chimique, sécurisez le lieu de l'incident ou éloignez-en le brûlé, puis demandez à quelqu'un d'alerter les pompiers en leur précisant la nature du produit. Même si elles semblent bénignes au niveau de la peau, les brûlures d'origine électrique peuvent léser gravement les muscles, nerfs et organes sous-jacents. Ces types de brûlures peuvent entraîner un état de choc : surveillez les signes vitaux de la victime.

BRÛLURES D'ORIGINE CHIMIQUE

Les produits corrosifs continuant à attaquer la peau tant que le contact est maintenu, la priorité est de disperser le plus rapidement possible la substance nocive. Les brûlures chimiques mettent souvent plus de temps à se développer que les autres. Elles sont particulièrement dangereuses pour le secouriste (vous pouvez vous brûler) et émettent des vapeurs toxiques risquant d'être inhalées. Si vous avez le moindre doute concernant le produit chimique, éloignez tout le monde de la victime et appelez une aide experte.

Vous pourrez déduire qu'une brûlure est d'origine chimique si :

- La victime vous informe elle-même de la nature de l'accident.
- Vous trouvez des récipients de produits chimiques près d'elle.
- La douleur est intense et cuisante.
- Après quelque temps, des cloques et une décoloration cutanée apparaissent, ainsi qu'une enflure, à l'endroit de la brûlure.

▽ Passez la brûlure sous l'eau froide afin de la rafraîchir et de disperser le corps chimique.

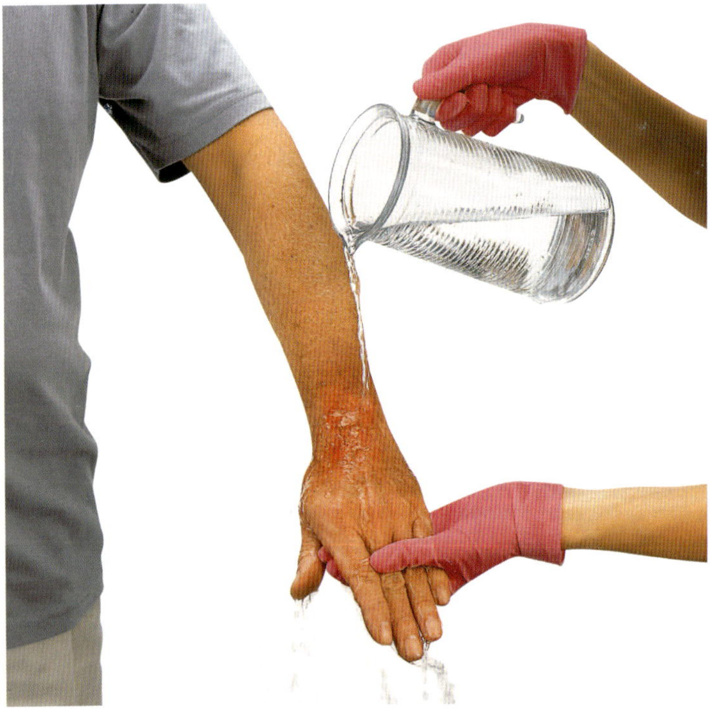

LES BRÛLURES D'ORIGINE CHIMIQUE : LES PREMIERS GESTES

Appelez les services d'urgence ou organisez un transfert urgent à l'hôpital.

↓

Éloignez la victime du lieu contaminé le plus rapidement possible, sans prendre de risques.

↓

Protégez-vous si possible avec des gants et un tablier. Ouvrez éventuellement portes et fenêtres pour ventiler la pièce.

↓

Passez la partie brûlée sous l'eau pendant au moins 10-15 minutes ou jusqu'à l'arrivée des secours. Faites couler l'eau de telle sorte qu'une fois contaminée, elle ruisselle sans toucher personne.

↓

Retirez tout vêtement imprégné de produit, sauf s'il est collé fortement à la peau.

MISE EN GARDE

N'essayez pas de neutraliser le produit (en mettant un alcali sur un acide et vice versa) car la réaction chimique pourra produire de la chaleur ou exacerber la brûlure.

CAUSES COURANTES DE BRÛLURES D'ORIGINE CHIMIQUE

Certains corps chimiques irritent, brûlent ou même pénètrent la couche protectrice de la peau. Même si de nombreux accidents liés à des substances chimiques sont d'origine industrielle, voici une liste de produits ménagers courants qui sont corrosifs :

- Produits pour lave-vaisselle.
- Décapants pour fours.
- Eau de javel.
- Ammoniaque.
- Soude caustique.

BRÛLURES D'ORIGINE ÉLECTRIQUE

Les brûlures électriques peuvent être causées par toutes sortes de courants électriques – depuis la foudre jusqu'au courant domestique, en passant par les câbles aériens. On distingue trois types de brûlures par électricité :

- Une brûlure causée par un arc électrique. Cela laisse un résidu caractéristique sur la peau, d'aspect quelquefois cuivré.
- Les brûlures de flammes causées par l'électricité.
- Une brûlure directe des tissus par un courant électrique.

DOMMAGES LIÉS À L'ÉLECTRICITÉ

Les brûlures d'origine électrique sont trompeuses. Comme pour les brûlures chimiques, la gravité de la lésion peut ne pas être évidente d'emblée. Il peut y avoir une plaie d'entrée et une autre de sortie, ce qui donnera une idée du chemin parcouru par le courant, mais elles sont souvent difficiles à identifier.

Sous la peau assez normale d'aspect, muscles, vaisseaux sanguins et nerfs auront pu littéralement « cramer ». De plus, la secousse électrique aura pu affecter le rythme cardiaque de la victime.

Si, en arrivant sur les lieux d'un accident, vous trouvez une victime inconsciente, assurez-vous d'abord qu'elle n'est toujours pas raccordée à une source de courant sous tension, puis vérifiez ses signes vitaux et tenez-vous prêt à commencer la réanimation et à la continuer jusqu'à l'arrivée des secours.

BRÛLURES D'ORIGINE ÉLECTRIQUE : LES PREMIERS GESTES

↓

Ne touchez pas la victime avant de vous assurer qu'elle n'est plus connectée à une source électrique sous tension.

↓

Si la victime est inconsciente, vérifiez ses signes vitaux et mettez en œuvre la réanimation si besoin. Appelez les services d'urgence.

↓

Donnez les mêmes soins que pour une brûlure sèche.

↓

Guettez tout signe d'état de choc et effet éventuel sur le rythme cardiaque.
N.B. : Une personne qui a ressenti plus qu'une légère sensation de picotement devra être menée à l'hôpital – l'électricité peut affecter le cœur quelque temps après le choc initial.

BRÛLURES PAR INHALATION

L'inhalation d'émanations toxiques peut affecter le système respiratoire – la trachée, les bronches et les poumons – et causer des dommages graves. Les gaz toxiques comprennent les fumées d'un feu, les émissions des pots d'échappement (y compris le monoxyde de carbone) et les émanations d'un appareil ménager défectueux (un appareil de chauffage à gaz, par exemple) et de capitonnages en mousse en train de brûler. Certains produits chimiques, y compris les solvants de teinturerie, peuvent aussi émettre des vapeurs toxiques ou irritantes.

Signes de brûlures par inhalation :

- Présence de suie et de poils roussis autour de la bouche et du nez.
- Difficultés respiratoires.
- Mal de tête.
- Vertiges.
- État de choc.

Votre rôle de secouriste consiste à appeler les services de secours ; déplacez la victime dans un endroit sûr et aéré sans vous exposer à la fumée ou aux vapeurs et faites-la asseoir, bien adossée ; surveillez son état et tout changement réactionnel ou respiratoire ; soyez prêt à la réanimer (toutefois, si des substances chimiques ont été inhalées, cela peut présenter un risque sans équipement spécial).

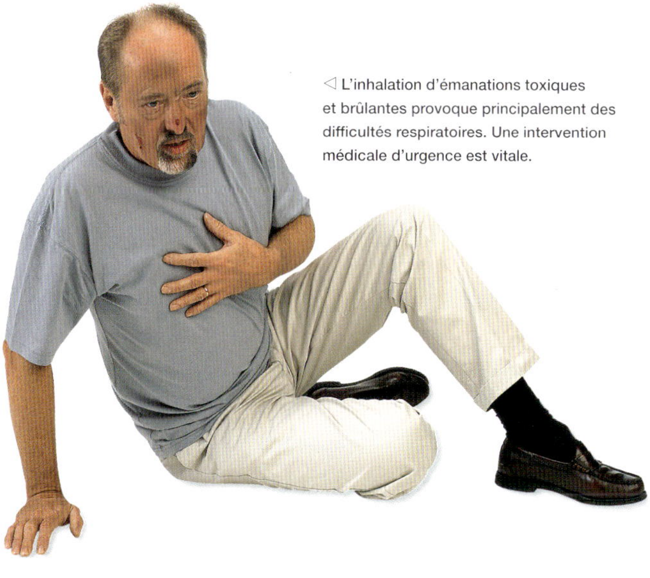

◁ L'inhalation d'émanations toxiques et brûlantes provoque principalement des difficultés respiratoires. Une intervention médicale d'urgence est vitale.

La brûlure de la face

VOIR AUSSI
- L'état de choc, p. 72
- Évaluer la gravité d'une brûlure (2), p. 180
- Soigner une brûlure, p. 182

Toutes les brûlures faciales sont des cas d'urgence car elles peuvent entraîner une cécité et des difficultés respiratoires et laisser des cicatrices bien visibles et disgracieuses. Les priorités seront de rafraîchir la zone brûlée à l'eau froide et d'emmener la victime à l'hôpital. Rassurez-la du début jusqu'à la fin et guettez tout signe éventuel d'état de choc. Il sera opportun de recueillir des renseignements sur la cause de la brûlure afin de pouvoir en informer les urgentistes qui pourront alors réagir rapidement de manière appropriée.

Les brûlures de la face peuvent avoir des répercussions très graves. D'éventuelles brûlures des voies respiratoires, du nez et de la bouche risqueraient de compromettre la respiration de la victime. De plus, il importe avec ce type de brûlure de réagir rapidement afin de minimiser le risque de cicatrices sur le visage, car de vilaines marques entraîneraient des problèmes d'ordre psychologique.

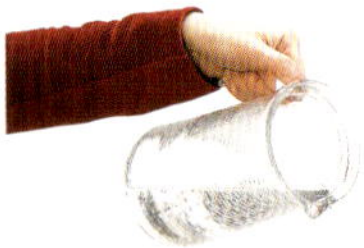

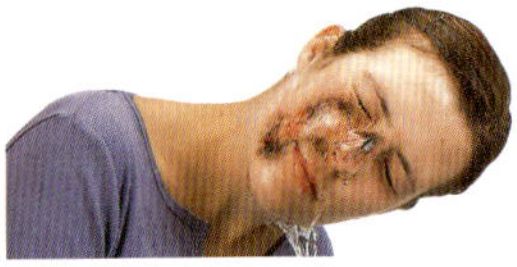

◁ « Inondez » une brûlure faciale avec de l'eau froide et ce, pendant au moins 10 minutes.

LES BRÛLURES DE L'ŒIL

Très douloureuses, les brûlures de l'œil sont sujettes à beaucoup enfler, ce qui pourra empêcher le blessé de voir correctement et le secouriste d'examiner le globe oculaire.

Étant donné qu'une brûlure de la paupière ou de la cornée peut laisser des cicatrices et entraîner une cécité, il est vital d'emmener très rapidement la victime chez le médecin ou à l'hôpital. Rassurez-la sans cesse car elle peut être prise de panique pensant qu'elle va devenir aveugle. Faites votre possible pour qu'elle reste calme et rappelez-lui que c'est l'enflure qui l'empêche de voir et rien d'autre.

LES BRÛLURES DE L'ŒIL D'ORIGINE CHIMIQUE

Certains produits chimiques brûlent les tissus délicats de l'œil, pouvant provoquer une cécité. Le geste de secourisme prioritaire sera d'irriguer l'œil afin de retirer le plus possible de produit. L'œil de la victime sera sans doute douloureux, rouge et larmoyant, et elle aura du mal à le maintenir ouvert pour le rincer.

LES BRÛLURES DE LA FACE : LES PREMIERS GESTES

↓

Faites asseoir le brûlé au cas où des problèmes respiratoires se développeraient.

↓

Surveillez de près sa respiration en permanence.

↓

Appelez les services d'urgence.

↓

Appliquez des compresses froides ou, encore mieux, versez de l'eau froide sur la brûlure.

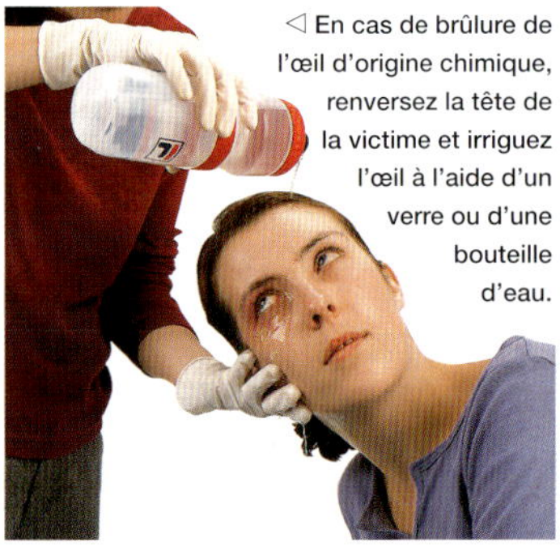

◁ En cas de brûlure de l'œil d'origine chimique, renversez la tête de la victime et irriguez l'œil à l'aide d'un verre ou d'une bouteille d'eau.

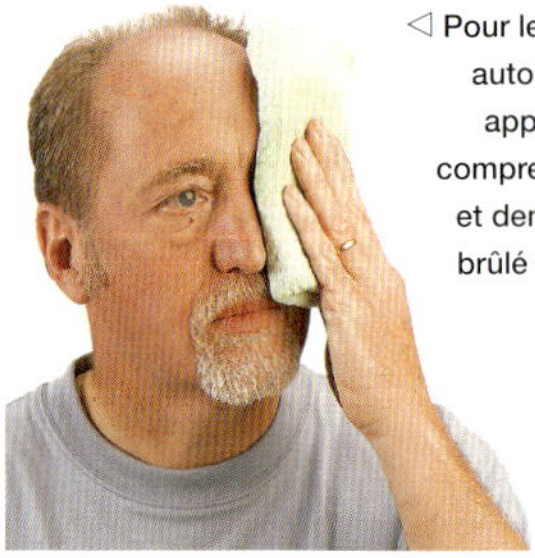

◁ Pour les brûlures autour de l'œil, appliquez une compresse froide et demandez au brûlé de la tenir.

BRÛLURES DE L'ŒIL D'ORIGINE CHIMIQUE : LES PREMIERS GESTES

↓

Tournez la tête de la victime sur le côté, œil brûlé vers le bas de manière à ce que l'eau de rinçage ne ruisselle pas sur l'autre œil.

↓

Maintenez la paupière ouverte sous un léger filet d'eau du robinet ou versez l'eau avec un verre ou une bouteille. Veillez à bien rincer l'œil tout entier sans éclabousser l'autre œil avec l'eau contaminée.

↓

Recouvrez l'œil d'un pansement stérile que vous maintiendrez en place sans serrer. Demandez quel produit a causé la brûlure et emmenez toujours la personne à l'hôpital.

Le coup de soleil

VOIR AUSSI

➤ Évaluer la gravité d'une brûlure (1), p. 178

➤ Évaluer la gravité d'une brûlure (2), p. 180

Les brûlures causées par les rayons ultraviolets du soleil peuvent être aussi dangereuses que n'importe quelles autres. Le système immunitaire réagit contre l'agression du soleil afin de protéger l'organisme. En un premier temps, la peau rougit et commence à nous démanger ; puis elle enfle et devient douloureuse pour éventuellement cloquer et peler (et même quelquefois laisser des cicatrices). Les lits et les lampes à ultraviolets pouvant infliger les mêmes lésions que le soleil, mieux vaut les éviter. En vous protégeant raisonnablement du soleil, vos vacances n'en seront que meilleures.

Un coup de soleil peut non seulement causer des lésions cutanées graves mais entraîner aussi un coup de chaleur ou même une insolation. Les rayons ultraviolets du soleil étant mauvais pour les yeux, il est conseillé de porter des lunettes de soleil dehors, surtout à la mer ou à la montagne où la lumière réfléchie est forte. Les effets d'une surexposition au soleil ne sont pas immédiatement visibles et peuvent prendre 12-24 heures.

Nombreuses sont les personnes qui ne réalisent pas que l'on peut même attraper un coup de soleil par temps nuageux. On distingue aussi d'autres facteurs aggravants dont, par exemple :

- L'altitude – Plus l'atmosphère se raréfie, plus les risques de coups de soleil augmentent, même avec peu d'exposition.
- Les surfaces réflectives – L'eau, le sable, le vent, la neige et les chaussées amplifient l'effet du soleil en réfléchissant ses rayons.
- La transpiration ou l'eau sur la peau – Cela augmente les risques de coups de soleil et rend les crèmes solaires inefficaces.

COUPS DE SOLEIL : LES PREMIERS GESTES

Installez la personne dans un endroit à l'abri du soleil direct.

Appliquez des compresses froides sur les zones de brûlure pour rafraîchir la peau ou mettez la personne dans un bain froid pendant au moins 10 minutes.

Le sujet peut souffrir de déshydratation, incitez-le à absorber régulièrement de petites quantités d'eau.

Si le coup de soleil est relativement bénin, appliquez une lotion calmante ; en cas de brûlures sévères, consultez un médecin.

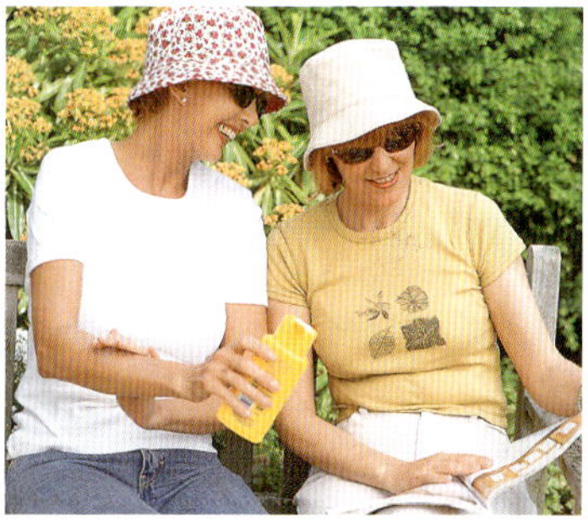

△ Contre les coups de soleil, portez un tee-shirt et un chapeau et enduisez-vous de crème solaire.

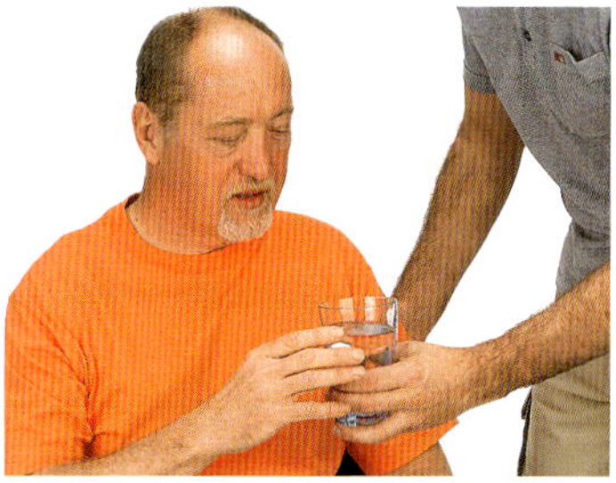

△ Faites boire régulièrement un sujet souffrant de coups de soleil car il se peut qu'il soit déshydraté.

CONTRE LES COUPS DE SOLEIL

Quelques précautions raisonnables pour éviter des coups de soleil :

➤ Utilisez une crème écran sur toutes les parties exposées du corps, surtout dans des lieux sans ombre ou presque. Renouvelez l'application régulièrement.

➤ Portez un chapeau aux bords larges, pour protéger le cou.

➤ Portez toujours des lunettes de soleil, surtout près de la neige ou de l'eau.

➤ Ne sortez pas sous le soleil de midi, surtout dans les pays chauds près de l'équateur. Considérez la sieste comme partie intégrante de vos vacances et ne refaites pas surface avant 15 heures, lorsque le soleil est moins dangereux.

➤ Rappelez-vous qu'il vaut mieux ne pas être bronzé que de risquer d'attraper un cancer de la peau. Si vous devez prendre des bains de soleil, exposez-vous progressivement, en ne restant pas plus de 20 minutes au soleil le premier jour. N'utilisez jamais de crèmes solaires à faible indice de protection.

LES CREMES SOLAIRES

Toutes les crèmes, ou laits, solaires ont un indice de protection (IP), qui est mesuré en fonction du temps mis pour brûler par une peau recouverte de la crème comparé à une peau non protégée. Si une peau brûle généralement après 10 minutes, une crème avec un IP 15 augmentera la protection de la peau pendant 150 minutes ; un lait solaire IP 8 offrira donc 80 minutes de protection. Même les laits ou crèmes qui résistent à l'eau perdent leur efficacité une fois que l'on a été dans l'eau pendant 40 minutes. L'indice de protection minimum recommandé est de 15.

VÉRIFICATION DES COMPÉTENCES

LES BRÛLURES

POINTS-CLÉS

- Une brûlure doit être rafraîchie – faites couler de l'eau sur la zone brûlée pendant au moins 10 minutes afin de limiter les lésions internes ☐
- Ne touchez pas la peau brûlée afin de ne pas aggraver la blessure ☐
- Utilisez des pansements non adhésifs et non pelucheux (de préférence humides) ☐
- Nombre de brûlures surviennent lors d'incendies domestiques qui auraient souvent pu être évités. Ces brûlures comptent pour environ 10 % des morts accidentelles ☐

COMPÉTENCES ACQUISES

- Comment traiter les brûlures bénignes ☐
- Comment traiter les brûlures plus importantes ☐
- Savoir évaluer la profondeur, l'étendue et la gravité d'une brûlure ☐
- Être conscient de l'éventualité de difficultés respiratoires, d'un état de choc et de lésions internes à la suite de brûlures ☐
- Savoir éviter les coups de soleil ☐

12

L'INTOXICATION

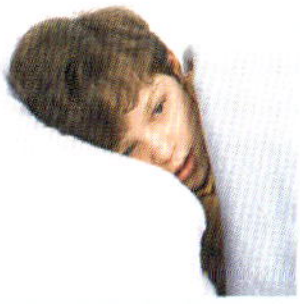

L'organisme humain ne peut pas tolérer certaines substances. Ces poisons – appelés aussi toxines – regroupent un large éventail de plantes et champignons, de produits ménagers et médicamenteux, sans oublier les drogues illicites. Considérant que les toxines sont un danger mortel, le système de défense de l'organisme essaie chaque fois de se débarrasser du corps suspect – en provoquant des vomissements ou des diarrhées par exemple. Face à un scénario d'intoxication, vos gestes de secouriste se limiteront à appeler les services d'urgence et à recueillir des renseignements sur la nature probable du poison. N'essayez jamais, quelles que soient les circonstances, de faire vomir la victime.

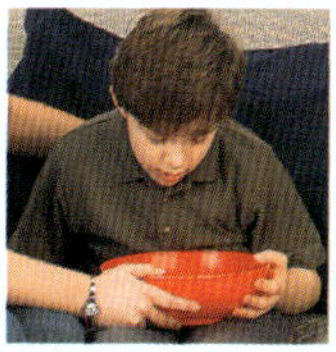

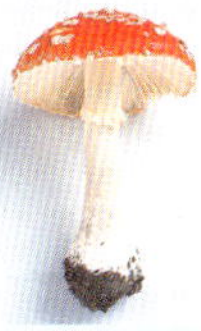

TABLE

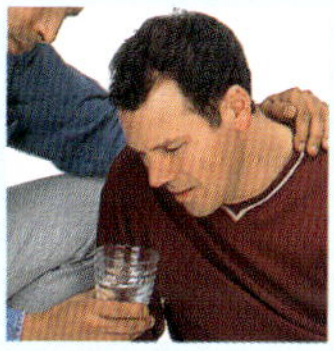

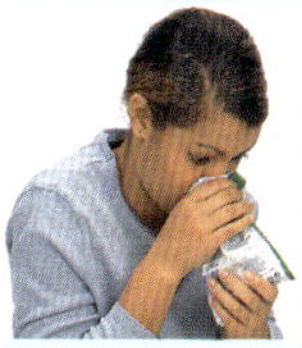

Nature de l'intoxication

VOIR AUSSI

➤ L'intoxication médicamenteuse, p.192
➤ L'intoxication chez l'enfant, p.198

La règle d'or lorsque vous secourez une personne souffrant d'intoxication est de ne jamais essayer de la faire vomir tant que vous ignorez la nature du poison. En effet, vomir une substance toxique peut accroître les dommages causés au niveau de l'œsophage s'il s'agit d'un produit corrosif. Les toxiques pénètrent l'organisme de diverses façons – *via* la peau ou bien les systèmes digestif, respiratoire ou sanguin. Ce mode d'entrée influence la rapidité de la réaction ; si par exemple un poison est injecté dans le système sanguin, il pourra atteindre tout l'organisme dans la minute qui suit.

Un poison est une substance qui cause des dommages temporaires ou permanents à l'organisme si elle est prise en quantité suffisante. L'empoisonnement peut être accidentel ou intentionnel. Les tentatives de suicide impliquent souvent plus d'un agent toxique et la personne refusera peut-être d'être aidée. Une dose massive de médicaments peut ne pas avoir d'effet apparent mais être fatale par la suite.

Les intoxications accidentelles se rencontrent surtout chez l'enfant et la personne âgée. Même s'ils causent moins de morts chez les sujets jeunes, certains agents chimiques peuvent ravager l'organisme d'un enfant. Les personnes âgées peuvent s'embrouiller et se tromper de médicament ou de quantité.

Parmi les poisons on distingue :

- Les émanations de gaz, fumées et vapeurs.
- Les produits d'entretien.
- Les toxines de plantes et de champignons.
- Les toxines bactériennes ou virales (dans l'alimentation).
- Les médicaments, la drogue et l'alcool.
- Les toxines des morsures et des piqûres.

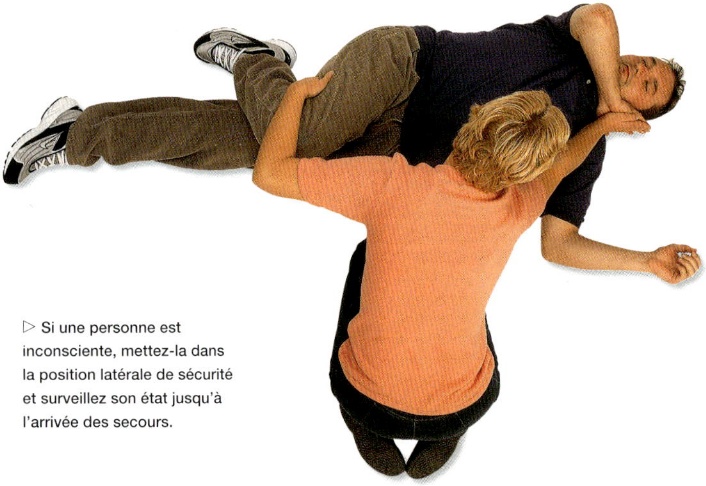

▷ Si une personne est inconsciente, mettez-la dans la position latérale de sécurité et surveillez son état jusqu'à l'arrivée des secours.

COMMENT IDENTIFIER LA CAUSE D'UNE INTOXICATION

Une fois donnés les soins immédiats à la victime, essayez d'identifier le poison. Recherchez éventuellement :

- ➤ Des comprimés, des capsules ou des flacons de médicaments vides par terre. Le cas échéant, mettez-les dans un sac que vous donnerez aux services d'urgence.
- ➤ Des récipients pouvant vous aider à identifier une substance chimique.
- ➤ Un insecte ou un serpent mort que vous mettriez alors dans un sac pour l'emporter à l'hôpital.
- ➤ Des restes de nourriture potentiellement toxique.

L'INTOXICATION : LES PREMIERS GESTES

Évaluez les voies respiratoires, la respiration et la circulation de la victime. Si elle respire mais qu'elle soit inconsciente, placez-la dans la position latérale de sécurité.

↓

Si elle ne respire pas, mettez en œuvre la réanimation après vous être assuré qu'il n'y a pas de traces de poison sur le visage et plus particulièrement autour de la bouche.

↓

Appelez ou demandez à une personne d'appeler les services d'urgence.

↓

Si la victime a une crise, laissez-la se débattre. Veillez à ce qu'elle soit hors de danger et que ses voies respiratoires restent libres.

↓

Mettez-vous à la recherche d'indices vous permettant d'identifier le poison absorbé. Si la victime a vomi, emportez-en un échantillon à l'hôpital car cela pourrait bien aider les médecins dans leur diagnostic.

LES EFFETS D'UN POISON SUR L'ORGANISME

▷ Les poisons peuvent avoir des effets très variés sur différentes parties de l'organisme. Les effets dépendent du mode d'absorption du poison et de la quantité absorbée.

Cerveau
Une fois dans le sang, la drogue atteint le cerveau, causant une confusion mentale, une somnolence, des crises et, au pire, un coma. Si la partie du cerveau qui contrôle la respiration est touchée, cette dernière peut s'arrêter complètement.

Sang
Des gaz toxiques comme le cyanure et le monoxyde de carbone réagissent avec le sang de telle manière que l'oxygène de la circulation sanguine se raréfie, ce qui peut entraîner la mort.

Poumons
L'inhalation de drogue ou d'émanations toxiques affecte rapidement les poumons pour passer alors dans le sang. De tels poisons causent des difficultés respiratoires (parfois fatales chez l'asthmatique) provoquant une cyanose (coloration bleue de la peau) – signe d'une oxygénation insuffisante.

Appareil digestif
Les toxines issues de bactéries ou de virus de nourriture contaminée causent généralement des nausées, des vomissements et des diarrhées.

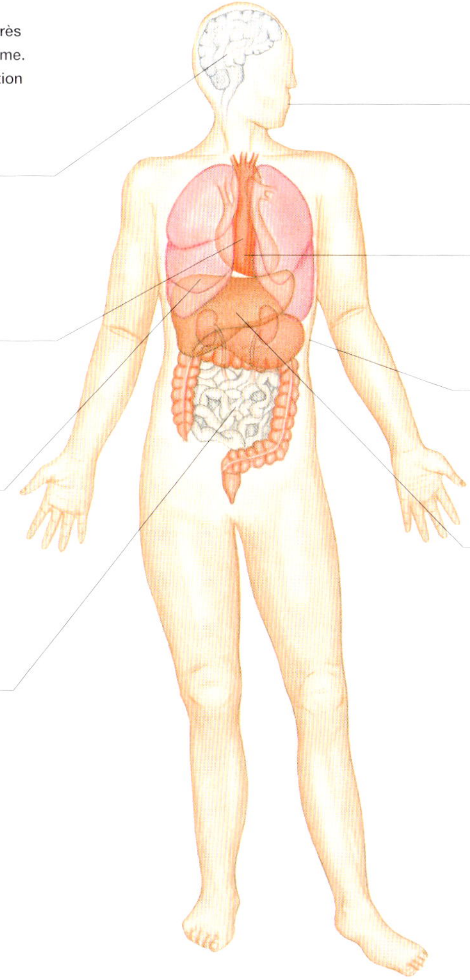

Bouche
Des substances corrosives comme la Javel ou les poudres pour lave-vaisselle peuvent brûler les parois de la gorge et de l'œsophage, provoquant des nausées et des vomissements.

Cœur
Un poison injecté ou ingéré peut entraîner un rythme cardiaque irrégulier, trop rapide ou trop lent.

Paroi thoracique
Certains venins de serpent et engrais de jardin, ainsi que la toxine botulinique peuvent conduire à une paralysie des muscles de la paroi thoracique et donc, provoquer une suffocation.

Foie
C'est le centre vital de désintoxication de l'organisme. Les toxines de certains champignons non comestibles provoquent de graves lésions du foie et le paracétamol, analgésique des plus courants, peut détruire les cellules du foie lorsqu'on dépasse la dose recommandée, même d'assez peu.

LES POISONS COURANTS

Les produits domestiques

➤ Eau de javel, soude caustique, produits nettoyants, parfum, eau de toilette, laque pour cheveux, mélange pour briquets, essence de térébenthine, white-spirit, solvants pour vernis à ongles, mercure des thermomètre, pâte à modeler, crèmes et cirages pour chaussures, produit anti-limaces, tabac, désherbant, colles, traitements pour bois, peinture à base de plomb, produit antigel, mort-aux-rats.

Médicaments et produits associés :

➤ Médicaments pris à dose excessive (ou par des sujets allergiques à un de leurs composants), quantités abusives de vitamines A et D ainsi que d'iode et de sel d'Epsom.

Champignons :

➤ Certains champignons sont mortels, même en quantités infimes.

Morsures et piqûres :

➤ D'insectes, de méduses et de serpents.

Plantes :

➤ Cytise, digitale, baies de houx, if et aconit, par exemple.

Gaz :

➤ Monoxyde de carbone pouvant s'échapper d'une chaudière ou d'appareils de chauffage à gaz défectueux, ainsi que des aérations des climatiseurs mal entretenus.

L'intoxication médicamenteuse

VOIR AUSSI
➤ Qu'est-ce que le secourisme ?, p. 16
➤ Nature de l'intoxication, p. 190
➤ L'intoxication due à l'alcool et à la drogue, p. 194

En général, chaque type de médicament pris en excès produit rapidement des signes et des symptômes spécifiques. Au contraire, l'excès de paracétamol peut mettre plusieurs jours à se manifester par des symptômes reconnaissables. Les effets dépendent du type de médicament et du mode d'absorption (ingestion, inhalation ou injection). En matière de secourisme, les priorités relatives à une intoxication médicamenteuse seront de maintenir la respiration, d'appeler les services d'urgence et de recueillir d'éventuels indices susceptibles d'aider le diagnostic des professionnels de santé.

L'intoxication médicamenteuse peut résulter d'un surdosage d'un médicament prescrit par le médecin ou d'un médicament pris sans ordonnance ou bien encore, moins couramment, de l'interaction de deux médicaments.

Il est souvent possible d'identifier les substances prises car chacune produit des signes et des symptômes spécifiques. Ces renseignements seront précieux car la victime risque d'être inconsciente à son arrivée à l'hôpital.

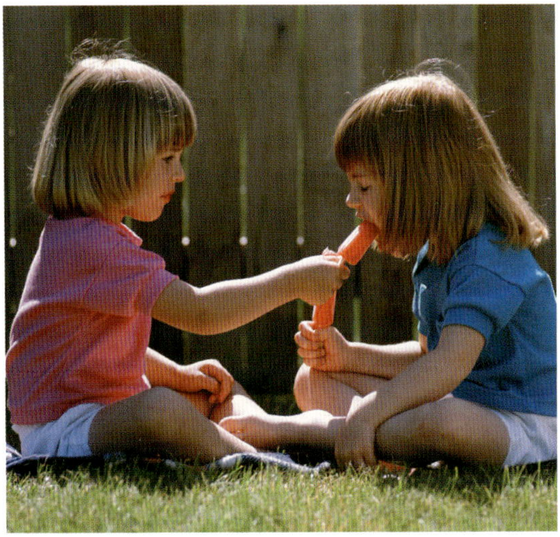

◁ Les enfants aiment expérimenter en goûtant, mais, s'ils ne sont pas surveillés, leur curiosité pourra se terminer en une intoxication. Dans le même style, gardez toujours un œil sur un jeune enfant farfouillant dans un sac d'adulte ou dans un placard de cuisine ou de salle de bains.

LES ANALGÉSIQUES À BASE DE PARACÉTAMOL

Ces médicaments s'achètent sans ordonnance et font partie de la plupart des armoires à pharmacie familiales. Toutefois, si le paracétamol est pris en excès, même en assez petite quantité, le foie risque d'être détruit.

Le sujet peut se sentir bien les quelques premiers jours, jusqu'à ce que les dommages du foie (ou, moins souvent, des reins) commencent à se manifester. Les symptômes suivants peuvent alors apparaître :

- Nausées et vomissements abondants.
- Douleur dans la partie supérieure droite de l'abdomen après 24 heures (un signe de lésion au foie).

Une lésion irréversible pouvant survenir dans les trois ou quatre jours, il est vital d'en reconnaître les symptômes et d'emmener la personne à l'hôpital.

LES ANALGÉSIQUES À BASE D'ASPIRINE

Si ces analgésiques courants sont pris en quantités trop importantes, ils pourront provoquer les symptômes suivants :

- Douleur dans la partie supérieure de l'abdomen.
- Nausées et vomissements.
- Fièvre avec transpiration et vertiges.
- Soupirs profonds.
- Surdité et/ou bruits forts dans l'oreille.
- Agitation et confusion mentale.

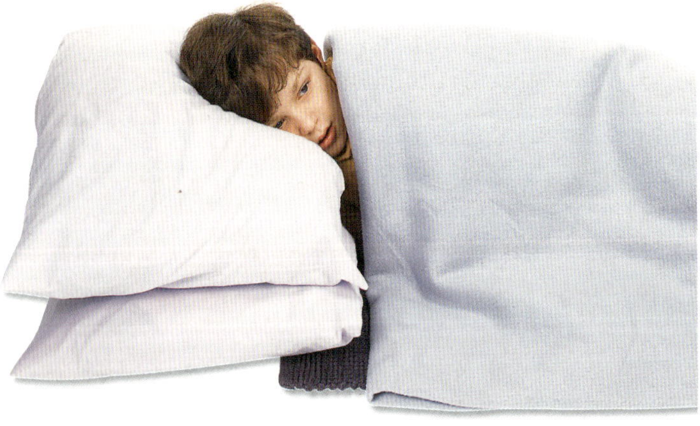

◁ Une somnolence suivie d'une perte de connaissance peuvent signaler une intoxication. Appelez aussitôt les services de secours.

L'INTOXICATION : LES PREMIERS GESTES

Si le sujet est conscient, laissez-le se reposer dans une position confortable. Rassurez-le et questionnez-le sur le produit qu'il a ingéré.

↓

Appelez les services d'urgence.

↓

Surveillez sa respiration et parlez-lui jusqu'à l'arrivée des secours.

↓

Gardez éventuellement un échantillon de vomi. Cherchez des indices pouvant vous aider à identifier la substance toxique.

LES ANTIDÉPRESSEURS

De nombreux types d'antidépresseurs sont disponibles sur ordonnance. Pris en excès, des antidépresseurs du premier grand groupe des thymoanaleptiques comme l'amitriptyline, causent, en phase initiale :

- Des troubles de la vision.
- Une dilatation des pupilles.
- Une sécheresse buccale.
- Une incapacité d'uriner.

Puis, les symptômes se développent :

- Somnolence.
- Chute de la tension et de la température.
- Crises, suivies d'un arrêt cardiaque.

Les antidépresseurs de nouvelle génération, le prozac et le zoloft par exemple, ont des effets complètement différents lorsqu'ils sont pris de manière excessive – ils provoquent notamment des troubles du rythme cardiaque.

LES TRANQUILLISANTS

Les tranquillisants sont prescrits comme sédatifs de l'angoisse et des troubles du sommeil, notamment les barbituriques et la benzodiazépine. Pris à trop forte dose, ces médicaments provoquent les symptômes suivants :

- Troubles d'élocution.
- Somnolence et léthargie entraînant une perte de connaissance.
- Battements de cœur faibles, irréguliers ou bien trop lents ou trop rapides.
- Respiration lente (pouvant même cesser).

Si les tranquillisants sont associés à un excès d'alcool, la situation sera beaucoup plus critique encore. Les personnes âgées prennent souvent des somnifères ; si les doses ne sont pas respectées, une hypothermie pourra se développer.

LES COMPRIMÉS DE FER

Les femmes prennent souvent des sels de fer sous forme de comprimés pendant la grossesse et la période d'allaitement. Les prenant pour des bonbons, un enfant peut les ingérer. Parmi les signes d'un excès de fer, on distingue :

- Douleur à l'estomac.
- Vomissements et diarrhées.
- Sang dans le vomi ou dans les selles.

▽ Si la personne est inconsciente, vérifiez ses signes vitaux, puis mettez-la dans la position latérale de sécurité avant d'appeler les services d'urgence.

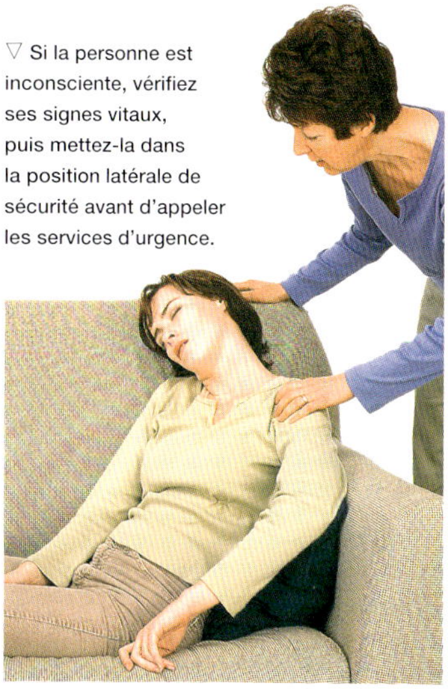

Des quantités excessives de fer peuvent causer de graves lésions au foie. Parmi les comprimés que les enfants ingèrent accidentellement, peu sont mortels exceptés les sels de fer.

▽ L'intoxication au fer chez l'enfant cause des vomissements et des douleurs d'estomac intenses. L'enfant intoxiqué devra être emmené à l'hôpital sans attendre.

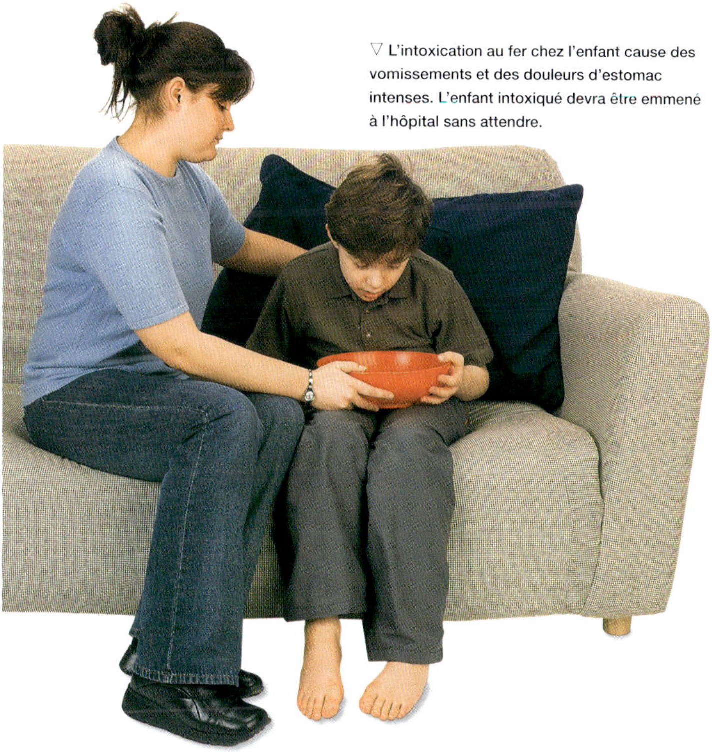

L'intoxication due à l'alcool et à la drogue

VOIR AUSSI
- Nature de l'intoxication, p. 190
- L'intoxication médicamenteuse, p. 192
- L'intoxication chez l'enfant, p. 198

Consommé avec modération, l'alcool est facilement éliminé par le foie; en quantités importantes, il devient un poison que l'organisme ne peut plus contrôler – ce qui peut s'avérer fatal. Toutefois, il n'en va pas de même de la plupart des drogues. Même en assez petites quantités, des substances comme la cocaïne et les vapeurs de colle peuvent avoir des répercussions graves sur l'organisme. Pour l'abus d'alcool, comme pour la drogue, un traitement médical d'urgence sera vital, surtout s'il s'agit d'un enfant, car les enfants absorbent les toxines beaucoup plus rapidement que les adultes.

Même si se droguer ou boire des quantités importantes d'alcool est socialement acceptable dans certains milieux, de tels comportements sont potentiellement dangereux et peuvent entraîner des états graves, voire fatals.

L'INTOXICATION ALCOOLIQUE

Ingéré en quantités suffisantes, l'alcool est un véritable poison. L'ingestion d'un demi-litre d'un alcool comme la vodka suffit à réaliser une intoxication aiguë. Parmi les risques liés à l'alcool, on distingue :

- Une dégénérescence du système nerveux.
- Une dilatation des vaisseaux ayant pour conséquence une perte de chaleur par l'organisme qui risque alors une hypothermie.
- La personne en état d'ivresse peut s'étrangler sur son vomi si elle est inconsciente.

SIGNES ET SYMPTÔMES DE L'INTOXICATION ALCOOLIQUE

Si l'ivresse est facilement reconnaissable chez un individu, elle peut cependant cacher d'autres affections comme une blessure à la tête ou une hypoglycémie (diminution de la quantité de glucose dans le sang).

- Haleine sentant l'alcool.
- Bouteilles ou cannettes vides à proximité du sujet.
- Chaleur et rougeur cutanées.
- Agressivité ou passivité.
- Lenteur et perte de coordination de l'élocution et des mouvements.
- Respiration profonde et bruyante.
- État réactionnel défaillant ; le sujet peut perdre connaissance souvent.

COMMENT ABORDER L'INTOXICATION ALCOOLIQUE

1 Vérifiez si le sujet réagit en le secouant et en l'appelant par son nom si vous le connaissez. S'il répond mais qu'il perde à nouveau connaissance, surveillez-le régulièrement jusqu'à ce qu'il revienne à lui.

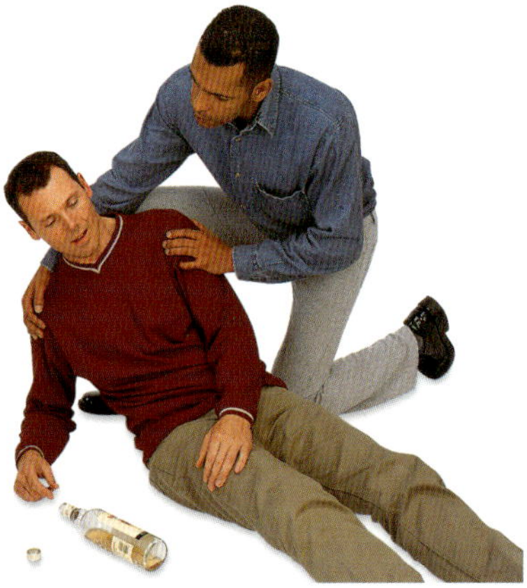

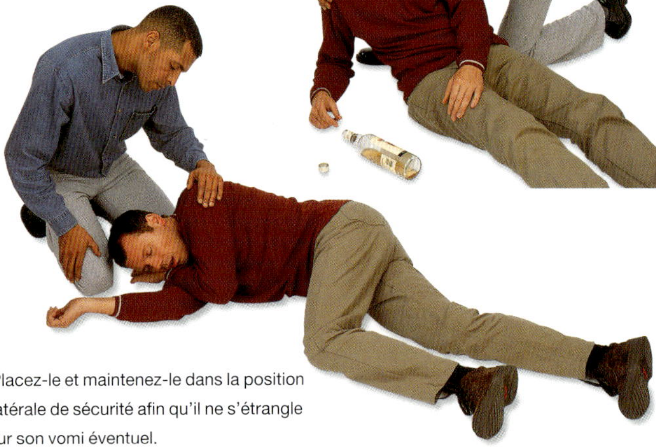

2 Placez-le et maintenez-le dans la position latérale de sécurité afin qu'il ne s'étrangle pas sur son vomi éventuel.

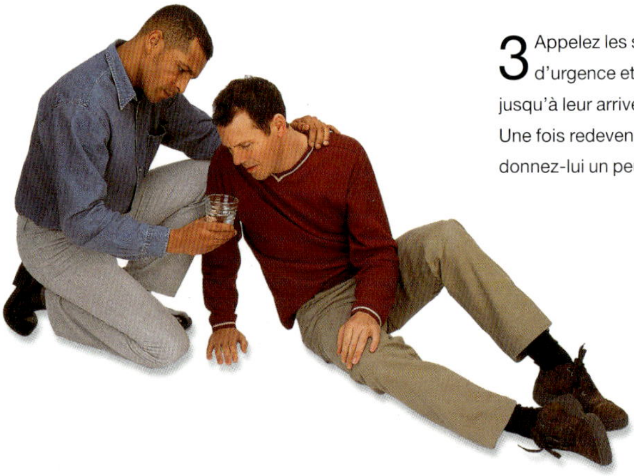

3 Appelez les services d'urgence et veillez-le jusqu'à leur arrivée.
Une fois redevenu conscient, donnez-lui un peu d'eau.

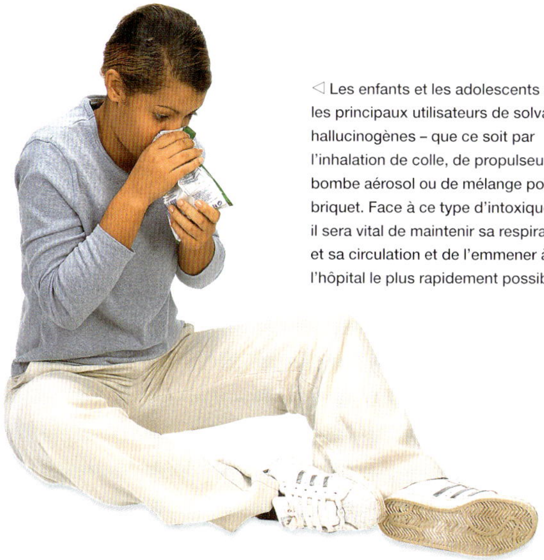

◁ Les enfants et les adolescents sont les principaux utilisateurs de solvants hallucinogènes – que ce soit par l'inhalation de colle, de propulseur de bombe aérosol ou de mélange pour briquet. Face à ce type d'intoxiqué, il sera vital de maintenir sa respiration et sa circulation et de l'emmener à l'hôpital le plus rapidement possible.

L'INTOXICATION PAR SOLVANTS HALLUCINOGÈNES : LES PREMIERS GESTES

Si le sujet s'est arrêté de respirer ou si son cœur a cessé de battre, mettez en œuvre la réanimation immédiatement.

↓

S'il est inconscient mais que ses voies respiratoires, respiration et circulation sont normales, mettez-le dans la position latérale de sécurité dans un endroit bien aéré.

↓

Appelez les services d'urgence.

↓

Vérifiez ses signes vitaux régulièrement.

↓

Souvent, ce genre de patient commence à revenir à lui rapidement et peut paraître dans son état normal après 20 minutes. Restez avec lui jusqu'à l'arrivée des secours.

L'INTOXICATION PAR SOLVANTS HALLUCINOGÈNES

Ce type d'intoxication touche surtout les enfants et les adolescents : la recherche d'une sensation d'euphorie les pousse à inhaler les vapeurs de colles, mélanges pour briquets, détachants, etc. Ces vapeurs peuvent causer un arrêt de l'activité respiratoire et cardiaque.

SIGNES ET SYMPTÔMES DE L'INTOXICATION PAR SOLVANTS HALLUCINOGÈNES

- ➤ Toux et gorge sèche.
- ➤ Serrement de poitrine et manque de souffle éventuel.
- ➤ Mal de tête.
- ➤ Nausées et vomissements.
- ➤ Hallucinations : le sujet « entend des voix » ou « voit des choses ».
- ➤ Respiration devenant plus rapide et plus pénible suite à une concentration de liquide dans les poumons.
- ➤ Somnolence et confusion mentale ; perte de connaissance éventuelle.
- ➤ Crises avec convulsions pouvant entraîner un coma et éventuellement la mort.

LA DROGUE

Parmi les drogues répandues, on peut nommer l'Ecstasy, la cocaïne, les amphétamines et le LSD. Si vous soupçonnez qu'une personne s'est droguée, guettez les signes suivants :

- • Comportement excitable et hyperactif.
- • Transpiration.
- • Tremblements des mains.
- • Hallucinations.

Ces drogues peuvent s'avérer fatales. L'Ecstasy perturbe le cerveau et sa capacité à contrôler la température de l'organisme qui peut alors monter à 42 °C et provoquer un coup de chaleur. Les utilisateurs d'Ecstasy boivent souvent beaucoup d'eau, ce qui peut entraîner une défaillance rénale et un rythme cardiaque anormal. Les principaux effets de la cocaïne portent aussi sur le rythme cardiaque dont les troubles peuvent même aboutir à une syncope.

Les drogues opiacées comme l'héroïne et la codéine produisent des troubles respiratoires avec risque d'apnée. L'intoxiqué pourra se remettre rapidement grâce à un antidote efficace, mais il devra être administré de toute urgence par voie intraveineuse et par des professionnels de santé.

L'INTOXICATION PAR LA DROGUE : LES PREMIERS GESTES

N'essayez pas de faire vomir la victime.

↓

Mettez-la dans la position latérale de sécurité.

↓

Appelez les services d'urgence.

↓

Vérifiez ses signes vitaux et surveillez sa respiration toutes les 10 minutes.

L'intoxication alimentaire et par les plantes

VOIR AUSSI

- L'état de choc, p. 72
- Nature de l'intoxication, p.190
- L'intoxication chez l'enfant, p. 198

Que ce soit dans la cuisine, dans la salle de bains ou bien au jardin ou à la campagne, les substances toxiques ne manquent pas. Veillez à ce que votre jardin soit un lieu sûr si vous avez de jeunes enfants, en évitant les plantes toxiques ou en les plantant hors de leur portée. Ne soyez jamais tenté d'essayer certains champignons; même d'aspect inoffensif, ils peuvent être très toxiques voire mortels. Suivez une bonne hygiène alimentaire afin d'éviter les intoxications chez vous. Si vous avez la moindre inquiétude au sujet d'une intoxication potentielle, appelez toujours les services d'urgence.

Attirés par les couleurs brillantes des baies ou des graines, les jeunes enfants sont plus sujets que d'autres à ingérer des plantes toxiques. Cependant, les adultes peuvent manger des champignons vénéneux en les prenant pour des comestibles. Les effets d'une intoxication de ce type varieront énormément selon la plante. Une intoxication par les champignons détraque le plus souvent le système digestif. Mais l'espèce courante qu'est l'amanite phalloïde, par exemple, contient une toxine capable de détruire le foie en quelques jours.

En matière de secourisme, les priorités face à une intoxication par les plantes seront de:

- Identifier, si possible, l'agent toxique.
- S'occuper de toute crise.
- Appelez les services d'urgence.

L'INTOXICATION PAR LES CHAMPIGNONS

Les intoxications graves dues à l'ingestion de champignons vénéneux sont rares. Des champignons courants comme ceux qui poussent au jardin peuvent causer quelques troubles de la digestion. Suspectez une intoxication si vous remarquez ces signes et symptômes:

- Nausées et vomissements.
- Douleurs de l'abdomen et diarrhées.
- Crises.
- Détérioration du niveau de connaissance.

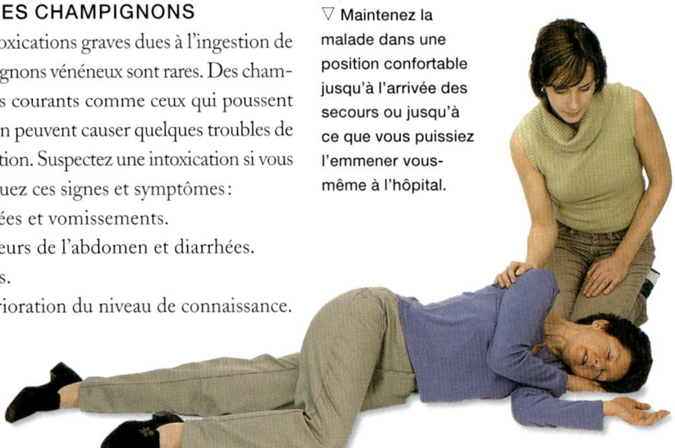

▽ Maintenez la malade dans une position confortable jusqu'à l'arrivée des secours ou jusqu'à ce que vous puissiez l'emmener vous-même à l'hôpital.

QUELQUES PLANTES TOXIQUES COURANTES

- Le colchique (*Colchicum*) – toutes les parties sont très toxiques et peuvent être mortelles.
- Le fremontodendron (*Fremontodendron*) – les feuilles et la tige velue sont irritantes par contact.
- Le ricin (*Ricinus communis*) – toutes les parties de cette plante – et surtout les graines – sont très toxiques si elles sont ingérées et potentiellement mortelles.
- Le narcisse (*Narcissus*) – le bulbe peut causer des vomissements, des maux d'estomac et des diarrhées (un enfant peut le manger en le prenant pour un oignon).
- La belladone (*Atropa belladona*) – toxique une fois ingérée et peut irriter la peau.
- Les dieffenbachies « canne de Madère » ou « arum vénéneux » (*Dieffenbachia*) – l'ingestion d'une partie de ces plantes, si petite soit-elle, peut provoquer une enflure de la langue, de la bouche et de la gorge, et troubler la respiration. En contact avec la peau, la sève provoque des irritations.
- La digitale (*Digitalis purpurea*) – toutes les parties peuvent être très toxiques. Cependant, comme cette plante très amère provoque souvent des vomissements, l'intoxication est rare.
- Le houx (*Ilex aquifolium*) – les baies rouges sont vénéneuses.
- La jacinthe (*Hyacinthus*) – si un bulbe est pris pour un oignon, il provoquera des vomissements et quelquefois une rougeur cutanée.
- Le cytise (*Laburnum anagyroides*) – toutes les parties sont vénéneuses, surtout les graines.
- Le lantana (*Lantana camara*) – toutes les parties sont toxiques. Les baies, en particulier, attirent les jeunes enfants.
- Le lupin (*Lupinus*) – les gousses et les graines sont vénéneuses si elles sont ingérées en grandes quantités.
- L'aconit (*Aconitum*) – toutes les parties sont très vénéneuses si elles sont ingérées et la sève peut causer des irritations de la peau par contact.
- Le daphné (*Daphne laureola*) – toutes les parties sont très vénéneuses si elles sont ingérées.
- Le magnolia parasol (*Schefflera*) – tout contact avec une tige coupée ou bien avec une feuille cause des irritations de la peau.
- Le pommier d'amour ou piment d'ornement (*Solanum capsicastrum*) – le fruit est toxique mais pas mortel.
- La morelle douce-amère (*Solanum dulcamara*) – les baies sont vénéneuses et, une fois ingérées, peuvent provoquer des maux d'estomac, des vomissements et des diarrhées.
- L'if (*Taxus*) – toutes les parties de cet arbre sont toxiques une fois ingérées.

L'INTOXICATION PAR LES PLANTES OU LES CHAMPIGNONS : LES PREMIERS GESTES

Si le malade est conscient, demandez-lui ce qu'il a mangé.

↓

S'il est inconscient, vérifiez voies respiratoires, respiration et circulation et mettez-le dans la position latérale de sécurité.

↓

Essayez d'identifier quelle plante ou quel champignon vénéneux il a pu ingérer.

↓

Appelez les services d'urgence ou emmenez le malade à l'hôpital. Emportez un échantillon de la plante ou du champignon incriminé(e) à l'hôpital.

EXEMPLES DE CHAMPIGNONS VÉNÉNEUX

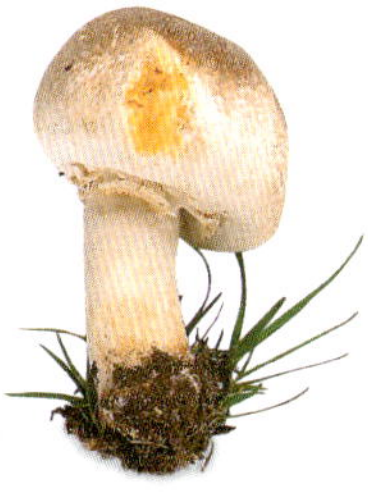

△ Agaric jaunissant

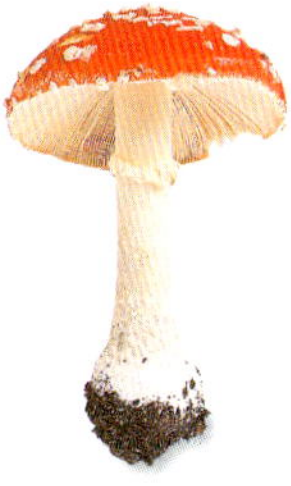

△ Amanite tue-mouches

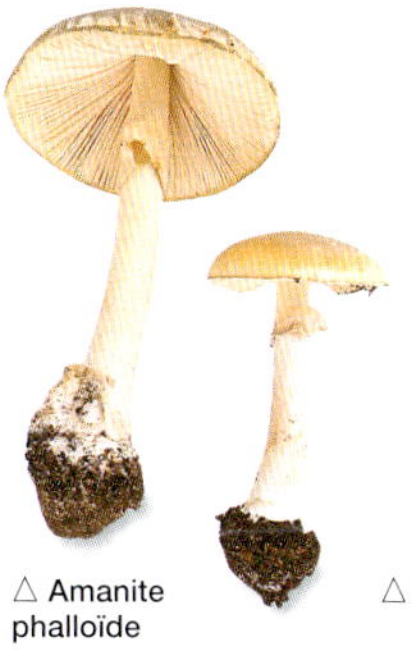

△ Amanite phalloïde

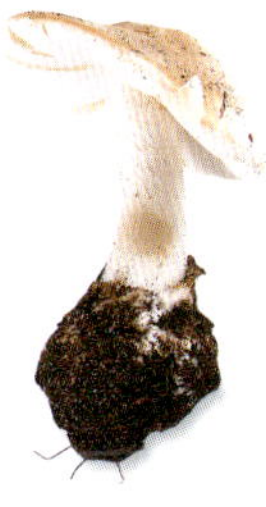

△ Amanite vireuse

L'INTOXICATION ALIMENTAIRE

Les symptômes d'une intoxication alimentaire peuvent apparaître dans l'heure qui suit l'ingestion de l'aliment avarié, quoique cela puisse quelquefois prendre jusqu'à trois jours. L'odeur et le goût de l'aliment en question sont souvent tout à fait normaux. Les principaux responsables sont des bactéries et des virus comme les *E. coli*, les *Salmonella* et les *Staphylococcus*. Parmi les aliments le plus souvent contaminés, on distingue les fruits de mer et autres nourritures protéiques, comme la viande ou le poisson, qui ont traîné quelque temps dans la cuisine ou dans le réfrigérateur.

Une intoxication alimentaire peut causer une telle perte de liquide, sous forme de vomissements et de diarrhées, qu'elle entraîne une déshydratation. Si cette perte n'est pas rapidement comblée, il y aura alors le risque supplémentaire d'un état de choc.

L'INTOXICATION ALIMENTAIRE : LES PREMIERS GESTES

Incitez le malade à se reposer et à boire beaucoup d'eau.

↓

Ne lui donnez rien à manger pendant 24 heures ou jusqu'à ce que les symptômes disparaissent.

↓

Si les symptômes persistent ou s'aggravent pendant plus de quelques jours, appelez votre médecin pour lui demander conseil.

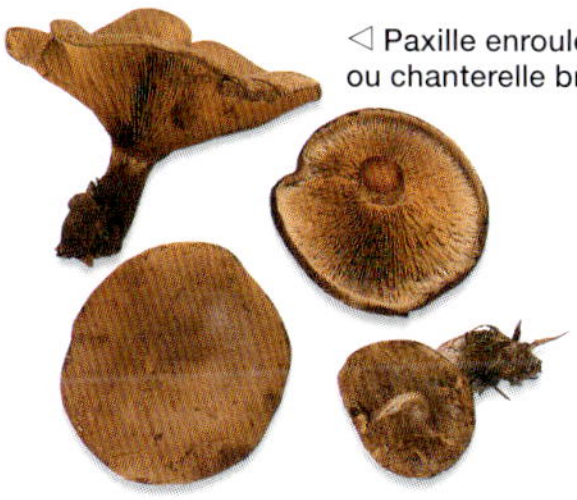

◁ Paxille enroulé ou chanterelle brune

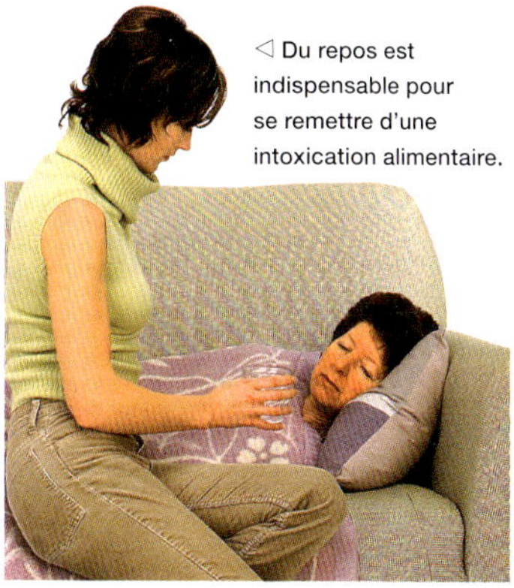

◁ Du repos est indispensable pour se remettre d'une intoxication alimentaire.

Signes de l'intoxication alimentaire :

- Nausées et vomissements.
- Douleur abdominale sous forme de crampes.
- Diarrhées, avec d'éventuelles traces de sang.
- Fièvre et tremblements et/ou maux de tête.
- Signes d'état de choc.

PRÉVENIR L'INTOXICATION ALIMENTAIRE

Prenez ces précautions censées afin de prévenir toute intoxication alimentaire :

- ➤ Décongeler complètement les aliments avant de les cuire.
- ➤ Cuisez à fond les œufs, le poisson, la viande et la volaille.
- ➤ Lavez-vous toujours les mains après être allé aux toilettes et, à nouveau, avant toute préparation alimentaire.
- ➤ Les bactéries se formant rapidement dans les aliments cuits maintenus tièdes, réfrigérez ou congelez-les.
- ➤ Sachez que les œufs crus, utilisés dans certaines recettes comme la mayonnaise, risquent de contenir la bactérie *Salmonella*.
- ➤ Lors de voyages dans des pays où l'eau risque de ne pas être propre, ne buvez ni ne mangez jamais tout ce qui aura pu être contaminé par l'eau du coin, comme les glaçons, les glaces, les fruits ou les légumes non épluchés et les salades.
- ➤ De plus, si l'eau du robinet est suspecte, brossez-vous les dents avec de l'eau en bouteille ou stérilisée.

L'intoxication chez l'enfant

VOIR AUSSI

- Qu'est-ce que le secourisme ?, p. 16
- Nature de l'intoxication, p. 190
- La sécurité à la maison, p. 228

Les jeunes enfants aiment naturellement fouiller dans les placards et les cartons et, de façon générale, explorer leur environnement. Ils ont aussi la fâcheuse habitude de vouloir tout mettre dans la bouche, que ce soit des boules de naphtaline, de la poudre pour lave-vaisselle ou autre produit ménager potentiellement mortel. Prévenir l'intoxication des jeunes enfants est un des fondements de la sécurité à la maison. Comme pour toutes les intoxications, essayez d'identifier la substance toxique ingérée afin d'obtenir un traitement médical approprié et surveillez de près l'état de l'enfant.

Naturellement curieux, les jeunes enfants n'ont aucune appréhension à toucher, inhaler ou ingérer n'importe quoi – pour eux, tous les comprimés sont des bonbons et tous les liquides des boissons. Les parents sont souvent surpris d'apprendre ce qui constitue un danger pour de jeunes organismes – la moindre quantité d'alcool est dangereuse, un excès de fer mortel et une poudre pour lave-vaisselle corrode l'œsophage en quelques secondes.

Un jeune organisme absorbant les toxines plus rapidement que celui d'un adulte, les effets s'observent assez vite. Soupçonnez une intoxication chez un enfant si vous remarquez :

- Un comportement inhabituel comme une voix traînante, des fous rires inappropriés, une démarche chancelante.
- Un flacon de médicaments ou un récipient de produit vide près de l'enfant qui joue.
- Des brûlures ou taches autour de sa bouche.

L'INTOXICATION ALCOOLIQUE CHEZ L'ENFANT : LES PREMIERS GESTES

Placez une bassine près de l'enfant au cas où il vomirait.

↓

S'il ne réagit pas, vérifiez ses signes vitaux et mettez-le dans la position latérale de sécurité.

↓

Maintenez-le éveillé. Appelez les services d'urgence et restez aux côtés de l'enfant jusqu'à leur arrivée.

SIGNES ET SYMPTÔMES DE L'INTOXICATION ALCOOLIQUE CHEZ L'ENFANT

- Odeur forte d'alcool.
- Rougeur cutanée.
- Démarche chancelante.
- Voix traînante.
- Nausées.
- Respiration bruyante.

MISE EN GARDE

La moindre quantité d'alcool peut être très dangereuse pour un enfant.

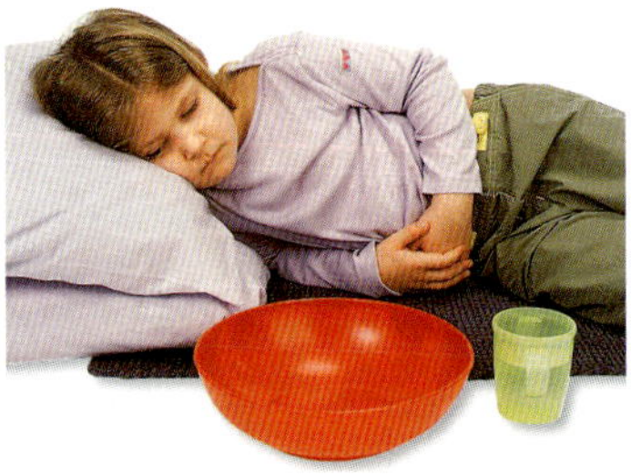

▷ Si vous suspectez une intoxication alcoolique, placez une bassine près de l'enfant au cas où il vomirait et appelez les services d'urgence.

PRÉVENIR LES RISQUES D'INTOXICATION À LA MAISON

Le meilleur traitement est, bien sûr, la prévention. Assurez-vous que vos jeunes enfants ne peuvent jamais s'approcher de substances potentiellement mortelles en suivant ces conseils :

- Ne laissez jamais de verres remplis d'alcool sans surveillance, surtout le soir. Les enfants sont des lève-tôt et risquent de vouloir goûter à tous les restes pendant que vous dormez.
- Afin d'éviter toute confusion, ne gardez jamais de produits dangereux dans des bouteilles non étiquetées.
- N'utilisez pas de boîtes d'aliments ou de bouteilles de boissons vides pour y garder des substances dangereuses.
- Le meilleur endroit pour garder tous les produits potentiellement toxiques est hors de vue et de portée des enfants, dans un placard avec une serrure.
- Conservez l'alimentation et les produits non comestibles dans des placards différents.
- Assurez-vous que tous les flacons de médicaments sont pourvus de bouchons ne pouvant pas être ouverts par les enfants.
- Surveillez de près les personnes qui viennent chez vous, surtout les grands-parents qui ont peut-être des médicaments à prendre et risquent de les laisser par inadvertance dans un sac ouvert. Presque tous les médicaments pour adultes peuvent faire des ravages dans l'organisme d'un enfant. Par exemple, des comprimés pour le diabète peuvent tellement diminuer le taux de glycémie d'un enfant qu'il tombera dans un coma entraînant la mort.

L'INTOXICATION PAR PRODUIT CHIMIQUE : LES PREMIERS GESTES

Essayez de trouver quel produit a été ingéré en cherchant des indices autour de l'enfant.

Ne faites pas vomir l'enfant ; en remontant, le produit risque d'aggraver les dommages.

Appelez les services d'urgence.

Si l'enfant se plaint d'un mal de gorge, contentez-vous d'humecter ses lèvres (il ne devra rien boire).

Afin de soulager des lèvres brûlées, continuez à les humecter fréquemment avec de l'eau ou du lait.

L'INTOXICATION PAR INHALATION DE FUMÉES OU DE VAPEURS : LES PREMIERS GESTES

Éloignez l'enfant de la source du danger, sans mettre votre propre vie en péril.

Vérifiez sa respiration. S'il ne respire pas, commencez immédiatement la réanimation. S'il respire, mettez-le dans la position latérale de sécurité et maintenez-le ainsi jusqu'à l'arrivée des secours.

Appelez les services d'urgence.

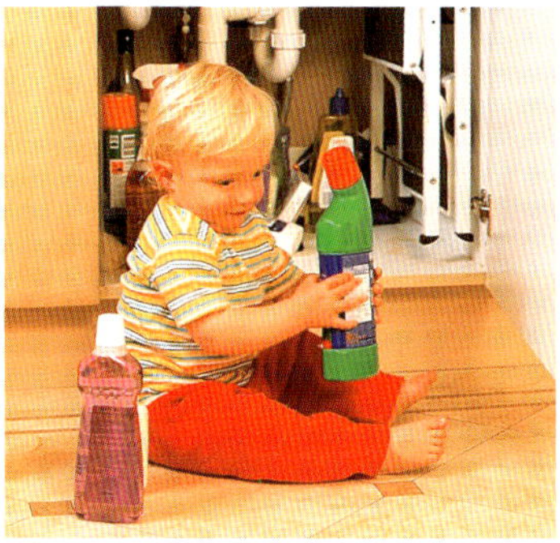

△ Tous les placards bas devraient avoir des serrures de sécurité pour enfants afin que les produits ménagers puissent être conservés à l'abri des enfants curieux.

L'INTOXICATION MÉDICAMENTEUSE : LES PREMIERS GESTES

Si l'enfant est inconscient, vérifiez s'il respire. Si la respiration semble normale, couchez-le dans la position latérale de sécurité. S'il ne respire pas, commencez immédiatement la réanimation.

Appelez les services d'urgence qui pourront vous conseiller par téléphone.

Cherchez des signes indiquant que l'enfant a pris des médicaments – des morceaux de comprimés sur la langue ou un colorant autour de la bouche.

Essayez de savoir quel médicament a été pris, en quelle quantité et à quand remonte l'ingestion.

Continuez à surveiller ses signes vitaux jusqu'à l'arrivée des secours. Prenez l'emballage du médicament avec vous ou donnez-le à l'équipe d'urgence.

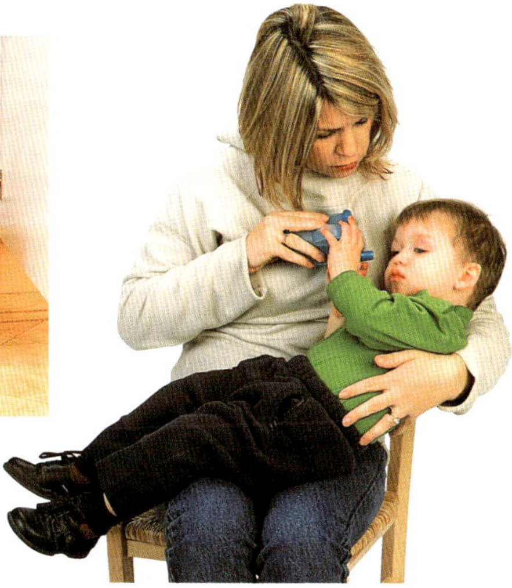

△ Explorez la bouche de l'enfant en cas de corps étranger. Humectez ses lèvres avec de l'eau, surtout si elles sont brûlées (il ne doit rien boire).

L'INTOXICATION PAR LES PLANTES : LES PREMIERS GESTES

Si l'enfant est inconscient, vérifiez s'il respire. Si la respiration semble normale, mettez-le dans la position latérale de sécurité. S'il ne respire pas, commencez immédiatement la réanimation.

Appelez les services d'urgence ou emmenez l'enfant à l'hôpital.

Demandez-lui ce qu'il a mangé.

À l'aide d'un doigt, explorez la bouche de l'enfant et retirez éventuellement tout débris de plante – gardez-les pour les remettre au personnel médical.

VÉRIFICATION DES COMPÉTENCES
L'INTOXICATION

POINTS-CLÉS

- N'incitez jamais un malade à vomir le toxique ☐
- Gardez un échantillon du toxique suspecté ☐
- Appelez immédiatement les services d'urgence ☐

COMPÉTENCES ACQUISES

- Comment prévenir les accidents d'intoxication à la maison ☐
- Comment traiter les intoxications chez l'enfant ☐
- Savoir reconnaître les dangers des surdosages de médicaments ☐
- Comment traiter l'intoxication alimentaire ☐
- Que faire face à une intoxication par la drogue ☐
- Comment traiter l'intoxication alcoolique ☐

13

LA TECHNIQUE DES SOINS

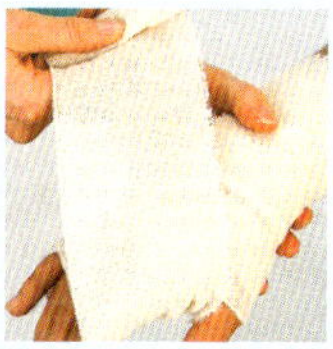

Un enfant blessé, ou toute autre victime, sera immédiatement rassuré si vous produisez une trousse de secours bien équipée, et le fait d'avoir certains articles essentiels sous la main vous aidera sans doute à aborder une situation donnée avec confiance. Une victime se sentira certainement plus calme si elle voit que vous pouvez panser professionnellement une blessure ou mettre une écharpe. Cependant, dans un cas d'urgence, rien de la trousse de secours ne sera aussi important que vous et que votre capacité à réfléchir vite et à improviser avec les moyens du bord. La communication avec le monde extérieur importe aussi. Faites donc bon usage des téléphones, des voisins ou des passants.

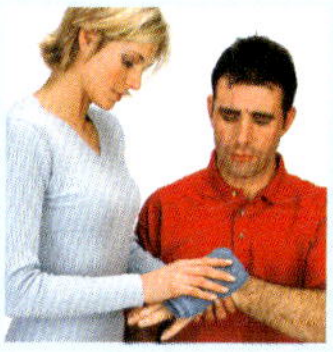

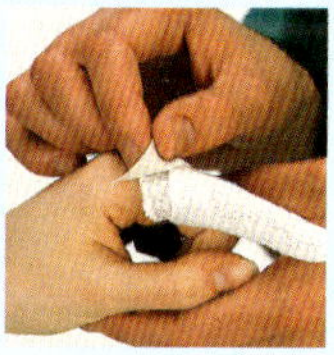

TABLE

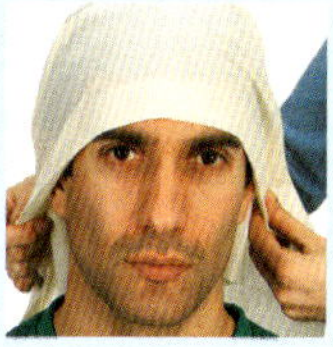

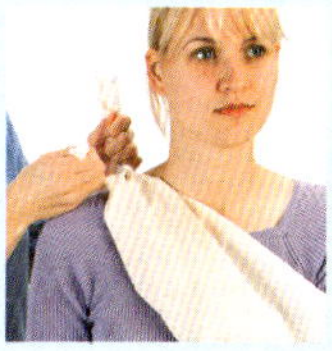

Constituer une trousse de secours

VOIR AUSSI
➤ Qu'est-ce que le secourisme ?, p. 16
➤ La sécurité à la maison, p. 228
➤ Voyager en toute sécurité, p. 250

Il est important d'avoir une trousse de secours propre et bien équipée à la maison, dans la voiture et au travail. Elle devrait être facilement accessible dans un placard de la cuisine ou de la salle de bains, mais hors de portée des enfants. Certains articles sont essentiels dans une trousse de secours, mais vous pourrez compléter le matériel de base avec, par exemple, des comprimés d'ibuprofène, du sirop au paracétamol pour enfants ou de la crème antihistaminique. N'entrant pas, cependant, dans le cadre des premiers secours, ces médicaments seront destinés à un usage personnel.

Non seulement il est essentiel d'avoir une trousse de secours à la maison et dans la voiture, mais sachez aussi que tout lieu de travail et tout établissement public doivent légalement en détenir une. Si vous êtes amené à secourir quelqu'un au travail ou dans un lieu public, n'hésitez donc pas à demander la pharmacie de secours. Les trousses destinées à un usage public ne doivent contenir aucun médicament (même les analgésiques courants) ni onguent en cas d'allergie des personnes traitées. Ce que vous avez chez vous dans votre trousse de secours ne regarde, bien sûr, que vous, puisque son usage est privé et familial.

QUE DOIT CONTENIR LA TROUSSE ?

La trousse de secours doit être maintenue propre et au sec. Une grande boîte en plastique est idéale pour sa légèreté, sa résistance et sa facilité d'ouverture. Les articles de première nécessité comprennent :

- Des pansements adhésifs – Un grand choix de différentes sortes, tailles et formes, des pansements imperméables, des pansements spécial doigts et des pansements toilés, par exemple. Notez que les coupures bénignes et les égratignures guérissent mieux à l'air.
- Des pansements non-adhésifs ou des compresses de gaze stériles – Habituellement en sachets sous vide, ces pansements et compresses sont faciles d'emploi et protègent une plaie contre toute contamination extérieure sans risquer de coller. Prévoyez beaucoup de compresses de gaze – c'est ce qu'il y a de mieux pour étancher le saignement d'une petite plaie et panser la plupart des plaies.
- Des bandes – De tailles et de types différents, surtout des bandes élastiques tubulaires (pour les blessures aux articulations), des bandes roulées (pour maintenir les compresses en place et stopper un saignement) et une serviette triangulaire (pour une écharpe et les blessures à la tête).
- Un thermomètre au mercure ou numérique, pour déterminer la température du corps.
- Une paire de ciseaux – Choisissez une paire bien aiguisée avec une lame à bout rond pour permettre de couper les pansements et les vêtements sans risquer d'entamer la peau.
- Des épingles de sûreté – Pour maintenir écharpes et bandages.
- Des gants jetables – Enfilez des gants avant de vous occuper d'un sujet qui saigne – non seulement pour ne pas contaminer la plaie mais aussi pour vous protéger.

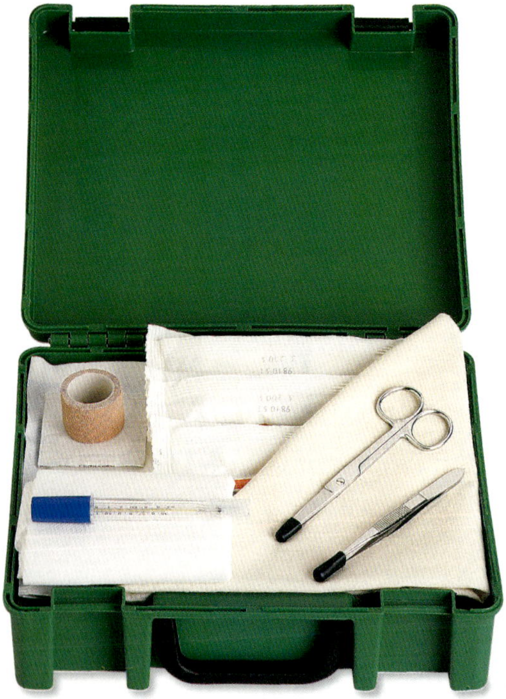

◁ Lorsque vous constituerez votre propre trousse de secours, assurez-vous que la boîte est assez grande, étanche et facilement identifiable.

LES ARTICLES DE PREMIÈRE NÉCESSITÉ

Votre trousse doit comprendre :

➤ Des pansements adhésifs de différentes tailles.

➤ Des pansements stériles de différentes tailles ; environ 30 pansements de gaze, 1 grand bandage stérile et des compresses de gaze à volonté.

➤ Une serviette triangulaire, des bandages tubulaires et des bandes roulées.

➤ Un thermomètre.

➤ Une paire de ciseaux.

➤ Des épingles de sûreté.

➤ Des gants jetables.

➤ Les numéros d'urgence.

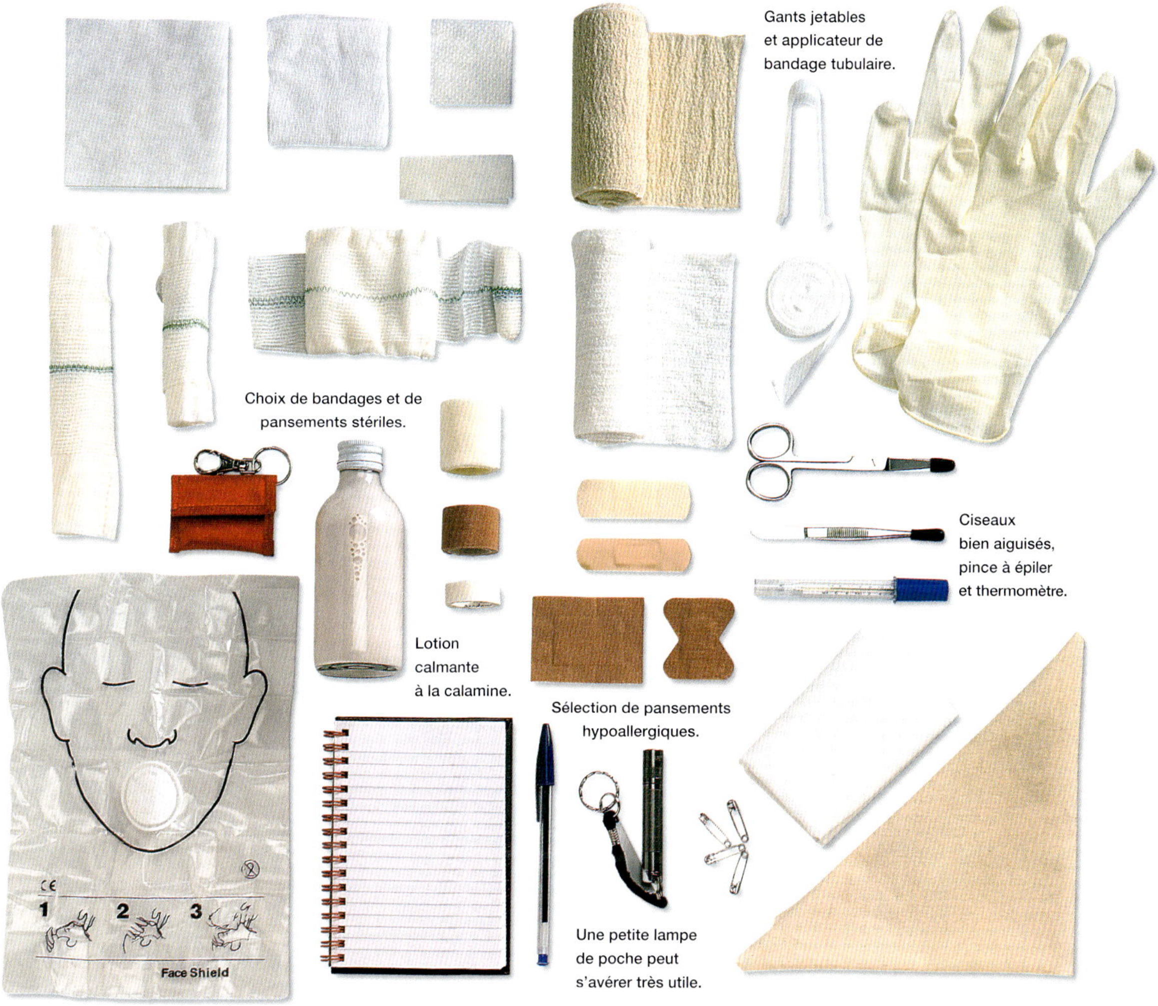

Masque pour le bouche-à-bouche avec son petit étui rouge.

Un carnet et un stylo – pour noter vos observations – avec une liste de numéros de téléphone d'urgence.

△ Voici quelques-uns des articles que vous pourrez garder dans votre trousse de secours. Sélectionnez ceux dont vous pensez avoir besoin et ceux dont vous maîtrisez l'emploi.

- Une liste des numéros de téléphone d'urgence – Inscrivez les numéros de votre médecin et de votre pharmacien, de l'hôpital le plus proche, des voisins et d'une compagnie de taxis.

Notez ce que vous utilisez de votre trousse de manière à le remplacer rapidement.

AUTRES ARTICLES UTILES

Dans une trousse à usage familial, vous pourrez garder quelques médicaments de base comme du paracétamol, de la lotion calmante à la calamine ou des antihistaminiques, et des cuillères pour les sirops.

- Une pince à épiler – Elle servira à retirer les échardes de verre et de bois.
- Du coton hydrophile ou des lingettes sans alcool – On peut utiliser les deux pour nettoyer le pourtour d'une plaie mais pas pour la panser car les peluches s'y colleraient.
- Un masque de protection – ce masque vous protégera, ainsi que la victime, lors d'une réanimation par le bouche-à-bouche.
- Du sparadrap – Du sparadrap imperméable pourra s'avérer utile pour des pansements qui se mouillent souvent. Attention, certaines personnes sont allergiques au sparadrap.
- Des compresses de gel – Ces paquets remplis de gel pouvant être chauffés ou congelés, ils sont utiles pour soulager une entorse, réduire une enflure ou bien rafraîchir un enfant fiévreux ou une brûlure superficielle.

Pansements et bandages

VOIR AUSSI

➤ Constituer une trousse de secours, p. 202
➤ Exécuter un bandage (1 et 2), p. 206, 208

Faute de trousse de secours, un secouriste devra être capable de réaliser un pansement de fortune sur les lieux d'un accident. En matière de secourisme, l'improvisation joue un rôle-clé et cela s'applique aussi aux bandages. Faciles à apprendre, les méthodes pour exécuter correctement un bandage seront indispensables dans de nombreuses situations d'urgence. Exercez-vous sur vos amis et les membres de votre famille, petits et grands (et lorsqu'ils vont bien !). Pour être efficaces, les bandages doivent être exécutés avec une certaine tension et n'être ni trop serrés, ni trop lâches.

Un pansement est l'ensemble du matériel maintenu sur une plaie afin d'arrêter le saignement et de protéger la plaie d'une contamination extérieure, tandis qu'un bandage est ce qui tient le pansement en place.

APPLIQUER UN PANSEMENT

On distingue différents types de pansements mais les méthodes de base restent les mêmes.

- Si possible, portez des gants jetables lorsque vous appliquerez un pansement, sauf s'il s'agit d'un pansement adhésif.
- Choisissez un pansement de bonne taille pour qu'il couvre toute la plaie et le pourtour.
- Ne touchez pas la partie du pansement qui sera en contact avec la plaie ; tenez-le par les côtés afin qu'il reste stérile, ce qui minimisera le risque d'infection.
- Lorsque vous placerez le pansement sur la plaie, assurez-vous qu'il en recouvre toute la surface ainsi que le pourtour. Ne faites jamais glisser un pansement sur une plaie et ne repositionnez jamais un pansement qui a glissé.
- Ne retirez jamais un pansement, même s'il est saturé de sang. Au lieu de cela, ajoutez-en un ou plusieurs par-dessus le premier jusqu'à ce que le saignement soit contenu.

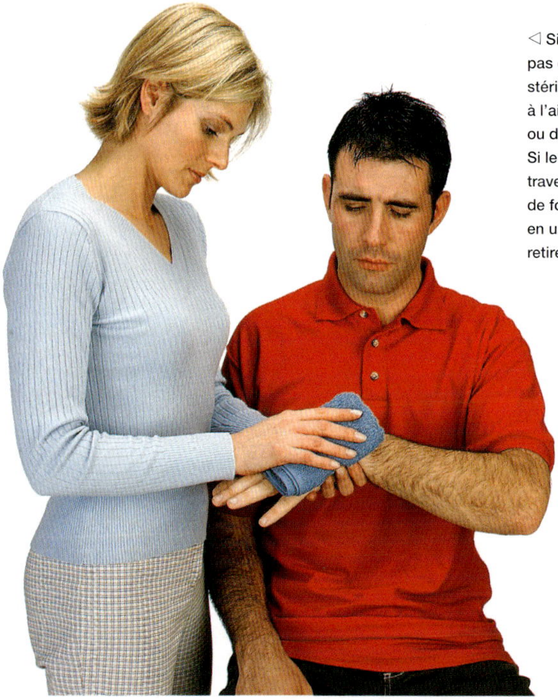

◁ Si vous n'avez pas de pansements stériles, improvisez à l'aide d'un torchon ou d'un linge similaire. Si le saignement traverse ce pansement de fortune, appliquez-en un autre sans retirer le premier.

LES TYPES DE PANSEMENTS

Dans l'idéal, vous devriez utiliser des pansements stériles prêts à l'emploi afin d'éviter toute contamination de la plaie. Toutefois, comme vous n'en aurez pas toujours sous la main, il importe de connaître les autres types de pansements et même de savoir improviser, en l'absence de trousse de secours.

Parmi les différents types de pansements, on distingue :

- Les pansements stériles – Ils consistent en une compresse de gaze stérile recouverte d'une couche de coton hydrophile puis d'un bandage. Il existe des pansements stériles sous vide et prêts à l'emploi.
- Les pansements adhésifs – Prédécoupés ou en bandes, ils sont disponibles en différentes tailles et formes (certains sont spécialement

▽ Vous devrez envelopper une grande partie du membre blessé de telle manière que la circulation ne soit pas entravée.

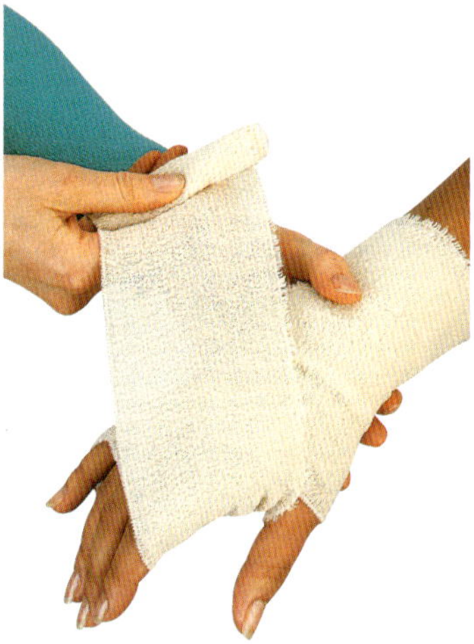

conçus pour les doigts ou une autre partie spécifique du corps). Certaines personnes étant allergiques à ce type de pansement, vérifiez auprès du blessé avant de les utiliser.

- Les pansements non adhésifs – Ces pansements non pelucheux s'appliquent directement sur une plaie sans risquer de coller.
- Les pansements de fortune – À défaut de pansements, utilisez le linge le plus propre et le moins pelucheux que vous pourrez trouver – torchons, foulards, morceaux de draps, etc. Les serviettes hygiéniques font aussi de bons pansements.

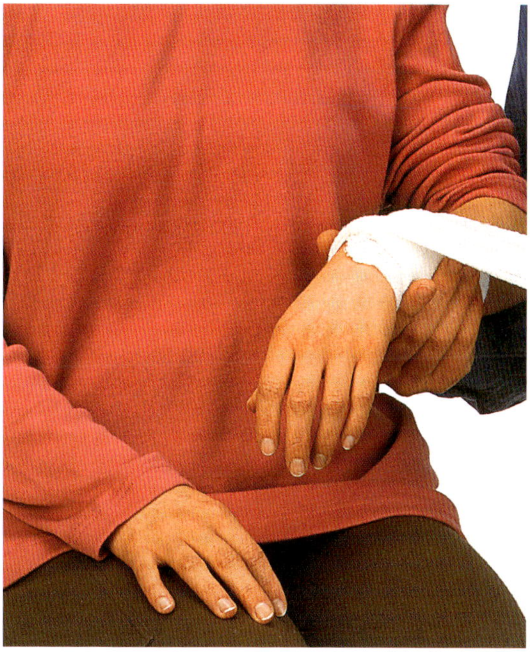

◁ Commencez au bas du membre puis roulez la bande autour de l'avant-bras. Veillez à ce que le sujet soit confortable et exécutez le bandage du côté blessé.

BIEN EXÉCUTER UN BANDAGE

Un bandage correctement exécuté joue plusieurs rôles – il arrête le saignement, favorise la circulation du sang et assure la solidité du pansement ou bien l'immobilisation et le soutien d'un membre blessé. Pour les trois principaux types de bandages, on emploie :

- La bande roulée, pour maintenir un pansement en place et soutenir un membre.
- L'écharpe triangulaire, pour immobiliser un membre supérieur ou maintenir en place un gros pansement.
- Le bandage tubulaire, pour soutenir un membre blessé et maintenir un pansement sur un doigt.

La tension employée lors de la pose d'une bande est cruciale. Si un bandage est trop serré, les doigts ou les orteils seront froids, la peau bleuie et le membre douloureux. Plus tard, la victime se plaindra d'un engourdissement de ses doigts ou orteils et vous pourrez observer une froideur de peau. Inversement, un bandage trop lâche n'arrêtera pas le saignement ni ne protégera la plaie d'une contamination. Exercez-vous donc le plus possible.

▽ Pour vous assurer qu'un bandage n'est pas trop serré, appuyez fort sur une partie en « aval » de la bande, sur un doigt, par exemple. Si elle met plus de 3 secondes à redevenir rose après que vous avez relâché la pression, le bandage devra être refait de manière plus lâche.

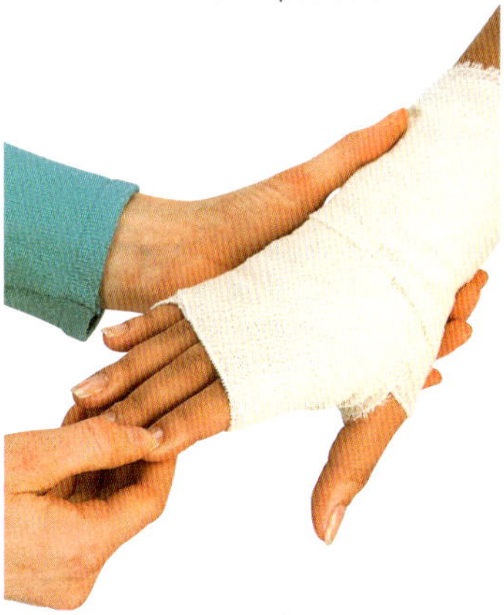

PANSEMENTS ET BANDAGES : LES RÈGLES DE BASE

Afin d'appliquer un pansement et d'exécuter un bandage correctement, suivez ces règles simples :

À FAIRE

- ➤ Commencez par bander la partie inférieure du membre et progressez vers le haut.
- ➤ Bandez fermement ; le bandage ne doit être ni trop lâche, ni trop serré afin de ne pas couper la circulation.
- ➤ Fixez le bandage avec du sparadrap en veillant à ne pas laisser de bouts pendants qui pourraient s'accrocher lors du déplacement du blessé.
- ➤ Lorsque vous ferez un bandage, exercez une tension uniforme et enveloppez une grande partie du membre, ce qui réduira les risques d'entrave à la circulation.

À NE PAS FAIRE

- ➤ N'utilisez pas d'élastique pour maintenir un pansement en place ; il risquerait de trop serrer et de couper la circulation.
- ➤ Ne bandez pas par-dessus les doigts ou les orteils, à moins qu'ils ne soient endommagés, afin de pouvoir vérifier si le bandage n'est pas trop serré.
- ➤ N'employez pas de bande de mauvaise taille – trop large, le bandage risque d'être lâche ; trop étroite, il peut être trop serré.
- ➤ Ne fixez pas de pansement avec du sparadrap sans vous assurer que le blessé n'est pas allergique à ce produit.
- ➤ N'enroulez pas de sparadrap tout autour d'un membre, d'un doigt ou d'un orteil car cela pourrait couper la circulation.

Exécuter un bandage (1)

VOIR AUSSI

➤ Pansements et bandages, p. 204
➤ Exécuter un bandage (2), p. 208

Une bonne maîtrise des bandages s'acquiert par l'exercice. Certaines articulations comme la cheville ou le coude sont particulièrement difficiles à bander. Le mieux est de regarder quelqu'un d'expérimenté le faire et de répéter ses gestes en sa présence afin de pouvoir être corrigé. Veillez à ce que la bande empiète bien sur le tour précédent et tirez-la fermement, mais sans trop serrer. Si votre bandage est lâche au bout d'une heure, défaites-le et exécutez-le à nouveau avec légèrement plus de tension. Les bandes de crêpe se détendent à l'usage mais redeviennent élastiques une fois lavées.

La première décision à prendre lorsqu'on doit faire un bandage est le choix de la largeur de bande selon la partie du corps affectée. Trop étroite ou trop large, elle n'accomplira pas correctement sa fonction et risquera d'aggraver la blessure. Pour vous guider, voici quelques largeurs avec les parties du corps correspondantes : 2,5 cm doigt ; 5 cm main ; 7,5-10 cm bras ; et 10-15 cm jambe.

LE BANDAGE : NOTIONS DE BASE

Installez le blessé confortablement et rassurez-le. Commencez à dispenser vos soins, en vous plaçant en face de lui.

↓

Veillez à ce que la partie lésée soit soutenue pendant que vous la soignez.

↓

Exécutez le bandage avec une tension ferme et régulière, ni trop serré, ni trop lâche.

↓

Fixez-le avec du sparadrap. Veillez à rentrer tout bout de bande pendant.

↓

Vérifiez la circulation au-delà du bandage et tout saignement éventuel.

EXÉCUTER UN BANDAGE À PARTIR D'UNE BANDE ROULÉE

Le début d'une bande s'appelle le chef initial et la bande roulée, ou rouleau, le globe. Gardez le globe élevé afin qu'il ne tombe pas par terre si vous le lâchez. Imaginez comment sera le bandage avant de le commencer.

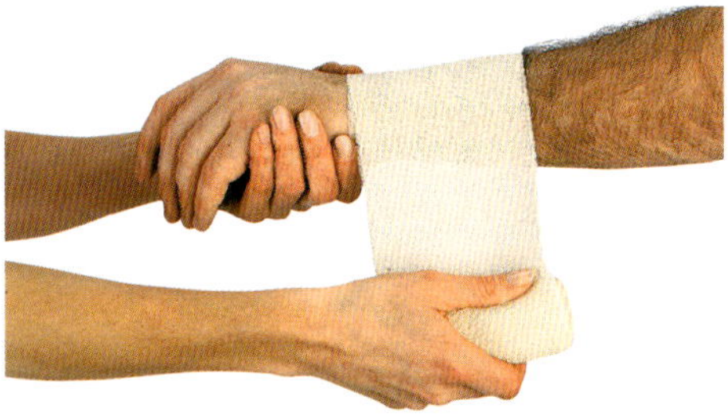

1 Placez le chef initial à l'opposé de la blessure et travaillez de gauche à droite, dans le sens des aiguilles d'une montre, en tenant le globe dans la main droite.

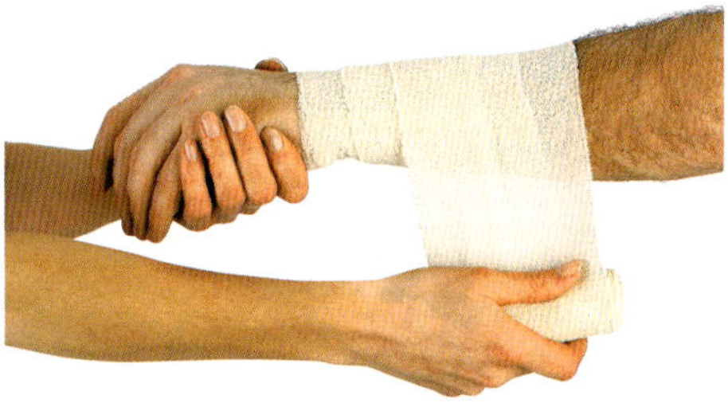

2 Enroulez la bande autour du membre en commençant par deux tours circulaires l'un sur l'autre, puis en recouvrant les deux tiers de la largeur de la bande à chaque tour. Terminez par deux tours circulaires l'un sur l'autre.

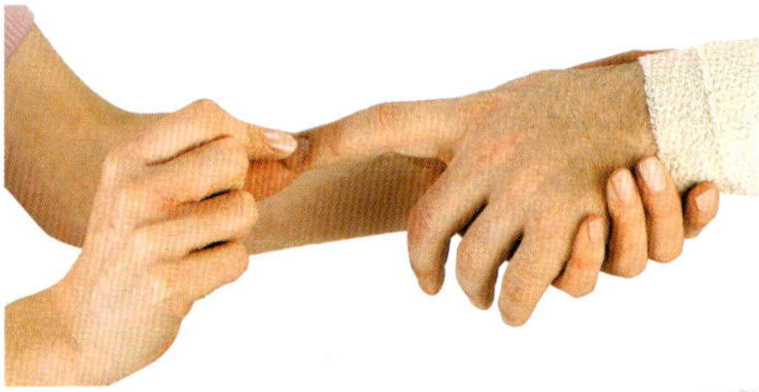

3 Une fois le bandage terminé, vérifiez la circulation ; si la bande est trop serrée, déroulez-la et refaites le bandage de façon légèrement plus lâche.

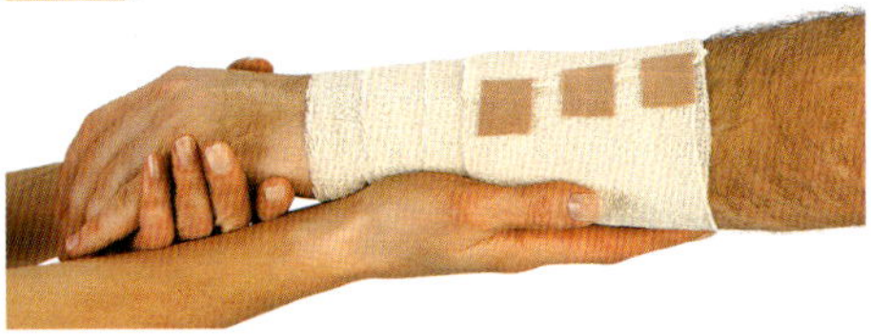

4 Fixez la fin du bandage avec du sparadrap.

LES BANDAGES DE LA MAIN ET DU PIED

La méthode pour la main ci-dessous s'applique aussi au pied, même si le talon devait rester à nu, à moins qu'il ne soit blessé. Commencez un bandage du pied à partir du gros orteil.

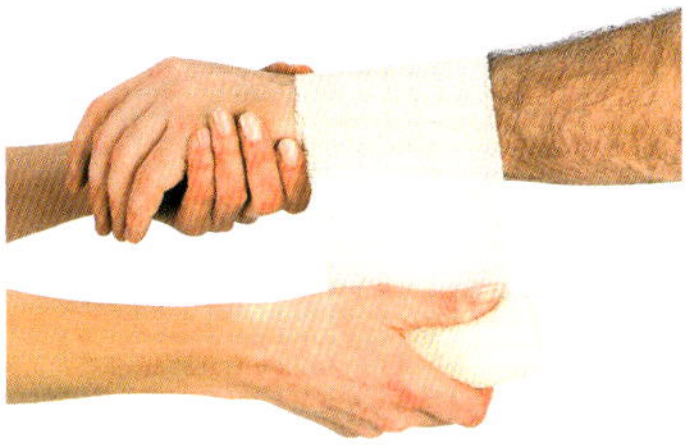

1 Commencez à partir du poignet et faites deux tours circulaires droits en travaillant dans le sens des aiguilles d'une montre.

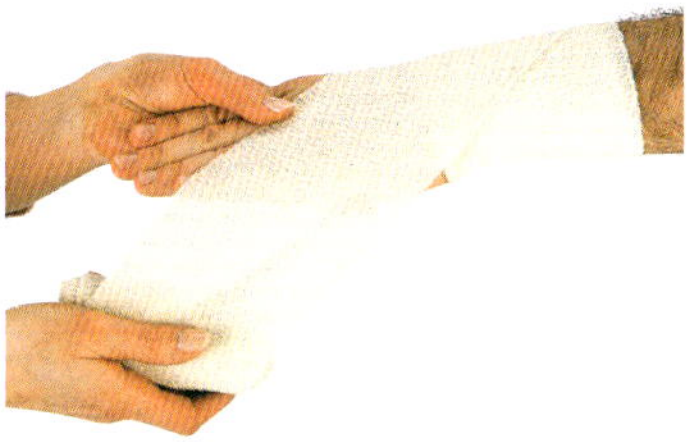

2 Passez en biais sur le dos de la main depuis la base du pouce jusqu'à l'ongle du petit doigt.

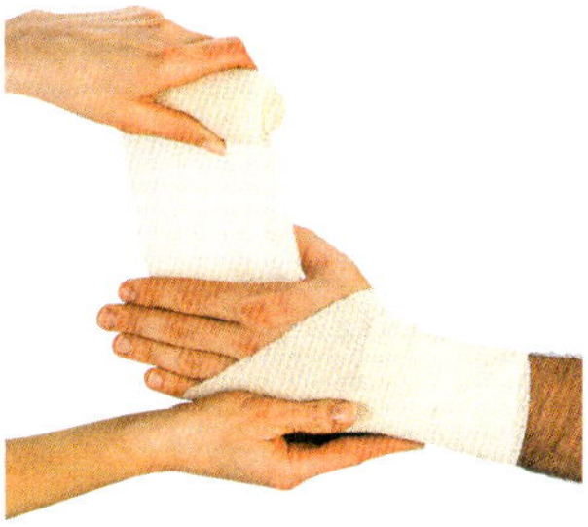

3 En laissant le pouce libre, rabattez la bande sur les quatre autres doigts côté paume sans en couvrir le bout.

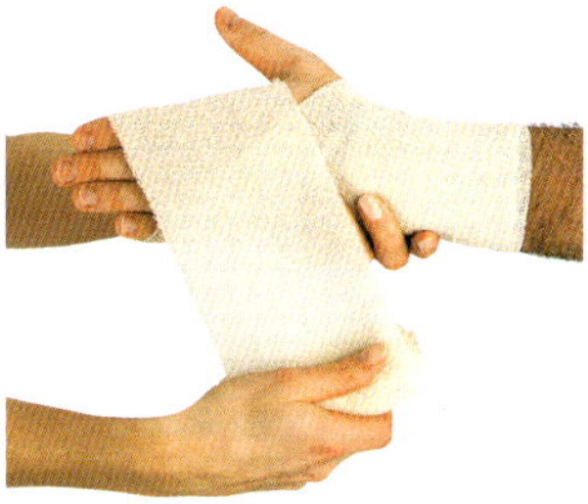

4 Entourez les quatre doigts en revenant au poignet, puis faites un tour circulaire au poignet et revenez au petit doigt.

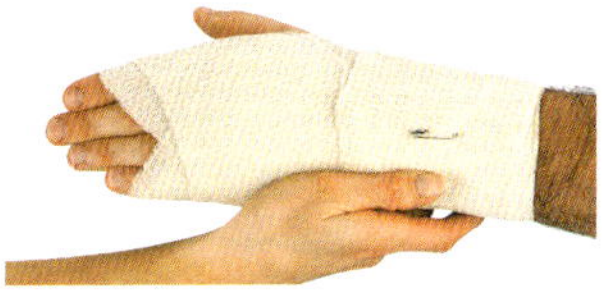

5 Répétez ce mouvement en 8 en recouvrant les deux tiers de la largeur de la bande à chaque tour. Terminez par un tour circulaire au poignet.

LES BANDAGES DU COUDE ET DU GENOU

Le bandage de ces articulations est difficile, voire impossible si elles sont complètement pliées. Bandez-les en position légèrement fléchie pour que le bandage tienne. Pour plus d'efficacité, ces bandages doivent être exécutés avec des mouvements en forme de 8.

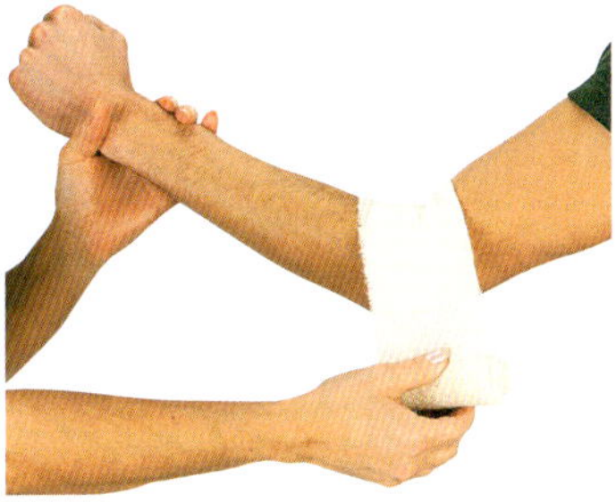

1 Placez le chef initial sur le pli du coude ; exécutez deux tours circulaires au niveau de l'articulation.

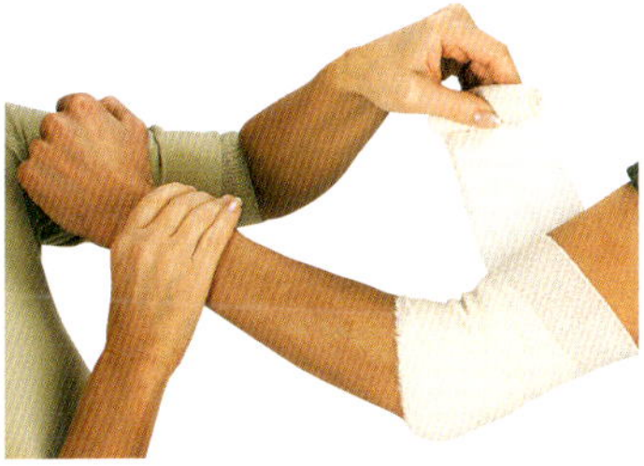

2 Dirigez maintenant le globe au-dessus du coude et faites deux tours circulaires en biais en recouvrant la moitié de la largeur de la bande à chaque tour.

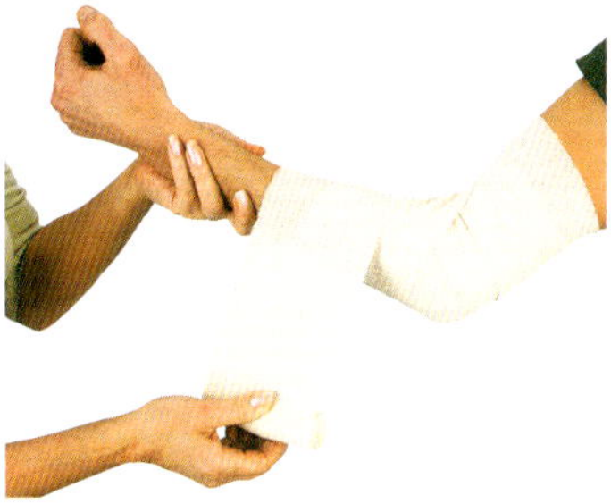

3 Déplacez le globe au-dessous du coude, empiétez sur la moitié des tours droits initiaux et exécutez deux tours circulaires en biais.

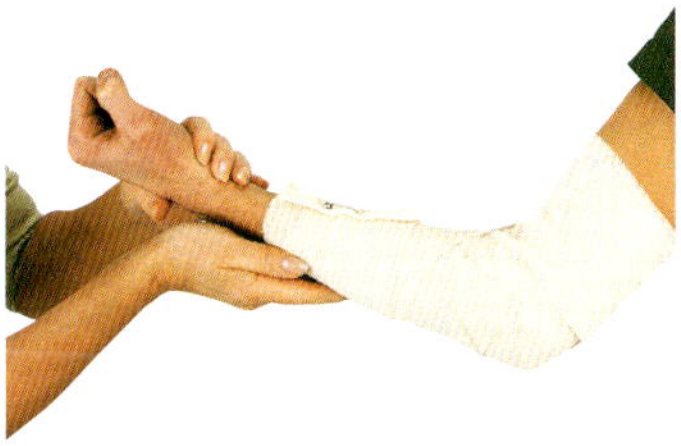

4 Continuez à dessiner ces 8 en faisant deux tours en biais au-dessus du coude puis deux tours en biais au-dessous, puis finissez par deux tours droits.

Exécuter un bandage (2)

VOIR AUSSI

➤ Pansements et bandages, p. 204

➤ Exécuter un bandage (1), p. 206

Les bandages de la tête, des doigts et des orteils sont probablement les plus difficiles à maîtriser. Ils tiennent mal sur ces parties du corps, et posent certains problèmes aux novices. Du sparadrap enroulé trop fermement autour d'un doigt peut, par exemple, agir comme un garrot. Les plaies du cuir chevelu saignent souvent abondamment et un bandage de cette région doit exercer une pression régulière et ferme pour être efficace. Vous apprendrez ici à vous servir d'un pansement de gaze tubulaire et d'une écharpe triangulaire, tous deux inclus dans la plupart des trousses de secours.

On distingue deux sortes de bandages tubulaires : le bandage tubulaire élastique, pour soutenir une articulation blessée, et la gaze tubulaire pour recouvrir un doigt ou un orteil. Les bandages de gaze tubulaire aident à étancher un saignement et aussi à protéger un doigt en l'isolant des autres sans couper la circulation. Si vous n'avez pas d'applicateur pour enfiler la gaze sur le doigt, pliez une bandelette de carton en deux ou prenez un tube de bonbons en carton après en avoir retiré le bouchon et le fond.

COMMENT APPLIQUER UN BANDAGE TUBULAIRE SUR UN DOIGT

Ces bandages tubulaires de gaze exercent assez de pression pour arrêter un saignement sans pour autant couper la circulation. L'applicateur utilisé ici se trouve en pharmacie.

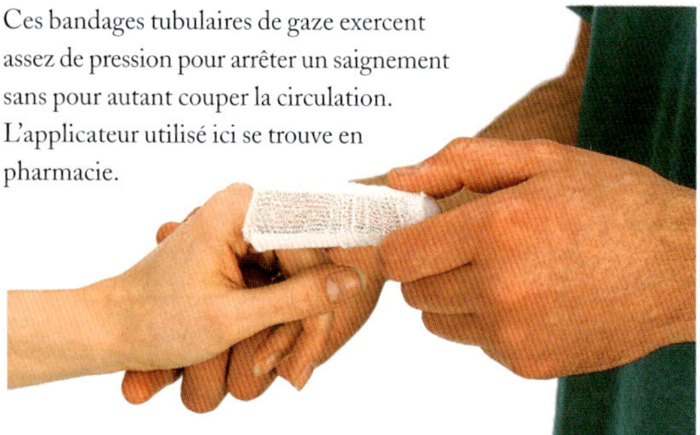

1 Enfilez sur l'applicateur une longueur de gaze d'au moins deux ou trois fois la longueur du doigt. Passez l'applicateur autour du doigt.

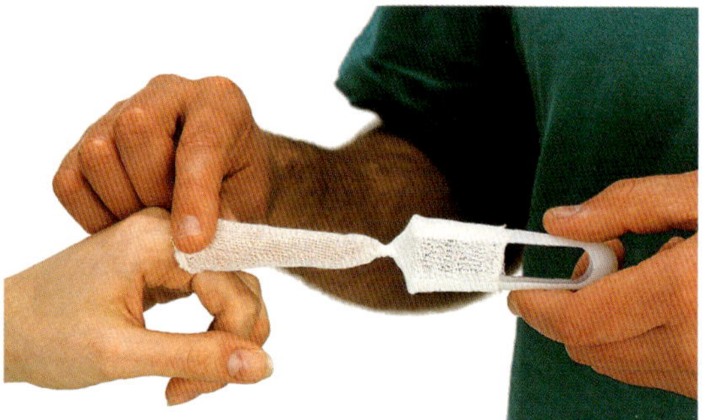

2 Tout en maintenant le bas de la bande de gaze sur le doigt, retirez l'applicateur et le reste de bande juste au-dessus du doigt. Tordez la bande plusieurs fois comme ici.

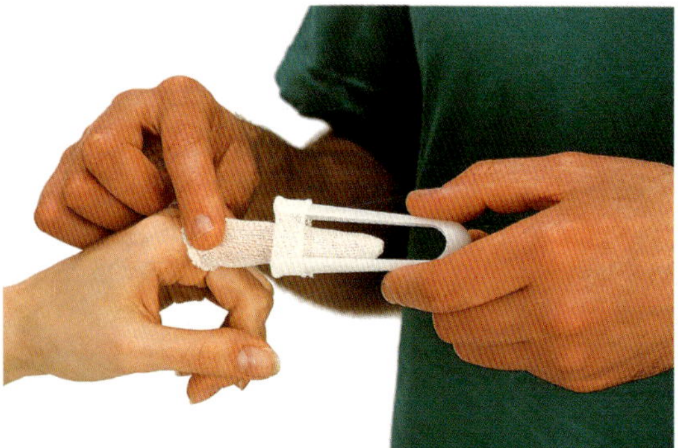

3 Maintenant, faites à nouveau glisser l'applicateur et la bande jusqu'au bas du doigt afin de le recouvrir d'une seconde épaisseur de gaze.

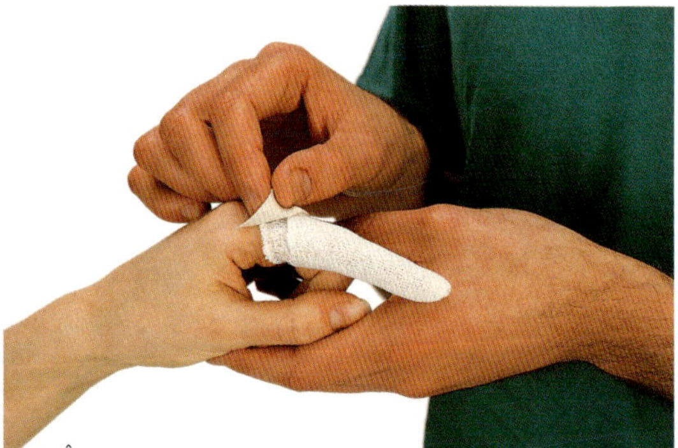

4 Ôtez l'applicateur. Coupez le surplus de gaze et fixez le bandage à la base du doigt avec du sparadrap appliqué fortement mais sans trop serrer.

LE BONNET DE LA TÊTE

Placez une compresse de gaze sur la plaie, surtout si elle saigne beaucoup. La compresse aidera à exercer une pression régulière sur tout le cuir chevelu. Si le sang filtre au travers du bandage, appliquez-en un nouveau par-dessus. On pourrait utiliser une bande au lieu d'une serviette triangulaire, mais elle tiendrait plus difficilement en place.

1 Appliquez sur le front le bord le plus long de la serviette triangulaire.

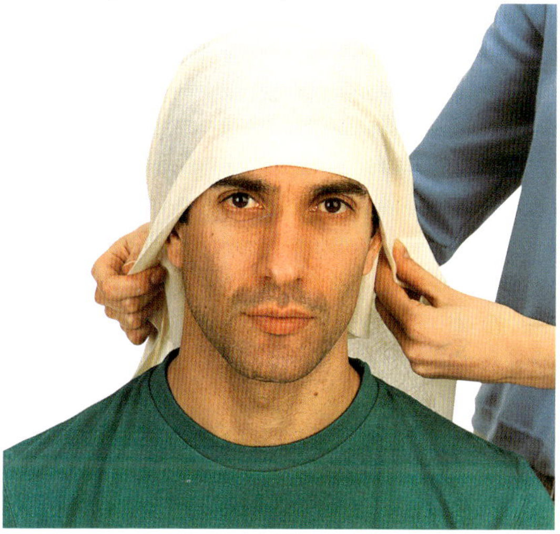

2 Attrapez les deux bouts derrière la tête et passez l'un par-dessus l'autre en tirant fermement.

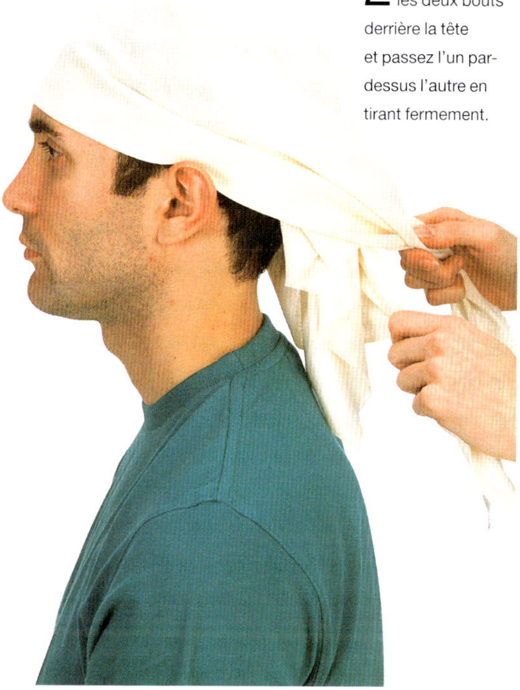

3 Ramenez les deux bouts sur le front et nouez-les au centre.

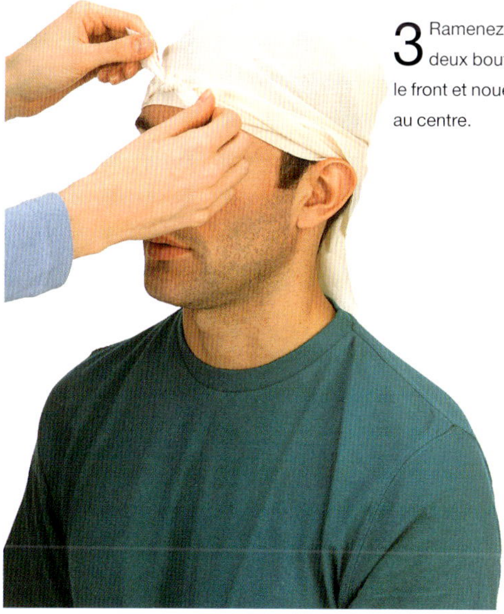

4 Relevez la pointe de la serviette triangulaire et fixez-la sur le haut du crâne avec une épingle de sûreté ou du sparadrap.

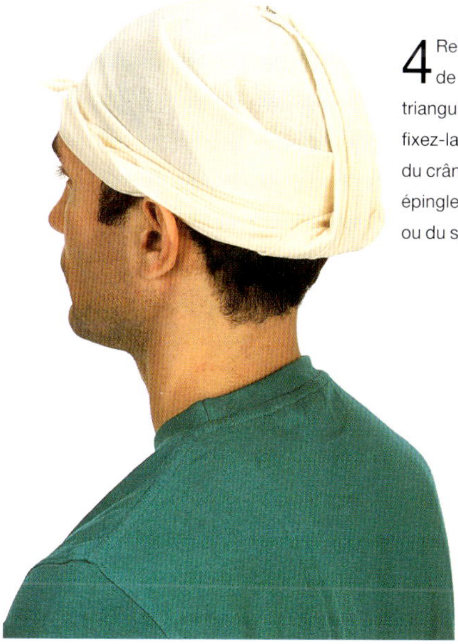

Mettre une écharpe

VOIR AUSSI

- ➤ La plaie et sa cicatrisation, p. 132
- ➤ La plaie infectée, p. 136
- ➤ La fracture, p. 154

La serviette triangulaire étant un article essentiel de secourisme, la plupart des trousses à pharmacie en dénombrent plusieurs. On l'utilise habituellement pour la confection d'une écharpe. Si vous n'en avez pas sous la main, vous pourrez improviser en accrochant par exemple la manche d'une chemise ou d'un pull-over avec une épingle de sûreté. Les fonctions d'une écharpe sont de soutenir et d'immobiliser une partie lésée du corps et, dans certains cas, d'étancher le saignement d'une plaie (il s'agit là d'une écharpe « oblique »). Vous apprendrez à exécuter deux sortes d'écharpes.

Les écharpes servent à soutenir un bras. On distingue l'écharpe « de Mayor » (l'avant-bras est horizontal), et l'écharpe « oblique » (l'avant-bras est plié à 45°, position qui aide aussi à réduire une enflure et un saignement). Ce type d'écharpe sert aussi pour les fractures de côte.

COMMENT EXÉCUTER UNE ÉCHARPE « OBLIQUE »

On utilise une écharpe « oblique » pour étancher le saignement d'un doigt ou d'un avant-bras. Elle contribue aussi à atténuer la douleur et à prévenir une aggravation de la blessure en immobilisant le membre. Cette écharpe peut servir aussi dans des cas de brûlures afin de minimiser l'enflure.

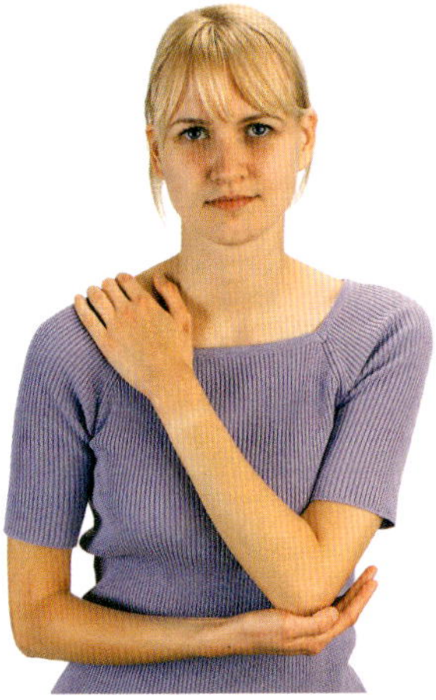

1 Placez le bras lésé de manière à ce que les doigts touchent la clavicule du côté opposé.

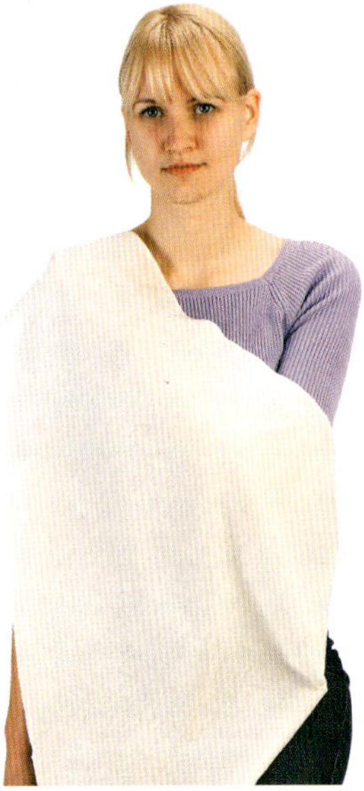

2 Disposez la pièce triangulaire sur le bras lésé, grand côté le long du bras indemne et pointe, côté blessure.

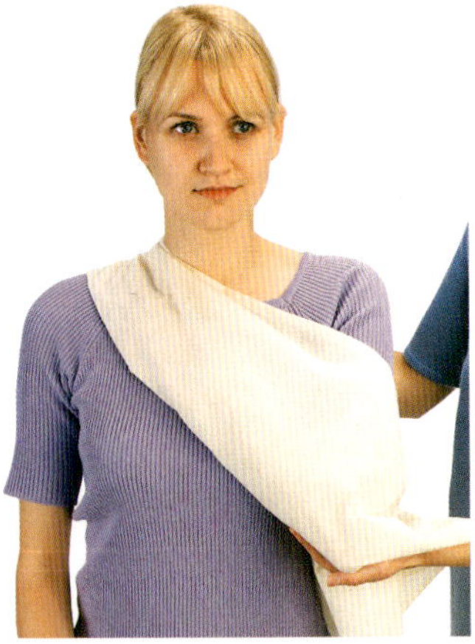

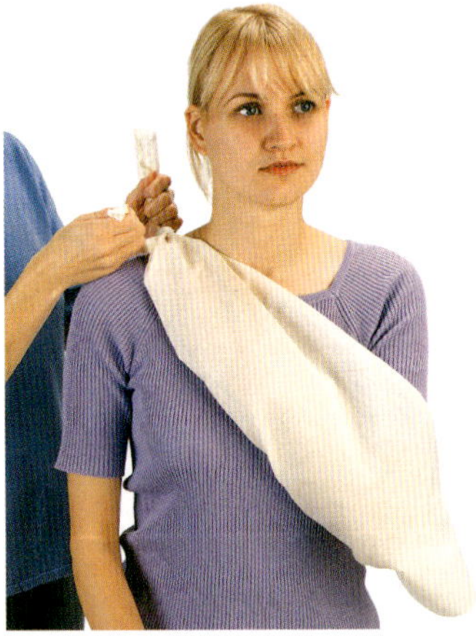

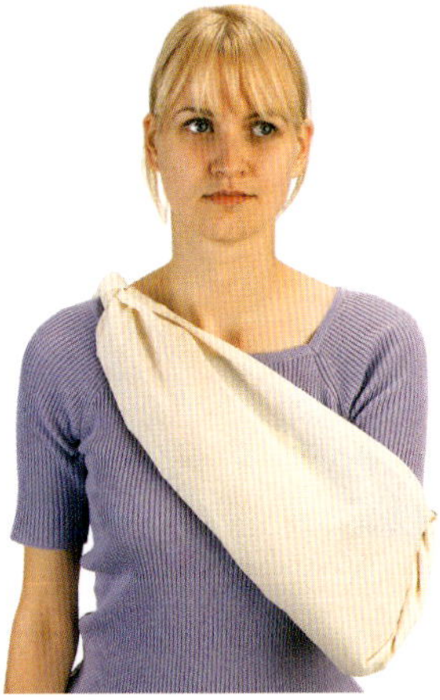

3 Rentrez la serviette sous le coude et l'avant-bras. Passez le reste de tissu derrière le dos.

4 Nouez ensemble les bouts de la serviette au niveau de la clavicule du côté indemne.

5 Au niveau du coude, rentrez le surplus de tissu ou fixez-le avec une épingle de sûreté.

COMMENT EXÉCUTER UNE ÉCHARPE « DE MAYOR »

On emploie ce type d'écharpe pour une blessure au bras ou à la main, telle une fracture. Cette écharpe immobilise le membre et peut s'improviser de maintes façons.

1 Demandez à la personne de soutenir son bras blessé de telle manière que la main repose juste au-dessus du coude côté indemne. Glissez maintenant la serviette triangulaire entre le corps et le bras, grand côté le long du côté indemne.

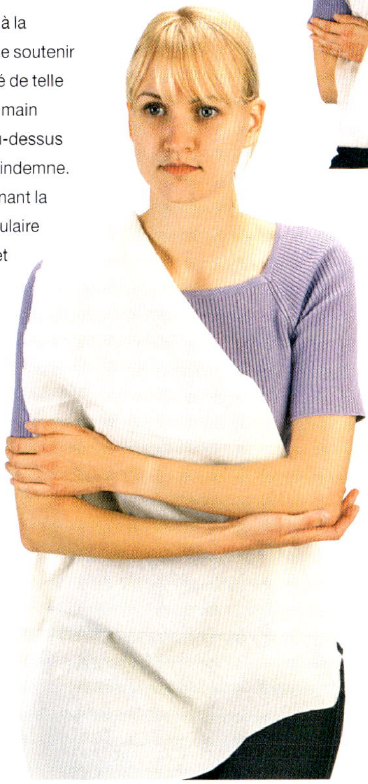

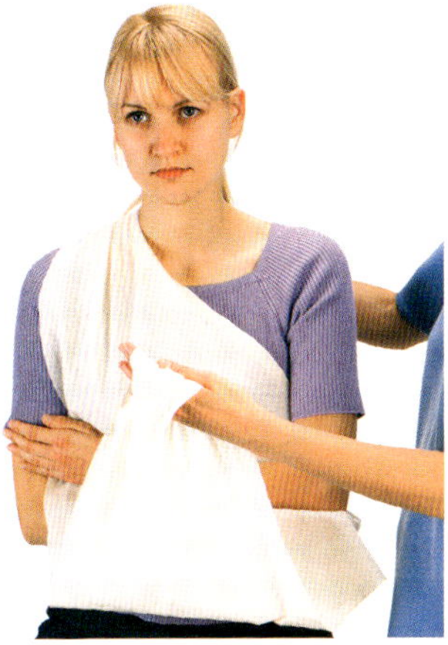

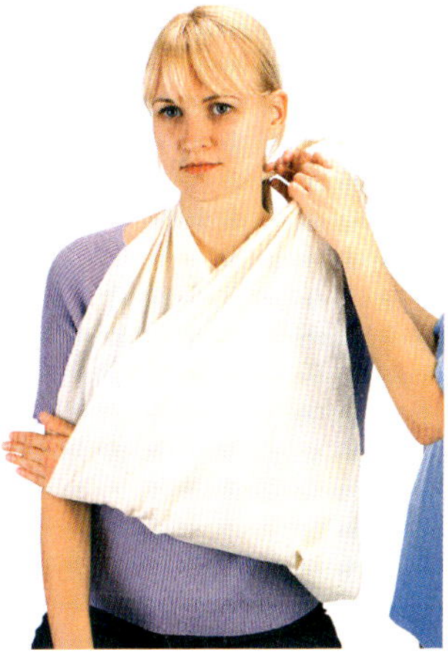

2 Ramenez la pointe inférieure de l'écharpe vers l'épaule, côté opposé. Passez-la derrière le cou et nouez les deux bouts ensemble (ou fixez-les avec une épingle de sûreté).

3 Rentrez les bouts sous le nœud. L'écharpe fixée, le blessé pourra relâcher son bras.

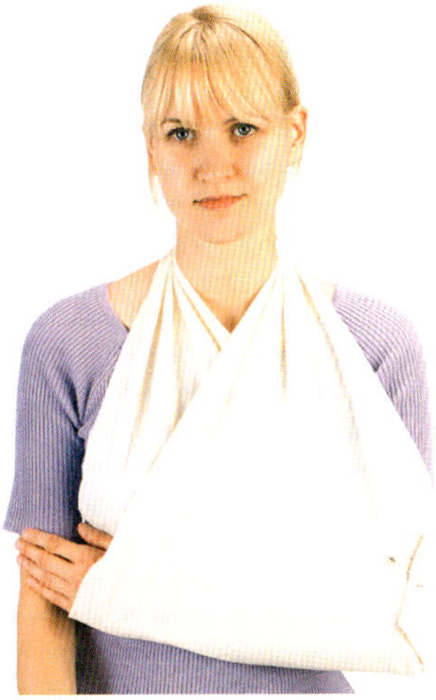

4 Terminez l'écharpe en repliant la pointe de tissu au niveau du coude et en l'attachant avec une épingle de sûreté. La main doit être légèrement plus haute que le coude, comme ici.

QUELQUES IDÉES D'ÉCHARPES IMPROVISÉES

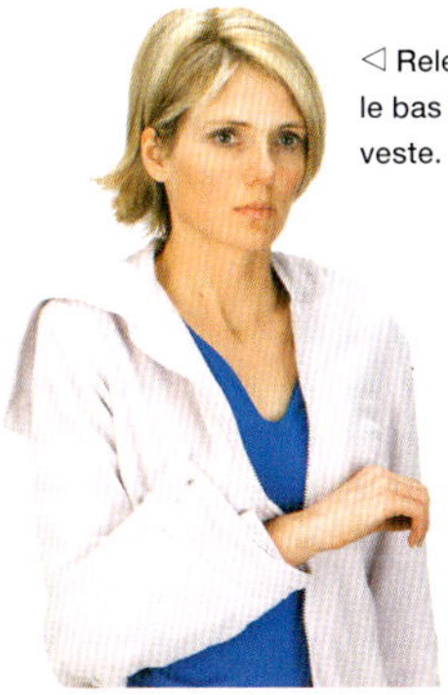

◁ Relevez le bas d'une veste.

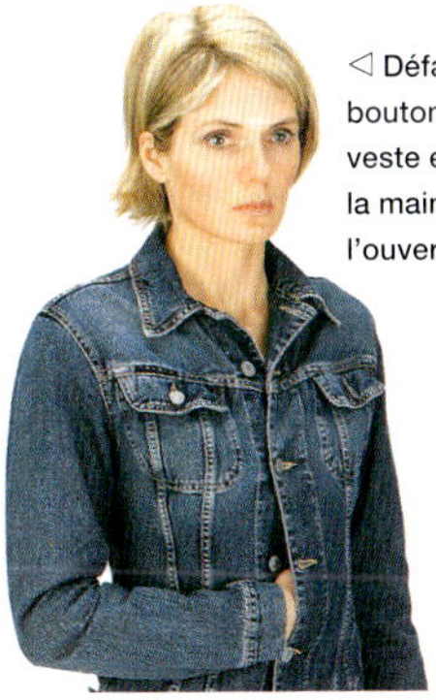

◁ Défaites le bouton d'une veste et glissez la main dans l'ouverture.

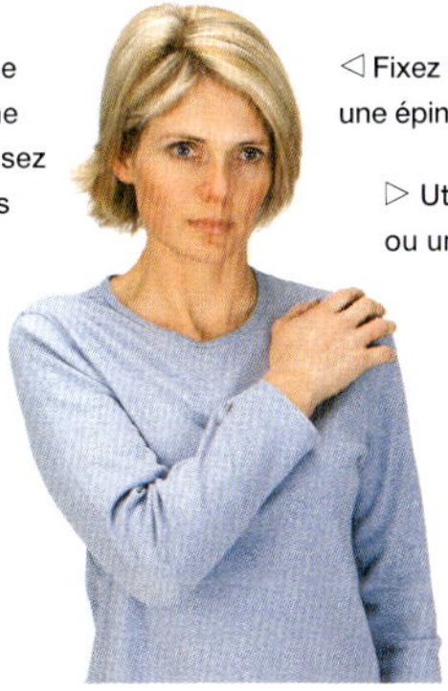

◁ Fixez la manche avec une épingle de sûreté.

▷ Utilisez un collant ou une ceinture.

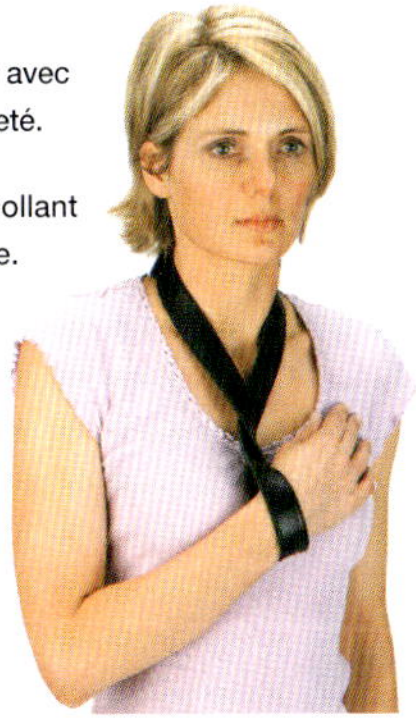

VÉRIFICATION DES COMPÉTENCES
LA TECHNIQUE DES SOINS

POINTS-CLÉS

- Disposez toujours d'une trousse de secours à la maison et dans la voiture ☐
- Bien qu'une trousse de secours soit importante, la capacité d'improvisation est, pour un secouriste, une aptitude essentielle ☐
- Exercez-vous à faire des bandages sur un ami ☐

COMPÉTENCES ACQUISES

- Comment panser et bander une plaie ou une blessure fermée ☐
- Comment improviser un pansement et un bandage en l'absence de trousse de secours ☐
- Comment bander un coude et un genou ☐
- Comment bander un doigt ☐
- Comment bander le crâne ☐
- Comment exécuter des écharpes ☐

14

LES MÉDECINES DOUCES

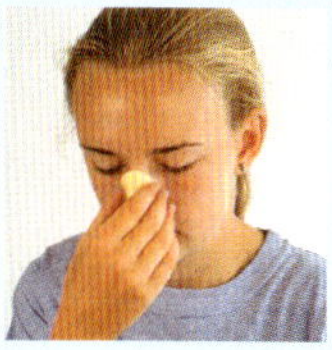

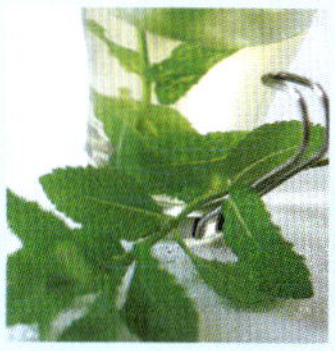

Les professionnels des médecines douces sont convaincus que leurs thérapies aident les défenses naturelles de l'organisme à guérir une blessure – que ce soit une blessure physique ou psychique ou les deux ensemble. Bien évidemment, les médecines douces ne conviennent pas à de nombreux cas d'urgence où la médecine traditionnelle reste vitale. Toutefois, leur pratique devient intéressante lorsqu'on les associe à cette médecine traditionnelle, surtout dans le cas d'affections bénignes telles que crampes, piqûres ou constipations. Comme pour tout traitement d'urgence, la sécurité doit toujours être présente à votre esprit. Employez seulement des techniques sûres, des pansements stériles et des remèdes que vous connaissez bien. Demandez toujours l'avis d'un professionnel de santé avant de faire appel aux médecines douces pour un enfant.

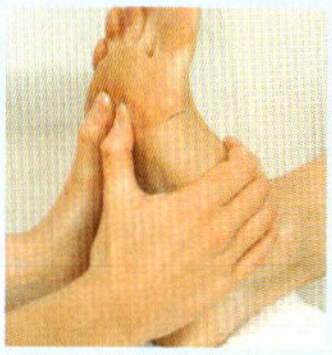

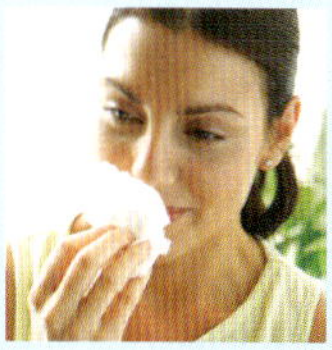

TABLE

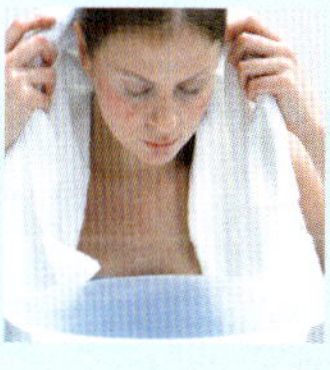

Définition des médecines douces

VOIR AUSSI
➤ La trousse à pharmacie des médecines douces, p. 216
➤ Comment utiliser les médecines douces (1 et 2), p. 218, 220

Les médecines douces dont on parle le plus souvent en matière de premiers soins naturels sont la phytothérapie, l'aromathérapie, l'acupuncture, la réflexothérapie et l'homéopathie. D'autres thérapies – comme le yoga, le Reiki, le massage, la chromothérapie, la méditation ou la technique Alexander – ont un rôle à jouer, que ce soit calmer une victime souffrant de blessures sans gravité ou l'aider à se remettre sur pieds. Veillez à demander une aide médicale traditionnelle en un premier temps, puis choisissez parmi les thérapies naturelles pour apaiser la victime et l'assister.

Autrefois, on ne connaissait rien d'autre que les remèdes naturels pour soigner maladies et blessures. Ce genre de traitement a récemment refait son apparition et de nouvelles disciplines se sont développées. Nombreux sont ceux qui considèrent ces thérapies comme plus sûres et plus naturelles que la médecine dite traditionnelle, préférant leur approche holistique, c'est-à-dire leur manière d'aborder la personne dans son ensemble.

Si certains scénarios d'urgence nécessitent des techniques de maintien en vie où ces méthodes ne sont pas appropriées, de nombreux cas plus bénins, cependant, peuvent bénéficier des médecines douces. Certaines ont prouvé leur efficacité par des tests cliniques tandis que d'autres sont couramment acceptées comme offrant des alternatives utiles et tout à fait satisfaisantes.

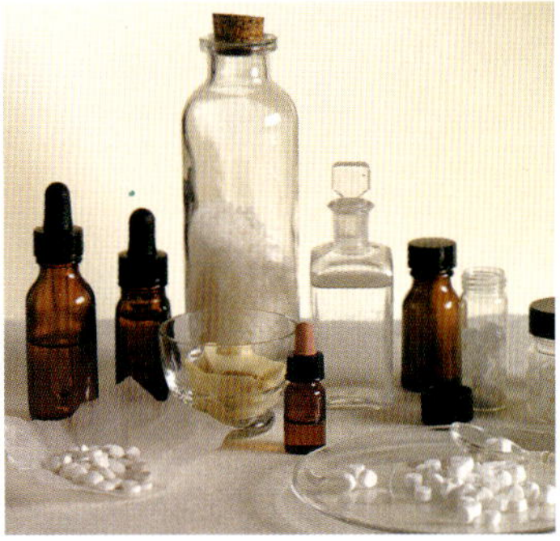

△ On peut désormais se procurer un éventail de produits homéopathiques dans toutes les pharmacies traditionnelles.

▽ Les remèdes à base de plantes peuvent s'employer pour toutes sortes d'affections, mais demandez conseil avant de les utiliser.

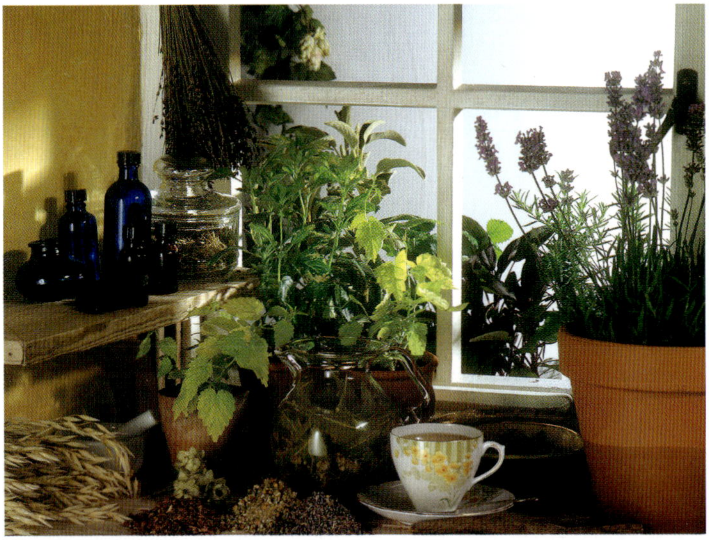

MISE EN GARDE

➤ Demandez conseil auprès d'un médecin allopathe

Avant de vous lancer dans une thérapie alternative, vous devrez montrer le malade à un médecin traditionnel, c'est-à-dire allopathe. (Essayer de traiter une méningite à l'homéopathie ou une crise d'asthme aiguë avec l'acupuncture est franchement dangereux.) En fait, demandez toujours l'avis d'un allopathe avant d'entreprendre un traitement parallèle, surtout si vous souffrez d'une maladie chronique.

➤ Utilisez avec précaution les remèdes à base de plantes

Les remèdes phytothérapiques fonctionnent sur le principe de réaction entre les substances chimiques qu'ils renferment et les récepteurs de l'organisme. Vous devrez cependant vous méfier et ne pas considérer tous remèdes à base de plantes comme ne présentant aucun danger. L'aspirine, à l'origine un médicament dérivé de plantes, peut, par exemple, avoir des effets salutaires mais aussi néfastes. Il peut y avoir aussi des interactions entre remèdes phytothérapiques et médicaments allopathiques et certaines plantes peuvent renfermer des substances inconnues ou toxiques.

➤ Utilisez avec précaution les huiles essentielles

Avant d'utiliser une essence ou une huile essentielle, demandez toujours conseil auprès d'un professionnel de santé. De nombreuses huiles sont très puissantes et quelques-unes peuvent même être dangereuses pour certaines personnes – la femme enceinte doit faire particulièrement attention à leur utilisation. Dans la plupart des cas, n'appliquez jamais d'huile essentielle directement sur la peau sans l'avoir diluée et sans l'avoir testée au préalable sur une petite zone de peau.

L'AROMATHÉRAPIE

Qu'est-ce que c'est ? Employé pour la première fois par le chimiste français Gattefosse en 1937, ce terme signifie littéralement « traitement par les arômes ». Il découvrit accidentellement la capacité de guérison des huiles essentielles lorsque, après s'être brûlé la main, il la plongea dans un seau d'essence de lavande. Il fut stupéfait par la vitesse de guérison de sa brûlure.

Comment l'utilise-t-on ? Les huiles essentielles s'utilisent de différentes façons parmi lesquelles le massage, l'inhalation, le bain, la compresse froide et la pulvérisation. On pense que le parfum de ces essences affecte la partie du cerveau qui contrôle les émotions, l'humeur et la mémoire. Son effet peut être apaisant ou bien tonifiant selon l'huile employée.

Est-ce dangereux ? L'aromathérapie doit être utilisée avec précaution par la femme enceinte et par les personnes souffrant d'hypertension, d'épilepsie ou de maladies de peau. Les huiles essentielles peuvent provoquer une hypersensibilité au soleil. Elles ne doivent jamais être ingérées et laissées à la portée des enfants.

▽ L'inhalation de vapeurs de certaines huiles essentielles réduit l'angoisse et la tension.

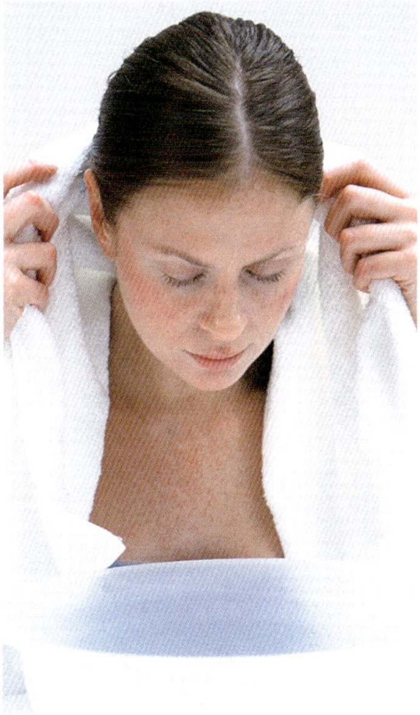

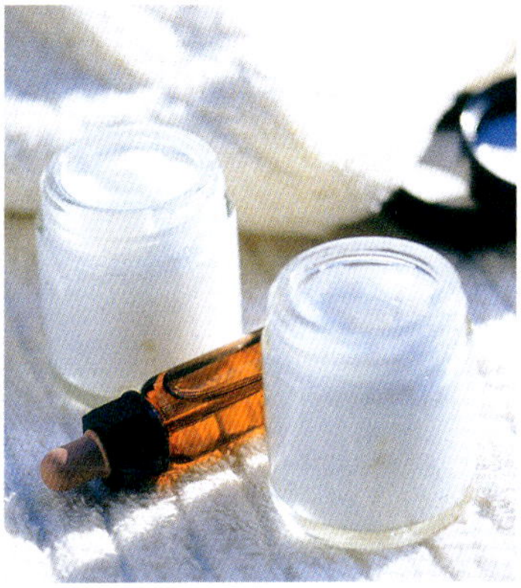

△ Les huiles essentielles s'utilisent notamment ajoutées à des crèmes hydratantes.

LA PHYTOTHÉRAPIE

Presque tous les médicaments étaient jadis dérivés de plantes. La phytothérapie séduit de nombreuses personnes qui la jugent plus naturelle que les médicaments allopathiques.

Qu'est-ce que c'est ? Selon les phytothérapeutes, le stress, la pollution, la vie moderne entraînent un épuisement de la force vitale. La maladie naît de la lutte menée par l'organisme pour maintenir un équilibre harmonieux. La phytothérapie préviendrait la maladie en renforçant le système immunitaire et en désintoxiquant l'organisme.

Comment l'utilise-t-on ? Les plantes médicinales peuvent être infusées, transformées en teinture mère, tisanes, comprimés, crèmes, compresses et produits pour le bain. Elles sont efficaces dans le traitement d'affections comme l'eczéma, l'indigestion, les problèmes urinaires et le syndrome du côlon irritable.

ACUPUNCTURE ET ACUPRESSING

Traitement médical d'origine chinoise, l'acupuncture consiste à piquer de fines aiguilles en des points spécifiques du corps. Ces points se situent le long de lignes de force appelées méridiens. L'acupressing se sert de micro massages au lieu d'aiguilles. Personne ne sait vraiment comment cette approche marche, mais il se peut qu'elle augmente les sécrétions des antalgiques naturels de l'organisme – l'endomorphine et la sérotonine.

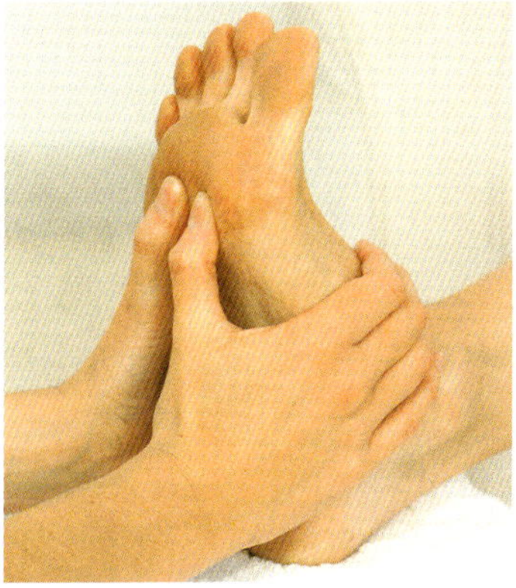

△ La réflexologie peut soulager efficacement des problèmes comme une blessure au dos.

LA RÉFLEXOLOGIE

Elle consiste à masser certains points des pieds et des mains correspondant à différentes parties du corps et à des organes spécifiques.

L'HOMÉOPATHIE

L'homéopathie combat la maladie en « soignant le semblable par le semblable ». En d'autres termes, les éléments causant les symptômes d'une maladie spécifique peuvent s'utiliser pour la guérir. Cependant, ces substances actives s'emploient à des doses tellement infinitésimales que la forte dilution ne permet pas de les détecter.

▽ Après un coup ou une chute, essayez l'arnica pour prévenir ecchymoses et enflures.

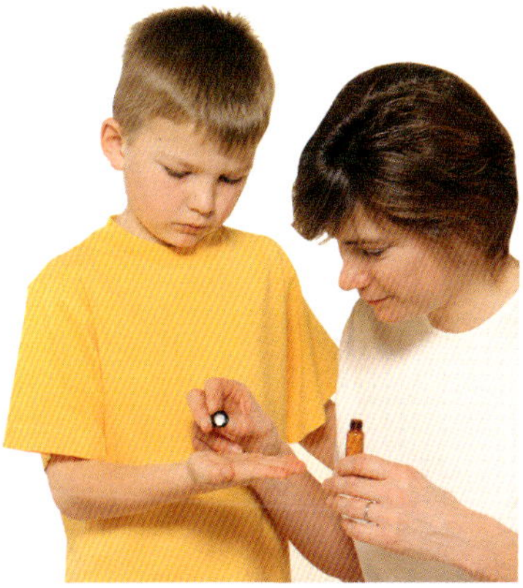

La trousse à pharmacie des médecines douces

VOIR AUSSI

➤ Définition des médecines douces, p. 214

➤ Comment utiliser les médecines douces (1 et 2), p. 218, 220

On peut se procurer de nombreuses plantes et huiles essentielles en pharmacie, ainsi que des remèdes homéopathiques. Suivez votre goût personnel ou choisissez parmi les remèdes qui couvrent la plupart des petites blessures quotidiennes et les douleurs affectant tout un chacun de temps en temps – maux de tête et de gorge, rhumes, arthrite, insomnie, dépression et angoisse. Vérifiez toujours la date limite d'utilisation et, afin d'éviter tout gaspillage, rappelez-vous qu'il vaut mieux acheter de petites quantités avant de savoir quels remèdes sont efficaces pour vous.

Une récente étude a démontré que brûler des essences aromatiques dans un pavillon psychiatrique apaisait de façon significative les patients perturbés. Les effets sur telle ou telle affection diffèrent selon les plantes, huiles essentielles et remèdes homéopathiques employés. Vous pourriez en constituer une trousse à pharmacie des plus utiles dont vous vous serviriez en parallèle à d'autres traitements.

Comme pour beaucoup d'autres médicaments, seulement un petit nombre de thérapeutiques douces sont vraiment sûres pendant la grossesse. Mieux vaut vérifier auprès d'un homéopathe, d'un aromathérapeute ou d'un phytothérapeute avant d'essayer un traitement – il pourra vous conseiller utilement.

LA MENTHE POIVRÉE

Utilisée comme plante médicinale ou comme huile essentielle, la menthe poivrée présente des principes actifs capables d'éliminer le mucus de l'appareil respiratoire. C'est donc un décongestionnant efficace contre le rhume et l'obstruction nasale. C'est aussi une plante tonifiante, efficace comme stimulant. En infusion ou sous forme de comprimés, la menthe est excellente pour calmer les troubles de la digestion, en particulier les brûlures d'estomac et l'indigestion. Sous forme d'huile essentielle, on peut s'en servir pour soulager des maux de tête liés au stress en la diluant et en s'en frottant les tempes, les muscles du cou et la région des épaules.

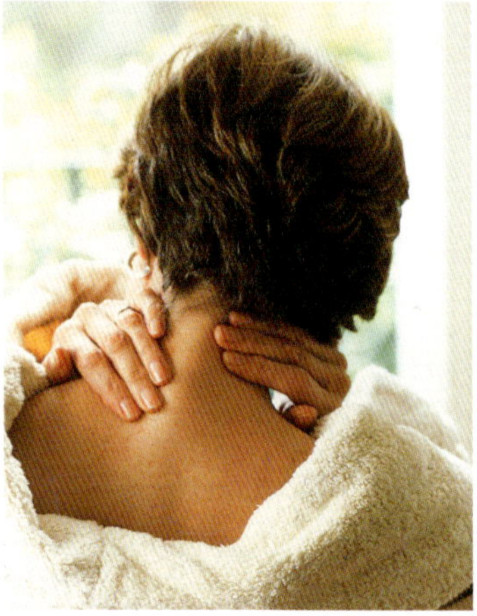

△ Massez les muscles du cou avec de l'essence de menthe poivrée soulage le mal de tête.

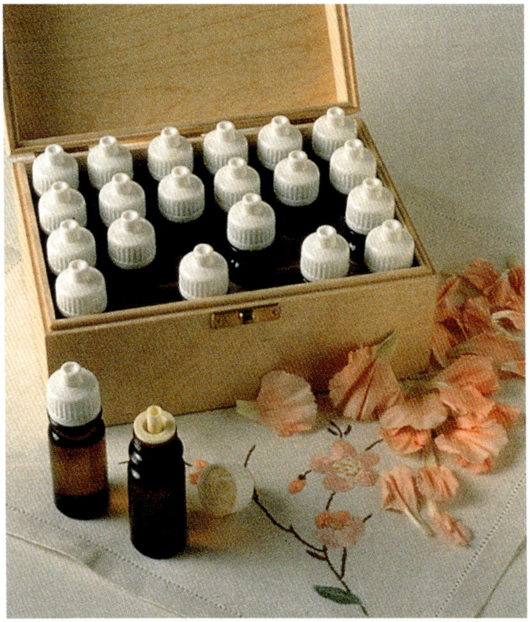

▷ Les remèdes homéopathiques et à base de plantes doivent être conservés à l'abri d'une lumière forte, dans des flacons en verre sombre.

LE GINGEMBRE

Cette plante très apaisante est efficace contre les troubles de la digestion, la perte d'appétit, les rhumatismes, l'arthrite et les spasmes et les douleurs musculaires. En infusion, la racine est un remède courant contre le mal des transports et peut aussi, sur avis médical, soulager les nausées matinales.

LE CLOU DE GIROFLE

L'essence de clou de girofle est un antalgique bien connu et une petite quantité appliquée à une dent douloureuse soulagera le mal (N.B. : évitez un contact, surtout prolongé, avec les gencives ou la peau car cela pourrait causer une irritation). Le clou de girofle étant aussi un bon insecticide, quelques gouttes sur un vêtement ou sur un drap éloigneront les moustiques et autres insectes piqueurs.

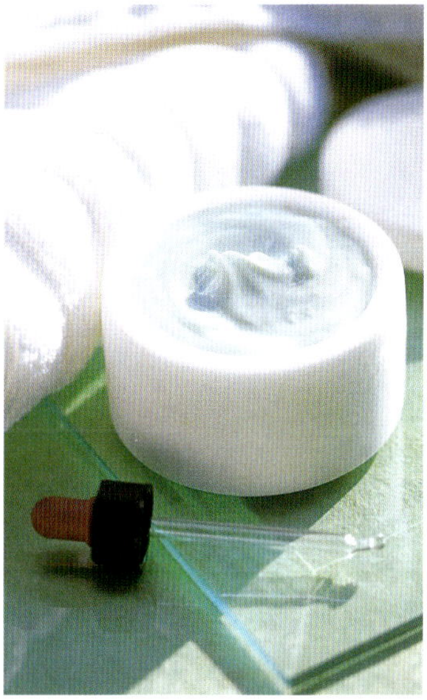

◁ Prenez les mesures de précaution nécessaires avant d'employer une huile essentielle ou d'en ajouter à des lotions ou des crèmes. Certaines essences étant très puissantes doivent être utilisées de manière spécifique ou même évitées si la personne est enceinte ou souffre d'une maladie chronique.

▷ Si vous voulez diluer de l'huile essentielle dans de l'eau, veillez à très bien remuer.

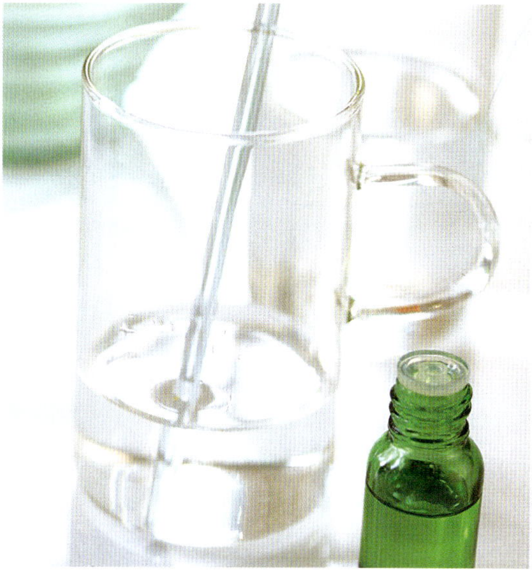

L'ARNICA

Cette plante aux jolies fleurs jaunes est toxique lorsqu'elle est ingérée. Mais on l'emploie sous forme de crèmes et d'huile essentielle. L'arnica est utile contre les chocs, les ecchymoses et les douleurs musculaires, et elle favorise la cicatrisation.

LA LAVANDE

La lavande est connue pour ses propriétés antiseptiques. Son huile essentielle, employée en compresses, est efficace pour le traitement des brûlures superficielles, des ampoules et des morsures. Elle aide aussi à combattre la dépression et l'insomnie – versez-en quelques gouttes sur un mouchoir et respirez ou bien glissez-le dans votre taie d'oreiller afin de vous aider à trouver un sommeil réparateur.

▽ Contre l'insomnie, humez un mouchoir imbibé de quelques gouttes d'essence de lavande.

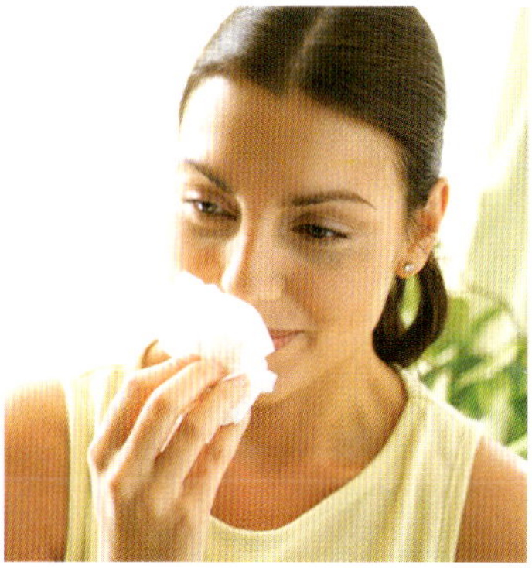

LE NIAOULI

L'huile essentielle s'utilise localement comme remède antibactérien et antiseptique. En infusion, un petit bouquet de niaouli soulage un mal de gorge.

LA CAMOMILLE

Une infusion de camomille est apaisante et efficace contre l'insomnie et l'angoisse. Quelques gouttes d'huile essentielle dans un bain du soir favoriseront aussi le sommeil.

LE GÉRANIUM

C'est une plante très efficace dans le traitement de problèmes psychologiques comme l'angoisse ou les crises de panique.

LA SAUGE

Sous forme d'huile essentielle, elle combat l'angoisse, la dépression et la fatigue nerveuse. On peut en ajouter quelques gouttes à un bain ou dans un diffuseur d'huiles essentielles.

SUGGESTIONS POUR VOTRE TROUSSE À PHARMACIE

- Teinture mère de *Calendula* (souci) – pour les brûlures bénignes.
- Huile essentielle ou pommade à base de *Symphytum* (consoude) – pour les ecchymoses et les entorses. Ne l'utilisez jamais sur une plaie ouverte (cela favoriserait l'infection).
- Hamamélis – pour piqûres d'insectes, entorses, ecchymoses, coups de soleil.

▽ L'essence de feuilles de géranium, apaisante et rafraîchissante, calme l'anxiété.

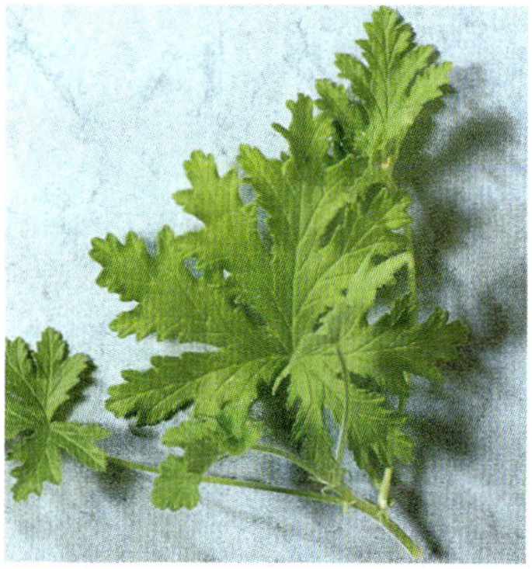

Comment utiliser les médecines douces (1)

VOIR AUSSI

➤ Consultez l'index pour toutes les autres références faites à ces affections.

Certains traumatismes peuvent provoquer une multitude d'affections associées, depuis les nausées et la constipation jusqu'aux crampes. Les thérapeutiques douces arrivent souvent à soulager ce genre de symptômes. La tension nerveuse et le choc psychologique, réactions naturelles à un accident, peuvent être aussi traités de façon efficace par cette autre approche. Toutefois, rappelez-vous toujours que, à la suite d'un accident, votre priorité restera de faire soigner les blessures de la victime par des professionnels de santé.

NAUSÉE ET VOMISSEMENT

Leurs causes sont nombreuses et la plupart des nausées et des vomissements se résorberont seuls, sans avoir recours à une consultation. Toutefois, il est recommandé de demander l'avis d'un médecin avant de commencer un traitement, mais les nausées légères peuvent se traiter sans risque avec des remèdes naturels. Comme pour la diarrhée, vous devrez consulter si des symptômes légers perdurent ou si des symptômes plus marqués ne disparaissent pas après un ou deux jours et qu'une déshydratation se développe.

Phytothérapie Une infusion de racine de gingembre peut arrêter des nausées. Essayez aussi la camomille ou le marrube (mais éviter ce dernier si la personne est enceinte).

Acupuncture/acupressing Le point « anti-nausées » se situe à deux largeurs de pouce au-dessus de la pliure du poignet, entre les deux tendons qui font saillie. Un acupuncteur pourra y planter une aiguille ou vous pourrez y exercer une pression ferme pendant une minute. On trouve aussi dans le commerce des bracelets anti-nausées appuyant sur cette zone et que la femme enceinte peut utiliser. Pour le mal des transports, appuyez votre index une minute dans le creux situé à l'arrière du maxillaire inférieur.

Homéopathie *Ipeca* et *Nux vomica* sont recommandés. Prenez un maximum de 12 granules toutes les deux heures jusqu'à ce que les symptômes cessent.

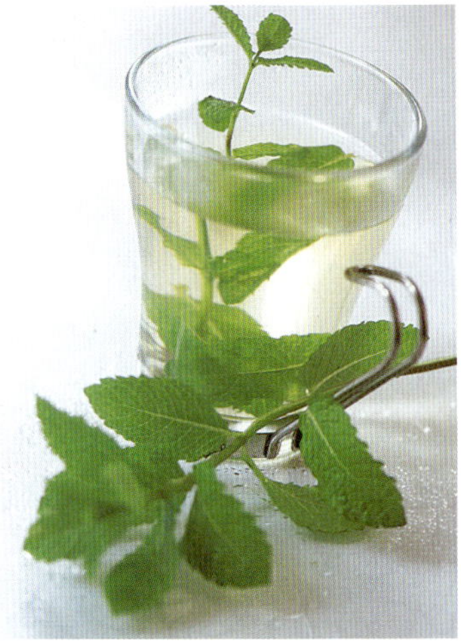

△ Une infusion de menthe poivrée est un remède très efficace contre la nausée et l'indigestion – et un bon remontant.

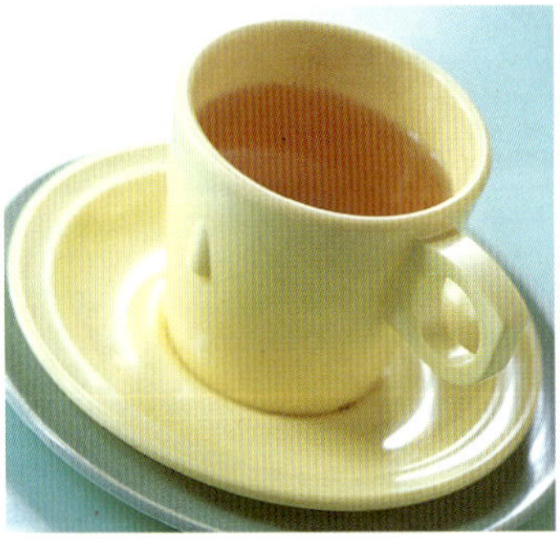

△ Les infusions à base de camomille sont excellentes contre l'anxiété.

DIARRHÉE

Phytothérapie Les infusions de géranium, de menthe poivrée et de camomille sont efficaces prises à raison de 4,5-6 cl/3-4 cuil. à soupe trois fois par jour.

Acupressing Appuyez fermement sur le point qui se situe à quatre épaisseurs de pouce au-dessus de l'intérieur de la cheville, juste derrière le tibia.

Réflexologie Exercez une pression sur le point de l'intestin grêle (situé entre la cambrure du pied et le talon) puis de part et d'autre, sur les points du gros intestin.

Homéopathie *Arsenicum album* est recommandé contre la diarrhée.

CONSTIPATION

Aromathérapie Associez romarin, marjolaine et camomille, diluez et massez doucement le tout autour du nombril.

Phytothérapie Les feuilles de pissenlit sont légèrement laxatives.

Acupressing Placez un doigt sur le point de l'avant-bras externe à quatre largeurs de pouce de la pliure du poignet. Pliez le bras et appuyez une minute votre pouce dans la pliure du coude, côté externe. Répétez le procédé sur l'autre bras.

Réflexologie Servez-vous du point du gros intestin (voir la photo ci-dessous). Appuyez fermement, puis massez dix minutes.

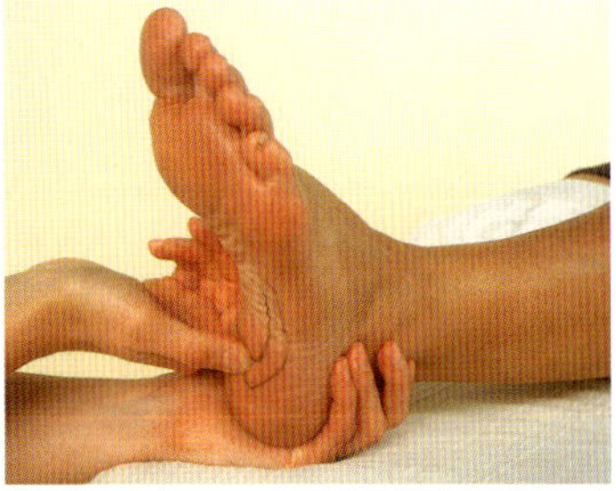

△ Un réflexologiste est à même de masser le point correspondant au gros intestin (dessiné ici sur la plante du pied) afin de soulager une constipation.

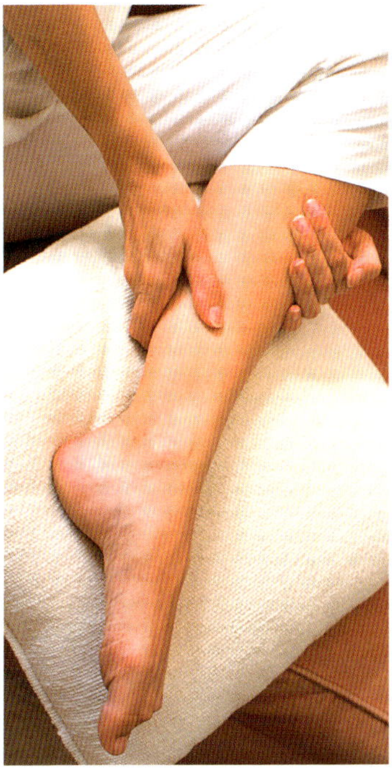

△ Crampe : mélangez essences de basilic et de marjolaine diluées avec de l'essence d'amandes.

MAL DE TÊTE

Couramment associés aux traumatismes et aux accidents, le stress et la tension nerveuse peuvent se manifester de différentes manières. L'une des plus courantes est le mal de tête. La victime pourra se plaindre d'une raideur des muscles à l'arrière du crâne et du cou.

Aromathérapie De l'essence de lavande diluée et frottée aux tempes agit contre le mal de tête dû à la tension nerveuse. Une inhalation d'eucalyptus est aussi très efficace contre un mal de tête au niveau des sinus.

Phytothérapie La matricaire peut aider à combattre une migraine mais ne doit pas être administrée à une femme enceinte.

Acupressing Exercez une pression sur le point entre les sourcils à l'arête du nez, et de chaque côté du cou à la base du crâne.

Réflexologie À l'aide du pouce, appuyez fermement sur la base du gros orteil pendant 10-20 secondes.

Homéopathie *Kalium bichromicum* est efficace contre les douleurs de sinusite et *Bryonia alba* contre les douleurs à la tête en général.

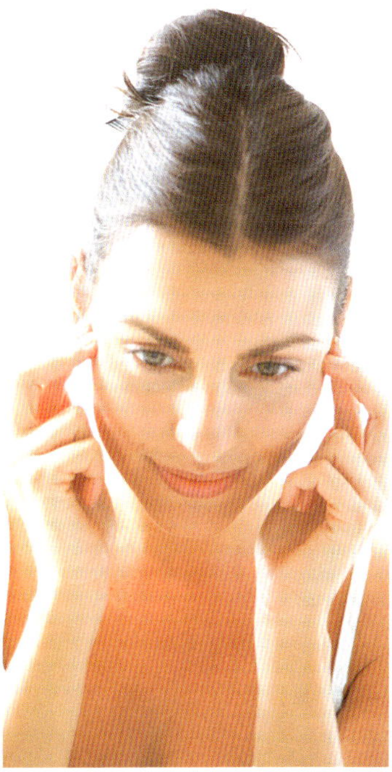

△ Essayez de soulager un mal de tête lié au stress en appuyant doucement sur les tempes.

CRAMPE

Il s'agit de la contraction douloureuse et involontaire d'un muscle. La crampe survient après un exercice physique, lorsqu'on est déshydraté, mais aussi la nuit, lorsqu'on est couché. La première chose à faire est d'utiliser le muscle, en marchant ou en l'étirant, puis de le masser. Boire quotidiennement beaucoup d'eau (au moins 2 litres) aide à prévenir les crampes.

Aromathérapie Massez le muscle douloureux avec un mélange d'essences de basilic et de marjolaine dilué dans de l'essence d'amandes.

Phytothérapie Une infusion de ginkgo aide à soulager une mauvaise crampe.

Acupressing Appuyez cinq minutes sur la partie inférieure du muscle du mollet.

Homéopathie des granules de *Cuprum metallicum* aideront à soulager les douleurs de crampes et de spasmes.

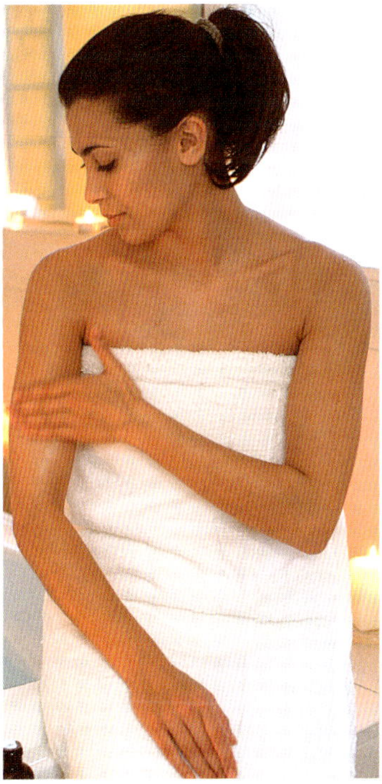

▷ L'irritabilité et l'angoisse s'estompent souvent avec un massage.

CHOC MORAL ET TRAUMATISMES

Aromathérapie Les essences de néroli et de lavande sont bien connues pour leurs propriétés reposantes et apaisantes.

Phytothérapie Camomille et citronnelle s'associent en infusion pour apaiser l'agitation nerveuse et favoriser le sommeil.

Homéopathie *Arnica montana*, sous forme de granules, est efficace contre les ecchymoses et les traumatismes consécutifs à une mauvaise chute. *Aconitum napellus* est utile aussi dans le traitement de l'angoisse.

CALMER LE STRESS

Une fois les blessures traitées par un professionnel de santé, des massages avec des huiles essentielles aux propriétés apaisantes et des exercices de relaxation peuvent s'avérer utiles pour calmer le stress et la tension nerveuse naturellement associés à tout accident.

Comment utiliser les médecines douces (2)

VOIR AUSSI

➤ Consultez l'index pour toutes les autres références faites à ces affections.

Certaines blessures assez bénignes peuvent être efficacement traitées par l'une des thérapeutiques douces. Dans la plupart des cas, plusieurs options s'offriront à vous. Pour traiter les ecchymoses, par exemple, vous pourrez utiliser *Arnica montana* ou bien les essences de lavande ou de romarin ; pour les coups de soleil, l'essence de lavande, *Hypericum perforatum* (le millepertuis), *Aloe vera* ou *Calendula* (le souci). La crème ou la teinture mère « Rescue » combine cinq remèdes des Fleurs de Bach – très utile pour réduire les effets de chocs ou de traumatismes.

Toutes sortes d'affections quotidiennes réagissent bien aux traitements de la médecine douce, qu'ils soient utilisés seuls ou bien en association avec des premiers soins allopathiques. Les thérapeutiques douces n'excluent pas nécessairement une médecine dite plus traditionnelle et les deux approches peuvent, au contraire, se compléter, travailler en parallèle.

PIQÛRES

Aromathérapie Diluez quelques gouttes d'essence de lavande ou de niaouli dans un peu d'eau glacée. Trempez-y un gant de toilette ou un morceau de coton hydrophile et appliquez-le sur la piqûre toutes les dix minutes jusqu'à ce que la douleur cesse.

Phytothérapie De l'oignon frais sur une piqûre d'insectes peut arrêter la douleur. Une infusion de camomille, de fleurs de sureau ou de trèfle rouge passée sur une brûlure ou une piqûre s'avère efficace. (Le trèfle rouge constitue aussi un traitement hormonal de substitution naturel et prouvé.) Des feuilles fraîches de citronnelle, de plantain et de rumex appliquées à la peau lésée apaisent la douleur.

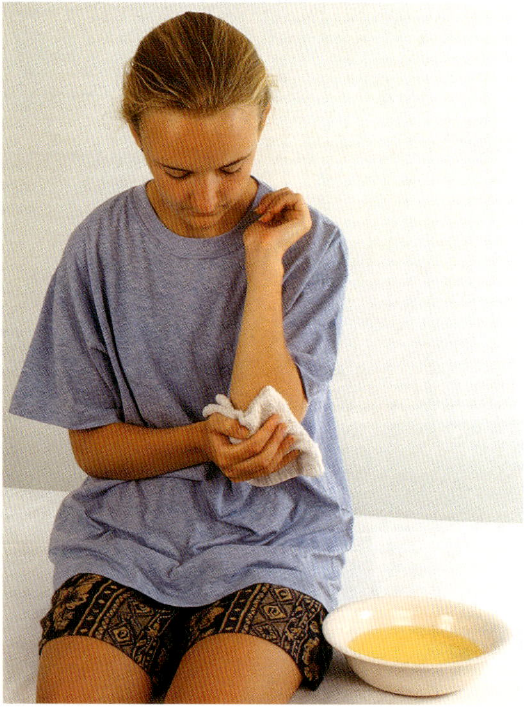

▷ Pour soulager une piqûre douloureuse, trempez un gant de toilette dans de l'eau ou une infusion glacée, essorez et maintenez-le sur la zone affectée.

ECCHYMOSES

Les ecchymoses surviennent lorsque des vaisseaux sanguins éclatent sous la peau et que le sang s'en échappe. Elles sont douloureuses et font habituellement suite à un traumatisme. Certaines personnes, cependant, se font facilement des bleus, sans véritable blessure, soit parce qu'elles suivent un traitement anti-coagulant, soit parce qu'elles ont des problèmes de coagulation sanguine.

Aromathérapie L'essence de lavande, en compresse froide, réduit enflure et ecchymose à la suite d'une blessure. De l'essence de romarin diluée et massée dans les tissus est apaisante aussi et accélère la guérison.

Homéopathie Utilisez de l'arnica en pommade sur une peau sans plaie ou sous forme de lotion pour le bain. Cette dernière est très apaisante quand on a mal partout – par exemple après un cours d'aérobic pour une personne qui n'en a pas l'habitude.

BRÛLURES

Avant toute chose, vous devrez rafraîchir une brûlure, quelle qu'elle soit. Si elle s'étend sur une surface plus grande que la paume de la main de la victime, elle devra être montrée à un professionnel de santé.

Aromathérapie L'essence de lavande aide à endormir la douleur d'une brûlure. Elle favorise la guérison et réduit les cicatrices. Utilisez-la pure sur une petite zone ou bien sur une gaze ou un pansement ouatiné stérile pour une brûlure plus étendue.

Phytothérapie Le gel de l'*Aloe vera* est très efficace – brisez un bout de feuille et appliquez la substance gélatineuse directement sur la brûlure. À défaut, l'*Aloe vera* se trouve sous forme de gel dans le commerce.

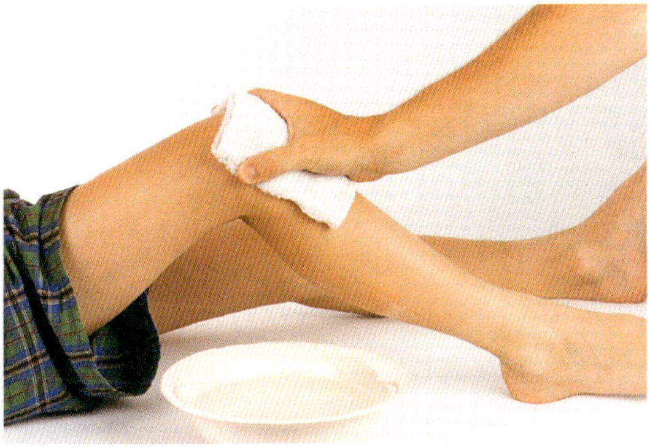

△ Appliquez de l'essence de lavande diluée en compresse pour une entorse.

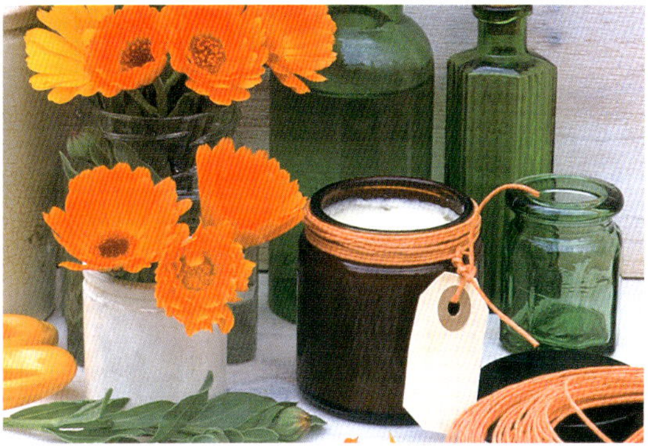

△ Les remèdes à base de *Calendula* soulagent coupures et écorchures.

ENTORSES ET CLAQUAGES

Aromathérapie Diluez quelques gouttes d'essence de lavande ou de camomille dans de l'eau et conservez le tout dans une bouteille au réfrigérateur afin d'avoir sous la main de quoi soulager foulures, entorses ou claquages.
Phytothérapie Les remèdes homéopathiques comprennent *Arnica montana*, *Rhus toxicodendron* et *Ruta graveolens*.

COUPS DE SOLEIL

Aromathérapie Pour un coup de soleil étendu, ajoutez quelques gouttes d'essence de lavande à un bain tiède. Vous pouvez aussi l'appliquer directement sur la peau, si le coup de soleil est profond. Apaisants et rafraîchissants, le gel d'*Aloe vera* et l'huile essentielle de millepertuis (qui est rouge sang) accélèrent la guérison.
Homéopathie Vous avez le choix entre les granules – *Cantharis* et *Urtica urens*, surtout si la douleur est intense et persistante – et les pommades – celles au *Calendula* ou à l'*Hypericum* étant toutes deux efficaces.

SAIGNEMENTS DE NEZ

Aromathérapie Maintenu sur l'arrête du nez, un tampon de coton hydrophile réduit efficacement un saignement après avoir été trempé dans de l'eau froide additionnée de quelques gouttes d'huile essentielle de citron.
Phytothérapie Du coton hydrophile trempé dans une infusion d'achillée puis maintenu quelques minutes sur le bout du nez peut s'avérer efficace pour stopper un saignement.

COUPURES ET ÉCORCHURES

Aromathérapie La lavande et le niaouli peuvent s'utiliser nature sur les coupures bénignes et les égratignures, s'ajouter à de l'eau pour nettoyer une plaie ou bien s'appliquer sur le pansement d'une blessure. Ces huiles essentielles ayant un effet désinfectant, elles réduisent le risque d'infection.
Phytothérapie L'hamamélis s'emploie sur les plaies bénignes ou sur un pansement, de même que les teintures de souci ou de myrrhe. La consoude est un cicatrisant puissant.
Homéopathie *Hypericum* ou *Calendula* peut s'appliquer localement en compresse de teinture mère ou bien sous forme de pommade une fois la peau refermée.

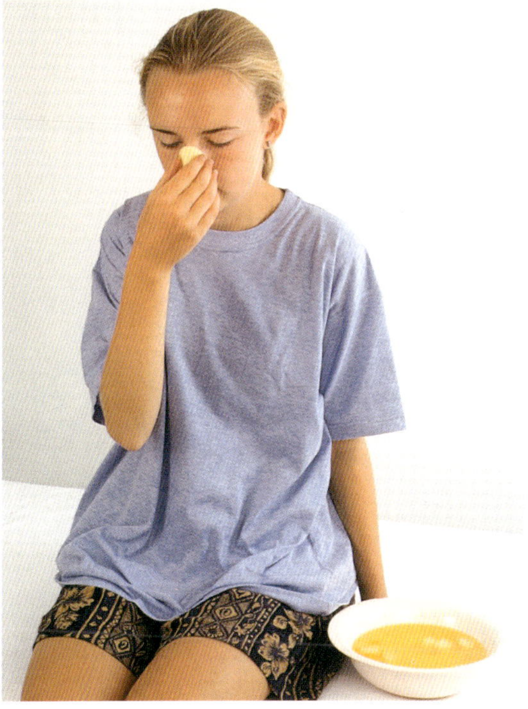

◁ Pour stopper un saignement de nez, essayez un tampon de coton hydrophile trempé au préalable dans une infusion d'achillée refroidie, puis maintenu sur le bout cartilagineux du nez.

VÉRIFICATION DES COMPÉTENCES

LES MÉDECINES DOUCES

POINTS-CLÉS

- Les remèdes décrits dans ce chapitre devraient s'utiliser en même temps que les traitements allopathiques et non pas les remplacer ☐
- Commencez toujours par demander conseil à un professionnel de santé ☐

COMPÉTENCES ACQUISES

- Comment traiter les blessures bénignes avec des thérapeutiques naturelles ☐
- Savoir que la médecine douce est efficace à la suite d'un traumatisme, pour traiter angoisse, insomnie, stress et dépression ☐
- Savoir que les traitements de la médecine douce peuvent causer des effets secondaires tout comme les traitements allopathiques ☐

15

LA SÉCURITÉ AU QUOTIDIEN

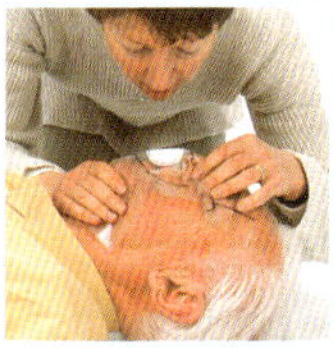

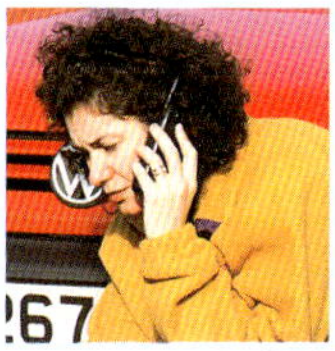

La sécurité à la maison, la sécurité dans le jardin et la sécurité routière sont des considérations extrêmement importantes dans la prévention d'accidents. La plupart des accidents pourraient être évités. Ce chapitre aborde les risques que l'on peut rencontrer chez soi, surtout dans la cuisine et la salle de bains, comme à l'extérieur. La vigilance et quelques précautions sensées aideront à réduire ces risques d'accident au sein de votre famille. Si toutefois un accident survenait, des premiers gestes rapides et efficaces pourraient faire beaucoup pour en atténuer les effets et prévenir une aggravation de l'état de la victime.

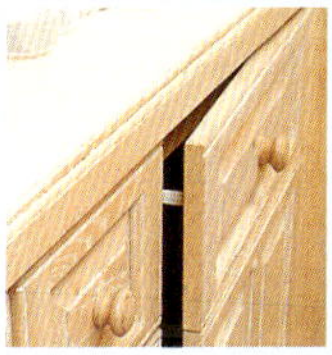

TABLE

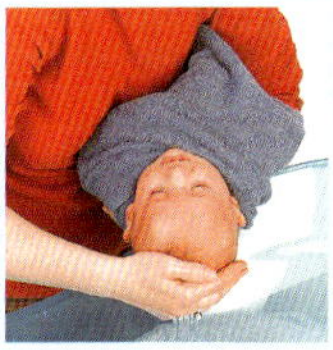

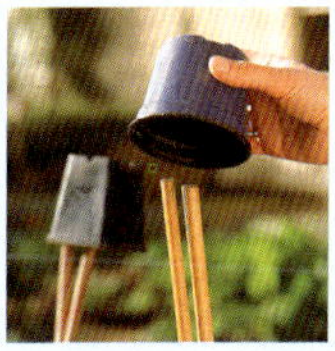

Pensez à vous protéger

VOIR AUSSI
- ➤ La noyade, p. 64
- ➤ La sécurité routière, p. 226
- ➤ Le feu, p. 236

La plupart des gens ne pensent pas assez à leur propre sécurité lorsqu'ils aperçoivent un blessé à secourir. Pourtant, vous devez faire votre possible pour vous protéger alors que vous aidez une victime. Il importe de prendre le temps d'étudier la scène et de bien considérer vos gestes. Vous ne devez pas, par exemple, vous précipiter pour secourir quelqu'un dans un bâtiment en feu. Sans l'entraînement nécessaire, vous risquez de devenir vous-même une victime et de ralentir l'opération de sauvetage. Mieux vaut attendre les professionnels.

La première règle de secourisme est de ne pas mettre sa vie en danger. Vous pouvez aggraver la situation si vous vous précipitez sur les lieux sans, au préalable, prendre le temps de l'évaluer. Vous devez être conscient de vos limites et de votre niveau d'entraînement. Même un bon nageur, par exemple, devrait être sur ses gardes avant de se jeter à l'eau pour secourir une personne en difficulté. Considérez toujours les options plus sûres en premier, comme lui envoyer une corde ou une bouée. Les tentatives de sauvetage finissent souvent par une double tragédie qui aurait pu être évitée si le secouriste avait mieux évalué la situation. Prenez donc le temps d'identifier un danger possible – produits inflammables, câbles électriques ou autre.

LES LIQUIDES ORGANIQUES

Secourir un blessé peut nécessiter un contact avec ses liquides organiques. Le fait que personne n'ait jamais attrapé le HIV ou une hépatite en exécutant le bouche-à-bouche ne doit pas conduire à un laisser-aller.

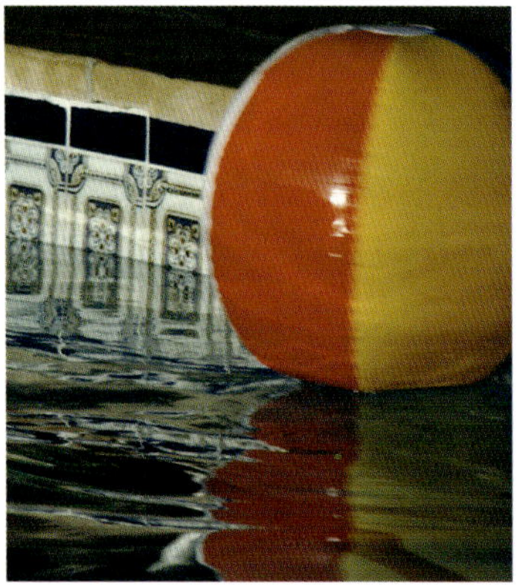

△ Plutôt que de plonger, jetez une corde ou un ballon gonflable à une personne en difficulté dans des eaux profondes.

En règle générale, le HIV n'est dangereux que s'il y a un contact avec du sang frais ou du sperme. C'est un virus relativement fragile qui ne survit pas très longtemps hors de l'organisme. Le virus de l'hépatite B, cependant, peut rester actif dans du sang séché de plusieurs jours. Il est possible aussi de contracter la tuberculose et la méningite à partir de liquides organiques. Afin de vous protéger, utilisez un masque de protection lorsque vous mettrez en œuvre le bouche-à-bouche ou, à défaut, placez un mouchoir sur la bouche de l'asphyxié. Cela vous protégera quelque peu tout en laissant passer l'air.

L'AGRESSIVITÉ

Ne sous-estimez jamais la violence dont un sujet peut être capable, surtout s'il est sous l'emprise de l'alcool ou de la drogue. Si vous avez le moindre doute pour votre sécurité, tenez-vous à l'écart en attendant l'arrivée des services de secours, surtout si vous pensez que la personne est armée.

Un malade peut devenir agressif pour de nombreuses raisons, un manque d'oxygène, par exemple, ou un taux de glycémie trop bas. Si vous craignez de vous approcher, il vaudra mieux laisser le malade tranquille jusqu'à l'arrivée des services de secours qui pourront lui donner le traitement approprié.

ÉVITER UNE INFECTION PAR LE SANG OU AUTRE LIQUIDE ORGANIQUE

Le meilleur moyen de se protéger contre le risque d'infection est d'éviter tout contact avec les liquides organiques du secouru. Si cela n'est pas possible, prenez certaines précautions.

- ➤ Portez des gants jetables et lavez-vous les mains après un contact avec un liquide organique.
- ➤ Protégez éventuellement une plaie sur votre personne à l'aide d'un pansement ou d'un bandage.
- ➤ Portez des lunettes en plastique ou des lunettes de protection.
- ➤ Si un liquide organique entre en contact avec votre bouche, votre nez ou vos yeux, lavez-vous le visage en le laissant 10 minutes sous un filet d'eau assez fort.
- ➤ Si vous vous blessez et que la plaie entre en contact avec un liquide organique, voyez un médecin. Le virus de l'hépatite B se détecte tôt, réduisant les risques de contracter la maladie.

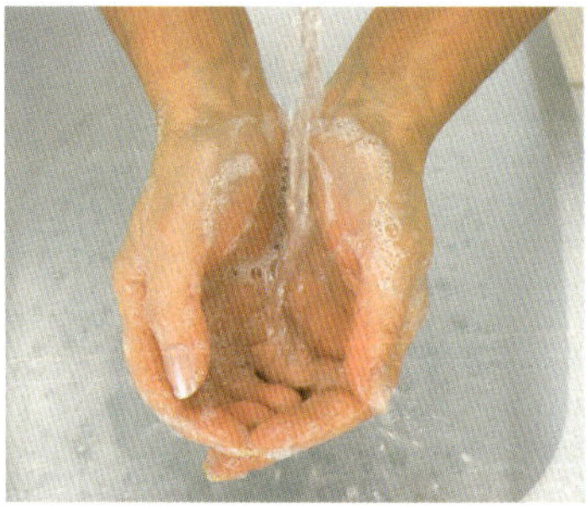

△ Lavez-vous les mains à fond sous le robinet si vous avez touché des liquides organiques comme du sang ou du sperme.

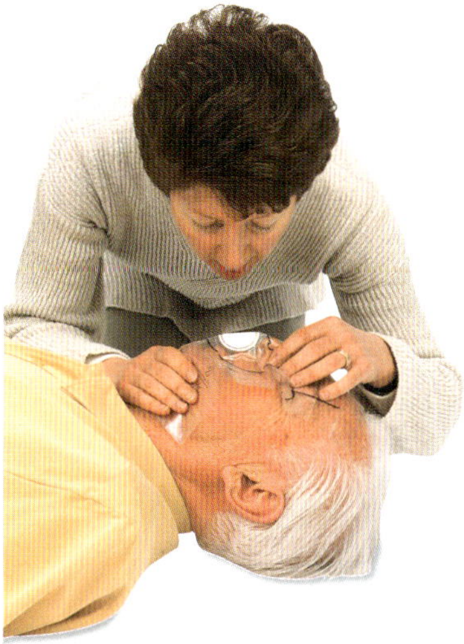

△ Utilisez un masque de protection lorsque vous devez pratiquer le bouche-à-bouche. Si vous n'en avez pas, un mouchoir placé sur la bouche de l'asphyxié vous protégera quelque peu.

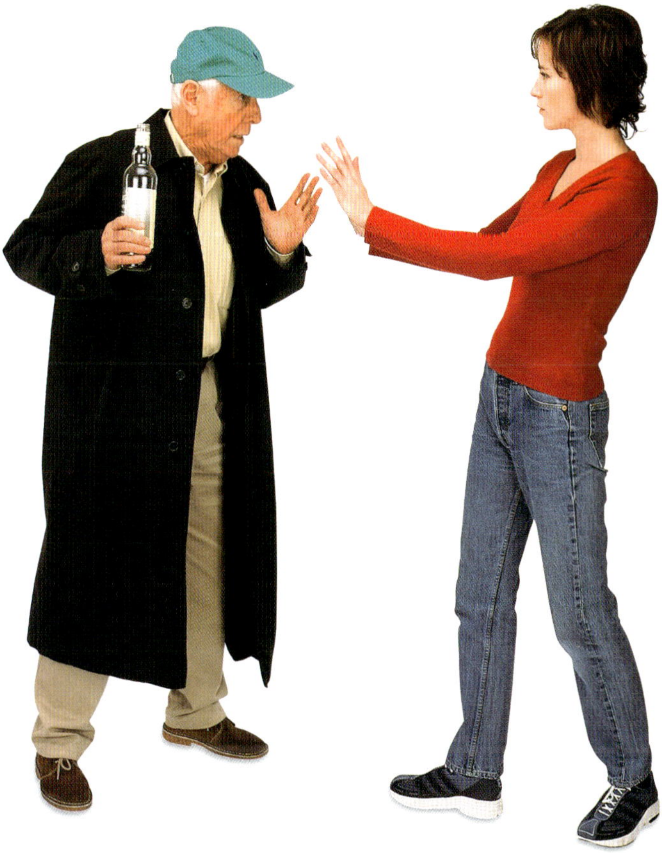

▷ Soyez sur vos gardes en approchant un sujet ivre ou agressif. Il risque de se débattre ou même de posséder une arme.

LE CHOC PSYCHOLOGIQUE

Aider une personne blessée ou en danger est excitant et gratifiant, mais ce genre d'expérience peut être aussi perturbant même si vous êtes psychologiquement fort.

Vous avez pu être témoin de scènes difficiles à chasser de votre esprit, même après des mois ou des années. Il se peut que des cauchemars perturbent votre sommeil alors que vous pensiez avoir oublié l'incident. Parler de ce que vous avez vu et vécu à d'autres personnes ou à un psychologue vous aidera à surmonter l'expérience traumatisante.

Les cas d'urgence où une vie est en danger peuvent être des épreuves effrayantes et si une mort survient, il est possible que vous culpabilisiez de ne pas avoir fait assez pour aider. Vous devrez alors accepter le fait que vous avez besoin d'un soutien pour pouvoir reprendre une vie normale.

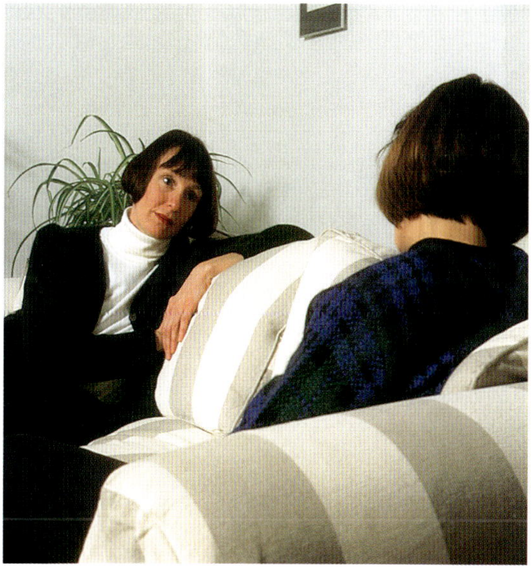

◁ À la suite d'un accident grave, un syndrome de choc post-traumatique peut se développer chez les secouristes, les témoins et même les professionnels des services de secours. Si vous vous sentez agité ou si vous dormez mal après avoir été témoin d'une scène traumatisante, demandez à votre médecin de vous adresser à un psychologue.

La sécurité routière

VOIR AUSSI

- ➤ Qu'est-ce que le secourisme ?, p. 16
- ➤ Le massage cardiaque externe, p. 36
- ➤ La réanimation complète, p. 38

La plupart des victimes d'accidents de la route habitent dans un rayon de trois kilomètres du lieu de l'accident. Peut-être est-ce dû à la fatigue ou à un relâchement de l'attention lorsqu'on se trouve sur un territoire familier. D'autres causes courantes d'accidents mettent en relief l'imprudence des jeunes conducteurs, la perte de concentration due à des enfants assis à l'arrière et la conduite sous l'emprise de l'alcool. Le meilleur moyen d'éviter un accident est de conduire non seulement prudemment, mais aussi avec vigilance afin de pouvoir réagir face aux erreurs des autres conducteurs.

Les routes sont de plus en plus encombrées. Malgré des lois sévères concernant la sécurité routière, la plupart des accidents sont dus à une erreur humaine – 95 %, par rapport à des accidents dus à un malheureux hasard. Plus surprenant, la majorité des accidents de la route surviennent le jour, mais durant les heures de pointe – 9-7 h et 15-19 h – ce qui est peut-être plus compréhensible.

LES CAUSES DES ACCIDENTS

L'alcool est souvent un facteur aggravant. Il affecte plusieurs aspects de la capacité à conduire – la prise de décision, l'autocritique, l'équilibre, la coordination, le toucher, la vue, l'ouïe et le jugement pour n'en nommer que quelques-uns. Mieux vaut ne pas boire du tout si vous avez l'intention de conduire plutôt que de vous limiter au taux permis par la loi, taux qui peut en fait présenter un danger pour certaines personnes.

Les jeunes conducteurs, et surtout chez les hommes, conduisent souvent sans penser assez à la sécurité routière ou à leur responsabilité en tant qu'usager de la route. Cela explique pourquoi les moins de 20 ans payent des assurances aussi chères et pourquoi ils peuvent être un danger sur la route.

Les plus vieux risquent leur vie et celles des autres conducteurs lorsque leur vue et leurs réflexes sont défaillants, surtout s'ils n'ont pas conscience de leur problème. Un manque de concentration causé par une conversation avec un passager ou sur un portable ou bien par des enfants que l'on réprimande en se retournant peuvent aussi causer un accident.

La fatigue fait aussi des ravages. Son incidence est probablement sous-estimée car personne ne connaît le déroulement exact des faits précédant un accident mortel de la route. Prévoir des pauses régulières, savoir reconnaître les moments où vous êtes plus enclin à la somnolence (par exemple, juste après le déjeuner ou entre 2 h et 6 h du matin) et vous

MISE EN GARDE

N'utilisez jamais de portable lorsque vous conduisez – même les modèles « mains libres ».

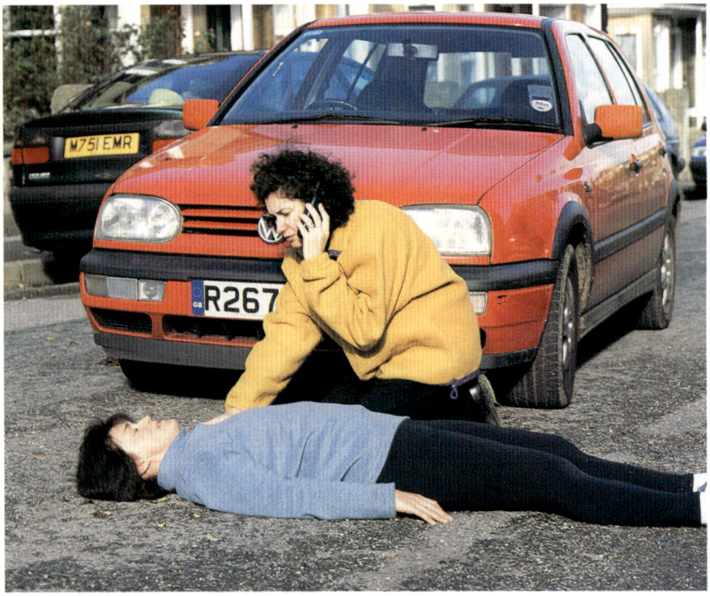

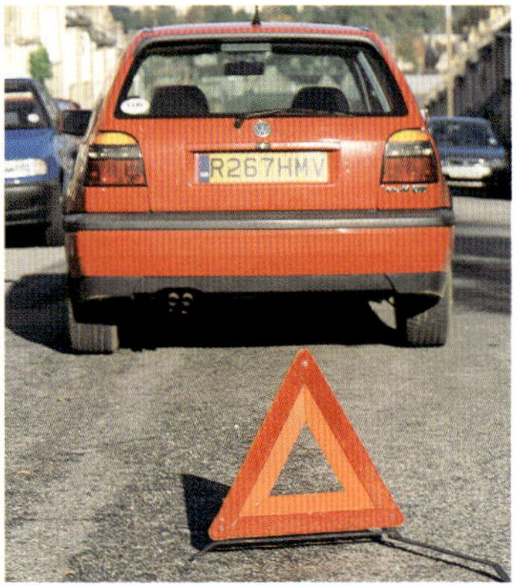

△ Ayez toujours un triangle de signalisation dans votre voiture. Placez-le en amont du véhicule arrêté afin d'avertir les conducteurs de l'accident.

◁ Assurez-vous que la victime est dans un endroit protégé – déplacez-la si nécessaire – puis appelez les services d'urgence.

arrêter pour un somme ou un café dès les premiers signes de fatigue, toutes ces mesures pourront aider à prévenir un drame.

Les autoroutes sont particulièrement dangereuses car la monotonie de leur tracé et du mode de conduite peut fatiguer le conducteur ou le rendre inattentif. Mais la fatigue et le manque de concentration peuvent aussi facilement provoquer des accidents en zone urbaine. La plupart des accidents de la route surviennent dans un rayon de trois kilomètres du domicile du conducteur.

QUE FAIRE EN CAS D'ACCIDENT

Si vous êtes témoin d'un accident de la route, n'oubliez pas qu'un arrêt soudain peut mettre en péril votre sécurité. Regardez dans vos rétroviseurs avant de vous arrêter sur les lieux. Assurez-vous que votre voiture est visible et la scène de l'accident protégée des véhicules qui approchent. Allumez vos feux de détresse dès que vous vous serez arrêté.

Si l'accident est survenu dans un tournant, essayez d'avertir les autres conducteurs en utilisant un triangle de signalisation ou en demandant à une tierce personne de leur faire signe de ralentir.

Sur une autoroute, la vitesse à laquelle les véhicules roulent rendra probablement tout arrêt immédiat trop dangereux. Le cas échéant, poursuivez et appelez les services de secours à partir d'un téléphone d'urgence.

RÉDUISEZ LES RISQUES DE FEU

Arrêtez le moteur du véhicule accidenté et, si possible, débranchez la batterie. Veillez à ce que personne ne fume sur les lieux de l'accident et recouvrez une éventuelle flaque d'essence de terre ou de sable.

MISE EN GARDE

Pour chaque kilomètre parcouru, un motocycliste risque 24 fois plus d'être blessé ou tué qu'un conducteur de voiture. Cela est dû d'une part au fait que les motocyclistes sont souvent jeunes et inexpérimentés, et d'autre part parce qu'ils sont physiquement plus exposés et donc, vulnérables.

LES ACCIDENTÉS DE LA ROUTE : LES PREMIERS GESTES

↓

Les accidentés restent souvent coincés dans leur véhicule. Cela ne devra pas vous empêcher d'entamer les procédures de secourisme. Vous pourrez encore protéger et ouvrir les voies aériennes d'une victime assise.

↓

Sécurisez la zone de l'accident. Déplacez, si possible, la ou les personnes en un lieu sûr. Mais ne le faites que si elles risquent un plus grand danger en restant sur place.

↓

Appelez les services d'urgence en leur donnant des détails précis sur votre position.

↓

Étanchez toute hémorragie.

↓

Mettez en œuvre la réanimation cardio-pulmonaire si nécessaire.

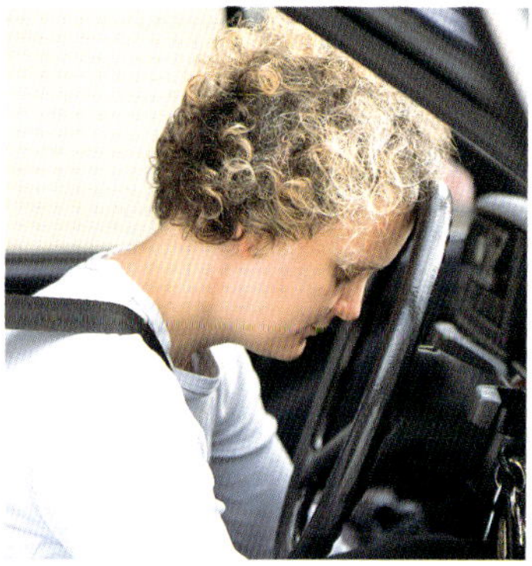

△ Une victime affaissée sur le volant devra être redressée pour lui dégager les voies respiratoires, même s'il y a une possible blessure rachidienne.

▽ Afin de dégager les voies respiratoires, soulevez légèrement ses mâchoires et enlevez éventuellement le sang ou le vomi. Utilisez alors les techniques de réanimation.

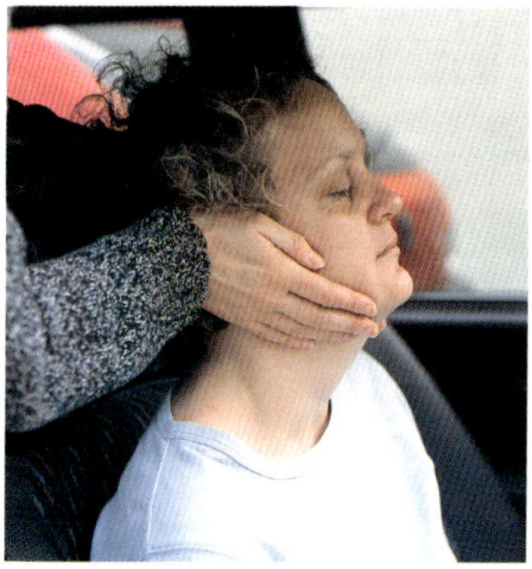

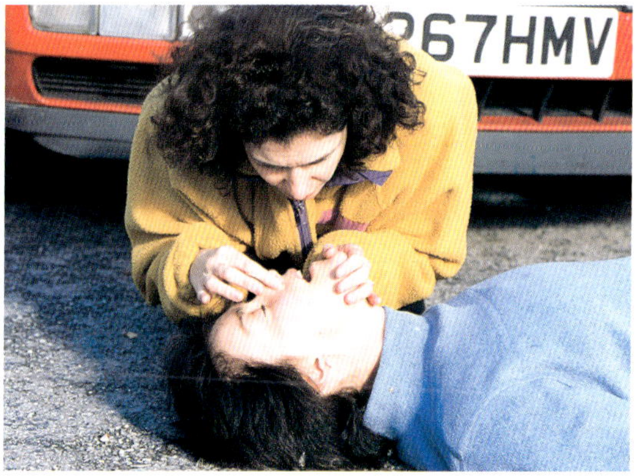

◁ Face à une victime d'un accident de la route, suspectez toujours une blessure à la colonne vertébrale et manipulez-la avec le plus grand soin. Quand c'est possible, traitez la victime dans la position dans laquelle vous l'avez trouvée.

La sécurité à la maison

VOIR AUSSI

- ➤ La sécurité dans la cuisine, p. 230
- ➤ La sécurité dans la salle de bains, p. 232
- ➤ Le feu, p. 236

Le tiers des accidents surviennent à la maison. Une maison est remplie de dangers insoupçonnés – depuis les appareils électriques défectueux jusqu'aux moquettes mal posées ou aux clous qui dépassent du plancher. Même une casserole d'eau bouillante peut causer une blessure grave. La plupart de ces accidents pouvant être évités, il est primordial de rendre les lieux d'habitation plus sûrs. La majorité des accidents domestiques concerne des enfants. La sécurité à la maison sera donc d'autant plus impérieuse si vous avez des enfants ou si des enfants vous rendent visite.

Tout un chacun aime le plus souvent sa maison et s'y sent en sécurité, à l'abri des dangers du monde extérieur. Malgré cette sensation, le milieu domestique est en réalité rempli de dangers potentiels.

Les accidents domestiques à eux seuls constituent la majorité des urgences hospitalières. En moyenne, plus de personnes meurent chaque semaine des conséquences d'un accident domestique qu'à la suite d'un accident de la route. Nombre d'accidents sont dus à un ensemble d'imprudence, d'ignorance et de fragilité humaine – et la plupart sont largement évitables.

LES DANGERS DOMESTIQUES

Presque tout peut se transformer en un danger. Par exemple, les accidents affectant les personnes âgées sont le plus souvent dus au fait qu'elles ont essayé de marcher en ayant interverti leurs pantoufles. Les pantalons sont un autre danger insoupçonné, surtout pour les personnes âgées et celles en mauvaise forme physique. S'asseoir afin d'enfiler une paire de pantalons réduit les risques d'une chute. Les pieds nus sont vulnérables aussi – marcher sur des morceaux de verre ou laisser tomber quelque chose sur son pied peut causer une mauvaise blessure.

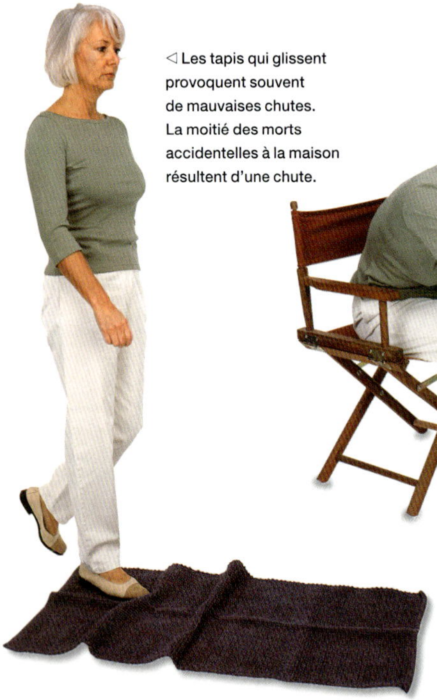

◁ Les tapis qui glissent provoquent souvent de mauvaises chutes. La moitié des morts accidentelles à la maison résultent d'une chute.

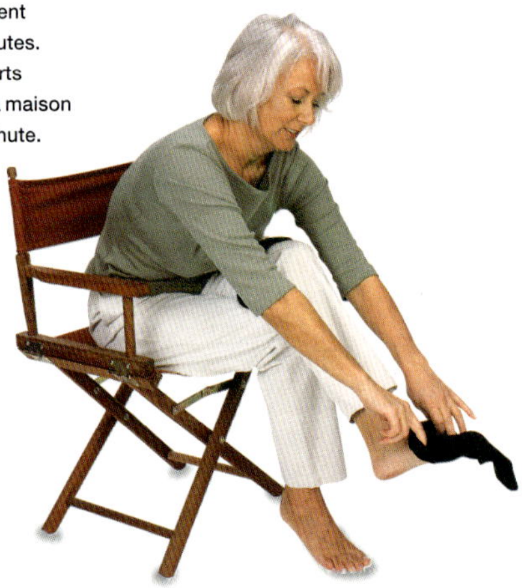

△ Asseyez-vous pour enfiler slips, pantalons, collants et chaussettes. Rester debout peut entraîner une mauvaise chute, surtout si vous êtes âgé.

ÉVITER LES ACCIDENTS

La plupart des accidents peuvent être évités en prenant quelques précautions simples.

- ➤ Ne laissez pas traîner de jouets.
- ➤ Ne laissez pas de sacs en plastique à la portée des enfants.
- ➤ Ne fumez pas au lit.
- ➤ Ne laissez pas traîner ou pendre de fils électriques.
- ➤ Ne mettez jamais de tapis en haut ou en bas d'escaliers.
- ➤ Ne posez jamais rien sur une table avec une nappe retombante en présence de jeunes enfants.
- ➤ Ne pendez pas de miroir ni de jouets au-dessus d'un chauffage.
- ➤ Ne posez pas de plante sur la télévision - ce serait dangereux en l'arrosant.
- ➤ Réparez ou jetez toute échelle ou escabeau bancal(e).

UNE MAISON BIEN RANGÉE

Une maison en désordre est plus dangereuse qu'une maison bien rangée. Une chute – la cause principale des décès domestiques – risque plus facilement de survenir si le sol est un véritable fouillis. Des magazines en papier glacé éparpillés sur le sol du salon peuvent être aussi glissants qu'une plaque de verglas, et il est facile de trébucher dans un sac laissé au beau milieu d'une entrée ou sur des jouets à roulettes disséminés par terre.

Éviter ce genre d'embûches est évidemment une sage précaution, mais difficile à réaliser peut-être si vous manquez de temps.

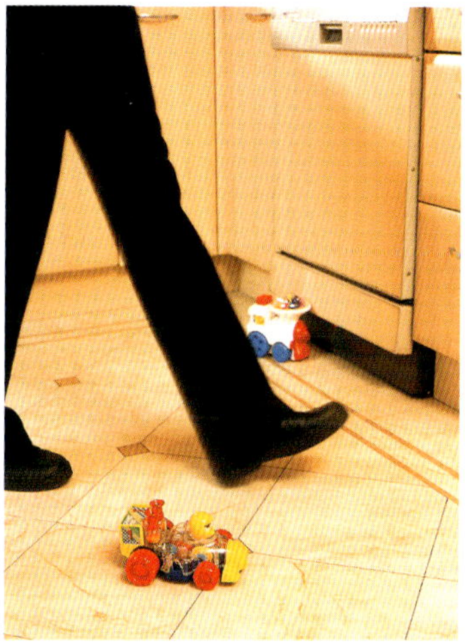

◁ Ne laissez jamais traîner de jouets ou de chaussures par terre : ils sont une cause courante de chutes.

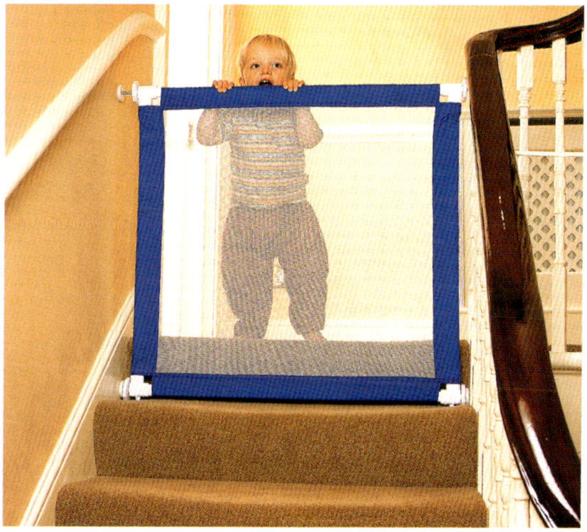

▷ Empêchez les jeunes enfants de tomber dans les escaliers en installant des barrières de protection en haut et en bas de chaque escalier.

L'idéal est d'avoir une place pour chaque chose et de veillez à ce que les zones de passage soient le moins encombrées possible.

DES ESCALIERS SÛRS

Il importe de laisser dégagées les marches d'escalier. Il est dangereux, par exemple, de poser des objets en bas ou en haut des escaliers pour les monter ou les descendre plus tard. Une personne de votre entourage pourra trébucher aussi contre un aspirateur laissé en haut des escaliers. Les moquettes d'escaliers s'usant rapidement, prenez garde aux trous et aux effilochages. Réparez-les dès que possible. L'installation de barrières de protection préviendra les chutes de jeunes enfants. Il en faudrait une en haut des escaliers et une autre en bas.

PRÉVENIR LES RISQUES D'INCENDIE

Prises de courant fendues, fils électriques dénudés, installation électrique ancienne, fauteuils placés trop près d'un feu ou feu de bois mal surveillé sont des facteurs courants dans les incendies domestiques. Le feu est pourtant l'un des risques les plus faciles à éviter. Les détecteurs de fumée réduisent de 60 à 80 % la mortalité due aux incendies. Mais les personnes qui en ont installés oublient souvent de s'assurer de leur bon fonctionnement en vérifiant les piles de temps en temps.

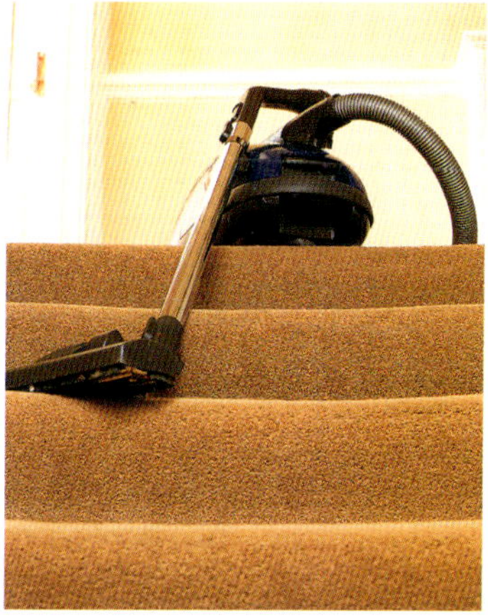

△ N'encombrez jamais les escaliers d'appareils, de fils électriques, de jouets ni d'animaux afin de réduire les risques de chute.

Sécurité enfant pour porte

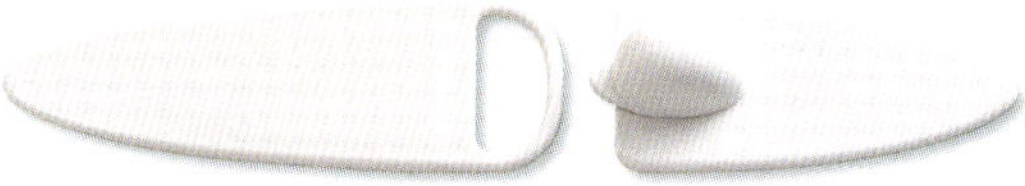

Sécurité enfant pour siège des toilettes

△ Les dispositifs de sécurité pour enfants montrés ici sont des investissements qui valent vraiment la peine. Il faut mentionner aussi les caches pour prises de courant.

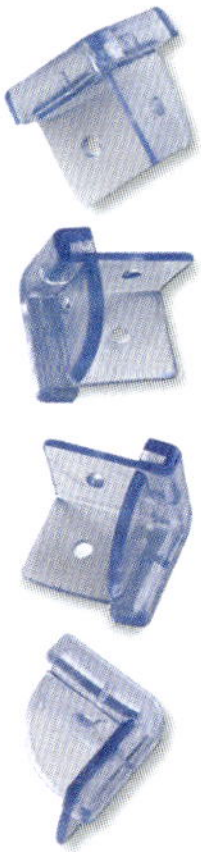

Coins de protection pour table

CAUSES DES ACCIDENTS DOMESTIQUES

- Chutes – 50 %.
- Intoxication médicamenteuse accidentelle – 20 %.
- Incendies – 10 %.
- Autres causes diverses, le bricolage par exemple – 20 %.

La sécurité dans la cuisine

VOIR AUSSI
➤ La sécurité à la maison, p. 228
➤ Le feu, p. 236
➤ L'accident d'origine électrique, p. 237

Des centaines de milliers d'accidents surviennent dans les cuisines chaque année. Cela n'est pas surprenant dans une pièce où, par nature, on est en contact avec des dangers potentiels depuis les couteaux aiguisés jusqu'aux surfaces chaudes en passant par les appareils électriques. La cuisine est aussi un lieu où l'on utilise simultanément eau et électricité, deux commodités que l'on doit garder bien séparées. Pour compléter la sécurité de votre cuisine, vous devriez, en cas d'accident, avoir toujours à proximité un extincteur, une couverture pare-flamme et une paire de gants isolants.

Quelques précautions simples à prendre lors de la conception d'une cuisine préviendront une bonne partie des problèmes qui surviennent généralement dans cette pièce. De plus, imposer quelques règles de base en cuisine aidera à protéger tous les membres de votre famille contre les accidents évitables.

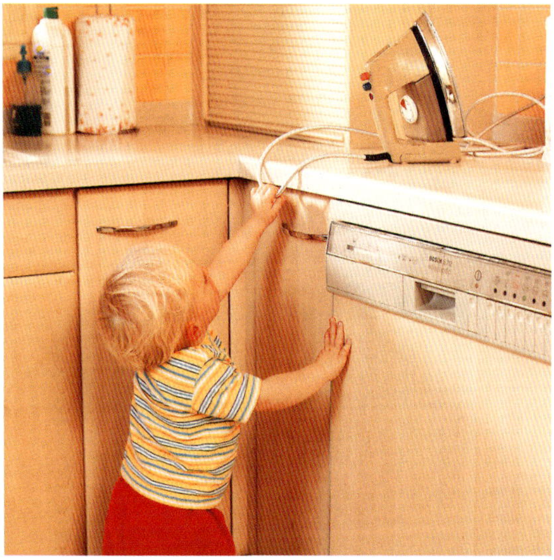

◁ Assurez-vous de bien placer les cordons électriques à l'arrière des surfaces de travail afin d'éviter qu'un enfant ne fasse tomber un appareil lourd en tirant dessus.

RANGEZ

Il est impossible d'empêcher les enfants d'emporter leurs jouets dans la cuisine, mais devoir circuler entre les poupées et les petites voitures pour aller à l'évier est un danger que vous pouvez facilement éviter en veillant à ramasser les jouets systématiquement.

De même, n'encombrez pas vos surfaces de travail avec des appareils électriques. Il est plus sûr de les ranger dans un placard, même si vous devez vous en servir tous les jours.

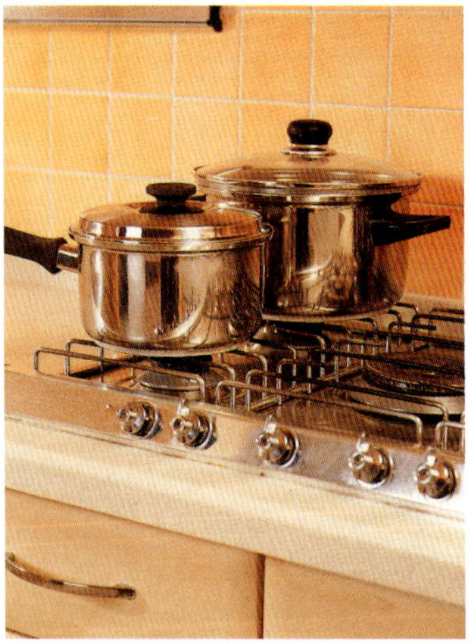

△ Utilisez de préférence les brûleurs du fond et ne laissez pas dépasser les queues des casseroles.

ÉVITEZ LES BRÛLURES

- Les jeunes enfants ont la taille idéale pour tirer sur tout ce qui dépasse des surfaces de travail. S'il s'agit d'un cordon électrique attaché à une bouilloire ou à un fer à repasser, ils pourront se faire très mal. Posez votre fer à repasser hors de portée des enfants et rangez-le dès qu'il aura refroidi.
- Achetez des appareils ménagers avec des cordons électriques en spirale car, ces derniers étant plus courts, il est plus difficile de les accrocher par accident.
- Rappelez-vous qu'une nappe au bord retombant est très tentante pour les petites mains qui passent par-là.
- Utilisez des chopes pour les boissons chaudes. Boire dans des tasses avec soucoupes est certes plus raffiné, mais les tasses se renversent plus facilement que les chopes.
- N'essayez pas de boire votre café ou thé avec un petit enfant sur les genoux ; il pourrait vous le faire renverser en gigotant.
- Utilisez systématiquement les brûleurs ou les plaques de cuisson du fond et tournez toujours les poignées des casseroles vers le mur de manière à ce qu'elles ne dépassent pas de la cuisinière. Les écrans de protection pour cuisinières ne sont pas très efficaces – ils peuvent devenir très chauds, rendent difficile l'accès et le retrait des casseroles, et n'arrêtent pas les enfants.
- Les portes des fours peuvent devenir très chaudes. Le moment de l'ouverture du four pour en sortir un plat est particulièrement dangereux. Vous vous concentrerez sans doute sur le maniement du plat afin de ne pas vous brûler et non pas sur le jeune enfant qui s'approche du four.

- L'huile bouillante représente un des dangers les plus graves dans une cuisine. Si vous faites souvent de la friture dans beaucoup d'huile, pensez sérieusement à acheter une friteuse électrique.
- Fixer une étagère au-dessus d'une cuisinière n'est jamais une bonne idée. Vous pourriez vous brûler en essayant de l'atteindre et si l'étagère était en bois ou comportait des objets inflammables, elle augmenterait les risques d'incendie.
- Laisser le gaz ouvert plus de 15 secondes sans l'allumer peut provoquer une boule de feu qui brûlerait toute personne à proximité. Si vous sentez une odeur de gaz sans cause apparente, sortez immédiatement de votre maison et alertez les pompiers.

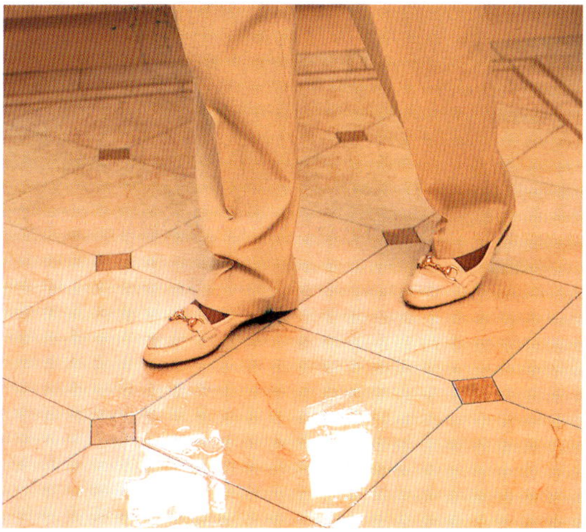

◁ Un sol mouillé peut être une vraie patinoire – et quelqu'un en tombant pourrait se démettre le dos pour plusieurs semaines.

PRÉVENEZ CHUTES ET GLISSADES

- Essayez de laver le sol le soir quand les enfants sont couchés.
- Tenez fermés tiroirs et portes des placards lorsque vous ne vous en servez pas – ouverts, ce sont autant d'obstacles.
- Les chaises pour bébés qui se fixent aux tables de cuisine sont généralement dangereuses. Évitez-les.
- Essuyez immédiatement toute graisse ou nourriture qui tombe par terre puis passez un chiffon sec.
- N'encombrez pas le sol.

RÉDUISEZ LES DANGERS

- La plupart des gens gardent leur eau de Javel, nettoyants et poudre de lave-vaisselle sous l'évier. Une sécurité pour porte de placard empêchera les enfants d'accéder à ces substances dangereuses.
- Ne laissez jamais de fils électriques dénudés; si un fil commence à s'effilocher, ne vous servez plus de l'appareil jusqu'à ce qu'il soit réparé. Une prise électrique doit être à 1 m au moins d'une source d'eau, afin que personne ne puisse toucher la prise d'une main en ayant l'autre dans l'eau.
- Les coupures dues à un manque d'attention sont monnaie courante dans une cuisine. Aiguisez vos couteaux régulièrement car un couteau émoussé glisse plus facilement. Utilisez une bonne planche à découper et maintenez tous les doigts au-dessus de la lame.
- Ne cherchez pas de morceaux de verre dans un évier plein d'eau. Laissez l'évier se vider, puis ramassez les débris.
- N'employez pas de verres ni de vaisselle cassés; jetez-les.
- Conservez sacs en plastique, couteaux et allumettes hors de portée des enfants.

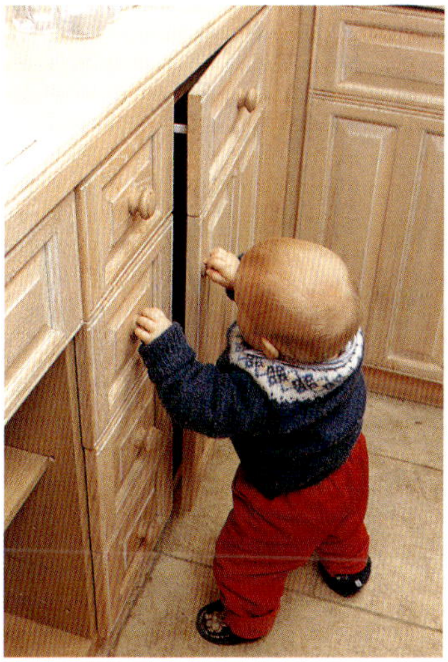

◁ Posez des sécurités enfants sur tous les tiroirs et les portes des placards bas afin d'empêcher un jeune enfant curieux de sortir des objets lourds ou dangereux.

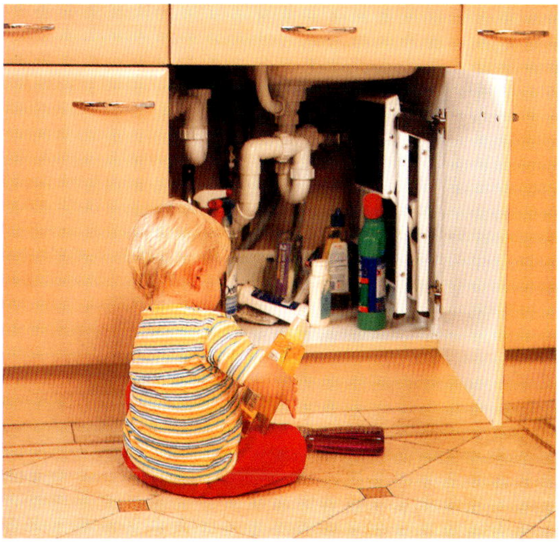

▷ Vous devez protéger les petits curieux des produits toxiques en installant une sécurité enfants à la porte du placard.

La sécurité dans la salle de bains

VOIR AUSSI
- L'état de choc, p. 72
- La sécurité à la maison, p. 228
- L'accident d'origine électrique, p. 237

La plupart des accidents domestiques d'origine électrique arrivent dans la salle de bains. Les principaux dangers ici sont l'association eau-électricité, l'eau elle-même et les médicaments laissés à la portée de jeunes enfants. Entrer ou sortir de la baignoire représente aussi un risque. C'est une cause courante de chutes, surtout chez les personnes âgées, qui peut être réduite en choisissant une baignoire avec poignées et en plaçant un tapis antidérapant au fond. Les enfants aiment l'heure du bain mais ont besoin d'être surveillés – les laisser seuls dans l'eau pourrait s'avérer fatal.

Les deux sources de danger dans la salle de bains sont l'eau et l'électricité. Ensemble, elles forment une combinaison mortelle qui pourra conduire à un drame si ces deux commodités ne sont pas utilisées avec prudence. L'eau seule représentant un risque tout particulier pour les enfants, il est essentiel de les surveiller de près à l'heure du bain. Les appareils électriques – à moins d'avoir été conçus pour – doivent être évités à tout prix. Vous ne devez pas, par exemple, emporter une chaîne audio fonctionnant sur le courant dans la salle d'eau.

Tous les médicaments doivent être conservés dans une armoire à pharmacie. Cela est particulièrement important si vous avez des enfants ou si des enfants vous rendent visite. L'armoire doit être solidement fixée au mur, largement hors de leur portée.

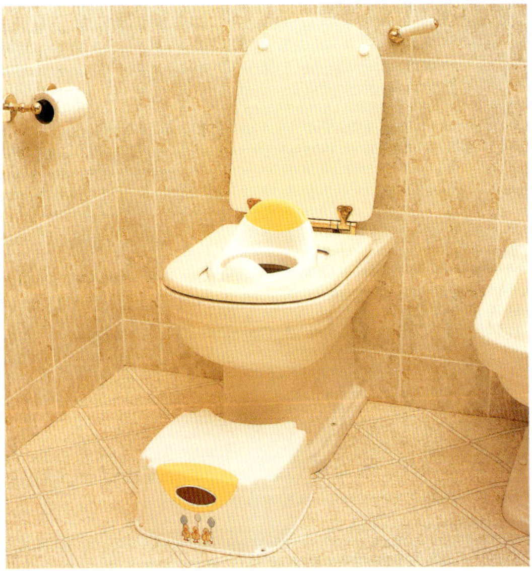

▷ La salle de bains ne doit pas être encombrée d'embûches. Si vous avez un jeune enfant, achetez un siège et un marchepied pour enfants à installer aux toilettes ce qui lui permettra d'apprendre à utiliser la cuvette des WC sans danger.

BÉBÉS ET JEUNES ENFANTS

Un adulte doit toujours surveiller le bain d'un bébé et d'un jeune enfant de moins de 5 ans. Un nourrisson doit avoir sa propre baignoire pour bébés ou une mousse préformée spécialement conçue pour aller dans une baignoire normale. Pour un jeune enfant, veillez à ne pas trop remplir la baignoire et évitez les bains moussants qui font glisser.

Il est essentiel de vérifier la température de l'eau avant d'y plonger un bébé ou un enfant. Pour un bébé, trempez votre coude – l'eau doit être juste chaude.

ADOLESCENTS

Les passe-temps favoris des adolescents comprennent habituellement le bain interminable en écoutant de la musique. Assurez-vous qu'ils sont conscients du danger que représente une chaîne audio dans la salle de bains lorsqu'ils la raccordent au courant. L'eau étant un très bon conducteur d'électricité, un choc électrique dans le bain est généralement fatal.

Les adolescents doivent réaliser aussi que s'endormir dans la baignoire et prendre un bain après avoir consommé de l'alcool ou de la drogue sont potentiellement dangereux.

LA SÉCURITÉ DANS LA SALLE DE BAINS

- Baissez le thermostat du chauffe-eau à 55 °C.
- Assurez-vous que toutes les lampes fonctionnent avec une cordelette. N'utilisez pas d'interrupteurs muraux.
- Optez pour un sol antidérapant. Évitez l'emploi de tapis.

LES PERSONNES ÂGÉES

Chez les personnes âgées, une fatigue, une mobilité réduite, un moment d'inattention et un trou de mémoire peuvent entraîner un accident dans la salle de bains. Elles peuvent se brûler en se faisant couler un bain trop chaud ou bien s'endormir dans leur bain, risquant alors de se noyer.

Veillez à ce que la salle de bains d'une personne âgée soit aussi sûre que possible. Vous devez installer une baignoire avec des poignées sur le côté et placer un tapis antidérapant au fond afin de limiter les risques de chute en entrant et en sortant. Les personnes âgées devraient porter une alarme qui leur permettrait d'alerter les services d'urgence dans le cas d'un accident.

DONNER UN BAIN À UN BÉBÉ

Jusqu'au jour où votre bébé commence à revendiquer le droit de s'asseoir et de jouer, voici comment le tenir en toute sécurité dans le bain afin d'éviter qu'il ne glisse ou se retourne. N'oubliez jamais de vérifier si l'eau n'est pas trop chaude avant de commencer.

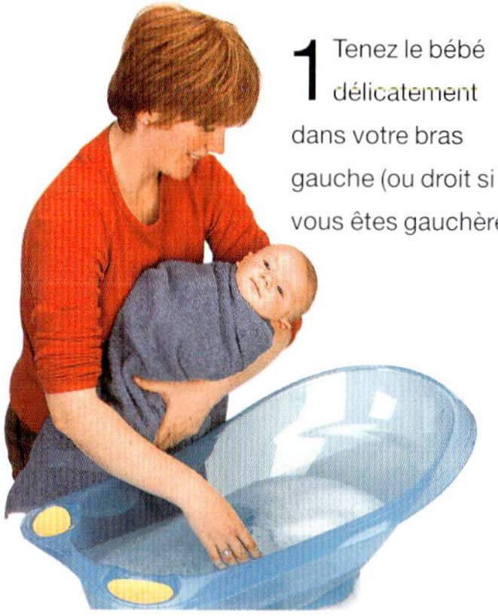

1 Tenez le bébé délicatement dans votre bras gauche (ou droit si vous êtes gauchère).

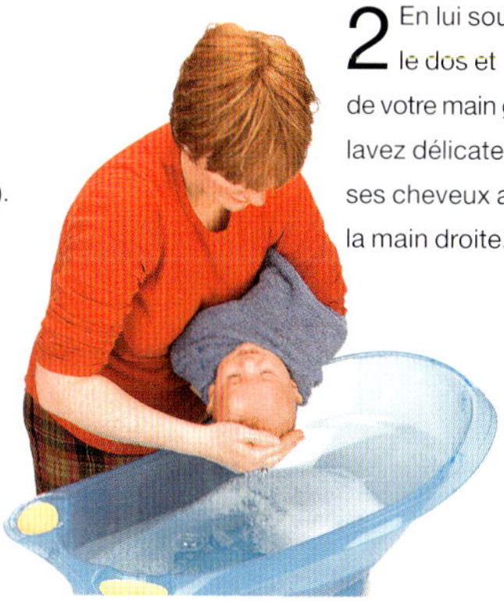

2 En lui soutenant le dos et le cou de votre main gauche, lavez délicatement ses cheveux avec la main droite.

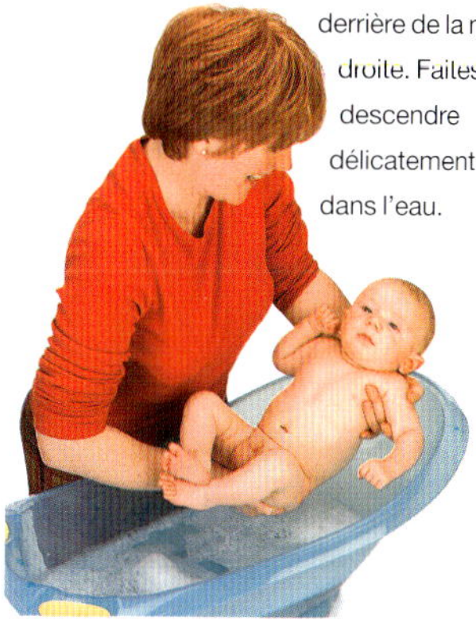

3 Tenez le bébé, votre main gauche sous l'aisselle gauche, et soutenez son derrière de la main droite. Faites-le descendre délicatement dans l'eau.

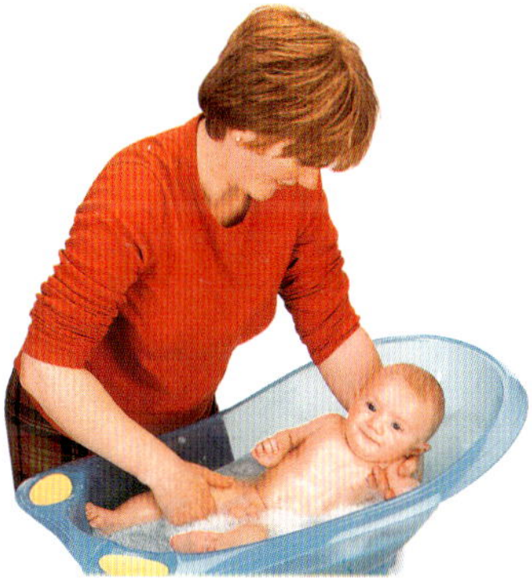

4 Tout en le maintenant fermement avec la main gauche, lavez-le avec la main droite.

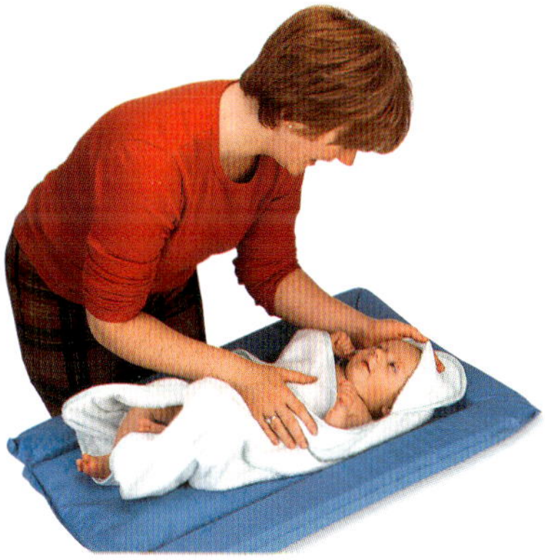

5 Une fois le bain terminé, enveloppez sa tête et son corps dans une serviette et séchez-le bien.

CONSEILS POUR LE BAIN D'UN BÉBÉ

- Ne laissez jamais un bébé (ou un jeune enfant) sans surveillance dans le bain.
- Ne confiez pas la surveillance du bain à une personne non habituée. Les accidents par noyade surviennent le plus souvent lorsque le bain est donné par quelqu'un qui n'en réalise pas les dangers.
- Même si le bébé est dans un siège de baignoire pour bébés, ne le laissez pas sans surveillance.
- Ignorez un éventuel coup de téléphone ou de sonnette – ou sortez votre enfant de l'eau avant d'y répondre.

CONSEILS POUR LE BAIN D'UN JEUNE ENFANT

- Remplissez toujours le bain en commençant par l'eau froide. Cela évitera le risque que l'enfant s'ébouillante s'il grimpe dans la baignoire tout seul.
- Ne laissez jamais un marchepied ou une chaise près de la baignoire. Intrépide, un jeune enfant voyant un jouet flotter sur la surface de l'eau sera tenté de l'attraper.
- Ne demandez pas à un enfant plus âgé de surveiller votre petit enfant dans son bain. Il ne fera probablement pas aussi attention qu'un adulte.
- Si vous avez plusieurs enfants, ne laissez pas une baignoire pleine sans surveillance, même si vous voulez réutiliser l'eau du bain. Videz plutôt la baignoire.
- Sachez que pour un petit enfant, un rasoir ressemble à une brosse à dents. Gardez tout objet coupant hors de sa portée.
- Un enfant ne doit pas pouvoir fermer à clef une porte de salle de bains. Le moyen le plus facile de s'en assurer est de placer la serrure ou le verrou hors de sa portée.

La sécurité dans le jardin

VOIR AUSSI

- La noyade, p. 64
- LES BRÛLURES, p. 177
- L'accident d'origine électrique, p. 237

Le jardin peut être un véritable havre de paix. Toutefois, les bassins, les barbecues, les feux et même certaines plantes présentent un danger, particulièrement si des enfants sont présents. Afin de vous assurer que votre jardin est un abri sûr pour chacun, vous devrez prendre quelques précautions de bon sens. Choisissez des points d'eau aménagés pour les enfants, ne les laissez jamais seuls au bord d'une piscine. Tenez les enfants et les animaux écartés avant de commencer à tondre la pelouse et gardez vos outils dans un abri fermé à clef, ainsi que les produits pour le jardin.

Quelques astuces et un peu de bon sens facilitent la prévention d'accidents au jardin. De nombreux accidents surviennent lorsqu'un enfant ou une personne âgée visite un jardin qui n'a pas été aménagé pour l'un ni pour l'autre. Votre élégant bassin d'ornement avec ses poissons qui brillent peut être une attraction fatale pour les petits enfants qui aiment souvent flâner en dehors de leur territoire.

ATTENTION AUX PRODUITS

Conservez vos produits de jardinage sous clef dans un endroit sec et frais, hors de portée des enfants. Suivez les instructions d'utilisation à la lettre et ne transvasez pas les produits dans d'autres récipients ; gardez-les dans leur emballage d'origine afin de pouvoir les identifier aisément. Employez le minimum de produits : par exemple, au lieu d'utiliser des granules anti-limaces, préférez des méthodes respectueuses de l'environnement comme des soucoupes de bière enfoncées dans la terre.

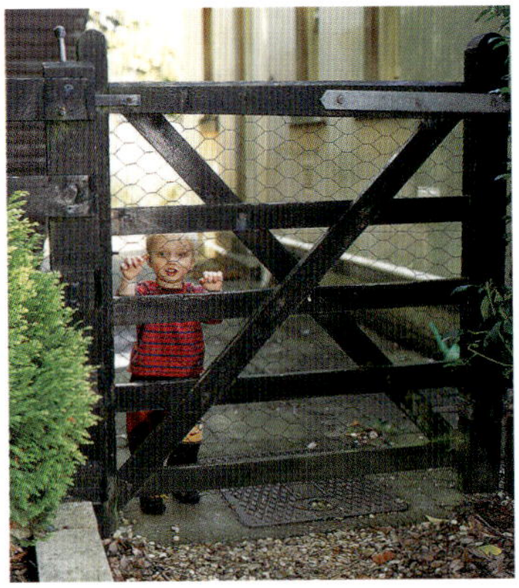

◁ Ne sous-estimez pas les capacités d'un petit enfant à grimper ; ce genre de portail a été conçu pour arrêter les chevaux, pas les enfants.

L'EAU ET LA SÉCURITÉ

Les bassins représentent un danger important pour les plus jeunes. Pour un petit enfant curieux, tout ce qui flotte sur l'eau est invitation à se pencher pour l'attraper. De plus, les pièces d'eau étant généralement au ras du sol, un enfant peut facilement tomber dedans.

Ne pensez pas qu'un enfant soit plus en sécurité en couvrant l'eau avec du grillage car il pourra passer au travers s'il grimpe dessus. L'option la plus sûre est d'installer un couvercle solide par-dessus le bassin. Si vous voulez vraiment avoir un point d'eau et que vous ayez des enfants, choisissez-en un où l'eau se déverse sur un lit de galets plutôt que dans un bassin empli d'eau. S'il s'agit d'une piscine, vous devrez la clôturer.

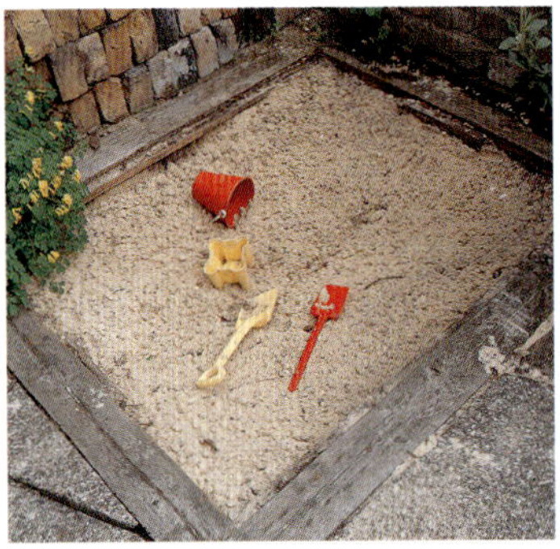

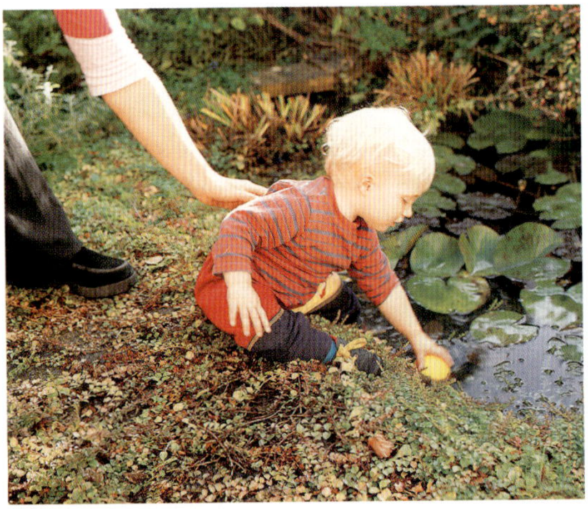

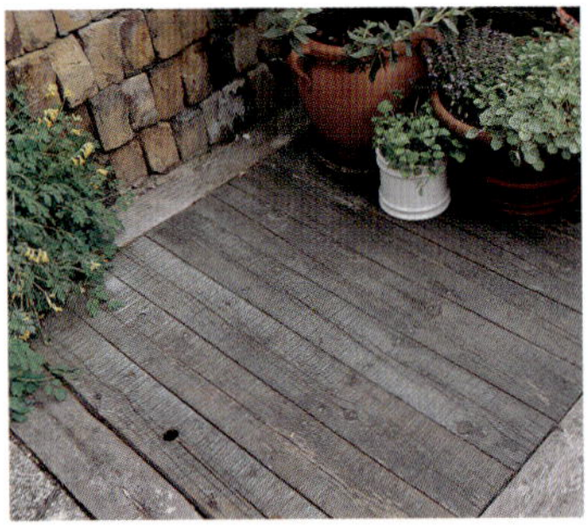

▷▽ Un bassin peut se transformer en bac à sable créant ainsi une aire de jeux supplémentaire pour des enfants.

◁ La curiosité des enfants les pousse à explorer leur environnement par le goût et le toucher. Un bassin est particulièrement tentant – mais un danger potentiellement mortel.

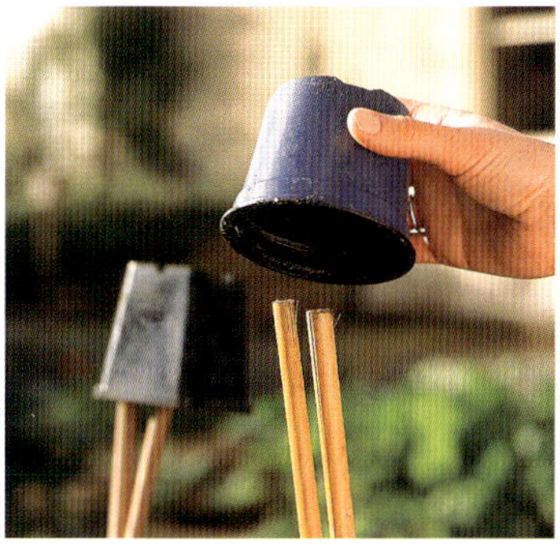

△ Enfilez des pots de fleurs ou autres récipients en plastique au bout des tuteurs afin de vous protéger les yeux quand vous vous baissez.

FAIRE DE SON JARDIN UN LIEU SÛR

➤ Les escaliers doivent être bien éclairés et comporter une rampe si des personnes âgées les utilisent.

➤ La mousse qui recouvre les terrasses peut être très glissante. Débarrassez-vous-en avec de l'eau de Javel diluée.

➤ Les débroussailleuses à fil de nylon projettent des cailloux et des fragments végétaux, y compris des substances irritantes provenant de la sève de certaines plantes. Portez des lunettes de protection, une chemise à manches longues et des pantalons.

➤ Habituez-vous à porter de gros souliers et des gants épais lorsque vous travaillez au jardin.

➤ Afin d'éviter de vous blesser les yeux sur des tuteurs, retournez sur eux des pots de fleurs, des bouteilles en plastique ou équivalent.

➤ Rangez bien vos outils et gardez-les dans un abri fermé à clef. Conservez sous clef aussi l'essence, le pétrole et les produits de jardin.

➤ Veillez à ce qu'un étendage ne soit pas à la hauteur du cou d'un enfant.

L'ÉLECTRICITÉ ET LE JARDIN

- Tous les outils de jardin électriques doivent être branchés sur une prise munie d'un coupe-circuit qui vous protégera, en cas d'accident, en coupant le courant en une fraction de seconde.
- Lorsque vous utilisez des outils électriques, gardez le fil sur votre épaule, bien à l'écart des lames de tondeuse et de taille-haies.
- Maintenez les enfants éloignés du jardin lorsque vous tondez le gazon ou employez un outil électrique.
- L'eau étant un conducteur d'électricité, faites très attention si vous associez les deux dans une pièce d'eau. De nombreuses pompes disponibles à cet effet sont complètement hermétiques et s'arrêteront automatiquement si le système tombe en panne.
- Les lampes d'extérieur sont conçues pour être utilisées en toute sécurité dans le jardin. Si vous avez un doute les concernant, demandez à un électricien de les installer.

LES ÉCHELLES ET LA SÉCURITÉ

Avant de grimper à une échelle, assurez-vous du bon état de tous les barreaux. Placez-la de telle sorte que vous n'ayez pas à vous pencher en avant ou à tendre le bras pour faire votre travail. Lorsque vous taillez les arbres, utilisez deux escabeaux avec une planche. Si vous employez une échelle contre la façade de votre maison, demandez à quelqu'un d'en tenir le bas.

LES ENFANTS ET LES PLANTES

L'ingestion par les enfants de plantes toxiques est rarement mortelle, cependant elles peuvent entraîner des douleurs d'estomac et des diarrhées. Mieux vaut dissuader un jeune enfant de manger les fleurs, les fruits et les feuilles quels qu'ils soient plutôt que de leur montrer les plantes toxiques à éviter.

Mieux vaut aussi ne pas introduire dans le jardin certaines plantes très toxiques, même en petites quantités, notamment le cytise, la digitale, l'aconit, la morelle douce-amère et la belladone. D'autres, tel l'if, pourraient être clôturées. Taillez les plantes grimpantes épineuses, comme les roses et les ronces, qui risquent de blesser un enfant au visage.

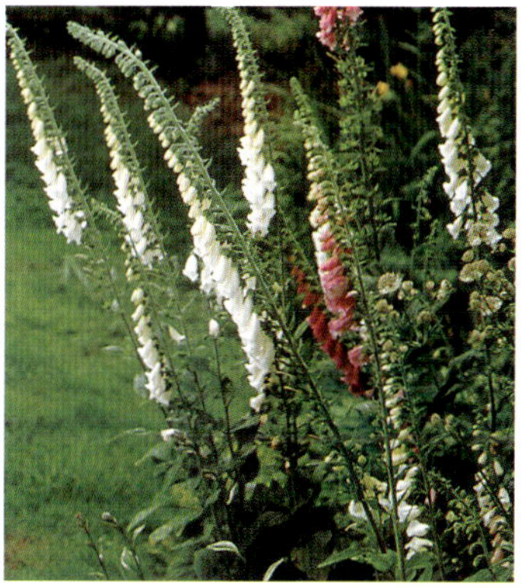

△ Toxiques, les digitales n'ont pas leur place dans un jardin où jouent de jeunes enfants.

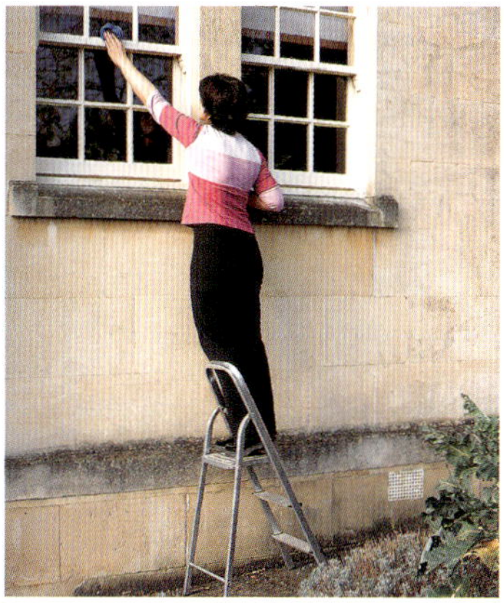

△ La règle d'or de la sécurité en bricolage est de dominer le travail – cet escabeau est trop bas.

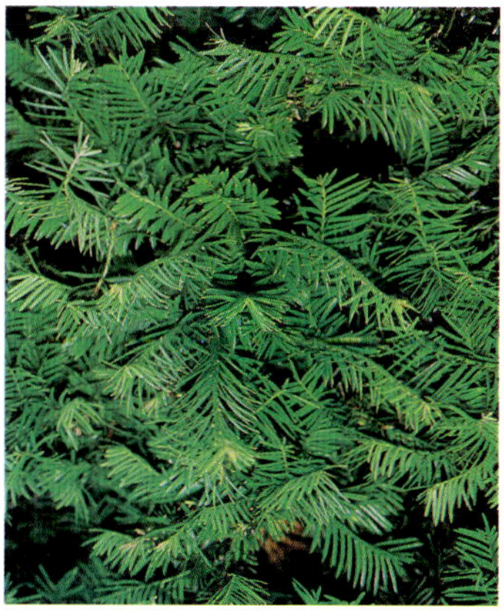

△ L'if est un arbre toxique connu. Clôturez les arbres dangereux afin de protéger les enfants.

Le feu

VOIR AUSSI

- L'inhalation d'émanations toxiques, p. 62
- BRÛLURES, p. 177
- L'accident d'origine électrique, p. 237

Dans un bâtiment, le feu produit des émanations toxiques invisibles qui tuent en quelques minutes. Cet effet de suffocation tue tout autant que les flammes. Personne ne doit entrer dans un bâtiment qui brûle à moins d'être entraîné à le faire. L'oxygène nourrissant les flammes, ouvrir la porte d'une pièce en feu provoquera une très forte explosion. Toute fumée doit être un avertissement à rester dehors. Le feu peut se cacher derrière les murs, sous les planchers et au-dessus des plafonds. Le geste le plus utile qu'un témoin sans formation appropriée puisse faire sera d'appeler les pompiers.

Une personne sans formation pourra facilement éteindre un feu de petite envergure comme celui d'une friteuse ou d'une corbeille à papiers. Cependant, une fois que le feu commence à se propager, une aide experte sera nécessaire et la meilleure chose que vous puissiez faire sera de vous éloigner des flammes.

LE FEU DANS UN BÂTIMENT

- Si vous êtes au travail ou dans un bâtiment public, suivez la procédure d'évacuation. Marchez rapidement mais calmement jusqu'à la sortie de secours la plus proche. Ne revenez pas sur vos pas pour un sac, un manteau ou autre objet oublié.
- Ne prenez pas l'ascenseur, car si une panne d'électricité survient, vous resterez coincé. De plus, la cage d'ascenseur est un véritable conduit de cheminée, aspirant les flammes.
- Si vous êtes entouré de fumées, restez le plus près possible du sol. Couvrez-vous le nez et la bouche avec un linge humide.

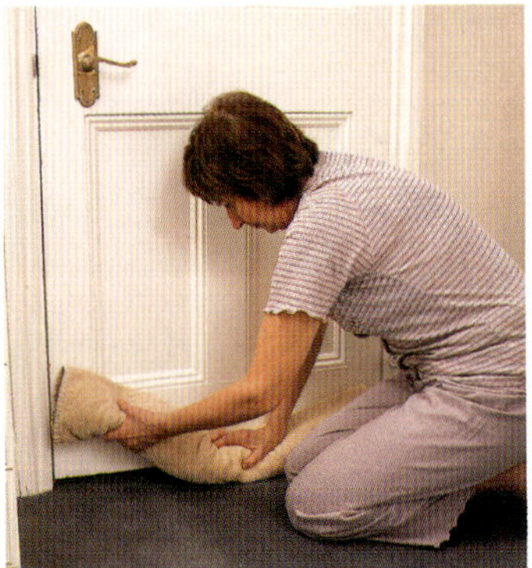

△ Calfeutrer le bas d'une porte aide à maintenir les émanations hors de la pièce où vous vous trouvez.

△ Le feu est imprévisible et vous ne devez pas sous-estimer la vitesse à laquelle il se propage.

- Refermez les portes sur le feu quand vous quittez le bâtiment, pour le priver d'oxygène.
- N'ouvrez jamais une porte chaude ou dont la poignée est chaude – cela suggère la présence d'un feu violent derrière.
- Si vous n'arrivez pas à sortir, trouvez une pièce sans feu avec une fenêtre, fermez la porte, ouvrez la fenêtre et criez à l'aide. Restez près du sol.
- N'allumez pas même s'il fait sombre car cela pourrait provoquer une explosion.
- L'inhalation d'émanations toxiques conduit rapidement à une désorientation et à une confusion mentale. Si vous traverser une zone enfumée, suivez le mur pour vous guider.
- Rappelez-vous qu'un enfant peut s'être caché dans une armoire ou un placard pour se protéger des fumées.

Que faire si quelqu'un prend feu

Il faut l'ARRÊTER, le JETER à terre et le ROULER. ARRÊTEZ la victime : courir ne fait qu'aviver les flammes. JETEZ-la à terre : la position horizontale empêche les flammes de remonter jusqu'au visage. ROULEZ-la plusieurs fois pour étouffer les flammes, après l'avoir enroulée dans une pièce de tissu ininflammable, comme un rideau ou un manteau.

Une fois les flammes éteintes, vérifiez les voies respiratoires de la victime, sa respiration et sa circulation. Mettez-en œuvre la réanimation si nécessaire. Dispensez les premiers soins sur les brûlures.

MISE EN GARDE

Les friteuses sont très souvent à l'origine de feux dans la cuisine. Ne versez jamais d'eau sur de l'huile en feu. L'eau nourrit les flammes d'un feu gras et provoque un flamboiement violent. Couvrez les flammes avec un couvercle ou une couverture pour les priver d'oxygène ou jetez du bicarbonate de soude.

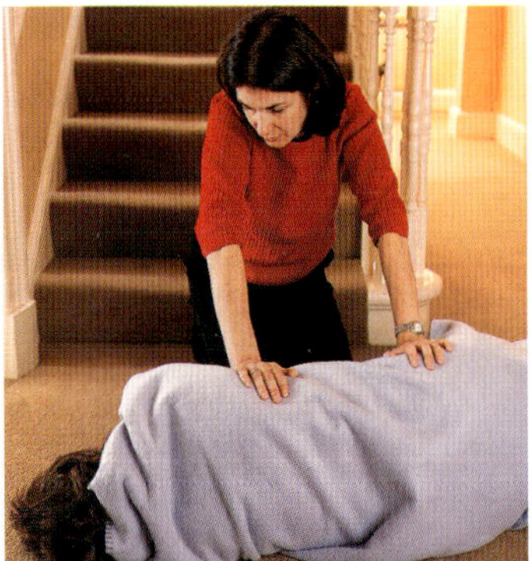

△ Arrêtez, jetez à terre et roulez la personne dont les vêtements ont pris feu.

L'accident d'origine électrique

VOIR AUSSI
➤ La sécurité à la maison, p. 228
➤ La sécurité dans la cuisine, p. 230
➤ La sécurité dans la salle de bains, p. 232

L'électricité nous entoure dans notre vie quotidienne et il est donc facile d'en oublier les dangers. Le cordon effiloché d'un fer à repasser, les fils dénudés d'un aspirateur et les prises de courants non protégées lorsqu'il y a un jeune enfant dans la maison représentent tous des chocs électriques potentiels. Sous l'effet de l'électricité, le cœur peut se mettre à battre irrégulièrement et s'arrêter, la peau brûler, et les muscles, nerfs et vaisseaux sanguins « cramer ». Les enfants représentent un tiers des victimes des accidents d'origine électrique et 20 % d'entre eux en meurent.

L'une des causes principales de choc électrique est le contact avec un appareil électrique défectueux ou avec des fils dénudés. Le danger vient souvent des jeunes enfants eux-mêmes lorsqu'ils mordillent les cordons ou enfoncent des objets pointus dans les prises de courant.

LES RISQUES CORPORELS

La gravité d'une blessure due au passage d'un courant électrique à travers le corps dépend de plusieurs facteurs :

- La durée du contact avec le courant électrique – plus elle est longue, plus les dommages seront étendus.
- La sorte de courant – on utilise le courant alternatif dans les réseaux électriques car il permet le transport d'une quantité importante d'électricité par les lignes à haute tension. Il peut plus facilement causer un arrêt cardiaque à basse tension que le courant continu produit par les piles et les batteries. Le courant alternatif provoque aussi des spasmes musculaires qui peuvent « coller » la victime à l'objet de la source électrique.
- La tension du courant – les câbles de haute tension et la foudre causent plus de dommages que l'électricité domestique.

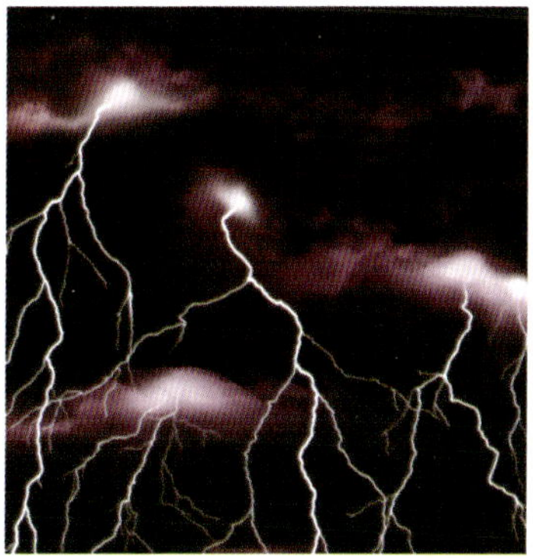

△ Avec le risque de foudre, éloignez-vous des arbres et lignes électriques pendant un orage.

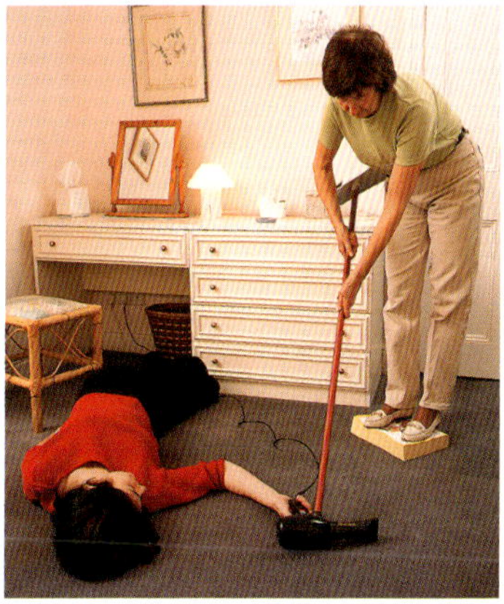

△ Isolez un électrocuté de la source d'électricité à l'aide d'un objet en bois ou en plastique.

ACCIDENTS D'ORIGINE ÉLECTRIQUE

Si vous touchez quelqu'un encore en contact avec un circuit sous tension, vous pouvez vous électrocuter. Assurez-vous que la source de courant est débranchée soit en tirant la prise, soit en actionnant le bouton d'arrêt du disjoncteur. Éteindre l'appareil seul ne suffit pas.

Si vous ne pouvez éteindre le courant à la source ni débrancher la prise, tentez d'isoler la victime du courant à l'aide d'un objet non-conducteur, tel un manche à balai, une chaise en bois ou encore un tapis en caoutchouc. Pour ce faire, montez sur quelque chose de sec et non-conducteur, une pile de journaux, un bottin ou une planche, par exemple.

Si la source est de haute tension, une ligne électrique par exemple, sachez que le courant peut sauter des distances considérables. Ne vous approchez pas de la victime tant que les lignes sont sous tension. Une fois le courant éteint, vérifiez si l'électrocuté respire et mettez en œuvre la réanimation si nécessaire.

Traiter la victime

Une fois les dangers écartés, approchez-vous de la victime et évaluez son état. Si vous êtes seul, appelez les services d'urgence aussitôt. Sinon, demandez à quelqu'un de le faire.

Ouvrez les voies respiratoires de la victime, en sachant que si elle est tombée ou a été jetée à terre, elle peut avoir une lésion aux cervicales. Évitez de lui bouger la tête et le cou, surtout si elle est inconsciente. Si elle ne respire pas, pratiquez le bouche-à-bouche. Commencez le massage cardiaque s'il n'y a aucun signe de circulation.

Vérifiez si elle a des blessures, surtout si elle a été jetée à terre, et éclissez selon le besoin. Dans le cas de brûlures apparentes, retirez éventuellement les vêtements et rafraîchissez la zone brûlée sous le robinet. Appliquez un pansement stérile.

PRÉVENIR LES ACCIDENTS

- ➤ Couvrez les prises de courant avec des caches.
- ➤ N'utilisez jamais d'appareils électriques lorsque vous êtes mouillé ou lorsqu'il y a de l'eau sur de l'appareil.
- ➤ Apprenez aux enfants les dangers de l'électricité.
- ➤ N'installez jamais de prise de courant à moins d'1 m d'une source d'eau.

Une maison sûre pour un jeune enfant

VOIR AUSSI
➤ La sécurité dans la cuisine, p. 230
➤ La sécurité dans la salle de bains, p. 232
➤ La sécurité dans le jardin, p. 234

En faisant le tour de votre maison afin de la rendre plus sûre pour un bébé, soyez des plus méfiants. Les accidents surviennent en quelques secondes et la plupart peuvent être évités. Il est utile de marcher à quatre pattes, afin de voir ce qui est susceptible de l'intéresser, ce qu'il risquerait d'ouvrir, manger, sur quoi il pourrait grimper ou encore dans quoi il tenterait d'enfoncer ses doigts. Mais souvenez-vous qu'un enfant grandit vite et que vos mesures de sécurité devront suivre sa croissance. En matière de sécurité domestique, vous devez réévaluer constamment les risques possibles.

La maison présente toute une gamme de dangers pour les bébés et les jeunes enfants, et ils varieront selon leur âge. Un jeune enfant de 18 mois, par exemple, n'aura peut-être pas la curiosité ni la dextérité de jouer avec un briquet alors qu'un enfant de 2 ans pourra mettre le feu à la maison. N'oubliez pas non plus qu'un enfant peut éventuellement faire mal à un bébé et que vous devrez donc tenir compte de l'âge de l'aîné et de son sens de l'espièglerie. Un grand-parent ou un visiteur est une autre source de danger possible – il peut laisser des médicaments à la portée de l'enfant ou oublier de vider la baignoire.

LES ACCIDENTS INFANTILES

Les accidents mettant en jeu des enfants surviennent le plus souvent lorsque plus de deux adultes se trouvent dans la maison, probablement parce que les parents sont distraits par leurs invités. Habituer un enfant à jouer tôt dans un parc vous permettra de le savoir à l'abri lorsque votre attention est ailleurs.

Prévenir chutes et écrasements

- Évitez d'utiliser un trotteur – le bébé risque de dégringoler d'une marche ou d'un palier.
- Installez des barrières de protection en haut et en bas des escaliers. Pour un enfant plus âgé, veillez à ce que les escaliers aient une rampe et soient bien éclairés.
- Tenez éloignés des fenêtres lits, placards et coffres à jouets et assurez-vous que toutes les fenêtres ont un système de verrouillage.
- Utilisez des sièges appropriés à l'âge de l'enfant et attachez-le chaque fois.
- Veillez à ce que les bibliothèques ou autres meubles soient vissés au mur dans le cas où votre enfant essaierait d'y grimper.
- Posez des coulisseaux de sécurité dans les coffres à jouets afin d'éviter que le couvercle n'écrase les doigts de l'enfant.

LA SÉCURITÉ ET LES LITS D'ENFANTS

Assurez-vous que le lit de votre bébé est un endroit sûr où dormir.

➤ Les barreaux ne doivent pas être espacés de plus de 7 cm.

➤ Les côtés doivent mesurer au moins 65 cm de haut depuis la base du matelas.

➤ Le matelas doit être à la taille du lit afin qu'il n'y ait pas d'espaces autour.

➤ Ne placez pas le lit près d'un radiateur ni dans un courant d'air.

➤ Évitez tout objet moelleux tel un oreiller ou une couette.

Prévenir intoxication et étouffement

- Tenez sous clef tout produit toxique et ne prenez pas de médicaments devant un enfant.
- Rappelez-vous que certaines plantes sont vénéneuses.
- Évitez les jouets cassables ou présentant des parties qui risquent de se détacher.

Prévenir les brûlures et la noyade

- Rangez sèche-cheveux, fers à repasser et grille-pain.
- Utilisez les brûleurs du fond de votre cuisinière, queues des casseroles vers le mur.
- Couvrez toutes les prises de courant.
- Poser un pare-feu fixe devant la cheminée.
- Ne laissez pas un enfant seul dans son bain.

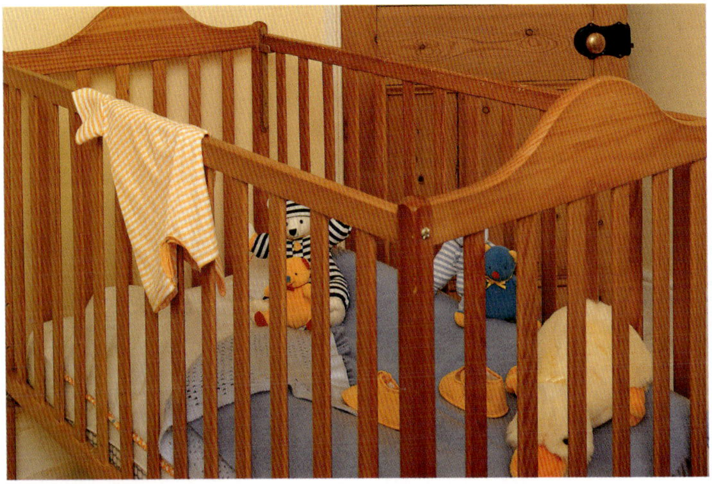

◁ **Choisissez un lit d'enfant de bonne qualité avec un matelas adapté et des côtés hauts.**

La mort subite du nourrisson

VOIR AUSSI

➤ Réanimer un nourrisson ou un jeune enfant p. 50

➤ Les maladies infantiles, p. 114

La plupart des cas de mort subite du nourrisson surviennent pendant le sommeil du bébé et sans signes apparents de souffrance. La perte d'un enfant est toujours tragique pour les parents, mais la mort subite du nourrisson est particulièrement traumatisante car, comme son nom l'indique, elle est subite, donc inattendue, et peut être considérée initialement comme suspecte par la police. Elle survient chez les bébés de 1 à 4 mois. Si la cause exacte reste inconnue, on distingue cependant certains facteurs de risque. En protéger votre nourrisson limitera la possibilité de mort subite.

De nombreuses théories ont été émises sur la mort subite du nourrisson, mais les causes restent inconnues. Si on peut éviter certains facteurs de risque connus, comme fumer à proximité d'un bébé, d'autres sont cependant inévitables, la pauvreté et la prématurité, par exemple. La mort subite du nourrisson est plus courante en hiver et chez les garçons.

LIMITER LES RISQUES

- Ne fumez pas si vous êtes enceinte ou si vous avez un bébé. Déconseillez de fumer à toute personne habitant chez vous. Le risque de mort subite du nourrisson est plus élevé dans les familles comportant un fumeur.
- Demander aussi à vos visiteurs de ne pas fumer dans la maison et éviter d'emmener le nourrisson dans des endroits enfumés.
- Mettez le bébé sur le dos pour dormir. Un bébé perdant de la chaleur par le visage, il risque une surchauffe s'il est couché sur le ventre. Il n'est pas plus sujet à s'étrangler s'il dort sur le dos.
- Veillez à ce que le bébé n'ait pas trop chaud. Essayez de maintenir la température de la chambre entre 16 et 20 °C. Évitez bouillottes et couvertures chauffantes ainsi que de placer le nourrisson au soleil pour dormir. S'il transpire, s'il a de la fièvre ou si son estomac est chaud au toucher, retirez les couvertures.
- Ne mettez jamais un bébé au lit avec un bonnet car un nourrisson perd beaucoup de chaleur par la tête.
- Ne dormez jamais sur un canapé avec le bébé. Évitez de dormir dans le même lit qu'un bébé si vous fumez ou avez pris des calmants.
- N'utilisez pas de couettes tant que le bébé a moins d'un an.

LE MONITEUR DE RESPIRATION

Certains parents achètent un moniteur de respiration pour leur bébé. Il n'est pas prouvé que ces moniteurs préviennent la mort subite du nourrisson et, de plus, ils rendent les parents vraiment anxieux car ils déclenchent souvent de fausses alertes et ce, plusieurs fois par nuit.

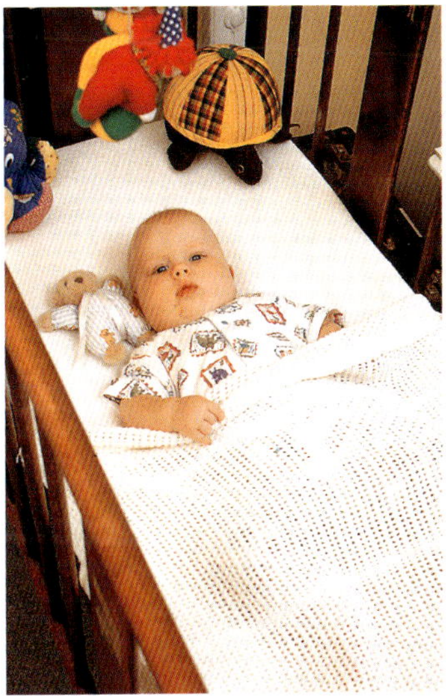

△ Veillez à ce que votre bébé n'ait pas trop chaud quand il dort ; n'utilisez pas trop de couvertures, ne lui couvrez pas la tête et maintenez la chambre fraîche.

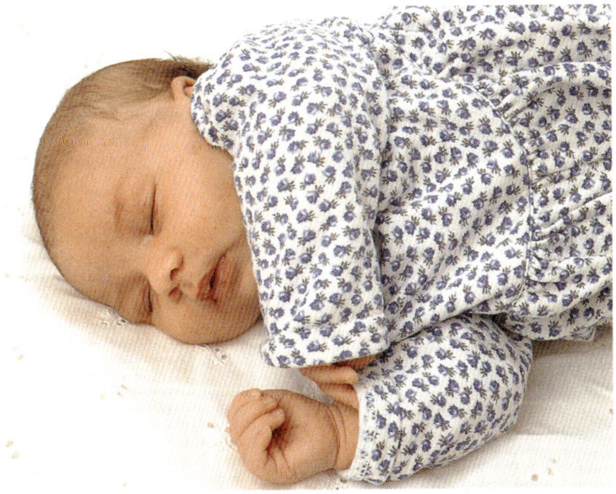

◁ Un nourrisson doit être couché sur le dos pour dormir, mais il est tout à fait normal qu'il se tourne sur le côté pendant son sommeil.

MISE EN GARDE

Vous devrez obtenir des soins médicaux de toute urgence si le nourrisson :

- ➤ Cesse de respirer ou devient bleu.
- ➤ Ne réagit pas et n'est pas conscient de ce qui se passe.
- ➤ A des yeux vitreux et n'arrive pas à accommoder.
- ➤ Ne peut pas être réveillé.
- ➤ A une crise.

VÉRIFICATION DES COMPÉTENCES

LA SÉCURITÉ AU QUOTIDIEN

POINTS-CLÉS

- La plupart des accidents de la route surviennent dans un rayon de trois kilomètres du domicile du conducteur ☐
- N'encombrez pas vos escaliers ☐
- La cuisine est la pièce la plus dangereuse de la maison ☐
- Ne laissez jamais un jeune enfant seul dans le bain – pas même un instant ☐

COMPÉTENCES ACQUISES

- Comment faire de votre cuisine un endroit où vivre en sécurité ☐
- Comment donner un bain à un bébé et à un jeune enfant ☐
- Comment faire de votre jardin un endroit moins dangereux avec un peu de bon sens ☐
- Comment éteindre une friteuse en feu ☐
- Comment ARRÊTER, JETER à terre et ROULER quelqu'un qui a pris feu devant vous ☐
- Comment faire de votre maison un lieu sûr pour un bébé et un jeune enfant ☐

16

LA SÉCURITÉ ET LES LOISIRS

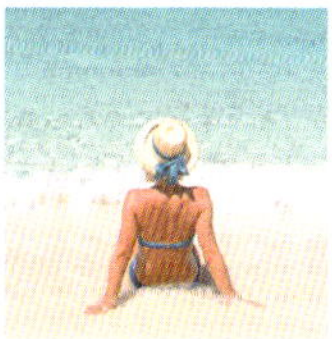

Les loisirs de plein air comportent de très nombreux dangers face auxquels une personne sensée doit être entièrement préparée et correctement informée. Des vêtements, des chaussures et un équipement appropriés sont essentiels, ainsi qu'une trousse de secours de base, afin de vous adonner à l'activité de votre choix sans prendre de risques inutiles. Soyez toujours conscient des changements des conditions climatiques (le temps, les marées...) et des signalisations au bord de la mer, des lacs et des rivières. Lorsque vous voyagez, informez-vous le plus possible sur votre environnement et sur certaines questions comme la qualité de l'eau courante et la possibilité de contacter un médecin parlant votre langue.

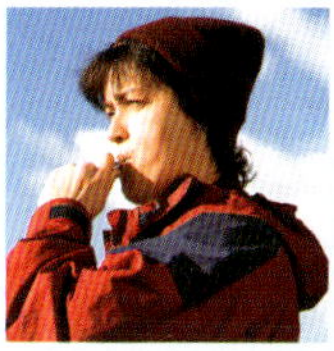

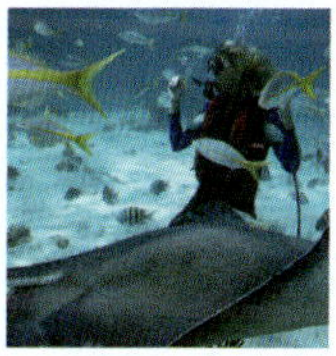

TABLE

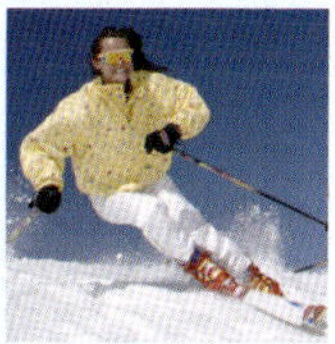

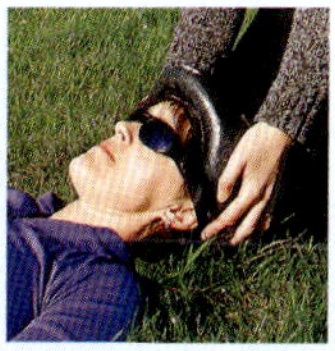

Le sport et la sécurité

VOIR AUSSI
- Qu'est-ce que le secourisme ?, p. 16
- Les troubles liés à la chaleur et au froid, p. 110
- Constituer une trousse de secours, p. 202

Si les sensations que procurent les sports de plein air sont fortes, les risques peuvent être quelquefois importants. La conscience des dangers possibles est vitale et prendre d'emblée des mesures appropriées afin d'éviter un accident vaut mieux que d'apprendre seulement à faire face à une urgence. Sécurité doit être le mot-clé, sans gâcher le plaisir. Si vous commencez un sport de plein air dans un nouvel endroit, soyez prévoyant – renseignez-vous même sur le lieu de l'hôpital le plus proche. Quant au plaisir, il va sans dire qu'alcool et activités sportives ne font pas bon ménage.

Les sports de nature n'ont jamais été aussi accessibles et n'ont jamais connu autant de succès qu'aujourd'hui, chaque nouveau sport offrant un peu plus de frissons et de dangers que le précédent – le rafting, le saut à l'élastique et la descente de montagnes en rappel sont maintenant à la portée de tous, même des novices. De telles activités comportent cependant des consignes de sécurité afin d'assurer votre protection à tous moments.

Sachant que certains sports de nature exigent de l'entraînement, il est surprenant que de nombreuses personnes se lancent dans des activités comme l'alpinisme sans expérience aucune ou presque, ou encore avec si peu de considération pour les questions de sécurité. Lorsque vous partez faire un sport de nature, il est judicieux d'être préparé au pire scénario – de cette façon, vous serez conscient des risques et, si possible, capable de les éviter ou, sinon, mieux placé pour faire face à l'accident.

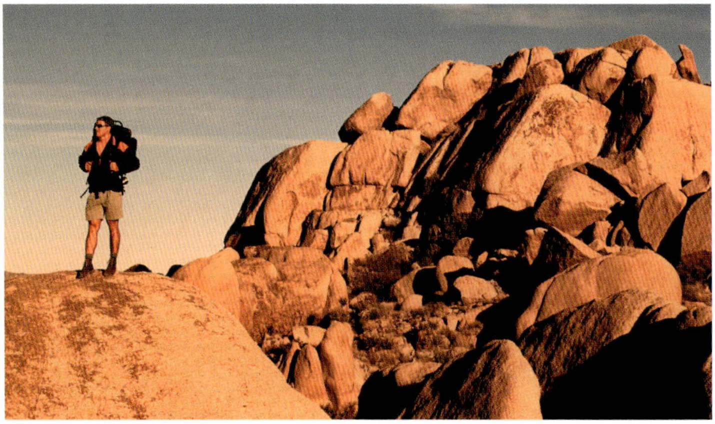

△ Le temps peut changer sans prévenir. Tenez-vous prêt avec des vêtements imperméables.

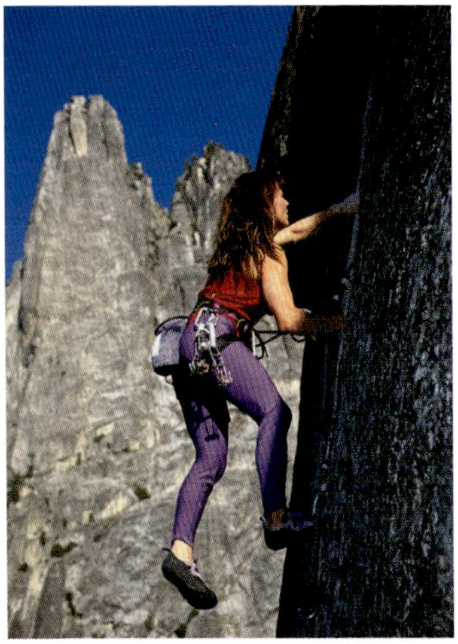

◁ Ne faites jamais de l'escalade seul. Grimper avec une équipe signifie que des premiers soins pourront être, si besoin, facilement organisés.

DANGERS CACHÉS

Ce ne sont pas toujours les amateurs qui ont des accidents, mais l'inexpérience et la méconnaissance des dangers d'un sport augmentent inévitablement les risques de mésaventures. Les problèmes sont dus à un manque d'entraînement, une mauvaise forme physique ou un équipement mal entretenu. Même si le frisson du danger rend certains sports plus attractifs, la prévention d'accidents par la connaissance des règles de sécurité est la meilleure ligne de conduite à suivre lorsque vous envisagez de prendre part à un sport de nature. Un entraînement initial est un bon moyen d'identifier les risques, surtout en vous exerçant avec des personnes expérimentées.

LE FACTEUR TEMPS

Tous les sports de nature ont un point commun – l'exposition aux éléments. En ville, le temps est souvent une source négligeable d'agacement, tandis que dans des situations isolées, un changement de temps soudain peut s'avérer une question de vie ou de mort si vous n'y êtes pas préparé. Certaines régions du

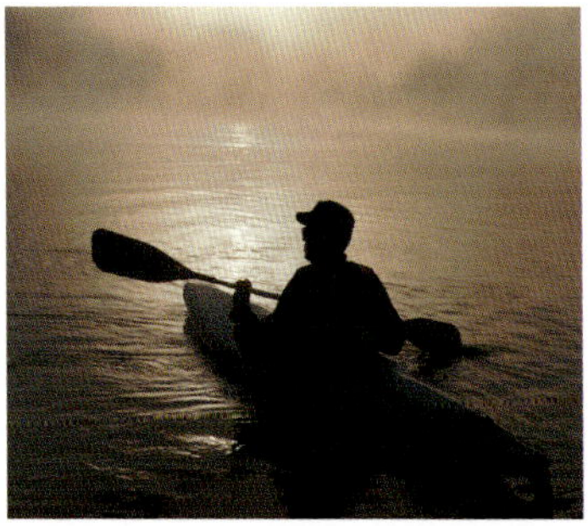

▷ Le temps en mer est très changeant. Veillez à avoir un pistolet de détresse, un portable, des vêtements chauds, et un gilet de sauvetage.

monde sont réputées pour leurs changements météorologiques soudains et imprévisibles, mais mieux vaut être prêt au pire où que vous soyez et quoi que vous fassiez.

INFLUENCE DES PAIRS

Bien qu'il soit plus sûr de pratiquer de nombreux sports de nature en groupe, une mentalité grégaire se développe parfois, surtout lorsqu'il s'agit d'un défi physique comme l'ascension d'une montagne. Vos pairs peuvent vous aiguillonner à faire des choses imprudentes à vos yeux et peut-être même au-delà de votre niveau de compétence et d'endurance. En de telles circonstances, faites appel à votre bon sens et résistez à l'envie de relever un défi pour avoir la sensation de faire partie du groupe. Il est possible que vous sachiez d'instinct qu'une activité est au-dessus de vos capacités ou de votre confiance en vous.

Il importe de vous rappeler aussi que de nombreuses personnes considèrent les sports extrêmes comme un défi ultime, un moyen de prouver quelque chose aux autres et à elles-mêmes. Elles risquent de ne pas vouloir accepter leurs limites jusqu'à ce qu'il soit trop tard et qu'elles soient en difficulté.

L'ESSENTIEL DU SECOURISME

Tous les principes du secourisme s'appliquent aussi bien au fin fond d'une montagne balayée par le vent qu'à la maison ou au travail. La différence principale est que la victime est isolée et loin de tout poste de secours ou de tout hôpital et qu'il lui faudra probablement attendre avant d'être traitée professionnellement pour une maladie ou une blessure.

Garder l'esprit clair (et prendre des décisions sensées et sûres) est aussi important que la connaissance des premiers gestes appropriés pour une affection particulière. Exécuter parfaitement une attelle de la jambe, par exemple, ne sert pas à grand-chose si vous abandonnez alors la victime sans pratiquement la protéger des éléments ou sans équipement pendant que de votre côté vous allez chercher de l'aide.

Rappelez-vous qu'en matière de secourisme, savoir ce qu'il ne faut pas faire est tout aussi important que savoir ce qu'il faut faire.

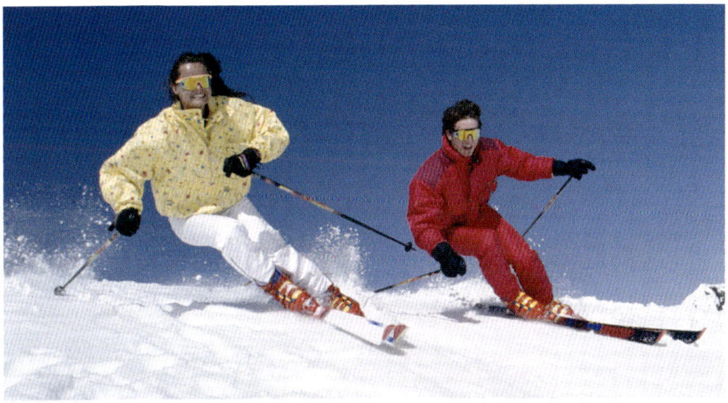

△ Skier hors pistes est le défi ultime ; dans ce cas, portez un bip-bip ou un téléphone portable en cas de congères ou d'avalanches.

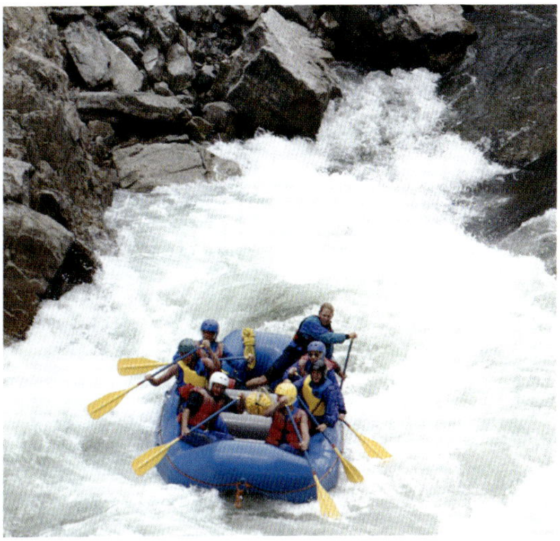

◁ Vérifiez si les organisateurs d'activités de sports extrêmes sont qualifiés et expérimentés avant de vous embarquer dans une de leurs sorties.

UNE TROUSSE DE SECOURS DE BASE

Quel que soit votre choix d'activité en pleine nature, partez toujours avec une trousse de secours de base. Une trousse appropriée n'a nul besoin d'être lourde ni très complète, mais doit contenir les articles suivants :

- Quelques pansements adhésifs de tailles diverses.
- Des pansements stériles de tailles diverses.
- Deux serviettes triangulaires.
- Une couverture de survie, un téléphone portable, un sifflet et une lampe de poche sont conseillés aussi.

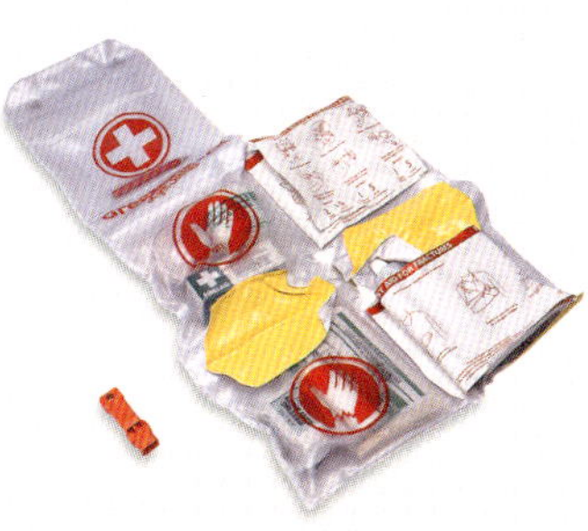

△ Une trousse de secours de base fait partie intégrante de toute activité en pleine nature.

Les sports terrestres et la sécurité

VOIR AUSSI

- Qu'est-ce que le secourisme?, p16
- L'état de choc, p. 72
- La fracture, p. 154

L'alpinisme, la marche, la randonnée et le cyclisme présentent tous des risques ainsi que des défis passionnants et formidables. Soyez non seulement conscient des dangers possibles de l'activité elle-même, mais rappelez-vous aussi que le temps peut changer à tout moment et faire des ravages – coup de soleil, insolation et gelures, pour n'en nommer que quelques-uns. Ayez toujours sur vous une carte de la région et veillez à être bien équipé en chaussures et en vêtements. De plus, faites savoir où vous allez et ne partez jamais seul – plus vous êtes nombreux, plus vous êtes en sécurité.

Comme beaucoup, vous aimez probablement vous échapper du monde civilisé de temps à autre. La marche et le vélo sont deux des activités de loisir connaissant le plus de succès. Faciles à pratiquer, ce sont de plus d'excellents moyens de retrouver la forme.

Mais toute activité de plein air comporte son lot de risques qu'il est fort utile de connaître afin de pouvoir les éviter ou, au pire, avoir une idée des gestes de secours à mettre en œuvre.

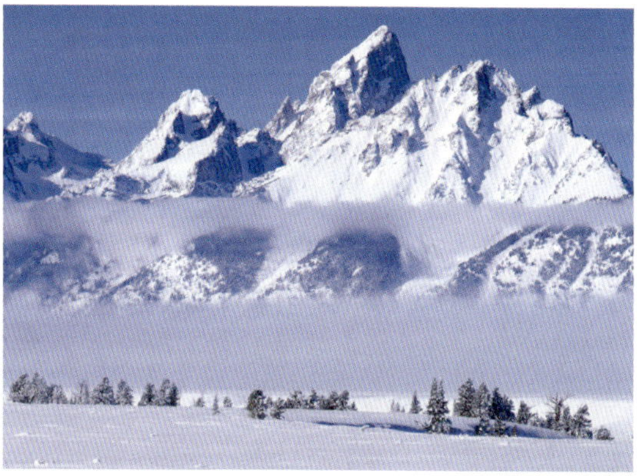

◁ Le temps dans les régions montagneuses est imprévisible. Sachez donc qu'une perte de visibilité et une chute de température peuvent survenir incroyablement vite.

FAIRE DU VÉLO EN TOUTE SÉCURITÉ

Les trois quarts des cyclistes tués dans un accident meurent des suites de blessures à la tête. Il n'est donc pas surprenant que les experts en sécurité recommandent le port d'un casque à tous les cyclistes – en ville comme à la campagne. Un casque de protection réduit de 80 % le risque de décès dû à une blessure à la tête.

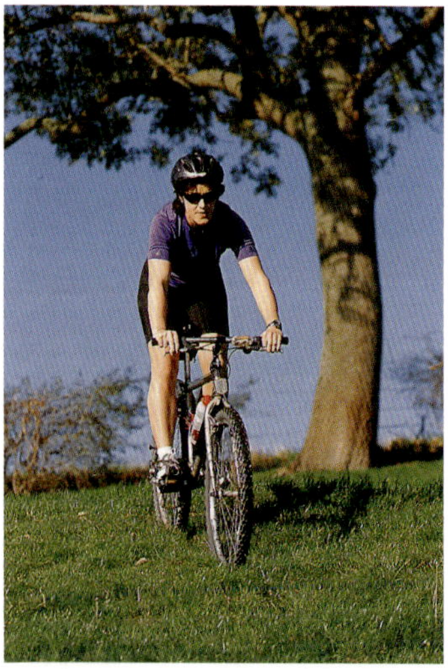

Sur la route, la plupart des accidents impliquant des cyclistes surviennent à des croisements, mais les blessures liées au vélo ne se limitent pas au bitume. Le VTT jouissant d'un succès grandissant, de plus en plus d'accidents ont lieu sur des collines et montagnes, bien loin de toute circulation. Promenez-vous toujours en groupe et ne vous donnez pas trop tôt à fond sur un terrain accidenté. Assurez-vous qu'au moins une personne a une trousse de secours et un téléphone portable. De nombreux vététistes portent des réservoirs d'eau sur le dos. Il est indispensable d'avoir une grande quantité d'eau afin d'éviter une déshydratation – une affection qui pourrait entraîner des vertiges, un épuisement et, pour finir, un accident pendant que vous roulez.

◁ Par sécurité, portez toujours un casque à votre taille et des chaussures appropriées. Des shorts matelassés de cycliste amortiront les chocs.

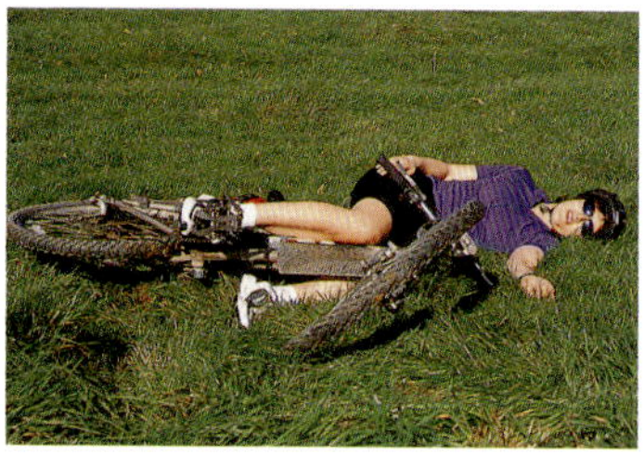

△ Ne bougez pas la victime si vous suspectez une blessure rachidienne. Appelez aussitôt les services d'urgence de votre portable.

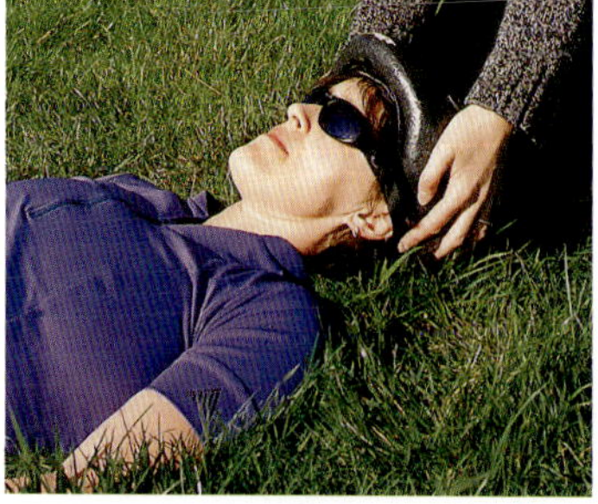

▷ Rassurez la victime et essayez d'obtenir des renseignements sur l'accident afin de pouvoir en faire part à l'équipe de secours.

Les accidents de vélo sont souvent dus à :

- Des surfaces mouillées entraînant une perte de contrôle (freins mouillés).
- Une vitesse excessive dans la descente ou dans les tournants.
- Une panne mécanique.
- Un impact avec un animal ou un piéton.

LES DANGERS DE LA MARCHE

Vous pourrez éviter la plupart des risques suivants en connaissance de cause avant de partir en randonnée.

Les ampoules

Le plus souvent, les ampoules se développent chez les sujets mal chaussés et peu habitués à ce genre d'exercice. Veillez à porter des chaussures confortables, ni trop serrées ni trop lâches, et des chaussettes en fibres naturelles. En cas d'ampoule, appliquez un pansement adhésif par-dessus la zone ; ne percez jamais une ampoule qui risquerait alors de s'infecter.

Le coup de chaleur

Pour éviter un coup de chaleur lors d'une randonnée, commencez tôt de manière à ce que la plus grande partie de la marche se fasse dans la fraîcheur matinale.

QUE PRENDRE EN RANDONNÉE

Même une courte randonnée dans les collines peut entraîner des problèmes si les conditions météorologiques se détériorent ou s'il y a un accident. Mieux vaut prendre l'équipement suivant :

- Des vêtements imperméables.
- Des chaussures solides.
- Des vêtements de rechange secs – l'été un vêtement chaud suffira.
- Une carte et une boussole.
- Un sifflet.
- Une lampe de poche.
- Une trousse de secours.
- De la nourriture et des boissons.
- Des lunettes de soleil.
- Un canif et des allumettes.

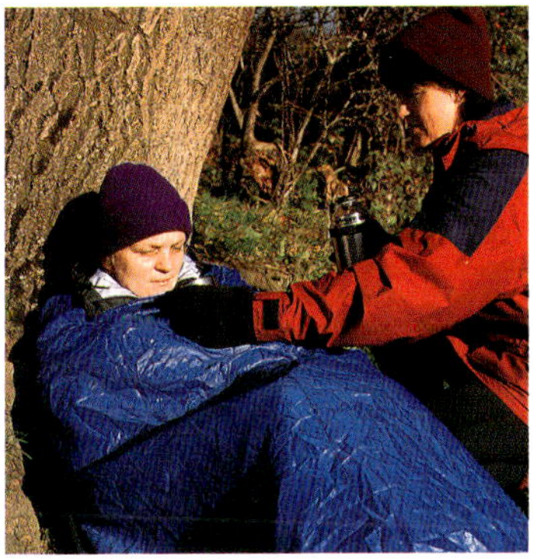

△ Empêchez une personne souffrant d'hypothermie de perdre encore plus de chaleur.

L'hypothermie

Quand il fait froid, vous devez aborder une marche avec sérieux. Une personne semblant confuse ou trébuchant beaucoup peut souffrir d'hypothermie. Dans ce cas, abritez-la du mieux possible et enveloppez-la dans des vêtements de rechange. Puis donnez-lui à boire quelque chose de chaud, en évitant les boissons contenant de la caféine et de l'alcool.

Les blessures des parties charnues

L'entorse et le claquage sont des blessures courantes difficiles à prévenir. Vous devrez mettre en œuvre la procédure de secourisme de base, « Repos, glace, compression et élévation ».

Le coup de soleil

Mettez toujours une crème solaire avec un indice de protection d'au moins 15 et un écran total sur les lèvres et autour des yeux. Renouveler l'application toutes les 2 ou 3 heures.

L'ALPINISME ET LA SÉCURITÉ

Vous devez être très prudent en montagne. Une ascension difficile doublée d'un temps imprévisible peut favoriser les accidents. Un sauvetage en montagne est difficile, surtout lorsque des changements météorologiques provoquent une perte de visibilité.

Dans le cas d'une blessure grave ou par temps très froid, alertez les services de secours en montagne à l'aide de votre portable ; autrement, envoyez une ou deux personnes de votre groupe chercher de l'aide. Si vous devez quitter une victime, protégez-la des éléments, laissez-lui une lampe de poche et un sifflet, marquez l'endroit et retenez des points de repères.

Apprenez le signal de détresse international – six coups de sifflets consécutifs répétés après une pause d'une minute ou bien le même code avec une lampe torche.

SIGNES ET SYMPTÔMES DU MAL DES MONTAGNES

Il s'agit d'un des problèmes les plus sérieux qui puissent affecter un sujet au-dessus de 2 400 m d'altitude. Le mal des montagnes résulte souvent d'une ascension trop rapide et d'une baisse de la pression atmosphérique et du niveau d'oxygène à haute altitude – il peut être fatal sans intervention urgente. Les symptômes initiaux comprennent une fatigue grandissante, un essoufflement que le repos ne soulage pas, des maux de tête et des vomissements.

Si la personne continue à grimper, elle peut développer :

- Une confusion mentale, une démarche chancelante et une lassitude.
- Un œdème pulmonaire.
- Un œdème cérébral (gonflement du cerveau).

Si les symptômes légers ne disparaissent pas après une journée de repos et en buvant beaucoup ou bien s'ils s'aggravent, la personne souffrante doit impérativement descendre d'au moins 300 m jusqu'à ce qu'elle se sente mieux.

▽ Répondez à un signal de détresse en sifflant trois fois et en répétant les trois coups après une pause d'1 minute.

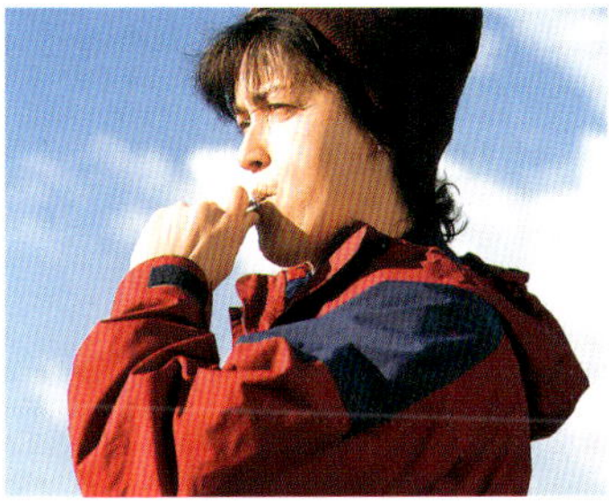

Les sports nautiques et la sécurité

VOIR AUSSI
- La réanimation, p. 30
- La noyade, p. 64
- Les troubles liés à la chaleur et au froid, p. 110

Barboter au bord de la plage, glisser sur des skis ou sur une planche à voile ou bien frôler les vagues avec un bateau à moteur comptent parmi les plaisirs de l'eau. Comme d'autres activités physiques, les sports nautiques comportent leurs dangers et le milieu aquatique génère des risques propres.

Pour être en sécurité dans l'eau, vous devez être un bon nageur et conscient de la puissance de la mer et des dangers que représentent certains animaux et plantes des fonds marins. De plus, sachez que de nombreux accidents en milieu aquatique surviennent après une consommation d'alcool.

L'eau de mer et l'eau douce offrent toutes deux des étendues où l'on peut s'adonner à des activités de loisir. Comme avec toute activité de plein air, soyez prudent lorsque vous pratiquez des sports nautiques. Beaucoup de gens sous-estiment les dangers liés à l'eau.

L'organisme perd plus rapidement de la chaleur dans l'eau que sur terre, même dans des eaux tropicales. Il est donc conseillé de porter une combinaison pour la pratique de la plongée et la planche à voile. Une combinaison de plongée intégrale, protégeant la tête et les mains, est nécessaire en hiver.

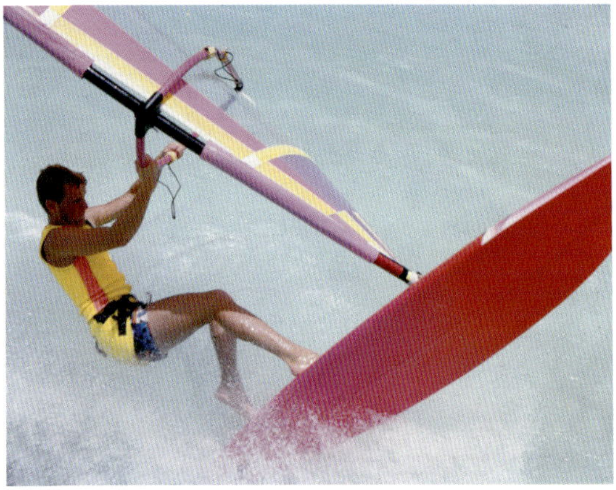

◁ Les planchistes doivent faire attention aux grandes marées et aux zones de forts courants qui risquent de les pousser trop loin.

L'EAU ET LE TEMPS

Si le ski nautique n'est conseillé que sur des eaux calmes, la voile par vent fort fait le bonheur des marins expérimentés (mais cela n'est pas recommandé aux novices). Prenez toujours la météo afin de vous assurer que le temps convient à vos projets et que vous êtes préparé. Les lunettes de soleil sont nécessaires pour la plupart des sports aquatiques car l'eau renforce l'éclat du soleil qui peut brûler la cornée de l'œil, causant une lésion temporaire ou même permanente. N'oubliez pas que vous pouvez attraper des coups de soleil même dans l'eau et qu'il est donc important d'appliquer de la crème solaire résistant à l'eau et d'en renouveler l'application régulièrement.

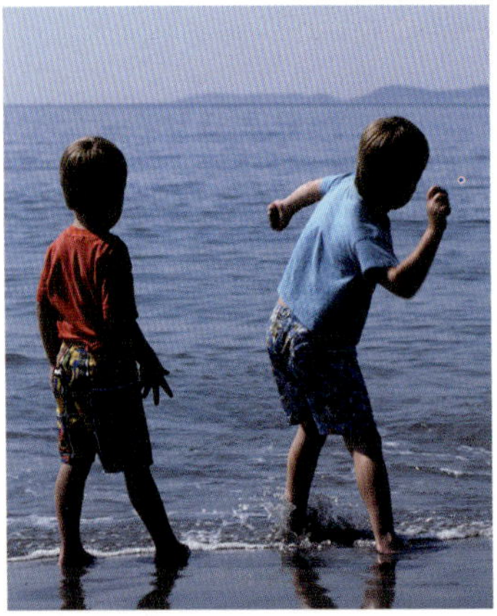

◁ Vous devez toujours surveiller des enfants au bord de l'eau.

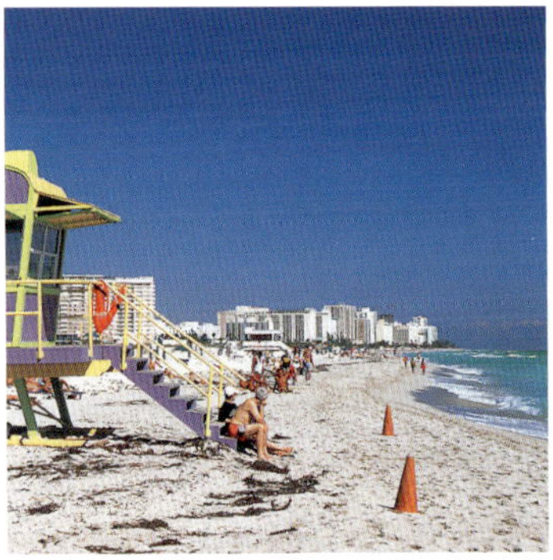

NAGER DANS LA MER EN SÉCURITÉ

Certaines plages sont surveillées et donc plus sûres que d'autres. Ces plages sont habituellement signalées par des drapeaux et leurs eaux protégées des bateaux ou autres engins par un cordon de flotteurs. Si les conditions sont dangereuses, les surveillants feront flotter un drapeau vous avertissant des risques. Il est bon de prendre l'habitude de vérifier systématiquement la couleur du fanion avant d'aller à l'eau. Apprenez à les distinguer :

- Drapeau vert – Vous pouvez vous baigner.
- Drapeau orange – La baignade est dangereuse mais surveillée.
- Drapeau rouge – La baignade est interdite. N'allez pas dans l'eau.
- Drapeau vert avec un rond rouge – Il délimite la zone réservée aux surfeurs.
- Drapeau bleu et blanc – Il signale une embarcation avec des plongeurs.

◁ Si vous avez de jeunes enfants, mieux vaut choisir une plage surveillée.

Tout enfant ne sachant pas nager ou de moins de 12 ans doit être surveillé, dans l'eau comme au bord de l'eau. Tenez-vous à l'écart des rochers lorsque vous nagez et essayez de repérer certains animaux comme les oursins ou les méduses. Dans des eaux tropicales, éviter de nager près des coraux, très coupants.

MARÉES ET COURANTS

Le danger de la mer provient en grande partie des marées et des courants. Une marée montante peut recouvrir en quelques secondes d'immenses étendues de sable. Sous l'eau, des courants marins créent des forces puissantes, qui poussent souvent les nageurs ou les surfeurs vers le large. Nager contre ces forces-là est inutile et conduit rapidement à l'épuisement. Le seul moyen de regagner la plage est de calculer la direction vers laquelle le courant vous entraîne, de nager à angle droit (90 °) du courant sur 10-20 m, puis vers le rivage.

LA PLONGÉE SOUS-MARINE

Une personne voulant faire de la plongée sous-marine doit suivre un entraînement rigoureux comprenant l'utilisation de l'équipement, les signaux entre les plongeurs et la connaissance des effets sur l'organisme. Malgré cela, des accidents arrivent comme une quasi-noyade, une maladie des caissons (lésion due à la décompression), un éclatement du tympan et une embolie gazeuse.

▽ Certaines maladies sont transmises par des douves comme celles-ci. On risque de s'infecter en se baignant dans des eaux contaminées.

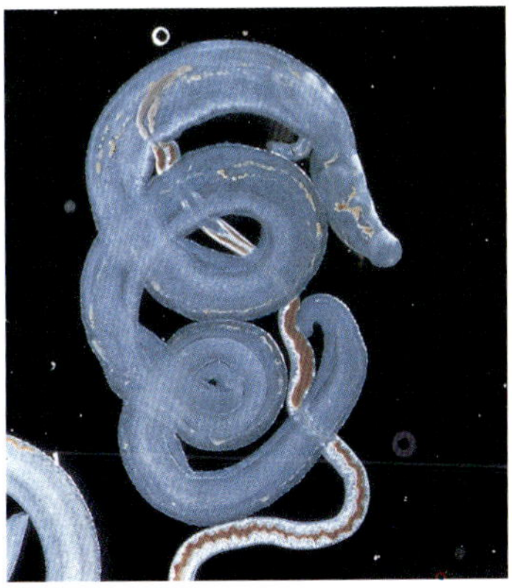

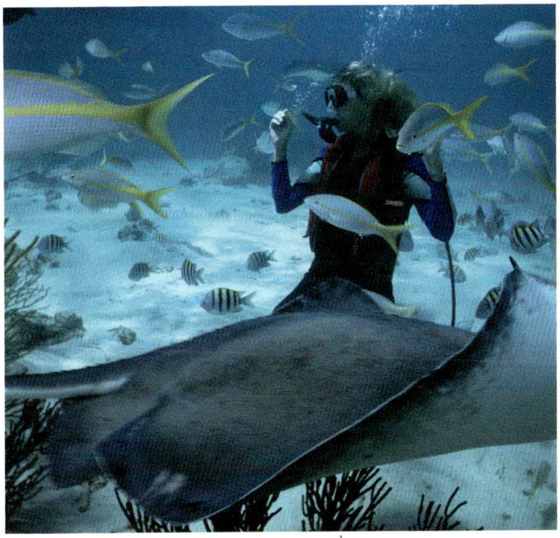

◁ Le monde sous-marin est passionnant à explorer, mais vous devez être conscient de ses dangers potentiels. Si vous vous égratignez sur du corail, par exemple, vous risquerez une infection.

L'EAU DOUCE ET SES DANGERS

Les eaux froides ou les forts courants sont à l'origine de la plupart des accidents liés à l'eau. Étangs, rivières, lacs et retenues peuvent être extrêmement froids et présentent de très sérieux risques de noyade et d'hypothermie.

Les eaux de rivières et de lacs dissimulent souvent des débris dangereux. La pollution peut entraîner des réactions cutanées et des infections comme la maladie de Weil. Entrer et sortir de l'eau peut s'avérer difficile. Les berges vaseuses avec des roseaux et des graminées peuvent aussi être dangereuses.

▽ Évitez les eaux très courantes et sachez que les eaux profondes peuvent cacher branches et autres débris dangereux.

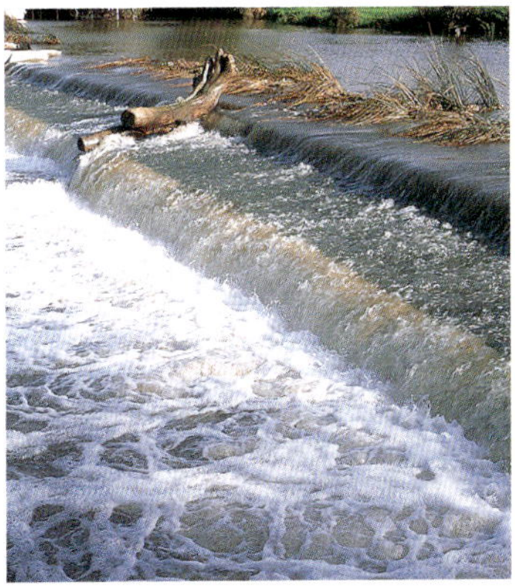

SAUVETAGE EN MILIEU AQUATIQUE

↓

Dispenser des soins dans l'eau est très difficile. À moins d'être qualifié en la matière, mieux vaut donc sortir le sujet de l'eau.

↓

Pour ce faire, évitez de vous mettre à l'eau : utilisez une branche afin de le tirer à vous ou jetez-lui une planche.

↓

Une fois la personne sortie de l'eau, protégez-la du vent et allongez-la sur le dos.

↓

Ouvrez-lui les voies respiratoires et vérifiez sa respiration. Soyez prêt à la réanimer.

↓

Retirez éventuellement les vêtements mouillés et enveloppez-la dans des couvertures chaudes afin d'éviter une hypothermie.

Les sports d'hiver et la sécurité

VOIR AUSSI
➤ Les troubles liés à la chaleur et au froid, p. 110
➤ La blessure au genou et à la jambe, p. 168
➤ L'entorse et le claquage, p. 172

En réduisant les risques liés aux sports d'hiver, un strict respect des règles de sécurité augmentera le plaisir qu'ils procurent. Votre première préoccupation doit se porter sur les chaussures et les vêtements. Veillez à vous couvrir de vêtements chauds et imperméables. Un bonnet est indispensable – une énorme quantité de chaleur se perd naturellement par la tête – tout comme des gants et des lunettes de ski. Les chaussures doivent avoir une bonne adhérence et être assez grandes pour d'épaisses chaussettes. Une fois bien équipé, vous pourrez vous adonner aux plaisirs de la neige.

Les personnes qui habitent des régions où il neige rarement semblent quelquefois perdre la raison à l'apparition de premiers flocons. Elles font de tout objet pouvant glisser des luges improvisées – plateaux, sacs ou cagettes en plastique – et se lancent du haut des collines enneigées avoisinantes. Est-ce étonnant si de nombreuses blessures surviennent de cette façon, depuis un dos et des côtes endoloris jusqu'à des chevilles et des membres fracturés ?

Avec le succès croissant des vacances d'hiver, de telles blessures se multiplient, la plupart des vacanciers sous-estimant le niveau de forme physique et de compétence requis.

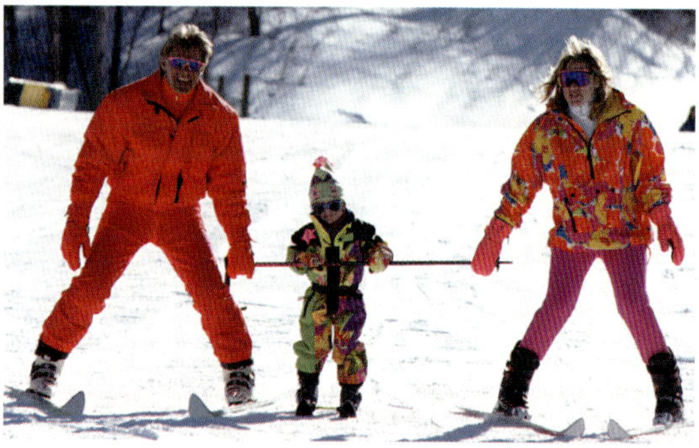

◁ Aidez votre enfant à apprendre à skier correctement sur de petites pentes avant de le mener sur des pistes plus pentues.

ÉVITER LES ACCIDENTS

- Soyez maître de vos skis. Certaines personnes pratiquent le ski ou le snowboard sur des pistes bien trop dures pour elles, avec le risque de blesser quelqu'un ainsi qu'elles-mêmes.
- Entraînez-vous. Veillez à développer votre endurance, raffermir vos muscles et améliorer votre souplesse avant les vacances.
- Utilisez un équipement bien entretenu. C'est chercher les ennuis que d'utiliser une vieille paire de skis et des chaussures empruntées.
- Arrêtez-vous dès que vous êtes fatigué ou avez froid parce que c'est à ce moment-là que les accidents arrivent.

Si vous tombez à ski, gardez les genoux pliés et n'essayez pas de vous relever avant la fin de la glissade. Des surveillants patrouillent régulièrement sur les pistes et ont une formation de secouriste. Pour avertir les autres skieurs que vous êtes à terre, demandez à quelqu'un de planter vos skis en X juste en amont. Restez calme jusqu'à l'arrivée de l'aide.

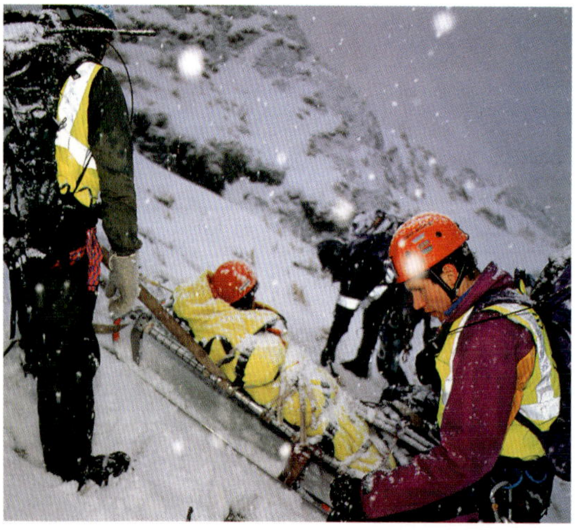

◁ Ces sauveteurs de montagne ont enveloppé la victime dans une housse imperméable afin de la protéger du froid. Le médecin de l'équipe évalue les blessures avant que la victime ne soit descendue de la montagne.

SIGNES ET SYMPTÔMES DE LA GELURE

➤ La zone de peau affectée est douloureuse et vire au blanc – la sensation fait penser à des fourmillements.

➤ La sensation s'estompe graduellement pour laisser place à un engourdissement. La peau passe du blanc au marbré.

➤ La peau et les tissus sous-jacents commencent à durcir et raidir.

➤ La peau affectée bleuit.

Si la peau passe alors du bleu au noir, il s'agit d'une gangrène.

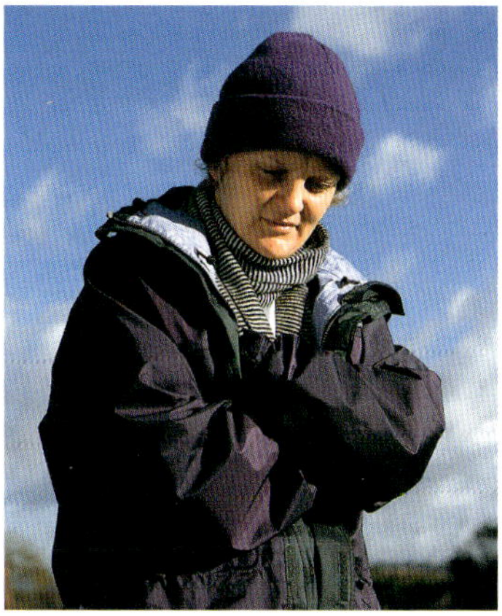

◁ Si vous pensez avoir des gelures aux doigts, réchauffez-vous les mains sous les aisselles.

FAIRE FACE AUX GELURES

Dans des températures négatives, l'organisme détourne le sang des extrémités – oreilles, nez, mains et pieds – sur les organes vitaux. Si les tissus gèlent, la lésion s'appelle alors gelure. Des températures glaciales ou un temps froid et venté peuvent provoquer des gelures souvent associées à une hypothermie.

Si une personne souffre de gelures, il est essentiel d'essayer de la réchauffer lentement et d'organiser un transport à l'hôpital.

- Commencez d'abord par la mettre à l'abri, remplacez éventuellement les vêtements mouillés et réchauffez ses mains en les prenant dans les vôtres ou entre vos cuisses ou bien en les mettant sous ses aisselles.
- Une fois au chaud, plongez la partie gelée dans une bassine d'eau assez chaude (mais jamais très chaude) et séchez-la sans frotter.
- Surélevez les membres atteints et soutenez-les afin de réduire les risques d'enflures.
- Organisez le transport à l'hôpital.

BLESSURES COURANTES

Dévaler les pentes accidentées du flanc d'une montagne comporte des risques de chute. La plupart des blessures faites sur les pentes sont des entorses et des claquages. Suivez alors la procédure de secourisme « repos, glace, compression et élévation ».

La blessure au genou

Parmi les ligaments du genou, celui le plus couramment endommagé en skiant est le ligament croisé antérieur. Le genou se tord souvent lorsque le skieur redresse sa jambe alors qu'il est encore en mouvement, et que le côté d'un ski s'accroche à un obstacle. Le genou n'enfle pas toujours mais est extrêmement douloureux et peut se dérober à tout moment.

Le pouce du skieur

Si le pouce se coince dans un des bâtons de ski lors d'une chute, un petit ligament de la partie inférieure du pouce (le ligament collatéral cubital) peut s'élonger ou même se rompre : il s'agit d'une entorse.

Le poignet du surfeur des neiges

Les lésions du poignet et des os de la main sont courantes avec le snowboard, sport au cours duquel on atterrit souvent sur les mains que l'on a tendues pour rétablir son équilibre.

LA CÉCITÉ DES NEIGES

La neige réfléchit le soleil, doublant ainsi ses effets néfastes. Sans lunettes de ski ou de soleil, le soleil peut alors brûler la cornée. Cela provoque une cécité passagère très douloureuse. En tant que secouriste, couvrez les yeux de la personne souffrante et emmenez-la se faire soigner par un professionnel de santé.

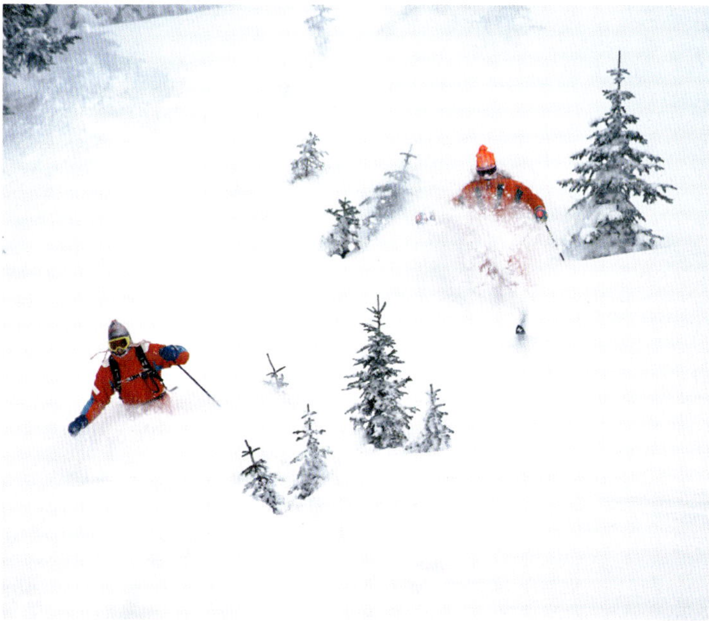

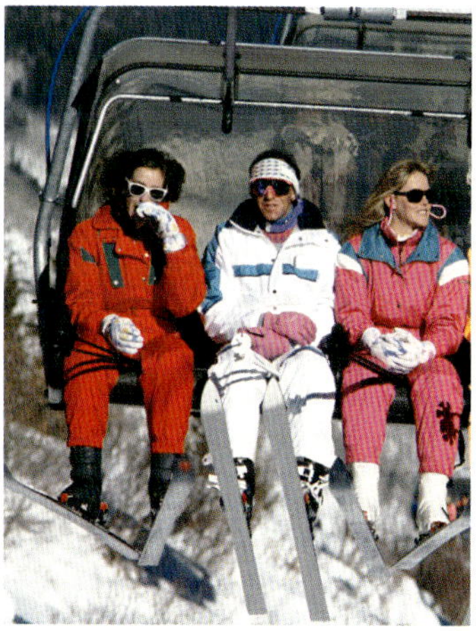

△ Veillez à toujours bien soulever vos skis lorsque vous remontez en télésiège.

◁ Ne skiez hors pistes que si vous êtes un très bon skieur et seulement après avoir vérifié les conditions météorologiques.

Voyager en toute sécurité

VOIR AUSSI

➤ Le vomissement et la diarrhée, p. 119
➤ Le coup de soleil, p. 187
➤ Pensez à vous protéger, p. 224

Que vous partiez pour Fidji ou pour la Finlande, vous avez tout intérêt à bien vous préparer. Les prix des billets d'avion étant très accessibles, on s'envole vers des destinations de plus en plus exotiques. Les contrées lointaines apportent leur lot de dangers nouveaux et parfois mortels. En suivant quelques simples conseils, vous pourrez faire de sorte que vos vacances soient les plus sûres possible. Et n'oubliez pas de souscrire à une assurance voyage ; si vraiment vous aviez un accident à l'étranger, elle serait indispensable pour un accès rapide aux soins médicaux.

Si vous avez l'intention d'aller dans un endroit reculé, il est conseillé de consulter votre médecin au moins six semaines avant de partir. Il se peut que vous ayez besoin de certains vaccins ou de commencer un traitement antipaludique avant le départ même.

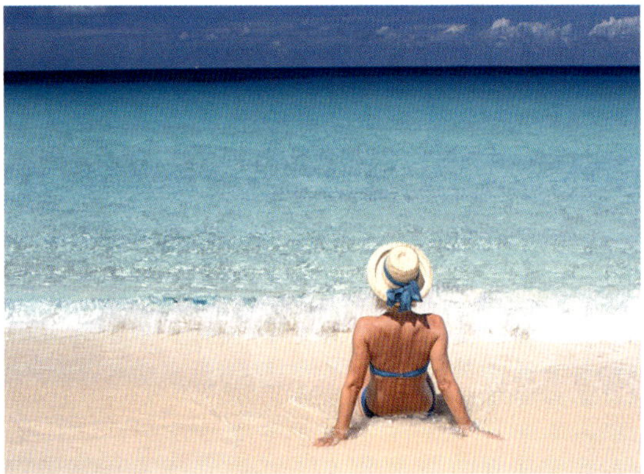

◁ Les rayons du soleil sont intensifiés par la surface réfléchissante de l'eau. Protégez-vous en portant des lunettes de soleil et un chapeau au bord large, et en appliquant de la crème solaire.

DEVEZ-VOUS ÊTRE VACCINÉ ?

L'immunisation offre une protection contre une maladie donnée. Certaines immunisations, tel le vaccin contre la fièvre jaune, sont obligatoires et certains pays exigent, comme condition d'entrée, un certificat daté mentionnant le lieu et l'heure de la vaccination.

Que vous restiez en Europe ou que vous alliez en Amérique du Nord, en Australie ou en Nouvelle-Zélande, il vous faudra être à jour de vos vaccins antitétanique et antipoliomyélitique (aucun autre vaccin n'est nécessaire au moment de la rédaction de cet ouvrage). L'hépatite A et la typhoïde sont deux affections pour lesquelles l'immunisation est souvent nécessaire. Les vaccins dont vous aurez besoin pour tel ou tel pays varient selon le moment : vérifiez toujours bien à l'avance.

VOUS PROTÉGER DU PALUDISME

Dans certaines régions du monde, le voyageur court le risque de contracter le paludisme à la suite d'une piqûre de moustique. Les médicaments antipaludiques varient selon le pays visité et sont disponibles dans toutes les pharmacies. Demandez donc à votre médecin quel est le traitement approprié et commencez-le quelques semaines avant votre départ.

Ces simples conseils vous éviteront de contracter la maladie :

➤ Couvrez-vous les bras et les jambes dès que la nuit tombe et lorsque vous marchez en forêt.

➤ Employez un insecticide afin d'éloigner les moustiques la nuit ; on les trouve sous forme de plaquettes, de tortillons fumigènes et de bombes aérosol (comme le « mousti-cologne »).

➤ Si vous passez la nuit dans une région de jungle, emportez une moustiquaire imprégnée d'insecticide (deltaméthrine, disponible en pharmacie).

➤ Rappelez-vous que les moustiques sont plus abondants en campagne, près de l'eau et qu'ils sont plus actifs la nuit.

➤ Pour une meilleure protection, appliquez de la crème anti-moustique – jour et nuit.

LA DIARRHÉE DU VOYAGEUR (« TURISTA »)

Cette affection courante frappe habituellement durant les deux premières semaines d'un séjour ; elle est souvent due à des bactéries ou à des virus dans la nourriture ou dans l'eau. Suivre ces conseils de prévention simples vous permettra le plus souvent d'éviter le problème :

- Lavez-vous les mains avant de manger.
- Lavez fruits, légumes et feuilles de salade ou pelez-les si possible.
- Évitez de consommer viandes, poissons et fruits de mer mal cuits.
- Achetez de l'eau en bouteille ou purifiez l'eau du robinet avec de l'iode, de l'hydroclonazone (comprimés) ou un filtre à eau portatif.
- Évitez la nourriture crue et les boissons froides pouvant contenir de l'eau du robinet – boissons avec glaçons, glaces, salades, fruits et légumes crus.
- Utilisez de l'eau en bouteille (vérifiez si la bague est intacte) pour vous laver les dents et tous les fruits et légumes que vous préparez vous-même.

Que faire en cas de diarrhée

La préoccupation principale en cas de diarrhée est de prévenir la déshydratation : buvez donc beaucoup. Les sels de réhydratation, à prendre par voie orale, sont aussi un excellent remède. Vous pourrez vous en procurer en pharmacie – prêts à l'emploi en sachets individuels – avant votre voyage et les utiliser en temps voulu. Si vous n'avez pas de sels de réhydratation, vous pourrez facilement en faire à partir d'eau, de sel et de sucre, à raison d'1 cuil. à café rase de sel et de 8 de sucre pour 1 litre d'eau bouillie, purifiée ou en bouteille.

Chaque fois que le sujet indisposé va à la selle, donnez-lui, en plus de beaucoup d'eau bouillie ou en bouteille, un quart de verre de solution de réhydratation s'il s'agit d'un bébé (mais consultez dès que possible), une moitié de verre s'il s'agit d'un jeune enfant, un verre entier s'il s'agit d'un enfant plus âgé et deux s'il s'agit d'un adulte.

Si vous devez voyager ou que vous n'ayez pas le temps d'attendre que les sels agissent, vous pourrez prendre alors l'un des médicaments suivants :

- Lopéramide, un anti-diarrhéique qui aidera à « sécher » la diarrhée.
- Ciflox, un antibiotique qui, pris dès les premières selles diarrhéiques, limitera la diarrhée à un jour, sans complication aucune.

Dans tous les cas, si vous avez une température élevée, s'il y a du sang dans les selles ou si la diarrhée persiste au-delà de quatre jours, il est conseillé alors de consulter un médecin dès que possible.

▽ Buvez beaucoup ; une solution de réhydratation est le meilleur remède pour calmer la diarrhée.

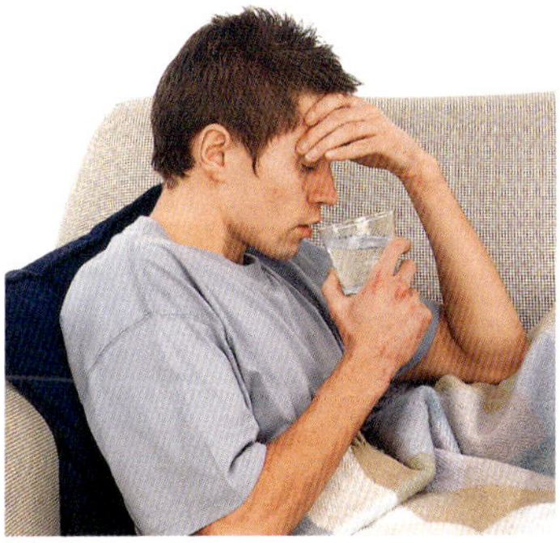

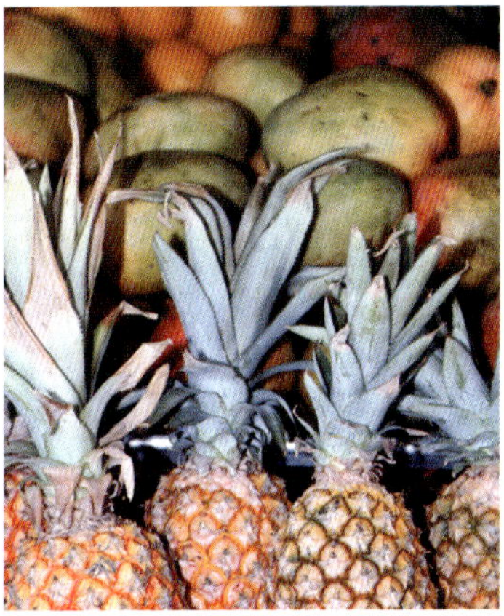

△ Si vous achetez des fruits à un étal, veillez à les peler ou à les laver avec de l'eau en bouteille.

LES RISQUES VEINEUX

Réduisez les risques de caillots de sang lors des vols long-courriers en suivant ses conseils :

- Buvez beaucoup, mais sans alcool.
- Portez des bas de contention.
- Marchez dans le couloir pendant quelques minutes toutes les deux heures au moins.
- Sachez que la grossesse, une opération récente, l'obésité et la pilule contraceptive peuvent toutes augmenter les risques.
- Prenez de l'aspirine (un comprimé) le jour du vol (ou du plavix si vous y êtes allergique).

LES RISQUES SEXUELS

De nombreuses infections transmises sexuellement sont contractées lors de vacances à l'étranger. Le préservatif est le meilleur moyen de se protéger contre des maladies comme l'hépatite B, le HIV et la blennorragie, quoiqu'il ne puisse pas protéger de toutes à 100 %. Emportez des préservatifs ; dans certains pays, les préservatifs ne sont pas de bonne qualité ou se trouvent difficilement.

LE MAL DES TRANSPORTS

Certaines personnes sont sujettes au mal des transports, quel que soit le moyen de locomotion, mais le mal de mer est particulièrement courant. Si vous souffrez régulièrement du mal des transports, des médicaments existent pour le prévenir. Des bandes d'acupressing pourront aider à dissiper des nausées. Essayez aussi ces astuces :

- Gardez les yeux sur la ligne d'horizon ou sur un point fixe.
- Gardez la tête immobile en vous couchant ou en vous appuyant debout contre un pilier.
- Restez au grand air, plutôt qu'enfermé.
- En voiture, asseyez-vous devant plutôt que derrière.

LE DÉCALAGE HORAIRE

En traversant plusieurs fuseaux horaires en avion, votre horloge biologique peut avoir des difficultés d'adaptation à l'heure locale. La fatigue due au décalage horaire est associée à une constipation, des difficultés à se concentrer et une perte d'appétit. L'acclimatation pouvant prendre plusieurs jours, mieux vaut ménager vos forces au début. Essayez de suivre le rythme de vie local, mais reposez-vous dès que vous en ressentirez le besoin.

MÉDICAMENTS UTILES POUR UNE TROUSSE DE SECOURS DE VOYAGE

Les médicaments suivants ne sont donnés qu'à titre indicatif. Si vous voyagez dans une région chaude et reculée, il sera opportun, bien avant de partir, de consulter votre médecin au sujet d'un traitement antipaludique et d'antibiotiques pour combattre la diarrhée.

- ➤ Des antihistaminiques, utiles pour soigner les piqûres d'insectes et les démangeaisons, ainsi que le mal des transports.
- ➤ De l'hydrocortisone sous forme de crème (1 %), efficace pour les éruptions cutanées d'origine allergique, les piqûres d'insectes et les coups de soleil.
- ➤ Des crèmes antifongiques pour traiter les démangeaisons (souvent dues à un champignon) dans des zones chaudes et transpirantes, comme les aisselles ou l'entre-doigts de pieds.
- ➤ Des comprimés anti-diarrhéiques pour aider à prévenir et à contrôler la diarrhée.
- ➤ Des antalgiques – comme le paracétamol ou l'ibuprofène – utiles pour calmer un mal de tête ou de dents ou bien pour faire tomber une fièvre.

VÉRIFICATION DES COMPÉTENCES

LA SÉCURITÉ ET LES LOISIRS

POINTS-CLÉS

- La prévention est le meilleur des remèdes, surtout en matière d'activités en plein air lorsqu'une aide médicalisée peut mettre longtemps à arriver ☐
- Ne soyez pas tenté d'aller au-delà de vos capacités ☐
- Surveillez toujours un enfant dans une situation à risques ☐
- Ayez toujours sur vous une trousse de secours de base et un téléphone mobile ☐
- Renseignez-vous le mieux possible avant de partir ☐
- Dégourdissez-vous régulièrement les jambes lorsque vous êtes en avion ☐

COMPÉTENCES ACQUISES

- Comment vous amuser tout en limitant les risques ☐
- Savoir qu'il importe de vous documenter sur les lieux et sur votre sport ou autre activité ☐
- Penser à vérifier équipement, trousse de secours et cartes ☐
- Obtenir à l'avance des médicaments spécifiques pour diverses affections ☐
- Comment éviter une diarrhée – l'affection du voyageur la plus courante (« turista ») ☐

LES RÈGLES GÉNÉRALES POUR FAIRE FACE
À DES URGENCES MÉDICALES

Plusieurs personnes sont prises de panique lorsqu'elles font face à une urgence médicale. Elles sont sous la fausse impression qu'afin d'intervenir, elles doivent connaître un grand nombre de règles de conduite en cas d'urgence. Mais en réalité il n'y a qu'un petit nombre de règles qui sont utiles dans la majorité des situations d'urgence médicale. De plus, ces règles de conduite sont simples :

- si vous faites face à une situation où une ou plusieurs personnes sont sérieusement blessées, entrez immédiatement en communication avec les services d'urgence (normalement en signalement le 911 au téléphone);
- ne perdez pas de temps à réfléchir sur ce que vous pouvez faire vous-même avant de contacter les services d'urgence;
- restez sur les lieux et restez calme;
- rassurez les personnes blessées et les personnes autour de vous;
- assurez-vous que ni vous, ni la personne blessée ne soyez en danger;
- s'il y a des personnes sur la scène demandez leur de téléphoner au services d'urgence;
- faites une évaluation de la sévérité des blessures et suivez les étapes des soins d'urgence de base

Personne inconsciente: contactez les services d'urgence sans délai;

Brûlures: utilisez de l'eau pour refroidir la brûlure, mettez un pansement non adhésif et gardez le patient au chaud pendant que vous attendez de l'aide;

Coupures : lorsqu'il y a une importante perte de sang appliquez une pression sur la blessure avec un pansement propre. Assurez-vous que la zone soit levée au-dessus du niveau du coeur. En général, il est préférable que la personne blessée soit étendue.

Os brisés : évitez tous mouvements dans la mesure du possible.

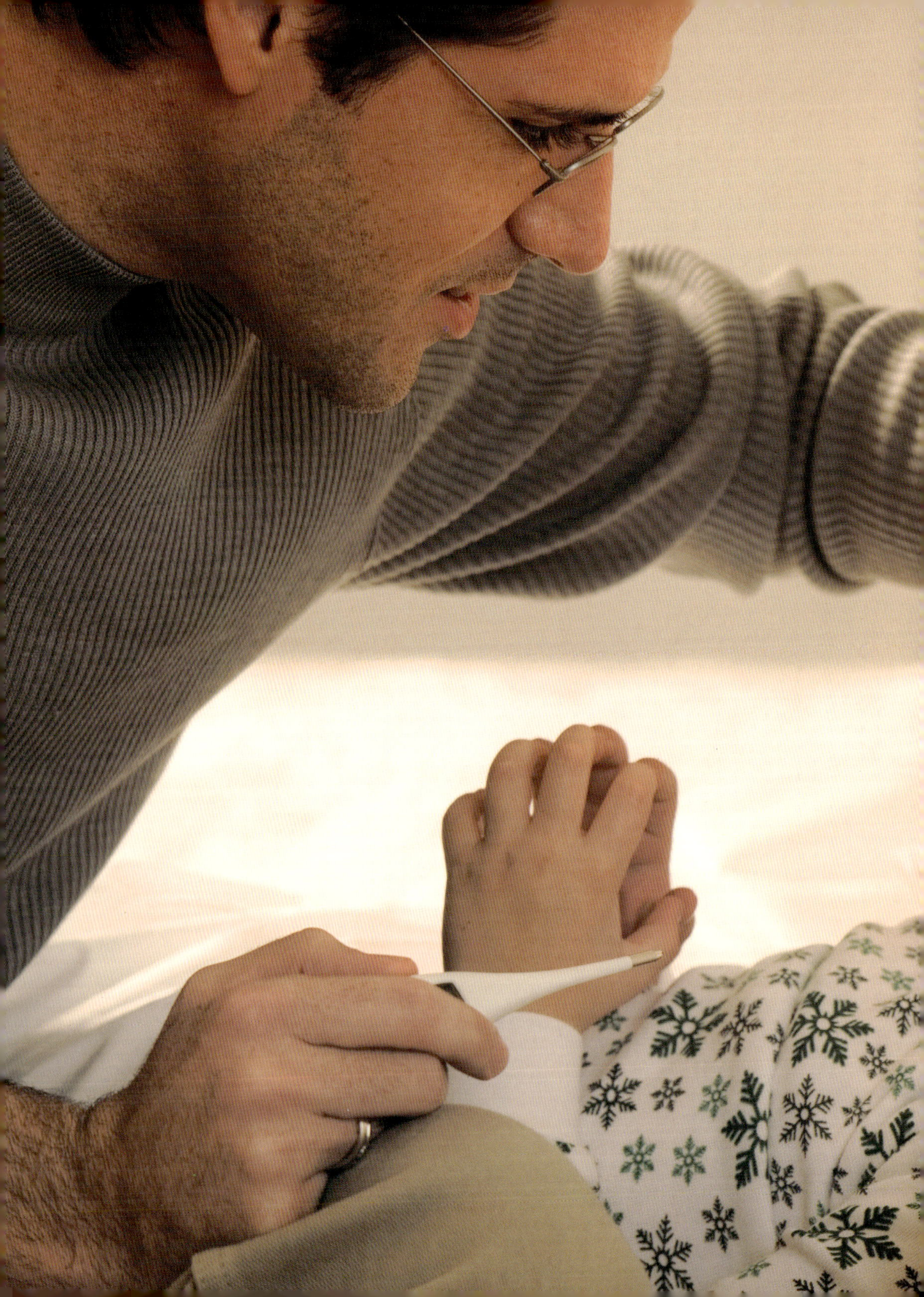

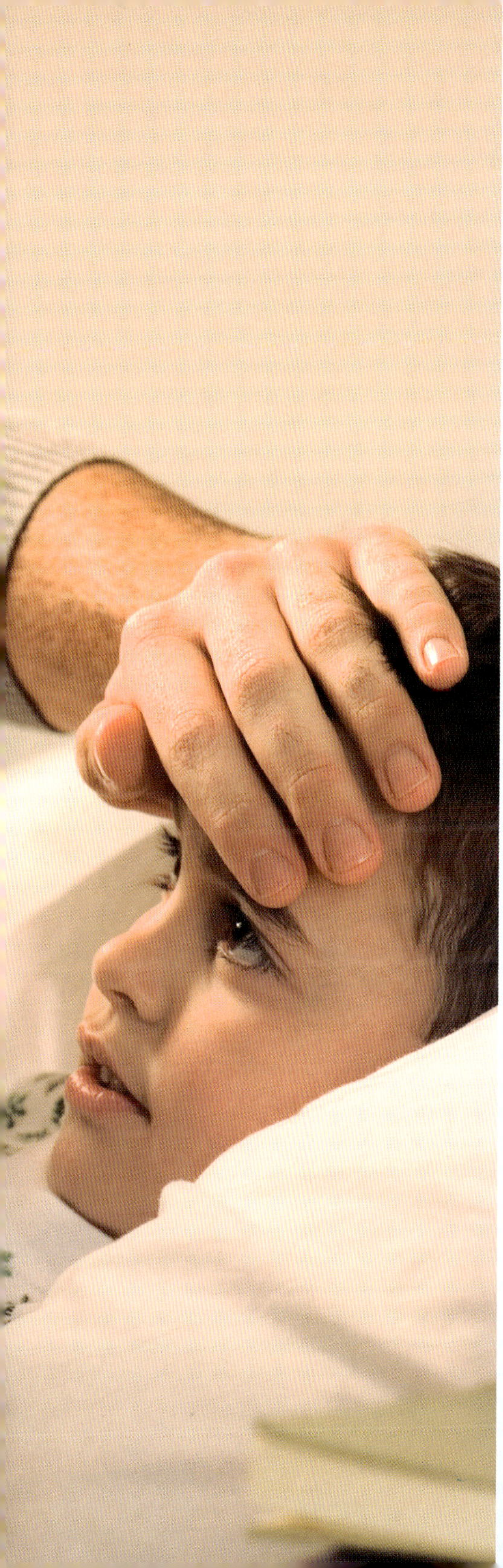

GUIDE DE LA MÉDECINE FAMILIALE

Cette section de l'ouvrage vous permettra de déceler un grand nombre de malaises et de maladies - de rhumes de tous les jours au syndrome de la fatigue chronique. La plupart des chapitres sont organisés en fonction des divers systèmes du corps humain, tel le système digestif. Ces chapitres offrent des explications approfondies sur le fonctionnement organique du corps. D'autres chapitres abordent des sujets importants pour maintenir une bonne santé tels les habitudes alimentaires, les soins des enfants et des personnes âgées. De plus, vous trouverez des encadrés contenant des listes de symptômes et des références à des conseils utiles.

Comment utiliser cette section

Le texte est écrit clairement, avec des mises en évidence, des encadrés, des photographies sélectionnées et détaillées, des illustrations annotées pour permettre à ce guide de la santé d'être inestimable, facile à l'emploi et accessible.

Elle commence par un chapitre intitulé « Vivre sainement », qui indique de nombreuses méthodes pour rester en bonne santé. Les chapitres ultérieurs sont organisés de façon très pratique selon les principaux systèmes du corps, depuis le cœur et la circulation sanguine jusqu'au système immunitaire. Chacun commence par une introduction à ce système, qui permet de mieux comprendre l'ensemble des explications. Vient ensuite une description des différentes pathologies affectant couramment cette partie de l'organisme.

Chaque texte traitant d'une affection particulière contient d'autres informations qui aident à en mieux comprendre les symptômes, le pronostic et les traitements. Ces informations sont mentionnées ci-dessous.

Voir aussi les encadrés
Ces liens utiles renvoient à d'autres textes du livre qui fournissent des renseignements supplémentaires.

Photographies détaillées
Des centaines de photographies en couleurs, dont de nombreuses coupes microscopiques, aident à identifier les différentes pathologies.

Texte principal
Chaque texte explique les problèmes les plus importants de façon claire, informative et simple et fournit des renseignements récents et pertinents.

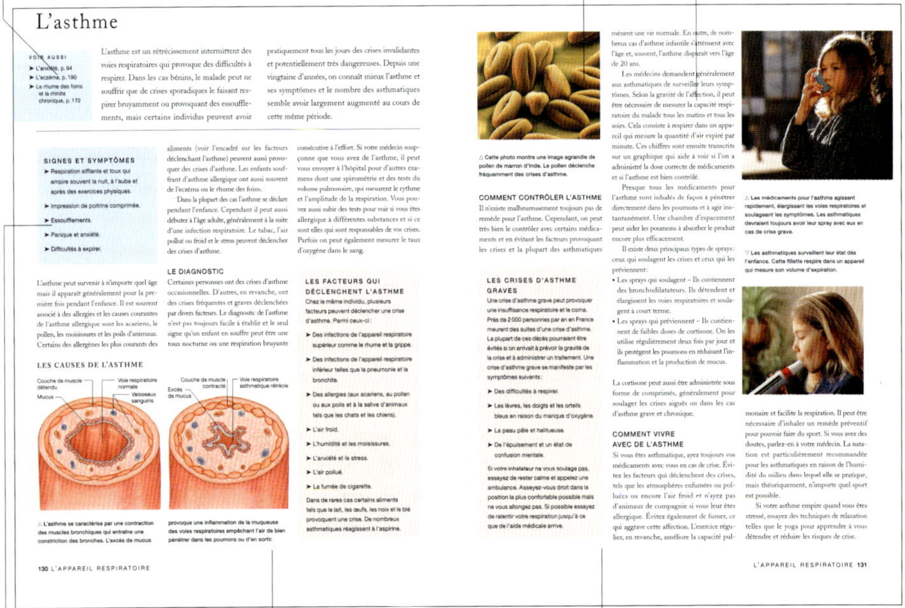

Encadrés sur les signes et les symptômes
Ces encadrés, de couleur bleue, permettent de voir immédiatement les principaux symptômes des maladies sans avoir à les chercher dans le texte principal.

Schémas en couleurs
Les schémas annotés, réalisés spécialement pour ce livre, fournissent des informations supplémentaires essentielles.

Encadrés informatifs
Ces encadrés, de couleur beige, fournissent de multiples renseignements allant des conseils sur la prévention des maladies aux affections liées à ces maladies.

1

VIVRE SAINEMENT

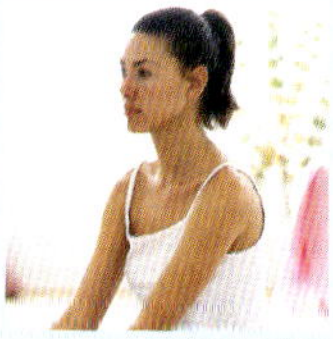

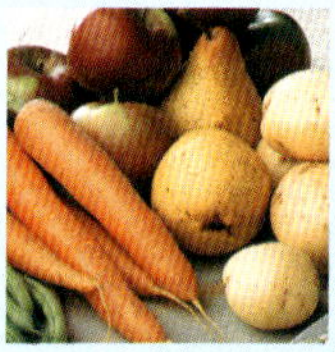

Il est important d'examiner votre mode de vie et les répercussions que celui-ci a sur votre santé. Il n'est jamais trop tard pour voir si vous vivez sainement et, le cas échéant, pour faire en sorte d'améliorer la situation. Vous pouvez, notamment, apprendre à mieux contrôler votre stress, manger de façon plus équilibrée, faire plus d'exercice ou réduire votre consommation d'alcool. Ces mesures n'ont pas toujours besoin d'être draconiennes : même de petits changements peuvent être très bénéfiques et mieux vaut passer progressivement à des pratiques saines qui vous aideront à vivre plus longtemps.

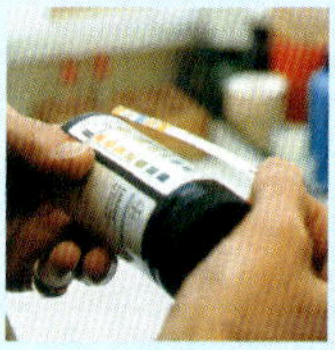

TABLE

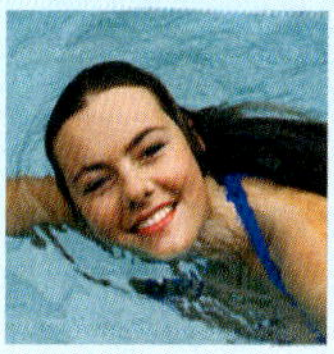

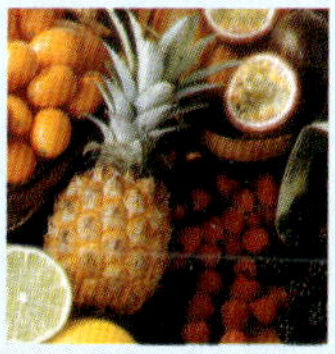

L'hygiène de vie

VOIR AUSSI

- Apprenez à contrôler votre stress, p. 260
- L'exercice physique, p. 266
- Les contrôles de routine, p. 272

La façon dont nous vivons a des répercussions sur notre santé. Aujourd'hui, nous sommes généralement mieux informés que la génération précédente. Nous attendons aussi davantage de la médecine, mais il existe quelques moyens simples, à mettre en œuvre soi-même, qui permettent de vivre plus sainement et plus longtemps. Les solutions réalistes se révèlent toujours les plus efficaces : les mesures draconiennes sont généralement vite abandonnées. Les résolutions les plus valables sont celles auxquelles on est capable de se tenir toute la vie.

À l'époque actuelle, la plupart des êtres humains vivent plus longtemps que jadis. En fait, la majeure partie de la population mondiale vit une vingtaine d'années de plus que la génération précédente, et ce en raison d'une meilleure alimentation, de meilleures conditions d'hygiène et des progrès considérables de la médecine.

HÉRÉDITÉ ET MODE DE VIE

La santé dépend à la fois de l'hérédité et du mode de vie. L'héritage génétique, qui ne peut être modifié, protège de certaines pathologies ou prédispose à certaines maladies tout au long de l'existence. Cependant, si vous vous apercevez que vous êtes sujet à certaines affections, vous pouvez empêcher la situation de s'aggraver : en veillant, par exemple, à bien vous alimenter, à boire de l'alcool avec modération, à éviter de fumer, à faire de l'exercice et à ne pas vous laisser envahir par le stress.

▽ Avec un peu de vigilance, vous détecterez des symptômes anormaux dès le début et serez en mesure de prévenir votre médecin.

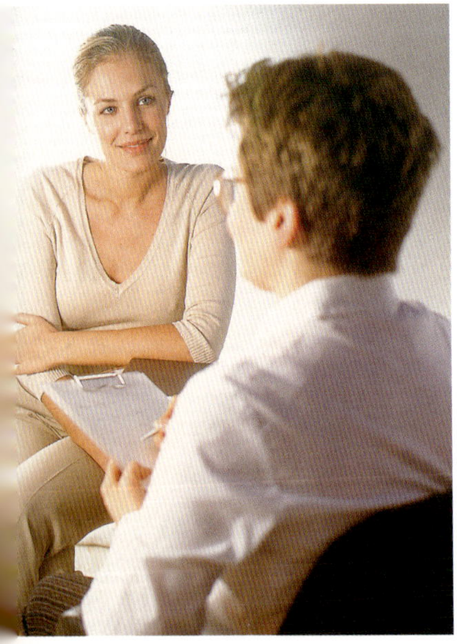

▷ Faites des activités qui vous plaisent : votre physique et votre mental s'en ressentiront. Le jardinage, par exemple, permet de se détendre et d'évacuer les tensions.

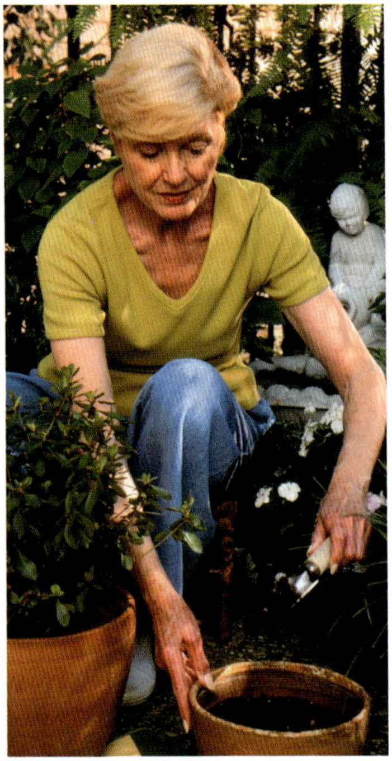

TOUT EST UNE QUESTION D'ÉQUILIBRE

Comme pour tout, vivre sainement est une question d'équilibre. En règle générale, quelques excès occasionnels ne sont pas catastrophiques, mais votre organisme aura besoin d'un certain temps et de certains égards pour récupérer.

Améliorer votre hygiène de vie, en passant par exemple d'aliments très gras à des aliments cuits à la vapeur, peut être très positif, mais si ces changements sont trop brusques, vous retomberez vite dans vos vieilles habitudes. Commencez progressivement, en ne modifiant, par exemple, qu'une partie de vos repas, puis réservez les aliments auxquels vous étiez habitué pour le week-end.

Il en va de même pour l'exercice physique. Décidez quelles sont les activités qui vous font plaisir et que vous pouvez pratiquer tous les jours, et faites-en progressivement un peu plus. Vingt minutes de marche vigoureuse en plein air ou un cours de gymnastique sont tous deux excellents pour le cœur, les muscles, les os et les poumons.

SOYEZ VIGILANT

Pour établir son diagnostic, votre médecin a besoin des informations que vous lui communiquez. Efforcez-vous de noter ce qui est normal pour vous, qu'il s'agisse de votre vue, de votre digestion ou de l'aspect de votre peau, de vos seins ou de vos testicules, par exemple. Soyez à l'écoute de votre corps afin de détecter ce qui peut vous sembler anormal et parlez-en à votre médecin dès le début, cela lui permettra d'agir plus efficacement.

FAITES-LES COMMENCER JEUNES

Mieux vaut prendre de bonnes habitudes dès le début. Si vous avez des enfants, l'une des meilleures façons de les influencer est de leur montrer l'exemple. Passer quelques heures devant la télévision ne leur fera pas de mal, à condition que dans la journée ils fassent également du sport. Les mauvaises habitudes se prennent très vite et il sera beaucoup plus difficile de s'en débarrasser plus tard.

On peut également inculquer de bons préceptes aux jeunes enfants. Là encore, le meilleur moyen est de leur montrer l'exemple. Abstenez-vous, notamment, de fumer.

Vous pouvez contribuer de diverses façons à la santé de votre famille : en leur offrant une nourriture saine, par exemple, ou en faisant participer tout le monde à des activités physiques régulières. Les promenades à vélo ou les balades en forêt, par exemple, permettent de passer des moments agréables ensemble et cela deviendra une habitude prise pour la vie.

▽ Faire participer les enfants dès leur plus jeune âge à des activités énergiques leur donnera d'excellentes habitudes et pourra les aider, lorsqu'ils seront adultes, à mener une vie saine.

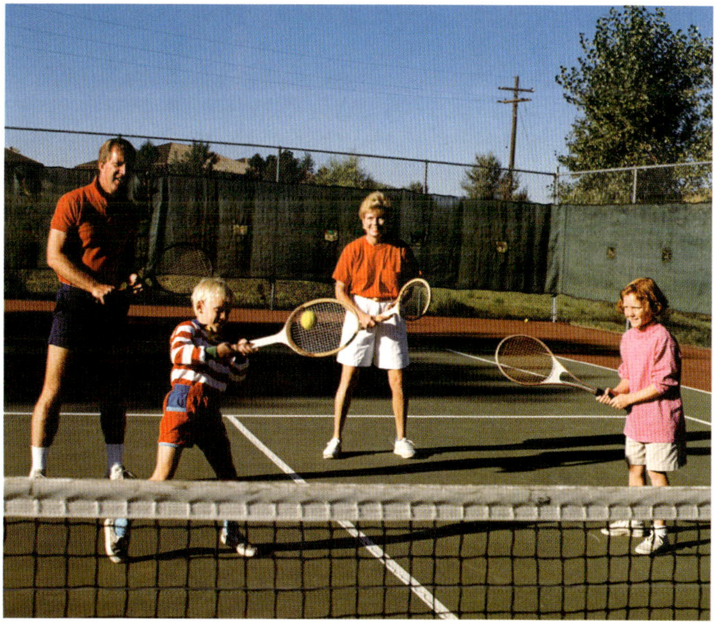

LA PENSÉE POSITIVE

Il est souvent difficile d'être heureux et de vivre harmonieusement. Néanmoins, être positif peut nous aider à moins nous laisser envahir par le stress dans notre vie quotidienne et à nous sentir mieux dans notre peau : les émotions et le physique sont liés. Intégrer la pensée positive à tous les aspects de notre existence est aussi bénéfique pour le mental que pour le physique.

Les conseils suivants sont excellents pour la santé :

- Il est beaucoup plus facile d'être négatif et critique que positif. Efforcez-vous cependant d'être positif, de vous encourager vous-même et d'encourager les autres.
- Relativisez vos problèmes et, dans la mesure du possible, essayez de les considérer comme de simples obstacles à surmonter.
- Mettez l'accent sur tout ce qu'il y a d'agréable dans votre vie.
- Lorsque vous êtes confronté à une situation que vous estimez stressante, essayez de vous calmer en respirant profondément, par exemple, ou en visualisant des scènes apaisantes.

LES TESTS DE DÉPISTAGE

Il existe un nombre croissant de tests de dépistage permettant souvent de détecter des maladies ou des problèmes potentiels des années avant qu'ils ne se manifestent. En décelant certaines affections dès le début, votre médecin pourra agir plus efficacement. Les chances de guérison sont ainsi considérablement accrues.

▽ L'hypertension artérielle ne provoquant généralement pas de symptômes évidents, les tests de contrôle sont essentiels.

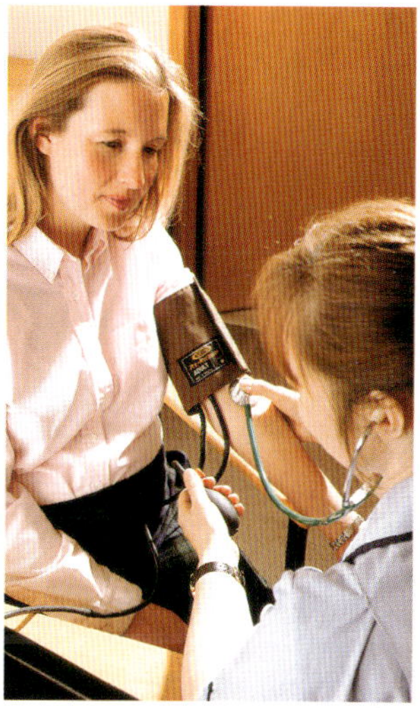

LE POUVOIR DE L'INFORMATION

Jamais on a eu accès à tant d'informations sur la santé, bien que certaines sources ne soient pas particulièrement fiables. Si votre médecin soupçonne un problème particulier, cherchez tous les renseignements possibles concernant cette affection sur Internet ou dans votre bibliothèque locale. Il existe de nombreuses associations pour chaque maladie et vous trouverez certainement la documentation dont vous avez besoin. Mieux vous êtes informé, mieux vous pourrez prendre de décisions concernant votre santé avec votre praticien. Vous aurez plus confiance et serez mieux à même de lui poser des questions.

Apprenez à contrôler votre stress

VOIR AUSSI
➤ L'exercice physique, p. 266
➤ Les cardiopathies, p. 282
➤ L'anxiété, p. 342
➤ La dépression, p. 342
➤ L'asthme, p. 378

L'époque actuelle semble devenir de plus en plus stressante : nous travaillons plus dur que jamais, avoir une vie privée est parfois devenu très compliqué et, le tissu familial et communautaire s'étant souvent affaibli, nous n'avons pas toujours, autour de nous, un groupe de gens qui puissent nous soutenir et nous aider. Le stress constitue donc un élément important de notre existence. Certaines formes de stress peuvent être bénéfiques, pour donner le meilleur de nous-mêmes. Mais lorsque le stress devient excessif, cela crée des problèmes. Il est donc important de savoir le contrôler.

SIGNES ET SYMPTÔMES

Les symptômes psychologiques incluent :

- ➤ Des sautes d'humeur.
- ➤ De la dépression.
- ➤ De l'anxiété.
- ➤ Des troubles du sommeil.
- ➤ Des problèmes mentaux – problèmes de concentration et pertes de mémoire.
- ➤ Des problèmes relationnels.

Les symptômes physiologiques incluent :

- ➤ De l'acidité gastrique.
- ➤ Des changements de la fréquence des selles, avec alternance de diarrhée et de constipation.
- ➤ Des problèmes respiratoires.
- ➤ De l'asthme.
- ➤ Des palpitations.
- ➤ Des migraines.

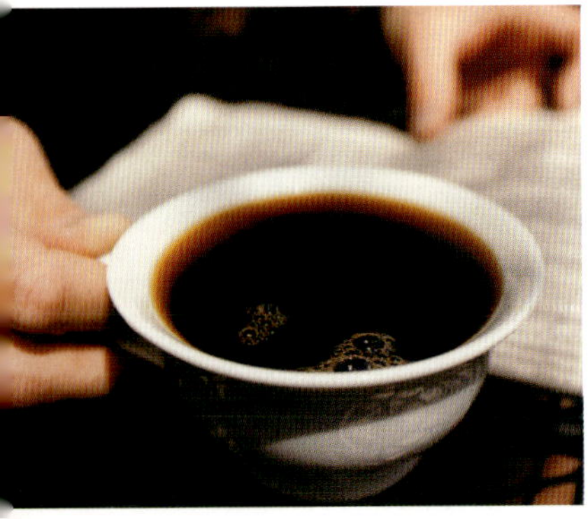

◁ Le café et le chocolat, qui contiennent de la caféine, sont des stimulants utiles, mais ils peuvent aussi provoquer anxiété et insomnie.

Il est généralement possible de savoir quand le stress finit par nous envahir : cela se manifeste par des symptômes psychologiques ou physiologiques et parfois par les deux en même temps.

COMMENT CONTRÔLER SON STRESS

Dès que vous commencez à sentir que vous êtes dépassé par les événements et que votre santé en pâtit, essayez l'une de ces méthodes, d'abord pour évaluer votre niveau de stress puis pour maîtriser ce stress dans votre vie quotidienne.

- Efforcez-vous de voir ce qui vous stresse et essayez d'effectuer des changements qui vous permettront, dans l'ensemble, de mieux dominer la situation.
- Apprenez à mieux organiser votre emploi du temps. Le stress est souvent lié au surmenage. Faites une liste de ce que vous devez accomplir chaque jour en classant chaque tâche par ordre de priorité. Rayez chacune au fur et à mesure que vous l'avez effectuée, cela vous procurera un sentiment de satisfaction.
- Respirez profondément. C'est un moyen très efficace et très facile de se détendre.
- Évitez toutes les drogues : crack, cocaïne, ecstasy, etc. Outre leur caractère illicite et potentiellement dangereux, elles augmentent le stress et l'anxiété.
- Faites attention à votre santé. Mangez sainement et consommez de l'alcool et de la caféine avec modération. Si vous prenez soin de votre santé, vous tomberez moins malade et vous serez mieux à même d'affronter les difficultés de l'existence.
- Évitez les substances susceptibles d'accroître l'anxiété. Quelques tasses de café bien serré peuvent donner du tonus le matin, mais la caféine peut vous rendre anxieux, surtout si vous êtes stressé.
- Prenez l'habitude de faire de l'exercice. Faire régulièrement du sport aide à canaliser l'excès d'adrénaline engendré par le stress et détend.
- Essayez de pratiquer chaque jour des techniques de relaxation positive. Il existe toute une série de méthodes efficaces pour se détendre et être plus serein, dont le yoga, les massages, le shiatsu, l'aromathérapie, la réflexologie et l'acupuncture.

QUEL EST VOTRE NIVEAU DE STRESS ?

De nombreux événements de l'existence peuvent être très stressants, même lorsque ceux-ci, mariage ou déménagement, par exemple, sont positifs. La liste des événements suivants et le degré de stress qu'ils engendrent vous permettront d'agir en conséquence.

- Stress très élevé : mort d'un conjoint, divorce ou séparation, perte d'un emploi, déménagement, blessure ou maladie personnelle.
- Stress élevé : retraite, grossesse, changement de travail, mort d'un ami proche, grave maladie familiale.
- Stress modéré : dettes importantes telles qu'une hypothèque, problèmes avec la belle-famille, nouvel emploi ou chômage du conjoint, problèmes avec l'employeur, poursuites judiciaires relatives à des dettes.

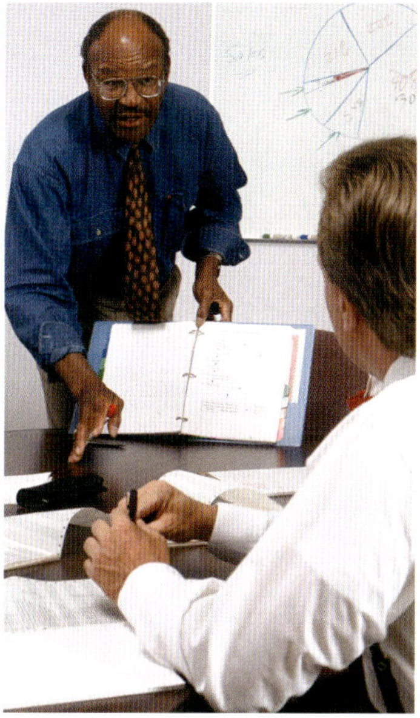

△ Vous résoudrez bien mieux les problèmes liés à votre travail si vous dormez sept à huit heures par nuit. Si vous arrivez frais et dispos au travail, vous aurez beaucoup plus d'énergie et serez plus détendu.

- Stress faible : changements des conditions de travail, changement d'école, modification du régime alimentaire, petite hypothèque ou petites dettes ; Noël ou autres fêtes familiales.

DORMEZ BIEN

Nous passons environ un tiers de notre existence à dormir mais ce processus biologique fondamental reste encore très mystérieux. Nous ignorons notamment pourquoi nous dormons et comment notre corps sait quand il faut dormir.

Il est indispensable de dormir suffisamment pour permettre au corps et au cerveau de bien se reposer et pour ne pas être stressé. Les heures de sommeil nécessaires varient d'un individu à l'autre mais, curieusement, beaucoup de gens ne se donnent pas la permission de dormir assez pour être en forme.

Avec notre mode de vie actuel, de plus en plus complexe, nous luttons constamment pour faire face à des demandes souvent contradictoires et avons parfois le sentiment de ne pas pouvoir nous permettre le luxe d'une bonne nuit de sommeil. Toutefois, à long terme, le manque de sommeil prédispose à divers problèmes physiques et mentaux.

LES TROUBLES DU SOMMEIL

Si vous avez du mal à vous endormir ou si votre sommeil est perturbé, parlez-en à votre médecin. Si vous avez déjà suivi les conseils généraux pour aider à dormir, peut-être aurez-vous besoin de prendre un médicament léger afin de rééquilibrer votre sommeil.

La fatigue excessive est l'une des causes majeures de la baisse de rendement au travail et des accidents de la circulation. L'insomnie peut aussi être liée à l'anxiété ou à la dépression, qui exigent toutes deux un traitement spécifique.

▽ Prévoyez chaque jour une séance de relaxation. Même si vous ne disposez que d'une dizaine ou d'une quinzaine de minutes, cette brève pose dans votre activité vous fera un bien fou.

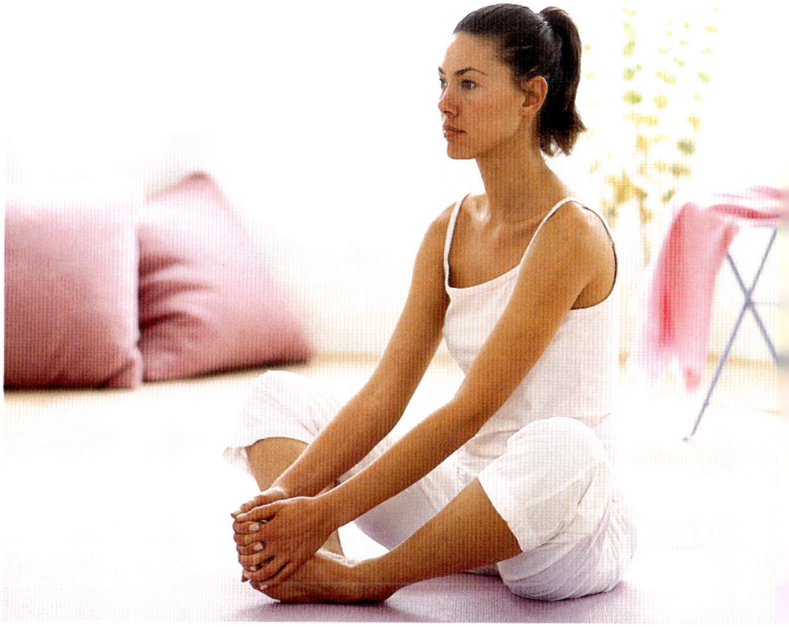

CONSEILS POUR BIEN DORMIR

Si vous souffrez de troubles du sommeil ou si vous ne dormez pas assez, les conseils ci-dessous vous aideront :

➤ Ne faites pas de gros repas tard le soir.

➤ Avant de vous coucher, évitez les boissons contenant de la caféine et souvenez-vous que le chocolat ou le cacao chaud en contiennent.

➤ Évitez de boire trop d'alcool.

➤ Fatiguez-vous physiquement en faisant de l'exercice pendant la journée : le sport calme l'esprit et le corps. Évitez toutefois de faire des exercices trop tard le soir car cela tendrait au contraire à vous énerver et à vous empêcher de dormir.

➤ Pratiquez la méditation – yoga et/ou exercices de relaxation chaque soir pour vous détendre et favoriser votre nuit de sommeil.

Mangez sainement

VOIR AUSSI

- L'athérosclérose, p. 280
- Les cardiopathies, p. 282
- L'obésité, p. 296
- La maladie cœliaque, p. 304
- Les troubles de l'anus et du rectum, p. 310

On dit souvent que l'« on est ce que l'on mange »: rien n'est plus exact. Le corps a besoin de différents aliments et différents liquides afin de fonctionner correctement et d'être en bonne santé, mais tout est une question d'équilibre. Une alimentation saine et équilibrée comporte trois types d'aliments de base: des protéines, des hydrates de carbone et des lipides, et ce dans des proportions correctes. Les besoins alimentaires dépendent du degré d'activité: les besoins énergétiques d'un travailleur de force sont évidemment bien supérieurs à ceux d'un employé de bureau.

L'alimentation et la façon de prendre ses repas varient d'un pays à l'autre et il existe un lien direct entre la consommation régulière de certains aliments et certaines maladies.

L'ALIMENTATION DANS LE MONDE

L'alimentation occidentale traditionnelle, souvent riche en cholestérol et hypercalorique, favorise l'obésité et les cardiopathies. L'alimentation méditerranéenne traditionnelle, en revanche, qui comporte essentiellement des fibres, de l'huile d'olive, de l'ail, du vin rouge et du poisson et qui est pauvre en graisses saturées, fait baisser le taux de cholestérol. En Grèce et en Italie, par exemple, on rencontre moins de cas d'obésité et de maladies cardiaques que dans les pays anglo-saxons.

Les Japonais, grands consommateurs de poisson, ont peu de maladies cardiaques. Ils ont aussi moins de cancers recto-coliques car leur alimentation est riche en fibres. Néanmoins, cette situation est en train de changer car ils ont tendance à adopter une alimentation de type occidental, plus grasse.

PROBLÈMES LIÉS À L'ALIMENTATION

Plusieurs problèmes liés à l'alimentation, dont les hémorroïdes, la diverticulose et la constipation, sont dus au manque de fibres des régimes occidentaux.

Dans les pays développés, l'obésité est aussi en augmentation constante en raison d'une consommation de plus en plus élevée de graisses et de sucre.

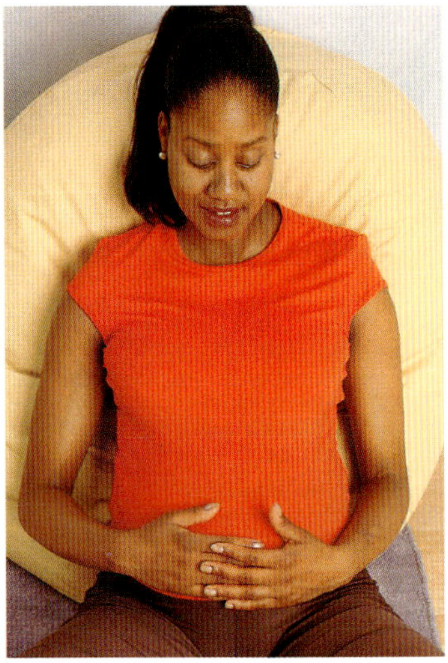

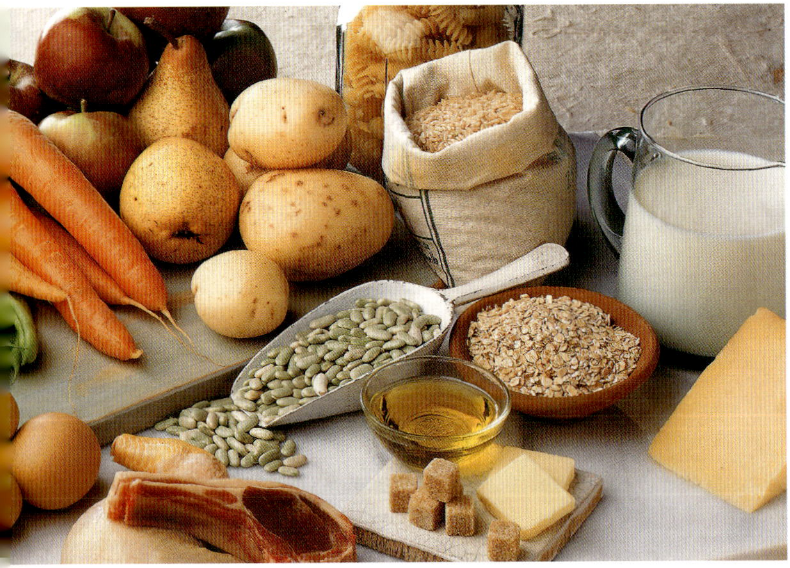

△ À certaines époques de la vie, telles que la grossesse, le corps a besoin de plus de nutriments. Dans de tels cas, consultez votre médecin, afin de ne pas souffrir de carences.

◁ Il est important, pour fournir à l'organisme un apport nutritif équilibré, de consommer des aliments variés appartenant aux principales catégories.

LE BON ÉQUILIBRE

Veillez à consommer chaque jour les proportions correctes de nutriments. Les recommandations actuelles sont les suivantes:

- Au moins 40 % d'hydrates de carbone.
- Au moins 30 % de protéines.
- Pas plus de 30 % de graisses.

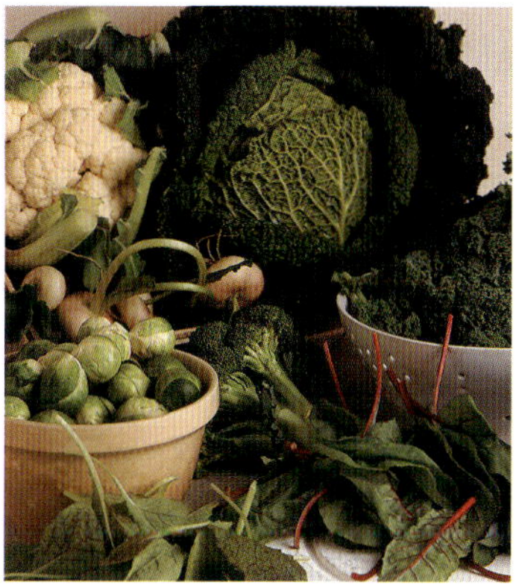

△ ▽ Les fruits et les légumes frais constituent une excellente source d'hydrates de carbone (sous forme de fibres), de vitamines, de minéraux et de sucres naturels. Pour rester en bonne santé, consommez chaque jour cinq portions de fruits et de légumes, éventuellement sous forme de jus.

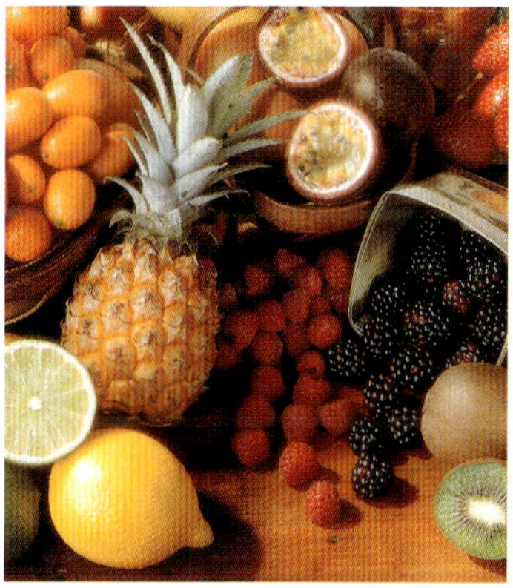

QU'EST-CE QU'UNE ALIMENTATION SAINE ?

Une alimentation saine est une alimentation dans laquelle les trois groupes de nutriments de base : glucides, protéines et lipides et les micronutriments (minéraux et vitamines) sont équilibrés. Elle comporte surtout des sucres lents et des protéines et peu de graisses.

LES SOURCES DE GLUCIDES

On trouve des glucides en abondance, sous forme de sucres et de féculents, dans le pain, les pommes de terre, le riz, les céréales et les pâtes, aliments pour la plupart aussi riches en fibres. Les céréales complètes et les aliments naturels tels que les pâtes au blé complet, le riz complet et le pain complet constituent les sources d'hydrates de carbone les plus saines, mais les pâtes ordinaires, le riz blanc et le pain blanc comprennent aussi des sucres lents.

LES SOURCES DE PROTÉINES

La viande et le poisson constituent de formidables sources de protéines et sont énergétiques. Les viandes blanches (poulet, dinde) sont beaucoup moins grasses que les viandes rouges (bœuf, agneau). Les œufs, les laitages, les noix, les haricots, les petits pois et les lentilles apportent aussi des protéines. Ce sont des aliments maigres et riches en fibres, particulièrement importants pour les végétariens.

LES SOURCES DE LIPIDES

Les lipides sont très énergétiques. Ils fournissent leurs éléments constitutifs aux cellules et favorisent l'absorption de certaines vitamines. Il convient toutefois d'en consommer avec modération : un excès de matières grasses est mauvais pour la santé.

Choisissez de préférence des graisses poly-insaturées, qui sont plus saines. Elles protègent contre les maladies coronariennes alors que les graisses saturées obstruent les artères, favorisant l'athérosclérose. On trouve des quantités élevées de graisses saturées dans la viande rouge, le beurre, certains fromages, certaines glaces et de nombreux biscuits, gâteaux et barres de chocolat. Le lait et les produits laitiers peuvent en contenir mais ils fournissent aussi vitamines et minéraux.

LES DEGRÉS DE SATURATION

Les matières grasses ou les huiles utilisées pour faire la cuisine comptent dans votre consommation de lipides. Dans la mesure du possible, choisissez des matières grasses insaturées de façon à réduire votre consommation de graisses saturées.

- Matières grasses poly-insaturées :
  - Huile de carthame.
  - Huile de tournesol.
  - Huile de maïs.
- Matières grasses mono-insaturées :
  - Huile d'arachide.
  - Huile d'olive.
- Matières grasses saturées :
  - Beurre.
  - Huile de noix de coco.

VITAMINES ET MINÉRAUX

On en trouve en abondance dans les fruits et les légumes frais, les noix, les haricots, les céréales complètes, la viande et le poisson. Généralement l'alimentation fournit suffisamment de vitamines et de minéraux et il est inutile de prendre des suppléments quotidiens. Toutefois à certaines époques de la vie, grossesse ou allaitement, notamment, ou avec certaines pathologies telles que la maladie cœliaque, qui affecte le système digestif, il est nécessaire d'absorber plus de micronutriments.

▽ Choisissez les huiles de cuisson les plus saines possible, comme par exemple l'huile d'olive ou l'huile de tournesol.

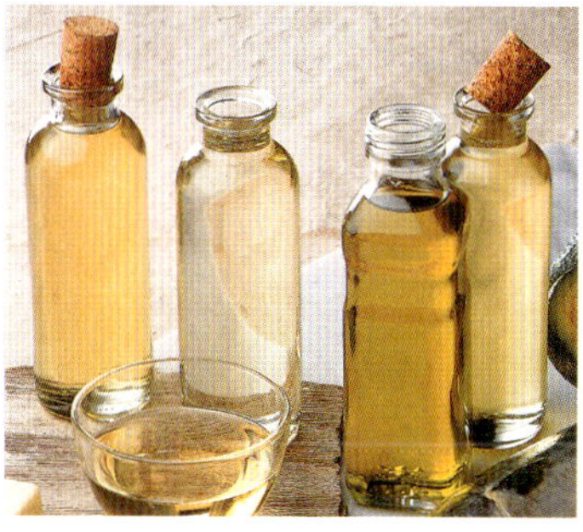

LE CAFÉ N'EST PAS LE SEUL COUPABLE

On trouve de la caféine dans le café, le thé, le chocolat chaud, le cacao et plusieurs boissons à base de cola ainsi que dans les barres de chocolat. Comme la caféine stimule le cerveau, on en consomme souvent le matin pour avoir du tonus, et parfois même le soir, pour rester réveillé. Cependant, trop de caféine irrite le système digestif, accélère le rythme cardiaque, augmente la pression artérielle et l'anxiété et perturbe le sommeil.

Contrôlez votre poids

VOIR AUSSI
- Les cardiopathies, p. 282
- L'obésité, p. 296
- Le diabète, p. 314
- L'infarctus cérébral, p. 328
- L'ostéo-arthrite, p. 360

Le poids idéal est fonction de la taille. L'excès de poids et l'obésité sont dangereux pour la santé, mais l'extrême maigreur l'est aussi. Un poids sain est un poids que l'on peut garder durant toute sa vie d'adulte. Les fluctuations de poids accroissent les risques de maladie. Depuis les années 1950, avec l'augmentation du niveau de vie, une alimentation moins équilibrée et un mode de vie plus sédentaire, l'obésité a considérablement augmenté. Elle affecte aussi bien les hommes que les femmes et depuis quelque temps, elle devient de plus en plus répandue chez les enfants.

Il existe une méthode scientifique permettant de déterminer le poids idéal en fonction de la taille. Elle est connue sous le nom d'indice de masse corporelle (IMC). Les chiffres diffèrent pour les hommes et pour les femmes mais la méthode de calcul est identique. Seuls les adultes peuvent utiliser l'IMC.

CALCULEZ VOTRE INDICE DE MASSE CORPORELLE (IMC)

L'IMC se calcule en divisant le poids exprimé en kilogrammes par la taille au carré exprimée en mètres.

Jacqueline, par exemple, pèse 65 kg et mesure 1,64 m. Son IMC est donc:
$65 : (1{,}64)^2 = 24{,}17$

Pour un bon équilibre poids/taille, l'IMC doit se situer entre 18,5 et 25. Si le vôtre est inférieur à 18,5, votre poids est insuffisant. S'il est supérieur à 25 vous êtes trop gros et s'il dépasse 30 vous êtes obèse. Cependant, certaines personnes se sentent plus à l'aise avec un poids relativement élevé, d'autres avec un poids moins élevé.

VOTRE POIDS EST-IL CORRECT ?

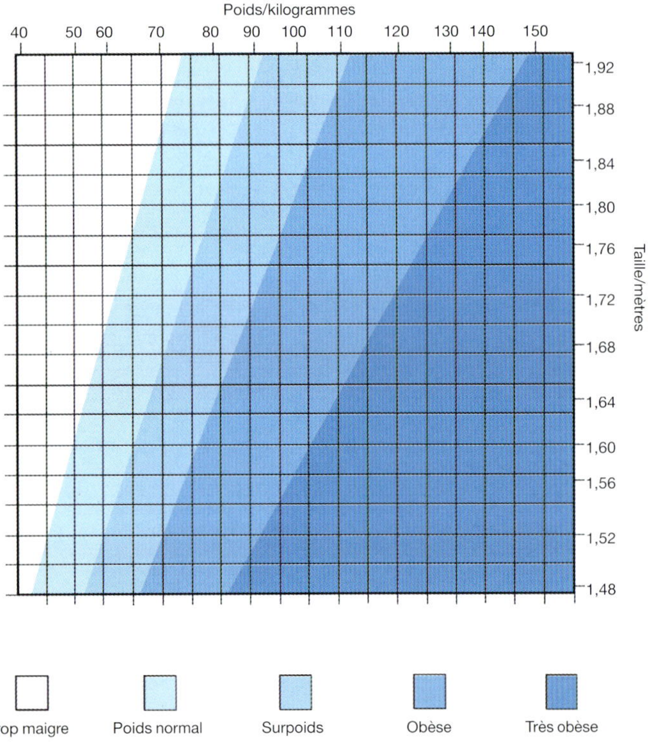

△ Ce tableau permet de voir immédiatement si votre poids est correct par rapport à votre taille. Votre poids est-il normal ?

LA SURCHARGE PONDÉRALE

La surcharge pondérale fait courir des risques et les obèses sont plus sujets :

- À l'insuffisance coronarienne.
- Aux infarctus du myocarde.
- Au diabète.
- À des problèmes musculaires et osseux telles que l'osthéo-arthrite.

LA GRAISSE CORPORELLE

Parfois l'IMC peut induire en erreur et il peut être nécessaire, pour savoir si le poids d'une personne nuit à sa santé, de mesurer la graisse corporelle et le rapport tour de taille-hauteur.

Le tour de taille est utile afin de déterminer le degré d'obésité et son incidence sur la santé, une surcharge pondérale fatiguant notamment le cœur. Un excès de graisse autour de la taille (plus de 89 cm de tour de taille pour les femmes et 102 cm pour les hommes) augmente les risques de problèmes cardiaques.

Bien que l'obésité soit généralement évidente, les haltérophiles ou les culturistes, par exemple, ont un IMC élevé. Ils peuvent cependant avoir une faible proportion de graisse et ils courent donc peu de risques de souffrir de problèmes cardio-vasculaires.

BRÛLEZ DES CALORIES EN FAISANT DE L'EXERCICE

L'exercice aide à brûler des calories et il est excellent pour la santé. Si vous n'avez pas l'habitude de faire du sport, même une longue marche énergique deux ou trois fois par semaine vous fera du bien. Toutefois, si vous en êtes capable et si vous êtes motivé, des activités plus aérobiques telles que la course à pied, la bicyclette ou la natation sont plus efficaces pour perdre les kilos superflus.

PERDRE DU POIDS

Si vous avez décidé de perdre du poids, pensez aux points suivants :

- Il n'existe pas de solution à court terme.
- Un régime draconien et rapide est invariablement suivi d'une reprise graduelle des kilos éliminés.
- Perdre du poids rapidement est mauvais pour la santé.

Commencez par noter ce que vous mangez, y compris les aliments riches en graisses et en sucre. Essayez de calculer le nombre de calories que vous ingérez en moyenne. Souvenez-vous que généralement, l'alcool est très calorifique. En buvez-vous souvent ? Si vous ne consommez pas beaucoup de matières grasses, réduisez le nombre de calories que vous absorbez et augmentez vos dépenses énergétiques.

Le nombre de calories recommandé quotidiennement est de 2 000 pour les femmes et 2 500 pour les hommes mais si vous avez des doutes, parlez-en avec votre médecin ou votre diététicien.

FRACTIONNEZ VOS REPAS

Pour arriver à perdre du poids de façon saine et durable, réduisez votre consommation journalière d'environ 600 calories. Pour la plupart des femmes, cela signifie une consommation quotidienne de 1 200 à 1 500 calories ; pour les hommes, d'environ 1 750 à 1 950 calories.

Pour ne pas souffrir de la faim, fractionnez vos repas. En prenant plusieurs collations au cours de la journée, vous parviendrez à maintenir un taux de glycémie (concentration de sucre dans le sang) plus régulier et vous éprouverez moins l'envie de vous gaver d'aliments mauvais pour la santé.

ÉTABLISSEZ UN PLAN

Pour perdre du poids avec succès, suivez ces conseils :

- Fixez-vous des buts réalistes.
- Modifiez votre alimentation en pensant que c'est pour le reste de votre vie.
- Réduisez votre consommation d'aliments hypercalorifiques : fritures, viande rouge, gâteaux, chocolat, sucreries, fromage.
- Réduisez votre consommation d'alcool et de sodas.
- Choisissez des aliments hypocaloriques : fruits, légumes, viande maigre.

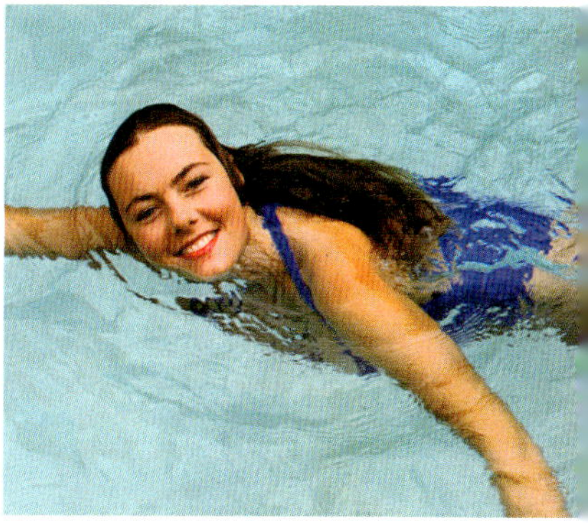

△ Nager au moins 20 longueurs en piscine accélérera votre métabolisme, brûlera vos calories supplémentaires et vous aidera à perdre du poids.

- Buvez 1,5 l d'eau par jour. Cela est excellent pour la santé en général, cela élimine les toxines et cela permet de perdre du poids.

ÉVITEZ DE GROSSIR EN VIEILLISSANT

Bien que le métabolisme ralentisse quelque peu avec l'âge, prendre du poids en vieillissant n'est pas inéluctable. La meilleure façon d'éviter de grossir au fil des ans est de rester physiquement actif. La plupart des gens grossissent en vieillissant parce qu'ils deviennent plus sédentaires tout en continuant de manger autant qu'avant. Cet excès de calories se transforme en graisse.

▽ Mesurer votre tour de taille peut aider votre médecin à déterminer si votre poids correspond à votre hauteur.

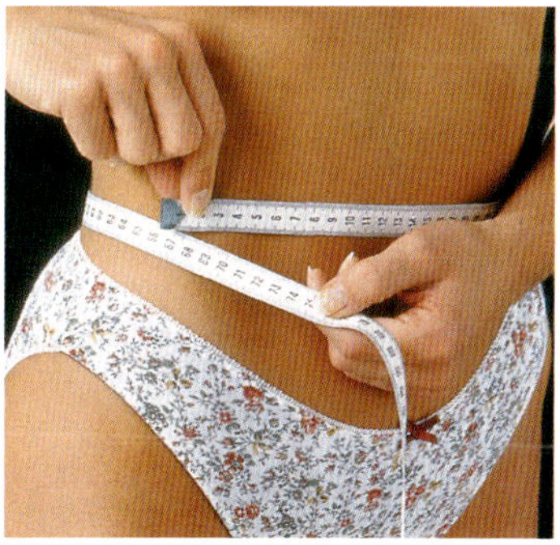

▽ Lors d'un régime amaigrissant, pesez-vous une fois par semaine. Vous peser chaque jour ne montrerait que des changements insignifiants.

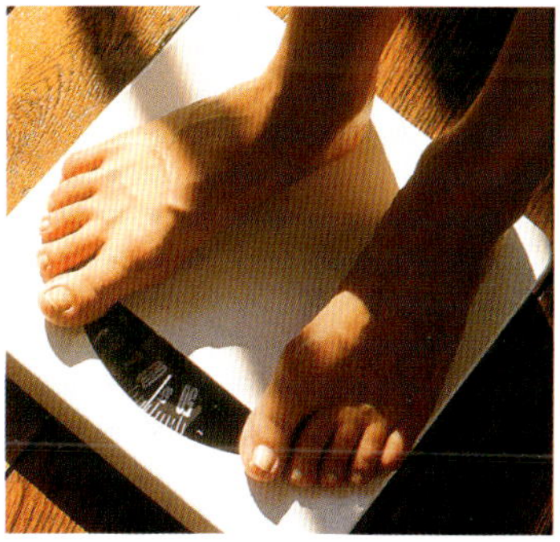

COMMENT SUIVRE UN RÉGIME EFFICACE

- ➤ Évitez de grignoter.
- ➤ N'entreprenez pas des régimes draconiens, que vous ne parviendrez pas à tenir à long terme.
- ➤ N'utilisez de pilules amincissantes que sous le contrôle de votre médecin. La plupart contiennent des amphétamines : elles suppriment l'appétit mais augmentent la tension artérielle et provoquent insomnie et anxiété.

L'exercice physique

VOIR AUSSI

- L'hypertension artérielle, p. 278
- Les cardiopathies, p. 282
- L'ostéoporose, p. 356
- L'asthme, p. 378
- La broncho-pneumopathie obstructive, p.380

La plupart d'entre nous savons que faire du sport est indispensable pour rester en bonne santé. Malgré tout, avec notre emploi du temps surchargé, il n'est pas toujours facile de trouver le loisir et la volonté de faire régulièrement de l'exercise. Toutefois, outre les sempiternels cours de gymnastique, il existe de nombreux et excellents moyens de rester en forme. On peut, par exemple, commencer par marcher jusqu'à son lieu de travail et faire chaque jour un peu plus d'exercise. Essayez donc d'inclure quelques activités physiques dans votre emploi du temps.

Depuis une cinquantaine d'années, environ, les gens font de moins en moins d'exercice. Dans notre monde toujours plus mécanisé, le temps consacré à la marche et aux activités physiques diminue. Il est donc nécessaire de faire du sport, pratique qui devrait être encouragée dès l'enfance.

LES BIENFAITS DE L'EXERCICE

Il n'est jamais trop tard pour devenir physiquement plus actif. L'exercice physique améliore :

- Le cœur et la circulation – Des exercices aérobiques effectués pendant au moins 30 minutes trois fois par semaine ou plus sont bénéfiques pour le cœur et la circulation sanguine. Ils tonifient le muscle cardiaque, qui pompe mieux le sang et bat moins rapidement, et sont excellents pour la santé en général. Pratiqués régulièrement, les exercices cardio-vasculaires améliorent la circulation et font baisser la pression artérielle et le cholestérol.
- La respiration – Les personnes souffrant de problèmes respiratoires tels que l'asthme ou la broncho-pneumopathie obstructive chronique constatent souvent que les exercices qui les essoufflent légèrement améliorent leur capacité pulmonaire et les aident à mieux respirer.
- Le système musculaire et osseux – L'exercice, surtout en vieillissant, aide à préserver la force et la souplesse des muscles, des tendons et des ligaments et à réduire le risque de problèmes de dos tels que le lumbago. L'haltérophilie ou d'autres activités où l'on exerce une résistance permettent généralement de développer les muscles. Les exercices qui accroissent la force aident à stabiliser les articulations et réduisent les symptômes de maladies telles que la polyarthrite. Les exercices effectués avec des poids : marche, danse, sauts, fortifient l'ossature et aident à lutter contre l'ostéoporose (tendance des os à devenir plus fragiles avec l'âge).
- Le mental – Les gens actifs ou qui font régulièrement du sport se sentent généralement bien. L'exercice aide aussi à lutter contre le stress, l'agressivité et la dépression et à mieux dormir. À la fin de chaque séance d'exercices, prenez le temps de vous détendre et d'étirer vos muscles afin d'éviter les accidents.

DEMANDEZ D'ABORD CONSEIL À VOTRE MÉDECIN

Si vous n'avez pas fait d'exercices depuis longtemps ou si vous commencez un nouveau sport, parlez-en à votre médecin. Il peut vous indiquer avec quelle intensité le pratiquer, évaluer votre état général et voir si d'éventuels problèmes de santé sont susceptibles de présenter des risques. Vous pourrez ainsi, avec lui, élaborer un programme d'activités physiques efficace.

▽ Après quatre semaines d'exercices aérobiques, votre cœur et vos poumons auront moins besoin de travailler, et vous aurez donc plus d'énergie.

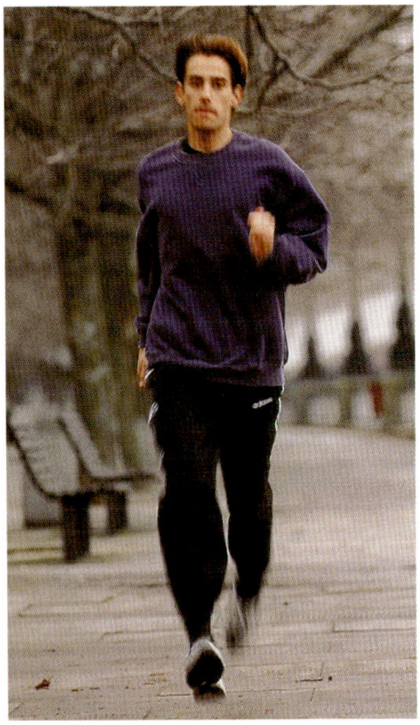

▽ À la fin d'une séance d'exercices, détendez vos muscles et étirez-vous. Décontracter son corps aide à éviter des traumatismes.

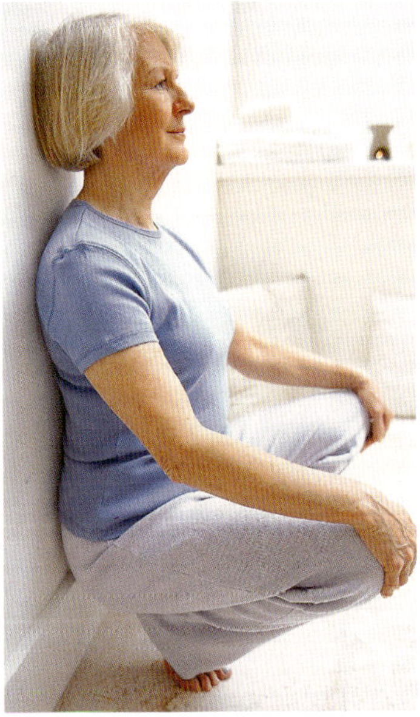

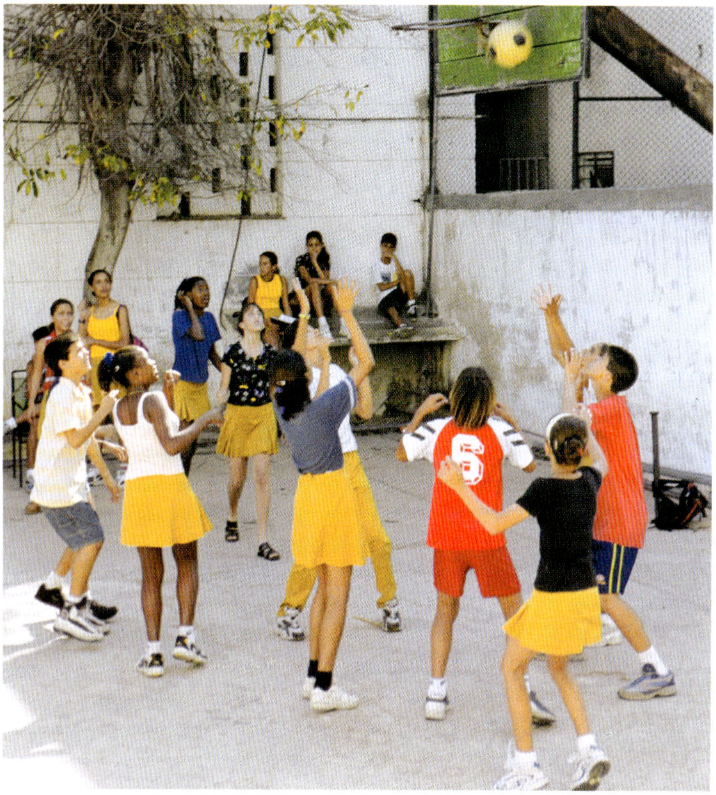

△ Prendre part à des sports et à des jeux de groupe dès la petite enfance permet d'acquérir plus d'aisance sur le plan physique et social.

FAITES LE TOTAL DE VOS ACTIVITÉS PHYSIQUES

Il est recommandé de faire 30 minutes d'activités physiques modérées cinq fois par semaine. Vous pouvez additionner vos activités journalières, lessive et bricolage compris. Essayez d'atteindre le nombre optimal de 2 000 Kcal par semaine.

Activités	Kcal/min
Époussetage	3
Marche à 3 km/h	3
Vélo à 9,5 km/h	4
Bricolage léger (décoration)	4
Jardinage léger	4
Marche à 6,5 km/h	4
Aspirateur	4
Bricolage modéré (travail du bois)	6
Encausticage	6
Frottage des sols	6
Vélo à 16 km/h	7
Bricolage lourd (ciment)	8
Jardinage intensif	8
Vélo à 19 km/h	9

Pour calculer le nombre de calories brûlées, ajoutez les minutes passées pour chaque activité et multipliez par la valeur indiquée dans la table.

- La vie sociale – Beaucoup de gens aiment pratiquer des sports de groupe ou prendre part à des compétitions. Les activités collectives permettent de se faire des amis et elles développent les sentiments de respect mutuel et de responsabilité ainsi que certaines aptitudes.

QUEL SPORT CHOISIR ?

Cela dépend, bien sûr, de vos préférences personnelles. Certains aiment les activités énergiques, d'autres n'éprouvent aucun besoin ou aucune envie de faire du sport.

Le plus important est de choisir une activité qui vous fasse plaisir. Essayez de trouver du temps pour faire de l'exercice (environ trois à cinq fois par semaine). Si vous n'aimez ni les gymnases ni le jogging, faites de longues promenades, dansez ou suivez des cours de yoga.

Souvenez-vous que pour toute forme d'exercice et de sport, il est important d'être bien équipé et bien entraîné.

PRÉPARATION AU SPORT

Lorsque vous envisagez de faire du sport, pensez aux points suivants :

- Avec quelle fréquence souhaitez-vous pratiquer ce sport ?
- Souhaitez-vous pratiquer un sport très énergique ?
- Combien de temps pouvez-vous consacrer à ce sport ?
- Quelles sortes de sports ou d'activités physiques aimez-vous ?

COMMENT VOUS ÉCHAUFFER OU VOUS RAFRAÎCHIR

Si vous vous lancez dans un sport sans vous être échauffé dix minutes au préalable et sans avoir fait des étirements, vous risquez de vous épuiser facilement ou de vous froisser un muscle. Marcher ou faire du vélo d'appartement accélère le rythme cardiaque et échauffe les muscles. Une activité aérobique doit toujours être suivie d'une période de repos et d'étirements des muscles et des articulations.

N'arrêtez jamais brusquement des exercices en passant d'activités intensives au repos complet. Réduisez progressivement la cadence à la fin de votre séance puis, pendant 15 minutes environ, étirez tous les muscles que vous avez fait travailler. Tout en améliorant votre souplesse, ces étirements vous aideront à avoir moins de courbatures le lendemain.

Le tabac

VOIR AUSSI

- Les cardiopathies, p. 282
- L'asthme, p. 378
- La broncho-pneumopathie obstructive, p. 380
- Le cancer du poumon, p. 384
- L'enrouement, p. 424

En Occident, presque 20 % des décès sont liés au tabagisme. Toutefois, malgré ces statistiques, les gens continuent de fumer et de mettre leur santé en danger, en grande partie parce qu'ils sont devenus « accros » à la nicotine. Cette dépendance entraîne le fumeur dans un cercle vicieux et ne fait que s'accroître. Pour renoncer à cette habitude, qui provoque de graves maladies, il est nécessaire d'être motivé et d'avoir de la volonté. Votre médecin peut vous parler de méthodes susceptibles de vous aider à vous sevrer: cela pourrait être la meilleure décision que vous preniez concernant votre santé.

LES MÉFAITS DU TABAC

On sait aujourd'hui avec certitude que fumer provoque ou contribue à divers problèmes tels que:

- L'asthme.
- Le cancer de la vessie.
- La broncho-pneumopathie obstructive.
- Le cancer recto-colique.
- Le vieillissement prématuré de la peau.
- Les cardiopathies.
- Le cancer du poumon.
- Le cancer de l'œsophage.
- Les ulcères peptiques.
- Le cancer de l'estomac.
- L'infarctus cérébral.
- Le cancer de la gorge.

▽ Quand le fumeur avale la fumée, la nicotine forme des gouttelettes de goudron qui s'incrustent dans les poumons.

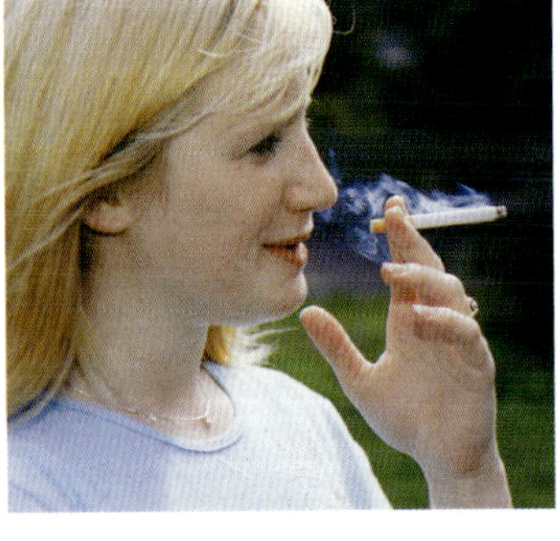

Fumer a de nombreux effets, presque tous nocifs, sur l'organisme. Il est également prouvé que le tabagisme passif augmente les risques de maladies.

LES MÉFAITS DU TABAC

- Système cardio-vasculaire – Fumer favorise la formation d'athéromes (plaques de graisse) dans les artères. Cet encrassement des artères augmente le risque d'infarctus du myocarde et d'infarctus cérébraux. Fumer accroît la tension artérielle et stimule la production d'adrénaline, augmentant les risques d'arythmie cardiaque. Les fumeurs sont plus sujets aux thromboses, qui peuvent être mortelles si une partie du caillot se détache et gagne les poumons ou le cerveau. Toute personne souffrant d'affections pulmonaires causées par le tabac s'expose également à des problèmes cardiaques.
- Appareil respiratoire – Les substances toxiques contenues dans la fumée de cigarette endommagent directement les membranes protectrices de l'appareil respiratoire inférieur et supérieur. Le fumeur est donc beaucoup plus sujet aux infections respiratoires, dont l'asthme. À long terme, fumer peut détruire les poumons, provoquant de la broncho-pneumopathie obstructrice chronique. Le tabac est la cause directe de 80 % de tous les cas de cancers du poumon.
- Système digestif – La nicotine agit sur le système digestif par l'intermédiaire du sang et des nerfs. Fumer augmente les risques de cancers de l'œsophage, de l'estomac, du côlon et du rectum, enflamme l'estomac et provoque des ulcères.
- Système urinaire – Les substances cancérigènes contenues dans la fumée de tabac se répandent des poumons dans le sang et favorisent le cancer d'autres organes tels que la vessie.
- Oreilles, nez et gorge – Les centaines de composants chimiques nocifs de la fumée de tabac sont à l'origine de la plupart des cancers de la gorge et du larynx.
- Peau – Fumer provoque un vieillissement prématuré de la peau en obstruant les vaisseaux sanguins et en privant les tissus de l'oxygène qui leur est nécessaire.
- Grossesse – Fumer pendant la grossesse multiplie les risques de fausses couches ou d'accouchement prématuré. Le bébé sera plus petit et peut présenter un retard de croissance. En outre, les enfants dont les parents fument sont plus sujets à l'asthme.

▽ Cette coupe au microscope de tissus provenant des poumons d'un gros fumeur montre clairement les dépôts de goudron.

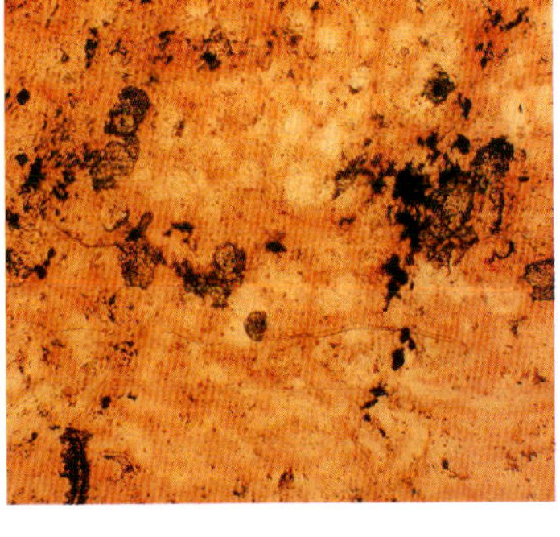

DÉCIDEZ D'ARRÊTER DE FUMER

Une fois que vous avez décidé d'arrêter de fumer, annoncez aux gens que vous allez

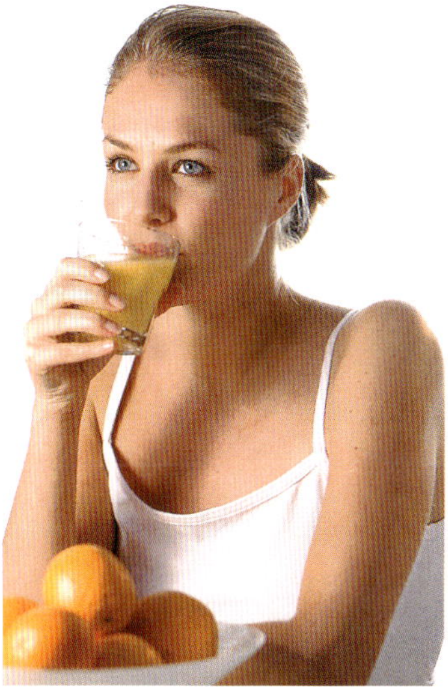

△ Le jus d'orange fraîchement pressé aide à éliminer la nicotine du corps, permettant de se sevrer plus rapidement.

ARRÊTEZ DÉFINITIVEMENT LE TABAC !

Voici comment l'organisme se remet des effets du tabac :

➤ Après 20 minutes – La circulation commence à s'améliorer.

➤ Après 8 heures – 50 % du monoxyde de carbone et de la nicotine sont éliminés du sang.

➤ Après 24 heures – Les globules rouges sont maintenant chargés d'oxygène et tout le monoxyde de carbone a disparu.

➤ Après 2 jours – Toute la nicotine a désormais été éliminée de l'organisme.

➤ Après 2 semaines – Le rythme cardiaque et la pression artérielle redeviennent normaux.

➤ Après 5 ans – Le risque d'avoir une attaque cardiaque est moitié moins élevé que pour un fumeur.

➤ Après 10-15 ans – Le risque d'avoir un cancer du poumon est moitié moins élevé que pour un fumeur.

vous arrêter et demandez-leur de vous aider. Pour parvenir à arrêter définitivement de fumer, essayez de suivre certains des conseils ci-dessous.

- Faites une liste de tous les bienfaits qu'arrêter aura pour votre santé et collez-la sur votre réfrigérateur ou mettez-la ailleurs, mais bien en évidence.
- Gardez à portée de main des en-cas hypocaloriques pour quand vous avez envie de fumer.
- Commencez la journée avec un verre de jus d'orange fraîchement pressé. C'est délicieux et cela aidera votre organisme à éliminer la nicotine.
- Notez combien d'argent vous économisez chaque semaine en ne fumant pas, puis combien d'argent vous économiserez l'année prochaine.
- Réduisez votre consommation de thé ou de café : la caféine augmente l'envie de fumer.
- Pendant un certain temps, évitez les bars et l'alcool. Beaucoup de gens ont envie de fumer lorsqu'ils boivent, et l'action conjuguée du tabac et de l'alcool est encore plus néfaste.
- Utilisez votre volonté pour résister à la tentation. Tirer quelques bouffées d'une cigarette ne faisant qu'affaiblir votre résolution, ne vous laissez pas tenter. Si vous succombez, ne désespérez pas – beaucoup d'anciens fumeurs n'ont réussi à arrêter qu'à la deuxième ou la troisième tentative.

CONSEILS DE VOTRE MÉDECIN

De temps en temps, vous aurez besoin d'encouragements pour ne pas faiblir dans votre décision : demandez à votre médecin de vous donner une liste de cliniques ou de groupes spécialisés dans le sevrage tabagique. Il est souvent utile de parler aux autres de ce qui les a aidés.

L'une des méthodes les plus efficaces pour se sevrer de la nicotine est d'adopter un plan tripartite :

- Produits de substitution – Qu'il s'agisse de patchs ou de chewing-gum, utiliser des produits de substitution pendant quelques mois peut vous aider à vous défaire de l'habitude de fumer tout en réduisant votre dépendance de la nicotine.
- Médicaments – Il existe actuellement des médicaments facilitant le sevrage tabagique. Ils doivent être pris sous contrôle médical pendant plusieurs mois, et jusqu'à présent, les résultats ont été encourageants.
- Traitements complémentaires – Certaines médecines alternatives telles que l'acupuncture et l'hypnose aident les fumeurs à s'arrêter. De nombreux thérapeutes proposent un remboursement si le patient en traitement recommence à fumer. Consultez des professionnels qualifiés.

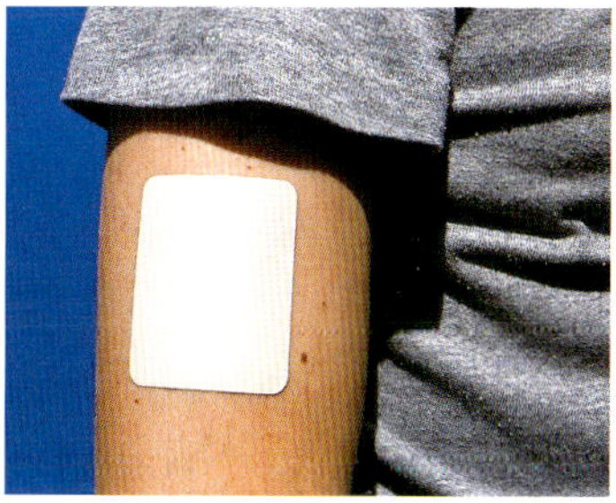

△ Les patchs fournissent une dose continuelle de nicotine à l'organisme. Certains les trouvent pratiques et utiles.

▽ L'acupuncture, qui consiste à placer de fines aiguille sur des méridiens du corps, a aidé de nombreuses personnes à arrêter de fumer.

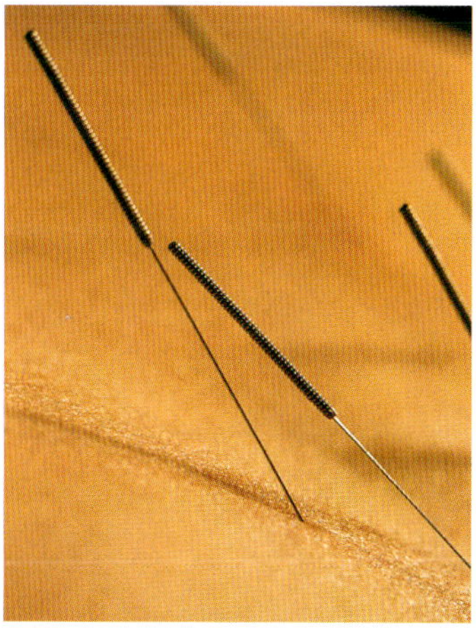

L'alcool

VOIR AUSSI

- La pancréatite, p. 301
- Les troubles hépatiques, p. 302
- Les conduites addictives, p. 350

Dans le monde entier, on consomme de l'alcool lors de fêtes et de réunions. L'alcool détend et accompagne de nombreux mets, mais il peut aussi occasionner des troubles physiques et psychologiques considérables. Boire avec modération peut protéger contre les cardiopathies. En revanche, à long terme, l'excès d'alcool peut abîmer irrémédiablement le foie et réduire la durée de vie. L'alcool peut aussi provoquer de graves problèmes physiques, psychologiques et sociaux, et est à l'origine d'accidents de la route souvent meurtriers.

Quand on boit de l'alcool, une petite quantité est absorbée dans l'estomac mais l'essentiel passe *via* le sang dans l'intestin grêle. De là il gagne le foie, dont le rôle est de détoxifier le sang et de décomposer la majeure partie de l'alcool. L'excédent d'alcool circule alors dans tout le corps, affectant divers organes de différentes façons.

LES EFFETS À COURT TERME

Initialement, l'alcool déprime le système nerveux central, produisant un sentiment d'euphorie et de confiance en soi, mais faussant aussi le jugement et inhibant les capacités intellectuelles. Il a également un effet vasodilatateur, faisant rougir la peau, et un effet diurétique, favorisant la déshydratation. L'abus d'alcool peut gravement endommager le système nerveux central, provoquant des difficultés d'élocution, des pertes de mémoire, des troubles moteurs (manque de coordination et de contrôle des mouvements) et un comportement agressif et antisocial.

▽ Boire avec des amis peut vous aider à vous détendre après une journée de travail, mais faites-le toujours avec modération.

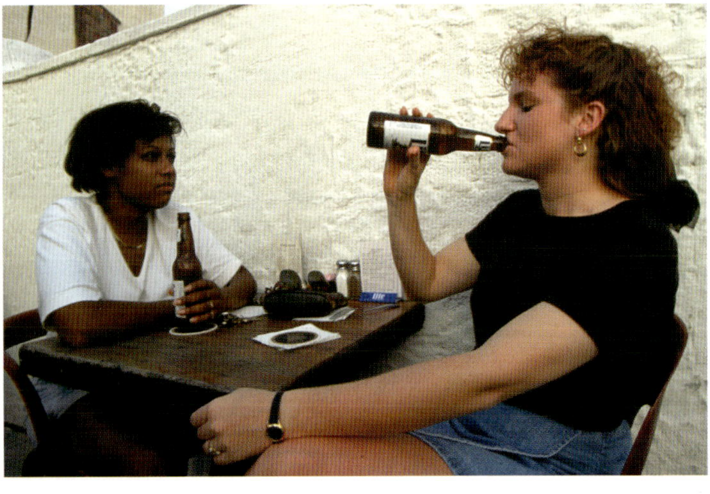

À LONG TERME

À long terme, l'abus d'alcool a un certain nombre d'effets négatifs, tant sur le plan physique que sur le plan social. Sur le plan physique :

- Troubles hépatiques.
- Affections du myocarde.
- Impuissance.
- Baisse de la fertilité.
- Problèmes cérébraux.
- Risques accrus de cancers de la bouche, de la gorge et de l'œsophage.
- Pancréatite

Outre les dégâts physiques qu'il occasionne, l'abus d'alcool a des conséquences psychologiques et sociales graves. Parmi celles-ci :

- L'impossibilité de garder son travail.
- La désintégration de la famille et le divorce.
- La perte de ses amis.

POURQUOI CERTAINS NE TOLÈRENT PAS L'ALCOOL

Certaines personnes sont incapables de métaboliser l'alcool. En effet, les enzymes de leur système digestif ne parviennent pas à désintégrer et à détoxifier l'alcool, qui peut alors être très dangereux pour elles. Même de très petites quantités les rendent immédiatement ivres et elles peuvent avoir des malaises subits. Ces déficiences enzymatiques sont particulièrement fréquentes chez les Asiatiques.

LES EFFETS BÉNÉFIQUES

Consommé avec modération, l'alcool aurait des effets bénéfiques sur la circulation et, selon des études récentes, le vin rouge, en particulier, bu à raison d'un ou deux verres par jour, protégerait des maladies de cœur (et notamment ses substances antioxydantes appelées polyphénols).

EN QUOI CONSISTE UNE UNITÉ D'ALCOOL ?

Si vous vous apprêtez à conduire ou à travailler sur une machine, l'alcool, quelle que soit la quantité bue, affectera vos capacités. La consommation d'alcool est mesurée en unités. On recommande actuellement aux hommes de ne pas dépasser 3 à 4 unités par jours et aux femmes de ne pas dépasser 2 à 3 unités. On fixait autrefois des limites

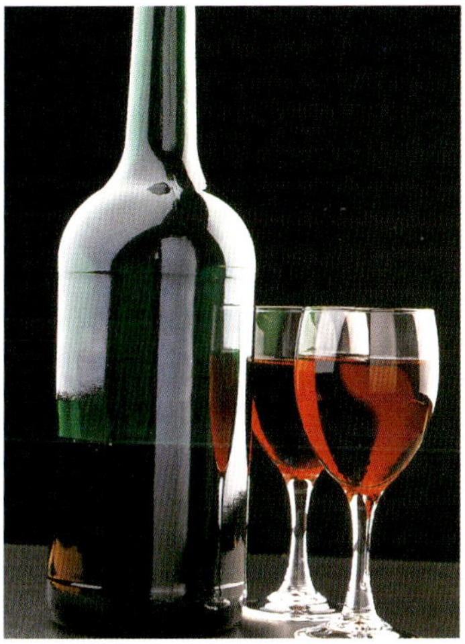

△ Faites attention au nombre d'unités que vous buvez. Un petit verre de vin, par exemple, constitue approximativement une unité.

hebdomadaires mais cela a été modifié car certaines personnes s'abstenaient pendant la semaine et buvaient toutes les unités autorisées pendant le week-end.

Une unité d'alcool correspond à :

- 25 cl de bière.
- Un petit verre de vin (12,5 cl).
- Une mesure de spiritueux (2,5 cl).

La bière, le vin et les spiritueux contiennent différents degrés d'alcool. En moyenne la bière comprend 4 à 6 % d'alcool, le whisky 40 %, le vin de 9 à 14 % (le vin rouge est généralement plus fort que le vin blanc).

MÉTABOLISME DE L'ALCOOL

La vitesse à laquelle l'alcool est métabolisé par le foie varie d'un individu à l'autre. Elle dépend aussi du poids, de la carrure, du sexe, de la fréquence avec laquelle on boit (les gens qui boivent régulièrement tendent à le métaboliser plus rapidement). En moyenne il faut 1 heure pour éliminer 1 unité d'alcool de l'organisme, mais si vous buvez beaucoup, comme le corps ne peut éliminer qu'1 unité par heure, il vous faudra bien plus de temps pour métaboliser toutes les unités que vous avez consommées au cours de la soirée. Après une nuit passée à boire, vous serez peut-être encore intoxiqué le lendemain matin.

BUVEZ-VOUS TROP ?

Si vous buvez régulièrement plus que les quantités recommandées d'alcool, cela est dangereux pour votre santé. Répondez par oui ou par non aux questions ci-dessous (en étant honnête), pour voir si l'alcool affecte votre existence et si vous êtes en train de devenir dépendant.

1 Avez-vous déjà envisagé de réduire votre consommation d'alcool ?

2 D'autres personnes vous ont-elles déjà reproché de trop boire ?

3 Vous êtes-vous déjà senti coupable de trop boire ?

4 Avez vous déjà commencé la journée en prenant un petit « remontant » ?

Si vous avez répondu « oui » à deux des questions ci-dessus ou plus, votre consommation d'alcool peut commencer à devenir dangereuse. Pensez à la réduire et prenez rendez-vous avec un médecin pour qu'il vous conseille.

QUAND BOIRE DEVIENT DANGEREUX

Les comportements suivants peuvent indiquer un problème potentiel avec l'alcool :

- Abus régulier.
- Incapacité de vous arrêter une fois que vous avez commencé à boire.
- Impossibilité d'aller au travail parce que vous avez « la gueule de bois ».
- Besoin impérieux de boire dès le matin.
- Impossibilité de vous souvenir des événements de la veille.
- Commentaires d'amis sur votre consommation d'alcool.
- Signes d'agressivité.
- Blessures causées à vous-même ou à un tiers sous l'effet de l'alcool.

OÙ TROUVER DE L'AIDE ?

Pensez toujours à consulter votre médecin, qui peut vous aider à évaluer la gravité de votre cas et vous parler des méthodes permettant de résoudre votre problème. La plupart des pays possèdent toutes sortes de services spécialisés susceptibles de fournir des renseignements, de l'aide et des conseils. Il existe également des centres spécialisés de désintoxication et de rééducation. Certains médicaments peuvent aussi aider à arrêter de boire et, par la suite, à réduire l'envie d'alcool.

▽ Les séances de thérapie de groupe des Alcooliques Anonymes ont aidé un nombre considérable de gens à se libérer de leur dépendance de l'alcool.

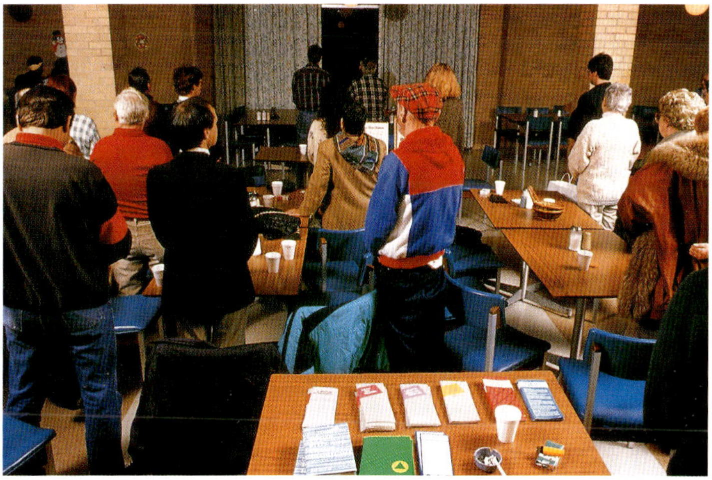

Les contrôles de routine

VOIR AUSSI

- Le diabète, p. 314
- Le cancer du sein, p. 401
- La dysplasie cervicale, p. 406
- Le cancer de la prostate, p. 409
- Les examens oculaires, p. 431

Il existe un certain nombre de procédés permettant de détecter d'éventuelles pathologies avant l'apparition de symptômes ou de complications. Il s'agit généralement d'examens très simples qui peuvent être pratiqués ou ordonnés par votre médecin. Le nombre de ces examens de contrôle augmente constamment. De nombreux pays ont des programmes de dépistage pour différents types de cancers: du sein, de l'utérus, de la prostate, du côlon et du rectum. D'autres examens essentiels permettent de vérifier l'audition, la vue, les dents, la tension artérielle et le cholestérol.

Il existe aujourd'hui toute une série d'examens et de tests de dépistage.

LA VÉRIFICATION DE LA TENSION ARTÉRIELLE

La tension artérielle augmente progressivement avec l'âge et cette petite augmentation est normale. Chez certaines personnes, la propension à l'hypertension artérielle est héréditaire. L'hypertension accroît le risque de certaines complications et comme elle ne s'accompagne pas de symptômes, les médecins la vérifient régulièrement. Il est important de détecter l'hypertension car la plupart des complications qu'elle entraîne peuvent être évitées grâce à des mesures appropriées: meilleure hygiène de vie ou médicaments, notamment.

Faites régulièrement vérifier votre tension. Idéalement, celle-ci devrait être vérifiée par votre médecin tous les deux ou trois ans à partir de 40 ans.

▽ Lors d'un test effectué dans un laboratoire d'hématologie, le sang contenu dans un petit tube est placé dans une centrifugeuse qui permet de séparer les globules du plasma.

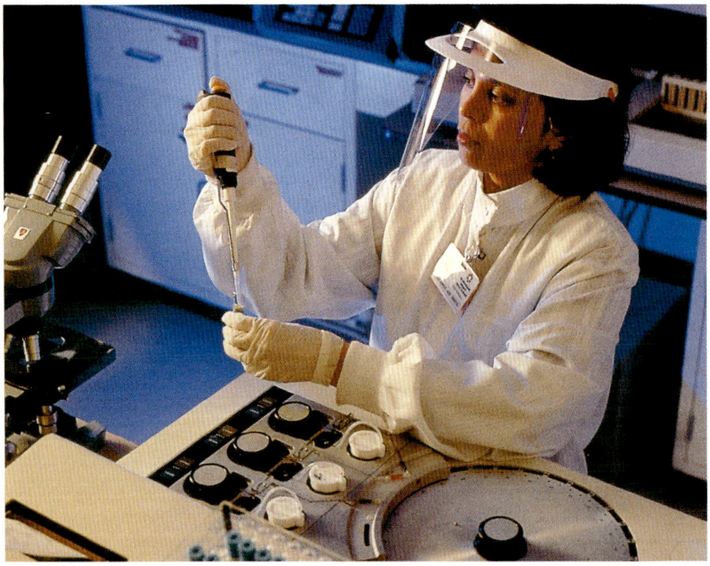

LES TESTS DE CHOLESTÉROL

En général, l'hypercholestérolémie entraîne des risques accrus de troubles cardio-vasculaires. Des tests sanguins permettent de mesurer le taux de cholestérol et d'autres graisses présentes dans le sang.

Des taux sains et dangereux de cholestérol ont été établis, mais l'âge, la pression artérielle et la consommation éventuelle de tabac doivent être pris en considération. Ces taux sont mesurés en millimoles par litre. Les risques sont:

- Élevés au-dessus de 6,5 mmol/l.
- Moyens de 5,4 à 6,5 mmol/l.
- Faibles en dessous de 5,4 mmol/l.

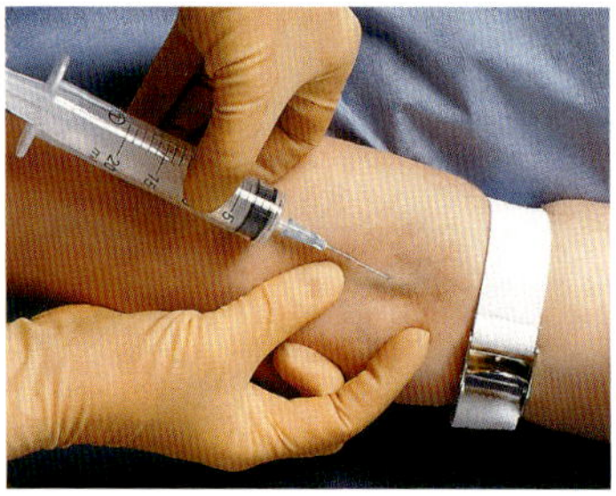

△ Un échantillon de sang est prélevé dans une veine du bras. On peut effectuer différents tests à partir d'un même échantillon.

LA MAMMOGRAPHIE

La mammographie est une radio de la

LES CONTRÔLES DENTAIRES

Il est recommandé d'effectuer des contrôles dentaires afin de détecter d'éventuelles affections gingivales. En règle générale, entretenez vos dents, de façon à maintenir une excellente hygiène buccale. L'état des gencives est symptomatique d'affections plus générales dont votre dentiste peut détecter les signes annonciateurs. La fréquence des contrôles varie d'un praticien à l'autre mais on recommande généralement d'en faire un ou deux par an.

▷ En général les mammographies, qui servent à détecter un éventuel cancer du sein, sont recommandées aux femmes d'un certain âge, mais des femmes plus jeunes en font

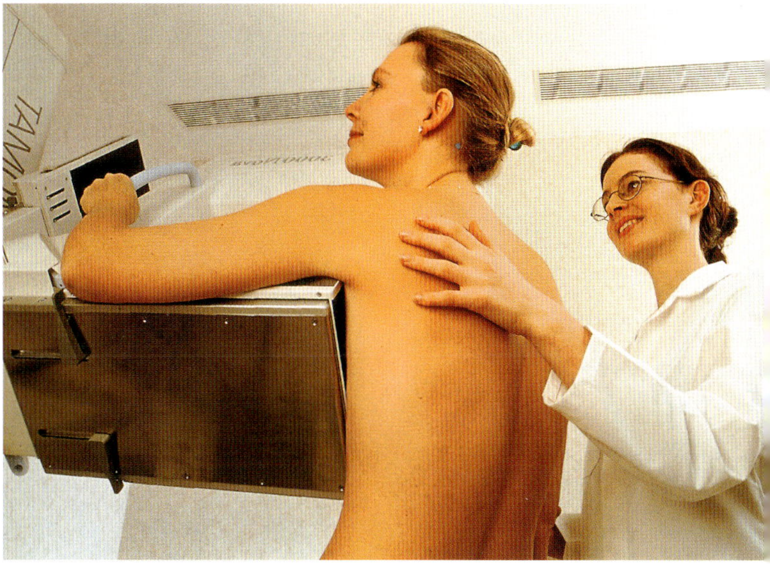

glande mammaire qui sert à détecter d'éventuelles lésions cancéreuses et précancéreuses. On la pratique dans de nombreux pays sur des femmes âgées de 50 à 65 ans et il convient de la renouveler tous les trois ou cinq ans.

Si vous avez des antécédents familiaux de cancer du sein, il est important de faire faire cet examen beaucoup plus jeune.

LES FROTTIS CERVICO-VAGINAUX

Les frottis cervico-vaginaux servent à détecter d'éventuelles modifications cellulaires au niveau du col de l'utérus. D'autres examens peuvent éventuellement être nécessaires et un traitement peut être administré afin de prévenir un cancer.

Les frottis cervico-vaginaux peuvent facilement être effectués chez votre médecin. Indolores et très rapides, ils sont parfois effectués par le médecin lui-même mais, le plus souvent, c'est une assistante qui s'en charge. Un spéculum permettant d'examiner l'utérus est introduit dans le vagin. On recueille alors quelques cellules utérines à l'aide d'une spatule en bois ou d'une petite brosse. Ces échantillons sont placés dans une lame et envoyés dans un laboratoire afin d'être analysés. Les résultats sont communiqués une quinzaine de jours plus tard

Il est recommandé aux femmes ayant une activité sexuelle de faire effectuer un frottis cervico-vaginal tous les trois ans.

L'EXAMEN DE LA PROSTATE

Lorsqu'un homme vieillit, sa prostate augmente de volume. Chez certains, ce phénomène s'accompagne de modifications cancéreuses. Un test sanguin mesurant le taux d'antigènes prostatiques spécifiques (APS) permet de détecter une éventuelle affection ou un cancer de la prostate. Cet examen est de plus en plus pratiqué chez les hommes de plus de 50 ans. On espère qu'à l'avenir il sera effectué de façon régulière.

L'EXAMEN DE L'AUDITION

L'audition s'affaiblit avec l'âge. Plus de la moitié des personnes de plus de 70 ans ont des troubles auditifs exacerbés lorsqu'il y a du bruit ou de la musique ambiante. Une détérioration marquée de l'acuité auditive peut provoquer de la dépression et une perte de confiance en soi.

La détérioration de l'acuité auditive n'est pas facile à détecter car elle se produit progressivement, mais si vous avez l'impression d'entendre mal ou si les gens vous font remarquer que vous entendez mal ce qu'ils disent, faites-vous examiner par votre médecin. Peut-être avez-vous besoin d'une prothèse auditive.

L'EXAMEN DE LA VUE

Il est normal que la vue diminue avec l'âge, mais la myopie et la presbytie peuvent généralement être corrigées avec des verres adéquats. D'ordinaire, tout en évaluant votre vue, les ophtalmologistes examinent aussi vos yeux pour vérifier l'éventuelle présence de cataracte ou de glaucome, affections qui tendent à devenir courantes avec l'âge et peuvent être traitées. D'autres pathologies telles que le diabète et l'hypertension peuvent aussi être détectées: toutes deux affectent la vue et votre opticien peut vous envoyer chez un médecin afin d'effectuer d'autres examens. Faites vérifier vos yeux une fois par an, même si vous ne portez pas de lunettes, la détérioration de la vue ne se remarquant pas toujours.

LE DIABÈTE

Votre médecin peut effectuer un test rapide de glycémie avec un échantillon d'urine. Si vous avez des antécédents familiaux de diabète, vous pouvez faire faire ce test plus souvent.

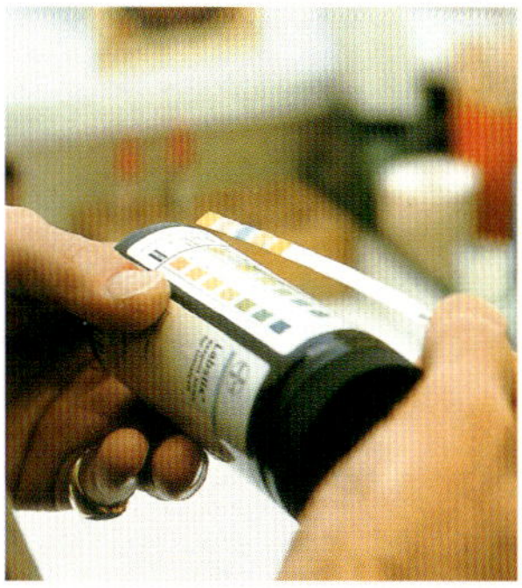

△ Ce simple test, avec du papier réactif, permet de mesurer la présence de sucre dans les urines en l'espace d'une minute.

Conseils de voyage

VOIR AUSSI

- La thrombose, p. 288
- Les troubles digestifs, p. 294
- Les maladies sexuellement transmissibles, p. 411
- Le paludisme, p. 470

Maintenant que les voyages en avion sont devenus accessibles, nous sommes de plus en plus nombreux à nous rendre dans des endroits exotiques. Quelle que soit votre destination, il est essentiel de connaître les précautions à prendre lorsque vous voyagez à l'étranger. Durant le voyage lui-même il est recommandé de boire beaucoup d'eau, d'étirer les jambes et d'éviter l'alcool afin de réduire le risque de thrombose. Il est essentiel d'avoir une assurance de voyage et de bien se préparer avec des vaccins adéquats, des comprimés contre le paludisme et des médicaments.

ORGANISEZ-VOUS À L'AVANCE

Si vous souffrez d'un problème de santé qui nécessite un traitement, renseignez-vous à l'avance pour savoir quels centres médicaux existent là où vous comptez vous rendre. Si ce problème est grave, demandez à votre médecin d'en rédiger une brève description, que vous pourrez emmener avec vous.

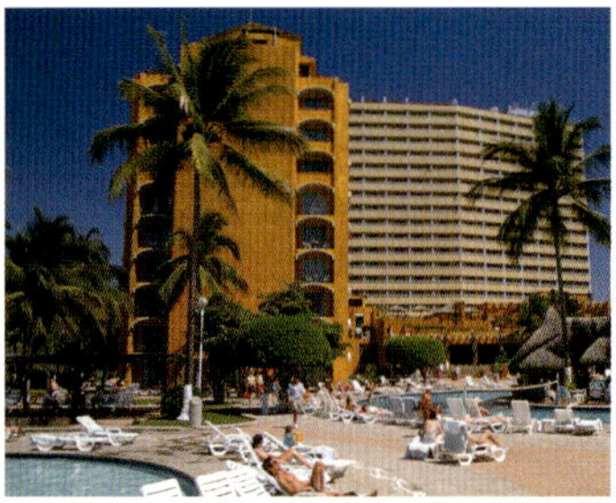

△ Même pour un bref séjour à la mer, emportez une trousse médicale de première nécessité.

▽ Veillez à bien prendre du lait solaire (indice 15 minimum) et mettez-en souvent. Souvenez-vous aussi que l'eau intensifie l'ardeur du soleil.

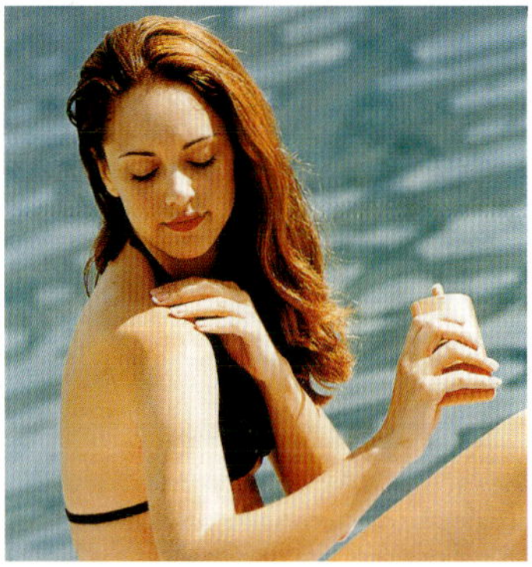

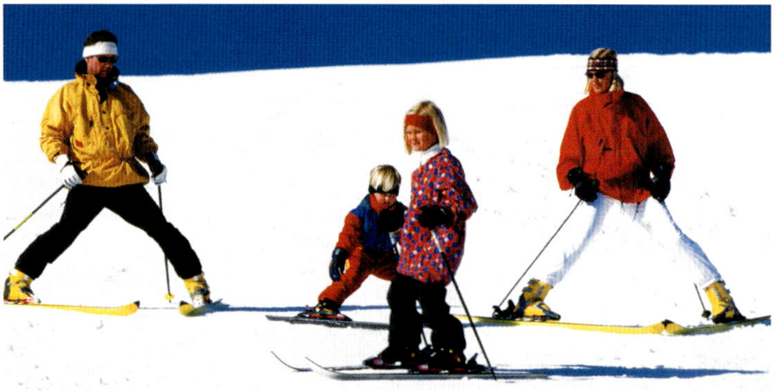

△ Si vous comptez pratiquer des activités très risquées telles que le ski durant vos vacances, ayez une assurance médicale convenable.

L'ASSURANCE

Avant de partir en vacances il est essentiel d'avoir une bonne assurance. Veillez aussi à être couvert pour les activités que vous souhaitez entreprendre durant vos séjours, notamment pour des activités très risquées telles que le ski, la plongée sous-marine ou le parapente.

EMPORTEZ DES MÉDICAMENTS

Si vous devez prendre quotidiennement des médicaments, veillez à en emporter plus que la quantité suffisante pour la durée de vos vacances. Transportez-les dans leur emballage original et dans vos bagages à main au cas où vous perdriez votre valise.

ÊTES-VOUS BIEN PRÉPARÉ ?

Six semaines au minimum avant de partir en vacances, consultez votre médecin ou une infirmière pour savoir quels vaccins sont recommandés pour le pays où vous allez. Renseignez-vous aussi pour savoir si vous devez emmener des comprimés contre le paludisme et si tel est le cas, quel médicament est recommandé pour le pays où vous allez.

LES RAPPORTS SEXUELS SANS DANGER

Beaucoup de maladies sexuellement transmissibles sont contractées au cours de vacances ou de voyages à l'étranger. La meilleure protection contre ces maladies est le préservatif. Prévoyez d'en emporter suffisamment : il sera peut-être difficile de vous en procurer là où vous allez.

ÉVITEZ LES MAUX D'ESTOMAC

Si vous n'êtes pas sûr de la qualité de l'eau locale, buvez de l'eau minérale (vérifiez la présence de la capsule) et utilisez-la aussi pour vous laver les dents et vous rincer la bouche. Dans les endroits où l'eau n'est pas potable, évitez les glaçons et tous les aliments lavés avec cette eau : salades, crudités, coquillages et fruits frais non pelés.

2

LE CŒUR ET LA CIRCULATION

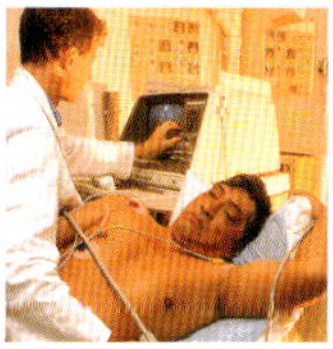

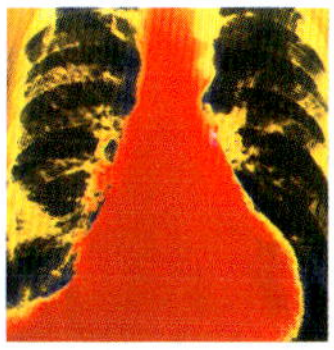

Les battements du cœur symbolisent la vie même. La façon dont vous prenez soin de cet organe a des conséquences importantes sur sa santé et sur votre santé en général. Dans les pays développés, des millions de gens souffrent de problèmes cardio-vasculaires dont beaucoup peuvent être mortels. De nombreuses recherches ont été menées dans le domaine de l'athérosclérose, des maladies cardiaques et de l'infarctus, responsables du plus grand nombre de décès en Occident. Connaître les principales affections cardio-vasculaires ainsi que leurs symptômes, leur diagnostic, leur traitement et les moyens de les prévenir peut réduire le risque d'en être victime.

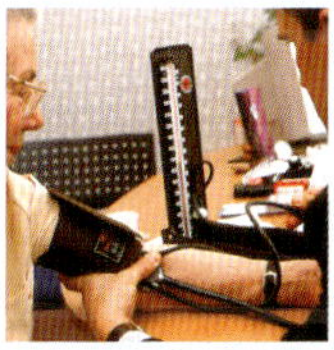

TABLE

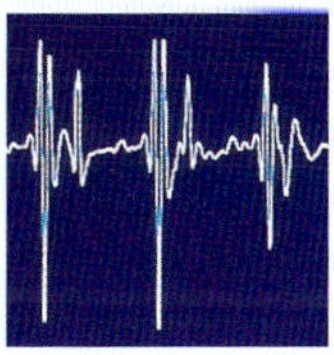

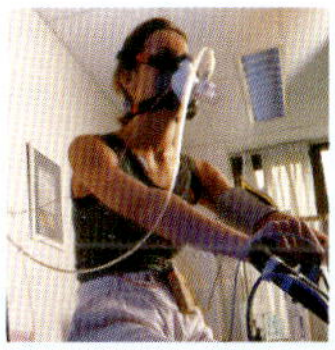

Le système cardio-vasculaire

VOIR AUSSI

- L'hypertension artérielle, p. 278
- Les cardiopathies, p. 282
- Les varices, p. 290
- Les rôles du sang et de la lymphe, p. 448

Le cœur et la circulation sanguine font partie du système cardio-vasculaire et ils alimentent le corps en oxygène et autres nutriments dissous dans le sang en même temps qu'ils emportent les déchets de l'activité cellulaire vers les organes de détoxication. La force motrice de ce système est le cœur, une pompe à la fois puissante et simple. Avec chaque battement, le cœur envoie du sang riche en oxygène et en nutriments dans tout l'organisme par un réseau complexe de vaisseaux sanguins – artères, veines et capillaires – qui constituent le système circulatoire.

Le cœur bat à un rythme stupéfiant, soit 100 000 fois par jour, et il est entraîné par le nœud vital, situé dans l'oreillette droite. Les signaux électriques partent de là et gagnent d'abord les oreillettes, les obligeant à envoyer le sang dans les ventricules. Après un bref laps de temps qui permet aux ventricules de se remplir, ces signaux électriques traversent ces cavités, qui se contractent et envoient le sang dans le corps et les poumons. Parfois ce générateur qu'est le cœur fonctionne mal : il bat beaucoup plus lentement ou rapidement que la normale, auquel cas on doit implanter un pacemaker, stimulateur artificiel destiné à en réguler le rythme.

LA CIRCULATION SANGUINE

Le cœur comporte des valvules à sens unique permettant au sang de circuler dans la bonne direction. La valvule mitrale est située entre l'oreillette et le ventricule gauches et la valvule tricuspide est annexée à l'orifice qui sépare l'oreillette et le ventricule droits. Ces soupapes empêchent le sang de refluer dans les oreillettes quand les ventricules se contractent. Deux autres valvules séparent les ventricules des artères dans lesquelles ils envoient le sang. Elles empêchent le sang de refluer vers le cœur quand les ventricules se relâchent. La valvule aortique est située entre le ventricule gauche et l'aorte (principale artère du corps), la valvule pulmonaire entre le ventricule droit et l'artère pulmonaire.

Quand un médecin écoute le cœur, il entend le son caractéristique que font les valvules en se fermant. Si elles ne s'ouvrent ou ne se ferment pas correctement, le sang circule trop rapidement, avec un bruit caractéristique appelé « souffle ».

LE CŒUR

▽ Le cœur comporte une partie droite et une partie gauche et chaque partie est divisée en une oreillette, située en haut, et un ventricule, situé en bas. Les oreillettes servent de réservoirs de préstockage pour les ventricules, qui constituent les principales cavités de pompage. Le côté gauche, qui propulse le sang dans tout le corps, est plus développé et plus puissant que le côté droit, qui envoie le sang dans les poumons par un circuit plus court. La contraction du muscle cardiaque s'appelle systole, la période de détente qui suit les contractions diastole.

C'est la différence de taille entre ses deux moitiés qui donne au cœur sa forme caractéristique. Contrairement à la croyance populaire, le cœur n'est pas situé sur le côté gauche de la poitrine mais au centre, et la partie gauche, plus importante, s'étend vers la gauche.

NOTE : Bleu = sang dont l'oxygène a été utilisé par les cellules du corps. Rouge = sang riche en oxygène. Les vaisseaux sanguins alimentant le cœur amènent le sang désoxygéné du corps dans les poumons de façon qu'il se recharge en oxygène, puis ils envoient ce sang réoxygéné dans le corps.

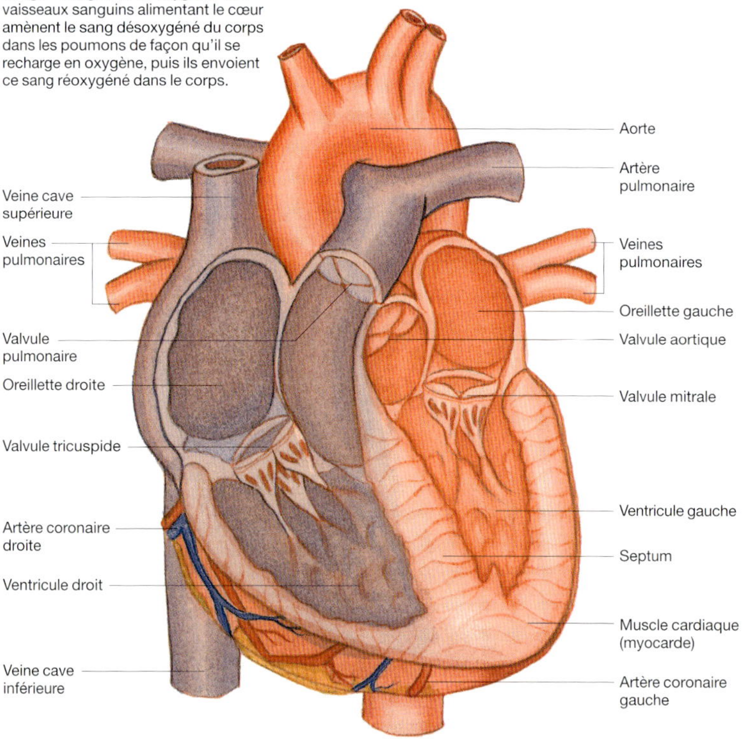

LE CŒUR ET LE SYSTÈME CIRCULATOIRE

▷ Tout comme les deux parties du cœur, la circulation comporte deux systèmes séparés, l'un alimentant le corps (grande circulation), l'autre les poumons (petite circulation). Dans la grande circulation, le sang sort par le côté gauche du cœur, irrigue tout l'organisme et regagne le cœur par le côté droit. Dans la petite circulation, il sort par le côté droit du cœur, irrigue les poumons puis regagne le cœur par le côté gauche, d'où il est propulsé dans tout le corps.

LE SYSTÈME CIRCULATOIRE

La circulation sanguine commence dans le ventricule gauche du cœur. En se contractant, celui-ci envoie le sang dans l'aorte d'où il circule dans un réseau d'artères et de capillaires de plus en plus fins. Il passe ensuite dans des vaisseaux de plus en plus gros jusqu'aux veines caves, qui le déversent dans l'oreillette droite. De là il passe dans le ventricule droit, d'où il est propulsé dans les poumons et les capillaires pulmonaires. Là, l'oxygène se dissout dans le sang et le dioxyde de carbone est éliminé. Le sang riche en oxygène circule par les veines pulmonaires jusqu'à l'oreillette gauche puis le ventricule gauche et il est prêt à recommencer son périple.

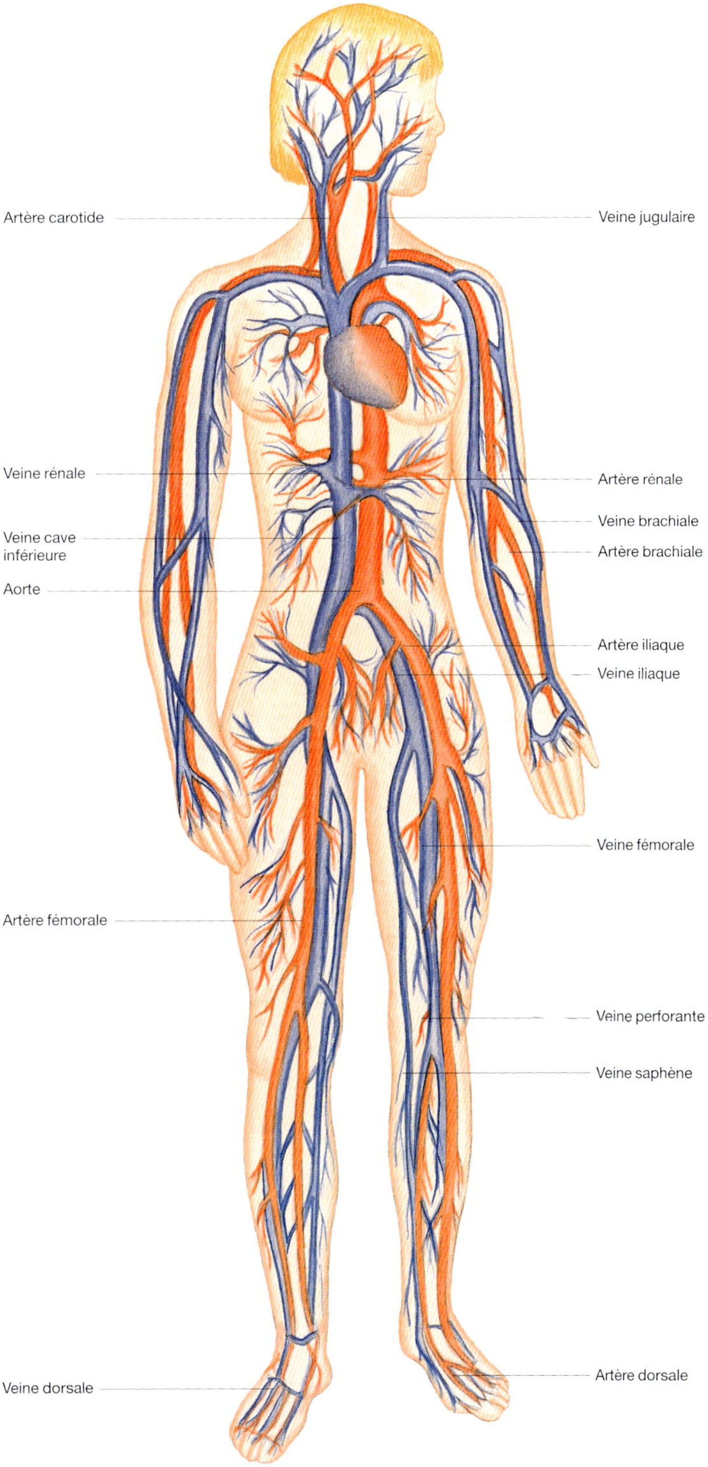

LES VAISSEAUX SANGUINS

Il existe cinq types de vaisseaux sanguins : les artères, les artérioles, les capillaires, les veinules et les veines. Les artères et les artérioles transportent le sang du cœur aux capillaires qui nourrissent les tissus et les veinules et les veines le ramènent au cœur. La pression sanguine des artères est élevée, et parce que leurs parois sont musculeuses et élastiques, elles battent en même temps que le cœur. Quand le sang arrive dans les veines, la pression sanguine est très basse. Les veines comportent des valves qui empêchent le sang de refluer et l'obligent à regagner le cœur. La déformation et le blocage des valves des jambes entraînent l'apparition de varices.

L'hypertension artérielle

VOIR AUSSI

- Les cardiopathies, p. 282
- L'infarctus du myocarde, p. 286
- Le diabète, p. 314
- L'infarctus cérébral, p. 328
- L'insuffisance rénale, p. 389

À la longue, l'hypertension artérielle peut endommager les artères et divers organes, y compris les reins et le cœur. Cette affection, insidieuse, est un facteur majeur de cardiopathie, d'infarctus du myocarde et d'infarctus cérébraux. En fait, l'hypertension artérielle augmente six fois le risque d'infarctus cérébral et trois fois celui d'infarctus du myocarde. Les programmes éducatifs de santé et les programmes de dépistage aident à détecter l'hypertension dès le début. Avec l'amélioration des traitements, ils ont aidé à réduire considérablement le nombre d'infarctus.

L'hypertension chronique est un problème courant et il est important de traiter l'hypertension artérielle dès le début car elle accroît considérablement le risque d'infarctus cérébral.

Il existe des périodes où tout le monde a une tension élevée. La tension fluctue au cours de la journée : elle atteint son point le plus bas durant le sommeil puis elle monte au réveil et atteint son point le plus haut vers le milieu de la matinée. Le stress, la nervosité, l'excitation et l'activité physique la font monter.

Bien que la tension acceptable varie d'une personne à l'autre et selon son âge, on considère généralement une tension de 120/80 mmHg comme normale. Le premier chiffre indique la pression sanguine lors de la systole (contraction du muscle cardiaque), le second lors de la diastole (détente du muscle cardiaque).

SIGNES ET SYMPTÔMES

Le problème, avec l'hypertension artérielle, c'est qu'il n'y a généralement pas de symptômes manifestes. Il est donc recommandé d'effectuer des examens de dépistage réguliers et de faire vérifier votre tension au moins tous les 4 ou 5 ans.

EN QUOI CONSISTE L'HYPERTENSION ARTÉRIELLE ?

Il est généralement admis qu'il y a hypertension au-delà de 150/95 mmHg (ou 130/80 mmHg chez les diabétiques). Cependant, comme la tension varie, il est important d'effectuer au moins trois mesures consécutives avant d'établir un diagnostic.

Pour certaines personnes, rien que le fait d'aller voir un médecin ou une infirmière fait monter leur tension, phénomène connu sous le nom d'« hypertension de la blouse blanche ». Pour obtenir une mesure exacte de la tension artérielle, on peut porter un petit appareil qui effectue des mesures sur une période de 24 heures.

LES DIFFÉRENTS TYPES D'HYPERTENSION

Il existe trois types généraux d'hypertension :

1 L'hypertension primaire – Neuf personnes sur dix souffrant d'hypertension ont ce type d'hypertension, dont la cause est inconnue. Elle comporte plusieurs risques.

2 L'hypertension secondaire – Chez environ 10 % des hypertendus, le problème est dû à une autre affection telle qu'une maladie rénale, des problèmes endocriniens ou des valvules cardiaques défectueuses. Dans certains rares cas, il est dû à un médicament.

COMMENT MESURER L'HYPERTENSION ARTÉRIELLE

On utilise généralement un sphygmomanomètre, bien que certains médecins possèdent aujourd'hui des machines électroniques, munies d'un affichage digital. Cet appareil est muni d'un manchon gonflable relié à une colonne de mercure ou à un cadran. Le degré d'hypertension est mesuré en millimètres de mercure (mmHg).

La tension est donnée par deux chiffres : 140/90 mmHg, par exemple. Le premier (valeur maximale) indique la pression lors de la systole, lorsqu'elle est maximale ; le second la pression lors de la diastole, lorsqu'elle est minimale.

On installe le manchon autour du haut du bras, sur l'artère principale (artère brachiale), que l'on gonfle à l'aide d'une poire afin de bloquer la circulation. Un stéthoscope est placé sous le manchon, dans l'intérieur du coude. Quand on dégonfle ensuite lentement le manchon, le sang afflue dans l'artère et on peut écouter cet écoulement dans le stéthoscope (ou dans un micro, avec des appareils électroniques). Cela correspond à la pression systolique. On peut surveiller les changements de son et détecter l'endroit où le sang s'écoule normalement (par l'artère brachiale non compressée). Il s'agit là de la tension diastolique.

▽ **Il est essentiel, pour les groupes à risques tels que les personnes âgées, de surveiller régulièrement leur tension.**

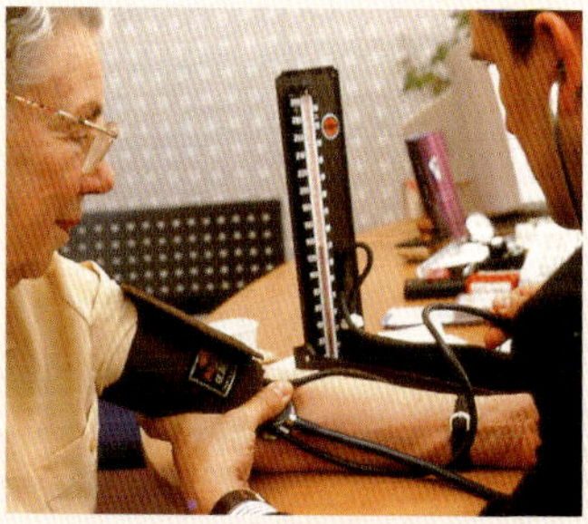

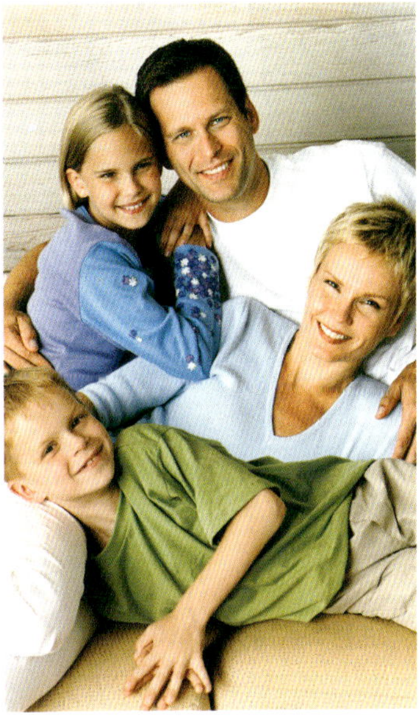

△ L'hypertension artérielle peut être héréditaire. Si c'est votre cas, consultez un médecin.

3 L'hypertension maligne – Dans ce cas, beaucoup plus rare, la tension peut être très élevée, et il est impératif d'être hospitalisé d'urgence.

LES RISQUES DE L'HYPERTENSION ARTÉRIELLE

L'hypertension artérielle peut être héréditaire mais on a identifié d'autres facteurs susceptibles d'y contribuer. Certains sont identiques à ceux de l'insuffisance coronarienne.

- Vieillissement (en vieillissant, les artères perdent de leur élasticité et font monter la tension).
- Surcharge pondérale.
- Consommation excessive d'alcool.
- Tabac.
- Régime riche en sel.

LE DIAGNOSTIC DE L'HYPERTENSION ARTÉRIELLE

En cas d'hypertension chronique, on procède généralement à d'autres examens. Ceux-ci incluent un test d'urine afin de vérifier l'éventuelle présence de protéines, ce qui indiquerait des lésions des reins, ou de glucose, ce qui indiquerait du diabète, et un test sanguin, permettant de vérifier la fonction rénale. On peut également examiner le fond de l'œil avec un ophtalmoscope, l'hypertension risquant d'endommager la membrane photosensible de la rétine, et effectuer une radio du thorax et un électrocardiogramme.

LES TRAITEMENTS

Le premier volet du traitement n'est pas médicamenteux. Il consiste en mesures diététiques, recommandées par votre praticien, notamment perte de poids, réduction d'alcool et de sel, exercice régulier et, surtout, arrêt du tabac.

Certains médecins recommandent le training autogène, technique qui enseigne la relaxation. Des appareils spécialisés fournissent des informations concernant le rythme cardiaque, la tension musculaire et le niveau de stress. Lorsqu'on pratique certains exercices de relaxation, ces appareils reçoivent un flot continu d'informations. Avec le temps, on apprend à contrôler les réactions de son corps, ce qui aide à faire baisser la tension.

Si ces mesures se révèlent inefficaces, on prescrit des médicaments à vie. Il existe de nombreux hypotenseurs. Parmi les plus courants :

- Les thiazidiques (diurétiques).
- Les bêtabloquants.
- Les inhibiteurs de l'enzyme de conversion de l'angiotensine (IEC).
- Les inhibiteurs calciques (IC).
- Les alphabloquants.

La plupart des médecins prescrivent en premier lieu un thiazidique ou un bêtabloquant, bien que les inhibiteurs de l'enzyme de conversion de l'angiotensine soient plus efficaces dans les cas de diabète. La plupart des médicaments hypotenseurs peuvent causer des effets secondaires, ce qui fait hésiter certaines personnes à poursuivre leur traitement. Il est important de se souvenir que le traitement réduit considérablement le risque d'infarctus du myocarde et d'infarctus cérébral, surtout chez les diabétiques, qui sont plus sujets à l'hypertension.

Il est courant de devoir prendre deux médicaments ou même plus. Parfois aussi, il faut essayer plusieurs combinaisons jusqu'à ce qu'à ce que l'on trouve celle qui convient pour chaque cas.

HYPERTENSION ET GROSSESSE

On vérifie régulièrement la tension des femmes enceintes, l'hypertension (qui porte alors le nom d'hypertension artérielle gravidique) pouvant indiquer une prééclampsie ou une éclampsie, complications sérieuses probablement dues à un problème placentaire. Elles se produisent dans environ 5 % à 10 % des grossesses et dans les cas les plus graves, elles peuvent mettre la vie de la mère et de son enfant en danger. Non traitées, elles peuvent provoquer des convulsions et faire sombrer dans le coma.

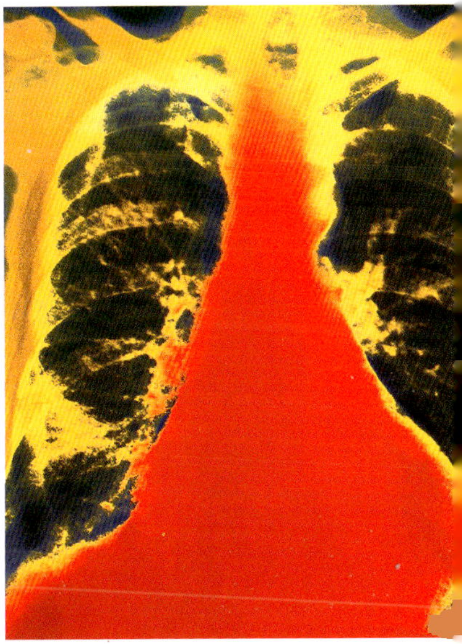

▷ L'hypertension chronique provoque un épaississement du myocarde, que l'on aperçoit en rouge sur cette radio en couleurs du thorax.

L'athérosclérose

VOIR AUSSI
➤ L'hypertension artérielle, p. 278
➤ L'angine de poitrine, p. 284
➤ L'infarctus du myocarde, p. 286
➤ Le diabète, p. 314
➤ L'infarctus cérébral, p. 328

L'athérosclérose est l'obstruction des artères par des plaques de graisse appelées athéromes. Cette obstruction des artères entrave la circulation du sang, privant les tissus d'oxygène. L'athérosclérose peut affecter les artères de n'importe quelle partie du corps et elle est particulièrement grave quand elle touche les artères coronaires ou celles qui alimentent le cerveau. Il n'y a souvent pas de symptômes et le premier signe peut être un infarctus. Il est donc essentiel de connaître les risques et de tout faire pour les minimiser et éviter les complications liées à cette pathologie.

Le mot athérosclérose vient du grec *athere*, qui signifie « bouillie », et *skleros*, signifiant « durcissement », et il décrit exactement les symptômes de cette affection.

Les plaques d'athéromes qui se forment et bouchent les artères consistent en un mélange de cholestérol, de cellules mortes de muscles, de tissu fibreux, d'agrégats de plaquettes et parfois de calcium.

AUCUNE ARTÈRE N'EST À L'ABRI

L'athérosclérose peut obstruer les artères de n'importe quelle partie du corps et affecter :

- Le cœur, provoquant de l'insuffisance coronarienne (les vaisseaux coronaires se bouchent facilement).
- Le cerveau, provoquant un infarctus.
- Les jambes, bloquant la circulation (voir l'encadré) ou provoquant une gangrène.
- L'intestin, entraînant une nécrose de certaines parties.

LES COMPLICATIONS VASCULAIRES PÉRIPHÉRIQUES

Si des athéromes se forment dans les artères transportant le sang dans les jambes, celle du pelvis et celle qui est située au-dessus du genou, la plupart du temps, ils provoquent des crampes et des douleurs à l'effort. Ces douleurs, généralement localisées dans le muscle du mollet, se calment avec le repos, et on parle alors de claudication intermittente. Si l'obstruction empire, les douleurs surviennent lors d'efforts minimes et peuvent même subsister au repos. La jambe a alors juste assez de sang pour survivre et si le problème n'est pas traité, la gangrène survient, nécessitant parfois une amputation.

Ces complications, ainsi que les autres problèmes liés à l'athérosclérose, peuvent être évitées en s'abstenant de fumer et en faisant régulièrement du sport. L'exercice empêche la claudication de s'aggraver et améliore fréquemment la situation. En cas d'ischémie grave (interruption de l'irrigation sanguine), on peut effectuer un pontage avec une veine du patient ou une artère artificielle.

SOYEZ AU COURANT DES RISQUES

Il existe, pour l'athérosclérose, un certain nombre de facteurs de risques, mais la situation peut souvent être améliorée. Réduire chaque fois que possible ces facteurs de risques (quelques-uns sont malheureusement immuables) peut sauver des vies.

Il est d'autant plus important de réduire les facteurs de risques modifiables que certains autres facteurs s'avèrent, eux, impossibles à changer.

COMMENT L'ATHÉROSCLÉROSE SE DÉVELOPPE

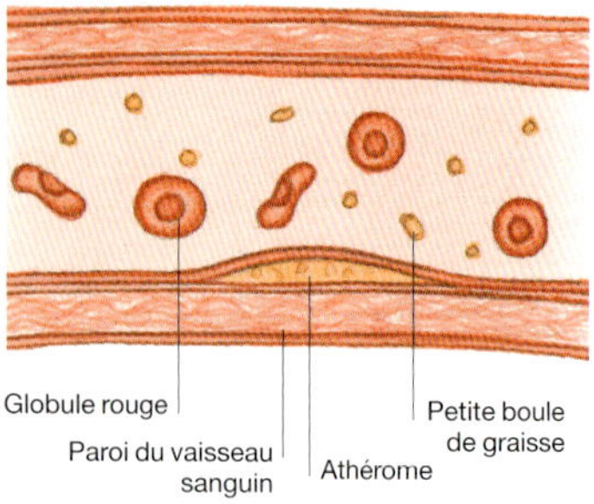

1 L'athérosclérose peut débuter avant la naissance. Une minuscule plaque, de graisse essentiellement, appelée athérome, se forme à l'intérieur de la paroi d'un vaisseau sanguin.

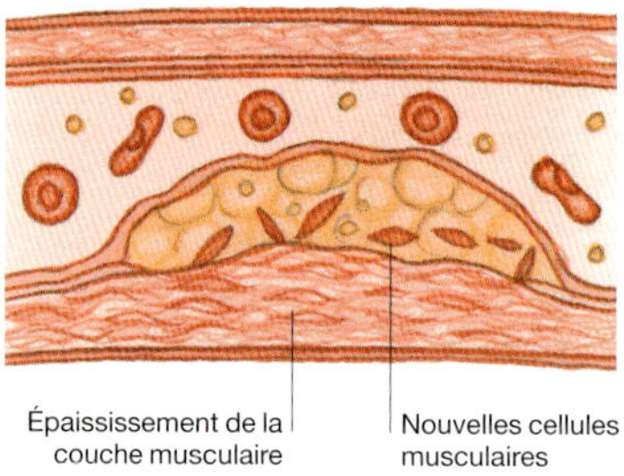

2 Cette plaque se développe au fil des ans, oblitérant l'artère et réduisant la circulation sanguine. Une mauvaise circulation des jambes, par exemple, peut provoquer des douleurs lors de la marche et une claudication.

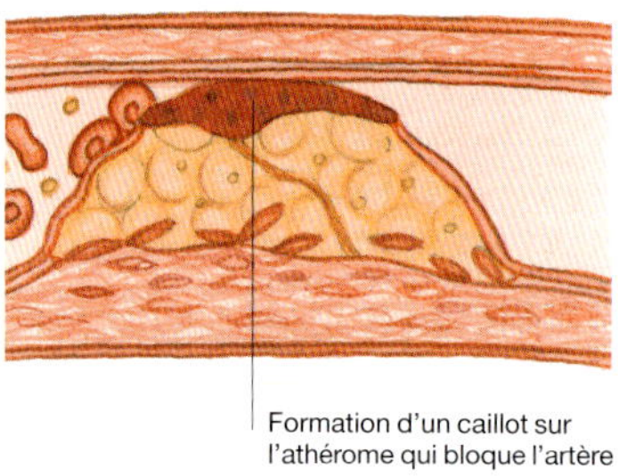

3 En se développant, la plaque peut se fissurer et se rompre. Un caillot se forme alors dessus. Ce caillot et cette plaque peuvent bloquer les vaisseaux sanguins de façon permanente, asphyxiant les tissus.

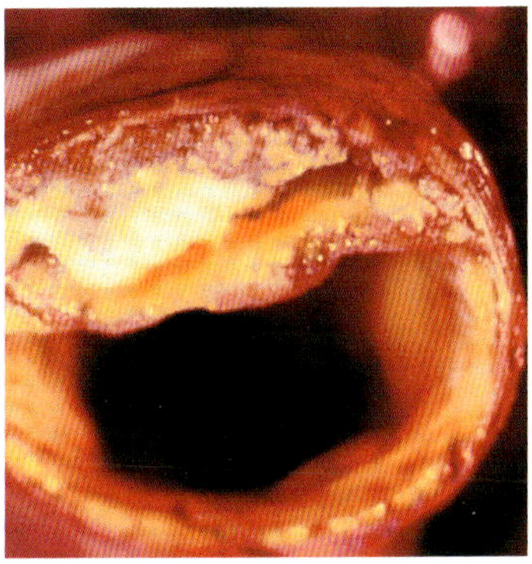

△ Cette coupe microscopique d'une artère montre une épaisse plaque d'athérome.

FACTEURS DUS AU HASARD

Les risques non modifiables incluent :

- L'âge – Le vieillissement accroît les risques d'athérosclérose.
- L'origine ethnique – Les recherches ont montré que certains groupes ethniques sont plus sujets que d'autres à l'athérosclérose.

LES ANÉVRISMES

L'athérosclérose provoque une altération des parois des vaisseaux sanguins due aux dépôts de graisse. Un point faible de la paroi peut gonfler et former une poche (anévrisme). Les anévrismes affectent le plus souvent l'aorte, surtout au niveau de l'abdomen. Plus un anévrisme grossit plus il risque de se rompre, ce qui peut entraîner une hémorragie massive subite, généralement mortelle.

Les anévrismes aortiques sont généralement détectés par hasard lors d'un examen de l'abdomen ou d'un examen pratiqué pour une quelconque raison. Ils peuvent être opérés. Il s'agit d'une intervention importante mais d'ordinaire efficace. Parfois un anévrisme peut fuir avant de se rompre, provoquant des dorsalgies foudroyantes qui irradient dans les cuisses. On peut alors réparer chirurgicalement l'anévrisme avant qu'il éclate et prévenir de futures ruptures.

- L'héritage génétique – L'hérédité joue un rôle important dans la santé du système cardio-vasculaire et l'athérosclérose est souvent héréditaire. L'hyperlipidémie héréditaire (taux excessif de graisse dans le sang) augmente aussi le risque d'athérosclérose.
- Différences sexuelles – Les hommes sont plus sujets à l'athérosclérose parce qu'il semblerait que les œstrogènes protègent les femmes contre la formation d'athéromes. On ignore cependant si cette protection continue après la ménopause chez celles qui prennent des hormones de substitution. Le risque devient égal lorsque les femmes cessent de produire des œstrogènes.
- Le diabète – Le diabète pouvant être associé à des taux de cholestérol élevés, les diabétiques courent un risque élevé d'athérosclérose. Chez eux, les plaques de graisse se forment beaucoup plus rapidement. Une glycémie bien contrôlée réduit le risque mais il est particulièrement important de surveiller d'autres facteurs tels que la tension artérielle et le cholestérol.

CE QUE VOUS POUVEZ FAIRE

Vous pouvez améliorer votre santé en tenant compte des facteurs suivants :

- Tabac – Fumer accélère la formation d'athéromes.
- Hypertension artérielle – L'hypertension artérielle augmente le risque d'athérosclérose.
- Mauvais cholestérol – Des études récentes ont montré que des taux élevés de mauvais cholestérol augmentent le risque d'athérosclérose.
- Obésité – Le surpoids ou l'obésité, liés en général à une mauvaise santé cardio-vasculaire, augmentent le risque d'athérosclérose.
- Mode de vie sédentaire – La pratique régulière d'une activité physique fait baisser le risque d'athérosclérose.

Il est erroné de croire que l'on est trop jeune pour se soucier de l'athérosclérose : elle peut, en effet, être présente des années avant l'apparition des premiers symptômes. Les tout premiers signes peuvent se manifester à l'adolescence ou même dès l'enfance, et mieux vaut agir le plus tôt possible.

L'ASPIRINE, UN REMÈDE POUR LE CŒUR

À petites doses, l'aspirine est le médicament le plus utile que l'on ait trouvé pour traiter les problèmes cardiaques. Elle fluidifie le sang, empêchant des caillots de se former sur les athéromes, et elle ralentit le développement de ces athéromes eux-mêmes. En cas de maladies cardiaques telles que l'angine de poitrine ou après un infarctus, on prescrit une dose journalière d'aspirine (une tablette de 75 mg).

LA PRÉVENTION DE L'ATHÉROSCLÉROSE

Votre médecin vous parlera des risques d'athérosclérose et de ce que vous pouvez faire pour les réduire. Il prescrira peut-être un examen sanguin pour mesurer votre cholestérolémie et il vérifiera votre « profil lipidique », à savoir votre taux de cholestérol HDL et LDL (lipoprotéines à haute et à faible densité). Le HDL (« bon cholestérol ») protège dans une certaine mesure contre les maladies artérielles mais pas le LDL (« mauvais cholestérol »).

On peut maintenir un faible taux de cholestérol en mangeant des fruits et des légumes frais en abondance et en réduisant sa consommation de graisses animales (lait entier, fromage, œufs et viande rouge). Cependant, en cas d'hypercholestérolémie, on préconise en général des médicaments ainsi qu'un régime maigre. Ces médicaments réduisent aussi le risque de troubles cardiaques.

▽ Pratiquer un sport dès l'enfance peut réduire les risques d'athérosclérose.

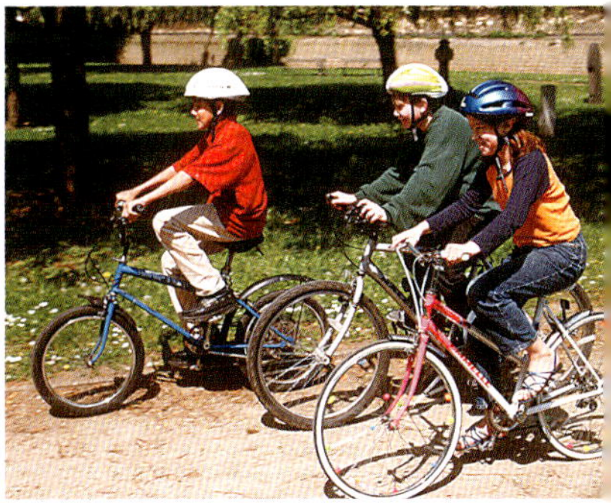

Les cardiopathies

VOIR AUSSI

- L'hypertension artérielle, p. 278
- L'athérosclérose, p. 280
- L'infarctus du myocarde, p. 286
- Le diabète, p. 314
- L'infarctus cérébral, p. 328

Les maladies cardiaques sont clairement liées à l'athérosclérose et ces affections constituent la première cause de mortalité en Occident. Quand des athéromes obstruent l'artère coronaire, on parle d'insuffisance coronarienne. Il est essentiel de savoir si vous êtes un sujet à risques et de prendre des mesures pour minimiser ces risques. L'insuffisance coronarienne peut survenir de façon insidieuse et le premier symptôme pourrait être un infarctus. Il n'est jamais trop tôt pour commencer à vous occuper de votre cœur et pour demander à votre médecin de vous examiner.

Quand une ou quand les deux artères coronaires sont bouchées par des dépôts d'athérome, les tissus situés au-delà de l'obstruction ne sont plus irrigués et le muscle cardiaque s'asphyxie et se nécrose.

SAVOIR ÉVALUER LES RISQUES

Il existe des risques bien connus d'insuffisance coronarienne, qui sont généralement les mêmes que pour l'athérosclérose. Pour évaluer les vôtres, votre médecin vous posera probablement des questions sur votre état de santé, votre alimentation et vos activités physiques. Il vous demandera si vous fumez et vérifiera votre tension. Il est possible de réduire certains risques. Veillez donc à le faire.

SIGNES ET SYMPTÔMES

Au début de certaines cardiopathies il peut ne pas y avoir de symptômes. À des stades plus avancés, il y a généralement des angines de poitrine ou un infarctus. Certaines personnes ont de l'arythmie cardiaque (voir encadré), qui se caractérise par des palpitations et des vertiges.

LES FACTEURS DUS AU HASARD

Les facteurs de risques non modifiables sont:

- L'hérédité – Les problèmes cardiaques sont souvent héréditaires et plus courants dans le nord de l'Europe.
- Le sexe – Statistiquement, les femmes de moins de 65 ans ont moins de problèmes cardiaques que les hommes de la même tranche d'âge. Les œstrogènes les protègent jusqu'à la ménopause puis le risque augmente et devient égal à celui des hommes.
- L'origine ethnique – Certains groupes ethniques sont plus prédisposés que d'autres aux problèmes cardiaques.

L'ARYTHMIE CARDIAQUE

Vous pouvez parfois avoir l'impression que votre cœur s'emballe, surtout en période d'anxiété. Ces palpitations peuvent s'expliquer par le fait que vous êtes soudain devenu conscient des battements de votre cœur (auxquels vous ne prêtez généralement pas attention). Toutefois le cœur peut se mettre à battre anormalement (arythmie) lorsque les artères coronaires se bouchent.

- La fibrillation auriculaire. Ce phénomène est assez courant: les oreillettes se contractent mal, provoquant des battements irréguliers et parfois très rapides du cœur. Le patient peut s'essouffler et s'évanouir, mais la fibrillation auriculaire peut être contrôlée et guérie par des médicaments. On peut aussi faire passer un faible courant électrique dans le cœur (défibrillation) afin de rétablir son rythme normal.
- La fibrillation ventriculaire/la tachycardie. Les ventricules du cœur se contractent à un rythme anormalement rapide. Le cœur cesse de battre, la personne s'effondre et perd connaissance. Le sang cesse d'affluer au cerveau et la mort peut s'ensuivre rapidement. La ressuscitation cardiopulmonaire (RCP ou bouche-à-bouche) rétablit la circulation vers le cerveau et laisse le temps aux médecins ou aux secouristes de tenter de faire repartir le cœur.
- La bradycardie. Le cœur bat anormalement lentement, provoquant des malaises, des essoufflements et des évanouissements. Elle peut être provoquée par certains médicaments pour le cœur mais aussi par une pathologie cardiaque. Si elle persiste, il peut être nécessaire d'insérer chirurgicalement un stimulateur temporaire ou permanent qui redonnera un rythme normal au cœur.

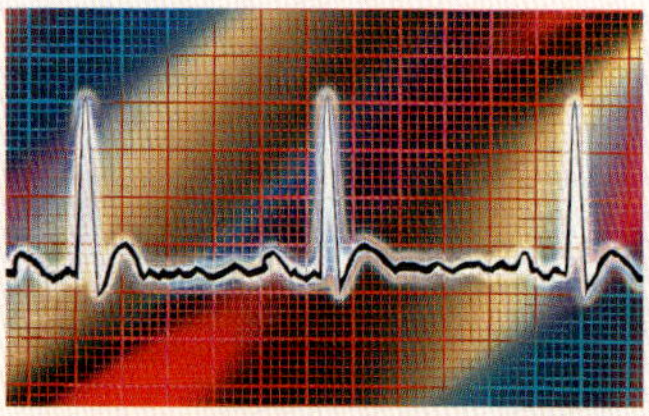

△ Cet électrocardiogramme montre l'activité électrique d'un cœur normal.

▽ Cet électrocardiogramme montre une activité électrique anormale du cœur. Il s'agit ici de tachycardie (battements très rapides).

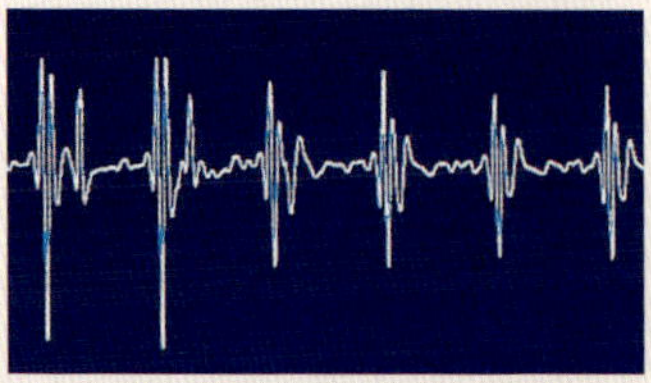

LES SOUFFLES CARDIAQUES

Normalement, le sang traverse le cœur de façon fluide et silencieuse. Parfois, cependant, la circulation peut devenir turbulente, comme les rapides d'une rivière. C'est cette turbulence qui provoque le souffle cardiaque. Le souffle le plus courant est celui qu'on entend lors du passage du sang. Il est complètement normal et montre que le cœur est sain et vigoureux et qu'il fonctionne bien. Le meilleur moyen de diagnostiquer un souffle au cœur est l'échographie cardiaque (scanner avec des ultrasons).

Chez l'enfant les souffles sont dus la plupart du temps à des perforations cardiaques. En général, il s'agit d'une anomalie bénigne.

Chez l'adulte, un souffle anormal peut être dû à un infarctus ou à une valve cardiaque endommagée à la suite d'une fièvre rhumatismale contractée pendant l'enfance. La plupart du temps, le souffle ne nécessite pas de traitement particulier, sauf en cas d'actes chirurgicaux ou d'extractions de dents, où des antibiotiques peuvent être nécessaires. On peut remplacer des valves gravement endommagées par des valves cardiaques artificielles.

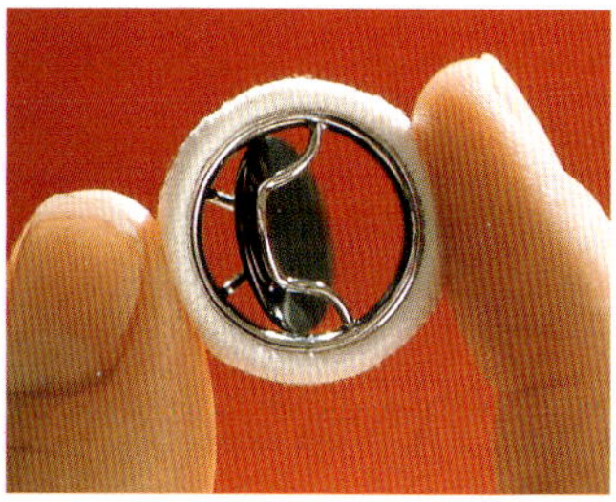

△ On peut remplacer des valves cardiaques défectueuses par des valves artificielles.

- L'âge – En général le risque de problèmes cardiaques augmente avec l'âge.
- Le diabète – Les diabétiques sont très sujets aux insuffisances coronariennes et aux infarctus. Contrôler la glycémie sanguine réduit ces risques mais il est également important de surveiller d'autres facteurs.

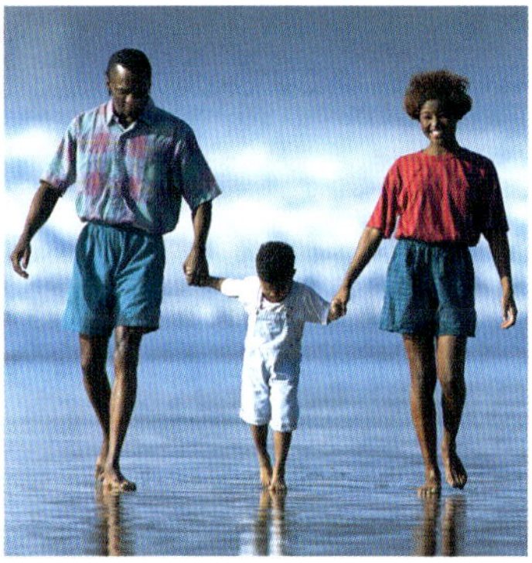

△ Les Afro-Américains sont sujets aux problèmes cardiaques. Prenez soin de votre cœur et consultez régulièrement votre médecin.

CE QUE VOUS POUVEZ FAIRE

Certaines mesures peuvent être prises pour améliorer votre état de santé.

- Tabac – De 30 à 40 % des décès dus à des insuffisances coronariennes peuvent être imputés au tabagisme. Plus vous fumez, plus vous courez de risques. Mais même une cigarette par jour accroît le risque d'insuffisance coronarienne. Dès qu'on arrête de fumer, les risques diminuent rapidement, bien qu'il faille parfois attendre 20 ans ou plus pour que ces risques deviennent identiques à ceux d'un non-fumeur.
- Hypertension artérielle – L'hypertension artérielle triple le risque de problèmes cardiaques. La contrôler fait baisser ce risque, qui reste cependant plus élevé que pour un individu ayant une tension normale.
- Cholestérol – On sait aujourd'hui qu'il existe un lien direct entre un taux élevé de mauvais cholestérol et le risque de problèmes cardiaques.
- Obésité – L'obésité est dangereuse pour la santé et un obèse risque trois fois plus d'avoir des problèmes cardiaques qu'une personne ayant un poids normal.
- Sédentarité – Des exercices physiques réguliers réduisent considérablement les risques cardiaques.

LE TRAITEMENT DES PROBLÈMES CARDIAQUES

Les traitements des problèmes cardiaques seront examinés dans les pages suivantes, consacrées au symptôme le plus courant : l'angine de poitrine. On administre généralement des médicaments mais dans les cas graves ou après un infarctus, une opération peut s'avérer nécessaire.

▷ Cet angiogramme coloré montre un blocage d'une des artères coronaires. Ce genre de blocage peut causer un infarctus.

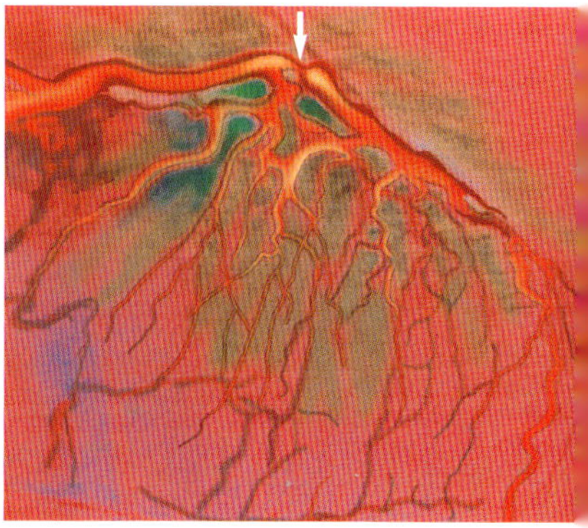

INFECTIONS CARDIAQUES

Les infections cardiaques, des valves surtout (fièvre rhumatismale et endocardite), sont en nette diminution dans les pays développés. La péricardite, inflammation du péricarde, membrane séreuse qui enveloppe le muscle cardiaque, reste relativement répandue. Elle se caractérise par une douleur aiguë au milieu du thorax et des essoufflements. Cette pathologie, causée en général par un virus, se guérit sans endommager le cœur à long terme. Parfois, un épanchement de liquide peut se former autour du cœur, l'empêchant de battre normalement, et une intervention chirurgicale est alors nécessaire pour ponctionner ce liquide et rétablir une fonction cardiaque normale.

L'angine de poitrine

VOIR AUSSI

- Mangez sainement, p. 262
- Le tabac, p. 268
- L'athérosclérose, p. 280
- Les cardiopathies, p. 282
- L'infarctus du myocarde, p. 286

L'angine de poitrine se traduit par des douleurs du myocarde (muscle cardiaque). Les artères coronaires, qui amènent le sang au cœur, peuvent être partiellement obstruées par des athéromes (plaques de graisse) et l'on parle, dans ce cas, d'insuffisance coronarienne. Le cœur peut être suffisamment irrigué pour fonctionner au repos mais pas pendant un effort plus ou moins violent, où il peut passer alors de 70 à 190 battements par minute, et il devient douloureux. Cette douleur disparaît de nouveau au repos.

SIGNES ET SYMPTÔMES

L'angine de poitrine peut être bénigne ou très grave. La douleur oppressante ressentie au milieu de la poitrine peut irradier jusque dans le cou et les bras, le gauche le plus souvent. Il peut aussi y avoir des essoufflements et des sueurs.

L'angine de poitrine n'est pas facile à diagnostiquer d'après les seuls symptômes physiques car ce sont les mêmes que pour l'indigestion.

LE DIAGNOSTIC

On effectue généralement un électrocardiogramme pendant une activité physique (marche sur un tapis roulant ou vélo statique). On augmente progressivement le niveau de l'exercice jusqu'à ce que le patient ressente des douleurs et que le tracé de l'électrocardiogramme change.

On peut aussi effectuer une coronarographie : le patient est allongé sur une table. Une sonde est insérée dans une artère fémorale ponctionnée à l'aine. Un produit de contraste est alors injecté dans les artères et on effectue une radio. Les artères rétrécies sont clairement visibles sur les clichés.

LES TRAITEMENTS

L'angine de poitrine réagit bien aux traitements médicamenteux. Les médicaments les plus couramment prescrits dans ce cas sont :

- Les dérivés nitrés – On les trouve sous forme de sprays à effet rapide ou de comprimés à laisser fondre sous la langue et ils soulagent la douleur pendant les crises. Des comprimés dont l'effet dure toute la journée réduisent le besoin de sprays.
- Les bêtabloquants – Ils soulagent le cœur, calment la douleur et empêchent l'angine de poitrine de s'aggraver.
- Les inhibiteurs calciques – Ils réduisent l'effort fourni par le cœur et sont antalgiques.

Un des traitements courants consiste à administrer une faible dose journalière d'aspirine de façon à prévenir la formation d'athéromes.

L'HYGIÈNE DE VIE

Une fois l'angine de poitrine diagnostiquée et les risques de complications évalués, on recommande souvent une meilleure hygiène de vie : arrêt du tabac ou régime maigre.

▽ Lors d'un électrocardiogramme, des électrodes sur la poitrine transmettent des informations sur l'activité électrique du cœur tandis qu'un manchon fixé au bras indique la tension artérielle.

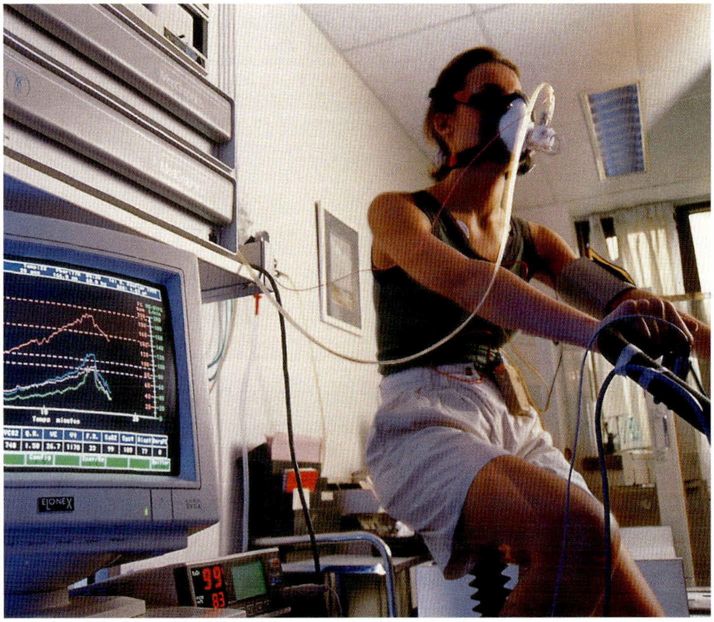

EN CAS D'AGGRAVATION

L'angine de poitrine s'aggrave avec le temps et les douleurs se déclenchent lors d'efforts progressivement moindres. Si l'angine de poitrine s'aggrave subitement ou si vous souffrez au repos, cela peut être dû à l'obstruction d'une artère coronaire. Consultez d'urgence.

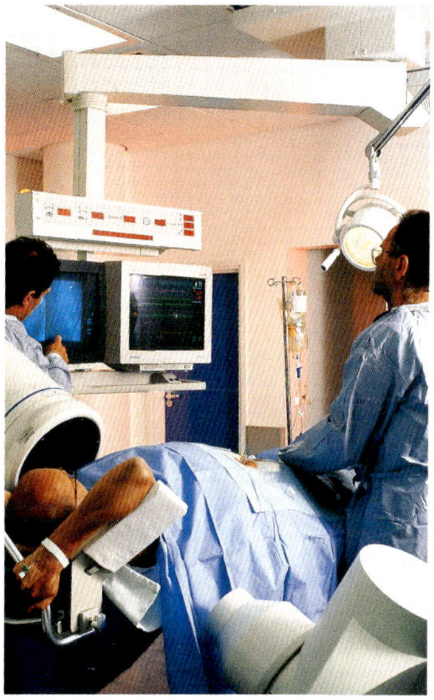

◁ Ce chirurgien effectue une angioplastie. Un cathéter muni d'un ballon est introduit dans l'aine du patient et lentement avancé par une artère jusqu'au cœur. Une fois installé dans l'artère partiellement obstruée, le ballon est gonflé et dégonflé afin d'élargir l'artère et de rétablir la circulation.

LES PROCÉDÉS MÉDICAUX POUR DÉBOUCHER LES ARTÈRES

En cas d'obstruction ou de rétrécissement d'une artère coronaire par des plaques d'athéromes, il existe deux types de procédés permettant de rétablir la circulation dans le muscle cardiaque. Le procédé est choisi en fonction du degré de constriction des artères. Comme pour n'importe quelle intervention chirurgicale, il existe certains risques.

1 L'angioplastie – On l'utilise pour des artères rétrécies mais pas complètement bouchées. Un fin cathéter est introduit dans le cœur et un minuscule ballon situé au bout du cathéter est gonflé et dégonflé plusieurs fois afin d'écraser la plaque et d'élargir l'artère. Cet acte se pratique en externe sous anesthésie locale.

2 Les pontages – Si les artères coronaires sont très étroites ou complètement obstruées, on déroute le sang en créant un pontage ou greffon anastomosé à l'artère au-dessus et en dessous de l'oblitération qui se trouve ainsi contournée par le flux sanguin. Pour cela, soit on utilise une artère du thorax, soit on prélève une veine de la jambe. On peut parfois effectuer des doubles, des triples ou même des quadruples pontages. Les pontages sont réalisés sous anesthésie générale et l'opération dure de trois à cinq heures. C'est l'une des interventions chirurgicales les plus courantes.

PONTAGES POUR LES ARTÈRES CORONAIRES BOUCHÉES

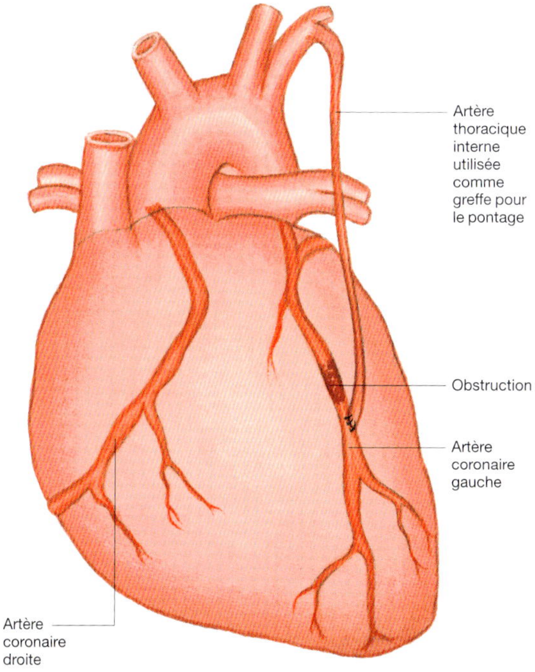

△ Dans le premier cas, on détache l'artère thoracique interne de la paroi du thorax et on la rattache au-delà de l'obstruction afin de rétablir la circulation sanguine dans le muscle cardiaque.

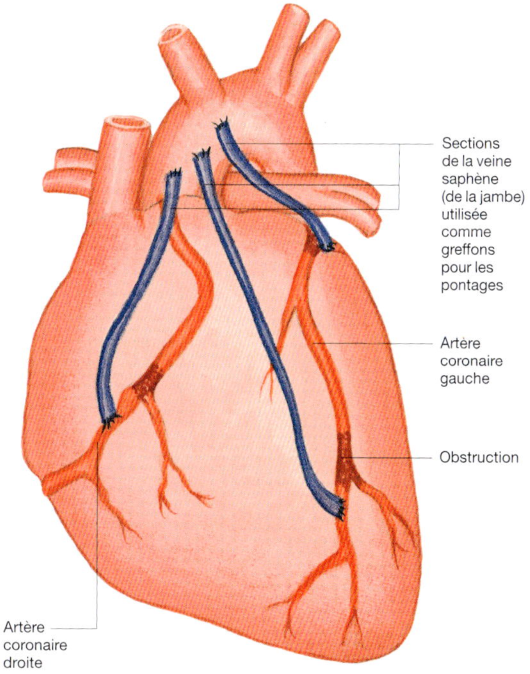

△ Dans le deuxième cas, on enlève des morceaux de la veine saphène, située à l'intérieur de la jambe, et on les coupe en fragments utilisés pour obliger le sang à contourner les obstacles.

L'infarctus du myocarde

VOIR AUSSI
➤ L'hypertension artérielle, p. 278
➤ Les cardiopathies, p. 282
➤ L'angine de poitrine, p. 286
➤ Le diabète, p. 314

Une crise cardiaque, ou infarctus du myocarde, survient quand un vaisseau sanguin est bloqué. Quand une partie du muscle cardiaque n'est plus irriguée, elle peut subir des dégâts irréversibles et se nécroser. Avoir un infarctus peut être une expérience terrifiante mais la plupart de ceux qui en ont eu retrouvent une vie normale après une période de convalescence. Les infarctus peuvent endommager les stimulateurs cardiaques et provoquer de l'arythmie. Un infarctus sur quatre passe inaperçu. Ces infarctus « silencieux » ne sont visibles que sur des électrocardiogrammes.

SIGNES ET SYMPTÔMES

La douleur de l'infarctus est semblable à celle de l'angine de poitrine en plus aiguë. Elle dure aussi plus longtemps, et ni le repos, ni des sprays, ni des comprimés de nitrate ne la soulagent. Les symptômes incluent essoufflements, sueurs, nausées et vertiges. Un individu souffrant d'angine de poitrine et qui a mal au thorax plus de 20 minutes a peut-être un infarctus. Il faut alors appeler de l'aide médicale d'urgence.

La clé, pour traiter un infarctus avec succès, est la rapidité avec laquelle on débouche l'artère de façon à minimiser les risques de dommages cardiaques permanents.

LES PROCÉDURES À L'HÔPITAL

- Dès l'admission on effectue un électrocardiogramme ou des tests sanguins afin de confirmer le diagnostic.

▽ En cas d'infarctus, il faut agir vite. Parfois, le traitement commence déjà dans l'ambulance.

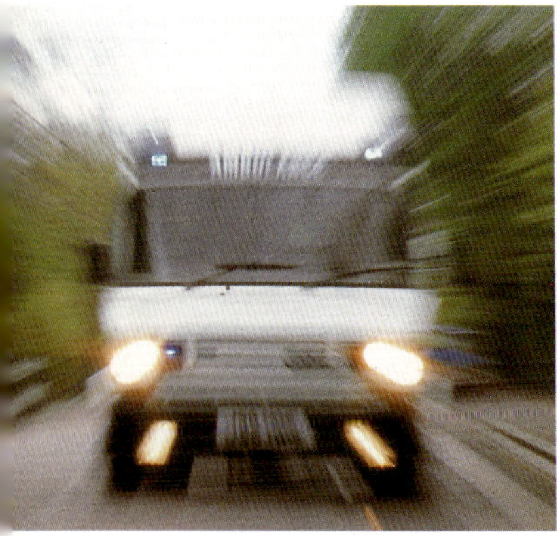

- Le premier traitement est l'aspirine, qui peut être administrée par des secouristes ou par un médecin afin d'empêcher la formation de caillots.
- Un masque à oxygène aide également à limiter les dégâts.
- Le traitement proprement dit consiste alors à tenter de dissoudre le caillot causant l'obstruction avec des médicaments ou par angioplastie.

LA CONVALESCENCE

↓

JOUR 1
Le patient peut s'asseoir et il fait des exercices respiratoires au lit.

↓

JOURS 2 ET 3
Le patient peut se lever sans aide et marcher jusqu'à la salle de bains.

↓

JOURS 4 ET 5
Le patient, aidé par un kinésithérapeute, marche dans les couloirs de l'hôpital.

↓

JOURS 6 ET 7
Le patient marche un peu plus chaque fois et peut rentrer chez lui dès le 7e jour.

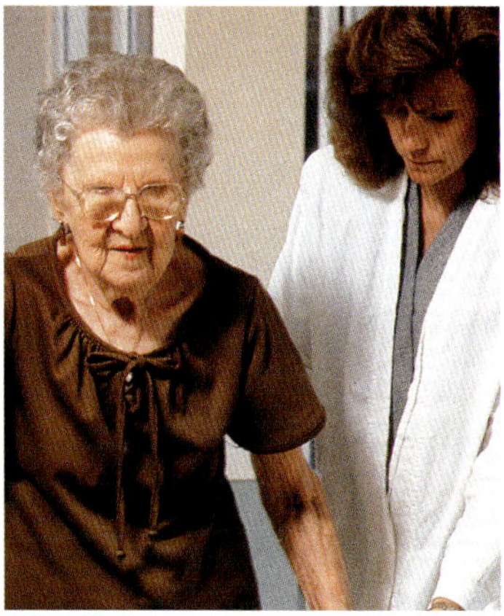

△ Avec l'aide de personnel médical spécialisé, on peut se rétablir rapidement après un infarctus.

LA VIE APRÈS UN INFARCTUS

La première étape de la convalescence consiste à tonifier le cœur afin de pouvoir reprendre ses activités quotidiennes. Durant la semaine d'hospitalisation, on ne reste donc pas au lit. On commence à faire des exercices spéciaux, généralement avec l'aide d'un kinésithérapeute ou d'un infirmier spécialisé. Il convient d'identifier les risques de maladies cardiaques et de tout mettre en œuvre pour éviter d'autres infarctus.

De nombreux malades se rétablissent complètement après un infarctus, en partie grâce à des programmes de rééducation établis en fonction de chaque patient. Il est facile de devenir déprimé après un tel traumatisme. Beaucoup de gens redoutent un autre infarctus et cela peut être très stressant. Une attitude positive facilite la guérison et le retour à une vie normale.

L'insuffisance cardiaque

VOIR AUSSI

- ➤ Les cardiopathies, p. 282
- ➤ L'obésité, p. 296
- ➤ Les maladies de la thyroïde, p. 316
- ➤ L'anémie, p. 450

L'insuffisance cardiaque ne signifie pas un arrêt cardiaque : cela signifie que le cœur pompe moins efficacement le sang dans le corps et qu'il ne peut pas fournir assez d'oxygène pour les besoins normaux de l'organisme. Cette affection est fréquente chez les personnes âgées de plus de 80 ans et chaque année elle touche un nombre croissant de gens dans les pays développés. Le degré auquel un individu est affecté par l'insuffisance cardiaque varie : certains n'ont aucun symptôme tandis que chez d'autres, la mobilité est très réduite.

Le cœur possède deux côtés et l'un ou l'autre peut souffrir d'insuffisance. Dans le cas du côté gauche, le ventricule est incapable d'envoyer le sang riche en oxygène dans le corps, provoquant un œdème pulmonaire. Dans le cas du côté droit, il y a épanchement de liquide dans les tissus : ceux des jambes, des chevilles et des pieds en particulier. Au début, seul un côté peut être touché mais avec le temps, l'insuffisance gagne généralement aussi l'autre côté.

LES CAUSES

Tout problème affectant la capacité du cœur à propulser le sang peut provoquer de l'insuffisance cardiaque. Dans une majorité de cas, les lésions du myocarde causées par une insuffisance coronarienne et/ou un infarctus en sont à l'origine. L'hypertension artérielle est une autre cause courante d'insuffisance cardiaque : un cœur qui a travaillé sous hypertension pendant des années souffre de l'effort excessif imposé aux tissus musculaires. L'insuffisance cardiaque peut aussi être provoquée par des fuites ou par une raideur des valves cardiaques et, parfois, par l'anémie, l'obésité et l'hyperthyroïdie.

▽ On effectue un échocardiogramme (scanner à ultrasons) afin de déterminer la structure et le fonctionnement du cœur.

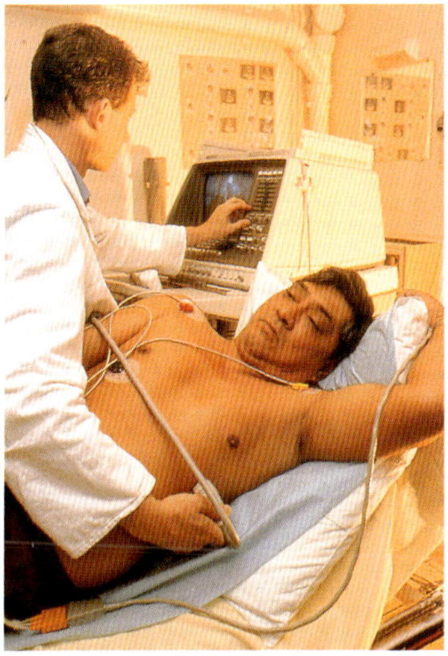

CHANGEZ VOTRE MODE DE VIE

Une fois l'insuffisance cardiaque diagnostiquée, votre médecin vous expliquera quelles mesures prendre dans votre vie quotidienne. Évitez les exercices violents, mais faites de la gymnastique douce. Arrêtez impérativement de fumer, maintenez un poids raisonnable, une surcharge pondérale fatiguant le cœur, et, si possible, évitez de manger trop salé.

SIGNES ET SYMPTÔMES

Bien des gens souffrent d'insuffisance cardiaque sans s'en apercevoir, au début de la maladie surtout. Les symptômes, une fois apparents, peuvent inclure :

- ➤ Une faiblesse musculaire et de la fatigue.
- ➤ Un manque d'appétit.
- ➤ Des extrémités froides.
- ➤ Un œdème des chevilles.
- ➤ Des troubles respiratoires, entre autres des essoufflements, qui s'aggravent souvent lorsque le malade est couché sur le dos ou à l'effort.

LE DIAGNOSTIC

Votre médecin établit un diagnostic après vous avoir interrogé sur vos symptômes et après un examen. On peut notamment effectuer les tests suivants :

- ➤ Un électrocardiogramme – Il mesure l'activité électrique à l'intérieur du cœur.
- ➤ Une radio du thorax – Cette radio montre la taille du cœur et un éventuel œdème pulmonaire.
- ➤ Un échocardiogramme – Il permet d'examiner la structure interne du cœur et son fonctionnement.

TRAITEMENTS

Bien que l'insuffisance cardiaque soit progressive, les médicaments actuels sont très efficaces et ils permettent aux personnes qui en souffrent de vivre mieux et plus longtemps. L'insuffisance cardiaque ne peut être guérie mais elle peut être contrôlée et les médicaments suivants peuvent être prescrits à long terme :

- Diurétiques – Ils permettent d'éliminer l'excès de liquide par les reins, ce qui réduit la quantité de sang qui doit être pompée et soulage le cœur.
- Inhibiteurs de l'enzyme de conversion de l'angiotensine – Ils ont un effet vasodilatateur et soulagent le cœur.

Généralement les médicaments traitent bien les symptômes et permettent aux malades de mieux vivre. Malheureusement, l'insuffisance cardiaque est évolutive et elle tend à s'aggraver avec le temps.

La thrombose et l'embolie

VOIR AUSSI
- L'exercice physique, p. 266
- Conseils de voyage, p. 274
- L'obésité, p. 296
- Les rôles du sang et de la lymphe, p. 448

La thrombose est la formation d'un caillot qui oblitère un vaisseau sanguin, bloquant la circulation. Parfois des caillots se forment spontanément, souvent dans les veines des membres inférieurs. Dans les cas les plus graves – généralement au-dessus du genou – la jambe affectée peut devenir chaude, enflée et douloureuse, indiquant une thrombose veineuse profonde. Si un embolus (fragment de caillot) se détache, il passe par le cœur et le sang et se retrouve coincé dans un vaisseau sanguin. Si un embolus se loge dans le poumon, cela peut être mortel.

La formation de caillots est un mécanisme de survie essentiel mais lorsqu'ils apparaissent sans raison, cela peut être très dangereux. Un caillot peut se former dans n'importe quelle artère ou veine, mais le plus souvent dans les veines des jambes, en raison d'une mauvaise circulation. Si un caillot survient dans une veine profonde, dans la jambe ou dans une artère, il faut immédiatement intervenir.

Si un caillot ou un fragment de caillot bloque une artère, le sang ne parvient plus à irriguer les tissus. Si une oblitération se produit dans une artère alimentant le cerveau, les poumons ou le cœur, cela peut être mortel.

LES RISQUES

De nombreux facteurs augmentent les risques de thrombose d'une veine profonde :

- L'héritage génétique.
- L'obésité.
- Le tabac.
- L'immobilité : être assis, par exemple, durant de longues périodes, après une opération.
- La déshydratation.
- Des médicaments (pilule contraceptive).
- Des interventions chirurgicales.

SIGNES ET SYMPTÔMES DE LA THROMBOSE

Ils dépendent de l'endroit où se trouve le caillot. Les symptômes de thrombose d'une veine profonde incluent :

- Des douleurs dans les jambes, même au repos.
- Des veines distendues sous la peau.
- L'endroit devient chaud, enflé et rouge.

COMMENT MINIMISER LES RISQUES DE THROMBOSE

Si vous devez effectuer un long voyage, voici ce que vous pouvez faire pour éviter une thrombose :

- Portez des chaussettes ou des collants de contention pendant le voyage.
- Levez-vous régulièrement et étendez les jambes.
- Buvez beaucoup d'eau, évitez l'alcool.
- Étendez et fléchissez les orteils pour ramener le sang dans les jambes et le cœur.

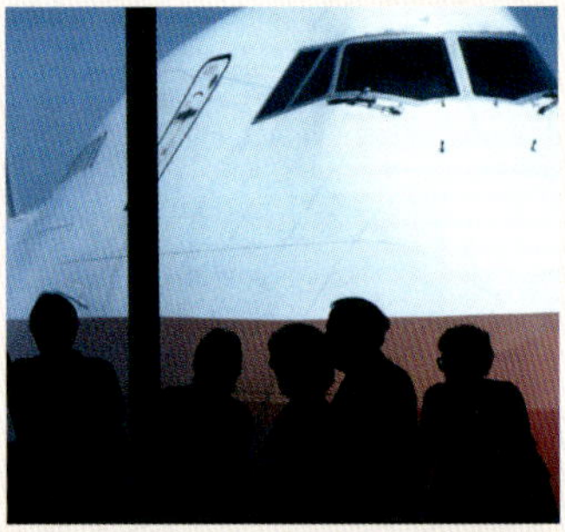

△ Les longs voyages augmentent les risques de thrombose. Veillez donc à suivre les conseils simples ci-contre.

COMMENT DÉTECTE-T-ON LES CAILLOTS ?

Un médecin peut soupçonner la présence d'un caillot après avoir pris connaissance de l'histoire médicale du patient et après un examen clinique. Il peut alors prescrire un Doppler ou un scanner de la zone incriminée afin d'examiner la circulation sanguine, voir si un vaisseau est effectivement oblitéré, et si tel est le cas, dans quelle mesure il l'est.

Si les résultats du test montrent une possibilité d'embolie pulmonaire, le patient est envoyé d'urgence à l'hôpital pour un test spécialisé appelé ventilation-perfusion. Un test sanguin sera sans doute effectué afin de mesurer le niveau d'oxygène et de dioxyde de carbone dans le sang. Ce test fournira des informations supplémentaires sur l'état de santé du patient et permettra d'orienter le traitement.

▽ Les rougeurs et la tuméfaction du mollet gauche sont causées par un caillot logé dans une veine profonde du muscle de la jambe.

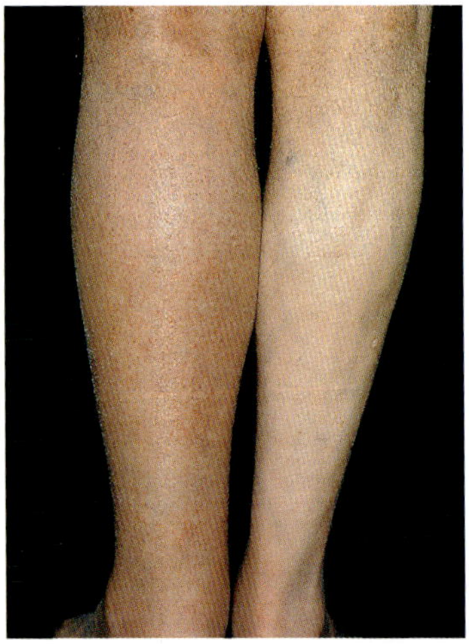

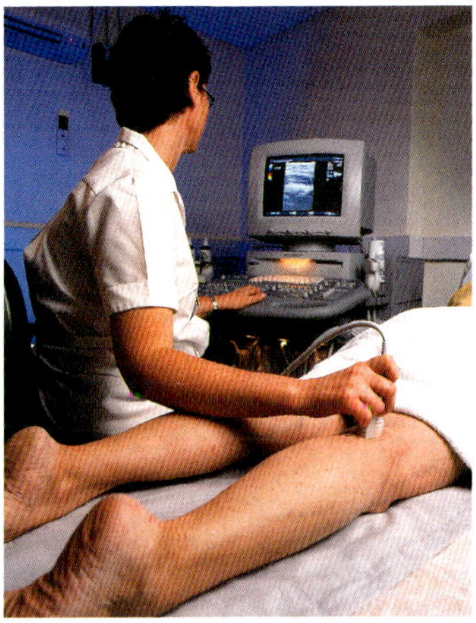

△ Un Doppler, examen par ultrasons servant à détecter une éventuelle thrombose, est effectué sur ce patient.

DISSOUDRE LES CAILLOTS

S'il existe des risques de thrombose, après une opération par exemple, on recommande de porter des bas de contention spéciaux permettant d'améliorer la circulation dans les jambes et on administre peut-être un anticoagulant, qui empêchera d'autres caillots de survenir et ceux qui existent déjà de grossir.

Si un caillot s'est déjà formé, on fluidifie le sang avec des doses plus importantes d'anticoagulants par voie intraveineuse (héparine), puis avec des antivitamines K par voie orale. Pour un caillot situé dans une veine profonde, les anticoagulants peuvent être administrés pendant environ six semaines et dans le cas d'une embolie pulmonaire, pendant au moins trois mois. Certains individus, sujets à des caillots dans les veines profondes de la jambe, doivent prendre des anticoagulants à vie.

SIGNES ET SYMPTÔMES DE L'EMBOLIE PULMONAIRE

Les symptômes dépendent du nombre de caillots logés dans les poumons. L'obstruction d'une des principales artères pulmonaires peut produire une embolie provoquant la mort subite.

Un ou plusieurs petits caillots peuvent provoquer les symptômes suivants :

- Violentes douleurs thoraciques.
- Essoufflement.
- Sensation de faiblesse.
- Crachats de sang.
- Accélération cardiaque ou palpitations.

La maladie de Raynaud

VOIR AUSSI

- Les maladies auto-immunes, p. 459

L'hiver, si l'on ne porte pas de gants, il est tout à fait normal d'avoir les mains glacées. Le corps conserve la chaleur en éloignant le sang de la peau. Cependant, chez les individus souffrant de la maladie de Raynaud, cette réaction provoque des spasmes artériels.

La maladie de Raynaud touche surtout les jeunes femmes. Elle affecte généralement les doigts et les orteils mais peut aussi affecter les oreilles, le nez et les lèvres. Certaines pathologies, telles que la sclérodermie, peuvent provoquer les mêmes symptômes que la maladie de Raynaud, mais on parle alors de syndrome de Raynaud.

▽ Chez ce patient, les spasmes artériels perturbent la circulation sanguine.

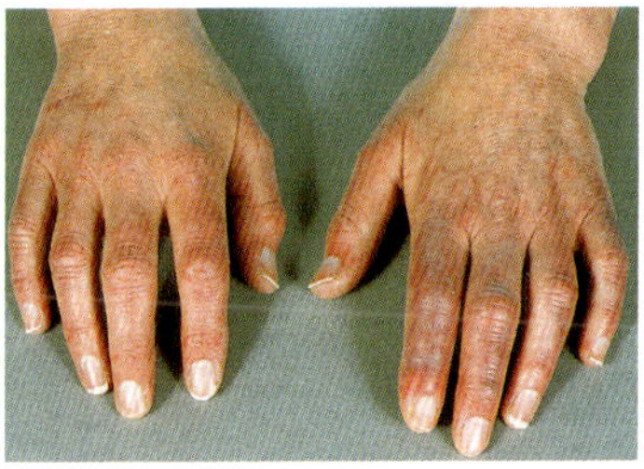

SIGNES ET SYMPTÔMES

Mains et pieds sont affectés. Les poussées durent de plusieurs minutes à plusieurs heures. Les symptômes sont les suivants :

- Spasmes des petits vaisseaux sanguins, réduisant la circulation et provoquant un changement de couleur spectaculaire. La peau peut devenir blanche ou violet foncé.
- Fourmillements éventuels.
- Bleuissement initial de la zone affectée quand la peau commence à se réchauffer et que le sang se remet à circuler normalement, puis rougissement quand les artères s'ouvrent à nouveau. Cette dernière phase peut être extrêmement douloureuse.

TRAITEMENT

Le traitement le plus efficace est de garder les mains et les pieds au chaud. Dans les cas bénins, il suffit de porter des gants et des chaussettes extra chaudes par temps froid. La nicotine, à l'effet vasoconstricteur, aggrave les symptômes de la maladie de Raynaud : il est donc recommandé d'éviter de fumer. Pendant une crise, des exercices tonifiant la circulation peuvent hâter la guérison.

Dans les cas graves, on peut prescrire des inhibiteurs calciques. Ils aident les muscles de la paroi artérielle, qui se contractent pendant la maladie de Raynaud, à se détendre, maintenant les artères ouvertes et facilitant la circulation du sang dans cette zone.

Les varices

VOIR AUSSI

- ➤ Contrôlez votre poids, p. 264
- ➤ L'exercice physique, p. 266
- ➤ Le système cardio-vasculaire, p. 276

Les varices sont très courantes et souvent héréditaires. Elles sont dues à une déformation et à une dilatation des veinules superficielles de la peau des jambes et elles présentent un aspect noueux et violacé. Lorsque les valves des veines superficielles ou profondes sont défectueuses, le sang peut refluer des veines profondes aux veines superficielles et trop remplir les veinules. On pense parfois, à tort, que les varices sont provoquées par la station debout prolongée. Celle-ci aggrave certes le problème mais ne le provoque pas.

Les femmes sont plus exposées aux varices que les hommes et la surcharge pondérale accroît la pression sur les veines superficielles, provoquant des varices.

SIGNES ET SYMPTÔMES

Les varices peuvent être douloureuses. Elles peuvent parfois saigner et, dans les cas graves, provoquer autour de la cheville des ulcères difficiles à soigner. Pour une raison indéterminée, la peau se modifie au niveau de la cheville, se traduisant d'abord par des démangeaisons puis par une pigmentation marron pouvant facilement évoluer en ulcère.

QUELQUES CONSEILS FACILES À SUIVRE

Si vous avez des varices, les conseils suivants pourront peut-être vous soulager un peu :

- Évitez les stations debout prolongées.
- Faites du sport ou marchez pendant la journée pour améliorer la circulation sanguine dans vos jambes.
- Mettez vos pieds en l'air chaque fois que possible.
- Portez des collants de contention.
- Perdez vos kilos superflus.

LE TRAITEMENT DES VARICES

Bien que les varices puissent être disgracieuses et douloureuses, on ne les enlève généralement que s'il y a un danger d'ulcère aux jambes. Cependant, certaines personnes se les font enlever pour des raisons esthétiques.

Il existe quatre traitements possibles :

1. Les collants de contention si les varices ne sont pas trop développées.
2. L'injection d'un produit sclérosant dans la veine, qui force celle-ci à se contracter et à se fermer.
3. La ligature des veines superficielles de façon à ce que le sang cesse de circuler dedans (voir ci-dessous).
4. Le stripping de la veine – Deux petites incisions sont pratiquées en haut et en bas de la veine et celle-ci est réséquée.

LIGATURE DES VARICES

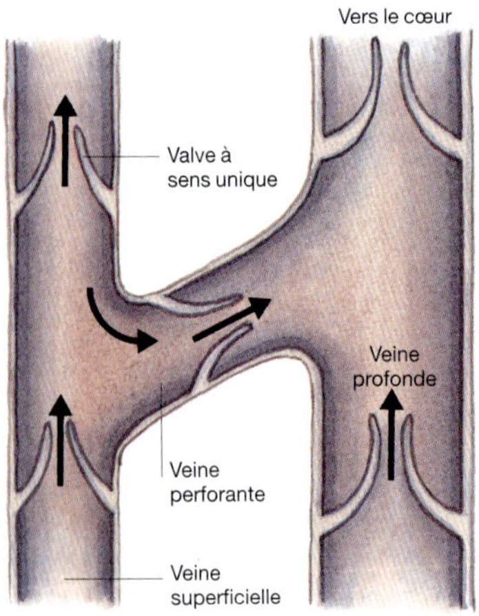

△ Dans les veines saines, il existe des valves à sens unique forçant le sang à circuler dans la bonne direction, des veines superficielles aux veines profondes puis vers le cœur.

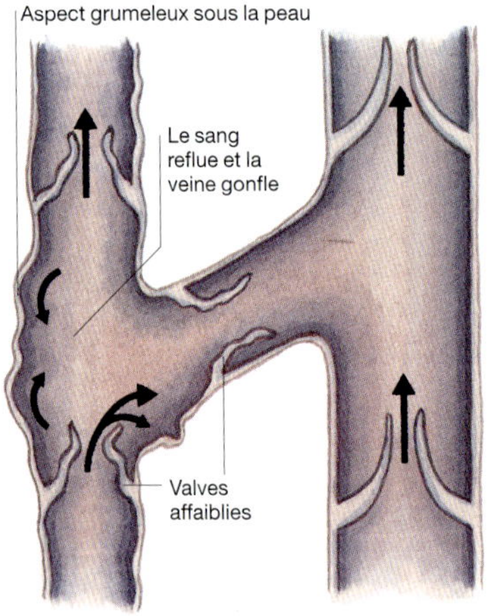

△ Lorsqu'une valve d'une veine superficielle ou d'une veine reliant une veine superficielle à une veine profonde est endommagée, le sang reflue et remplit trop la veine superficielle, qui gonfle.

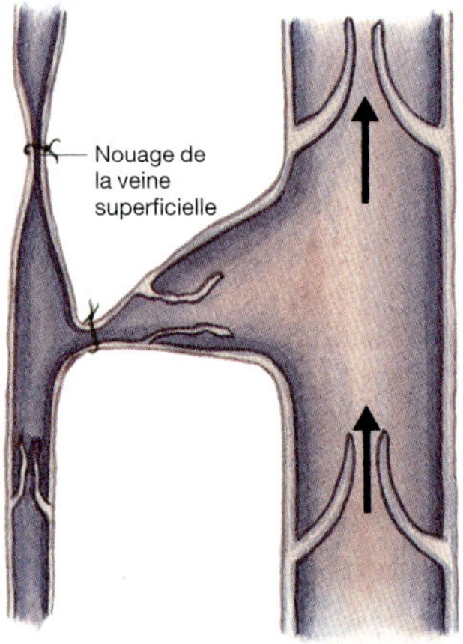

△ Ligaturer les veines endommagées est un moyen efficace d'empêcher le sang de pénétrer dedans. La circulation est détournée par la veine profonde dans son trajet vers le cœur.

3

LE SYSTÈME DIGESTIF

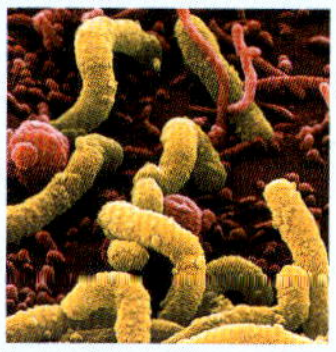

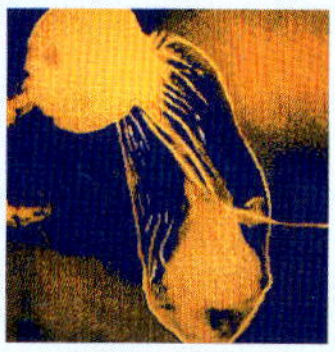

Le système digestif constitue la source d'énergie du corps. Lors de la digestion, les aliments sont décomposés de façon à ce que sucres, graisses, protéines, vitamines et minéraux puissent être absorbés dans le sang et utilisés pour fournir à l'organisme le carburant lui permettant de se régénérer. Les fibres contenues dans les aliments sont quant à elles essentielles pour le métabolisme et protègent contre les maladies. Suivre un régime équilibré et manger à des heures régulières contribue au bon fonctionnement du système digestif.

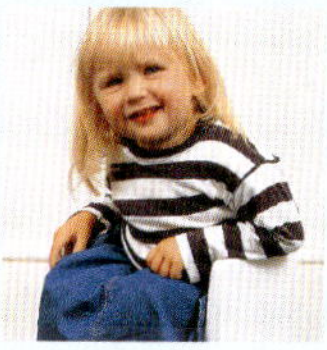

TABLE

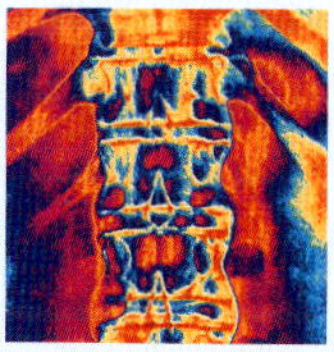

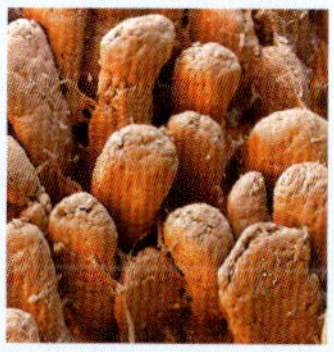

La digestion

VOIR AUSSI

- Mangez sainement, p. 262
- Les troubles digestifs, p. 294
- Le cancer recto-colique, p. 306

Le système digestif comprend le tube digestif et les organes annexes : foie, pancréas et vésicule biliaire. Le tube digestif mesure environ 8 mètres de long. Il est divisé en plusieurs sections, chacune ayant un rôle différent. Ce système digestif fournit au corps l'énergie et les matériaux de base dont il a besoin pour se développer, se régénérer et éliminer les déchets. Pour bien fonctionner, l'organisme a besoin de protéines, de glucides et de lipides. Des protéines spéciales, les enzymes, aident à décomposer les aliments absorbés en substances simples prêtes à être utilisées.

La digestion commence dans la bouche. Les dents travaillent de concert avec la langue et la salive pour broyer, dilacérer et mélanger les aliments, formant une pâte prête à être avalée. La mastication augmente la surface des aliments, permettant à un enzyme contenu dans la salive de dégrader leurs sucres. Une fois qu'une bouchée est avalée, elle descend jusqu'à l'œsophage et une petite languette, l'épiglotte, l'empêche de pénétrer dans le larynx et le reste des voies respiratoires.

JUSQU'À L'ESTOMAC

Le bol alimentaire descend par l'œsophage jusqu'à l'estomac par un processus de contractions et de relaxations musculaires appelé péristaltisme. Il s'agit de mécanismes inconscients, tout comme les autres mouvements du tube digestif. Au bout de l'œsophage, un muscle annulaire, le sphincter, s'ouvre pour permettre aux aliments de pénétrer dans l'estomac. Ceux-ci changent très peu en traversant l'œsophage.

▽ Les villosités recouvrent la surface de l'intestin grêle. Les nutriments sont absorbés dans le sang par les capillaires de ces villosités.

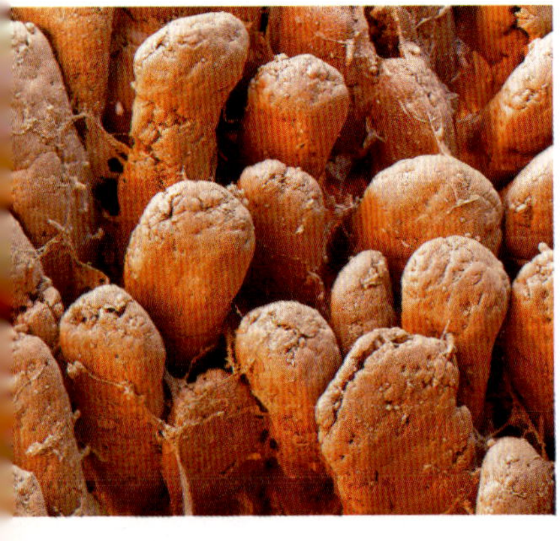

UN ENVIRONNEMENT ACTIF

Les nombreuses couches musculeuses de l'estomac se contractent pour brasser et malaxer les aliments, aidées en cela par un acide qui tue les microbes et par de nombreux enzymes aux multiples fonctions. L'estomac est une poche en forme de cornemuse qui sert de collecteur. Il recueille les aliments après les repas et les fait progressivement passer dans la partie suivante de l'appareil digestif, l'intestin grêle, sous forme de bouillie appelée chyme. Un autre muscle annulaire, le sphincter pylorique, contrôle la quantité de nourriture qui passe dans le duodénum, ou première partie de l'intestin grêle.

L'ABSORPTION DES ALIMENTS

Durant une partie du trajet dans le duodénum, des substances sont sécrétées par la vésicule biliaire (la bile, qui aide à digérer les graisses) et le pancréas (des enzymes et une substance alcaline servant à neutraliser l'acide de l'estomac) et mélangées au bol alimentaire. La digestion continue dans l'intestin grêle, dont la fonction principale est d'absorber les nutriments (environ 80 % des molécules des aliments sont absorbées par les parois de l'intestin grêle). Ces parois sont recouvertes de minuscules projections semblables à des doigts, les villosités, qui augmentent la surface disponible pour l'absorption des molécules des aliments dans le sang.

LA FLORE INTESTINALE

Le corps renferme des milliards de bactéries dont une énorme proportion vit dans le côlon. Ces bactéries utiles se nourrissent des matériaux qui les traversent et, en retour, produisent un nombre important de vitamines, aident à désagréger les pigments biliaires et à éliminer les bactéries nuisibles en étant en compétition avec elles pour se nourrir.

LES FIBRES

Les fibres, qui constituent un genre important d'hydrates de carbone, jouent un rôle essentiel dans la santé de l'appareil digestif. Il existe des fibres insolubles dans l'eau (présentes surtout dans les céréales, les fruits, les légumes et les légumineuses) et des fibres hydrosolubles (présentes dans l'avoine, le son, les haricots et les légumineuses). Les fibres insolubles absorbent l'eau lors de son passage dans le gros intestin, ramollissant et augmentant la taille des excréments. Elles accélèrent aussi le transit intestinal, jouant un rôle de prévention dans le cancer du côlon. Les fibres hydrosolubles constituent le principal aliment de la flore intestinale.

LE GROS INTESTIN

Le gros intestin comprend trois parties : le cæcum, le côlon et le rectum. C'est là, par les parois, que l'eau, les vitamines et les minéraux de nos aliments sont absorbés. Le bol alimentaire y est aussi graduellement compacté, processus qui commence dans le cæcum.

Les restes déshydratés des aliments finissent leur traversée du côlon dans le rectum, où ils sont stockés sous forme de fèces, prêtes à être éliminées. Les sphincters de l'anus, très puissants, contrôlent le moment de l'excrétion.

LES ORGANES DIGESTIFS

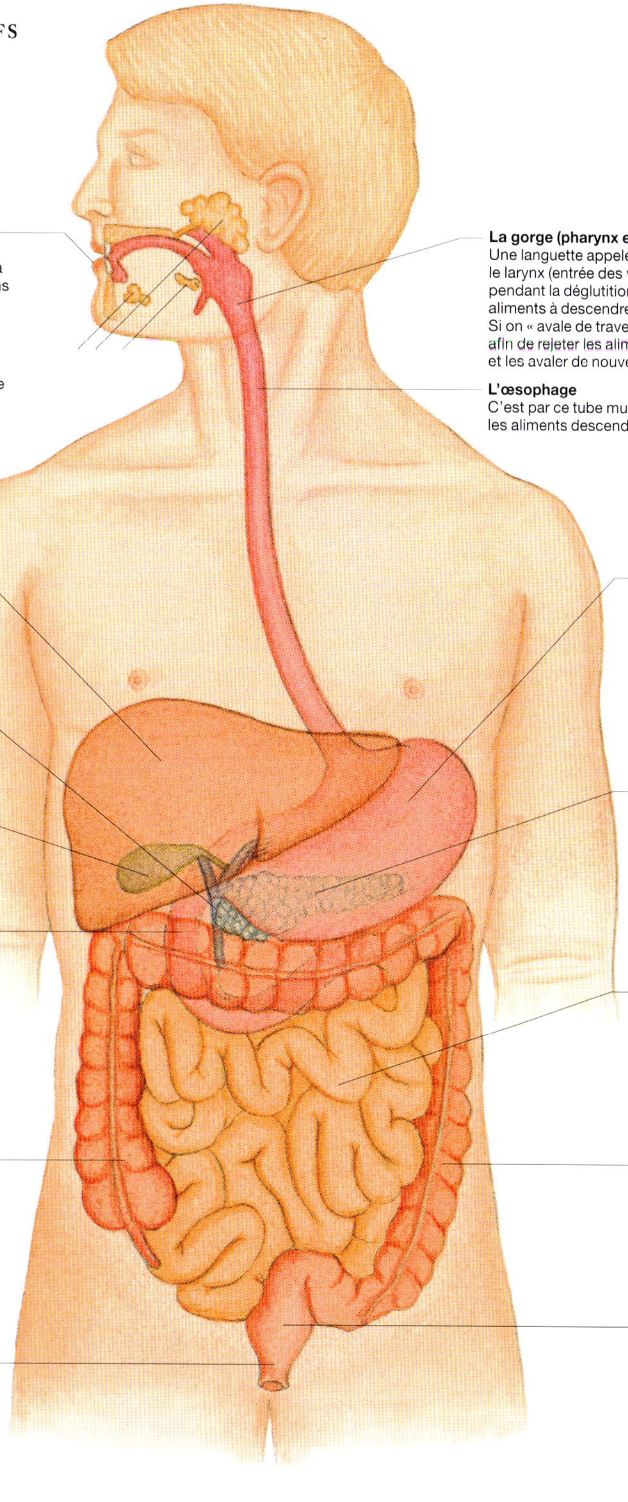

La bouche
La digestion commence ici, avec l'action combinée des dents, de la langue et de la salive. La langue pousse les aliments dans le pharynx lors de la déglutition.

Les glandes salivaires
Elles sécrètent la salive, qui lubrifie les aliments et contient de l'amylase, enzyme qui dégrade les sucres complexes.

Le foie
Il sécrète de la bile, substance aqueuse et verte aidant à digérer les graisses. Il dégrade et détoxifie aussi tous les nutriments provenant de l'estomac.

La veine porte
Elle envoie le sang riche en nutriments des intestins vers le foie, où il est détoxifié et prêt à être utilisé par le reste du corps.

La vésicule biliaire
Cette petite bourse piriforme stocke la bile sécrétée par le foie. Elle peut en stocker jusqu'à 70 ml.

Le duodénum
C'est la première partie de l'intestin grêle, et il mesure environ 25 cm. C'est là que la bile de la vésicule biliaire et les enzymes du pancréas sont ajoutés au chyme.

Le cæcum
Cette partie du gros intestin, semblable à un sac, possède un appendice qui pend de sa paroi distale.

Le canal anal
Cette partie finale de l'appareil digestif consiste en sphincters, muscles maintenant l'anus fermé jusqu'au moment de la défécation.

La gorge (pharynx et larynx)
Une languette appelée épiglotte obture le larynx (entrée des voies respiratoires) pendant la déglutition et oblige les aliments à descendre dans l'œsophage. Si on « avale de travers », on tousse afin de rejeter les aliments dans la gorge et les avaler de nouveau.

L'œsophage
C'est par ce tube musculeux de 25 cm que les aliments descendent dans l'estomac.

L'estomac
L'estomac est un sac musculeux tapissé de glandes gastriques qui fabriquent des enzymes digestifs. Ces glandes fabriquent aussi de l'acide chlorhydrique, qui favorise la digestion en activant les enzymes et en tuant les microbes.

Le pancréas
Cette grosse glande produit un suc contenant des enzymes digestifs et du bicarbonate de sodium, qui neutralise l'acide gastrique. De là, ces enzymes passent dans le duodénum.

Le jéjunum et l'iléon
Ces parties, qui sont les dernières et les plus longues de l'intestin grêle, mesurent 4,75 m. La digestion se poursuit tandis que les nutriments passent alors dans le sang.

Le côlon
Ce tube long de 1,5 m constitue l'essentiel du gros intestin. C'est là que les restes d'aliments digérés sont compactés et que l'eau est absorbée.

Le rectum
Ce sac musculeux stocke les excréments. Ses nervures sensibles indiquent à l'organisme si ses contenus sont solides ou gazeux.

Les troubles digestifs

VOIR AUSSI

➤ Mangez sainement, p. 262
➤ La digestion, p. 292
➤ La diarrhée, les vomissements et la constipation, p. 476

La fréquence des selles est probablement le meilleur indicateur du fonctionnement du système digestif et dans ce domaine, chacun d'entre nous est différent. Le système digestif fonctionne différemment d'une personne à l'autre et la fréquence des selles considérée comme « normale » peut varier de trois fois par jour à seulement trois fois par semaine. Le plus important, pour surveiller le fonctionnement de votre système digestif, est de savoir ce qui est normal pour vous. Vous serez ainsi à même de détecter d'éventuels problèmes et, si nécessaire, d'en parler à votre médecin.

Le système digestif assimile très bien de nombreuses substances mais il est capable de réagir violemment si vous ingérez des aliments ou des boissons contaminés, du poison, certains médicaments ou d'autres substances irritantes. Certains symptômes tels que les vomissements ou la diarrhée peuvent être une réaction directe et relativement brève de l'organisme à une substance nocive, et ils lui permettent de l'éliminer aussi rapidement que possible. D'autres, tels que la constipation ou les ballonnements, peuvent survenir lorsqu'on a mangé pendant longtemps des aliments contre-indiqués, qui ont affaibli le système digestif. Des symptômes mineurs tels que l'indigestion apparaissent souvent quand on a mal mangé : trop ou trop vite, en étant stressé ou en étant assis dans une mauvaise position, par exemple.

Bien que la plupart des troubles digestifs disparaissent rapidement, ils peuvent aussi indiquer des complications sérieuses qui doivent être rapidement soignées. Des douleurs abdominales, par exemple, pourraient être provoquées par un cancer ou par une affection moins grave telle qu'un ulcère peptique ou qu'une gastro-entérite.

Il est souvent difficile de déterminer la cause d'un problème digestif : les ulcères peptiques et le cancer de l'estomac, notamment, occasionnent des douleurs au même endroit de l'abdomen. Il est donc important de consulter si un symptôme dure plus de quelques jours ou s'il est particulièrement intense.

▽ Les enfants ne sont pas timides à propos de leurs selles, mais en vieillissant, nous avons du mal à parler de nos troubles intestinaux.

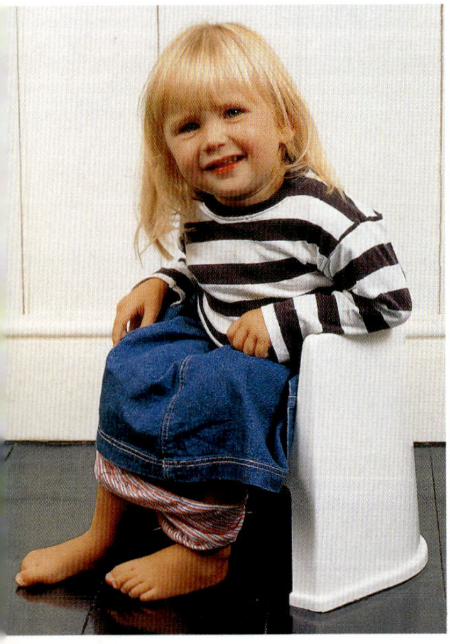

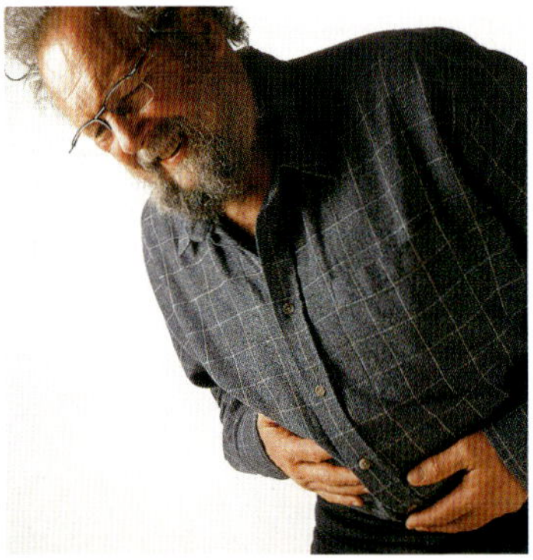

△ Les douleurs abdominales ont souvent une cause bénigne, mais il faut consulter un médecin si les douleurs sont fréquentes et très intenses.

LES TROUBLES DIGESTIFS

La plupart des gens souffrent de diarrhée, de vomissements, de douleurs abdominales, de constipation, de flatulences et de ballonnements occasionnels. Ces troubles sont généralement rares et ils se calment le lendemain. Ce n'est que s'ils sont graves ou s'ils persistent qu'il convient de consulter un médecin. Voici certains des symptômes digestifs les plus fréquents et ce qu'il convient de faire si vous les remarquez.

- Sang – Que ce soit dans le vomi ou dans les selles, la présence de sang est toujours anormale. Elle peut être causée par des problèmes aussi bénins que des hémorroïdes ou une fissure anale mais elle peut aussi indiquer des affections beaucoup plus graves. Il est donc indispensable de consulter un médecin.
- Douleurs abdominales – Elles peuvent être causées par de nombreux problèmes allant de l'indigestion aux règles et à des complications plus graves. Si vous avez souvent mal au ventre ou si les douleurs changent, consultez un médecin.
- Constipation ou diarrhée – Tout le monde en souffre occasionnellement. Cependant, si la fréquence de vos selles change brusquement et si ce changement persiste, cela peut indiquer un problème grave et il convient de consulter aussitôt un médecin.
- Vomissements – Les vomissements sont un symptôme fréquent de nombreux problèmes digestifs mais ils se produisent également avec d'autres pathologies. Comme ils peuvent déshydrater l'organisme, il est essentiel de boire beaucoup. S'ils persistent ou s'il y a du sang dans votre vomi, contactez votre médecin.

- Ténesme – Il s'agit d'une tension douloureuse avec une sensation de brûlure et l'impression de ne pas avoir complètement vidé l'intestin après la défécation. Cela pouvant indiquer une maladie grave, il est recommandé de consulter un médecin.
- Perte de poids – Il convient de consulter un médecin pour toute perte de poids inexpliquée.
- Manque d'appétit – L'appétit tend naturellement à diminuer avec l'âge, mais une soudaine perte d'appétit peut être un signe de maladie et il convient de consulter un médecin.
- Ballonnements et flatulences – Ces symptômes, courants, peuvent provoquer gêne et douleurs, mais ils indiquent rarement une maladie grave.

LE DIAGNOSTIC

Après vous avoir posé une série de questions sur votre état général et sur vos symptômes, votre médecin peut effectuer un toucher rectal avec un doigt revêtu d'un fin gant de caoutchouc. Cela devrait être indolore mais vous vous sentirez certainement gêné et humilié. Il est cependant important que votre médecin puisse pratiquer l'examen complet et mieux vaut traiter les troubles digestifs dès que possible. Parlez donc franchement avec lui de tous les symptômes dont vous souffrez, même si vous vous sentez embarrassé.

NE SOYEZ PAS TIMIDE

Beaucoup de gens sont gênés lorsqu'il s'agit de parler de leurs problèmes digestifs. Ils attendent parfois avant de consulter ou se sentent incapables de tout révéler lors de la consultation. Ne soyez jamais gêné : les médecins ont l'habitude de ce genre d'informations, et pour eux, il est important, pour établir le diagnostic, de disposer de tous les renseignements que vous serez susceptible de leur fournir sur vos symptômes.

Votre médecin vous posera probablement les questions suivantes :

➤ Avec quelle fréquence allez-vous à la selle ? (La fréquence normale peut varier de trois fois par jour à trois fois par semaine).

➤ Quelle est la consistance de vos selles ? Sont-elles pâles ou malodorantes ?

➤ Y a-t-il du sang ou du mucus dans vos selles ? Reste-t-il du sang sur le papier hygiénique lorsque vous vous êtes essuyé ?

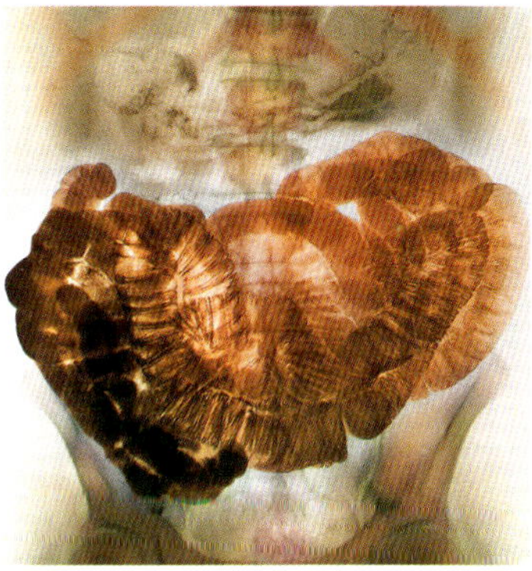

▷ Des radios telles que celle-ci, prise après un lavement baryté, révèlent clairement les anomalies de l'intestin grêle.

LES EXAMENS COMPLÉMENTAIRES

Si votre médecin estime qu'il convient de pratiquer d'autres examens, vous pourrez être envoyé dans un hôpital pour les tests suivants :

- Radio avec opacification – Les radios de l'appareil digestif peuvent être très utiles pour détecter des maladies, surtout si on utilise un produit de contraste ou un autre moyen qui apparaîtra en blanc sur les clichés. Pour cela, on emploie souvent du sulfate de baryum. On peut le mélanger avec de l'eau et le boire ou l'introduire dans le rectum sous forme de lavement avant de prendre les clichés. Le baryum permet de voir l'intérieur du système digestif sur les clichés, et le médecin peut alors détecter d'éventuelles anomalies.
- Endoscopie – Elle permet d'examiner l'intérieur du système digestif grâce à une sonde télescopique souple appelée endoscope. On peut faire passer l'endoscope par la bouche ou par l'anus et le rectum et examiner quasiment tout le système digestif. On peut également insérer des petits instruments par des tubes spéciaux situés dans l'endoscope afin d'effectuer des biopsies ou même de traiter certains problèmes sans avoir recours à une intervention chirurgicale.
- Échographie – On emploie généralement cette méthode pour examiner des organes solides du système digestif, tels que le foie par exemple.

ENDOSCOPIE DU SYSTÈME DIGESTIF SUPÉRIEUR

On peut administrer un sédatif ou un anesthésique avant l'endoscopie. On vaporise un anesthésique local au fond de la bouche et on installe une protection pour les lèvres et les dents.

↓

L'endoscope, tube souple muni d'une minuscule caméra, est inséré par la bouche et l'œsophage dans l'estomac et le duodénum. Un mécanisme permet au médecin de le guider.

↓

Les images fournies par la caméra de l'endoscope apparaissent sur un écran, permettant de détecter d'éventuels ulcères ou d'autres anomalies.

↓

On peut effectuer des prélèvements à l'aide d'un minuscule instrument attaché à l'endoscope. La biopsie ainsi réalisée est alors analysée en laboratoire.

L'obésité

VOIR AUSSI

- Contrôlez votre poids, p. 264
- Les cardiopathies, p. 282
- Le diabète, p. 314
- Les maladies de la thyroïde, p. 316
- L'infarctus cérébral, p. 328

L'obésité est de plus en plus répandue dans les pays développés en raison des mauvaises habitudes alimentaires, d'un abus des fast-foods, aux repas souvent déséquilibrés pour la santé, et d'un mode de vie de plus en plus sédentaire. Les obèses ne mangent pas nécessairement davantage que les autres gens, mais ils mangent plus que ce dont leur organisme a besoin. On tend toutefois à prendre du poids en vieillissant en raison d'un ralentissement du métabolisme. Dans de rares cas, l'obésité est due à de l'hyperthyroïdie, au syndrome de Cushing ou à des corticoïdes.

La surcharge pondérale est dangereuse pour la santé et les obèses développent plus facilement maladies cardiaques ou diabète. Ils sont également plus sujets au mal de dos ainsi qu'à d'autres problèmes en raison de l'effort supplémentaire imposé à leur organisme. Toutefois, quelques kilos de trop n'ont généralement guère d'incidence sur la santé, surtout si la personne mange de façon équilibrée et fait régulièrement du sport.

LES MÉFAITS DE L'OBÉSITÉ

L'obésité peut provoquer de nombreux troubles plus ou moins graves parmi lesquels :

- De l'arthrose des hanches et des genoux.
- Des maux de dos.
- Des difficultés respiratoires.
- Des calculs biliaires.
- Des problèmes cardiaques.
- Des hernies hiatales.
- De l'hypertension artérielle.
- De l'hypercholestérolémie.
- Des problèmes menstruels.
- Des complications post-opératoires telles qu'infections thoraciques ou thromboses de veines profondes.
- Des infarctus.
- Du diabète de type II.
- Des varices.

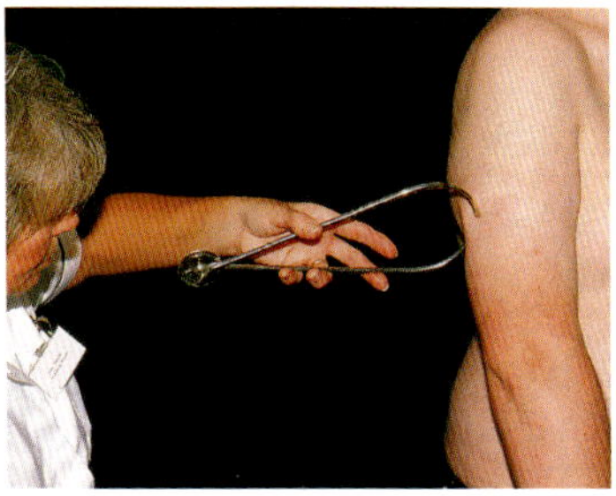

△ On utilise diverses méthodes pour déterminer la quantité de graisse corporelle. Ce spécialiste mesure la graisse à l'aide d'un compas.

Les programmes éducatifs de santé destinés aux enfants tentent de lutter contre l'obésité en soulignant l'importance d'une alimentation saine et équilibrée et du sport.

QU'EST-CE QUE L'OBÉSITÉ ?

Le corps médical utilise l'indice de masse corporelle (IMC) pour déterminer si le poids d'un individu est correct par rapport à sa taille. On utilise un simple calcul (poids en kilos divisé par la taille en mètre au carré). Un individu est considéré comme obèse si son IMC est supérieur à 30 s'il est du sexe masculin, et supérieur à 28 s'il est du sexe féminin. L'IMC n'est qu'un indicateur parmi d'autres. Le tour de taille, par exemple, est souvent important, car des kilos supplémentaires autour de la taille augmentent le risque de complications cardiaques.

LE TRAITEMENT DE L'OBÉSITÉ

La seule vraie méthode pour perdre du poids est de manger moins et de faire plus de sport. Le moyen le plus sain et le plus efficace d'atteindre et de maintenir le poids désiré est de perdre du poids peu à peu et de progressivement augmenter l'activité physique. Il existe également des moyens médicaux de traiter l'obésité, y compris des médicaments et, en dernier ressort, la chirurgie.

- Les médicaments – On a testé un certain nombre de médicaments pour l'obésité avec un succès relatif et, souvent, de graves effets secondaires. De nouveaux médicaments, qui bloquent l'absorption de la graisse et agissent sur le cerveau pour réduire l'appétit, sont désormais disponibles. Cependant, leur effet est limité.
- La chirurgie – Elle constitue le dernier recours. Les deux interventions les plus courantes sont le blocage des mâchoires avec des fils métalliques, de façon à ne permettre d'absorber que des liquides, et la gastroplastie, obturation avec des agrafes de la majeure partie de l'estomac, qui ne permet plus de prendre que de petits repas.

▽ Cette radio montre une hernie hiatale où l'estomac déborde dans le diaphragme. L'obésité exerce une pression supplémentaire sur l'estomac, augmentant le risque de hernie.

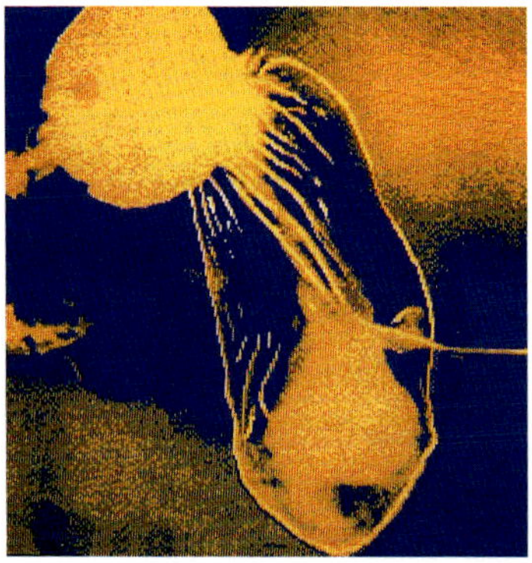

L'œsophagite

VOIR AUSSI

➤ Mangez sainement, p. 262
➤ Le tabac, p. 268
➤ L'endoscopie, p. 295

Les aliments passent de la bouche et de la gorge à l'estomac par un fin tube musculeux, l'œsophage. Ils descendent dans l'estomac par un système à sens unique de façon à ce que l'acidité gastrique ne reflue pas dans l'œsophage. Dans un certain nombre de cas, cependant, cet acide peut entraîner un reflux gastro-œsophagien, provoquant une inflammation douloureuse. Il convient alors d'éviter des substances irritantes telles que les aliments gras et l'alcool, et on administre généralement des antiacides ou d'autres médicaments.

FACTEURS POSSIBLES DE L'ŒSOPHAGITE

Le reflux d'acide dans l'œsophage peut être causé par :

- ➤ L'abus de graisses, de chocolat, de café et d'alcool.
- ➤ Des repas trop copieux.
- ➤ Le tabac.
- ➤ La grossesse ou l'obésité.
- ➤ Une hernie hiatale, où une partie de l'estomac déborde dans le diaphragme et affecte la valve empêchant l'acide gastrique de refluer.

L'inflammation des muqueuses de l'œsophage provoque des douleurs de poitrine connues sous le nom de brûlures d'estomac ou de dyspepsie, douleurs aggravées dans la position étendue ou quand on se penche en avant. Les aliments épicés, les boissons chaudes, l'alcool et d'autres facteurs intensifient aussi parfois la sensation de brûlure. Dans les cas graves, l'œsophage peut saigner.

DIAGNOSTIC ET SOINS

D'après vos symptômes, votre médecin soupçonnera peut-être une œsophagite. Si le diagnostic est difficile à établir, il demandera une radio avec opacification ou une endoscopie.

On prescrit généralement des antiacides et d'autres médicaments contre l'acidité gastrique. Dans les cas graves une intervention chirurgicale peut être envisagée : on forme alors une nouvelle valve en haut de l'estomac afin d'empêcher les reflux.

AUTRES COMPLICATIONS

Dans de rares cas, une inflammation grave provoque une sténose de l'œsophage. Si la muqueuse de l'œsophage est exposée continuellement à de l'acide, elle peut se modifier et finir par ressembler à celle de l'estomac. Cette affection, dite œsophage de Barrett, est précancéreuse. Des contrôles réguliers et un traitement médicamenteux à vie sont nécessaires pour neutraliser la production d'acide.

Le cancer de l'œsophage

VOIR AUSSI

➤ L'endoscopie, p. 295

Ce cancer arrive en 8e position parmi les genres de cancers les plus répandus de la planète. Il est fréquent en Iran et peut être dû à l'usage répandu de farines broyées sur des pierres contenant des silicates. Dans les pays développés, les principaux facteurs de risques sont le tabac et l'alcool.

Des difficultés à avaler, d'abord des aliments solides puis des liquides, la déglutition devenant alors douloureuse, constituent l'un des principaux symptômes du cancer de l'œsophage. Ces douleurs ne se manifestent généralement qu'à un stade avancé de la maladie.

LE DIAGNOSTIC DU MÉDECIN

Après vous avoir examiné, votre médecin peut prescrire une endoscopie ou une radio avec opacification. Le seul remède est l'ablation chirurgicale de la tumeur. Malheureusement, cette forme de cancer se développe très vite et généralement, lorsqu'on la diagnostique, il est trop tard pour opérer. La chimiothérapie et la radiothérapie peuvent ralentir la progression de la maladie et on s'efforce aussi de maintenir l'œsophage ouvert de façon à ce que le patient puisse continuer à s'alimenter.

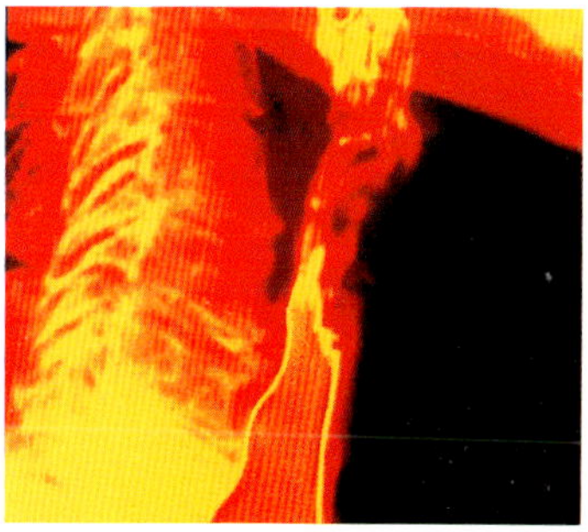

▷ Les radios avec opacification permettent de détecter des anomalies telles que les tumeurs ou les ulcères de l'œsophage.

Les ulcères peptiques

VOIR AUSSI

- Apprenez à contrôler votre stress, p. 260
- Le tabac, p. 268
- Le cancer de l'estomac, p. 300
- L'ostéo-arthrite, p. 360

L'acide gastrique, très puissant, a pour fonction de détruire tous les éléments nuisibles ingérés avec les aliments, qu'il s'agisse de solides ou de liquides, et d'activer l'un des principaux enzymes de la digestion. Malgré la couche protectrice de mucus qui recouvre l'estomac et le duodénum, leurs muqueuses peuvent être attaquées par cet acide. Un ulcère est un morceau de tissu endommagé par de l'acide. Les ulcères peptiques affectent le duodénum (ulcères duodénaux) ou l'estomac (ulcères gastriques). Heureusement, le traitement est efficace dans la grande majorité des cas.

Les ulcères duodénaux sont trois fois plus fréquents que les ulcères gastriques et la tranche d'âge de 20 à 45 ans est la plus vulnérable. En revanche, les ulcères gastriques tendent à affecter les plus de 50 ans.

SIGNES DE L'ULCÈRE PEPTIQUE

Beaucoup de gens souffrant d'ulcères n'ont aucun symptôme ou ne ressentent qu'une gêne légère, qu'ils attribuent à une indigestion. Cependant, les ulcères peuvent provoquer des douleurs intenses dans le haut de l'abdomen. Dans le cas d'ulcères duodénaux, les douleurs sont pires à jeun. Elles peuvent diminuer en mangeant mais réapparaissent ensuite. Les douleurs des ulcères gastriques empirent en mangeant. Les douleurs causées par ces deux formes d'ulcères étant semblables à celles des cancers de l'estomac, il est impératif de consulter un médecin.

LA CAUSE DE L'ULCÈRE PEPTIQUE

La grande majorité des ulcères peptiques sont causés par une bactérie, *Helicobacter pylori*.

ZONES AFFECTÉES PAR LES ULCÈRES PEPTIQUES

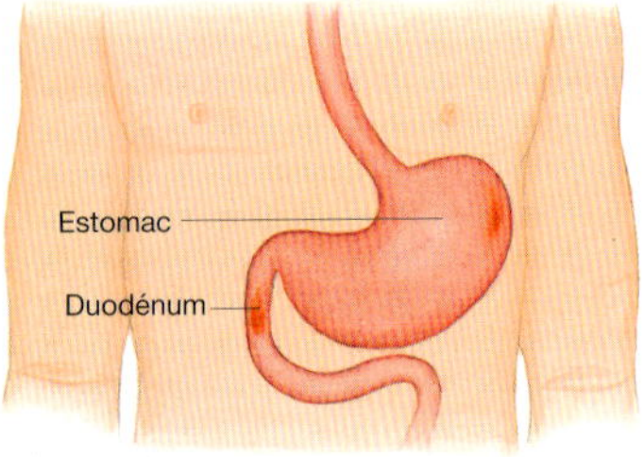

△ Les ulcères peptiques affectent généralement le duodénum (début de l'intestin grêle) mais ils peuvent aussi affecter l'estomac.

SIGNES ET SYMPTÔMES

- Douleurs dans le haut de l'abdomen, qui constituent le principal symptôme des ulcères peptiques. Elles sont parfois si intenses qu'elles réveillent.
- Nausées et vomissements.
- Manque d'appétit et perte de poids.

Les personnes vivant dans de mauvaises conditions d'hygiène sont particulièrement vulnérables. Citons, parmi d'autres causes :

- La consommation d'aspirine ou d'anti-inflammatoires non stéroïdiens à long terme.
- L'abus d'alcool ou éventuellement de caféine.
- Le tabac.

Le stress contribue aux ulcères chez les personnes souffrant de dyspepsie car il augmente les sécrétions d'acide. L'hérédité entrerait aussi en ligne de compte, certaines familles semblant prédisposées aux ulcères.

LES DIVERSES STRATÉGIES

Votre médecin peut soupçonner un ulcère d'après vos symptômes et il vous enverra peut-être à l'hôpital effectuer des tests. Ceux-ci peuvent inclure un examen sanguin avec recherche d'anticorps contre les bactéries et une biopsie effectuée sous endoscopie. Cette biopsie sera analysée en laboratoire afin de déceler la présence éventuelle d'*Helicobacter pylori* et d'exclure la possibilité d'un cancer de l'estomac. On peut aussi, pour une recherche d'*Helicobacter pylori*, effectuer un test respiratoire à l'urée.

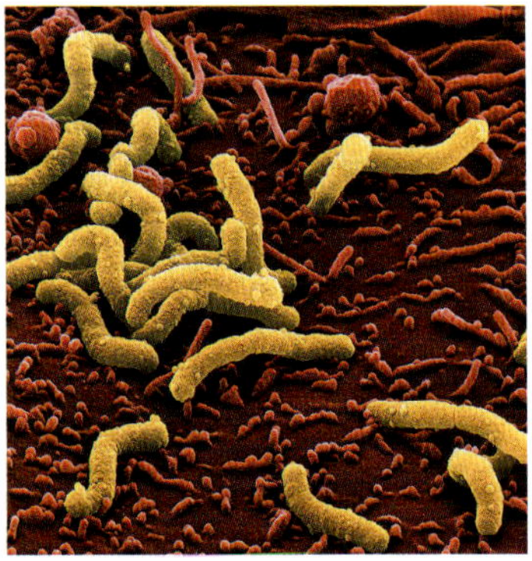

△ Les bactéries *Helicobacter pylori*, montrées ici sur une cellule gastrique humaine, sont la cause la plus fréquente d'ulcères de l'estomac. Elles peuvent aussi provoquer une gastrite, infection guérie avec des antibiotiques.

UNE DÉCOUVERTE RÉCENTE

Autrefois, les médecins attribuaient essentiellement les ulcères au stress. Cependant, dans les années 1980, une révolution s'est produite lorsqu'on a découvert que le coupable était en réalité une minuscule bactérie d'aspect inoffensif, souvent aperçue dans les biopsies d'ulcères de l'estomac. Il semblerait que les *Helicobacter pylori* rendent les muqueuses plus vulnérables à l'acide gastrique. Ces bactéries jouent également un rôle dans les cancers de l'estomac.

Les *Helicobacter pylori* sont désormais détectées par des tests sanguins ou des tests respiratoires. On peut aussi analyser des échantillons de tissus ulcérés prélevés lors d'une endoscopie du système digestif supérieur.

LA GASTRITE

Cette inflammation de la muqueuse gastrique présente des symptômes similaires à ceux des ulcères et on peut aisément la guérir avec des antiacides, qui soulagent les douleurs, tout en diminuant l'alcool et en arrêtant de fumer. La gastrite peut apparaître brusquement (gastrite aiguë) ou se développer progressivement au cours de plusieurs mois ou années (gastrite chronique). La forme aiguë est généralement causée par un abus d'alcool ou par des anti-inflammatoires tels que l'aspirine.

La gastrite chronique peut ne susciter qu'un sentiment de malaise ou, à l'opposé, provoquer des lésions importantes de la muqueuse gastrique allant jusqu'à des saignements et des ulcérations. Elle constitue aussi un facteur de risque de cancer de l'estomac. Il n'existait pas jadis de traitement approprié. Maintenant que l'on sait que les *Helicobacter pylori* en sont l'une des principales causes, on soigne généralement ces affections avec des antibiotiques. La gastrite chronique est parfois causée par l'abus d'alcool et de tabac à long terme.

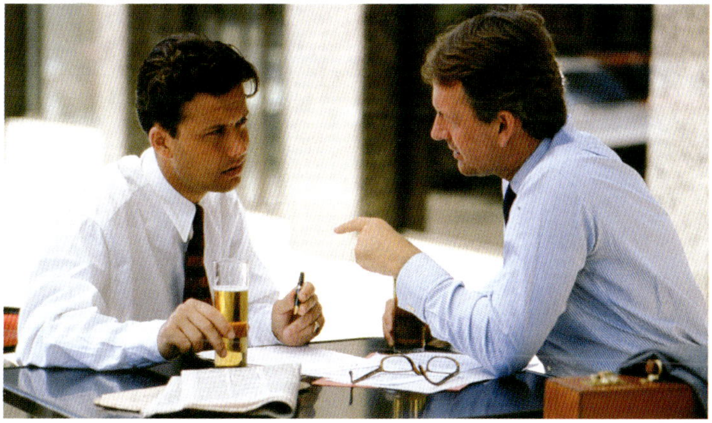

▽ On a longtemps pensé que l'ulcère du duodénum touchait surtout les hommes de 20 à 45 ans ayant un travail stressant. Toutefois, bien que le stress, l'alcool et le tabac aggravent ces ulcères, des études récentes ont montré que des bactéries en sont la cause principale.

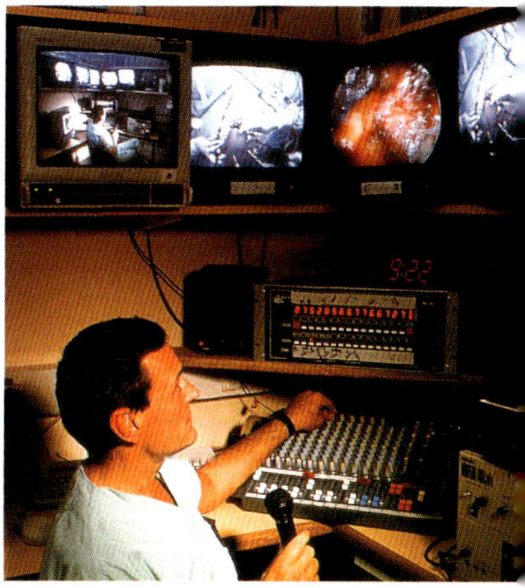

▷ Ce chirurgien examine sur un écran le système digestif d'un patient à l'aide d'un endoscope, qui peut être guidé de façon à en explorer les moindres recoins.

LES TRAITEMENTS

Les ulcères sont beaucoup plus simples à traiter maintenant qu'on sait qu'ils sont causés par des *Helicobacter pylori*. On éradique ces bactéries en administrant conjointement deux antibiotiques et un IPP (inhibiteur de la pompe à protons) pendant sept jours, et, pendant six semaines, des antiacides destinés à régénérer les régions affectées. On guérit ainsi 90 % des ulcères dus à des *Helicobacter pylori* et on vient généralement à bout des autres ulcères en renouvelant cette prescription.

D'ordinaire, les ulcères provoqués par de l'aspirine ou par des anti-inflammatoires non stéroïdiens disparaissent lorsqu'on cesse d'administrer ces médicaments. Toutefois, dans les cas d'ostéo-arthrite, par exemple, ces anti-inflammatoires sont essentiels. On prescrit alors en même temps un médicament destiné à protéger l'estomac et le duodénum contre d'éventuelles ulcérations. Depuis quelque temps, on préconise des inhibiteurs de la COX-2 comme alternative aux anti-inflammatoires en raison de leurs effets secondaires minimes sur le système gastro-intestinal.

Travailler dans des conditions moins stressantes, arrêter de fumer ou réduire sa consommation d'alcool peut empêcher une éventuelle réapparition des ulcères.

LES COMPLICATIONS

Les ulcères peptiques ne s'opèrent aujourd'hui qu'en cas de complications.

- Les hémorragies – Les ulcères duodénaux ont tendance à se produire au-dessus d'un important vaisseau sanguin et ils peuvent l'endommager, provoquant des saignements importants. Ces saignements peuvent être arrêtés par des piqûres effectuées sous endoscopie. Dans certains cas, cependant, il est nécessaire de suturer les vaisseaux afin d'arrêter l'hémorragie.
- Les perforations – Un trou peut se former dans l'estomac à l'endroit d'un ulcère peptique et le contenu de l'estomac peut se répandre dans la cavité abdominale, provoquant une péritonite. Une intervention chirurgicale peut être nécessaire pour recoudre cette cavité.
- Les sténoses pyloriques – Les ulcères peptiques peuvent provoquer des lésions et des sténoses (rétrécissement) de la valve située à l'extrémité inférieure de l'estomac. Une sténose grave empêche la plupart des aliments de sortir de l'estomac, provoquant d'abondants vomissements. Généralement, il est alors nécessaire d'opérer afin de réparer le pylore.

Le cancer de l'estomac

VOIR AUSSI

- Mangez sainement, p. 262
- Le tabac, p. 268
- L'alcool, p. 270
- Les ulcères peptiques, p. 298

Le cancer de l'estomac arrive en seconde position après celui du poumon parmi les cancers les plus courants de la planète. Particulièrement répandu en Extrême-Orient, probablement pour des raisons liées à l'alimentation, ce cancer, qui provoque une tumeur de la muqueuse gastrique, est en augmentation en Occident. Il se développe rapidement et le traitement s'efforce de ralentir la progression de la maladie plutôt que de la soigner. Au Japon, où l'on pratique des dépistages intensifs, la maladie est diagnostiquée dès le début et il y a guérison dans une grande majorité de cas.

LES RISQUES

Il existe plusieurs facteurs de risques pour le cancer de l'estomac, le principal étant la gastrite chronique causée par une infection à long terme. D'autres facteurs de risques incluent :

- Le tabac.
- Une alimentation pauvre en fibres.
- Une alimentation riche en sel, en vinaigre et aliments fumés.
- L'abus d'alcool.

Une alimentation riche en fibres contribue à la bonne santé de l'appareil digestif et aide à réduire le risque de cancers de l'estomac. Les ulcères peptiques ne constituent pas un facteur de risques pour le cancer de l'estomac mais il peut souvent être difficile, pour les médecins, de les distinguer.

Le cancer de l'estomac se développe généralement dans la muqueuse gastrique, mais il peut rapidement gagner d'autres parties du corps. La plupart des individus affectés ont plus de 50 ans et les hommes y sont deux fois plus sujets que les femmes.

LES DIVERSES STRATÉGIES

Après avoir écouté vos symptômes, votre médecin peut vous examiner pour voir s'il existe une tumeur dans le haut de l'abdomen. Il peut ensuite prescrire une endoscopie de l'estomac. On effectuera alors une biopsie, qui sera analysée en laboratoire. Il peut aussi demander une radio avec opacification afin de détecter d'éventuelles anomalies au niveau de l'estomac.

L'estomac étant une vaste cavité, le cancer a largement la place de s'y développer avant de provoquer des symptômes. Une fois que ceux-ci débutent ils sont généralement bénins et non spécifiques : douleurs abdominales, nausées et perte de poids notamment, raison pour laquelle le cancer de l'estomac n'est souvent diagnostiqué qu'une fois qu'il a gagné d'autres parties du corps.

S'il est diagnostiqué dès le début, il est possible d'effectuer une ablation chirurgicale de la tumeur, procédé employé dans environ 20 % des cas. On enlève partiellement ou totalement l'estomac et les ganglions lymphatiques que le cancer risque d'attaquer. On peut aussi opérer pour soulager les symptômes là où le cancer s'est étendu à d'autres parties du corps. On a généralement recours à la chimiothérapie et à la radiothérapie pour contrôler la croissance de la tumeur et retarder la progression de la maladie. Il peut être également nécessaire d'administrer de puissants analgésiques.

SIGNES ET SYMPTÔMES

- Douleurs de l'épigastre, semblables à celles qui sont provoquées par un ulcère peptique.
- Douleurs abdominales après les repas.
- Nausées et vomissements.
- Manque d'appétit.
- Perte de poids.

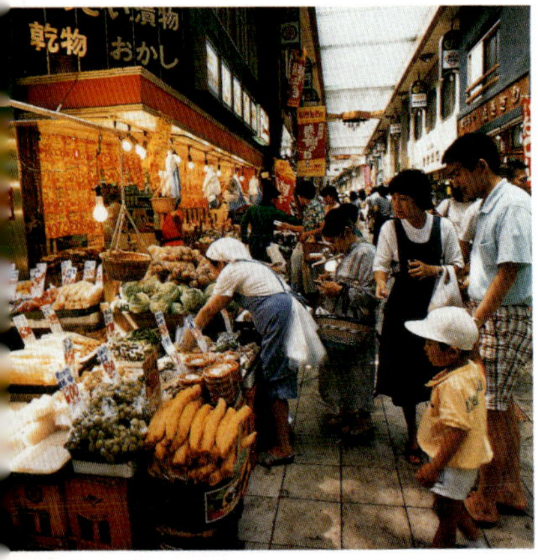

◁ La consommation fréquente de certains aliments, poisson cru et fumé et mets salés et conservés dans du vinaigre, notamment, peut expliquer le taux élevé de cancers de l'estomac en Chine et au Japon.

▽ Une radio avec opacification de l'estomac peut révéler la présence d'une tumeur. Cette image montre un estomac sain.

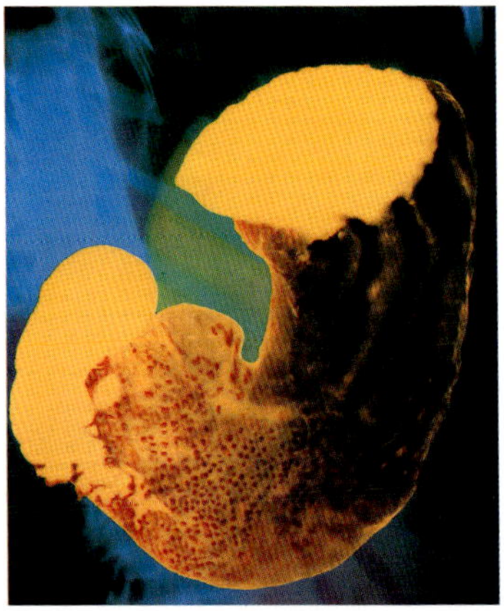

La pancréatite

VOIR AUSSI
- L'alcool, p. 270
- Les troubles hépatiques, p. 302
- Le diabète, p. 314

L'inflammation du pancréas est un problème rare qui peut se déclencher soudainement (pancréatite aiguë) ou après une longue période (pancréatite chronique). Une fois enflammé, le pancréas sécrète ses enzymes digestifs dans la cavité abdominale au lieu de l'intestin grêle. Ces substances chimiques se mettent alors à digérer les tissus voisins, provoquant douleurs violentes, fièvre et vomissements. Cette pathologie peut être mortelle – dans les cas les plus graves, un patient sur cinq décède –, mais la plupart des malades guérissent avec le temps et un traitement approprié.

La pancréatite aiguë peut être provoquée par des calculs biliaires, l'abus d'alcool, certains médicaments (dont des diurétiques) et, plus rarement, des virus (oreillons, hépatite) ou des conséquences postopératoires. Dans la plupart des cas, on ne trouve pas de cause évidente. L'insuffisance progressive du pancréas est généralement due à l'abus d'alcool à long terme.

LES DIVERSES STRATÉGIES

Votre médecin peut soupçonner une pancréatite d'après la description de vos symptômes et il peut effectuer un examen sanguin. Occasionnellement, on peut prescrire une échographie de l'abdomen et une mesure du taux de glycémie dans le sang.

Le traitement vise essentiellement à soulager les douleurs et d'autres symptômes. Une hospitalisation est nécessaire, avec administration de fluides et d'antibiotiques par voie intraveineuse. Une fois que la poussée aiguë a été jugulée, on peut s'attaquer à la cause sous-jacente. Si, par exemple, il s'agit d'un calcul rénal, il convient de l'enlever et d'éviter l'alcool.

Des crises à répétition peuvent gravement endommager le pancréas, entraînant des troubles digestifs, perturbant les fonctions hormonales de cet organe et provoquant du diabète, toujours définitif et qui peut s'aggraver. Peut-être aurez vous besoin de prendre des suppléments d'enzymes et, en cas de diabète, de l'insuline.

SIGNES ET SYMPTÔMES

- Douleurs intenses dans le haut de l'abdomen, souvent aggravées lors de mouvements.
- Fièvre.
- Nausées et vomissements.
- Aspect meurtri de la peau de l'abdomen.

En cas de pancréatite aiguë, les symptômes surgissent brusquement. Ceux de la pancréatite chronique apparaissent progressivement. Souvent les patients ne remarquent leurs symptômes qu'aux derniers stades de la maladie.

Le cancer du pancréas

VOIR AUSSI
- Mangez sainement, p. 262

Le cancer du pancréas est rare et, souvent, il ne produit de symptômes qu'à un stade très avancé. On n'en connaît pas la cause exacte mais on l'attribue généralement à une alimentation riche en graisses et pauvre en fibres. Le tabac peut également y contribuer.

Si votre médecin soupçonne un cancer du pancréas après un examen de l'abdomen, il peut prescrire une échographie pour vérifier s'il existe une tumeur. Le cancer du pancréas se développe rapidement. Il est rarement possible de procéder à une ablation chirurgicale de toute la tumeur et les autres traitements sont généralement inefficaces.

▷ Une alimentation riche en fibres, avec des fruits et des légumes, aide à protéger contre beaucoup de cancers dont celui du pancréas.

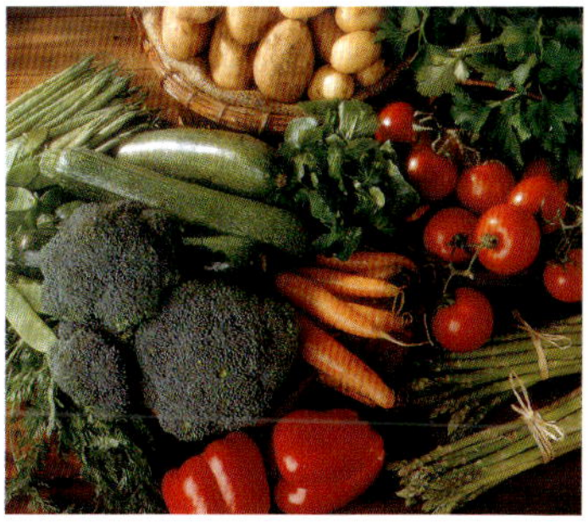

SIGNES ET SYMPTÔMES

- Douleurs abdominales.
- Perte de poids.
- Jaunissement de la peau et du blanc des yeux (ictère), causé par le blocage occasionnel de la circulation de la bile par le cancer du pancréas.

Les troubles hépatiques

VOIR AUSSI

- La digestion, p. 292
- La pancréatite, p. 301
- Les maladies sexuellement transmissibles, p. 411
- L'anémie, p. 450

Le foie est un organe étonnant aux multiples fonctions. C'est l'usine biochimique de l'organisme et il a une grande capacité à se régénérer lorsqu'il est endommagé. Il doit être sérieusement atteint pour que ses fonctions soient affectées mais lorsque c'est le cas, les conséquences sont graves et parfois mortelles. Le foie réagit à la plupart des affections de façon identique, avec d'abord un ictère puis une inflammation (hépatite) et, si le danger persiste, une altération des cellules, une sclérose et des nodules de régénération (cirrhose).

LE RÔLE DU FOIE

Le foie effectue plusieurs opérations biochimiques essentielles qui incluent :

- La production des protéines du sang et le contrôle de la glycémie dans le sang.
- La régulation du transport de la graisse dans l'organisme.
- La sécrétion de la bile.
- L'élimination des hormones, des médicaments et des toxines du sang.
- Le renforcement des défenses immunitaires.

L'HÉPATITE

L'hépatite, ou inflammation du foie, est généralement causée par des bactéries, des virus ou des parasites. Les virus A, B, C, D et E de l'hépatite en sont souvent responsables. De caractéristiques communes, ils varient dans la façon dont ils se multiplient et dans leurs effets à long terme. L'hépatite A est la plus répandue, suivie de l'hépatite B.

- L'hépatite A – Elle se répand souvent, lors d'épidémies, par la bouche, en mangeant des aliments contaminés. Le virus produit de la fièvre, des ictères, des douleurs abdominales et de la fatigue, symptômes qui diminuent au bout de trois à six semaines. Les effets à long terme sont rares et les traitements inutiles. Il existe un vaccin A pour les personnes voyageant dans les zones à risques.
- L'hépatite B – Il s'agit d'une grave infection virale transmise par du sang ou des aiguilles contaminées et lors de relations sexuelles, surtout chez les homosexuels. Les symptômes peuvent être ceux de l'hépatite A mais dans de nombreux cas ils sont inexistants. La plupart des gens guérissent mais certains meurent d'insuffisance hépatique aiguë. La maladie peut subsister et le patient peut à son tour contaminer d'autres individus.
- Les virus de l'hépatite C, et, surtout D et E, déclenchent plus rarement des maladies.

LA STRUCTURE DU FOIE

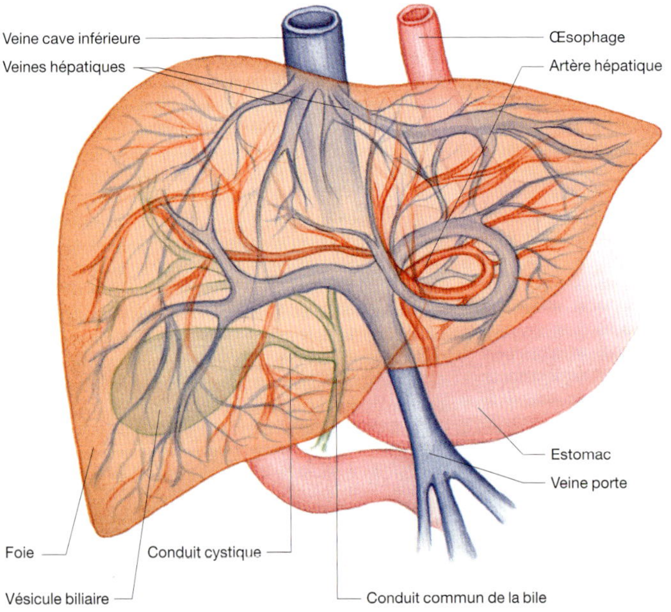

◁ Le foie détoxifie l'organisme. Le sang y est amené de l'aorte par l'artère hépatique pour y être nettoyé. Il est transporté dans les veines hépatiques, qui débouchent dans une veine centrale. Le foie reçoit du sang riche en nutriments de l'intestin grêle par la veine porte. Il sécrète aussi de la bile, stockée dans la vésicule biliaire. Lorsque l'organisme en a besoin pour digérer, la bile est envoyée dans le duodénum par le canal cystique et le canal hépatique.

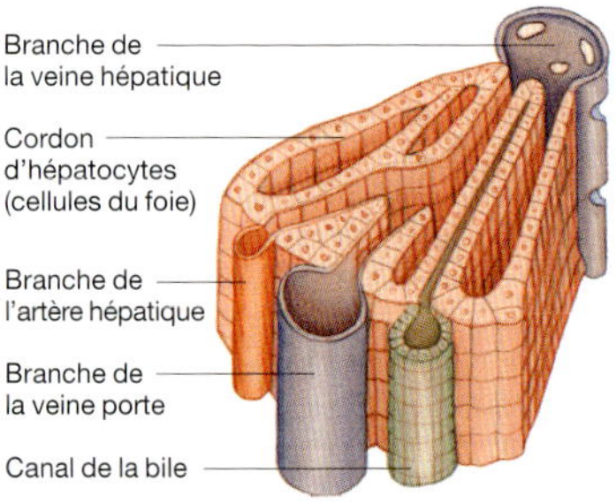

△ Coupe du foie, desservi par une branche de la veine porte, l'artère hépatique et le canal biliaire.

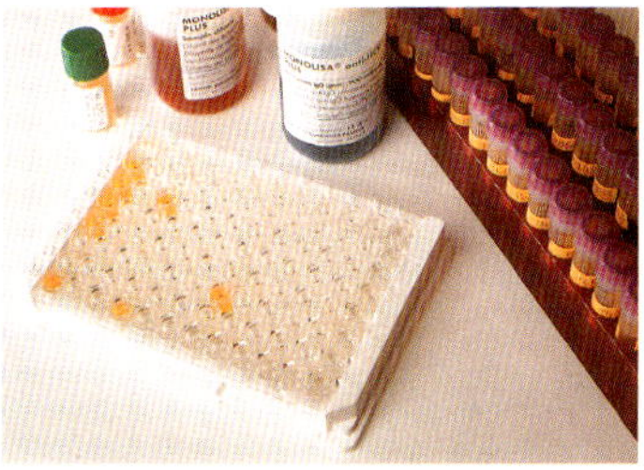

△ Dans ce test d'hépatite C, du sang a été ajouté aux substances produites par le virus. Le sang infecté contient des anticorps qui réagissent à ces substances virales : un enzyme a été ajouté de façon à ce que l'échantillon jaunisse si cette réaction se produit. Ce test est positif.

Un examen du sang confirmera la nature du virus de l'hépatite présent. Des antiviraux spécifiques sont administrés pour lutter contre les différentes formes d'hépatite. Il existe d'excellents vaccins pour l'hépatite A et B empêchant la personne exposée au virus d'être infectée et protégeant pour la vie des groupes à risques tels que le personnel hospitalier.

FOIE ET ALCOOLISME

La cause la plus répandue des troubles hépatiques dans le monde développé est l'abus prolongé d'alcool. Il peut, en effet, provoquer des lésions permanentes dans divers organes.

Le foie élimine rapidement l'alcool du sang, mais s'il y en a trop, les cellules hépatiques peuvent s'altérer et se nécroser. L'abus d'alcool provoque d'abord une hépatite, puis des lésions (ou cirrhose), et enfin une insuffisance hépatique et la mort. Ce processus peut prendre de nombreuses années, même chez les gros buveurs, et si l'abus d'alcool cesse, le foie peut en partie se régénérer. Les dégâts ont plus de probabilité de se produire chez les individus qui boivent régulièrement de l'alcool en excès plutôt que chez ceux qui en abusent occasionnellement. Ils sont également plus courants chez les hommes.

Le diagnostic peut être établi en fonction de l'histoire médicale du patient et de tests sanguins montrant le fonctionnement du foie. Le seul traitement est d'éviter l'alcool.

L'ABUS DE PARACÉTAMOL

De nombreux médicaments affectent le foie mais l'un des plus dangereux est le paracétamol. Même une dose aussi minime que 15 comprimés peut être mortelle. Il existe un antidote, mais pour être efficace il doit être administré dans les huit heures. Si le traitement échoue, il peut y avoir une insuffisance hépatique provoquant le coma et la mort.

LES CALCULS BILIAIRES

La bile est fabriquée par le foie puis stockée et concentrée dans la vésicule biliaire. La vésicule biliaire se contracte lors de l'ingestion de graisses et elle secrète de la bile afin de décomposer ces graisses durant la digestion. Ce sont les pigments de bile qui donnent aux fèces leur couleur marron.

Des calculs constitués de cholestérol et de bile peuvent se former dans la vésicule biliaire. Les calculs biliaires affectent généralement les personnes de plus de 40 ans. Il est souvent possible d'avoir plusieurs calculs biliaires en même temps.

La plupart du temps les calculs biliaires sont relativement bénins mais dans les cas graves ils peuvent obstruer la sortie de la vésicule biliaire ou du cholédoque et bloquer la circulation de la bile. La bile peut provoquer une inflammation et une infection de la vésicule biliaire, affection connue sous le nom de cholécystite, qui provoque des douleurs sous les côtes du côté droit, surtout après un repas gras.

Si un calcul biliaire pénètre dans le cholédoque, il peut susciter des spasmes très douloureux. L'obstruction du cholédoque peut aussi provoquer une pancréatite. Si un calcul bloque la circulation de la bile, il peut causer une jaunisse.

Si les calculs biliaires provoquent des troubles et si la vésicule biliaire cesse de fonctionner correctement, le seul traitement est l'ablation de la vésicule biliaire et de ses calculs. Une fois que la vésicule biliaire a cessé de fonctionner correctement, elle ne peut plus se régénérer. On peut, toutefois, vivre sans. L'ablation de la vésicule biliaire (cholécystectomie) se pratique généralement sous endoscopie et nécessite un court séjour à l'hôpital. Le cholédoque s'élargit généralement après l'opération de façon à constituer une nouvelle aire de stockage pour la bile.

▽ Certains calculs biliaires sont minuscules, d'autres peuvent atteindre la taille d'une balle de golf. Ce calcul mesure environ 2 cm de diamètre.

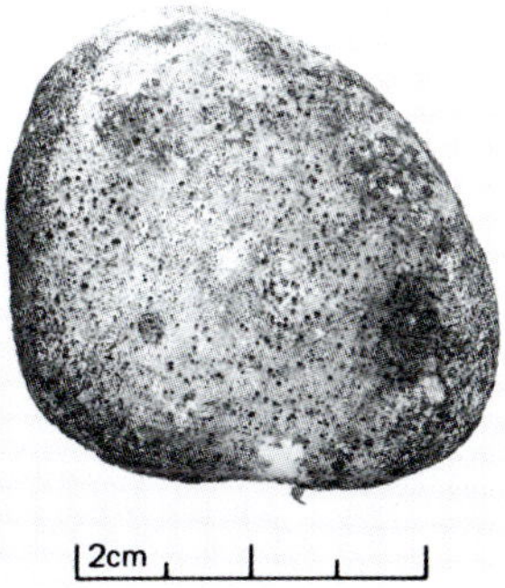

CAUSES DE LA JAUNISSE

La jaunisse (ou ictère) se caractérise par des taux élevés de bilirubine (produit de décomposition des globules rouges), substance qui fait jaunir la peau et le blanc des yeux. Ces taux élevés de bilirubine peuvent être dus à divers facteurs :

- Une destruction excessive des globules rouges (anémie).
- Des lésions du foie (cirrhose).
- Une obstruction du cholédoque (calculs biliaires, cancer du pancréas).

▽ Les troubles hépatiques peuvent provoquer une jaunisse, maladie où le blanc des yeux devient jaune.

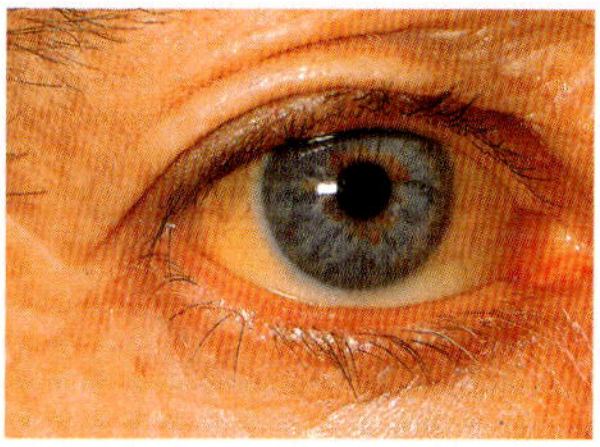

La maladie cœliaque

VOIR AUSSI

➤ La digestion, p. 292
➤ Le diabète, p. 314

Les personnes souffrant de maladie cœliaque ont une allergie à une protéine contenue dans le gluten. Le gluten est présent dans le blé, le seigle, l'orge et l'avoine et leurs produits dérivés. Chez les individus concernés, la muqueuse de l'intestin grêle s'enflamme et s'aplatit et les villosités servant à absorber les nutriments sont détruites. On ignore comment ces dégâts sont causés, mais la seule solution véritable est de suivre un régime strict, sans gluten. La plupart des gens constatent une disparition rapide de leurs symptômes avec un régime approprié.

SIGNES ET SYMPTÔMES

- Ballonnements.
- Perte de poids.
- Selles molles et malodorantes.
- Démangeaisons occasionnelles.
- Chez l'enfant, troubles de la croissance.

Cette maladie peut être difficile à diagnostiquer en raison du caractère peu précis des symptômes.

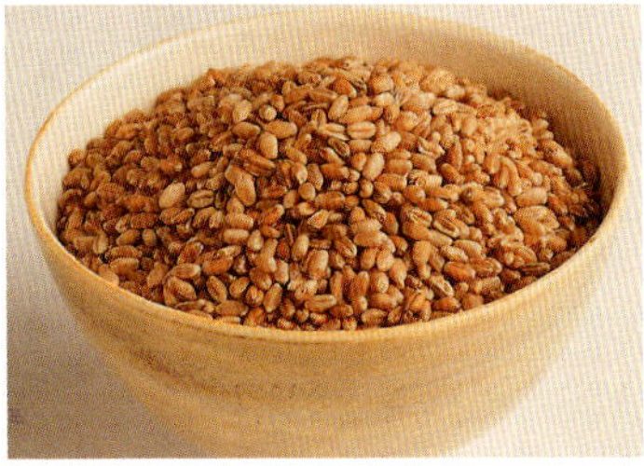

◁ Le blé est l'un des principaux aliments à éviter dans un régime sans gluten. La plupart des aliments conditionnés mentionnent la présence éventuelle de gluten.

Les symptômes de la maladie cœliaque pouvant souvent être vagues et semblables à ceux d'autres affections, cette pathologie est difficile à diagnostiquer.

LES DIVERSES STRATÉGIES

Le diagnostic de votre médecin peut être confirmé grâce à une analyse de sang et une biopsie du jéjunum (section médiane de l'intestin grêle).

Non traitée, la maladie cœliaque peut entraîner de sérieuses complications et parfois même accroître les risques de diabète et de cancer.

L'appendicite

VOIR AUSSI

➤ La digestion, p. 292

L'appendicite correspond à l'inflammation d'un petit diverticule en forme de doigt abouché au cæcum, l'appendice. Non traité, il risque d'éclater et de mettre la vie en danger. La cause de l'appendicite n'est pas toujours évidente, mais cette affection peut être provoquée par un blocage.

Si le diagnostic d'appendicite est confirmé par le médecin, le patient est immédiatement hospitalisé et l'appendice est enlevé. Les appendicectomies peuvent être pratiquées sous endoscopie.

Il existe plusieurs autres complications dont les symptômes ressemblent à ceux de l'appendicite dans sa phase initiale. Pour éviter une opération inutile, la plupart des chirurgiens observent le patient pendant plusieurs heures. Si les symptômes empirent, l'appendice est immédiatement enlevé. Si le patient reste stable ou si son état s'améliore, l'opération n'est pas jugée utile.

POSITION DE L'APPENDICE

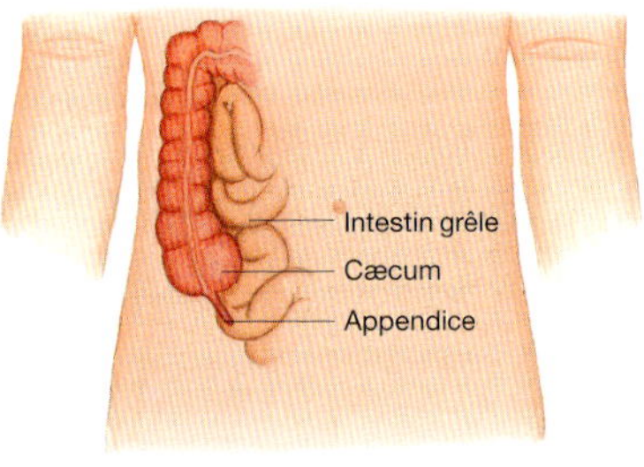

△ On connaît mal la fonction de l'appendice chez l'homme. Chez les lapins, il sert à stocker les bactéries qui digèrent la cellulose.

SIGNES ET SYMPTÔMES

- Nausées et vomissements.
- Diarrhée.
- Faible fièvre.
- Manque d'appétit.
- Au début, douleurs autour du nombril.
- Plus tard, douleurs et sensibilité du côté droit de l'abdomen.

Le syndrome du côlon irritable

VOIR AUSSI
- Mangez sainement, p. 262
- Les troubles digestifs, p. 294
- L'endoscopie, p. 295

Bien que le syndrome du côlon irritable (SCI) soit courant, on en connaît mal les causes. Il affecte deux fois plus souvent les femmes que les hommes et il apparaît généralement entre 20 et 30 ans. Au fil des ans, on lui a donné différents noms, dont celui de côlon spasmé, et il résulte probablement d'un dysfonctionnement du gros intestin. Le gros intestin se contracte régulièrement pour se vider durant la défécation. Si ces contractions de produisent à d'autres moments et de façon désordonnée, elles peuvent produire des douleurs abdominales et d'autres symptômes du SCI.

SIGNES ET SYMPTÔMES

- Douleurs abdominales semblables à celles d'une colique.
- Ballonnements abdominaux, également soulagés par la défécation.
- Alternance de mouvements durs et très doux.
- Flatulences.

Le syndrome du côlon irritable tend à se produire de façon épisodique et il persiste pendant de nombreuses années.

Les symptômes du syndrome du colon irritable sont souvent aggravés par le stress et la dépression. On a également vérifié que les enfants qui ont souffert de douleurs abdominales ont plus de chances d'être victimes du SCI à l'âge adulte.

LE DIAGNOSTIC

Il n'existe malheureusement pas de test infaillible pour diagnostiquer le SCI et les examens tendent à éliminer des problèmes plus graves présentant des symptômes identiques. Le nombre de tests effectués dépend des symptômes et de l'âge. Ils peuvent aller de simples prises de sang à un examen détaillé du gros intestin à l'aide de radios avec opacification ou d'endoscopies.

LES DIVERS TRAITEMENTS

Le syndrome du côlon irritable réagit souvent bien avec des régimes riches en fibres comprenant beaucoup de pain complet, de céréales et de légumes. On peut aussi prescrire des antispasmodiques pour le gros intestin. Un traitement psychologique peut également aider certains individus. Dans les cas plus graves, les symptômes du SCI sont débilitants. Ils peuvent entraîner une dépression et des antidépresseurs sont alors préconisés.

La diverticulose

VOIR AUSSI
- La coloscopie, p. 307

La diverticulose consiste en une formation de diverticules sur les côtés du gros intestin. Ceux-ci apparaissent quand une partie de la paroi intestinale fait saillie vers l'extérieur dans une zone affaiblie. Cette pathologie affecte un tiers des personnes en Occident vers la cinquantaine.

SIGNES ET SYMPTÔMES

- Sang rouge vif provenant du rectum.
- Diarrhée et constipation.
- Douleurs du côté gauche de l'abdomen, soulagées par la défécation.
- Si les diverticules s'enflamment, diverticulite, accompagnée de douleurs intenses et de sensibilité dans le bas de l'abdomen.

La diverticulose est associée à un régime pauvre en fibres. La plupart des cas sont bénins et ceux qui en sont atteints ne s'en rendent souvent pas compte. Parfois les diverticules se bouchent et s'infectent, complication connue sous le nom de diverticulite. S'ils se perforent ou s'ils éclatent, ils peuvent occasionner une forme très grave de péritonite.

LE DIAGNOSTIC DE LA DIVERTICULOSE

Le diagnostic peut être évident d'après les symptômes mais il est souvent confirmé par un lavement baryté. On peut également effectuer une coloscopie, examen du côlon avec un endoscope (tube souple muni d'une caméra) ou une échographie.

LES TRAITEMENTS

Un régime riche en fibres peut soulager les symptômes et des antispasmodiques peuvent calmer les douleurs abdominales. La plupart des diverticulites guérissent avec des antibiotiques et un régime exclusivement liquide permettant à l'intestin de se reposer. Si vous avez plus de trois ou quatre crises par ans, l'ablation d'une section de l'intestin peut être nécessaire.

Le cancer recto-colique

VOIR AUSSI

- ➤ Mangez sainement, p. 262
- ➤ La digestion, p. 292
- ➤ Les troubles digestifs, p. 294

On ignore pourquoi le côlon et le rectum sont si affectés par le cancer: le cancer recto-colique est, en effet, parmi les plus courants des pays développés. Il touche rarement les moins de 40 ans mais son incidence augmente avec l'âge et la plupart des malades ont plus de 60 ans. La majorité des cancers intestinaux graves se produisent à l'extrémité du côlon ou dans le rectum, raison pour laquelle un toucher rectal est si important. Bien qu'ils puissent être héréditaires, la grande majorité des cancers recto-coliques surviennent chez des personnes sans antécédents familiaux.

On a identifié un certain nombre de facteurs de risques liés au cancer recto-colique. Parmi ceux-ci:

- L'alimentation – L'alimentation riche en graisses animales et pauvre en fibres augmente le risque de cancer recto-colique.
- La colite ulcéreuse – Les personnes souffrant de maladies inflammatoires du côlon courent un risque plus élevé de cancer recto-colique.
- Le polyadénome du gros intestin – Ce problème héréditaire provoque la formation d'excroissances appelées polypes dans le gros intestin. Ces polypes tendent à devenir cancéreux et ceux qui en ont doivent régulièrement faire faire des coloscopies.
- Les facteurs génétiques – On sait aujourd'hui quelles sont les modifications génétiques de l'ADN qui provoquent des cancers recto-coliques. Plusieurs événements doivent se produire pour qu'un tissu devienne cancéreux. Quelques facteurs héréditaires favorisent le cancer recto-colique dans certaines familles. Des tests sont couramment effectués pour tenter d'identifier ces modifications génétiques et déterminer quelles sont les personnes à risques. L'aspirine et d'autres anti-inflammatoires peuvent offrir une certaine protection contre ce cancer.

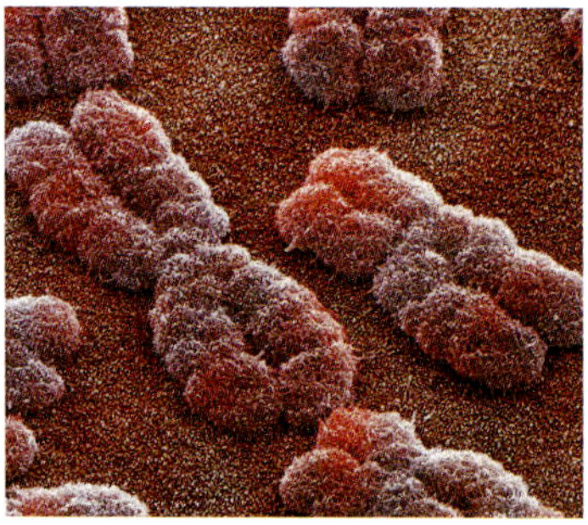

◁ L'ADN contient la clé des cancers recto-coliques. Des tests permettant d'identifier les sujets à risques seront bientôt disponibles.

LA STRUCTURE DU CÔLON

▽ Le côlon est un tube qui absorbe l'eau des déchets alimentaire et compacte les matières fécales. Il se divise en quatre parties: ascendant (qui monte du côté droit de l'abdomen), transverse (allant d'un côté à l'autre du corps), descendant et sigmoïde (qui est relié au rectum). On peut l'examiner à l'aide de tubes appelés sigmodoïscopes ou coloscopes.

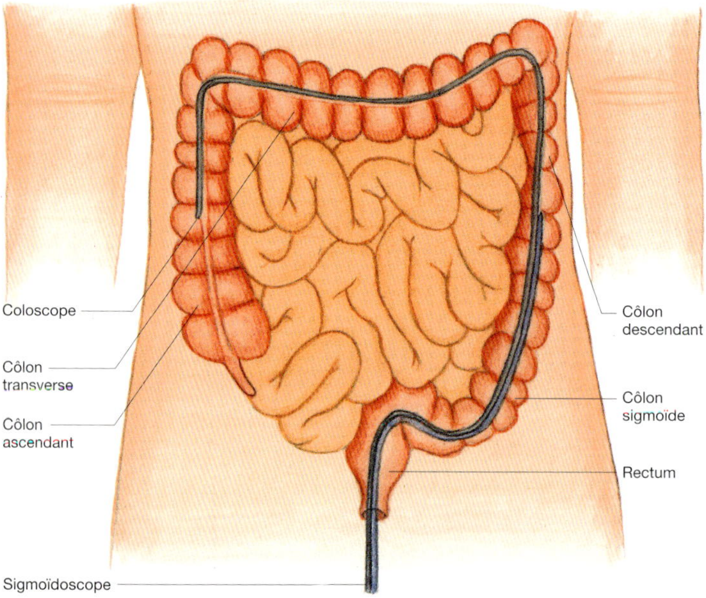

QUAND CONSULTER UN MÉDECIN

Si vous remarquez des changements soudains et persistants dans la fréquence de vos selles ou du sang ou du mucus dans vos

SIGNES ET SYMPTÔMES

- ➤ Douleurs abdominales.
- ➤ Changement de fréquence des selles.
- ➤ Sang ou glaires dans les selles.
- ➤ Manque d'appétit.
- ➤ Gêne au niveau du rectum ou sensation d'être encore plein après la défécation.

selles et si vous éprouvez des maux de ventre, consultez immédiatement un médecin. Un autre symptôme est l'impression que le rectum n'est pas complètement vidé après la défécation.

Comme pour beaucoup de cancers, le cancer recto-colique peut guérir s'il est pris à temps. Il est donc important de consulter un médecin dès l'apparition des premiers symptômes.

LE DIAGNOSTIC DU CANCER RECTO-COLIQUE

Le cancer recto-colique peut être détecté lors d'examens de dépistage, avant que les symptômes se manifestent. Si vous décrivez vos symptômes à votre médecin, il pratiquera sans doute un toucher rectal avec un doigt ganté. Un échantillon de selle permet de vérifier l'éventuelle présence de sang.

Votre médecin vous enverra sans doute à l'hôpital effectuer une série de tests tels qu'une sigmoïdoscopie (où un tube souple inséré dans le rectum permet d'examiner le côlon sigmoïde) et une radio avec opacification ou une coloscopie, c'est-à-dire un examen du côlon à l'aide d'un endoscope (tube souple). Dans ces deux cas, on examine entièrement le côlon pour vérifier s'il y a des tumeurs. Au cours de ces procédures, on peut effectuer également une biopsie qui sera analysée en laboratoire. Si le cancer est confirmé, un scanner sera généralement effectué pour en déterminer l'étendue et voir s'il a déjà gagné d'autres parties du corps.

▽ Cette radio avec opacification montre un cancer du côlon, visible en rouge.

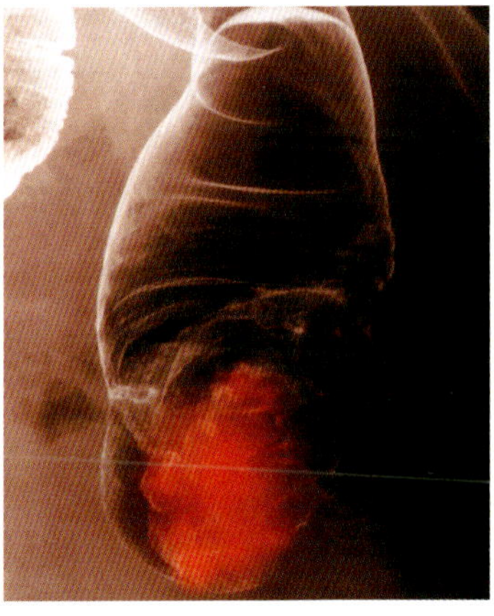

LE DÉPISTAGE DU CANCER RECTO-COLIQUE

Le cancer recto-colique peut être dépisté tôt par des méthodes particulières. Aux États-Unis et en Australie, on effectue régulièrement des recherches de sang dans les fèces des personnes de plus de 50 ans. Les opinions des spécialistes divergent quant à l'utilité de ce test, la présence de sang dans les fèces n'indiquant pas nécessairement un cancer. Il est donc recommandé aux personnes ayant des antécédents familiaux ou d'autres facteurs de risques de cette maladie de faire régulièrement pratiquer des coloscopies.

LA COLOSCOPIE

↓

La veille, vous devrez prendre un laxatif pour vider le côlon. Un sédatif ou un anesthésique peut aussi être administré par voie intraveineuse juste avant l'examen.

↓

Le coloscope, tube étroit et souple muni d'une caméra, dont les images apparaissent sur un écran, est inséré par le rectum et guidé dans le côlon.

↓

Les images fournies permettent au spécialiste de guider l'instrument afin de détecter d'éventuelles anomalies. La coloscopie permet aussi d'effectuer une biopsie.

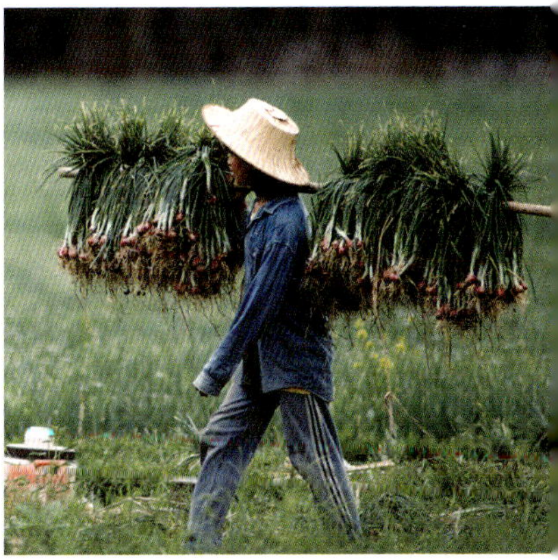

△ Dans les pays asiatiques, les habitants ont une alimentation riche en fibres qui aide à les protéger contre le cancer recto-colique.

LES DIVERS TRAITEMENTS

La seule chance de guérir un cancer recto-colique est de procéder à l'ablation de la tumeur, ce qui n'est possible qu'à un stade peu avancé. La zone affectée du gros intestin est réséquée et les deux extrémités séparées réassemblées (colectomie). La plupart du temps on anastomose les deux extrémités de l'intestin, mais parfois l'intestin peut être amené à la hauteur de la paroi abdominale afin de créer un orifice temporaire permettant d'évacuer les fèces (colostomie). Les colostomies ne sont pas toutes permanentes. Certaines peuvent être effectuées de façon temporaire avant d'anastomoser l'intestin lors d'une seconde opération.

Si le cancer est limité à la paroi intestinale, plus de 90 % des patients restent guéris cinq ans après le traitement. S'il a gagné les ganglions lymphatiques, ceux du foie, surtout, les chances de survie sont réduites.

Depuis quelques années, la chimiothérapie prolonge la vie dans des cas avancés, mais une intervention chirurgicale reste la solution la plus efficace. Plus tôt cette intervention a lieu, meilleures sont les chances de guérison. On sait aujourd'hui, à propos du cancer recto-colique, qu'une personne perd un temps précieux à se demander si elle devrait consulter un médecin. Si des symptômes vous préoccupent, consultez immédiatement.

La maladie de Crohn

VOIR AUSSI
➤ Le tabac, p. 268
➤ Les troubles digestifs, p. 294
➤ La spondylarthrite ankylosante, p. 364

La maladie de Crohn est un genre de maladie inflammatoire du côlon qui provoque une tuméfaction de toute la paroi du système digestif. Avec le temps, cette paroi s'épaissit et s'ulcère et une sténose (rétrécissement) peut se produire. La maladie de Crohn peut affecter n'importe quelle partie du système digestif, de la bouche à l'anus, mais elle touche le plus souvent l'iléon (dernière partie de l'intestin grêle) et le côlon. On en ignore la cause, bien que cette maladie tende à être héréditaire et que les fumeurs y soient trois fois plus sujets que les non-fumeurs.

SIGNES ET SYMPTÔMES

- Douleurs abdominales.
- Diarrhée, parfois avec du sang.
- Fièvre.
- Sentiment de malaise général.
- Amaigrissement.

La maladie de Crohn existe dans le monde entier mais elle est plus répandue en Occident, où elle affecte tout particulièrement les personnes d'origine juive. Elle touche généralement des individus entre 15 et 40 ans et aussi bien les hommes que les femmes. Il n'existe pas de véritable traitement à cette affection, caractérisée par des crises épisodiques et des périodes de rémission. Toutefois les symptômes peuvent être contrôlés à l'aide de médicaments.

▽ Les radios avec opacification, moyen efficace de découvrir des anomalies du système digestif, aident à diagnostiquer la maladie de Crohn.

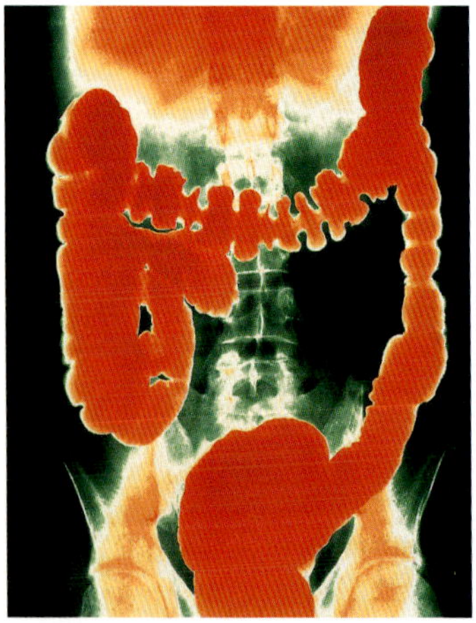

EXAMENS ET DIAGNOSTIC

Si vous vous plaignez de symptômes typiques de la maladie de Crohn, votre médecin vérifiera si vous avez des ulcères buccaux et il palpera votre abdomen, bien que ces examens puissent ne rien montrer d'anormal. Il préconisera peut-être une analyse de sang pour une numération globulaire et une vérification du degré d'inflammation et du taux de fer, d'acide folique et de vitamine B 12. Vous devrez peut-être aussi fournir un échantillon de selles.

Vous serez sans doute envoyé à l'hôpital pour y effectuer des tests supplémentaires dont une coloscopie – procédure au cours de laquelle on introduit une sonde souple dans l'anus et le rectum afin d'inspecter tout le côlon et, si nécessaire, d'effectuer une biopsie –, et une radio avec opacification.

LE CONTRÔLE DE LA MALADIE

Les cas relativement bénins peuvent être traités avec des antidiarrhéiques courants (lopéramide, codéine, cholestyramine). Des corticoïdes, administrés sous forme de comprimés ou de lavements, combinés avec des immunosuppresseurs constituent l'essentiel du traitement. Les poussées graves exigent souvent une hospitalisation.

On recommande des régimes sans résidus, avec des nutriments simples et très digestibles, qui reposent le système digestif. S'alimenter ainsi pendant six semaines peut calmer une crise de maladie de Crohn, malheureusement, ces régimes sont chers et généralement fades.

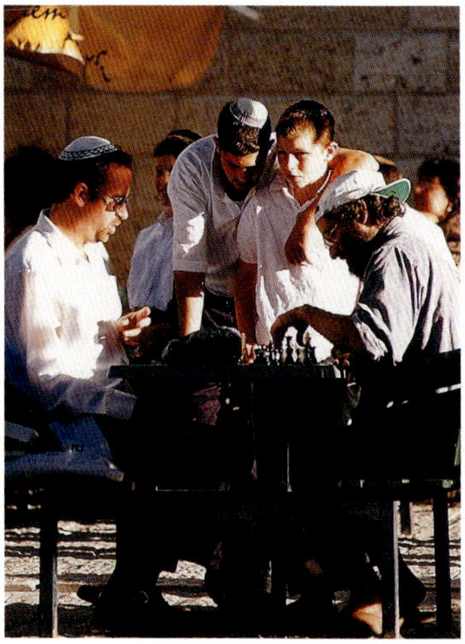

△ Les personnes d'origine juive sont plus exposées à la maladie de Crohn, bien que la cause de cette pathologie reste inconnue.

Dans 70 à 80 % des cas, cependant, une intervention chirurgicale est nécessaire afin de réséquer une partie affectée ne réagissant pas au traitement médicamenteux ou d'enlever la région sténosée qui cause le blocage. Plusieurs opérations pouvant être nécessaires, on n'effectue que le strict minimum afin de préserver le système digestif.

Heureusement, les crises de maladie de Crohn finissent généralement par s'estomper. La plupart des gens n'ont pas besoin de prendre de médicaments entre ces crises. Dans environ 10 % des cas des complications peuvent surgir. Elles incluent de la spondylarthrite, des calculs rénaux, des calculs biliaires, de la conjonctivite et des éruptions cutanées telles que l'érythème noueux.

La colite ulcéreuse

VOIR AUSSI

- La spondylarthrite ankylosante, p. 302
- Le cancer recto-colique, p. 306
- Les troubles hépatiques, p. 364
- Les calculs rénaux, p. 388

La colite ulcéreuse est une maladie inflammatoire de l'intestin qui n'affecte que le côlon et le rectum. Elle commence souvent dans le rectum et gagne le côlon. La cause en est inconnue, mais cette affection est provoquée par une inflammation de la muqueuse du gros intestin, qui s'ulcère et se met à saigner. Elle commence généralement entre l'âge de 20 et de 40 ans et les femmes y sont plus sujettes que les hommes. Comme pour la maladie de Crohn, elle se caractérise généralement par des poussées aiguës avec des périodes de rémission.

SIGNES ET SYMPTÔMES

- Diarrhée avec du sang et du mucus dans les selles.
- Douleurs abdominales.
- Fatigue.

Les cas graves peuvent aussi affecter :

- La peau, provoquant des éruptions telles que l'érythème noueux.
- Les yeux, provoquant de la conjonctivite.
- Le foie, provoquant des dépôts de graisse.
- Les reins, provoquant des calculs.
- La vésicule biliaire, provoquant des calculs.
- Les articulations, provoquant diverses arthrites telles que la spondylarthrite.

La plupart des gens souffrant de colite ulcéreuse prennent un médicament appelé 5-ASA (Pentasa) afin de réduire la fréquence des crises et provoquer une rémission. Des immunosuppresseurs sont parfois nécessaires. Dans les cas graves on peut aussi administrer de la cortisone. Si le traitement médicamenteux échoue, on peut effectuer une exérèse des zones affectées du côlon, voire dans certains cas une ablation totale du côlon, si bien que l'intestin se termine à l'iléon. Le chirurgien redirige l'iléon à un orifice artificiel ménagé dans l'abdomen. Un réservoir permettant à l'intestin de se vider est fixé à cet orifice.

On tente aujourd'hui de former un nouveau réservoir depuis l'iléon, avec une anastomose entre l'iléon et l'anus, ce qui signifie que les patients peuvent aller normalement à la selle, avec des mouvements plus lâches. Généralement, il subsiste une petite partie du côlon, qui peut être sujette à des récidives.

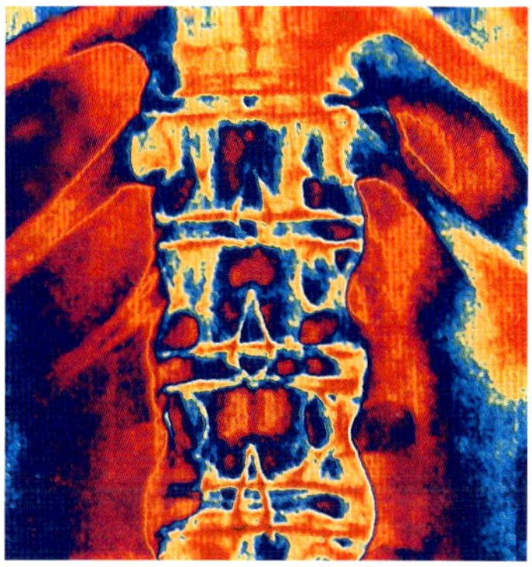

△ Cette radio montre une colonne aux vertèbres soudées par une spondylite ankylosante, forme d'arthrite inflammatoire pouvant être associée aux colites ulcéreuses.

COMMENT UNE COLECTOMIE EST EFFECTUÉE

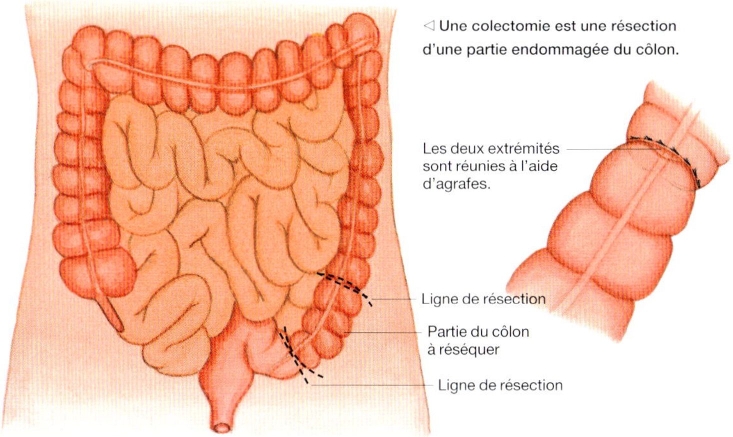

◁ Une colectomie est une résection d'une partie endommagée du côlon.

LES COMPLICATIONS

La maladie de Crohn et la colite ulcéreuse peuvent entraîner de graves complications.

- Perforations. Un trou peut se former dans la paroi de l'appareil digestif, laissant s'échapper le contenu des viscères et provoquant une péritonite.
- Dilatations toxiques. Le gros intestin peut gonfler, comme un ballon, puis éclater. Si la tuméfaction ne disparaît pas, la zone affectée doit être enlevée. Cette dilatation se produit surtout avec les colites ulcéreuses.
- Cancers recto-coliques. La colite ulcéreuse augmente les risques de cancers recto-coliques et les sujets atteints sont étroitement surveillés.

Les troubles de l'anus et du rectum

VOIR AUSSI

- ➤ Mangez sainement, p. 262
- ➤ La digestion, p. 292

La plupart des gens ont des troubles de l'anus ou du rectum à un moment donné de leur vie. Les hémorroïdes, notamment, sont particulièrement répandues. Heureusement, les problèmes anaux sont généralement bénins et faciles à traiter. La présence de sang frais dans les selles ou sur le papier hygiénique après s'être essuyé est presque toujours due à des hémorroïdes ou à l'un des problèmes mentionnés ci-dessous. Cependant, comme cela peut aussi indiquer des pathologies plus graves, il est extrêmement important de consulter en cas de saignements.

LES HÉMORROÏDES

Ce sont des tumeurs variqueuses formées par la dilatation de veines gonflées de l'anus et du rectum. Elles se développent parfois en dehors de l'anus. Les selles dures et difficilement excrétées, résultat fréquent d'un régime pauvre en fibres, peuvent en être la cause. Les hémorroïdes constituent l'une des raisons les plus courantes de saignements rectaux.

Elles ne sont généralement pas douloureuses mais peuvent le devenir si un caillot se forme à l'intérieur. La plupart du temps, elles disparaissent avec un régime riche en fibres et des préparations anales calmantes. Les hémorroïdes plus gênantes peuvent être éliminées par intervention chirurgicale.

LES ABCÈS ANAUX

Les glandes sécrétant du mucus qui entourent l'anus peuvent s'infecter et un abcès douloureux peut se former. La pénétration sexuelle anale augmente le risque de tels abcès.

Les antibiotiques ne réussissent pas toujours à guérir l'infection et de nombreux abcès doivent être ponctionnés sous anesthésie générale.

LA FISTULE ANALE

Parfois une glande anale infectée peut éclater sur la peau et dans le canal anal, créant un trajet anormal entre l'intérieur de l'anus et la peau. Ces trajets pathologiques, connus sous le nom de fistules, guérissent rarement et doivent être enlevés chirurgicalement.

LA FISSURE ANALE

La muqueuse anale se déchire parfois, notamment lors de l'excrétion de fèces dures. Ces déchirures guérissent généralement d'elles-mêmes. Cependant, si elles sont très importantes, elles peuvent être aggravées par les contractions du sphincter anal et ne pas guérir, provoquant des saignements persistants et des douleurs lors de la défécation.

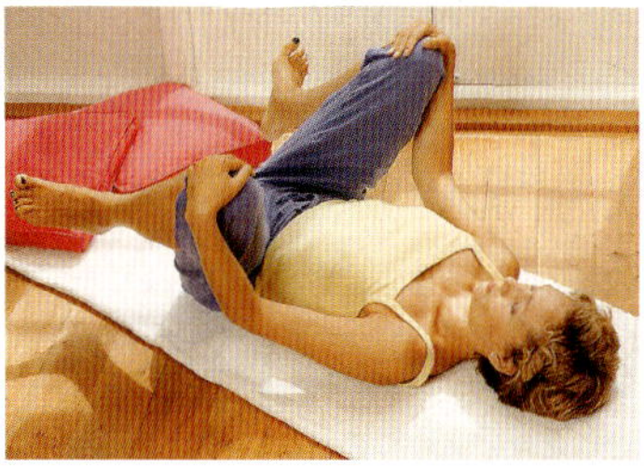

△ Les exercices de yoga pelvien aideraient à prévenir les problèmes anaux et rectaux et ils peuvent soulager certains problèmes existants.

On utilise une crème au nitrate pour détendre le sphincter et guérir la fissure. Si cela échoue, on peut opérer afin de légèrement affaiblir le sphincter sans affecter le contrôle de la défécation.

LES SINUS PILONIDAUX

Les follicules des poils situés entre les fesses peuvent parfois s'infecter et former un abcès. Ces abcès (sinus pilonidaux) ne guérissent pas et doivent être enlevés chirurgicalement.

LA RÉSECTION DES GROSSES HÉMORROÏDES

▽ L'un des procédés employés pour le traitement des hémorroïdes gênantes consiste à introduire un petit tube (proctoscope) dans le rectum. L'hémorroïde est saisie à l'aide de pinces et ligaturée à la base afin de l'exciser.

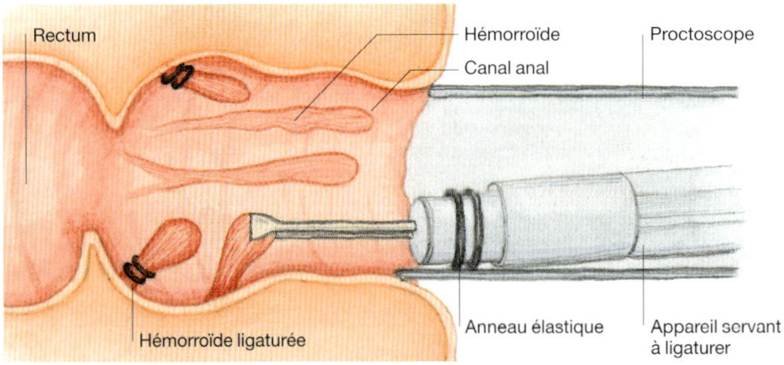

DÉMANGEAISONS ANALES

Le prurit anal, qui se caractérise par des démangeaisons, n'a pas de cause évidente. Il peut être lié à une mauvaise hygiène, des hémorroïdes ou des vers. Se gratter aggrave la situation. La plupart du temps ces démangeaisons disparaissent en gardant l'anus propre et sec et en évitant de toucher la peau. Après s'être lavé, il convient de sécher l'anus sans l'essuyer : en le tamponnant ou avec un séchoir.

4

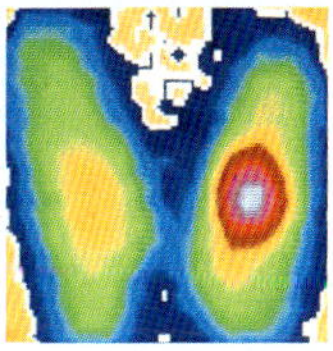

LE SYSTÈME ENDOCRINIEN

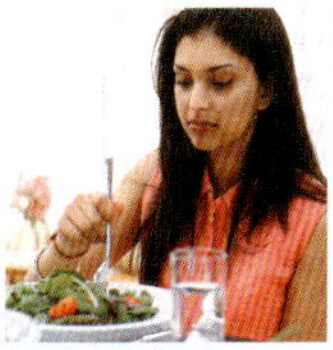

Il existe diverses hormones chargées de réguler les mécanismes biochimiques de l'organisme. Le mot hormone vient d'un terme grec, *horman*, signifiant « exciter ». Toutes les hormones sont essentiellement des messages chimiques transmis par le sang afin de susciter une réaction corporelle spécifique ou générale. Parfois les glandes qui fabriquent les hormones, connues sous le nom de glandes endocrines, sont affectées par diverses pathologies, ou se mettent à fonctionner anormalement. Comme les hormones jouent un rôle très important dans tout l'organisme, il existe un nombre considérable de problèmes endocriniens.

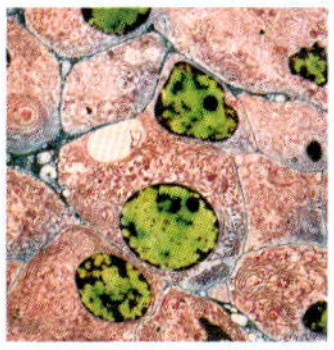

TABLE

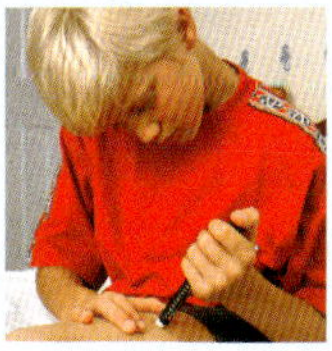

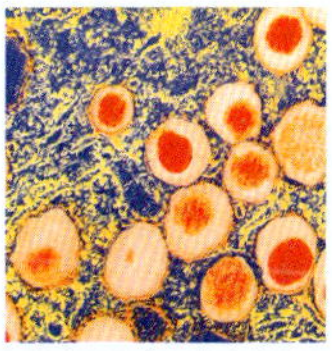

Les glandes endocrines

VOIR AUSSI
- Le système cardio-vasculaire, p. 276
- Le diabète, p. 314
- Les maladies de la thyroïde, p. 316

Les hormones sont fabriquées par un certain nombre de glandes endocrines situées dans diverses parties du corps. Ces glandes spécialisées produisent et sécrètent les hormones essentielles transportées par le sang jusqu'à leur lieu ou leurs lieux d'action spécifiques. Les surrénales, par exemple, produisent de l'adrénaline, qui affecte le cœur, le cerveau, les vaisseaux sanguins, l'intestin et la respiration. Les principales glandes endocrines du corps sont l'hypophyse, la thyroïde, les parathyroïdes, les surrénales, le pancréas, les ovaires et les testicules.

La plupart des glandes endocrines du corps sont contrôlées par l'hypophyse, glande indispensable située sous le cerveau et elle-même régie par l'hypothalamus. L'hypophyse produit ce que l'on appelle des « facteurs stimulants », qui forcent les autres glandes à sécréter leurs hormones dans le sang. Les troubles de l'hypophyse peuvent avoir d'importantes répercussions sur la santé.

UN ÉQUILIBRE SUBTIL

Le système endocrinien est un réseau complexe de mécanismes parfaitement réglés. Le diagramme ci-dessous montre un aspect de ce système, à savoir le contrôle du sucre dans le sang par une hormone, l'insuline. En général les problèmes surgissent quand ces mécanismes délicats cessent de fonctionner correctement et que les glandes endocrines produisent trop ou pas assez d'une certaine hormone. La cause la plus courante des problèmes endocriniens est une excroissance non cancéreuse appelée adénome. Un adénome peut provoquer une insuffisance hormonale ou, à l'inverse, hyperstimuler la glande.

▽ La sécrétion des hormones est contrôlée par un double processus appelé rétroaction et rétrocontrôle, où les différentes hormones produites par les glandes agissent à leur tour sur l'hypophyse. Ce diagramme montre le circuit qui contrôle la glycémie.

GLUCAGON ET GLYCOGÈNE

L'excès de glucose dans le sang est converti en glycogène de façon à pouvoir être stocké. Une hormone, le glucagon, décompose ce glycogène en glucose, qui passe alors dans le sang en fonction des besoins de l'organisme.

LE DIAGNOSTIC

Afin d'établir le diagnostic des divers problèmes hormonaux, on analyse les taux d'hormones dans le sang. Les tests aident aussi à contrôler les thérapies hormonales ou médicamenteuses. On utilise en outre l'imagerie médicale pour vérifier l'éventuelle présence d'un adénome dans les glandes endocrines.

LES TRAITEMENTS

Les problèmes endocriniens les plus courants sont le diabète sucré et l'hypothyroïdie. Les autres affections, plus rares, peuvent être traitées par les méthodes suivantes :

1 Remplacement de l'hormone ou supplément de cette hormone.
2 Médicaments servant à bloquer l'action d'un excès d'hormones.
3 Ablation chirurgicale ou radiothérapie de l'adénome.

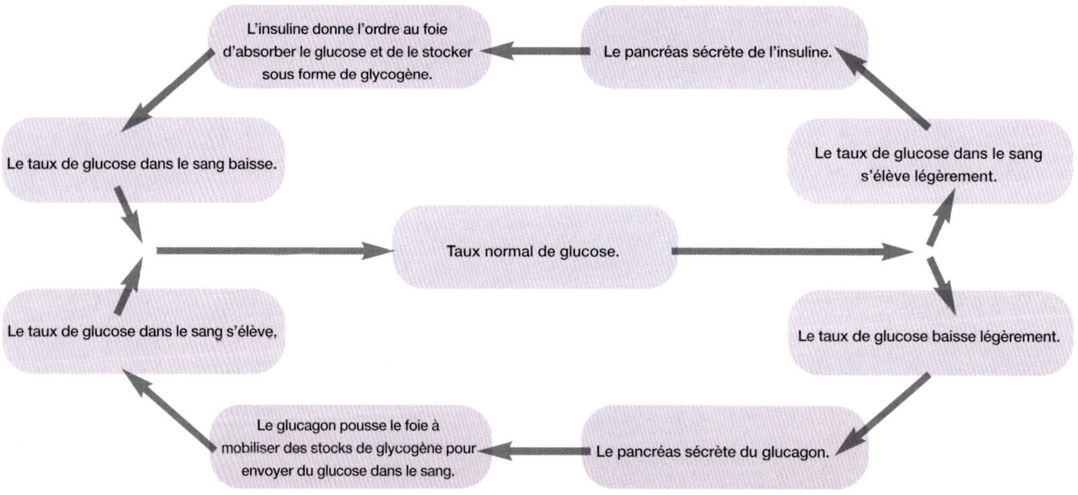

LES PRINCIPALES GLANDES ENDOCRINES

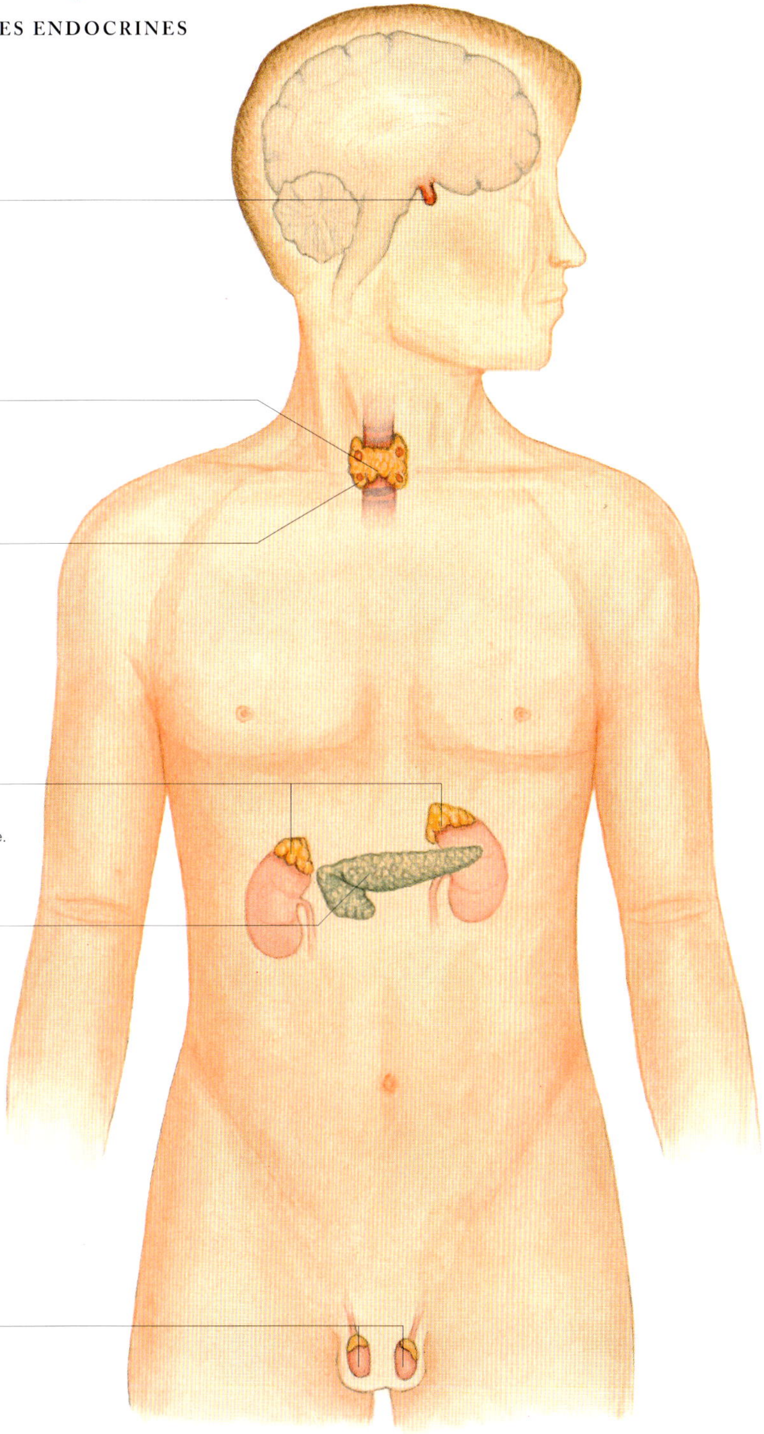

L'hypophyse
Cette importante glande est située près de l'hypothalamus, partie du cerveau qui contrôle les activités de l'hypophyse. L'hypophyse secrète des hormones qui stimulent les autres glandes endocrines ainsi que des hormones qui affectent la croissance et les cellules de la peau.

La thyroïde
Cette grosse glande, située dans le cou, produit deux hormones appelées T3 et T4, qui régulent le métabolisme.

Les parathyroïdes
Ces quatre petites glandes, situées derrière la thyroïde, produisent la parathormone, qui régule la calcémie (concentration de calcium dans le corps).

Les surrénales
Ces glandes, fixées sur chaque rein, produisent des hormones qui régulent la quantité de sucre et de sel dans l'organisme. Elles fabriquent aussi du cortisol, de l'adrénaline, de la noradrénaline et une petite quantité d'hormones sexuelles.

Le pancréas
Il fabrique les enzymes digestifs et deux hormones, l'insuline et le glucagon, qui contrôlent le taux de glucose dans le sang et déterminent la façon dont le corps utilise cette énergie.

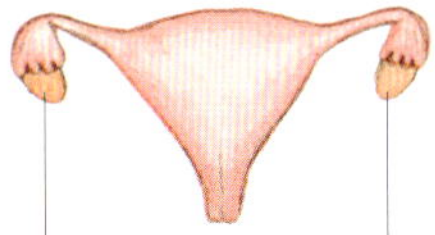

Ovaires
Ces gonades femelles produisent les ovules et régulent le cycle menstruel et la grossesse par leurs hormones, l'œstrogène et la progestérone.

Les testicules
Ces organes sexuels mâles produisent du sperme et de la testostérone, hormone qui provoque le développement des caractéristiques mâles.

Le diabète

VOIR AUSSI

- L'hypertension artérielle, p. 278
- L'athérosclérose, p. 280
- L'infarctus du myocarde, p. 286
- Les infections urinaires, p. 390

On connaît le *diabetes mellitus* sous son nom plus courant de diabète sucré. Le diabète se caractérise par un taux de sucre chroniquement trop élevé dans le sang (hyperglycémie), soit à cause d'un manque d'insuline, soit à cause d'une résistance à celle-ci. C'est une affection très répandue, en augmentation dans les pays développés. Autrefois, le pronostic était assez pessimiste mais désormais, avec de meilleures préparations à base d'insuline et d'autres médicaments contrôlant les complications de cette maladie, les diabétiques peuvent mener des vies relativement normales.

L'insuline est une hormone fabriquée par des cellules spécialisées situées dans une petite zone du pancréas appelée îlot de Langerhans. L'insuline permet à toutes les cellules du corps de bénéficier du glucose transporté par le sang et elle influence la façon dont le foie en stocke les éventuels excédents temporaires. Tous les sucres finissent par être transformés en glucose, qui est l'un des principaux carburants de l'organisme.

LES TYPES DE DIABÈTE

Il existe deux types de diabète, le type I et le type II.

- Type I (diabète gras ou insulinodépendant) – Le pancréas cesse de produire de l'insuline ou n'en produit que des quantités insuffisantes. Cette pathologie débute chez l'enfant ou le jeune adulte et affecte surtout les Européens et les Nord-Américains. Ces diabétiques sont généralement très minces et ils consultent souvent pour la première fois un médecin lors de l'apparition des symptômes suivants : miction excessive (polyurie), soif et perte de poids.
- Type II – Le type II (diabète non insulinodépendant ou DNID). Le pancréas fabrique des quantités normales ou même très éle-

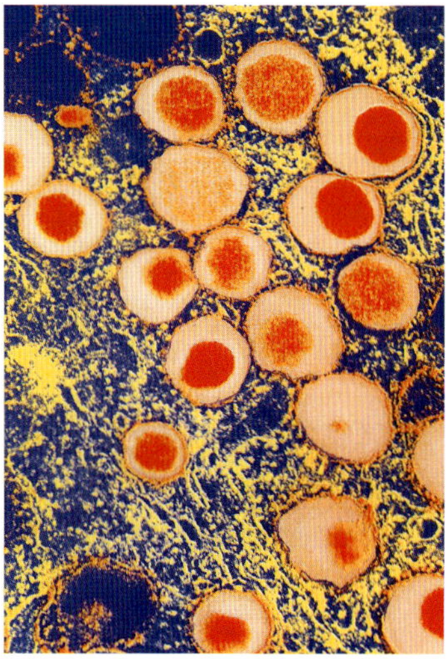

▷ Cette photo montre des cellules sécrétant des hormones dans l'îlot de Langerhans du pancréas. Les cercles rouges sont les hormones (insuline ou glucagon) prêtes à passer dans le sang.

SIGNES ET SYMPTÔMES

Les symptômes des diabètes sont mentionnés ci-dessous. Ceux du type I tendent à se développer plus rapidement.

- Soif et sécheresse buccale.
- Mictions très fréquentes.
- Léthargie.
- Vision trouble.
- Sommeil de mauvaise qualité en raison du besoin fréquent d'uriner.

LES COMPLICATIONS DU DIABÈTE

Si vous êtes diabétique, vous en connaissez probablement déjà les complications. Votre médecin veillera à ce que vous subissiez des examens réguliers afin de détecter d'éventuels signes de ces complications. Les personnes contrôlant consciencieusement leur taux de glycémie réduisent les risques de complications, mais il existe un certain nombre d'autres facteurs de risques :

- Les maladies vasculaires – Le diabète favorise l'athérosclérose (obstruction des artères), qui rend les personnes plus sujettes à des complications telles que l'angine de poitrine, les infarctus cardiaques et cérébraux et la gangrène du pied. Il importe de contrôler ou de réduire tous les facteurs de risques d'athérosclérose, y compris l'hypertension, le cholestérol et le tabac.
- Les nerfs – Le diabète endommage les petits vaisseaux sanguins alimentant les nerfs. Cela peut entraîner une perte de sensations, surtout dans les pieds. La peau des pieds peut s'abîmer sans que le patient s'en rende compte, avec des ulcères importants.
- Les yeux – Les rétinopathies (affections de la rétine) sont très courantes chez les diabétiques et ceux-ci doivent régulièrement faire examiner leurs yeux.
- Les reins – Les petits vaisseaux sanguins des reins peuvent s'abîmer, provoquant de l'insuffisance rénale. Cette complication se traduit par la présence de protéines dans les urines, facilement détectée avec du papier réactif.
- Les infections – Les diabétiques, même ceux qui contrôlent attentivement leur taux de sucre, sont sujets aux infections. La peau, les reins, la vessie et les poumons sont particulièrement exposés.

DIABÈTE ET GROSSESSE

Certaines femmes enceintes souffrent d'une forme de diabète temporaire. Il est traité avec de l'insuline afin de protéger la santé de la mère et celle du bébé, et il disparaît généralement après la naissance de l'enfant. Cependant, la moitié des femmes concernées souffrent de diabète plus tard au cours de leur vie.

vées d'insuline, mais l'organisme devient insensible ou résistant à son action. Le type II est la forme la plus courante de diabète et il tend à affecter les personnes âgées de tous les groupes raciaux. On l'appelle aussi diabète gras ou « diabète de la maturité » (néanmoins, il affecte aussi les enfants, dans les pays développés). À l'inverse des diabétiques de type I, les diabétiques de type II tendent à présenter une surcharge pondérale mais les autres symptômes, miction excessive et sensation de soif, sont identiques. Les malades se plaignent souvent de fatigue générale et de léthargie.

▽ De nombreux diabétiques de type II peuvent contrôler leur taux de glycémie en suivant un régime sain et en faisant de l'exercice.

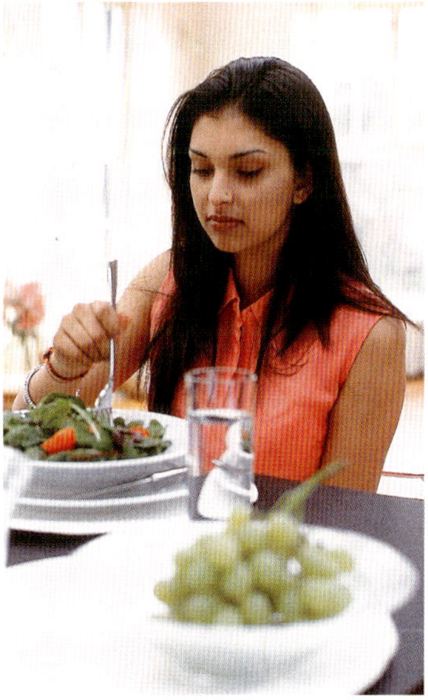

LE DIAGNOSTIC

Votre médecin vous posera des questions concernant vos symptômes puis vous examinera. En général, on vous demandera de fournir un échantillon d'urine, qui peut être immédiatement testé avec du papier réactif.

Après avoir vérifié le taux de glucose dans vos urines, votre médecin peut aussi effectuer une prise de sang. Cet échantillon sera envoyé au laboratoire pour une analyse de la glycémie. En principe, deux mesures consécutives sont nécessaires pour confirmer le diagnostic. Ces tests sont également utilisés pour surveiller et ajuster les traitements à long terme.

LES TRAITEMENTS

Tous les types de traitements visent à maintenir le taux de glucose dans des paramètres normaux, sans pics hauts ou bas. Il est essentiel de suivre toute sa vie un régime adapté et, si nécessaire, de le combiner avec des piqûres d'insuline ou une thérapie médicamenteuse.

- L'alimentation – Une bonne alimentation, pour les diabétiques, n'est pas différente de ce qui est considéré comme sain pour tout le monde. Elle doit être riche en fruits et en légumes, pauvre en graisses et contenir des sucres lents (pâtes, riz, pain). Les sucres lents fournissent un apport régulier de glucose (tout comme les sucres non raffinés présents dans les fruits et les légumes) au lieu des brusques apports de glucose fournis par les sucres raffinés (présents dans les sucreries et les gâteaux). Certains diabétiques de type II peuvent contrôler leur glycémie uniquement avec un régime adéquat.
- Les médicaments – Il existe de nombreux médicaments augmentant le taux d'insuline ou accroissant la sensibilité à l'insuline. Les diabétiques de type II peuvent devoir prendre plusieurs sortes de médicaments.
- Les piqûres d'insuline – Tous les diabétiques de type I ont besoin régulièrement d'injections d'insuline. Certains diabétiques de type II ont aussi besoin d'insuline. Ceux qui s'injectent de l'insuline prennent généralement de l'insuline aux effets à long terme une ou deux fois par jour et de l'insuline aux effets à court terme au moment des repas. Si on s'injecte accidentellement trop d'insuline, cela peut provoquer de l'hypoglycémie, qui se traduit par de la fatigue, des sueurs, un état de confusion mentale et même des syncopes. Pour enrayer l'hypoglycémie, on administre aussitôt du glucose sous forme de sucreries, de boisson ou de piqûre intraveineuse.

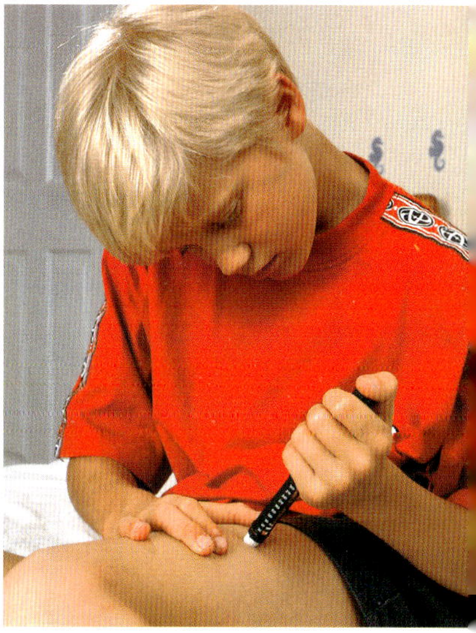

△ On apprend aux enfants d'un certain âge à s'injecter l'insuline eux-mêmes. La plupart des diabétiques utilisent des stylos à insuline.

LE COMA ACIDOCÉTOSIQUE

Cette complication affecte les diabétiques de type I. Elle se produit lorsque les patients réduisent leur dose d'insuline ou oublient de la prendre parce qu'ils ne mangent pas en raison de nausées et de vomissements. Le traitement d'insuline ne doit jamais être interrompu.

L'organisme, en manque d'insuline, ne parvient pas à utiliser le glucose contenu dans le sang. Ce glucose est éliminé sous forme d'urine, d'où une déshydratation. Sans glucose, le corps doit utiliser d'autres carburants tels que la graisse, mais cela entraîne une augmentation de substances toxiques appelés cétoses. Le traitement fait appel à la réhydratation et à l'insulinothérapie intraveineuse continue.

Les maladies de la thyroïde

VOIR AUSSI
- Les glandes endocrines, p. 312
- Les maladies de l'hypophyse, p. 320
- La cyclothymie, p. 348

La glande thyroïde est située devant le cou et autour de la trachée. Les hormones thyroïdiennes régulent le métabolisme de nombreux tissus. Certaines pathologies peuvent provoquer une production insuffisante ou, au contraire, trop abondante des deux hormones thyroïdiennes, la T3 et la T4. Ces hormones sont sécrétées dans le sang en réaction à une hormone régulatrice de l'hypophyse appelée thyréostimuline (ou TSH). Les maladies de la thyroïde, courantes, se développent souvent graduellement. Elles peuvent être indétectables pendant des mois, voire des années.

L'HYPOTHYROÏDIE

L'hypoactivité de la thyroïde fait baisser la production de T3 et de T4 tandis que le taux de thyréostimuline demeure élevé.

CAUSES DE L'HYPOTHYROÏDIE

Il en existe de nombreuses :

- L'hypothyroïdie atrophique (auto-immune) – Les femmes sont plus affectées que les hommes par cette pathologie, qui se caractérise par une attaque et une destruction de la thyroïde par le système immunitaire.
- La thyroïdite d'Hashimoto – Il s'agit d'une maladie auto-immune dans laquelle des anticorps provoquent un goitre (gonflement de la thyroïde) douloureux.
- Une déficience en iode – Cette affection est courante dans les régions montagneuses, où l'eau ou l'alimentation manquent d'iode. Il se produit là aussi un goitre (voir l'encadré sur le goitre, page 317).
- Les troubles hypophysaires – Une hypophyse hypoactive ne produit pas assez de TSH pour stimuler la thyroïde, provoquant alors de l'hypothyroïdie.
- Le cancer de la thyroïde – Dans de rares cas, une tumeur cancéreuse peut détruire la glande.

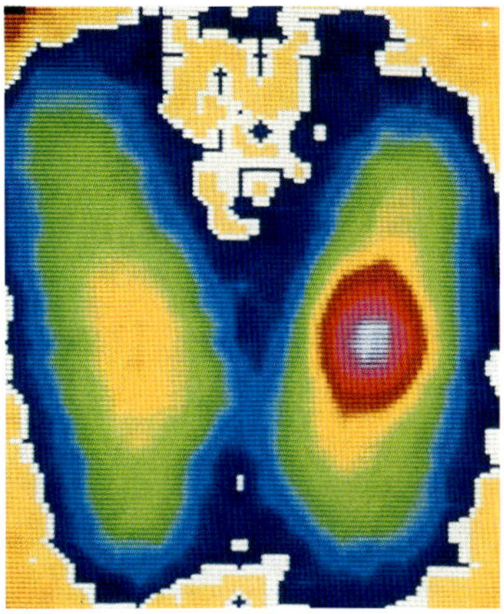

▷ Ce scanner de la thyroïde montre un adénome non cancéreux, visible en rouge et en blanc.

LE TRAITEMENT

On prescrit de la thyroxine sous forme de comprimés pour contrer la déficience en T3 et T4. On en administre d'abord une dose faible puis on augmente progressivement jusqu'à ce que les tests sanguins révèlent un fonctionnement normal de la thyroïde. Il est essentiel, pour obtenir de bons résultats, de trouver la dose optimale. La thyroxine doit être prise à vie.

TESTS DE FONCTIONNEMENT

Pour vérifier le bon fonctionnement de la thyroïde, on effectue une analyse de sang et on mesure conjointement les taux :

- Des hormones thyroïdiennes T3 et T4.
- De l'hormone hypophysaire TSH.

Généralement, ces tests permettent d'établir le diagnostic. Sinon, d'autres examens tels que des explorations isotopiques peuvent être prescrits.

LA STRUCTURE DE LA THYROÏDE

▷ La thyroïde entoure la trachée et les quatre parathyroïdes sont situées derrière la thyroïde.

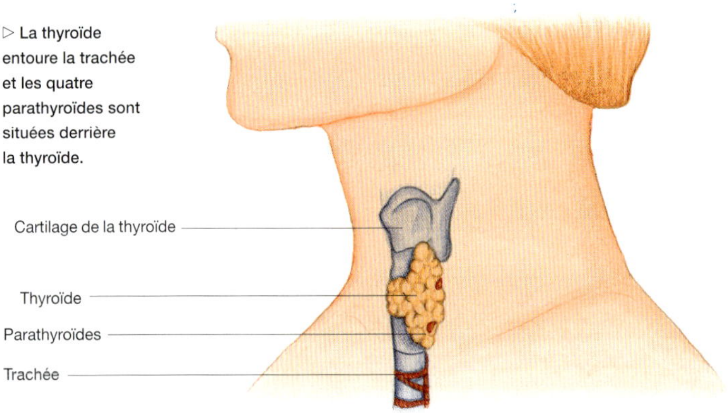

SIGNES ET SYMPTÔMES DE L'HYPOTHYROÏDIE

L'hypothyroïdie s'accompagne de divers symptômes généraux : fatigue, intolérance au froid, dépression et prise de poids, malgré le manque d'appétit.

Les cheveux peuvent devenir secs et fins, le pouls lent et le cou gonflé. Ce ne sont là que quelques-uns des symptômes de cette affection. En cas de doute, on effectue des tests sanguins pour examiner le fonctionnement de la thyroïde.

EXAMEN D'UNE EXCROISSANCE THYROÏDIENNE

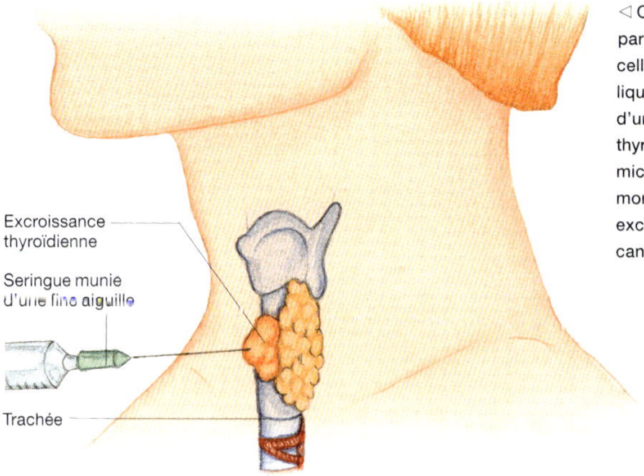

◁ On peut prélever par ponction des cellules et des liquides provenant d'une excroissance thyroïdienne. L'examen microscopique montrera si cette excroissance est cancéreuse.

L'HYPERTHYROÏDIE

L'hyperactivité de la thyroïde est fréquente, chez les femmes surtout. La cause la plus courante en est la maladie de Graves, affection auto-immune où des anticorps provoquent l'augmentation du taux de T3 et de T4 dans le sang. Dans de rares cas, un adénome (tumeur) non cancéreux ou une excroissance thyroïdienne provoquent une hypersécrétion d'hormones thyroïdiennes. Plus rarement encore, une tumeur hypophysaire non cancéreuse peut produire un excès de TSH provoquant une hypersécrétion thyroïdienne.

LES TRAITEMENTS

Il existe trois traitements possibles de l'hyperthyroïdie :

1 Des médicaments antithyroïdiens inhibant la production des hormones thyroïdiennes.
2 De l'iode radioactif permettant de réduire la quantité d'hormones produites (ce traitement peut provoquer de l'hypothyroïdie).
3 L'ablation chirurgicale de la thyroïde, mais seulement si le traitement médicamenteux échoue ou produit trop d'effets secondaires ou si le patient a un goitre très développé. L'opération ne réussit pas toujours.

SIGNES ET SYMPTÔMES DE L'HYPERTHYROÏDIE

Les symptômes typiques incluent :

- De l'agitation.
- Une perte de poids malgré une augmentation de l'appétit.
- Une faible tolérance à la chaleur.

Peuvent s'y ajouter des tremblements, une accélération du pouls et une tuméfaction du cou. Dans la maladie de Graves, l'un des symptômes est l'exophtalmie (saillie du globe oculaire hors de l'orbite).

LE CANCER DE LA THYROÏDE

Le cancer de la thyroïde est rare et c'est l'un des cancers qui se soignent le mieux. Les traitements varient selon la taille de la tumeur et la nature du cancer.

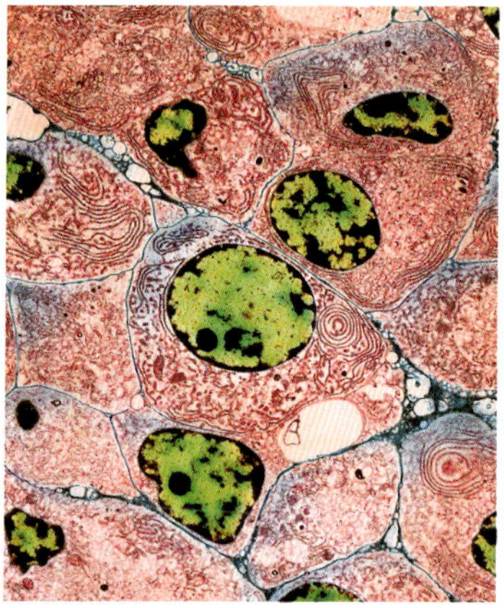

LE GOITRE (DILATATION DE LA THYROÏDE)

De nombreuses maladies dont celle de Graves, déjà mentionnée, la thyroïdite d'Hashimoto, une déficience en iode et le cancer de la thyroïde peuvent provoquer un goitre. Le type le plus courant est le goitre multinodulaire. Généralement bénin, il est causé par une croissance excessive d'une partie de la thyroïde. Il peut aussi être provoqué par du lithium, que l'on prescrit pour la cyclothymie.

Les goitres pouvant produire des taux d'hormones thyroïdiennes bas, normaux ou élevés, on a souvent recours à un examen sanguin standard pour évaluer la fonction thyroïdienne et mesurer le taux hormonal. Une échographie et une biopsie de la thyroïde permettent de déterminer la cause de la tuméfaction et l'éventuelle présence de cellules cancéreuses.

On procède parfois à l'ablation chirurgicale du goitre s'il est gros et disgracieux et, dans de rares cas, s'il comprime la trachée.

▽ Le goitre (dilatation de la thyroïde) de cette femme est clairement visible. La plupart des goitres sont indolores.

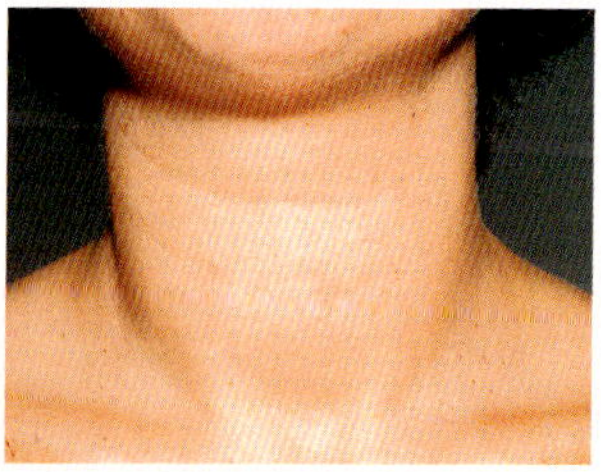

LE TRAITEMENT

Il consiste généralement en une thyroïdectomie (ablation totale ou partielle de la thyroïde), qui offre la meilleure chance de guérison. On prescrit alors à vie une hormone de substitution, la thyroxine.

◁ Cette coupe microscopique en couleurs montre des cellules thyroïdiennes cancéreuses. Ces cellules cancéreuses, qui se divisent rapidement, possèdent des noyaux anormalement gros (visibles en vert).

Les maladies des surrénales

VOIR AUSSI

➤ L'hypertension artérielle, p. 278
➤ Les glandes endocrines, p. 312
➤ Les maladies auto-immunes, p. 459

Les deux glandes surrénales, fixées sur des amas graisseux au-dessus des reins, comportent deux parties : la corticosurrénale et la médullosurrénale. La corticosurrénale produit des corticostéroïdes (cortisol et adolstérone), hormones qui régulent les taux de sucre et de sel et la pression sanguine. La médullosurrénale produit de l'adrénaline et de la noradrénaline. Des maladies surviennent en cas d'hypoépinéphrie (taux insuffisant d'hormones) ou d'hyperépinéphrie (taux excessif d'hormones). Les problèmes surrénaux, assez rares, sont souvent provoqués par des adénomes non cancéreux.

STRUCTURE D'UNE SURRÉNALE

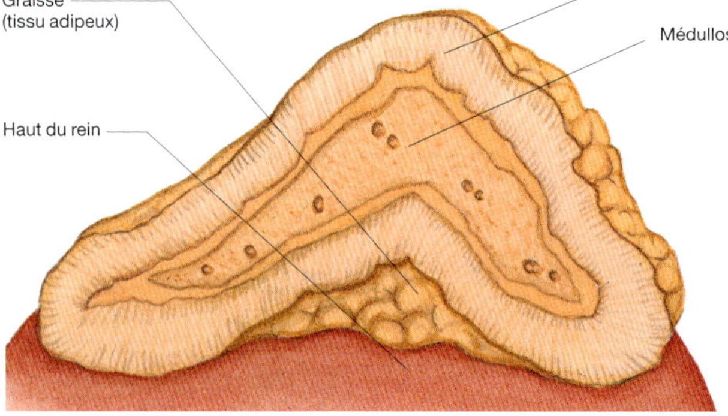

△ Les surrénales, situées au-dessus des reins, comportent deux parties, chacune ayant des fonctions précises.

SIGNES ET SYMPTÔMES DU SYNDROME D'ADDISON

Il peut souvent n'y avoir qu'un sentiment de malaise général. D'autres symptômes peuvent inclure :

- De la fatigue et une faiblesse générale.
- Un manque d'appétit.
- De la fièvre.
- Une perte de poids.
- Une pigmentation de la peau, avec des tâches brunes dans le creux des paumes, des coudes et des genoux.

Votre médecin peut aussi découvrir que vous souffrez d'hypotension.

SYNDROME D'ADDISON

Il est causé par de l'hypoépinéphrie (hypoactivité des surrénales) et peut être dû à une maladie auto-immune où l'organisme produit des anticorps qui détruisent les corticosurrénales. Des causes plus rares incluent la séropositivité, le sida, la tuberculose et l'insuffisance hypophysaire. La production de corticostéroïdes peut cesser chez un individu qui prend de la cortisone depuis longtemps ou qui a subi une intervention chirurgicale.

Quelle qu'en soit la cause, une production insuffisante de corticostéroïdes par les corticosurrénales perturbe les processus chimiques de l'organisme, avec des conséquences dangereuses. Le syndrome d'Addison touche deux fois plus la femme que l'homme et il semble être héréditaire.

LES TRAITEMENTS

On prescrit souvent de la cortisone pour remplacer les hormones naturelles. Parfois les malades ont une carence grave en sel et en sucre dans leurs urines et sont déshydratés. Leur pression sanguine est très basse et ils sont sujets aux syncopes. On parle alors de « crise addisonienne », qui peut être mortelle si on ne réhydrate pas immédiatement le patient et si on ne lui administre pas de la cortisone.

Les personnes souffrant du syndrome d'Addison devraient toujours porter un bracelet mentionnant les détails de leur maladie en cas de syncope. Diminuez toujours progressivement votre dose de cortisone et avant de modifier éventuellement la posologie de vos médicaments, parlez-en avec votre médecin.

▽ Le syndrome d'Addison touche deux fois plus les femmes que les hommes. Très souvent, il se manifeste par un vague sentiment de malaise.

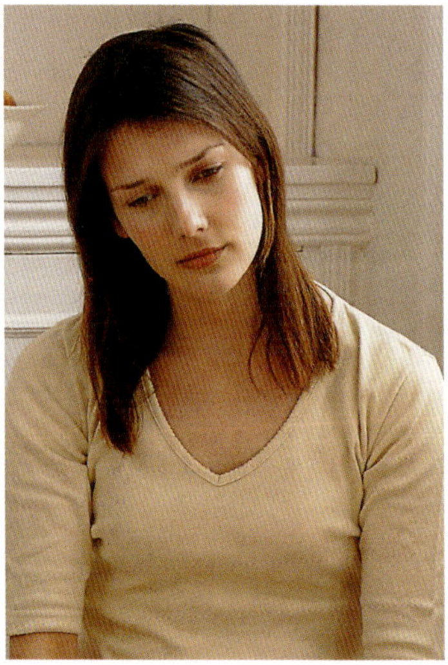

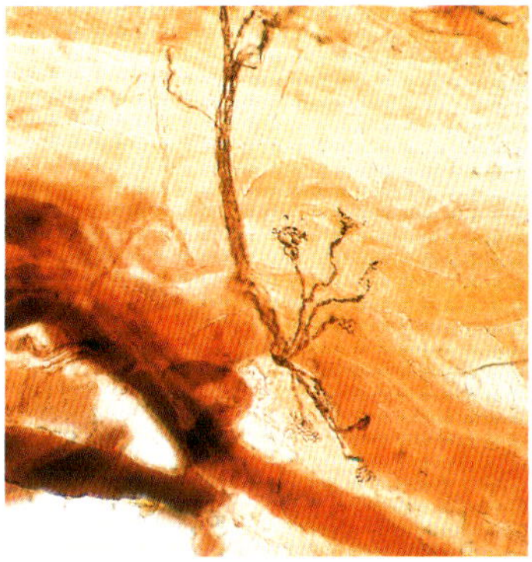

△ Une connexion neuromusculaire : les synapses situées entre un axone de neurone moteur et les fibres musculaires qu'il contrôle.

LES RÉGIONS DU CERVEAU

Le cerveau humain comporte trois régions :

- Le cerveau proprement dit – Il se divise en un hémisphère gauche et un hémisphère droit.
- Le bulbe rachidien – Il relie les hémisphères cérébraux à la moelle épinière et contrôle les fonctions automatiques du corps, telles que rythme cardiaque et respiration.
- Le cervelet – Cette grande zone plate et arborescente, à l'arrière du bulbe rachidien, contrôle et régule les mouvements.

ANATOMIE D'UN NEURONE

▽ Tous les neurones consistent en un corps cellulaire, une longue queue, l'axone, et des arborisations appelées dendrites.

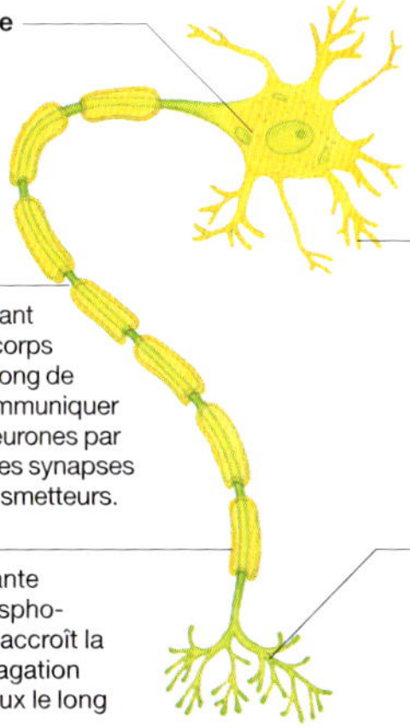

LE SYSTÈME NERVEUX CENTRAL

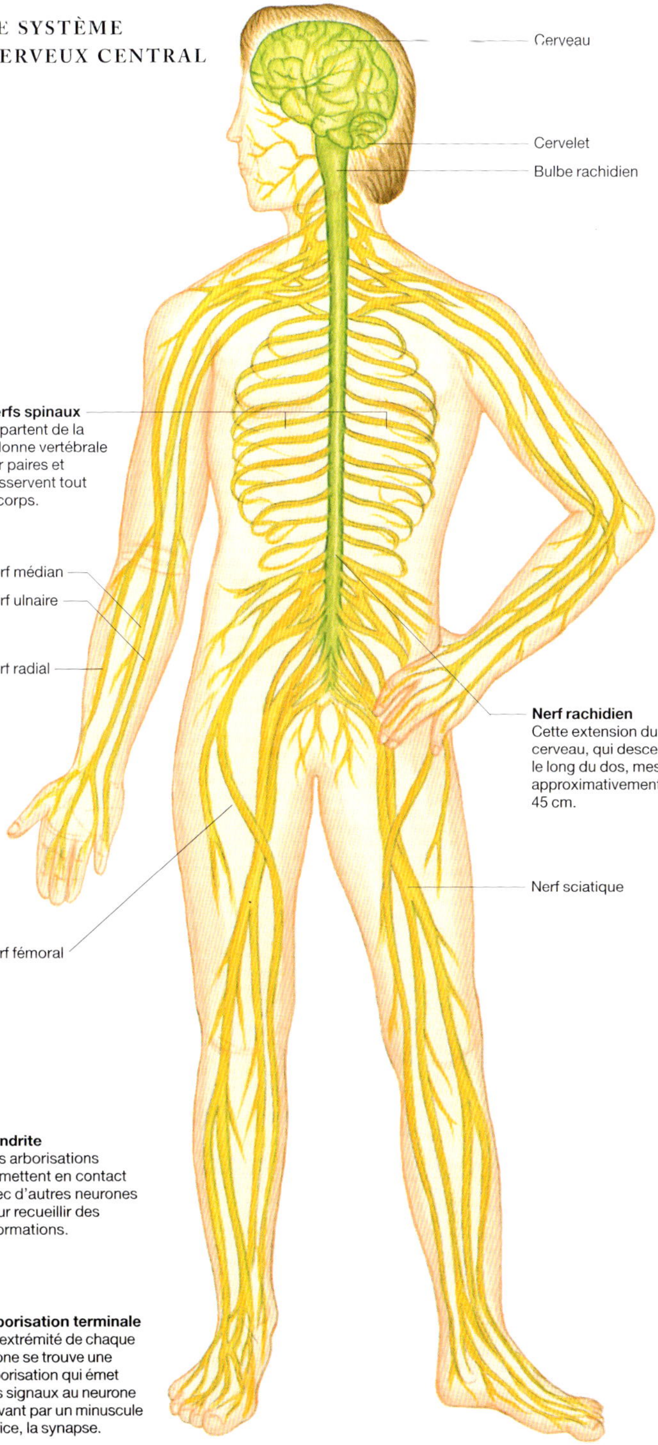

Les céphalées et la migraine

VOIR AUSSI
➤ Apprenez à contrôler votre stress, p. 260
➤ La méningite, p. 332
➤ Les migraines infantiles, p. 478

La plupart des gens souffrent occasionnellement de maux de tête mais ceux-ci disparaissent généralement au bout de quelques heures. Dans certains cas, cependant, ils peuvent persister plus longtemps et être difficilement supportables. La douleur elle-même peut être localisée derrière le crâne, sur le front ou derrière les yeux et se manifester de manière sourde et continue ou soudaine et intense. Il est toutefois rare que les céphalées soient mortelles. La plupart sont bénignes bien que parfois difficiles à expliquer et à soigner.

Il existe quatre différents types de céphalées :

- Les céphalées de tension.
- Les céphalées liées à la prise d'antalgiques.
- Les névralgies migraineuses.
- Les migraines proprement dites.

La céphalée peut être l'un des symptômes d'une maladie s'accompagnant de fièvre telle que la grippe, et elle est aussi un symptôme familier du rhume et de la sinusite. L'abus d'alcool peut également provoquer des maux de têtes le lendemain matin.

Il existe des causes de céphalées plus graves mais plus rares. Elles incluent une tumeur au cerveau (bénigne ou maligne), qui peut provoquer des maux de tête à répétition, ou une inflammation des artères cervicales, qui occasionne une douleur soudaine et lancinante dans l'une des tempes ou dans les deux. D'autres affections graves mais rares provoquant des céphalées incluent la méningite et les hémorragies subarachnoïdes. Si vous éprouvez l'un des symptômes recensés dans l'encadré ci-dessous, consultez un médecin.

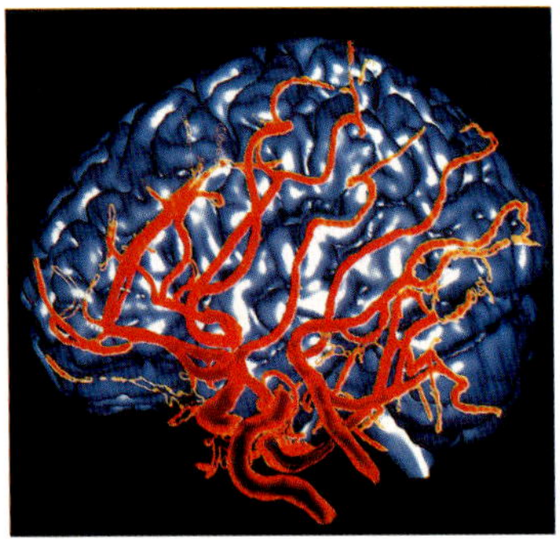

△ La dilatation et la constriction successive des vaisseaux sanguins du cerveau sont la cause probable des douleurs des céphalées.

COMMENT RECONNAÎTRE LES CÉPHALÉES GRAVES

➤ Maux de tête intenses qui se développent rapidement et brusquement.

➤ Maux de tête qui ne cessent d'empirer malgré les analgésiques.

➤ Vomissements dès l'apparition des maux de tête.

➤ Engourdissement et faiblesse importante des membres.

➤ Vision trouble et douleurs oculaires.

CÉPHALÉES DE TENSION

Il s'agit du genre de maux de tête le plus courant. Ces céphalées peuvent être moyennement ou très douloureuses. On pense que la douleur est causée par un spasme des muscles du crâne et du cou. Généralement, le patient a l'impression d'avoir le front dans un étau et la douleur s'étend souvent jusqu'à la nuque. Cela s'accompagne fréquemment d'une légère nausée, mais cependant pas de vomissements. Ces céphalées ne durent en général que quelques heures mais parfois elles peuvent persister. D'ordinaire, elles affectent plus les femmes que les hommes.

De nombreux facteurs dont le stress, le bruit, la fumée, des troubles de la vue, une mauvaise position, de longues heures passées devant un écran d'ordinateur et la dépression peuvent déclencher des céphalées de tension. La relaxation, les exercices vigoureux et les antalgiques en viennent généralement à bout ou du moins les améliorent.

Si vous souffrez régulièrement de maux de tête, votre médecin souhaitera connaître l'intensité et la fréquence de vos symptômes. Il est donc souvent utile de les noter. Dans certains cas, on peut effectuer une échographie afin de détecter la cause de céphalées récurrentes ou persistantes.

CÉPHALÉES LIÉES À LA PRISE D'ANTALGIQUES

Cela semble paradoxal, mais certains antalgiques peuvent provoquer des maux de tête. Des recherches ont montré qu'à long terme, un usage régulier d'antalgiques pour les maux de tête peut à son tour provoquer une douleur similaire à celle d'une céphalée de

▽ La plupart des céphalées de tension sont rapidement soulagées par des antalgiques.

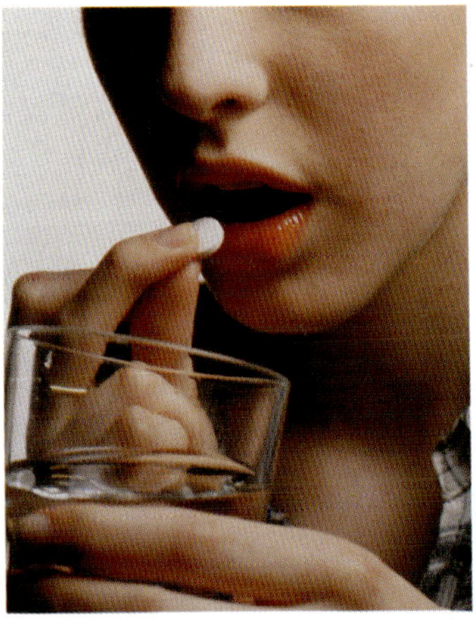

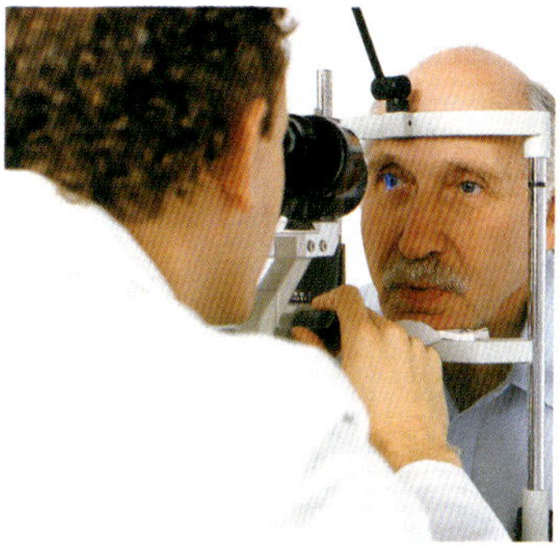

△ Certains problèmes oculaires peuvent déclencher des maux de têtes récurrents. Un examen de la vue peut alors être nécessaire.

TYPES DE MIGRAINES

Elles sont de deux types : la migraine simple et la migraine accompagnée.

➤ Dans la migraine simple, le seul symptôme peut être une douleur d'un seul côté de la tête.

➤ Dans la migraine accompagnée, dite « avec aura », la douleur siège généralement aussi d'un seul côté de la tête. Mais la crise est précédée de troubles visuels (taches brillantes, étoiles ou zigzags). Environ 20 % des migraines sont du type accompagné.

tension. Ceux qui en souffrent peuvent être tentés d'utiliser des antalgiques encore plus forts, mais cela ne fera qu'aggraver le problème. Ce genre de maux de tête peut être évité en employant le moins d'antalgiques possible. Cependant, si vous avez des céphalées qui ne sont pas soulagées par de simples antalgiques, consultez votre médecin.

LES NÉVRALGIES MIGRAINEUSES

On connaît mal la cause de ces névralgies, rares, qui affectent souvent les hommes. Les personnes qui en souffrent sont fréquemment réveillées en pleine nuit avec une douleur épouvantable dans un œil. Les crises durent généralement de 15 à 30 minutes. Les maux de têtes tendent à se produire avec une certaine régularité, parfois d'une à quatre fois par jour.

Les douleurs sont extrêmement résistantes aux antalgiques et aux médicaments contre la migraine bien que le lithium, également utilisé pour certains troubles psychiatriques, puisse aider à prévenir les crises et que l'inhalation d'oxygène puisse stopper celles-ci. Le tabac et l'alcool augmentent les risques de névralgies migraineuses.

LA MIGRAINE

Cette forme sévère de mal de tête peut être débilitante. Des millions de gens dans le monde entier souffrent chaque année de migraines. Les individus qui y sont sensibles ont généralement leur première migraine avant l'âge de 30 ans mais même des enfants de trois ans peuvent en souffrir. Il est rare d'avoir sa première migraine après 40 ans et la fréquence et la sévérité des crises diminuent d'ordinaire avec l'âge.

Certaines migraines s'accompagnent de symptômes tels que des troubles de la vue. La cause n'est pas apparente mais elle est probablement due à la dilatation de certains vaisseaux sanguins dans le cerveau. Juste avant le début des symptômes les petites artères du cerveau rétrécissent, réduisant la circulation sanguine. Pour des raisons peu claires ces petites artères s'élargissent à nouveau quand les douleurs surviennent.

SIGNES ET SYMPTÔMES DE LA MIGRAINE

L'arrivée des maux de tête peut s'accompagner des symptômes suivants :

➤ Vomissements.

➤ Aversion à la lumière (photophobie).

➤ Irritabilité.

La fin de la crise est marquée par un désir profond de dormir. Une migraine dure rarement plus de 24 heures bien que certaines personnes souffrent de migraines récurrentes avec une rémission d'environ un jour.

LES CAUSES POSSIBLES

Certains facteurs provoquent des migraines chez certains individus. Parmi ceux-ci :

- Le stress.
- Des aliments tels que le chocolat, le café et le fromage.
- Le vin rouge.
- Sauter des repas.
- La pilule contraceptive.
- Les règles.
- Les relations sexuelles.

Un pourcentage élevé de personnes souffrant de migraines ont des membres de leur famille qui y sont eux aussi sujets.

LES TRAITEMENTS

La priorité, dans la prévention des migraines, est d'éviter les facteurs qui la déclenchent. Il peut être utile de tenir un journal de ce que l'on a mangé ou de consigner d'autres facteurs éventuels afin d'aider à déterminer la cause. Souvent un simple changement alimentaire suffit à empêcher les migraines de revenir.

Au début de la migraine, des antalgiques, qui agissent sur les vaisseaux sanguins du cerveau, peuvent aider. On peut prescrire des antiémétiques pour éliminer la nausée ou les vomissements et, à long terme, des médicaments qui empêchent les crises de revenir.

▽ Il existe des techniques de relaxation parfois efficaces pour les céphalées de tension. Les massages du crâne peuvent se révéler utiles.

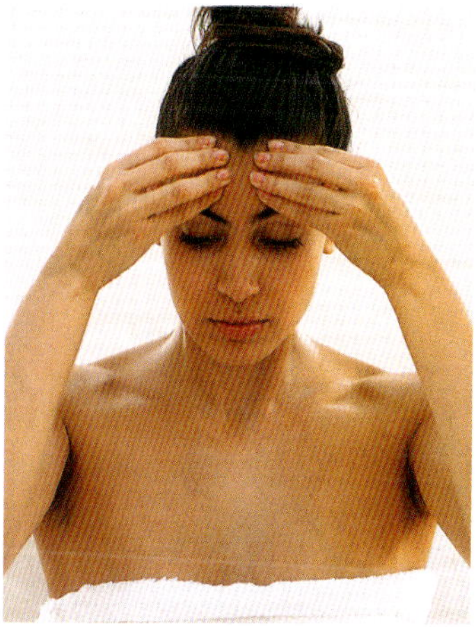

La fatigue

VOIR AUSSI
➤ Le diabète, p. 314
➤ Les maladies de la thyroïde, p. 316
➤ La dépression, p. 346
➤ L'anémie, p. 450

Chaque jour de nombreuses personnes consultent leur médecin en se plaignant de fatigue. Pourtant beaucoup en repartent avec le sentiment de ne pas avoir obtenu d'explication satisfaisante sur leur état. La fatigue est un symptôme si répandu qu'il n'est facile pour personne, sauf pour celui qui en souffre, de l'évaluer. Elle est également relative et doit être comparée à d'autres niveaux énergétiques. Elle peut être causée par un certain nombre de facteurs allant d'un manque d'oxygène dans le sang à la dépression. Sans autre symptôme physique, la cause peut être très difficile à trouver.

LES CAUSES COURANTES DE FATIGUE

➤ L'anémie.

➤ L'hypothyroïdie.

➤ Le diabète.

➤ Les troubles du sommeil.

➤ La dépression.

Il est essentiel, pour votre médecin, de connaître d'abord votre histoire médicale afin de déterminer s'il existe d'autres symptômes pouvant expliquer votre fatigue. Si tel est le cas, un examen peut être pratiqué pour en identifier les causes éventuelles, complété par une prise de sang, qui sera analysée en laboratoire. Les recherches incluront :

- Une numération globulaire afin de détecter une éventuelle anémie.
- Un examen de la thyroïde afin de détecter une éventuelle hypothyroïdie.
- Une analyse de la glycémie afin de détecter un éventuel diabète.

Dans plus de 90 % des cas, ces tests se révèlent normaux.

▽ La fatigue peut résulter de longues heures de travail stressant, d'une mauvaise ventilation ou d'écrans d'ordinateurs qui fatiguent la vue.

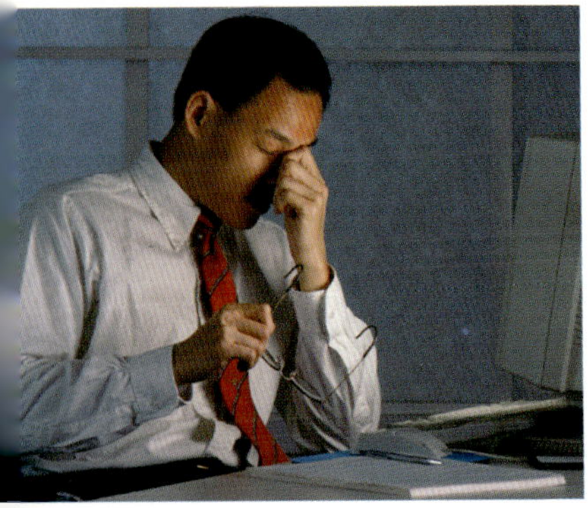

LA RECHERCHE DES CAUSES

En l'absence de cause physique, le manque de tonus peut être attribué à une forme de dépression. Si aucun facteur évident n'apparaît, ce manque d'énergie peut être en grande partie lié au stress, qui semble être la cause majeure de fatigue en Occident aujourd'hui.

LE MODE DE VIE

La plupart d'entre nous menons une vie éreintante, faite de contraintes et d'efforts pour lesquels notre corps n'a pas été prévu. Une fois la maladie physique et les problèmes psychologiques exclus, la plupart des gens se sentent mieux si on leur fait reconnaître que leur fatigue peut simplement être due à leur mode de vie et si on leur donne des conseils judicieux. Beaucoup d'entre nous brûlons la chandelle par les deux bouts avec un emploi du temps surchargé (travail prenant, vie de famille et vie sociale). Le manque de sommeil qui en résulte peut entraîner une accumulation de fatigue. Peut-être sautez-vous des repas ou grignotez-vous, vous privant par là de nutriments essentiels. Peut-être buvez-vous aussi trop, l'abus d'alcool constituant une cause essentielle de fatigue. Enfin, et c'est important, le manque d'exercice physique peut rendre léthargique et paresseux. L'exercice régulier, surtout effectué en plein air, aide de façon remarquable à redonner du tonus.

LE SYNDROME DE FATIGUE CHRONIQUE

Également connu sous le nom d'encéphalomyélite myalgique, le syndrome de fatigue chronique est un sujet controversé et ses symptômes sont souvent vagues, ce qui provoque souvent des erreurs de diagnostic. Les principaux symptômes, qui peuvent durer environ six mois, sont :

➤ De la fatigue et un mauvais sommeil.

➤ Un manque de concentration et des troubles de mémoire.

➤ De la fièvre.

➤ Des douleurs musculaires.

Cette pathologie peut survenir après une infection par certains virus ou en réaction à de graves problèmes émotionnels. Mais dans de nombreux cas aucune infection ou événement particulier ne la déclenche. De nombreux médecins ne sont cependant pas convaincus qu'il s'agit d'une maladie physique, préférant une explication psychiatrique ou psychologique aux symptômes.

Les recherches ont montré que le syndrome de fatigue chronique survient le plus souvent chez les femmes de 25 à 45 ans, mais des individus de n'importe quel sexe ou âge peuvent être affectés.

Le traitement consiste pour l'essentiel à soutenir le malade et à l'aider sur le plan psychologique, bien que des exercices physiques progressifs puissent être bénéfiques. La dépression est courante chez les malades, auquel cas les antidépresseurs peuvent être utiles.

Les traumatismes crâniens

VOIR AUSSI
➤ Le cerveau et les nerfs, p. 322
➤ L'épilepsie, p. 330
➤ Le système musculaire et le squelette, p. 354

Petites bosses et ecchymoses à la tête sont la plupart du temps sans conséquences, la boîte crânienne étant résistante. Quant aux traumatismes crâniens plus graves, la cause principale en est les accidents de la circulation. Dans la plupart des pays développés il est obligatoire pour les chauffeurs et les motards de porter, respectivement, des ceintures de sécurité et des casques. Ces mesures préventives ont considérablement réduit le nombre de traumatismes crâniens. Pour les cyclistes et les cavaliers, le port du casque ou d'une bombe réduit le risque de blessures graves.

SYMPTÔMES D'UN TRAUMATISME CRÂNIEN

Vérifiez la présence des symptômes suivants, qui peuvent apparaître 24 heures après l'accident :

- ➤ Vomissements.
- ➤ Vision trouble.
- ➤ Amnésie, des événements consécutifs à la blessure en particulier.
- ➤ Somnolence et/ou confusion mentale.
- ➤ Maux de têtes qui s'aggravent au fur et à mesure malgré les antalgiques.

Si vous vous êtes blessé à la tête ou si vous avez certains des symptômes mentionnés dans l'encadré ci-dessus, consultez immédiatement votre médecin ou demandez à quelqu'un de vous conduire aux urgences.

LES TYPES DE BLESSURES

Le cerveau peut être affecté par :

- Des cisaillements et des rotations endommageant les cellules nerveuses du cerveau à l'intérieur du crâne. Ce sont là les types les plus courants de traumatismes crâniens.
- Des blessures pénétrantes provoquant des lésions des nerfs.
- Une tuméfaction du cerveau consécutive à une inflammation.
- Un apport insuffisant d'oxygène au cerveau pendant que le patient est inconscient.
- Une augmentation de la pression intercrânienne pouvant être provoquée par un caillot en expansion détaché par exemple d'un vaisseau sanguin déchiré. Le cerveau est alors expulsé par le bas du crâne, provoquant de graves complications.

COMMENT DÉTECTER LES TRAUMATISMES CRÂNIENS

Outre un examen physique, une radio de votre crâne peut être effectuée pour voir s'il est fracturé, bien que les clichés ne montrent pas les lésions cérébrales.

La plupart des personnes souffrant de blessures légères à la tête sont autorisées à rentrer chez elles. De graves problèmes pouvant surgir au cours des premières 24 heures, il est cependant essentiel de surveiller l'évolution de l'état de santé.

LES TRAITEMENTS

Si le traumatisme crânien est grave, le patient peut être gardé en observation à l'hôpital et un scanner du cerveau effectué.

Lors de graves blessures à la tête, le patient peut demeurer inconscient. Dans certains cas le problème est dû à un hématome, qui doit être enlevé par un neurochirurgien.

▽ Pour toute activité physique comportant des risques de traumatismes crâniens, il est recommandé de porter un casque.

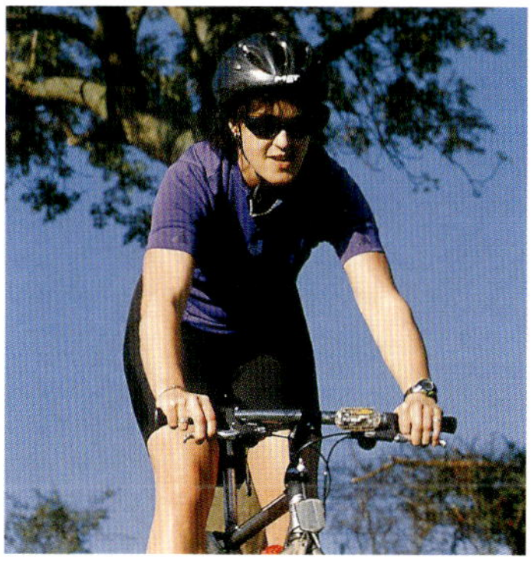

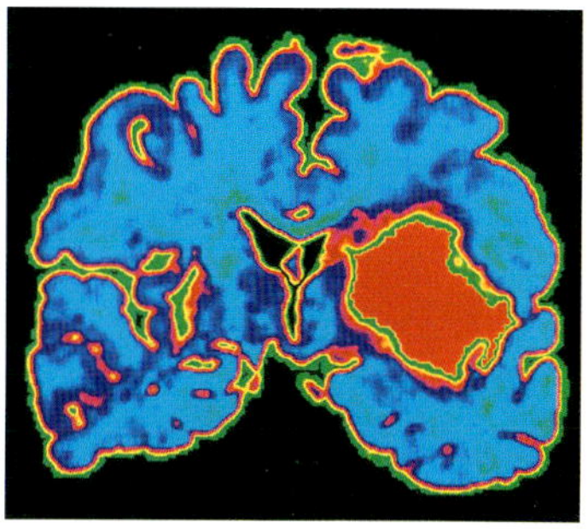

△ Un scanner du cerveau amélioré par ordinateur montre un épanchement de sang (zone rouge) causé par un grave traumatisme crânien.

Le traitement consiste essentiellement à aider la personne à respirer de façon à ce que le cerveau soit bien alimenté en oxygène et en nutriments. Des médicaments peuvent être administrés pour empêcher le cerveau d'enfler. La guérison d'une grave lésion cérébrale, toujours incertaine, peut prendre des semaines ou des mois.

COMPLICATIONS APRÈS UN TRAUMATISME CRÂNIEN

La complication la plus courante est un syndrome post-traumatique consistant en céphalées, en nausées et en fatigue, symptômes qui peuvent survenir même après des blessures à la tête mineures. À long terme, les conséquences les plus graves peuvent éventuellement inclure l'épilepsie, la perte des fonctions cérébrales supérieures, des changements de personnalité et l'hydrocéphalie.

L'infarctus cérébral

VOIR AUSSI
- L'exercice physique, p. 266
- L'athérosclérose, p. 280
- La thrombose et l'embolie, p. 288
- Le cerveau et les nerfs, p. 322

Les lésions cérébrales causées par une interruption de la circulation sanguine et donc de l'apport d'oxygène au cerveau sont une cause courante de décès ou d'infirmités. L'infarctus cérébral est plus fréquent après 70 ans et le risque augmente avec l'âge. Il peut survenir après quelques signes précurseurs ou même sans signes du tout et avoir des effets invalidants, selon la partie du cerveau touchée. Avec l'aide de thérapeutes spécialisés dans la rééducation, les victimes d'infarctus peuvent guérir complètement bien qu'un tiers environ restent plus ou moins invalides.

L'infarctus cérébral, également connu sous le nom d'accident cérébrovasculaire, peut être provoqué par différentes sortes d'interruption de la circulation sanguine dans le cerveau. Les principaux types d'infarctus sont:

- L'infarctus cérébral – C'est le type d'attaques le plus courant. Il se produit quand un vaisseau sanguin du cerveau est obstrué par un caillot qui s'est formé à l'intérieur de ce vaisseau (thrombus) ou par un caillot qui s'est formé ailleurs dans le corps et a gagné le cerveau (embolus). La zone du cerveau alimentée par ce vaisseau sanguin se nécrose et les fonctions assurées par cette zone sont affectées. Les principales causes de ce genre d'infarctus sont l'athérosclérose, avec formation des plaques de graisse (athéromes) sur les parois internes des vaisseaux sanguins favorisant la formation de caillots dans le cerveau et ailleurs. Des causes plus rares incluent des pathologies telles que la drépanocytose (anémie à hématies falciformes), où le sang tend à former trop facilement des caillots, l'arythmie cardiaque et des valvules cardiaques défectueuses.
- L'hémorragie cérébrale – Dans cette forme d'infarctus, un vaisseau sanguin du cerveau éclate, provoquant un épanchement de sang et endommageant les tissus environnants. L'hémorragie peut être due à une faiblesse des vaisseaux sanguins du cerveau et elle peut notamment être exacerbée par de l'hypertension ou, si la coagulation est inhibée, par certains médicaments.

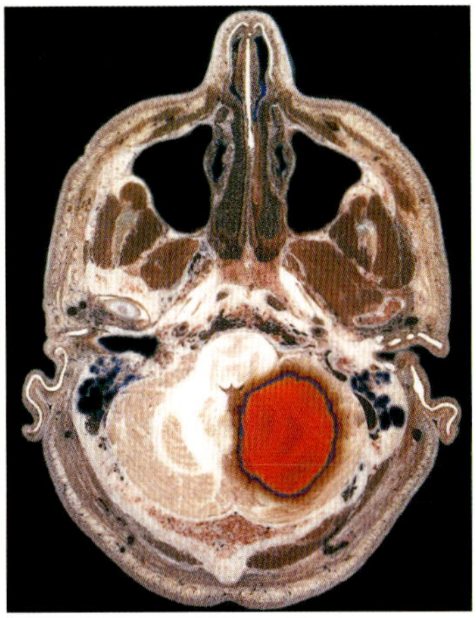

△ La zone rouge, sur ce scanner du cerveau, indique la région affectée par une hémorragie du cervelet.

LES MINI-INFARCTUS

Également connus sous le nom d'attaques ischémiques transitoires, les mini-infarctus peuvent durer de quelques secondes à une heure. Les symptômes, dont la perte soudaine de la vue dans un œil et un état de confusion mentale, sont souvent semblables à ceux d'un infarctus cérébral mais ils disparaissent après 24 heures. Ils sont causés par un manque d'oxygène dans le cerveau dû à une obstruction temporaire d'un vaisseau sanguin.

Après une série de mini-infarctus, on effectue généralement un Doppler des artères carotides pour voir si elles sont bouchées par un athérome. Les divers traitements incluent de l'aspirine, la résection chirurgicale des athéromes ou une angioplastie, intervention permettant d'élargir les artères rétrécies par des athéromes.

SIGNES ET SYMPTÔMES

- Perte de conscience.
- Faiblesse ou paralysie d'un côté du corps.
- Vue trouble ou perte de la vue dans un œil.
- Engourdissement d'un côté du corps.
- Perte de contrôle des mouvements fins et tremblements.
- Difficultés d'élocution.
- Étourdissements et vertiges.

LES FACTEURS DE RISQUES

Il est possible, en ayant une bonne hygiène de vie, de réduire les risques d'athérosclérose et d'infarctus cérébraux. Voici certains des facteurs de risques que vous pouvez contrôler:

- L'hypertension artérielle – Elle augmente le risque d'athérosclérose en exerçant une pression sur les vaisseaux sanguins du cerveau.
- Le tabac – Outre les nombreux autres risques associés au tabac, fumer provoque une constriction des vaisseaux sanguins et favorise la formation de caillots.
- Un taux de cholestérol élevé – Ce problème, qui peut être héréditaire ou résulter d'un régime riche en graisses, peut favoriser l'athérosclérose.
- L'abus d'alcool – Bien que boire de petites quantités d'alcool puisse être bénéfique pour la circulation, l'abus régulier d'alcool augmente le risque d'infarctus.

- Un mode de vie sédentaire – Faire régulièrement de l'exercice diminue les risques d'athérosclérose et aide à conserver une pression sanguine normale.
- Le diabète – Il accroît les risques d'athérosclérose. Il est donc important, pour les diabétiques, de surveiller leur tension.
- L'obésité – Il existe un lien très étroit entre une surcharge pondérale et divers problèmes circulatoires.

LES ZONES SOUVENT AFFECTÉES PAR LES INFARCTUS

Théoriquement, n'importe quelle fonction cérébrale peut être affectée par un infarctus mais certaines zones du cerveau sont plus fragiles. Elles incluent :

- Les aires motrices – Elles contrôlent les muscles, et des lésions dans cette zone, située dans l'un des hémisphères, provoquent une faiblesse et/ou une paralysie du côté opposé du corps.
- Les aires de Broca et de Wernicke – Ces régions, situées du côté gauche du cerveau, contrôlent principalement la phonation. Les personnes ayant eu un infarctus dans ces aires ont du mal à comprendre les conversations ou à trouver les mots justes.
- Le bulbe rachidien – Dans cette région, qui contrôle les fonctions vitales telles que la respiration, les fibres nerveuses sont très denses et même de très petits infarctus peuvent causer des lésions mortelles. Pour les victimes d'infarctus dans cette région du cerveau, le pronostic n'est pas favorable.

▽ La restauration rapide est souvent riche en graisses. Contrôler sa consommation de graisses est une façon de réduire les risques d'infarctus.

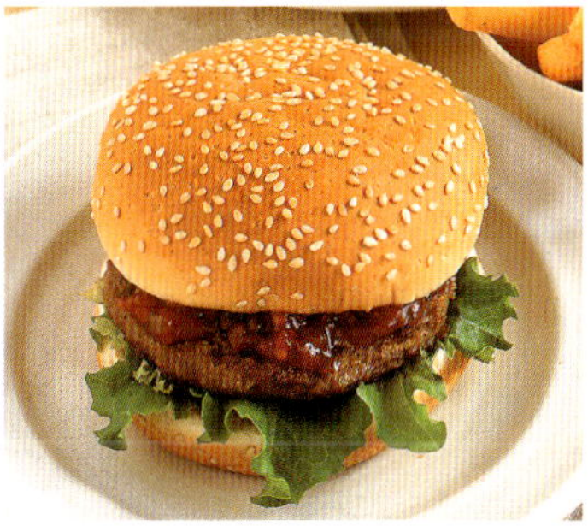

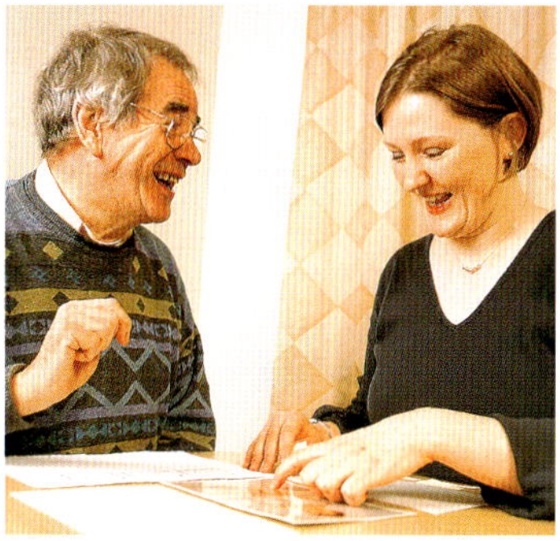

△ Des thérapeutes spécialisés dans la rééducation aident les victimes d'infarctus à retrouver l'usage de la parole, coordonner leurs mouvements et penser de façon cohérente.

LE DIAGNOSTIC DES INFARCTUS

Les signes annonciateurs des infarctus sont rares, bien que les risques soient plus élevés pour les personnes ayant eu plusieurs brefs épisodes ischémiques ou des mini-infarctus. Tout individu présentant les symptômes d'un infarctus doit immédiatement être soigné. Un médecin peut établir un diagnostic d'après les symptômes physiques évidents ou après avoir effectué un examen détaillé afin de détecter d'éventuels dysfonctionnements et s'être informé de l'histoire médicale du patient. L'endroit précis de l'infarctus peut être confirmé par un scanner ou une IRM du cerveau.

LES TRAITEMENTS

Si un infarctus cérébral est détecté tôt, le traitement visera essentiellement à minimiser les dégâts et les effets négatifs à long terme. Il n'est pas toujours possible de réparer les lésions provoquées par un infarctus mais on peut administrer des hypotenseurs ou des anti-inflammatoires.

Les traitements à long terme consécutifs à un infarctus cérébral peuvent inclure des doses faibles d'aspirine de façon régulière afin d'éviter la formation d'autres caillots. Une fois que l'état du malade s'est stabilisé, celui-ci devra sans doute suivre des séances de rééducation, de façon à pouvoir mener une existence aussi normale que possible.

LA RÉÉDUCATION

Le cerveau ayant une étonnante capacité à effectuer de nouveaux « branchements » et à contourner les régions endommagées, la plupart des victimes d'infarctus recouvrent certaines de leurs fonctions, bien que le degré de rétablissement soit variable et imprévisible.

La récupération commence peu après l'infarctus et elle consiste en séances de rééducation fonctionnelle, dont le but est d'aider le patient à retrouver sa mobilité. Il est important que ces séances aient lieu le plus tôt possible car les cellules nerveuses intactes ont alors plus de chances de pouvoir s'organiser pour récupérer les fonctions perdues. Les autres traitements spécialisés peuvent inclure l'hydrothérapie et la phoniatrie.

Une fois que le patient est prêt à quitter l'hôpital, un thérapeute aidera à installer les divers appareils, rampes ou ascenseurs dont le malade aura éventuellement besoin chez lui, de façon à ce que celui-ci soit aussi indépendant que possible. Le cas échéant, des phoniatres et des kinésithérapeutes rendront visite au patient pour poursuivre le traitement.

LE PRONOSTIC À LONG TERME

La récupération des fonctions endommagées par un infarctus peut continuer même six mois après l'accident. Cependant, une fois passée cette période, les éventuels handicaps ont plus de chance de subsister. Certaines personnes sont très invalidées par un infarctus et ont besoin d'une infirmière à plein temps à long terme. Une personne sur cinq meurt dans le mois qui suit l'infarctus.

▽ L'exercice régulier tard dans la vie est primordial pour la circulation sanguine.

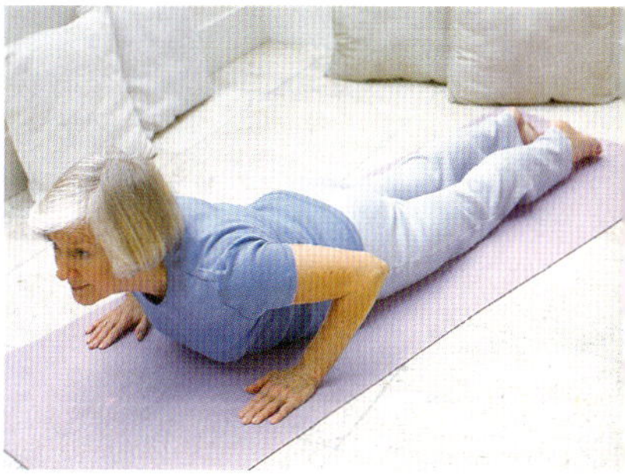

L'épilepsie

VOIR AUSSI

- La démence, p. 328
- L'infarctus cérébral, p. 338
- Les convulsions fébriles, p. 479

Les crises d'épilepsie, appelées aussi crises comitiales, surviennent quand une partie des cellules nerveuses du cerveau produisent des signaux électriques de façon incontrôlée. Avoir une crise isolée ne signifie pas forcément que l'on est épileptique. Un diagnostic ne peut être vraiment établi qu'après deux rechutes ou plus. L'épilepsie touche 2 % de la population des pays développés. De nombreux épileptiques parviennent à mener des vies normales bien que certaines activités, telles que la conduite automobile, leur soient interdites.

L'épilepsie peut être divisée en deux types : généralisée et partielle.

- L'épilepsie généralisée est la plus courante et il en existe deux sous catégories : tonique clonique et à absence. Une crise tonique clonique (ou « grand mal ») peut commencer avec une sorte de prémonition (une « aura »), après quoi le malade devient subitement rigide et tombe par terre en poussant souvent un cri. Le patient peut se mordre la langue, perdre le contrôle de son intestin ou de sa vessie et se mettre à trembler. Une fois la crise passée il devient somnolent. Il ne se produit en général qu'une seule crise à la fois. La succession de crises est un signe dangereux et le malade doit être immédiatement hospitalisé. Les crises généralisées à absence (ou « petit mal ») sont plus courantes chez l'enfant et l'adolescent : les malades ont des absences, souvent avec les yeux fixes, pendant une période qui peut durer jusqu'à 30 secondes.
- Les crises partielles sont plus rares et elles ne sont limitées qu'à une partie du cerveau. Le malade peut simplement regarder dans le vide ou perdre conscience pendant quelques minutes. Il peut voir ou sentir des choses curieuses, ou une partie de son corps peut être en proie à des mouvements désordonnés.

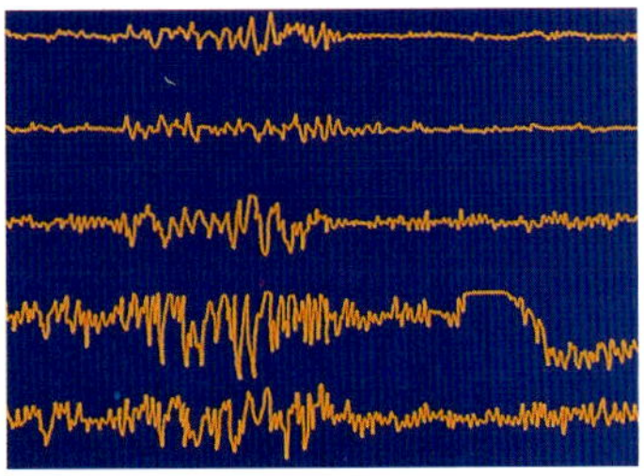

△ Cet électroencéphalogramme montre une activité électrique accrue durant une crise d'épilepsie.

▽ Les électrodes, placées sur le sommet du crâne lors d'un électroencéphalogramme, enregistrent l'activité électrique du cerveau.

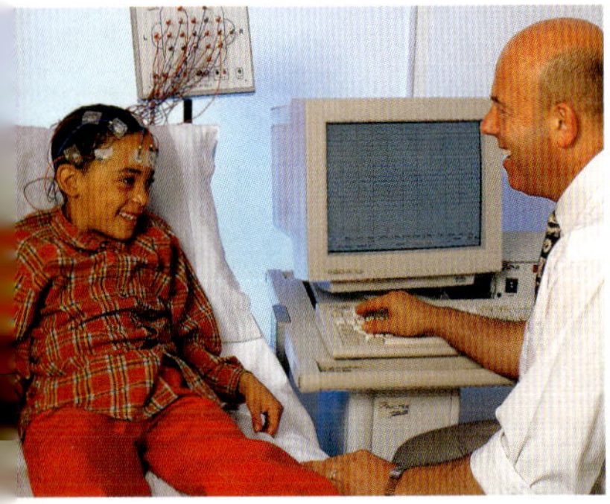

LES CAUSES DE L'ÉPILEPSIE

Dans la plupart des cas, on ne trouve pas de cause évidente à l'épilepsie, bien que cette pathologie tende à être héréditaire. La plupart des épileptiques ont leur première crise pendant l'enfance et ils cessent d'avoir des crises à l'adolescence. Les individus ayant leur première crise à l'âge adulte sont rares et devraient être examinés.

D'autres causes de crises d'épilepsie incluent :

- Un traumatisme crânien ou une intervention chirurgicale.
- Une tumeur du cerveau.
- La drogue et l'alcool.
- La maladie d'Alzheimer.
- L'infarctus cérébral.
- Une forte fièvre – Les enfants ayant de la fièvre peuvent avoir des convulsions fébriles, mais il s'agit d'une réaction relativement normale et il y a peu de risques que cela se transforme en épilepsie à l'âge adulte.

QUE FAIRE EN CAS DE CRISE D'ÉPILEPSIE ?

Assister à une crise d'épilepsie peut être très effrayant. Le principal est de ne pas paniquer, les crises durant généralement peu de temps.

La priorité absolue est d'essayer d'empêcher le malade de se faire mal pendant sa crise.

Une fois la crise passée, placez la personne sur le côté avec la jambe supérieure repliée au niveau du genou de façon à empêcher cette personne de basculer en avant. Ceci est connu comme la position de guérison.

N'essayez pas de maintenir la bouche du malade ouverte pendant une crise : il risquerait de se faire mal et vous de vous faire mordre les doigts.

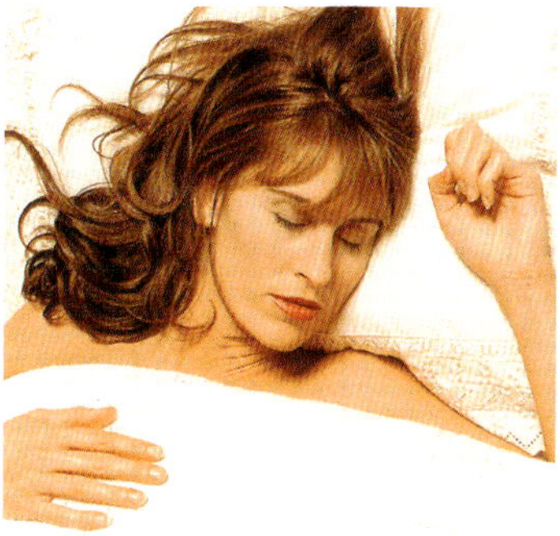

△ Le manque de sommeil peut provoquer des crises. Les épileptiques ont intérêt à mener une vie rangée avec peu de stress.

Certains facteurs parmi lesquels les lumières stroboscopiques, l'excès de stress et le manque de sommeil peuvent provoquer des crises.

LE DIAGNOSTIC ET LE TRAITEMENT DE L'ÉPILEPSIE

L'épilepsie peut être confirmée avec un électroencéphalogramme, qui mesure l'activité électrique du cerveau. On peut aussi effectuer un scanner du cerveau pour vérifier l'éventuelle présence de causes physiques telles qu'une tumeur au cerveau.

Il existe un grand nombre de médicaments anticonvulsifs servant à contrôler les crises. La posologie varie d'un individu à l'autre et il peut falloir un certain temps au médecin pour trouver la dose idoine pour chaque cas. Une fois que les médicaments les ont stabilisés, la plupart des épileptiques n'ont plus de crises ou n'en ont que très peu.

Dans de nombreux pays, les épileptiques doivent avoir passé trois ans sans crises avant de pouvoir conduire à nouveau en raison des accidents qu'ils risquent de provoquer. Il peut être interdit aux chauffeurs commerciaux. Toute personne ayant eu des crises d'épilepsie doit demander son avis à un médecin avant de pratiquer des sports potentiellement dangereux tels que l'escalade ou la pêche sous-marine.

Les tumeurs du cerveau

VOIR AUSSI

➤ Le cancer du poumon, p. 384

Ces tumeurs peuvent se former dans le cerveau ou provenir d'un cancer d'un autre organe, poumons ou cœur notamment. Qu'elles soient cancéreuses ou bénignes, elles peuvent affecter le fonctionnement du cerveau en raison des limites de la boîte crânienne. Mais elles restent rares.

Si votre médecin soupçonne une tumeur du cerveau d'après vos symptômes et un examen détaillé, il vous renverra vers un neurologue, qui fera faire un scanner. Dans certains cas, on pratique des tests supplémentaires tels qu'une angiographie cérébrale ou une biopsie du cerveau.

Certaines tumeurs bénignes peuvent être enlevées chirurgicalement et les chances de guérison tendent à être bonnes. L'exérèse de tumeurs bénignes comporte des risques opératoires tels que des lésions cérébrales en raison de la proximité de structures essentielles comme le bulbe rachidien. Une radiothérapie peut être effectuée pour réduire la tumeur. Selon sa situation et sa grosseur, une tumeur cancéreuse peut être enlevée chirurgicalement. Si une intervention est impossible, on peut avoir recours à la radiothérapie, mais si les tumeurs cérébrales proviennent d'autres organes, les chances de succès sont limitées.

SIGNES ET SYMPTÔMES

Les symptômes sont souvent provoqués par la compression du cerveau par une tumeur qui se développe. Ils incluent :

- ➤ Des maux de tête, généralement pires le matin.
- ➤ Des nausées et des vomissements.
- ➤ La vue trouble.

Ils dépendent souvent de la partie du cerveau affectée et peuvent inclure :

- ➤ Des difficultés à lire ou à écrire.
- ➤ Des troubles d'élocution.
- ➤ Des changements de personnalité.

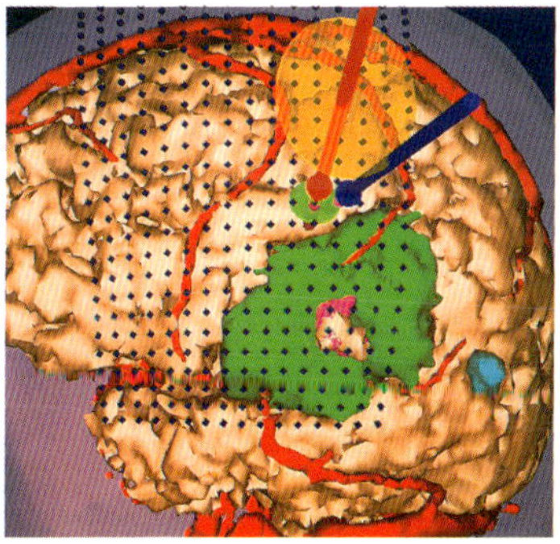

△ Cette zone verte, visible sur cette IRM, montre une tumeur du cortex moteur (région avec les points bleus) du cerveau.

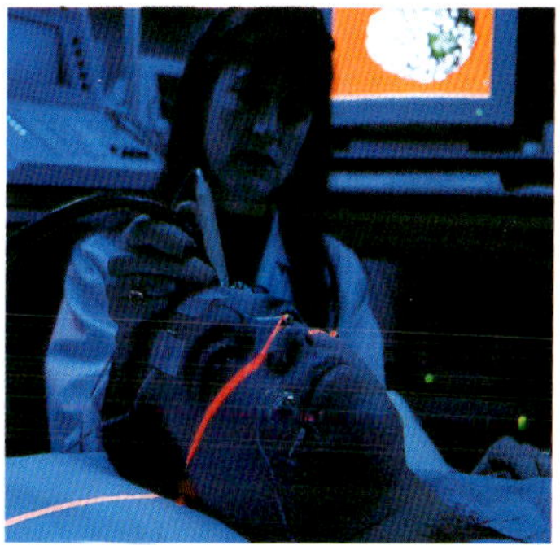

△ On prépare un patient pour une opération du cerveau en créant une carte informatisée de cet organe, ensuite utilisée pour guider le chirurgien.

La méningite

VOIR AUSSI

➤ Les causes des maladies infectieuses, p. 462

➤ Les infections bactériennes, p. 464

➤ La protection contre les infections, p. 472

La méningite est une inflammation atteignant les méninges (membranes entourant le cerveau), généralement d'origine infectieuse. La méningite virale est la plus courante et la moins dangereuse et elle affecte la plupart du temps les jeunes adultes. La méningite bactérienne, plus grave, touche surtout les enfants. Elle peut être mortelle et débute souvent par des symptômes semblables à ceux du rhume ou de la grippe. Cependant, l'état de l'enfant empire rapidement et les symptômes classiques de la maladie, décrits ci-dessous, se développent.

La méningite est provoquée par une infection virale ou bactérienne, et il existe différentes sortes de virus ou de bactéries responsables. Dans de rares cas, chez les individus immunodéficients, d'ordinaire, elle peut aussi être provoquée par une infection mycosique. Bien que le traitement dépende de l'infection, toutes les formes de cette affection sont graves et tout cas suspecté doit être traité d'urgence, et le malade éventuellement hospitalisé.

LE DIAGNOSTIC

Un diagnostic temporaire est généralement établi d'après l'observation des symptômes et un examen du patient. D'autres investigations, qui peuvent être effectuées une fois que le traitement a débuté, peuvent inclure une ponction lombaire (prélèvement de moelle épinière examiné au microscope pour d'éventuels signes d'infection) ou un scanner du cerveau.

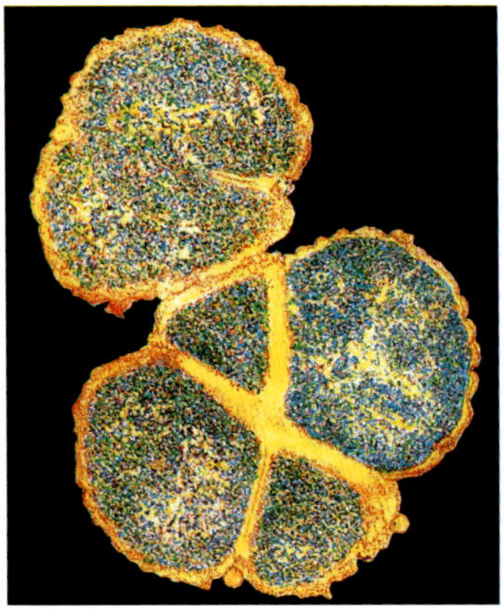

△ La bactérie *Neisseria meningitidis*, vue ici en train de se diviser, est responsable de la méningite cérébro-spinale.

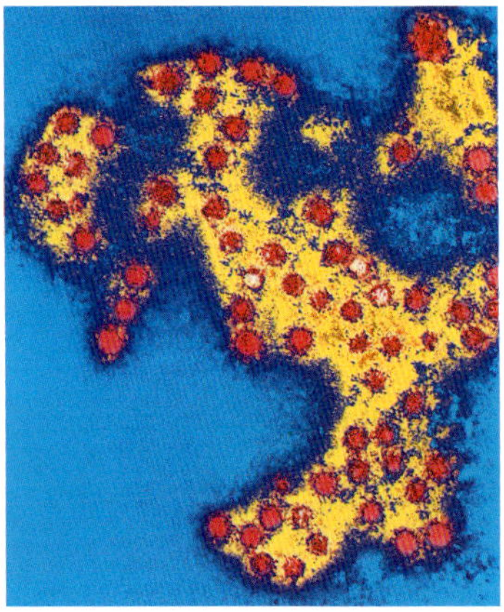

△ Le virus Coxsackie, visible sur ce cliché, provoque souvent des rhumes et des méningites virales.

SIGNES ET SYMPTÔMES

Si l'infection est virale, les symptômes se développent progressivement, si elle est bactérienne, les symptômes apparaissent rapidement. Les symptômes incluent :

➤ De la fièvre.

➤ Des maux de tête.

➤ Une raideur de la nuque.

➤ De la photophobie (aversion pour les lumières vives).

➤ Parfois une éruption cutanée.

En outre, chez l'enfant et les bébés :

➤ De la somnolence et de la torpeur.

➤ Un manque de tonus.

➤ Des pleurs stridents.

Si un traitement n'est pas vite administré, des convulsions peuvent aussi se produire.

LES TRAITEMENTS

La méningite virale ne nécessite généralement que des antalgiques, afin de diminuer les douleurs et la fièvre. La plupart du temps, la guérison totale survient au bout d'une ou de deux semaines.

Dans les cas suspectés de méningite bactérienne, il est essentiel d'administrer immédiatement des antibiotiques par voie intraveineuse. Le temps est crucial et des minutes gagnées peuvent sauver des vies. En certaines occasions on peut administrer des corticoïdes afin de réduire l'inflammation. La méningite bactérienne guérit beaucoup plus lentement que la méningite virale et le temps de guérison varie selon les individus. Toutefois, même avec d'excellents traitements, le taux de mortalité de cette maladie reste d'environ 15 %.

LES SÉQUELLES À LONG TERME

Bien que la plupart des gens guérissent complètement de la méningite virale et bactérienne, certains conservent, après une méningite bactérienne, des séquelles à long terme dont une baisse d'audition et des troubles de la mémoire.

PRÉVENTION DE LA MÉNINGITE

Si un cas de méningite se déclare localement, il convient de ne pas s'y exposer et d'en tenir les enfants éloignés. En réalité, cependant, il est relativement difficile d'être contaminé par une méningite bactérienne. Il faudrait respirer le même air que le malade pendant plusieurs heures pour courir un risque, léger au demeurant. On peut généralement enrayer efficacement les risques de contagion chez les individus en contact avec un malade en leur administrant des antibiotiques pendant deux jours.

Les enfants des pays développés sont aujourd'hui immunisés contre la bactérie *Haemophilus influenza* de type B (HIB), qui est une cause courante de méningite. En Europe il existe deux souches de bactéries de la méningite. On a aujourd'hui créé un vaccin pour la souche C et il fait partie du programme de vaccins standards administrés aux enfants. Un vaccin pour le type B, plus courant, sera bientôt disponible.

COMMENT RECONNAÎTRE UNE ÉRUPTION CUTANÉE LIÉE À UNE MÉNINGITE BACTÉRIENNE

Avec une méningite bactérienne, le sang peut aussi être infecté, ce qui provoque parfois la soudaine apparition d'une éruption cutanée violette qui ressemble à des ecchymoses et se propage rapidement. Elle consiste en petits points rouge foncé ou violacés. L'un des facteurs qui peut aider à reconnaître cette éruption est qu'elle subsiste lorsqu'on appuie sur la peau avec le côté d'un verre. Cependant, en cas de doutes sur la nature d'une éruption cutanée, surtout si elle s'accompagne d'autres symptômes, consultez immédiatement un médecin ou emmenez votre enfant à l'hôpital.

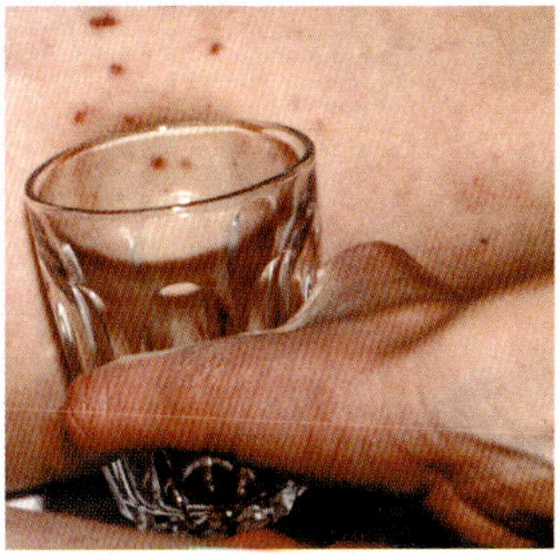

△ Le test du verre est le meilleur moyen de savoir s'il s'agit d'une éruption cutanée liée à une méningite bactérienne. Pressez le côté du verre contre la zone affectée. Si l'éruption subsiste, consultez aussitôt un médecin.

L'encéphalite virale

VOIR AUSSI

➤ Les infections virales, p. 466

L'encéphalite virale est une infection des tissus du cerveau qui provoque une inflammation et une pression accrue à l'intérieur du crâne. C'est une maladie rare, relativement bénigne la plupart du temps, et qui guérit rapidement. Elle affecte généralement les bébés et les personnes âgées.

L'encéphalite virale peut être provoquée par une autre maladie virale et elle souvent causée par les virus responsables des oreillons et de la rougeole. Elle peut aussi l'être par le virus herpes simplex, auquel cas elle peut être très grave. Dans certaines parties du monde il existe des cas plus sérieux, comme l'encéphalite japonaise, en Asie du Sud-Est, l'encéphalite américaine, aux États-Unis, et l'encéphalite Ross River, en Australie.

Si une encéphalite virale est soupçonnée, le malade doit être hospitalisé d'urgence. Il peut être nécessaire d'effectuer une ponction lombaire et peut être aussi un scanner ou une IRM du cerveau et, dans certains cas, un électroencéphalogramme.

Il n'existe pas de traitement spécifique pour certaines formes d'encéphalite virale et la plupart des patients guérissent spontanément. Cependant, dans les cas d'infection par herpes simplex, on peut administrer de l'Aciclovir par voie intraveineuse et il existe un vaccin contre l'encéphalite japonaise.

SIGNES ET SYMPTÔMES

Les symptômes typiques de l'encéphalite virale sont les suivants :

- De la fièvre.
- Des maux de tête.
- De la somnolence.

Ces symptômes étant identiques à ceux de la méningite, un diagnostic médical sérieux veillera à établir rapidement une telle éventualité.

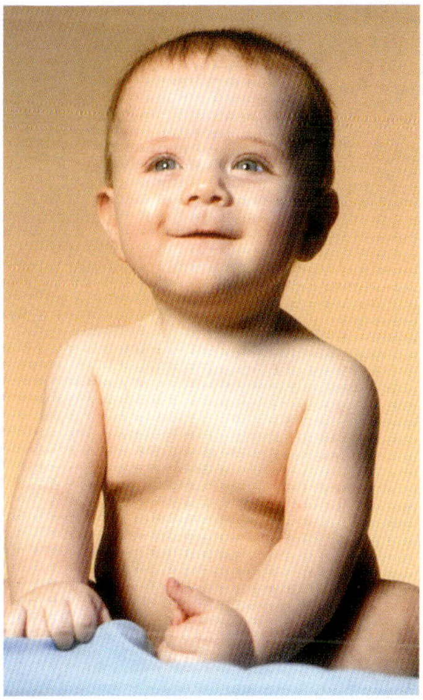

▷ Les bébés sont particulièrement sujets à l'encéphalite virale. Fièvre et somnolence sont parmi les symptômes les plus courants.

La hernie discale et la sciatique

VOIR AUSSI
➤ L'exercice physique, p. 266
➤ Le cerveau et les nerfs, p. 322
➤ Les dorsalgies, p. 365

Les disques inter-vertébraux consistent en un anneau résistant et fibreux qui maintient les os ensemble et un centre spongieux qui absorbe les chocs. Avec les années, et le plus souvent à l'âge adulte, un disque inter-vertébral peut s'altérer. Quand l'anneau fibreux se déchire, une partie du centre spongieux sort, comprimant les nerfs partant de la colonne vertébrale et provoquant des douleurs. C'est la hernie discale. Un disque déplacé provoque quant à lui très souvent une sciatique, névralgie intense ressentie dans la fesse et la jambe.

SIGNES ET SYMPTÔMES D'UNE HERNIE DISCALE

- Une douleur lombaire qui irradie jusque dans une jambe.
- Un engourdissement dans la jambe.

LA HERNIE DISCALE

Les symptômes d'une hernie discale peuvent sembler survenir brusquement, mais ce problème est dû à une altération progressive des disques, causée par une mauvaise posture et des mouvements erronés. Les disques, normalement rembourrés et résistants, peuvent se déshydrater et devenir fragiles en raison d'une mauvaise irrigation sanguine du rachis et de trop longues périodes assises.

▽ La pratique régulière d'étirements et d'exercices tonifiant les muscles et les efforts pour maintenir une bonne posture réduisent considérablement le risque de sciatique.

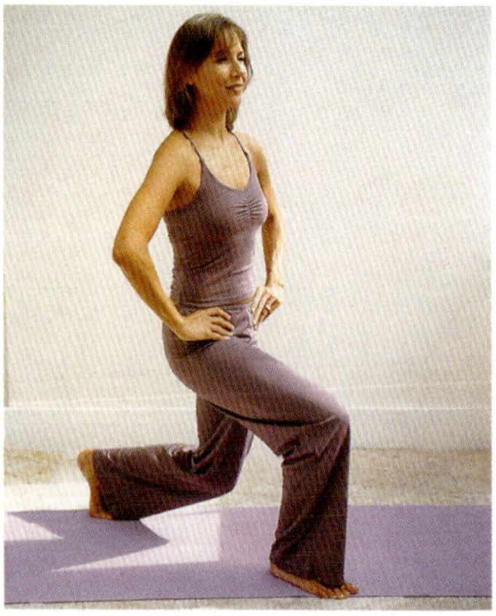

Les disques affectés se détériorent, parfois à la suite de mouvements bénins comme se baisser pour ramasser un objet.

Pour vérifier si vous avez un problème de disque, votre médecin vous examinera attentivement. Un signe classique est une douleur ressentie lorsque le patient, allongé sur le dos, tente de soulever une jambe à la verticale. Un scanner ou une IRM du dos permettent de voir si le disque s'est déplacé.

LES TRAITEMENTS POUR UNE HERNIE DISCALE

La plupart des disques déplacés se remettent en place après quelques semaines de repos et des activités modérées. Il est important d'adopter des positions confortables et de prendre des antalgiques appropriés. La kinésithérapie peut souvent être utile.

En cas de douleurs persistantes, de faiblesses ou d'engourdissements, on peut effectuer une IRM du dos, afin de localiser la saillie. Une intervention chirurgicale (microdiscectomie) peut être nécessaire.

LA SCIATIQUE

La douleur peut être ressentie sur n'importe quel point du trajet du nerf sciatique, qui passe dans le bas du dos et la fesse et descend le long de la jambe. Elle peut être provoquée par une torsion du dos et aggravée en toussant ou en éternuant. Dans de rares cas, il peut y avoir un engourdissement de la jambe.

LES CAUSES DE LA SCIATIQUE

Dans la plupart des cas, la sciatique est causée par une hernie discale mais elle peut aussi être due à une dégénérescence osseuse de la colonne vertébrale. Dans de rares cas, des tumeurs osseuses secondaires peuvent presser sur les nerfs de la colonne vertébrale et affecter les deux jambes. Elles peuvent aussi comprimer les nerfs de la vessie et de l'intestin.

LE NERF SCIATIQUE

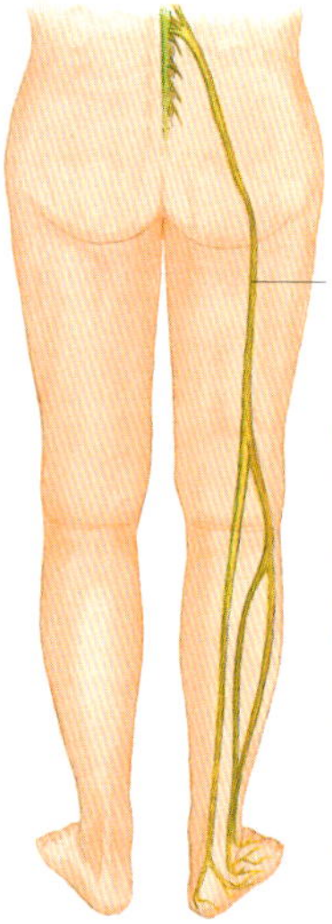

◁ Le nerf sciatique passe le long de chaque jambe et se termine dans les ramifications nerveuses du pied. Le nerf part des ramifications des racines nerveuses du bas de la colonne vertébrale (ce schéma montre le trajet du nerf sciatique sur une seule jambe).

LES TRAITEMENTS

Une sciatique persistante devrait toujours être examinée par un médecin. Si vous avez du mal à uriner et à déféquer, consultez immédiatement votre médecin ou allez directement à l'hôpital. Vous aurez peut-être besoin d'une opération pour enlever un disque vertébral et prévenir une paralysie de la jambe.

Dans des cas moins sérieux, une fois qu'une cause sous-jacente grave a été éliminée, le repos et des antalgiques sont généralement les seuls traitements nécessaires.

Les lésions de la colonne vertébrale

VOIR AUSSI
➤ Le cerveau et les nerfs, p. 322
➤ Les dorsalgies, p. 365

Les lésions de la colonne vertébrale résultent souvent de traumatismes majeurs tels qu'une chute ou un accident de la circulation. En cas d'impact sévère, la colonne vertébrale peut être trop endommagée pour être soignée. Elle risque surtout d'être abîmée au niveau de ses parties les plus mobiles, à savoir le cou et le bas du dos. Une grave blessure de la colonne entraîne généralement une perte des fonctions musculaires et sensorielles dans le bas du corps à partir de l'endroit de la lésion. L'une des formes les plus courantes de blessures de la colonne vertébrale est le coup du lapin.

Les lésions des vertèbres cervicales, situées en haut de la colonne vertébrale, sont immédiatement mortelles car les nerfs alimentant les muscles de la respiration sont paralysés. Dans le cas de blessures survenant en dessous de la quatrième vertèbre cervicale, la respiration peut continuer car les nerfs du diaphragme ne sont pas affectés. Les lésions des cervicales provoquent des quadriplégies (paralysies des quatre membres), celles des lombaires des paraplégies (paralysie des jambes).

Les victimes de lésions de la colonne vertébrale peuvent aussi souffrir d'infections de la vessie et du thorax et d'escarres aux talons et aux fesses provoquées par l'immobilité et l'insensibilité.

LES NERFS SPINAUX

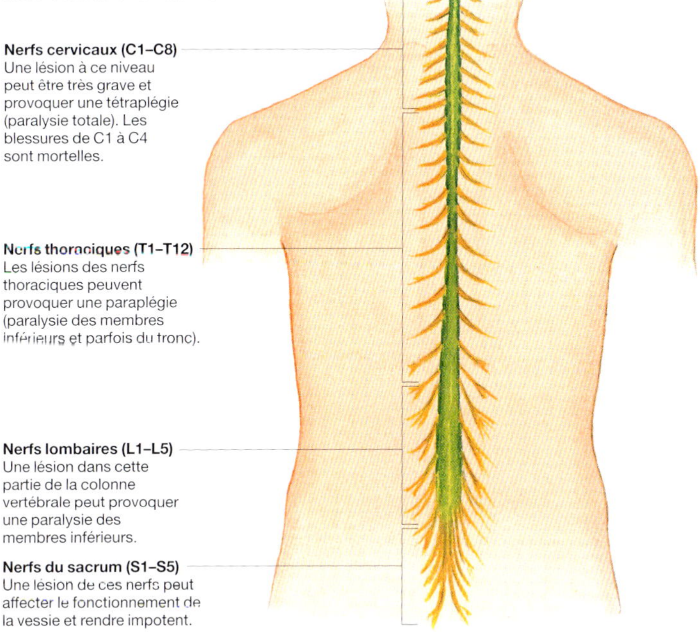

△ Les nerfs spinaux permettent au corps de bouger et de fonctionner. Une lésion de ces nerfs peut donc avoir de très graves conséquences.

LE COUP DU LAPIN

Cette lésion courante de la colonne vertébrale se produit quand le cou est brusquement et rapidement tordu vers l'avant ou vers l'arrière. Elle survient généralement lors d'un accident de la circulation, en particulier lorsque l'impact vient de derrière, et peut avoir des effets durables et invalidants. Très souvent, la douleur dans le cou peut n'apparaître qu'un jour ou deux après l'accident.

Il est important de consulter un médecin si, lors d'un accident de la circulation, vous avez eu la nuque affectée. On peut effectuer une radio pour détecter d'éventuelles lésions.

SIGNES ET SYMPTÔMES DU COUP DU LAPIN

On peut d'abord ne pas rien ressentir, mais des douleurs dans la nuque apparaissent après quelques heures. D'autres symptômes peuvent inclure :

- Des maux de tête.
- Une tuméfaction de la région affectée.
- Des douleurs dans les épaules.

Si votre bras s'engourdit ou si la douleur persiste ou s'aggrave brusquement, consultez immédiatement un médecin.

LES TRAITEMENTS

La plupart des gens ayant subi le coup du lapin ont simplement besoin de se reposer au lit et de prendre des antalgiques. Les anti-inflammatoires non stéroïdiens tels que le Profénid sont très efficaces. Toute personne ayant déjà eu des problèmes à la nuque ou dont les symptômes persistent après une quinzaine de jours devrait retourner voir un médecin, qui peut lui prescrire des séances de kinésithérapie.

Pendant longtemps, on a fait porter des minerves aux victimes de coups du lapin. Aujourd'hui, cependant, on sait que ces minerves tendent à provoquer des raideurs de la nuque, ce qui ralentit la guérison et empêche les douleurs de diminuer.

La sclérose en plaques

VOIR AUSSI

- Le cerveau et les nerfs, p. 322
- Les rôles du sang et de la lymphe, p. 448
- Les maladies auto-immunes, p. 459

De nombreuses cellules nerveuses du cerveau et de la colonne vertébrale sont isolées par des gaines de myéline, substance lipidique et protéique servant à accélérer la conduction des messages nerveux. Dans la sclérose en plaques, cette myéline est endommagée en raison d'une activité anormale du système immunitaire due à des infections ou à des causes héréditaires, ce qui inhibe le fonctionnement des cellules nerveuses. Dans certains cas des corticoïdes ou du bêta-interféron peuvent réduite la gravité des crises, mais il n'existe pas de traitement à long terme de cette pathologie.

SIGNES ET SYMPTÔMES

- Faiblesse et/ou engourdissement des membres.
- Perte de coordination.
- Mictions fréquentes et parfois incontinence.
- Vue trouble.

La sclérose en plaques tend à affecter les adultes jeunes de plus de 20 ans (rarement avant 16 ans ou après 40 ans). Il en existe généralement deux formes: une forme « rémittente » avec de fréquentes poussées accompagnées de symptômes invalidants suivies de périodes de récupération de plus en plus courtes tandis que l'invalidité augmente ; une forme chronique évolutive avec une progression plus lente des symptômes invalidants et pas de périodes de récupération.

Il peut être impossible d'établir un diagnostic tant que deux ou trois poussées ne se sont pas produites. Une IRM du cerveau montrera probablement les régions endommagées du cerveau. Si elle ne fournit pas les informations nécessaires, on peut effectuer une ponction lombaire.

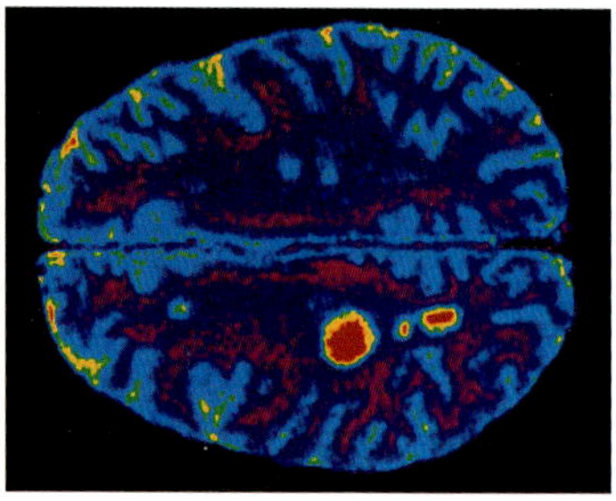

△ Ce scanner du cerveau montre les lésions, visibles en rouge et en jaune, causées par la sclérose en plaques. Les symptômes varient selon les nerfs endommagés.

La maladie de Charcot

VOIR AUSSI

- Le cerveau et les nerfs, p. 322

Cette maladie dégénérative, rare, affecte les neurones moteurs, ou nerfs du cerveau et de la moelle épinière qui contrôlent les mouvements. Encore appelée sclérose latérale amyotrophique, cette affection, invalidante, touche généralement les plus de 40 ans, les hommes surtout.

SIGNES ET SYMPTÔMES

Les symptômes de la maladie de Charcot se développent lentement et insidieusement. Avec le temps, le malade peut commencer à avoir des troubles d'élocution, à avoir du mal à saisir des objets ou à souffrir de raideurs musculaires. Au fur et à mesure de l'évolution de la maladie, les muscles de la déglutition et de la phonation sont affectés, ce qui provoque des problèmes physiques invalidants, bien que les sens et l'intelligence restent intacts.

Il faut parfois du temps et plusieurs consultations médicales avant de pouvoir diagnostiquer la maladie de Charcot, les symptômes tendant à être généraux et pouvant se retrouver dans d'autres pathologies.

Plusieurs examens sont parfois nécessaires pour l'établissement d'un diagnostic définitif. Parmi ceux-ci une IRM de la colonne vertébrale et une ponction lombaire, permettant de vérifier s'il y a une inflammation de la moelle épinière, et un électromyélogramme, qui mesure l'activité électrique des muscles pour voir si les nerfs contrôlant ceux-ci sont endommagés.

LES TRAITEMENTS

Il n'existe encore aucun remède à cette maladie et les traitements se bornent à en soulager les symptômes. On peut prescrire des antidépresseurs et des antibiotiques pour soigner les infections de la poitrine, auxquelles les patients atteints de la maladie de Charcot sont particulièrement exposés. On peut également prescrire des séances de kinésithérapie afin de tenter de maintenir la mobilité aussi longtemps que possible, ainsi que des divers appareils permettant de soulager les invalidités. L'évolution de la maladie, variable, est de 36 mois à une dizaine d'années.

Les autres affections neurologiques

VOIR AUSSI
- Le diabète, p. 314
- Les maladies de la thyroïde, p. 316
- La polyarthrite, p. 362
- L'acupuncture, p. 493

De nombreuses affections neurologiques sont localisées : elles ne touchent qu'une région très limitée du corps, desservie par un ou plusieurs nerfs spécifiques. Elles peuvent être douloureuses, pénibles à supporter et, dans certains cas, difficiles à soigner. Elles peuvent être déclenchées par une inflammation des nerfs résultant d'une infection ou par d'autres facteurs dont la compression des tissus environnants. Bien qu'aucune de ces affections ne menace l'état de santé général, il est nécessaire de les traiter, et certaines peuvent nécessiter une intervention chirurgicale.

LES NÉVRALGIES FACIALES

Le trijumeau est le nerf qui transmet les sensations de certaines parties du visage au cerveau et contrôle les muscles des mâchoires. S'il est compressé, enflammé ou endommagé, on peut ressentir des douleurs intenses dans les joues, les lèvres ou d'un côté du visage.

Ce problème est courant chez les personnes âgées et sa cause en est inconnue. La douleur se produit par petites poussées qui finissent par se calmer. Ces poussées peuvent être déclenchées par des activités telles que se laver, être dehors par un vent froid ou manger. Si les analgésiques se révèlent impuissants, on peut prescrire un anticonvulsif, la carbamazépine (Tégretol).

LA PARALYSIE DE BELL

Le nerf facial véhicule les sensations du goût provenant du bout de la langue et contrôle les expressions du visage. Une compression, une inflammation ou une lésion de ce nerf provoque une paralysie des muscles sur un côté du visage et la perte du goût au bout de la langue. Parfois la paupière et le coin de la bouche tombent. Dans certains cas les symptômes disparaissent dans les 24 heures qui suivent. Cette paralysie peut être causée par un virus et elle disparaît généralement au bout d'une quinzaine de jours sans laisser de traces. La cortisone peut aider à en venir à bout. Si les paupières ne parviennent pas à se fermer, la cornée doit être protégée et des larmes artificielles peuvent être nécessaires.

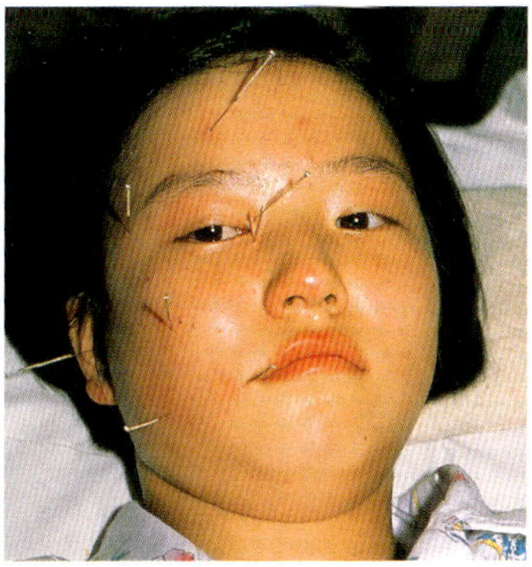

△ L'acupuncture, thérapie chinoise traditionnelle, est utilisée ici pour traiter la paralysie de Bell, mais les symptômes de cette affection disparaissent souvent d'eux-mêmes.

LES RAMIFICATIONS DU TRIJUMEAU

▷ Le trijumeau, le plus grand nerf du visage, a trois principales ramifications : le nerf ophtalmique, le nerf maxillaire et le nerf mandibulaire.

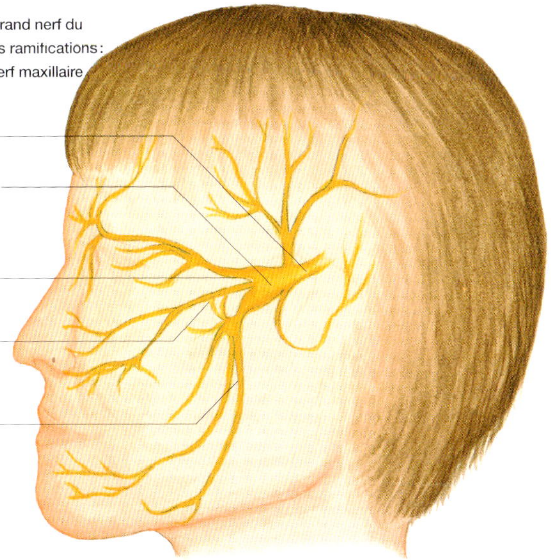

LE SYNDROME DU TUNNEL CARPIEN

Le tunnel carpien est un étroit canal situé dans les os du poignet par lequel le nerf médian passe dans son trajet vers la main. Si ce nerf est emprisonné ou comprimé, il peut provoquer des douleurs et des fourmillements dans la main et l'avant-bras. Le syndrome du tunnel carpien est courant. En général il provoque une faiblesse du pouce et des fourmillements dans l'index, le médian et l'annulaire, qui peuvent être particulièrement marqués le matin. Dans la plupart des cas il n'existe pas de cause évidente, bien que le syndrome du tunnel carpien soit parfois lié à l'hypothyroïdie, au diabète, à la grossesse, à l'obésité et à la polyarthrite.

Des attelles et des piqûres de cortisone peuvent aider, mais dans certains cas, une intervention chirurgicale est nécessaire pour soulager la pression exercée sur le nerf.

La démence

VOIR AUSSI

➤ L'infarctus cérébral, p. 328
➤ La maladie de Parkinson, p. 340
➤ Les causes des maladies infectieuses, p. 462

La démence est une détérioration des capacités mentales due à un trouble du cerveau. Elle se caractérise par plusieurs symptômes : perte de la mémoire, confusion mentale et déclin intellectuel. Elle devient d'autant plus répandue que la longévité générale s'accroît. Très invalidante et pénible pour les malades et leurs proches, elle affecte généralement les plus de 70 ans, mais peut se produire chez des sujets plus jeunes. Dans certaines affections comme la dépression, le comportement est identique, mais une fois traités, les symptômes de la démence disparaissent rapidement.

SIGNES ET SYMPTÔMES DE LA DÉMENCE

Les symptômes suivants sont typiques de la démence et sont tous liés à la perte des fonctions cérébrales supérieures :

- ➤ Pertes de mémoire, surtout des événements récents.
- ➤ Détérioration des facultés mentales.
- ➤ Grandes difficultés d'élocution.
- ➤ Incapacité d'apprendre de nouvelles techniques ou de nouveaux faits.
- ➤ Perte du contrôle des émotions.
- ➤ Agitation fébrile et tendance à errer.
- ➤ Difficultés comportementales.
- ➤ Dépression et/ou anxiété.

▽ La maladie d'Alzheimer est la cause la plus répandue de démence et elle tend à se développer tard dans la vie, après 70 ans en général.

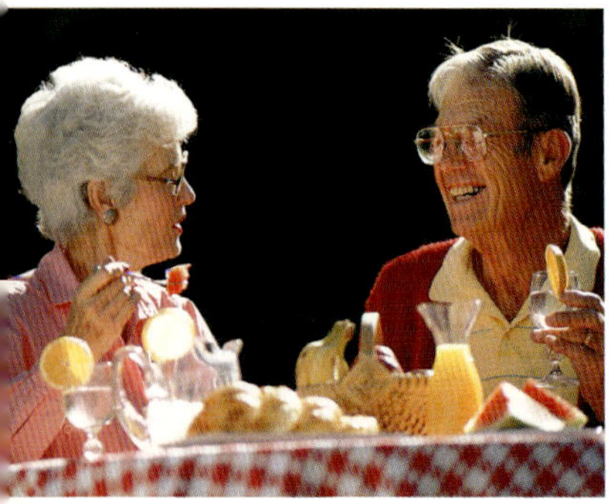

Il n'existe aucun test particulier permettant d'identifier la démence ou sa cause particulière. Si l'on soupçonne un problème spécifique provoquant des symptômes de démence, des tests sont prescrits afin de confirmer ou d'invalider le diagnostic.

On peut effectuer un examen sanguin, pour détecter une éventuelle avitaminose, et un scanner du cerveau, qui peut fournir des informations déterminantes et permettre d'éliminer les causes plus rares de démence. Le médecin peut aussi poser des questions détaillées destinées à évaluer les facultés mentales du malade.

Les causes les plus courantes de démence sont la maladie d'Alzheimer et de multiples infarctus. Dans de rares cas elle est provoquée par la maladie de Creutzfeldt-Jakob. Certaines affections pouvant s'accompagner de symptômes semblables à ceux de la démence incluent l'avitaminose, l'anémie et des réactions allergiques à certains médicaments.

LES TRAITEMENTS

Il n'existe aucun traitement spécifique pour les différentes formes de démence et les symptômes empirent peu à peu avec le temps. De nouveaux médicaments sont récemment devenus disponibles : ils améliorent les symptômes pendant une courte période, mais malheureusement, à long terme, rien ne peut arrêter les progrès de cette maladie.

Le traitement consiste à aider les patients de plus en plus dépendants. La plupart d'entre eux finissent par avoir besoin d'aide médicalisée à plein temps pour le reste de leur vie.

Il est également essentiel de veiller aux besoins des personnes qui s'occupent d'un malade atteint de démence. Les personnes qui s'occupent du malade peuvent être très affectées, surtout s'il s'agit d'un proche et qu'il devient violent ou incapable de se souvenir de celui ou de celle qui le soigne. Si dévouées soient-elles, toutes les personnes qui soignent un malade ont besoin d'être soutenues par des psychologues et des assistants sociaux et de s'accorder un répit en ayant quelqu'un d'autre qui prenne la relève pendant un certain temps.

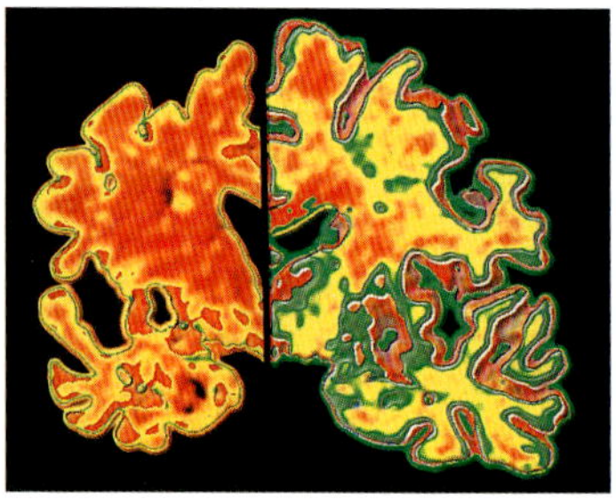

△ Un cerveau atteint de la maladie d'Alzheimer est considérablement réduit par rapport à un cerveau normal (à droite).

MALADIE D'ALZHEIMER

Elle constitue la cause la plus fréquente de démence. Il s'agit d'une maladie dégénérative du cerveau qui provoque 70 % des cas de démence. Elle est le résultat d'une perte de cellules nerveuses dans le cerveau, d'une réduction des niveaux des neurotransmetteurs et du développement de noyaux protéiniques autour des cellules nerveuses. Ces anomalies peuvent être détectées avec un scanner du cerveau, qui distingue la maladie d'Alzheimer d'autres causes de démence. On ignore la cause de cette pathologie mais elle semblerait être héréditaire.

SIGNES ET SYMPTÔMES DE LA MALADIE D'ALZHEIMER

- Troubles de la mémoire. La mémoire très récente, d'il y a quelques minutes, peut être intacte, mais la mémoire à long terme disparaît, les événements les plus récents étant oubliés en premier. Beaucoup de malades se souviennent de leur enfance en détail mais sont incapables de se souvenir de ce qui leur est arrivé la veille.
- Incapacité d'apprendre de nouvelles informations.
- Perte de la phonation.
- Incapacité d'accomplir des activités musculaires complexes bien que la fonction musculaire reste normale.
- Incapacité de reconnaître des objets.
- Sautes d'humeur.
- Changements de personnalité.
- Tendance à errer et à se perdre, même dans des lieux familiers.
- Négligence de l'hygiène personnelle.

LES PROGRÈS DE LA MALADIE

Cette affection évolue de manière très progressive : le patient a de plus en plus de trous de mémoire et devient plus distrait. Au fur et à mesure que la maladie progresse apparaissent des symptômes de plus en plus pénibles, notamment des changements de personnalité et l'incapacité du patient de reconnaître ses proches.

Bien que certains médicaments puissent soulager certains symptômes et parfois ralentir les progrès de la maladie, la plupart des patients souffrant d'Alzheimer voient leur espérance de vie diminuée.

LA DÉMENCE VASCULAIRE

Cette maladie est la seconde cause la plus courante de démence. Elle survient à la suite de petits épisodes ischémiques, lorsqu'il y a diminution de l'irrigation sanguine dans une partie du corps. Ces épisodes provoquent une carence en oxygène dans les régions entourant le cerveau, provoquant une nécrose graduelle des cellules nerveuses et la perte des fonctions qu'elles contrôlent. Comme pour d'autres formes d'infarctus, la cause essentielle en est généralement l'athérosclérose (obstruction et rétrécissement des artères), provoquée, le plus souvent, par une alimentation riche en graisses, un abus de tabac et un mode de vie sédentaire. L'hypertension accroît également les risques de façon importante.

La nature précise des symptômes de cette forme de démence dépend de la zone du cerveau affectée, mais l'évolution de cette maladie est progressive et d'ordinaire, elle ne s'accompagne pas de problèmes neurologiques tels qu'une faiblesse généralisée ou des difficultés d'élocution.

COMMENT ÉTABLIR LE DIAGNOSTIC

Cette forme de démence peut souvent être diagnostiquée d'après les symptômes, mais dans la plupart des cas on effectue un scanner ou une IRM du cerveau pour confirmer le diagnostic et éliminer d'autres causes possibles.

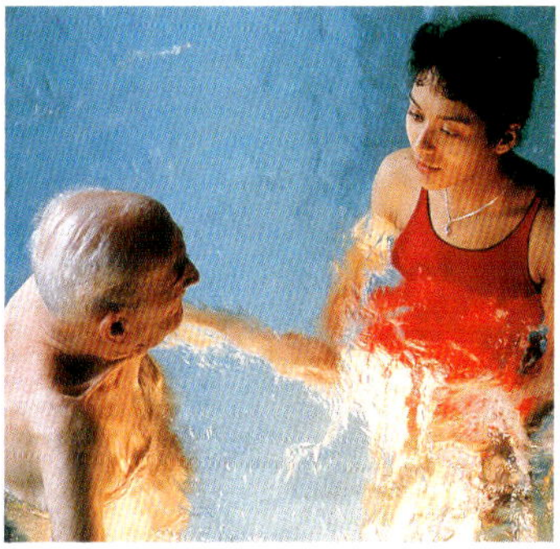

△ Pratiquer régulièrement des sports doux tels que la natation est important pour les personnes souffrant de démence due à de multiples infarctus : cela peut réduire le risque d'autres attaques.

LES TRAITEMENTS

Les lésions cérébrales dues à de multiples infarctus ne peuvent malheureusement pas guérir. Le traitement vise donc surtout à empêcher d'autres infarctus de survenir et, surtout, à réduire les risques d'une attaque mortelle. On prescrit généralement des hypotenseurs ainsi que des doses régulières d'aspirine, de façon à minimiser l'incidence de caillots.

LA MALADIE DE CREUTZFELDT-JAKOB

Un agent infectieux peu courant, appelé prion, est la cause de cette maladie rare. Il provoque l'apparition dans le cerveau de zones spongieuses qui entraînent la démence et la mort en l'espace d'environ six mois. D'autres symptômes incluent :

- De la dépression.
- Des pertes d'équilibre et une mauvaise coordination.
- Des mouvements anormaux.
- Une vue trouble.

La période d'incubation peut durer jusqu'à vingt ans. Une nouvelle variante de cette maladie est apparue, liée à la consommation de viande d'animaux atteints de la « maladie de la vache folle » (encéphalopathie bovine spongiforme).

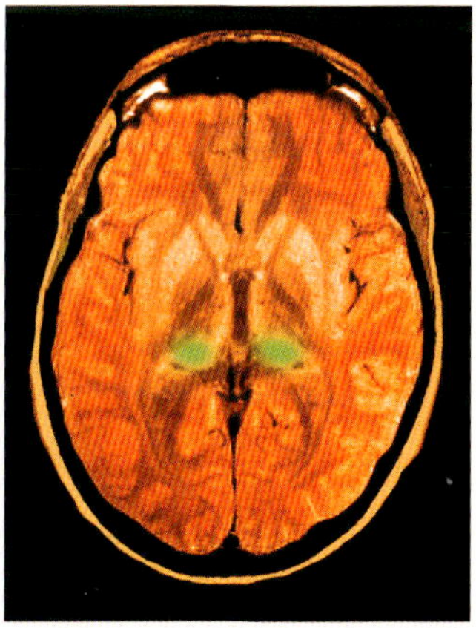

△ Cette IRM montre une coupe de cerveau affecté par la maladie de Creutzfeldt-Jakob. Les parties atteintes du thalamus (situé à l'avant du cerveau) sont visibles en vert.

La maladie de Parkinson

VOIR AUSSI

➤ Le cerveau et les nerfs, p. 322
➤ La démence, p. 338
➤ La dépression, p. 346

Cette maladie neurologique courante, qui affecte surtout les personnes âgées (elle apparaît généralement entre 55 et 65 ans, mais peut se manifester avant), est caractérisée par la dégénérescence des cellules nerveuses de la partie du cerveau qui contrôle les mouvements. La région affectée ne produit plus assez de dopamine, neurotransmetteur qui agit normalement en tandem avec un autre neurotransmetteur, l'acétylcholine, pour contrôler les muscles. Il en résulte un déséquilibre chimique du cerveau provoquant les symptômes caractéristiques de cette pathologie.

SIGNES ET SYMPTÔMES DE LA MALADIE DE PARKINSON

Les symptômes caractéristiques sont :

- Des tremblements de la main, du bras ou de la jambe d'un côté du corps, qui cessent en effectuant une tâche. Avec le temps, les deux côtés sont affectés.
- Une rigidité musculaire.
- Des difficultés à faire un mouvement.
- Des difficultés à marcher.
- Un visage dénué d'expression.
- Des difficultés d'élocution.
- De la dépression.

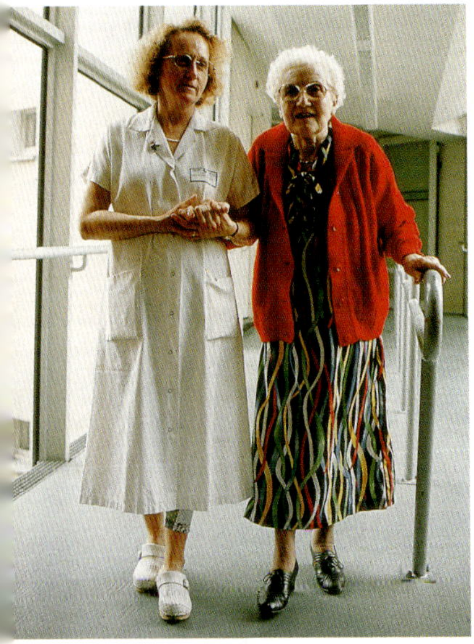

◁ Les problèmes de mobilité sont parmi les principaux symptômes de la maladie de Parkinson, mobilisant une aide considérable.

La maladie de Parkinson est une maladie évolutive dont la cause est inconnue. Elle se caractérise par la dégénérescence spontanée des neurones dopaminergiques, dont les corps cellulaires sont situés dans une zone particulière de l'encéphale, la substance noire (*locus niger*). On sait qu'il existe souvent des tendances héréditaires et que les hommes sont plus touchés que les femmes. Le parkinsonisme, aux symptômes identiques, peut être causé par certains médicaments ou des traumatismes crâniens.

COMMENT LA MALADIE ÉVOLUE

En 1817, James Parkinson décrivit cette affection comme une « paralysie tremblante », description assez exacte de ses symptômes, à savoir des tremblements et de la rigidité. L'évolution est progressive. Il devient de plus en plus difficile d'effectuer des mouvements et presque impossible, pour certains individus, d'accomplir les tâches les plus simples. De nombreux malades deviennent déprimés et certains sombrent dans la démence.

LE DIAGNOSTIC

L'évolution de la maladie de Parkinson étant souvent progressive, le diagnostic est parfois difficile à établir. Il peut être nécessaire d'observer l'activité musculaire pendant une longue période avant de poser un diagnostic définitif et des analyses sanguines permettront d'exclure d'autres affections. On peut également effectuer des scanners du cerveau pour voir si les symptômes sont provoqués par un infarctus ou une tumeur du cerveau.

OÙ SE LOCALISENT LES LÉSIONS

▽ La zone du cerveau affectée par la maladie de Parkinson est la substance noire (*locus niger*). C'est elle qui contrôle la fluidité des mouvements.

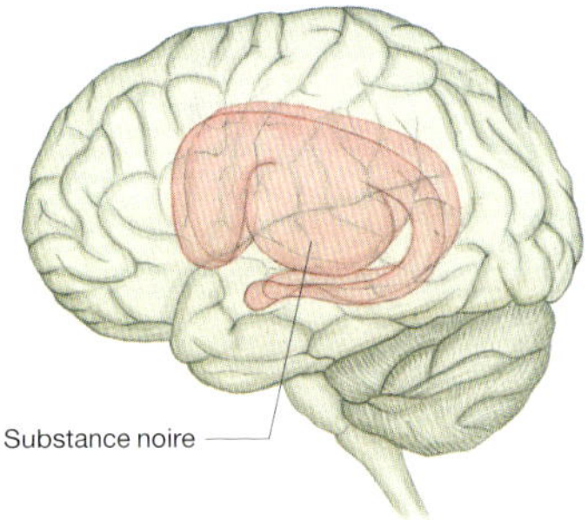

Pour déterminer s'il s'agit de parkinsonisme, le médecin interroge le patient pour savoir quels médicaments il a pris et quels sont les virus auxquels il a pu être exposé.

LES TRAITEMENTS

Généralement, le traitement de la maladie de Parkinson est essentiellement médicamenteux. Le remède le plus souvent prescrit est

LES FUTURES THÉRAPIES

L'opération du cerveau, parfois prescrite, reste encore une technique au stade expérimental. On teste actuellement, pour traiter la maladie de Parkinson, des greffes de cellules souches. Une autre possibilité, à l'avenir, sera l'implantation d'un genre de pacemaker qui réduira considérablement les tremblements en stimulant directement le cerveau. Toutefois aucun de ces traitements n'est couramment utilisé à l'heure actuelle.

la L-dopa, qui est convertie en dopamine dans le cerveau et qui rétablit le taux normal de ce neurotransmetteur. Pris en excès, ce médicament peut provoquer des effets secondaires désagréables et la posologie est soigneusement calculée en fonction de chaque patient. Dans certains cas, le dosage nécessaire pour contrôler les symptômes, très élevé, provoque des effets secondaires trop graves et on prescrit un autre médicament.

On utilise aussi parfois un autre groupe de médicaments, les anticholinergiques, qui inhibent les effets de l'acétylcholine, rétablissant ainsi l'équilibre de la dopamine. Trouver la posologie idoine pour chaque cas peut prendre du temps et il peut y avoir des effets secondaires handicapants (sécheresse de la bouche et troubles de la vue, notamment).

▽ Image informatisée d'une molécule de dopamine. Une carence en dopamine provoque les symptômes de la maladie de Parkinson.

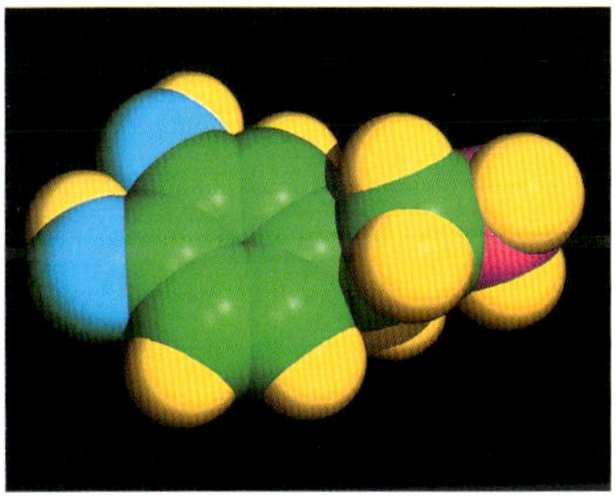

CAUSES DU PARKINSONISME

Les symptômes de cette pathologie sont très semblables à ceux de la maladie de Parkinson et ils peuvent être causés par :

- Certains médicaments tels que des psychotropes.
- De rares virus tels que celui de la grippe dite espagnole qui provoqua une épidémie dans les années 1920.
- Un abus du médicament connu sous le nom d'MPTP.
- Des traumatismes crâniens, notamment les traumatismes à répétition, comme ceux que subissent les boxeurs.

LE TREMBLEMENT BÉNIN ESSENTIEL

Cette affection héréditaire, courante chez les personnes âgées, se caractérise par un tremblement des membres supérieurs. Ses symptômes sont semblables à ceux de la maladie de Parkinson, mais il s'agit de deux affections distinctes.

Le traitement est souvent inutile, bien que de faibles doses d'alcool ou de beta-bloquants puissent aider à réduire la gravité des symptômes.

Dans certains cas, généralement chez les malades relativement jeunes, on peut envisager une intervention chirurgicale. Le but de ce traitement est de détruire les tissus de la zone du cerveau qui contrôle le tremblement. D'autres traitements plus expérimentaux incluent les greffes de cellules cérébrales et la stimulation électrique du cerveau.

MESURES DE SOUTIEN

Le maintien de la mobilité est d'une importance cruciale chez les parkinsoniens. Il est recommandé de faire le plus d'exercices doux possibles, y compris des exercices d'étirement tels que le yoga. La kinésithérapie est utile pour les problèmes de mobilité. Le repos est également essentiel, une fatigue excessive pouvant aggraver les symptômes.

Avec la progression de la maladie, le patient peut avoir besoin de divers appareils lui permettant d'accomplir les tâches quotidiennes. Il importe que les vêtements, chaussures, chaises, ustensiles de cuisine et sols soient aussi faciles que possible à utiliser. Un thérapeute peut donner des conseils sur la façon d'organiser l'équipement et le logement pour permettre au malade de préserver son indépendance. Des exercices de phoniatrie peuvent aussi être utiles. La maladie de Parkinson s'accompagne souvent d'une dépression, auquel cas le soutien de professionnels de la santé et de proches est essentiel.

Bien que la maladie de Parkinson soit invalidante, les personnes qui en souffrent peuvent survivre de nombreuses années après l'établissement du diagnostic.

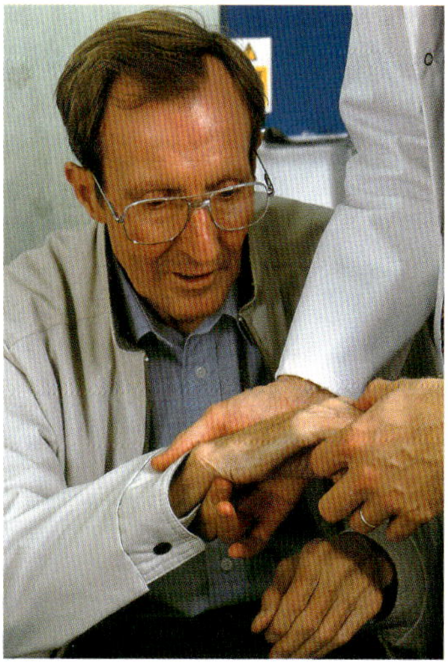

△ Un médecin examine la main d'un parkinsonien. Les tremblements sont l'un des symptômes classiques de cette affection.

MALADIE DE HUNTINGTON

Également connu sous le nom de chorée héréditaire, ce dérèglement du cerveau, rare et héréditaire, provoque des mouvements saccadés incontrôlés et des troubles mentaux de plus en plus prononcés. Il est causé par la présence d'un gène anormal dominant, hérité de l'un des parents. Un test génétique, qui peut être effectué à n'importe quel âge, révèle l'éventuelle présence de ce gène anormal.

Chez les porteurs de ce gène, les symptômes se développent généralement entre 30 et 50 ans. Le diagnostic peut être confirmé par une échographie ou une IRM du cerveau, qui permettent de détecter le genre de dégénérescence caractéristique de cette pathologie. Des traitements médicaux peuvent diminuer les spasmes et les mouvements choréiques mais la maladie empire progressivement et à un stade avancé, la plupart des malades nécessitent des soins considérables. La durée de survie est généralement de dix à vingt ans après l'apparition des symptômes

L'anxiété

VOIR AUSSI

- ➤ Apprenez à contrôler votre stress, p. 260
- ➤ Les maladies de la thyroïde, p. 316
- ➤ Les phobies, p. 344
- ➤ La dépression, p. 346

Dans certaines situations et à certains moments de notre vie, nous éprouvons tous de l'anxiété et de l'appréhension. Il s'agit là d'une réaction absolument normale, qu'on ait l'estomac noué avant un examen important ou que l'on soit tendu avant une interview pour un emploi. Ces sensations nous obligent souvent à nous dépasser, mais si l'anxiété persiste ou devient une réaction habituelle face aux problèmes du quotidien, cela peut avoir un effet négatif. Dans ce cas, et surtout lorsque l'anxiété survient sans cause apparente, il est nécessaire de consulter un médecin.

SIGNES ET SYMPTÔMES

Les signes courants de l'anxiété sont :

- ➤ Un sentiment de malaise général et de l'agitation.
- ➤ L'incapacité de se détendre.
- ➤ Un sommeil perturbé.
- ➤ Des épisodes de panique.
- ➤ Le sentiment d'être incapable de faire face aux différentes situations du quotidien.

Un certain nombre de facteurs peuvent contribuer à la persistance de l'anxiété mais, souvent, la véritable cause est difficile à identifier. La prédisposition peut être héréditaire. L'anxiété peut aussi être associée à des événements et des expériences remontant à la petite enfance.

La capacité de faire face au stress quotidien est également influencée par un certain nombre d'autres facteurs, parmi lesquels on trouve :

- Le soutien de la famille et des amis.
- Des circonstances socio-économiques.
- Le nombre de facteurs qui provoquent l'anxiété.
- L'intensité de ces facteurs.

L'anxiété peut être ressentie de façon intermittente quand la cause immédiate est présente (par exemple devant l'objet d'une phobie) ou préoccupante (problèmes financiers, par exemple). Dans d'autres cas il peut y avoir une agitation et un sentiment de peur diffus, sans véritable cause. Dans des circonstances extrêmes, le patient peut éprouver des crises de panique.

L'anxiété peut être causée par de l'hyperventilation : dans le cas, par exemple, où une situation fait prendre conscience de sa respiration et où l'on se met à respirer trop fort. Le niveau de dioxyde de carbone du sang baisse et la respiration automatique s'arrête. La sensation de ne pas pouvoir respirer est extrêmement pénible et oblige à inspirer plus profondément. Inspirer et expirer par la bouche dans un sac en papier rompt ce cycle anxiogène et normalise le taux d'oxygène et de dioxyde de carbone dans le sang. L'hyperventilation est une caractéristique courante des crises de panique.

LES CAUSES DE L'ANXIÉTÉ

Les causes courantes de l'anxiété sont :

- ➤ Les problèmes relationnels.
- ➤ Le deuil et le chagrin.
- ➤ Les problèmes de santé.
- ➤ Les soucis financiers.
- ➤ Les relations professionnelles tendues.
- ➤ Les conflits non résolus.
- ➤ Les phobies ou le trouble obsessionnel compulsif.
- ➤ Des causes physiques telles que l'hyperthyroïdie.

L'anxiété peut aller de pair ou alterner avec la dépression, ou faire partie d'une affection psychiatrique plus grave telle que la schizophrénie. Souvent, on ne parvient pas à trouver de cause particulière.

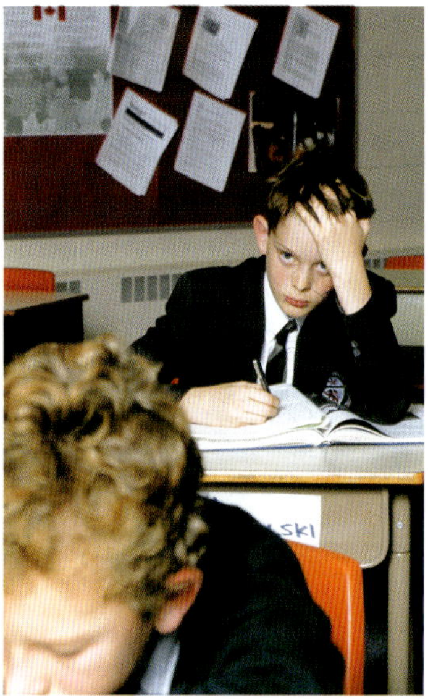

△ Le stress engendré par les examens et la vie scolaire en général peut facilement provoquer de l'anxiété chez l'enfant et les adolescents. Il n'est jamais trop tôt pour apprendre à reconnaître les symptômes de l'anxiété et à s'occuper efficacement de ses causes.

LES TRAITEMENTS

La première étape du traitement consiste à déterminer si l'anxiété peut être causée par un ensemble de problèmes physiques et/ou mentaux.

Dans le premier cas, en parler avec un médecin ou un psychologue peut aider à comprendre plus clairement les causes de cette anxiété. On peut éventuellement effectuer des analyses de sang pour voir s'il existe une cause physique, comme par exemple de l'hyperthyroïdie.

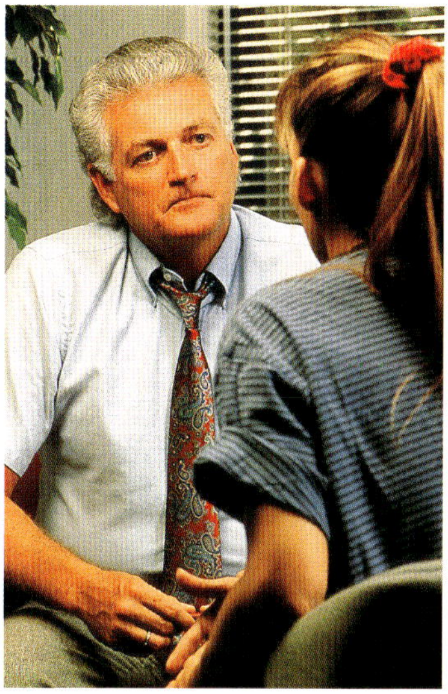

△ Un psychologue sera peut-être en mesure de vous aider à découvrir la cause d'un problème. Pour les personnes qui souffrent d'anxiété, il est important d'en découvrir la raison profonde.

Certains patients pensant à l'origine avoir, par exemple, un grave problème cardiaque, sont rassurés quand ils apprennent qu'il ne s'agit en fait que d'anxiété. Leurs symptômes risquent de se calmer peu après et l'anxiété de disparaître.

Il existe deux principaux traitements pour l'anxiété : médicamenteux et psychologique.

- Les médicaments – Les anxiolytiques les plus courants appartiennent à la famille des benzodiazépines. À court terme, ces médicaments peuvent réduire l'anxiété et favoriser le sommeil, mais il existe un fort danger d'accoutumance et à long terme, ils peuvent s'avérer très nuisibles. Dans les cas où l'anxiété du patient est liée à de la dépression, des antidépresseurs peuvent être prescrits.
- Les psychothérapies – Un soutien psychologique peut aider à découvrir les causes de son anxiété. Les thérapies psychologiques cognitives et comportementales tentent de modifier les réactions du patient face aux situations anxiogènes.

Si la cause profonde de l'anxiété est une phobie ou un désordre obsessionnel compulsif, une thérapie spécialisée peut être recommandée pour aider le patient à surmonter ses problèmes psychologiques. Les phobies spécifiques sont multiples : agoraphobie, claustrophobie, vertige, peurs associées à diverses stimulations phobogènes (voyage en avion, en métro, lieux clos) ou en présence d'objets redoutés (rongeurs, insectes, orages, sang, etc.).

LE PRONOSTIC À LONG TERME

Dans la plupart des cas, plus tôt une personne souffrant d'anxiété est traitée, plus elle guérit rapidement. Sans traitement approprié, cette anxiété peut s'installer de façon chronique.

S'AIDER SOI-MÊME

Outre les traitements médicamenteux et les thérapies psychologiques, une meilleure hygiène de vie est bénéfique. L'activité physique régulière aide à brûler l'excès d'adrénaline et constitue un excellent exutoire en cas d'agitation. Le sport aide également à remonter le moral et à être plus positif. Les exercices qui incluent des techniques de relaxation, comme le yoga, sont particulièrement efficaces pour l'anxiété. En outre, réduire la consommation de stimulants tels que la caféine peut souvent calmer les symptômes physiques de l'anxiété de façon spectaculaire.

▽ Les recherches ont montré qu'il est souvent bénéfique pour les anxieux d'avoir un animal de compagnie. S'occuper d'un animal et le caresser a un effet calmant.

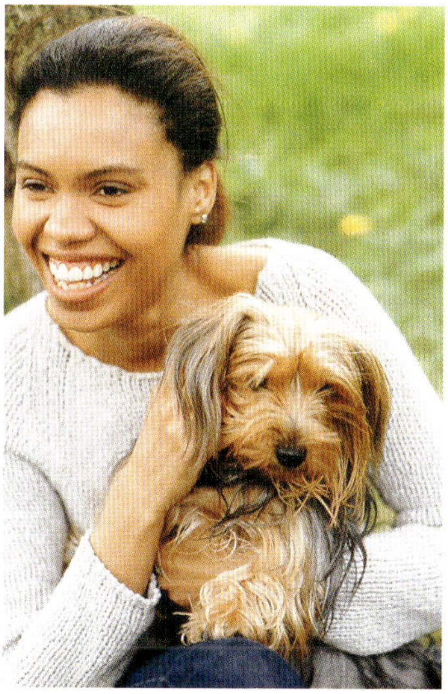

LES CRISES DE PANIQUE

Une personne anxieuse peut souffrir de graves symptômes physiques provoqués par l'augmentation du taux d'adrénaline dans le sang lors de situations effrayantes. (Normalement, ce neurotransmetteur est sécrété pour préparer le corps à se défendre ou à fuir en cas de danger en accélérant le rythme cardiaque et en envoyant le sang vers les muscles). Les symptômes caractéristiques d'une crise de panique sont :

- ➤ Des palpitations.
- ➤ Des douleurs de poitrine et l'impression d'être dans un étau.
- ➤ Des difficultés à respirer ou une respiration accélérée.
- ➤ Des étourdissements et des syncopes.
- ➤ Des sueurs, tremblements et nausées.
- ➤ Une sensation de lourdeur dans les bras.
- ➤ Des fourmillements dans les doigts.
- ➤ Une impression de mort imminente.

Les crises de panique peuvent se déclencher au contact de l'objet ou de la situation suscitant une phobie ou elles peuvent être une manifestation récurrente d'une pathologie plus généralisée.

Une crise de panique peut être terrifiante à voir et difficile à distinguer d'une crise cardiaque. Bien que les crises de panique cessent généralement sans provoquer de dégâts, si vous assistez à une telle crise et ignorez s'il s'agit de panique ou d'un problème plus grave, appelez immédiatement un médecin.

Les phobies

VOIR AUSSI

- ➤ L'anxiété, p. 342
- ➤ Les crises de panique, p. 343

Une phobie est une peur irrationnelle et intense provoquée par un objet, une activité ou une situation spécifique. Il existe des phobies courantes telles que la peur des araignées, de l'avion ou de l'altitude. Certaines personnes ont peur de sortir de chez elles. Quelques phobies sont mineures et, parce qu'elles n'ont pas d'incidence importante sur la vie quotidienne, il n'est pas nécessaire de les traiter. Dans d'autres cas, en revanche, la phobie constitue un obstacle majeur et empêche celui qui en souffre d'accomplir ses activités. Un traitement est alors indispensable.

En cas de phobie, la personne affectée fait souvent des efforts extraordinaires pour éviter un objet, un animal ou une situation terrifiante telle que prendre l'avion ou aller chez le médecin. La confrontation à ces facteurs peut déclencher une crise d'hystérie ou de panique.

LA CAUSE DES PHOBIES

Il est souvent difficile d'identifier la cause d'une phobie. Une expérience désagréable dans l'enfance peut provoquer des symptômes phobiques. Les personnes anxieuses sont plus sujettes aux phobies, qui peuvent être l'expression d'une pathologie généralisée.

LE TRAITEMENT DES PHOBIES

Les phobies réagissent souvent très bien à un traitement progressif appelé désensibilisation. Tout en étant soutenu par un médecin ou un thérapeute, le patient est exposé avec une intensité croissante à l'objet ou à la situation qui l'effraye. Il éprouve de l'anxiété puis, au fur et à mesure que le traitement progresse, il apprend à surmonter ces sensations. Les phobies simples réagissent généralement très bien à ce traitement mais les phobies plus complexes peuvent être plus difficiles à guérir et nécessiter diverses interventions psychologiques et/ou psychiatriques.

EXEMPLES DE PHOBIES

- L'acrophobie – Altitude.
- L'agoraphobie – Espaces ouverts et foule.
- L'arachnophobie – Araignées.
- L'aviophobie – Avions.
- La claustrophobie – Espaces fermés.
- L'hydrophobie – Eau.
- La latrophobie – Médecins.
- La nosophobie – Maladie.

L'état de stress post-traumatique (ESPT)

VOIR AUSSI

- ➤ L'anxiété, p. 342

Cette affection survient à la suite d'un événement particulièrement stressant et bouleversant: agression, accident ou catastrophe (en tant que témoin ou victime), par exemple. Les personnes anxieuses y sont plus sujettes. Elle se traduit par un sentiment de peur intense ou d'impuissance.

SIGNES ET SYMPTÔMES

Les symptômes peuvent apparaître n'importe quand après la cause et tendre à persister pendant des mois ou des années.

- ➤ Obsession et/ou visions de l'événement.
- ➤ Anxiété et crises de panique.
- ➤ Dépression, difficulté à se concentrer et, souvent, tendance à l'introversion et au détachement.

Depuis quelques années on connaît mieux cette affection. Un soutien efficace et une aide psychologique à la suite d'un événement traumatisant peuvent aider à la prévenir ou du moins à en réduire la gravité. Les personnes qui en souffrent réagissent souvent bien à quelques mois de traitement psychologique et à des antidépresseurs. Le soutien de la famille et des amis proches est précieux pour la guérison.

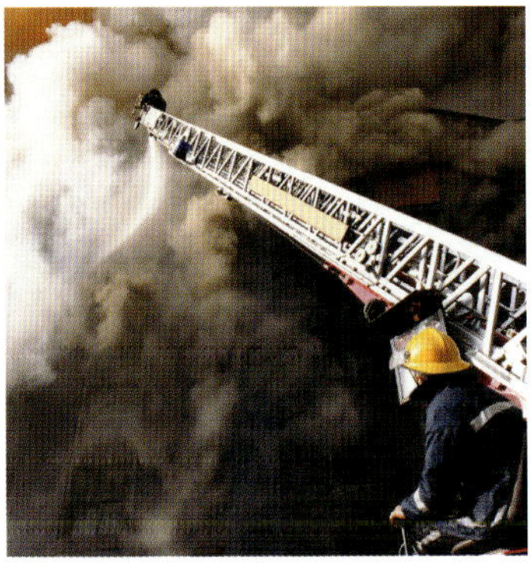

▷ De par la nature de leur travail, des personnes telles que les pompiers sont particulièrement sujettes au stress post-traumatique.

Le trouble obsessionnel-compulsif

VOIR AUSSI
➤ Apprenez à contrôler votre stress, p. 260
➤ L'anxiété, p. 342
➤ Les conduites addictives, p. 350

Il s'agit d'une névrose, d'ordre psychiatrique, où une idée, une sensation ou une impulsion récurrente provoque de l'anxiété qui pousse souvent de façon compulsive à effectuer certains rituels : se laver constamment les mains, faire sa toilette ou vérifier les clés, les boutons du gaz ou les robinets, par exemple. Cette obsession porte aussi sur l'arrangement ou le classement des objets. Le malade comprend souvent que son comportement est irrationnel mais il est incapable de le contrôler. Ces rituels réduisent généralement l'anxiété et servent en quelque sorte d'exutoire.

Le trouble obsessionnel-compulsif est relativement courant. On estime qu'il affecte environ une personne sur cent dans les pays développés. Cependant, le nombre exact de sujets touchés est difficile à évaluer car beaucoup d'individus qui souffrent de ce problème, d'ordre psychiatrique, ne sollicitent pas d'aide médicale.

CAUSES DU COMPORTEMENT OBSESSIONNEL-COMPULSIF

Beaucoup d'entre nous effectuent des rituels bénins qui ont souvent commencé dans l'enfance : éviter, par exemple, de marcher sur les lignes de démarcation des pavages des trottoirs ou prendre toujours exactement le même chemin pour rentrer à la maison. Ce genre de comportement ritualisé ne pose pas de problèmes s'il ne s'accompagne pas d'anxiété ou d'une peur intense des conséquences pouvant survenir si le rituel n'est pas respecté. Ce n'est que lorsque le besoin d'effectuer le rituel domine l'existence de quelqu'un et prévaut sur tout, qu'une personne peut être considérée comme souffrant de cette pathologie.

▽ Le besoin de se laver constamment les mains peut être le résultat d'une peur exagérée des microbes ou traduire l'impression d'être sale.

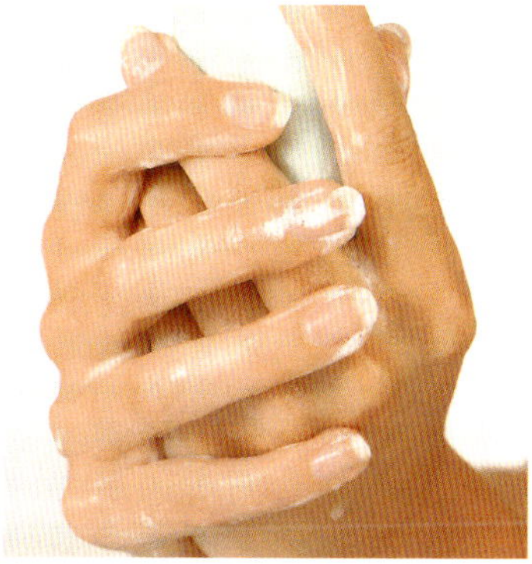

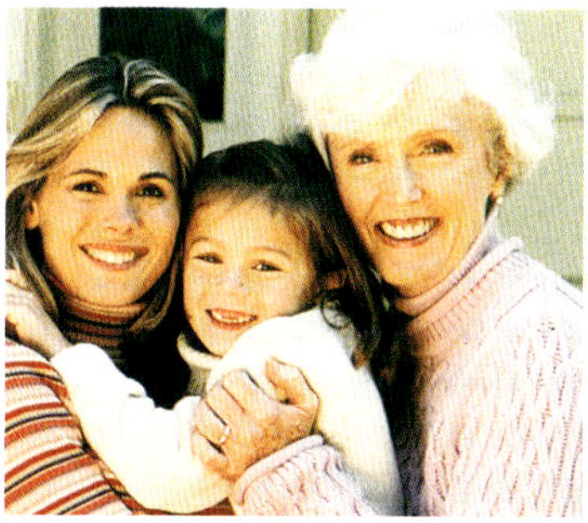

△ Certaines familles sont enclines au désordre obsessionnel compulsif, mais on ignore s'il s'agit d'un comportement héréditaire ou acquis.

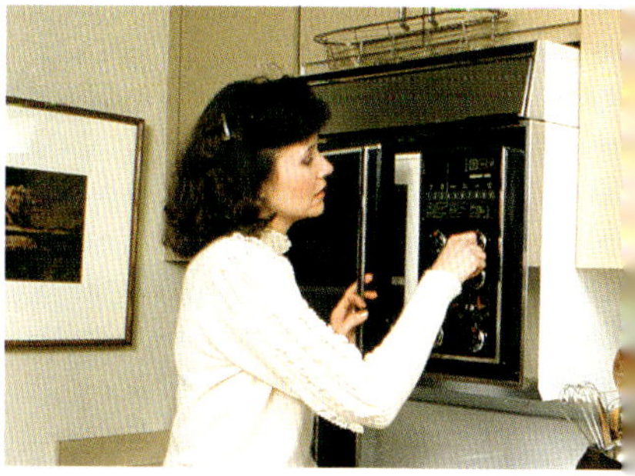

△ La vérification excessive des boutons ou des cadrans est une manifestation classique du désordre obsessionnel compulsif.

Les comportements obsessionnels compulsifs apparaissent souvent durant l'adolescence et sont généralement liés au stress ou à des événements stressants. Il s'agit parfois d'une tendance familiale. Certains individus ont une personnalité obsessionnelle compulsive, c'est-à-dire qu'ils s'efforcent continuellement d'atteindre la perfection sans tenir compte des réactions d'autrui.

QUAND CONSULTER

Dans les cas graves de comportements obsessionnels compulsifs, un individu peut effectuer des rituels tels que se laver les mains une centaine de fois par jour, ce qui peut interférer avec des activités de la vie quotidienne. L'anxiété qui accompagne souvent le comportement peut-être pénible pour la personne affectée. Si vous avez l'impression d'avoir des pensées incontrôlables et d'effectuer des rituels compulsifs, parlez-en à votre médecin.

LES TRAITEMENTS

Un trouble obsessionnel compulsif peut être soupçonné d'après la description des symptômes et du comportement du patient. Un certain nombre de psychothérapies, cognitives et comportementales surtout, peuvent être utiles : elles aident le patient à confronter et à contrôler son besoin compulsif d'effectuer des rituels. Le patient peut parfois avoir l'impression que la situation empire pendant quelque temps avant de commencer à sentir une amélioration. On peut aussi prescrire des antidépresseurs.

LE PRONOSTIC

La majorité des personnes souffrant d'un trouble obsessionnel compulsif ressentent une nette amélioration une fois qu'elles suivent une thérapie appropriée. Cependant, certains individus, tels que ceux qui ont une personnalité obsessionnelle compulsive, sont sujets à des épisodes récurrents de ce type de comportement pendant de nombreuses années.

La dépression

VOIR AUSSI

- Apprenez à contrôler votre stress, p. 260
- Mangez sainement, p. 262
- L'exercice physique, p. 266
- L'alcool, p. 270

La tristesse est une émotion normale que nous avons tous ressentie à des degrés divers au cours de notre vie, mais en cas de dépression, elle s'exacerbe et interfère avec le quotidien. Il s'agit là d'un des problèmes mentaux les plus courants et il affecte deux fois plus les femmes que les hommes. La dépression disparaît souvent spontanément après quelques jours ou quelques semaines mais dans d'autres cas, elle requiert une aide et un soutien professionnels. Les personnes gravement déprimées peuvent avoir besoin d'être hospitalisées afin de les empêcher de se faire du mal.

SIGNES ET SYMPTÔMES

- Indifférence et apathie.
- Manque d'énergie.
- Incapacité de faire face au quotidien.
- Idées noires persistantes.
- Réveil tôt le matin.
- Manque de libido.
- Manque d'appétit.
- Manque d'estime de soi.
- Sentiment de culpabilité.
- Anxiété.
- Préoccupations morbides.
- Envie de se faire du mal.

Les causes de la dépression sont nombreuses et variées. On sait qu'il existe une prédisposition génétique, la dépression pouvant alors être déclenchée par un événement ou une série d'événements. Les facteurs les plus courants susceptibles de la déclencher sont :

- La perte d'un être cher et le chagrin.
- Les problèmes relationnels et l'épuisement.
- Les problèmes de santé.
- La carrière d'acteur à long terme.
- Les soucis financiers.
- Les problèmes liés au travail.
- Les conflits non résolus.

Parfois la dépression surgit lorsque les problèmes deviennent trop lourds à supporter. Dans certains cas elle est provoquée par des facteurs physiologiques tels que l'hypothyroïdie ou un dysfonctionnement hormonal pouvant survenir après un accouchement ou vers la ménopause. Dans d'autres cas le problème est lié à l'alcool ou à la drogue. Toutefois une forme de dépression, appelée dépression endogène, peut aussi apparaître brusquement chez une personne qui n'est pas spécialement vulnérable ou qui n'a pas vécu d'événements particulièrement traumatisants.

LES TRAITEMENTS NON MÉDICAMENTEUX

Si vous vous sentez constamment déprimé, il est important de consulter votre médecin. Il est également important qu'une personne aux tendances suicidaires sollicite immédiatement une aide médicale.

Vous y verrez peut-être plus clair en parlant de vos difficultés avec votre médecin ou, le cas échéant, avec un membre de votre Église. Pouvoir se confier à une personne neutre qui ne porte pas de jugements et qui n'est pas critique, est souvent une démarche bénéfique.

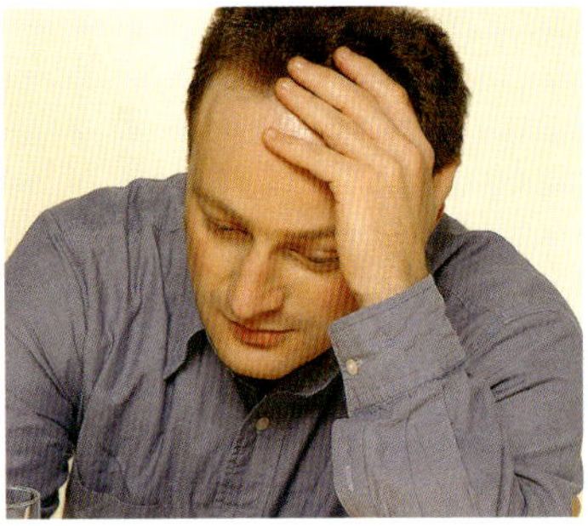

△ Les sentiments de désespoir et de manque d'estime de soi sont typiques de la dépression. Ils sont plus intenses que le simple « cafard ».

S'AGIT-IL SIMPLEMENT DE « CAFARD » ?

La dépression fait partie des nombreuses émotions que l'on ressent. Nous avons tous des hauts et des bas dans la vie et cela affecte nos émotions. Il est normal de se sentir triste de temps en temps, mais quand cette tristesse persiste, il s'agit alors de dépression, et il existe un déséquilibre des neurotransmetteurs du cerveau qu'il convient de corriger. De même chacun passe par des périodes de joie intense, mais si l'euphorie et l'hyperactivité deviennent chroniques, il s'agit alors de manie. L'activité mentale peut s'en ressentir et une aide médicale est nécessaire afin de normaliser le comportement. Le diagramme ci-dessous est une interprétation médicale simplifiée de la gamme complète des émotions.

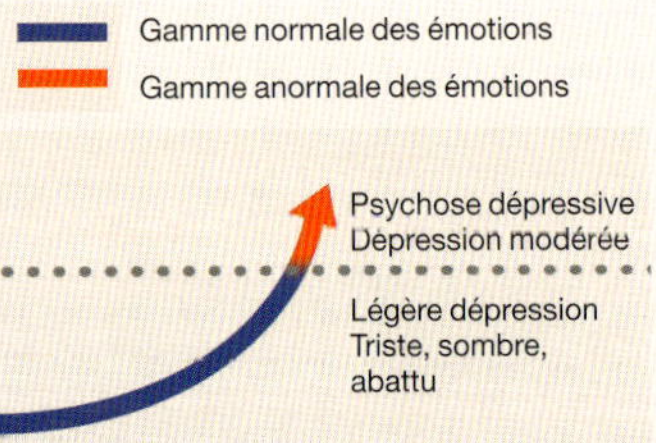

Votre médecin peut aussi vous suggérer de consulter un psychologue ou un psychothérapeute, spécialistes dont les champs d'action peuvent se recouper. Un psychologue tend à mettre l'accent sur les émotions et il aide le patient à les comprendre, un psychothérapeute tente de modifier les pensées négatives et d'orienter le patient vers une façon de penser plus positive.

Il est utile de se faire aider par divers moyens. Le cas échéant, les parents proches et les amis peuvent apporter un soutien, des encouragements et une aide sur le plan quotidien appréciables. Tout le monde, cependant, n'a pas la chance d'avoir un tel cercle de gens susceptibles d'aider en de telles occasions.

L'USAGE DES ANTIDÉPRESSEURS

Des antidépresseurs peuvent être prescrits et pris conjointement à une psychothérapie. Ils modifient l'équilibre du cerveau et il en existe de nombreux, indiqués pour chaque cas. Bien que certains effets, une amélioration du sommeil, notamment, puissent se manifester immédiatement, il faut au moins deux semaines pour que la plupart des antidépresseurs commencent à agir vraiment.

▽ Certaines périodes de l'existence, quand on quitte la maison, par exemple, ou la vie universitaire, avec toute la pression qu'elle engendre, favorisent le stress, qui entraîne à son tour de la dépression.

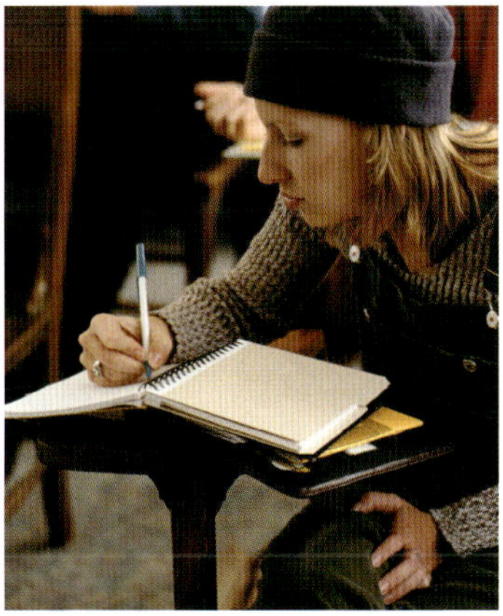

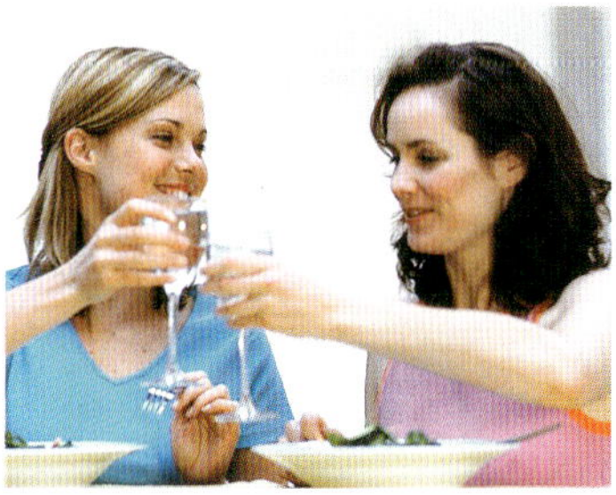

△ Parler et passer du temps avec des amis peut grandement aider à soulager la dépression, bien qu'une aide médicale puisse également être nécessaire.

Cependant, on peut aussi remarquer très tôt des effets secondaires. S'ils sont gênants, il convient d'en parler avec son médecin, qui trouvera peut-être un médicament plus approprié.

Une fois que l'antidépresseur commence à faire de l'effet, les améliorations initiales sont souvent durables et le patient devient progressivement plus capable de faire face. On recommande généralement de prendre des antidépresseurs pendant au moins quatre à six mois. La décision d'arrêter de prendre des médicaments dépend de la façon dont le patient réagit ainsi que de certains autres facteurs. Si les causes principales de la dépression n'ont pas été surmontées ou si la période d'aide psychologique se révèle assez stressante, mieux vaut attendre que la situation se soit améliorée avant d'arrêter les médicaments.

Les antidépresseurs n'enlèvent pas les capacités de réaction d'un individu. Souvent, les gens les confondent avec les tranquillisants, qui eux ne sont d'aucune aide dans le traitement des dépressions.

S'AIDER SOI-MÊME

L'efficacité de n'importe quel traitement pour la dépression peut être accrue dans de nombreux cas en faisant attention à son hygiène de vie. Il est important de faire chaque jour de l'exercice, de préférence en plein air, et de manger sainement. Remplir chaque journée d'activités intéressantes et agréables est important, bien qu'il faille veiller à ne pas en faire trop rapidement.

LA DÉPRESSION SAISONNIÈRE

Beaucoup de gens souffrant de dépression récurrente tendent à devenir tristes et abattus en hiver. Cette dépression saisonnière est liée à la baisse de la luminosité et la situation s'améliore considérablement avec le retour du printemps.

Les animaux et les plantes sont beaucoup moins actifs pendant les mois froids. Il se peut que votre organisme ait un besoin naturel de ralentir, bien que le style de vie moderne ne permette pas ce ralentissement saisonnier.

La luminothérapie, qui consiste en une exposition aux rayons ultraviolets, peut améliorer la dépression saisonnière en vous aidant à rétablir votre niveau d'énergie et de rendement habituel. Si cela échoue, on peut, bien sûr, avoir recours à un traitement médicamenteux.

▽ Un traitement spécialisé, avec une exposition, plusieurs heures par jour, à des panneaux d'une grande intensité lumineuse, aide souvent les personnes qui souffrent de dépression saisonnière.

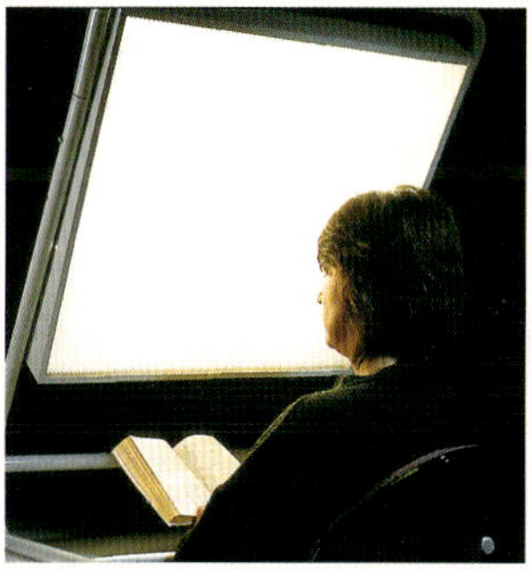

LE PRONOSTIC À LONG TERME

Dans la majorité des cas, la dépression disparaît soit d'elle-même, sans traitement, soit grâce à une aide psychologique ou la prise de médicaments. Certaines personnes continueront cependant d'avoir des épisodes dépressifs toute la vie, et elles ont souvent besoin d'un traitement spécialisé à long terme, comme une psychothérapie.

La cyclothymie

VOIR AUSSI
➤ L'alcool, p. 270
➤ Le goitre, p. 317
➤ La dépression, p. 346

Beaucoup de gens sont sujets à des sautes d'humeur considérables, l'abattement alternant avec des périodes d'euphorie et d'enthousiasme, mais la cyclothymie (jadis connue sous le nom de psychose maniaco-dépressive) est un état mental où se produisent des sautes d'humeur exagérées. L'individu affecté passe brusquement de périodes de profonde dépression à des périodes d'activité fébrile (manies), souvent avec un comportement très bizarre qui peut inclure des frénésies d'achats inutiles, un manque de soins de sa personne et des crises de violence.

La cyclothymie se manifeste souvent peu après l'âge de 20 ans. Certains individus y seraient génétiquement prédisposés, et elle peut être déclenchée ou révélée par certains événements traumatisants.

TROUVER DE L'AIDE

Dans sa phase dépressive, le patient peut se sentir si désespéré et si peu motivé qu'il ne voit pas l'utilité de demander de l'aide. Il peut avoir l'impression de ne rien valoir et être persuadé qu'il ne mérite pas d'être aidé.

SIGNES ET SYMPTÔMES

La cyclothymie se caractérise par des épisodes maniaco-dépressifs qui durent plus ou moins longtemps et alternent avec des périodes complètement normales.

Durant les épisodes dépressifs, les symptômes sont les mêmes que ceux de la dépression et leur gravité varie.

Les épisodes maniaques sont caractérisés par les symptômes suivants :

- Énergie et activité considérables.
- Euphorie.
- Illusions de grandeur.
- Incapacité à se concentrer.
- Manque de jugement concernant la situation.
- Fièvre acheteuse.
- Manque de retenue sur le plan sexuel.
- Manque de soins de sa personne.

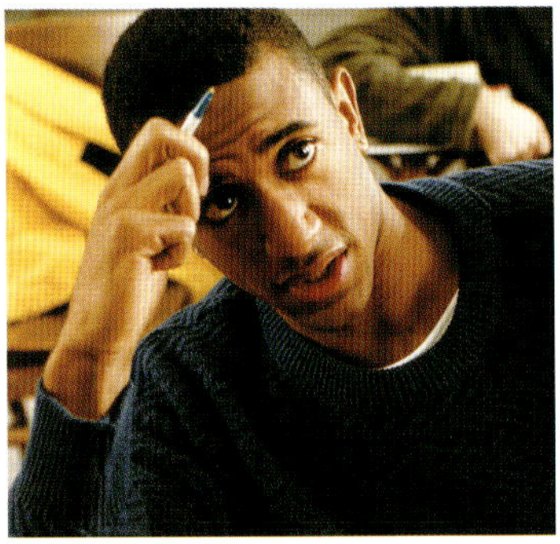

△ L'incapacité de se concentrer est un symptôme courant pendant la phase maniaque de la cyclothymie.

Dans ces moments-là il est important que la famille et les amis fassent tous les efforts possibles pour le convaincre de voir un médecin.

Durant la phase maniaque (encore appelée phase d'hypomanie), particulièrement riche en projets et en activités, le patient peut se sentir parfaitement bien, ne pas se rendre compte de l'aspect anormal de son comportement ou de ses émotions et avoir tendance à blâmer les autres pour ses problèmes. Si le comportement maniaque se traduit par de l'agression ou de la violence, il peut être nécessaire de faire hospitaliser le patient.

LES TRAITEMENTS DE LA CYCLOTHYMIE

Dans la phase dépressive, on prescrit généralement des antidépresseurs. Il convient toutefois de veiller à maintenir un bon équilibre afin de traiter la dépression sans susciter une phase maniaque.

Le traitement de la phase maniaque est plus difficile car souvent le patient ne comprend pas l'utilité de celui-ci et ne l'accepte pas. Les manies graves sont généralement bien contrôlées par des psychotropes.

Les individus particulièrement sujets à des épisodes récurrents de cyclothymie peuvent bien réagir au lithium, qui tend à stabiliser les sautes d'humeur et empêcher les rechutes. Certains anticonvulsifs stabilisent aussi l'humeur et on les prescrit parfois comme traitement alternatif.

Les cyclothymiques ont besoin de contrôles médicaux réguliers pour surveiller leurs sautes d'humeur et obtenir les médicaments appropriés.

▽ Des périodes de dépression alternent avec des périodes d'euphorie. Comme dans d'autres formes de dépression, l'alcool n'aide absolument pas à se sentir mieux.

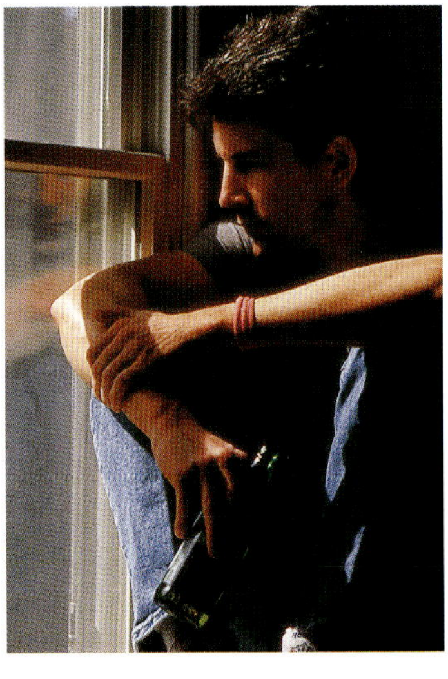

La schizophrénie

VOIR AUSSI
- L'anxiété, p. 342
- Les conduites addictives, p. 350

Ce problème mental grave affecte environ 1 % de la population, et aussi bien les femmes que les hommes. Les malades ont une vision déformée de la réalité et sont incapables de fonctionner socialement. On connaît mal les causes de la schizophrénie, mais elle pourrait être en grande partie héréditaire. Des événements traumatisants tels que la perte d'un être cher peuvent déclencher de la schizophrénie chez les sujets génétiquement prédisposés. Les drogues psychotropes telles que l'ecstasy peuvent aussi induire cette pathologie chez les individus prédisposés.

SIGNES ET SYMPTÔMES

Chez les hommes, la schizophrénie apparaît le plus souvent pour la première fois après 20 ans, chez les femmes après 30 ou 40 ans. Les symptômes peuvent se manifester graduellement, mais ils peuvent aussi surgir brusquement chez une personne jusque-là équilibrée.

Les symptômes courants comprennent :

- L'impression d'entendre des voix imaginaires.
- Un délire paranoïaque.
- Des croyances irrationnelles.
- L'autisme.
- De l'agitation.
- Une dissociation.
- Un manque de jugement.

Certains de ces symptômes, tels que l'impression d'entendre des voix, sont souvent liés aux croyances personnelles du patient.

La schizophrénie est une grave forme de psychose. Son nom, qui signifie « pensée divisée », en grec, décrit en fait mal cette affection. Les caractéristiques de cette pathologie sont une perturbation du rapport au monde extérieur qui suscite des croyances irrationnelles, un comportement bizarre et des problèmes émotionnels. Les hallucinations, surtout le fait d'imaginer entendre des voix, sont courantes. Dans de nombreux cas le malade est persuadé que ses pensées sont contrôlées par quelqu'un ou quelque chose d'extérieur et il peut attribuer une signification injustifiée à des événements ou des choses assez mineurs. Les symptômes mentionnés ci-dessus peuvent se manifester lors d'épisodes isolés, ou de façon continue.

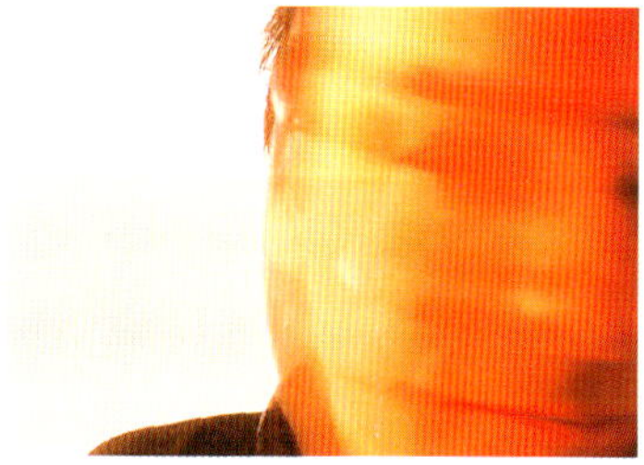

△ Une perturbation du rapport au monde extérieur, l'autisme et des réactions émotionnelles déplacées sont des symptômes caractéristiques de la schizophrénie.

LES TRAITEMENTS

Un individu soupçonné de schizophrénie a besoin d'aide médicale. Il peut être hospitalisé pour une consultation initiale et un traitement. Les examens peuvent inclure des scanners du cerveau afin d'éliminer d'autres causes possibles de problèmes mentaux.

Une fois le diagnostic établi, des psychotropes sont généralement administrés. Dans la plupart des cas ils contrôlent les symptômes et préviennent efficacement les rechutes. Cependant, à long terme, ils peuvent avoir des effets secondaires dont des tremblements et autres mouvements involontaires. Ces problèmes peuvent parfois être résolus par une modification de la posologie ou par l'administration d'autres médicaments corrigeant ces effets. Plusieurs nouveaux médicaments semblent avoir beaucoup moins d'effets secondaires que les anciens psychotropes.

Les schizophrènes ont généralement besoin d'être suivis à long terme afin de veiller à leur bien-être et essayer d'enrayer les épisodes de rechute avant qu'ils ne deviennent trop graves. La famille et les amis peuvent apporter un concours précieux. Des thérapies de soutien, d'ordre psychologique en particulier, peuvent réduire le stress et l'anxiété provoqués par cette maladie.

LE PRONOSTIC

Environ 20 % des malades ne connaissent qu'un seul épisode de schizophrénie. Toutefois les autres souffrent toute leur vie, avec une alternance de périodes normales et de périodes schizophréniques dont la gravité diffère selon les cas et qui nécessitent souvent de longues périodes d'hospitalisation.

▽ La schizophrénie exige la coopération de médecins et de divers autres thérapeutes afin d'élaborer la meilleure stratégie à long terme pour le patient.

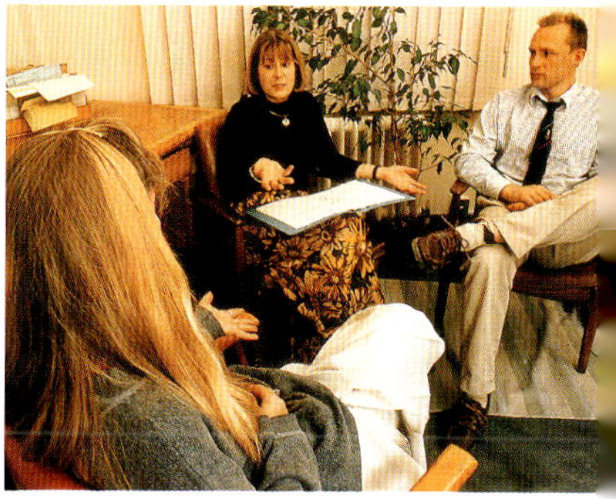

Les conduites addictives

VOIR AUSSI

- L'alcool, p. 270
- Les ulcères peptiques, p. 298
- Les troubles hépatiques, p. 302
- La séropositivité et le sida, p. 468

L'« addiction » (néologisme emprunté à l'anglais) est une dépendance d'une substance ou d'un comportement qui devient la préoccupation dominante d'un individu. L'alcoolisme et la toxicomanie, en particulier, sont en augmentation croissante dans le monde. Ils sont à l'origine de nombreux problèmes de santé et sociaux dont la destruction du tissu familial et un taux de criminalité toujours plus élevé. Les conduites addictives telles que le besoin compulsif d'acheter ou la passion du jeu ont tendance à causer des problèmes relationnels plutôt que physiologiques.

Pour beaucoup de gens, obtenir et consommer une substance addictive ou avoir un comportement addictif est un besoin si irrésistible qu'il leur fait oublier tous liens familiaux et tout civisme et les mène souvent à la criminalité. L'addiction peut être physique, la privation de la substance produisant des symptômes tels que de la diarrhée et des vomissements, ou psychologique, engendrant un désir effréné d'obtenir cette substance et de l'agitation. Souvent, la plupart des dépendances des drogues et de l'alcool sont à la fois d'ordre physique et psychologique.

LA TOXICOMANIE

Les adolescents sont influencés par leurs camarades et les gens qu'ils admirent. Les individus ayant du mal à supporter l'anxiété et d'autres émotions prennent parfois des médicaments ou de la drogue pour tenter de contrôler leurs symptômes et se sentir plus à l'aise en société. Les enfants qui grandissent avec des toxicomanes sont vulnérables et plus susceptibles de devenir dépendants à leur tour de certaines substances.

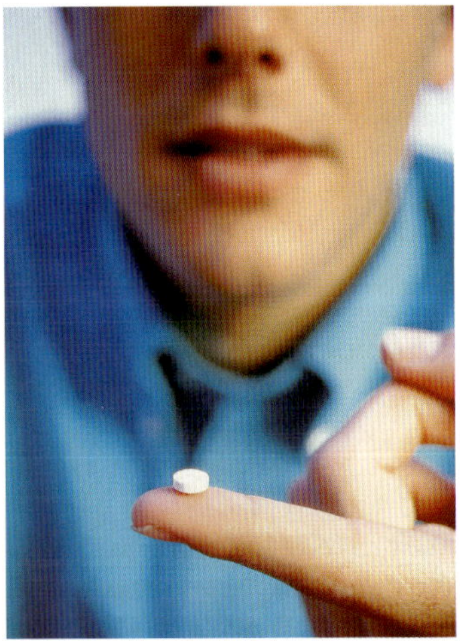

◁ La composition exacte des drogues illicites est d'ordinaire inconnue, d'où un risque accru.

LA DROGUE

Il existe un grand nombre de substances illicites. Les stimulants couramment utilisés sont les amphétamines, l'ecstasy, le crack et la cocaïne. Ces drogues stimulent le système nerveux et confèrent un sentiment de pouvoir et d'énergie. Elles permettent de fonctionner longtemps sans dormir mais peuvent aussi susciter un sentiment d'anxiété et de paranoïa. Leur utilisation continuelle provoque de l'épuisement et, à long terme, des dégâts psychologiques.

La plupart des gens croient que la cocaïne est une drogue sociale qui ne crée pas de dépendance, mais en réalité, la cocaïne, et le crack plus encore, sont extrêmement addictifs. Le désir de crack est quasiment impossible à contrôler et il provoque généralement un comportement destructeur.

Certaines drogues ont un effet relaxant. La plus couramment employée est la marijuana (cannabis), mais l'héroïne et certains barbituriques dont le sécobarbital sont également très répandus. On peut aussi abuser de tranquillisants prescrits légalement pour le traitement à court terme de l'anxiété et ils peuvent créer une dépendance. On ignore les dangers à long terme de la marijuana, mais sa consommation régulière peut perturber le jugement et provoquer divers problèmes psychologiques tels que l'apathie et la dépression et elle peut également provoquer des broncho-pneumonies chroniques obstructives.

SIGNES ET SYMPTÔMES DE LA TOXICOMANIE

Des anxiolytiques tels les benzodiazépines rendent somnolent et empêchent de respirer profondément. Des stimulants comme la cocaïne et les amphétamines rendent agressif et provoquent des tremblements. Des narcotiques tels que l'héroïne provoquent un état de confusion mentale. Des hallucinogènes tels que le LSD provoquent sueurs et hallucinations. L'alcool fait rougir la peau, affaiblit le pouls et peut entraîner un coma éthylique.

Le sevrage de n'importe quelle drogue provoque divers symptômes : douleurs musculaires, diarrhée et vomissements.

LES CONSÉQUENCES SOCIALES

Les consommateurs de drogues telles que le crack et l'héroïne deviennent souvent physiquement dépendants et sombrent dans la criminalité afin de pouvoir se payer leur drogue. La dépendance a un effet terrible sur les relations sociales et le travail. Un toxicomane peut perdre tous ses biens, s'exposer à des poursuites judiciaires et finir en prison.

DANGERS DE LA TOXICOMANIE

Les personnes qui s'injectent des drogues risquent plusieurs infections. Lorsque les aiguilles et les seringues ont été partagées, il existe un risque élevé de contracter :

- L'hépatite B.
- L'hépatite C.
- Le VIH (virus du sida).

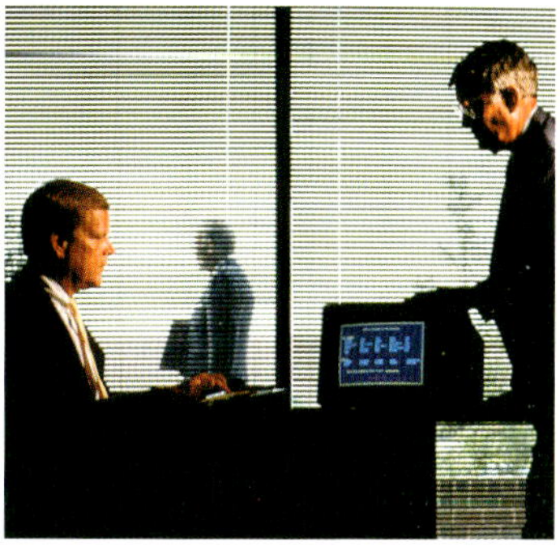

△ La vie professionnelle occupe une place de premier plan pour de nombreuses personnes. Dans un tel contexte il est facile d'être dominé par le travail et de devenir obsédé par lui.

Parmi les autres infections courantes chez les toxicomanes qui se piquent, on relève :

- Des septicémies (empoisonnements du sang).
- Des endocardites (infections des valvules cardiaques).
- De la cellulite (inflammation de la peau et des tissus sous-cutanés).
- Des abcès, surtout à l'endroit de la piqûre.

L'ALCOOLISME

L'alcool est un dépresseur du système nerveux central accepté comme faisant partie de la vie quotidienne. Consommé avec modération, il peut détendre et désinhiber. En revanche, l'abus d'alcool peut fausser le jugement, provoquer un manque de coordination, et, parfois, des comportements violents. L'abus régulier d'alcool peut entraîner une dépendance physique et psychologique, empêchant souvent la personne de travailler correctement et lui faisant occasionnellement perdre son emploi. Les nombreux problèmes de santé causés par l'abus d'alcool incluent :

- Des troubles hépatiques.
- De l'avitaminose.
- Des ulcères peptiques.

LES SIGNES DE L'ALCOOLISME

Il n'est pas toujours facile de faire la différence entre une simple consommation sociale d'alcool et un abus révélateur d'alcoolisme. La quantité d'alcool consommée n'est pas nécessairement significative, bien qu'un individu qui boive assez pour devenir visiblement ivre plusieurs fois par semaine ait de fortes chances de devenir dépendant. D'autres signes d'alcoolisme potentiel incluent :

- L'augmentation graduelle de la consommation d'alcool.
- De la dipsomanie et de l'anxiété ou des symptômes physiques si boire se révèle impossible.

LES TRAITEMENTS DE LA DÉPENDANCE

Il est très rare pour une conduite addictive, surtout la toxicomanie et l'alcoolisme, de cesser spontanément et les personnes dépendantes ne peuvent entamer leur processus de sevrage que si elles admettent qu'elles ont un problème et demandent de l'aide. La personne dépendante doit souvent être admise dans une clinique spécialisée, où elle n'a pas accès à la substance addictive ou n'a pas l'occasion de manifester une conduite addictive. Les thérapies spécialisées, cognitives et comportementales en particulier, jouent aussi un rôle important dans le traitement. La première étape, dans la guérison de toute forme de conduite addictive, consiste à trouver la véritable cause. Il existerait un type de « personnalité addictive » pouvant être en partie héréditaire. Cependant on sait aussi que la dépendance est un comportement acquis.

Si vous connaissez une personne souffrant de conduite addictive, vous pouvez consulter votre médecin et lui demander que faire à propos de ce problème et comment cette personne peut obtenir de l'aide. Votre médecin pourra vous renseigner et vous adresser aux nombreux services spécialisés dans l'aide et le soutien aux personnes ayant des conduites addictives.

Toutefois, il faut se souvenir que le traitement, quel qu'il soit, n'est efficace à long terme que si la personne concernée désire s'arrêter et admet la nécessité d'une thérapie.

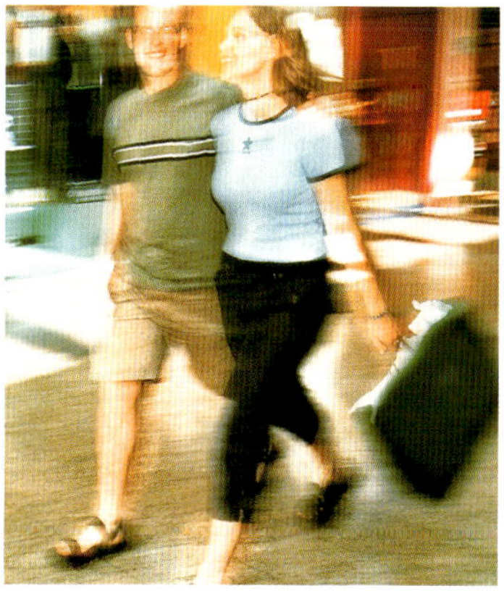

◁ L'une des formes de conduite addictive est la fièvre acheteuse, où l'acheteur ressent la même excitation et le même manque que le toxicomane, à l'origine de graves problèmes d'endettement.

LA PASSION DU JEU

Certains individus éprouvent un besoin irrésistible de jouer qui les domine entièrement. Cette passion du jeu affecte généralement les hommes et elle apparaît souvent avant l'âge de 25 ans. Les joueurs pathologiques augmentent sans cesse les sommes qu'ils misent de façon à éprouver l'excitation désirée. Ce genre de comportement peut détruire une vie, affectant les relations personnelles, le travail, la famille et les amis. Dans certains cas les joueurs mentent, trichent ou volent afin de pouvoir miser encore plus, sans se soucier des effets que leur conduite peut avoir sur leurs proches. Les thérapies de groupe, avec l'encouragement d'amis proches et de membres de la famille, donnent parfois de bons résultats.

▽ La motivation du joueur pathologique peut provenir de l'excitation que suscite l'attente plutôt que du gain lui-même.

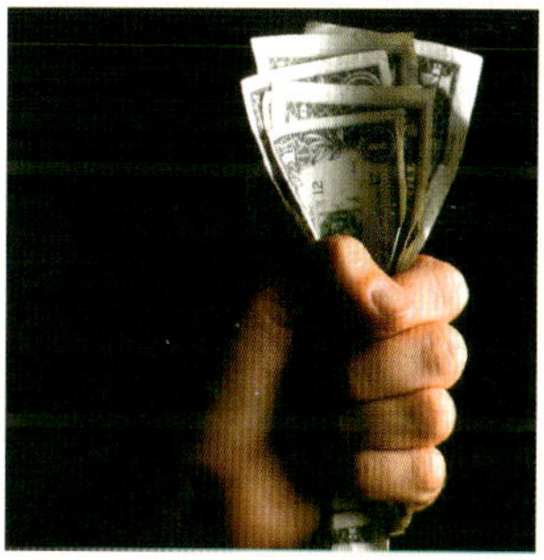

Les troubles de l'alimentation

VOIR AUSSI
➤ Mangez sainement, p. 262
➤ Contrôlez votre poids, p. 264
➤ La dépression, p. 346

Les troubles de l'alimentation sont surtout répandus dans les pays occidentaux. Ils se rencontrent notamment chez les classes moyennes ou élevées et, en particulier, chez les mannequins, les danseurs, les acteurs et certains athlètes, qui doivent rester minces. L'anorexie nerveuse et la boulimie sont les deux principaux types de troubles rencontrés. Environ 1 % des adolescentes deviennent anorexiques. Jadis considérés comme n'affectant que les femmes, les troubles de l'alimentation sont aujourd'hui de plus en plus courants chez les adolescents de sexe masculin et les jeunes hommes.

L'ANOREXIE NERVEUSE

L'anorexie affecte généralement les adolescentes et les jeunes femmes. Elle peut être mortelle et 5 % de celles qui en souffrent décèdent de complications liées à une grave perte de poids. Les femmes anorexiques souffrent d'aménorrhée, l'anorexie affectant leur équilibre hormonal. Il peut aussi y avoir une atrophie musculaire et de l'ostéoporose. La dépression est courante. Les anorexiques ont une fausse image d'eux-mêmes qui leur donne l'impression d'être trop gros et l'envie désespérée de maigrir, même si, en réalité, ils sont très maigres. Ils cachent souvent leur état en portant des vêtements amples.

SIGNES ET SYMPTÔMES

Les symptômes de l'anorexie incluent :

- ➤ Des régimes et des exercices physiques excessifs.
- ➤ L'usage de laxatifs, des vomissements provoqués par le malade lui-même.
- ➤ L'utilisation de produits amaigrissants tels que des amphétamines.

Les symptômes de la boulimie incluent :

- ➤ Un désir incontrôlable de manger certains aliments et, souvent, de se gaver, ces crises de boulimie étant en général déclenchées par des sentiments de culpabilité ou par l'anxiété.
- ➤ Des vomissements provoqués par le malade lui-même.
- ➤ Un abus de laxatifs.

D'autres symptômes physiques des troubles de l'alimentation peuvent inclure :

- ➤ Un œdème des chevilles.
- ➤ Une érosion de l'émail dentaire, surtout sur les incisives.
- ➤ Des cicatrices ou des lésions sur les doigts, causées par les vomissements.

LA BOULIMIE

La boulimie est moins dangereuse car elle entraîne rarement de graves pertes de poids. Elle affecte principalement les jeunes femmes conscientes de leur poids, mais au lieu de manger modérément, elles alternent des périodes où elles se goinfrent et des périodes de jeûne. Il peut y avoir, chez le même individu, des périodes d'anorexie et de boulimie.

▽ La plupart des victimes de troubles alimentaires sont des jeunes femmes. Celle-ci est encouragée à se regarder dans un miroir pour l'aider à corriger sa vision erronée de sa morphologie.

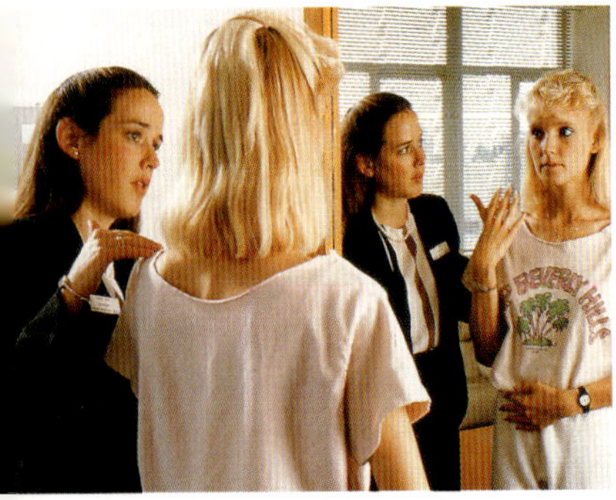

LES TRAITEMENTS

Les troubles de l'alimentation sont difficiles à traiter, surtout quand le patient refuse de reconnaître qu'il a un problème. Le traitement est très spécialisé et fait généralement intervenir des personnes ayant l'expérience des troubles de l'alimentation. Les différentes méthodes incluent :

- Des séances avec un psychologue.
- Une psychothérapie, cognitive et comportementale, notamment.
- Un soutien psychiatrique.
- Des séances de thérapie familiale.

LE TAUX DE GUÉRISON

Environ 20 % des anorexiques guérissent complètement mais cette pathologie persiste ou revient chez les deux tiers d'entre eux. Souvent, les symptômes deviennent particulièrement manifestes durant les périodes de stress et de conflit. La boulimie peut fréquemment être contrôlée : dans quatre cas sur cinq, la fréquence des crises diminue avec la thérapie.

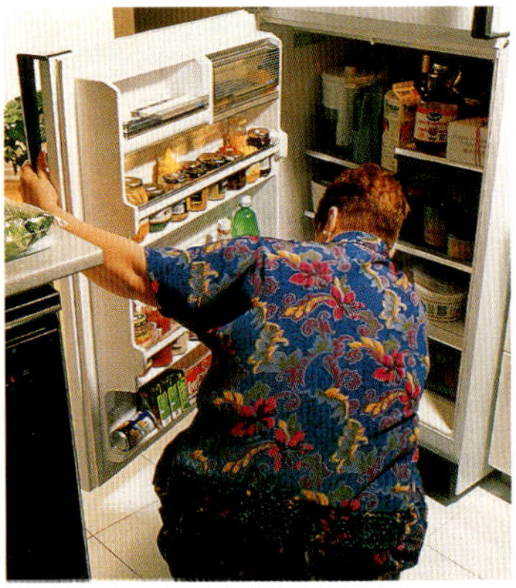

△ Se goinfrer en secret est l'une des principales caractéristiques de la boulimie. Généralement les boulimiques ne sont pas trop maigres.

6

LES MUSCLES ET LE SQUELETTE

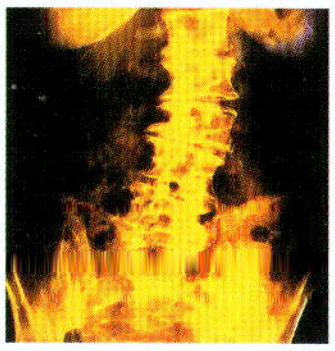

Les os constituent la charpente du corps. Ils protègent aussi les principaux organes internes et, en conjonction avec les muscles, donnent à notre corps sa mobilité. Chaque articulation où les os se rencontrent facilite la souplesse des mouvements, et les muscles sont attachés aux os à l'endroit des articulations par des fibres résistantes appelées ligaments. Les muscles fonctionnent en se contractant et en se détendant, tirant sur les os et, par là, faisant bouger le corps. Même une lésion mineure peut considérablement perturber le bon fonctionnement de cet ensemble complexe.

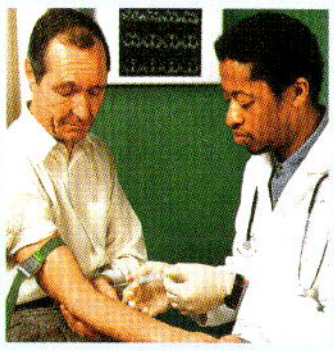

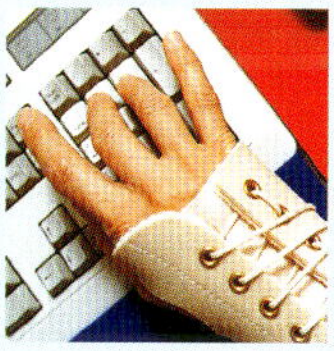

TABLE

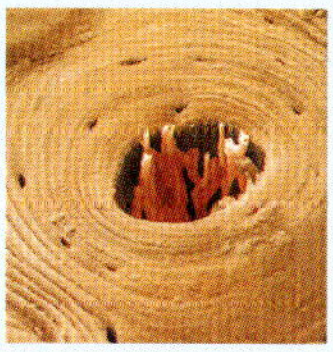

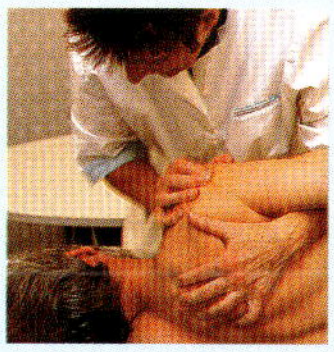

Le système musculaire et osseux

VOIR AUSSI
- L'exercice physique, p. 266
- L'ostéoporose, p. 356
- Les oreilles, le nez et la gorge (oto-rhino-laryngologie), p. 414

Le système musculaire et osseux est constitué par les os du squelette, les articulations, qui relient les os entre eux, et les muscles, qui permettent au corps de bouger. À la naissance, un nourrisson possède environ 350 os dont certains fusionnent quand l'enfant grandit. Un adulte possède généralement 206 os. Le plus gros os du corps est le fémur, situé dans la cuisse, et le plus petit est le minuscule étrier, situé dans l'oreille. Muscles et ligaments permettent, en conjonction avec les os, d'effectuer divers mouvements, du geste le plus précis jusqu'aux exercices les plus vigoureux.

LA STRUCTURE OSSEUSE

Il y a deux types de structures osseuses : les os compacts, qui sont lisses et durs, et les os spongieux, beaucoup plus légers, formés de logettes en nids d'abeilles. Les os longs sont constitués d'une couche extérieure d'os compact entourant une couche spongieuse. Les vaisseaux sanguins circulent par des cavités situées à l'intérieur. Le centre des os plats et irréguliers tels que les côtes, les vertèbres et le crâne contient de la moelle rouge.

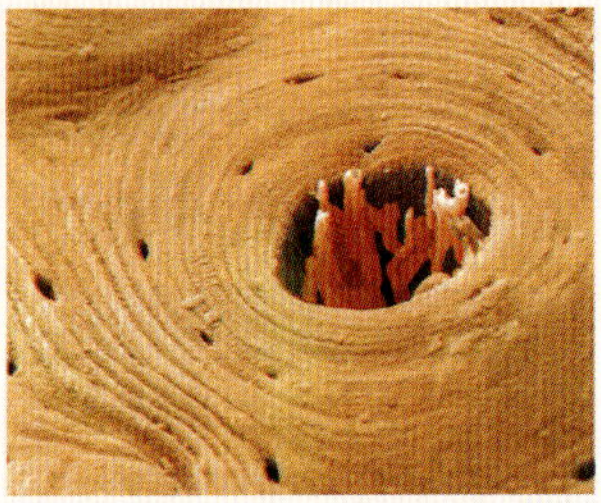

△ Cette coupe d'un os compact montre la cavité centrale par laquelle circulent les vaisseaux sanguins et les nerfs.

▽ Partie spongieuse du fémur. Les cavités sont remplies de moelle.

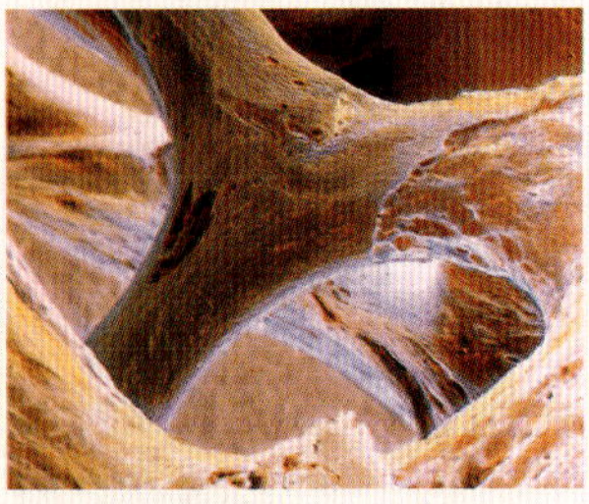

L'os est une partie vivante de l'organisme qui croît et se modifie constamment. Il est très vascularisé, ce qui explique pourquoi les fractures graves peuvent produire des épanchements de sang considérables. L'os consiste en un réseau de collagène, protéine qui constitue le principal matériau de base de l'organisme. Des ostéoblastes, cellules qui fabriquent de l'os, déposent du calcium dans ce réseau, qui lui confère sa dureté et sa force.

La majeure partie de la matière osseuse se forme à partir du cartilage (matériau résistant et friable situé à l'extrémité des côtes, dans l'oreille externe et au bout du nez). L'ossification débute quand le fœtus est dans l'utérus, le cartilage commençant à durcir et à se transformer en os, et il se poursuit pendant l'enfance et l'adolescence. La croissance osseuse s'effectue à l'extrémité des os longs, où du cartilage neuf est constamment déposé avant de durcir. Le squelette n'est complètement formé que vers 30 ans.

LA FONCTION DES OS

Les os constituent la charpente du corps et, en conjonction avec les muscles, ils lui permettent de bouger. Les os ont aussi d'autres fonctions :

- Certains os protègent les organes vitaux. Le crâne sert d'armure au cerveau et les os pelviens empêchent les organes abdominaux d'être endommagés. Le mouvement des côtes facilite la respiration et les côtes protègent les organes du thorax tels que le cœur et les poumons.
- Les os de l'oreille facilitent l'audition. Ils servent d'amplificateurs quand les sons venant de l'extérieur traversent l'oreille avant d'atteindre le cerveau.

LA KINÉSITHÉRAPIE

Les traitements de nombreuses maladies affectant le système musculaire et osseux incluent la kinésithérapie. Les muscles, les os et les articulations sont sollicités par des exercices réguliers et systématiques effectués par le patient ou par des manipulations du kinésithérapeute. Celui-ci utilise également des ultrasons, de la chaleur ainsi que divers appareils de soutien et des attelles. Le but est de guérir la région affectée et de la faire fonctionner normalement aussi rapidement que possible.

- La moelle des os plats tels que les omoplates et le sternum produit diverses cellules sanguines.

LES ARTICULATIONS

Les articulations sont la jonction entre deux os ou plus. Certaines sont fixes, telles celles du crâne, d'autres, telles les articulations cartilagineuses situées entre les vertèbres, ont un faible degré de mobilité. Toutefois, la plupart des articulations bougent librement et sont alors appelées articulations synoviales. Les têtes des os qui se rencontrent dans les articulations synoviales sont recouvertes d'une fine couche de cartilage qui les empêche de frotter les uns contre les autres. Elles sont lubrifiées, afin de faciliter la souplesse des mouvements, avec une fine couche de liquide appelé synovie. Les ligaments sont des lanières fibreuses résistantes qui maintiennent les os ensemble dans l'articulation et les empêchent de trop s'éloigner les uns des autres.

TYPES D'ARTICULATIONS

Il existe six types d'articulations et chacune permet un ensemble de mouvements différents.

Articulation	Endroit du corps
À rotule	Épaules et hanches
Ellipsoïdale	Relie le radius au poignet.
Charnière	Genoux, coudes et doigts.
Glissante	Relie les os carpiens dans les poignets et les os tarsiens dans les pieds.
Selle	Base du pouce.
Pivot	Relie les deux premières vertèbres cervicales.

LE POUVOIR DES MUSCLES

Le squelette comporte environ 640 muscles, qui constituent jusqu'à la moitié du poids du corps. Ce sont eux qui donnent sa forme au corps. Les muscles longs relient deux os et traversent l'articulation située entre eux. Chaque muscle est constitué de fibres pouvant mesurer jusqu'à 30 cm de long mais qui sont plus fines qu'un cheveu. Il existe trois différents types de muscles :

- Les muscles longs – La majorité des muscles sont des muscles longs, et ce sont eux qui font bouger le corps. Il s'agit de muscles volontaires, qui ne se contractent pas d'eux-mêmes. Ils obéissent à une impulsion nerveuse du cerveau, tirant sur les os et les actionnant. Comme les muscles ne peuvent que tirer, ils travaillent par paires. Quand le biceps se contracte, il tire l'avant-bras vers le haut du bras, provoquant une flexion du bras au niveau du coude. Le triceps, situé de l'autre côté du haut du bras, se détend, permettant ce mouvement. Quand le triceps se contracte, le biceps se détend et le mouvement est inversé.
- Les muscles lisses – Situés dans les parois des organes creux du corps tels que le tube digestif, ils effectuent des tâches automatiques, comme le transit du bol alimentaire.
- Le muscle cardiaque – C'est la pompe qui propulse constamment le cœur.

LE SYSTÈME MUSCULAIRE ET OSSEUX

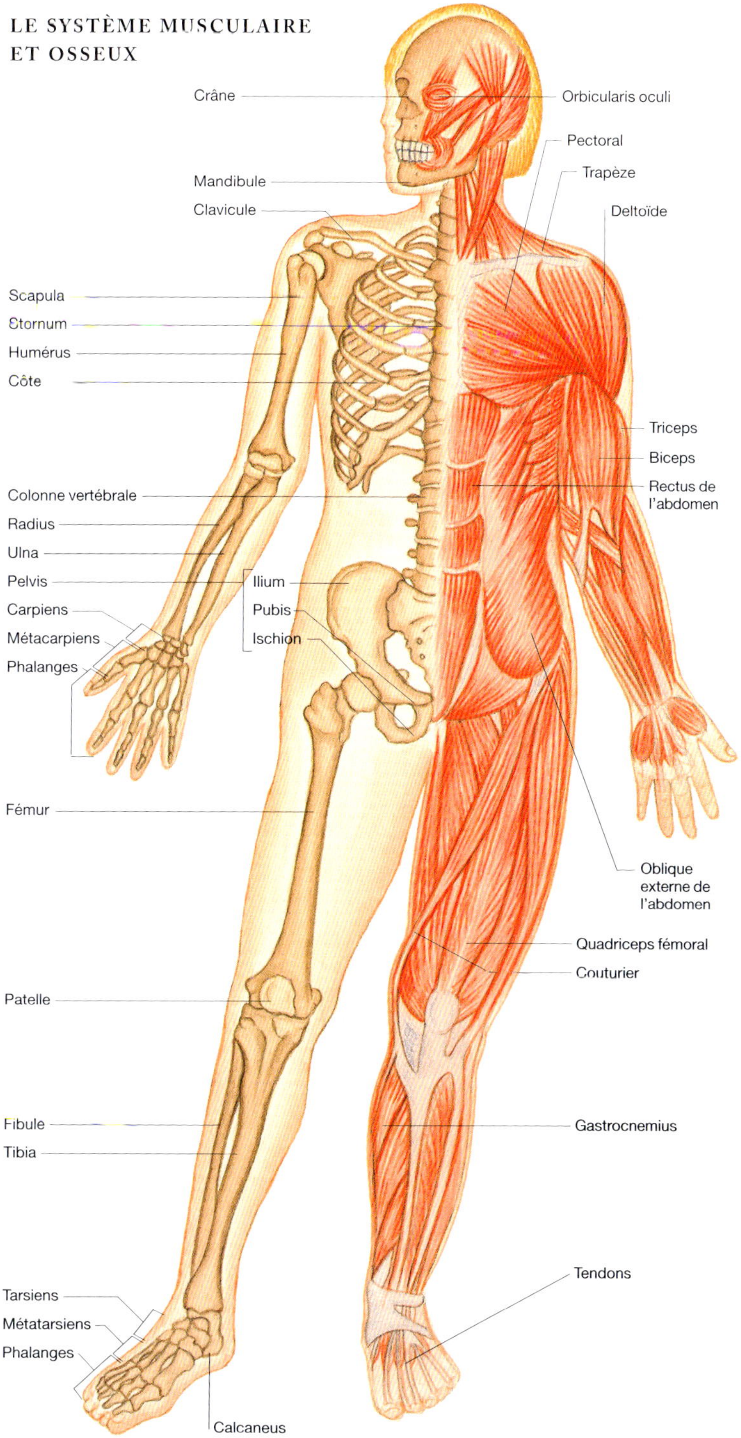

L'ostéoporose

VOIR AUSSI
- Mangez sainement, p. 262
- La polyarthrite, p. 362
- L'insuffisance rénale, p. 389
- Les problèmes de la ménopause, p. 399

L'ostéoporose, très courante, est une déminéralisation des os, qui deviennent plus friables et plus fragiles. Tout au long de la vie, le corps détruit la matière osseuse et la reconstitue, processus qui permet la croissance et la régénération. Chez les individus jeunes, la formation de nouveaux os s'effectue plus rapidement que la destruction des os existants, mais la situation commence à changer au début de l'âge adulte. À partir du milieu de la vie, la détérioration s'accélère tandis que le processus de régénération ralentit, et les os deviennent alors beaucoup moins denses et résistants.

L'ostéoporose affecte une personne sur vingt et les femmes quatre fois plus que les hommes, probablement parce que le taux d'œstrogènes chute chez elles après la ménopause, provoquant souvent de graves ostéoporoses. La plupart des gens ne réalisent pas qu'ils souffrent d'ostéoporose, jusqu'à ce qu'ils aient une fracture, en général du poignet ou de la hanche, à la suite d'une chute. D'autres fractures liées à l'ostéoporose incluent des écrasements ou des compressions de la colonne vertébrale et des fractures du fémur, qui constituent la principale cause d'invalidité chez les femmes âgées et peuvent être très dangereuses.

GARDER DES OS SOLIDES

Il existe différentes méthodes pour garder des os solides et sains et prévenir l'ostéoporose et les fractures.

- Évitez l'alcool et le tabac.
- Adoptez un régime riche en lait, fromage et légumes feuillus et sombres : il fournit du calcium, qui est essentiel pour la croissance et la solidité des os.
- Si vos os sont légèrement décalcifiés, votre médecin peut vous conseiller des activités douces telles que la marche ou le yoga plutôt que des activités plus violentes, comme le jogging ou l'aérobic. L'haltérophilie aide à prévenir l'ostéoporose en fortifiant et en développant les muscles et en assouplissant les articulations.
- Les hormones de substitution. Prises de cinq à dix ans après la ménopause, elles peuvent ralentir ou stopper l'ostéoporose et aider à prévenir les fractures.

QUI Y EST LE PLUS SUJET ?

L'ostéoporose liée à l'âge est plus ou moins grave selon les cas et d'ordinaire elle évolue progressivement pendant une période allant de 15 à 20 ans. Il ne faut que dix ans à l'ostéoporose post-ménopausale pour se développer et elle est plus courante chez les femmes qui ont une ménopause précoce.

▽ Fémur fracturé d'un patient souffrant d'ostéoporose. Les zones sombres montrent la décalcification de l'os.

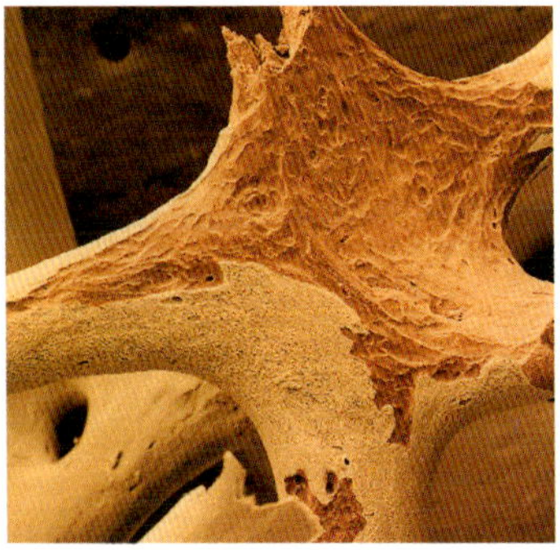

Les autres facteurs de risques incluent :
- La maigreur.
- Le tabac.
- L'abus d'alcool.
- Les corticoïdes à long terme.
- Le manque d'exercice.
- L'hyperthyroïdie.
- Une tendance héréditaire à l'ostéoporose.
- La polyarthrite rhumatoïde.
- L'insuffisance rénale aiguë.

DIAGNOSTIC DE L'OSTÉOPOROSE

On ne peut parfois détecter des signes d'ostéoporose qu'avec une radio d'une fracture. On effectue alors un test d'ostéodensitométrie au niveau du fémur et du poignet afin de confirmer le diagnostic.

LES TRAITEMENTS

On peut recommander des séances de kinésithérapie, avec des exercices aidant à reconstituer les os. En cas de fracture due à l'ostéoporose, on peut administrer les traitements suivants :
- Des hormones de substitution. Elles peuvent enrayer la progression de l'ostéoporose chez la femme.
- Des comprimés de calcium, combinés avec un médicament spécial qui aide les os à absorber ce calcium supplémentaire.
- Des suppléments de vitamine D. Ils peuvent être efficaces, mais il convient de surveiller leur utilisation avec des tests sanguins.

▽ Avec l'ostéoporose, le dos s'arrondit. Cette courbure est due à des tassements de vertèbres.

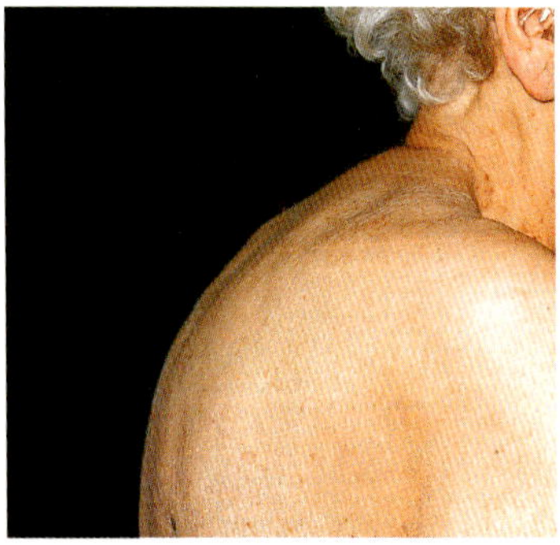

LE CALCIUM ET LA SANTÉ DES OS

On estime que les carences chroniques en calcium favorisent l'ostéoporose de façon significative. Elles sont liées à une faible masse osseuse, à une perte rapide de matière osseuse et à un nombre élevé de fractures. Des études sur la nutrition ont montré que dans plusieurs pays occidentaux, de nombreuses personnes consomment moins de la moitié de la quantité de calcium recommandée pour avoir des os sains. Les bonnes sources de calcium incluent :

- Les laitages tels que le yaourt maigre, le lait et le fromage.
- Les légumes à feuilles vert foncé tels que le brocoli, le cresson et les épinards.
- Les poissons en conserve avec des arêtes molles et comestibles.
- Le tofu.
- Les amandes et les graines de sésame.
- Le persil et le thym frais.
- Les aliments fortifiés en calcium tels que le jus d'orange, les céréales et le pain.

Si l'alimentation ne fournit pas assez de calcium, il convient peut-être d'en prendre des suppléments. Vérifiez cependant d'abord avec votre médecin ou votre pharmacien.

Les besoins en calcium changent avec l'âge. Ils sont plus importants pendant l'enfance et l'adolescence, où le squelette se développe rapidement, et pendant la grossesse et l'allaitement, où la mère fournit du calcium à son bébé. En vieillissant, l'organisme a plus de mal à absorber le calcium. Les hommes âgés et les femmes ménopausées ont besoin de suppléments de calcium parce qu'ils manquent de vitamine D, nécessaire pour l'absorption du calcium. D'autres adultes avec des problèmes médicaux chroniques prennent parfois des médicaments qui entravent l'absorption de cet élément.

LES EFFETS DE LA GRAVITÉ SUR LES OS

Le fait de soutenir le poids du corps et de lutter contre la gravité stimule la croissance osseuse. Les os des personnes grabataires s'affaiblissent temporairement. Les astronautes ont de graves problèmes dus à une perte de masse osseuse durant les vols spatiaux, bien que, pour remédier à cela, la NASA ait conçu toute une série d'exercices spécifiques destinés à stimuler les os.

L'ostéomalacie et le rachitisme

VOIR AUSSI
➤ L'ostéoporose, p. 356

L'ostéomalacie est un affaiblissement des os pouvant entraîner de graves déformations. Elle est due à une carence en vitamine D, qui provoque une insuffisance en calcium et en phosphore, minéraux essentiels pour la croissance osseuse. Chez l'enfant, cette maladie constitue le rachitisme.

La cause principale de l'ostéomalacie est une carence en vitamine D, essentielle pour permettre à l'organisme d'assimiler le calcium et le phosphore. On trouve cette vitamine dans les légumes verts, les margarines enrichies, le lait et le poisson. On en fabrique aussi en exposant la peau au soleil. Les végétariens qui ne consomment pas de produits laitiers ou les personnes avec une intolérance au lactose (qui ont du mal à digérer les produits laitiers) peuvent aussi manquer de vitamine D. Les symptômes de l'ostéomalacie sont des douleurs osseuses et musculaires.

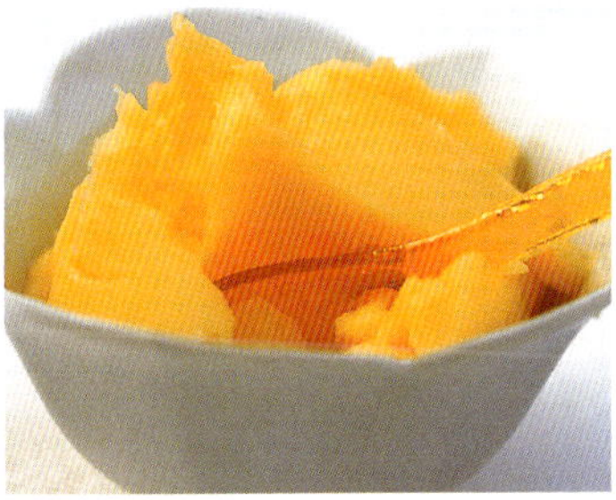

Le rachitisme, relativement rare, touche surtout les enfants de 6 à 24 mois, âge où l'organisme a des besoins importants en calcium et en phosphore. Il se caractérise par des déformations du squelette dont une projection en avant du sternum et une courbure anormale des jambes.

Ces deux affections peuvent être confirmées par des tests sanguins et des radios. Le traitement consiste à administrer des suppléments de vitamine D et à exposer le patient au soleil.

◁ Les margarines sont enrichies en vitamine D, essentielle pour assimiler calcium et phosphore.

▷ Jambes courbes dues à l'affaiblissement des os chez un enfant rachitique.

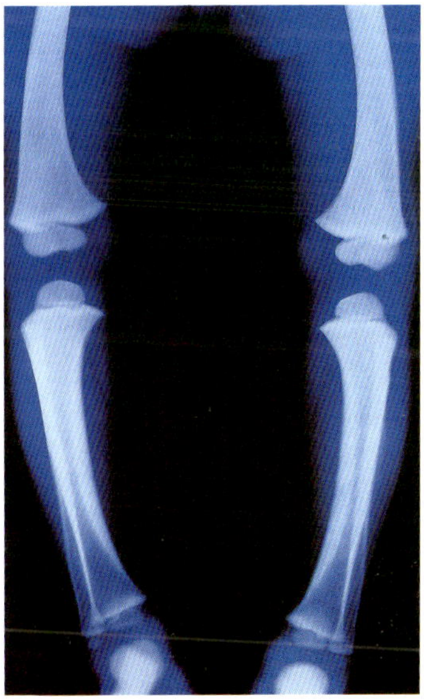

Le cancer des os

VOIR AUSSI

➤ Le système musculaire et osseux, p. 354

➤ Le cancer du poumon, p. 384

Les cancers qui se développent d'abord dans les os (tumeurs malignes primitives des os) sont relativement rares. Ils surviennent le plus souvent chez l'enfant et l'adolescent. Ces tumeurs malignes des os attaquent les structures adjacentes et se développent rapidement dans tout le corps, si bien qu'il est essentiel de diagnostiquer la maladie le plus tôt possible. Si elle est détectée à temps, on peut effectuer une ablation de la tumeur et rares alors sont les rechutes. Toutefois, la majorité des cas ne sont pas diagnostiqués assez précocement et le pronostic n'est guère encourageant.

On ignore les causes profondes du cancer des os mais il pourrait y avoir un facteur génétique car il semble être héréditaire. Il commence le plus souvent dans la jambe, avec une tuméfaction douloureuse au-dessus ou juste en dessous du genou. La douleur peut s'aggraver lorsque la personne est debout, ou la nuit, au lit.

ÉTABLIR LE DIAGNOSTIC

Afin de confirmer le diagnostic on effectue une radio et des tests plus poussés tels qu'une échographie, une scintigraphie osseuse ou une IRM. La forme la plus courante du cancer des os est le sarcome ostéogénique. Les tumeurs sont très malignes et les métastases pulmonaires fréquentes et il peut être nécessaire d'effectuer aussi des radios des poumons.

LES TRAITEMENTS

Dans la plupart des cas on procède à une ablation de la tumeur et la matière osseuse réséquée est remplacée par un os artificiel ou un fragment d'os provenant d'une autre partie du corps ou d'un donneur compatible. On a généralement recours à la radiothérapie ou à la chimiothérapie postopératoires afin d'éliminer toute trace éventuelle de cancer restante.

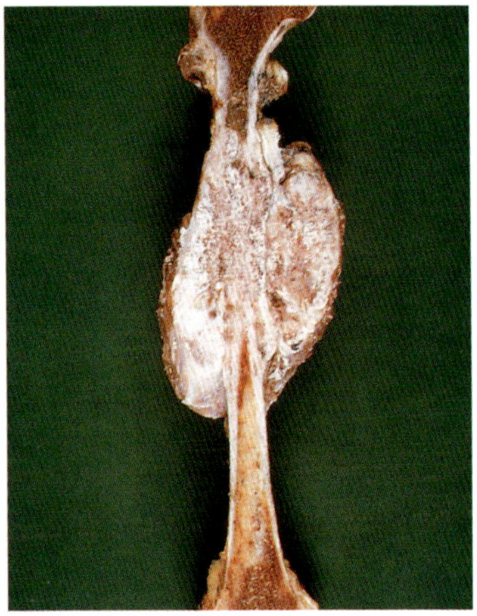

▷ Ce fémur montre la progression du cancer. Les tumeurs malignes des os, très virulentes, se développent rapidement.

Les métastases osseuses

VOIR AUSSI

➤ Le cancer des os, ci-dessus

Les métastases osseuses, ou cancers secondaires des os, sont des tumeurs révélatrices d'un cancer primitif provenant d'une autre partie du corps. Les cancers susceptibles de se métastaser dans les os incluent ceux du sein, du poumon, de la thyroïde, de la prostate et du rein.

Les métastases osseuses tendent à se produire chez les personnes âgées. Elles affectent le plus souvent les côtes, le pelvis, le crâne et la colonne vertébrale. La zone est enflée, avec d'intenses douleurs osseuses, généralement pires la nuit. Les os affectés sont affaiblis et peuvent facilement se fracturer.

On peut faire faire aux patients ayant déjà eu un cancer à un autre endroit du corps une radio ou un PET-scan afin de voir si le cancer a gagné les os. S'il s'agit du premier signe de cancer, d'autres tests peuvent se révéler nécessaires pour localiser la lésion principale d'où les métastases sont parties.

Le traitement porte sur le site primitif. Les fractures peuvent être fixées avec des plaques ou des vis métalliques. Une fois que le cancer a gagné les os, les traitements ne sont plus que palliatifs et la chimiothérapie, la radiothérapie ou les hormones ne peuvent que soulager les douleurs.

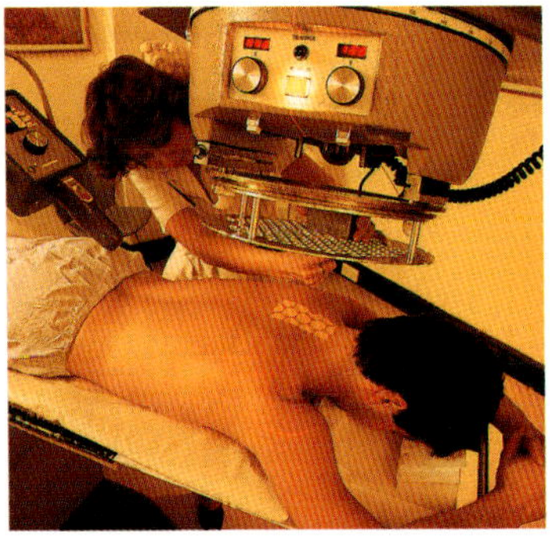

▷ Radiothérapie d'un patient souffrant de métastases osseuses. La machine peut être positionnée avec une grande précision.

L'arthrite

VOIR AUSSI
- ➤ L'ostéo-arthrite, p. 360
- ➤ La polyarthrite, p. 362
- ➤ La goutte, p. 363
- ➤ La spondylarthrite ankylosante, p. 364

L'arthrite désigne un ensemble d'affections caractérisées par une inflammation qui provoque des douleurs et des raideurs dans une ou plusieurs articulations. Cette inflammation peut être aiguë, avec des douleurs intenses et de courte durée, ou chronique, avec des douleurs sourdes et constantes. L'arthrite peut être liée à d'autres problèmes tels que la maladie de Crohn ou le psoriasis. Le traitement est fonction de la gravité et du type d'arthrite. La plupart des traitements consistent surtout en antalgiques et il n'existe jusqu'à présent aucun moyen de guérir cette affection.

Il existe différents types d'arthrite et chaque type a ses propres caractéristiques :

- L'ostéo-arthrite – Il s'agit d'une usure du cartilage de la tête des os, remplacé par des excroissances osseuses. L'ostéo-arthrite affecte les articulations qui soutiennent le poids du corps, comme celles des genoux et des hanches, ainsi que les mains. Elle touche surtout les plus de 60 ans, et les femmes deux fois plus que les hommes.
- La polyarthrite – Il s'agit d'une inflammation des membranes synoviales, qui entraîne des tuméfactions, des raideurs, et, finalement, des déformations articulaires. Surtout courante entre 40 et 60 ans, elle affecte quatre fois plus les femmes que les hommes.
- La goutte – Elle est due à un dépôt de cristaux d'acide urique dans les articulations. La base du gros orteil est la région la plus souvent touchée. La goutte touche surtout les hommes.
- La pseudo-goutte – Elle ressemble à la goutte, mais les cristaux qui se déposent dans les articulations sont d'une substance chimique appelée pyrophosphate. Elle touche surtout les femmes.

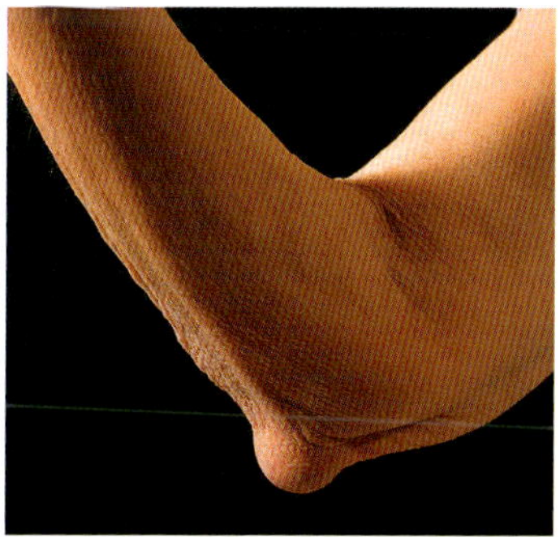

◁ Nodule rhumatoïde sur le bras de cette patiente âgée, atteinte d'arthrite rhumatoïde.

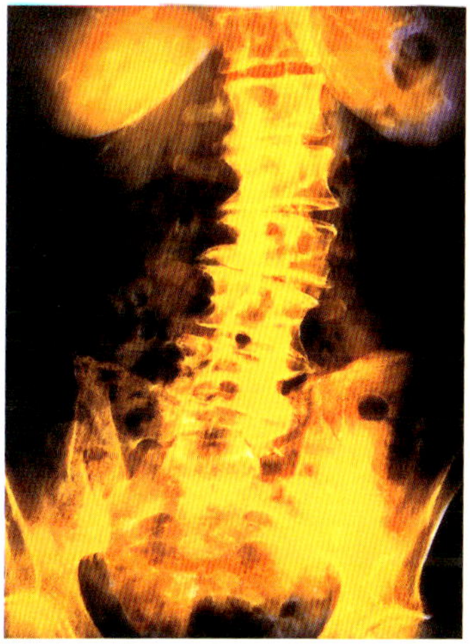

△ La colonne vertébrale de cette femme de 80 ans souffrant d'ostéo-arthrite montre une courbure très prononcée et des ostéophytes, projections osseuses se développant entre les vertèbres.

- Le rhumatisme psoriasique – Le psoriasis peut provoquer une forme de rhumatisme semblable à la polyarthrite.
- La spondylarthrite – Cette forme d'arthrite peut affecter les articulations et être associée à des maladies inflammatoires de l'intestin telles que la maladie de Crohn ou la colite ulcéreuse. La spondylarthrite touche quatre fois plus les hommes que les femmes.
- L'arthrite infectieuse – Ce type d'arthrite résulte d'une infection bactérienne d'une articulation. L'articulation est chaude, enflée et douloureuse lors de mouvements. Cette affection touche surtout les jeunes enfants et les personnes âgées.
- La hanche irritable – Chez les jeunes enfants, une infection virale telle qu'un rhume peut parfois provoquer une gêne à la hanche, des difficultés à marcher et une claudication qui disparaît spontanément au bout de quelques jours. Il convient cependant de consulter un médecin car il peut s'agir d'ostéochondrite déformante juvénile de la hanche (maladie de Perthes), où l'articulation est mal irriguée, et qui nécessite un autre traitement.

QUE FAIRE SOI-MÊME EN CAS D'ARTHRITE

On prescrit généralement des antalgiques puissants, mais vous pouvez avoir recours à bien d'autres traitements et thérapies utiles, dont :

- L'ostéopathie, la chiropractie et l'acupuncture, surtout l'électroacupuncture.
- Les disciplines douces telles que le yoga, le tai-chi et le chi-kung.

▽ Ce petit appareil permet de mesurer les phalanges. Il aide à voir si les médicaments prescrits pour l'arthrite réduisent la tuméfaction douloureuse.

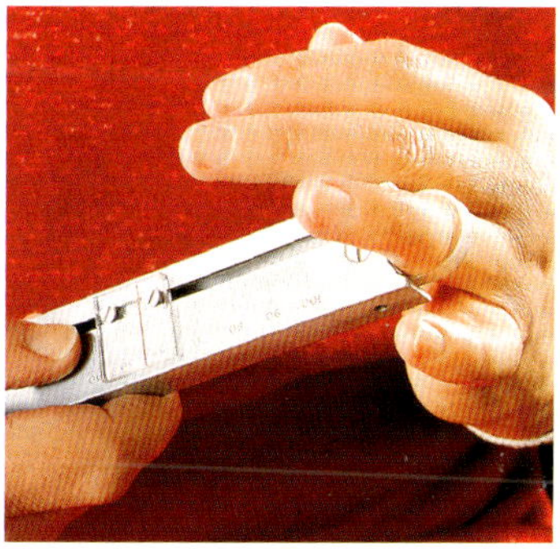

L'ostéo-arthrite

VOIR AUSSI

- Le contrôle du poids, p. 264
- L'exercice physique, p. 266
- Les thérapies complémentaires et leur utilisation, p. 492

L'ostéo-arthrite est la forme d'arthrite la plus courante. Due à l'amincissement et à l'usure des cartilages lisses situés à l'extrémité des os, elle tend à affecter les principales articulations portant le poids du corps : hanches et genoux en particulier, mais les articulations très mobiles comme les épaules et la nuque peuvent aussi être touchées. On considérait jadis l'ostéo-arthrite comme un simple phénomène d'usure. Aujourd'hui, cependant, on estime qu'il s'agit d'une maladie du cartilage lui-même, et de nouveaux médicaments sont en cours d'élaboration.

Si une articulation a été endommagée par une infection ou une fracture ou si une blessure a abîmé la gaine conjonctive du cartilage, la probabilité d'y voir apparaître plus tard de l'ostéo-arthrite est beaucoup plus forte.

DIAGNOSTIC DE L'OSTÉO-ARTHRITE

On peut soupçonner de l'ostéo-arthrite uniquement d'après la description des symptômes. Cependant, chez les plus de 55 ans, huit personnes sur dix n'ont généralement pas de symptômes. Comme il n'existe pas de test unique capable de confirmer le diagnostic, on cherche à savoir si le patient souffre, s'il a des raideurs et du mal à exécuter certains mouvements et si son état a empiré avec le temps. Il est aussi important de savoir comment cette maladie affecte le travail et la vie quotidienne du patient. Une radio de l'articulation concernée peut être préconisée. Elle peut indiquer la perte de cartilage, les lésions et les excroissances osseuses, mais ne pas nécessairement donner une idée précise des douleurs dont souffre le patient et de son degré d'invalidité. On peut recommander un test sanguin afin d'éliminer d'autres types d'arthrite tels que l'arthrite rhumatoïde.

QUE PEUT-ON FAIRE SOI-MÊME ?

Votre médecin peut vous donner quelques conseils pour soulager l'ostéo-arthrite :

- Une surcharge pondérale imposant plus d'efforts aux articulations, il est souvent recommandé de suivre un régime sain afin de perdre les kilos superflus.
- Les gymnastiques douces telles que la natation, le yoga et la marche sont bénéfiques. L'exercice améliore l'humeur, augmente la souplesse, soulage les douleurs et tonifie le cœur et la circulation. Il aide aussi à garder la ligne et à rester en bonne santé. Si les exercices sont correctement exécutés, il ne devrait pas y avoir de contre-indications. La quantité et le type d'exercices dépendent des articulations atteintes et de la stabilité de ces articulations. Il faut aussi tenir compte d'une éventuelle prothèse articulaire. Certains médecins recommandent le tai-chi, exercices chinois de plus en plus populaires en Occident. Facile à apprendre et à pratiquer chez soi, il consiste en mouvements lents et rythmiques qui améliorent l'équilibre et la concentration et aident à réduire le risque de chutes chez les personnes âgées. Comme il se pratique debout, il peut aussi stimuler la croissance osseuse et fortifier les tissus conjonctifs. Des études ont montré qu'il fait également baisser la tension et réduit la douleur et les inflammations.
- Les chaussures confortables et qui soutiennent bien le pied permettent de marcher plus agréablement.
- Les massages réguliers apportent un soulagement.
- Les bains chauds, les packs de glace ou les coussinets chauds peuvent soulager les douleurs articulaires.

COMMENT L'ARTICULATION DE LA HANCHE EST AFFECTÉE

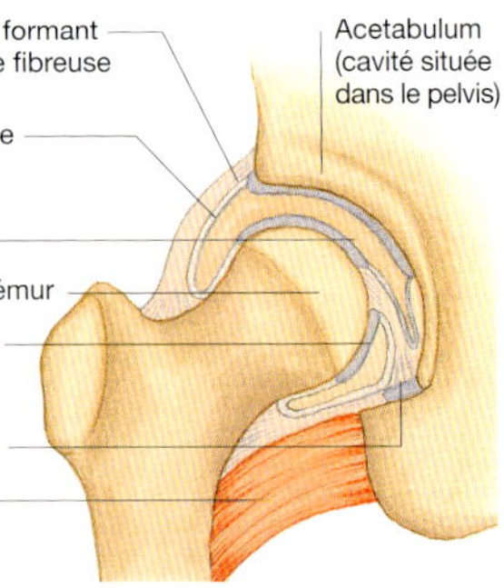

△ Dans une hanche saine, la membrane synoviale et la synovie œuvrent de concert pour favoriser le bon fonctionnement de cette articulation.

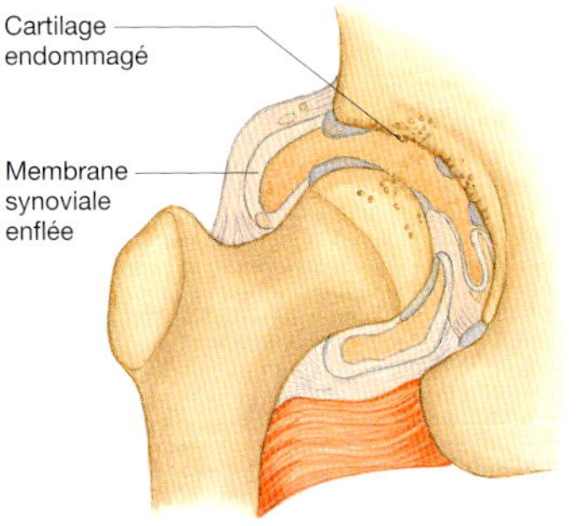

△ Dans une hanche affectée par l'ostéo-arthrite, la membrane synoviale enflée se projette vers l'extérieur et le cartilage lisse se dégrade et s'use.

LA SPONDYLOSE CERVICALE

Cette forme d'ostéo-arthrite se caractérise par une dégénérescence du cartilage situé entre les omoplates et un développement d'excroissances osseuses sur les cervicales qui peuvent comprimer les nerfs de la nuque. Cela provoque des douleurs irradiant parfois jusque dans les bras. L'inflammation des articulations restreint la mobilité du cou. La spondylose cervicale affecte surtout les plus de 45 ans et semble plus courante chez les hommes.

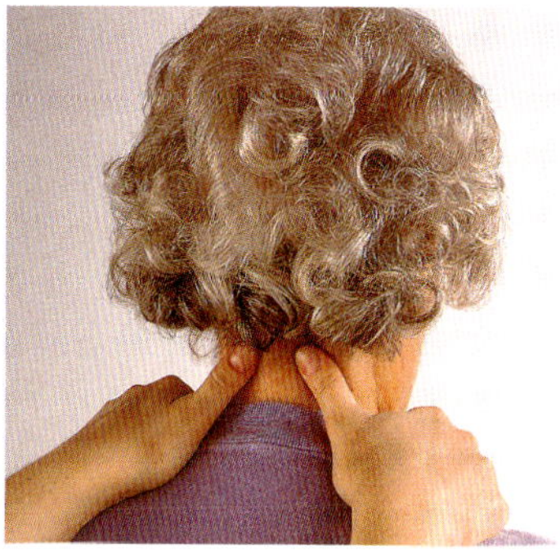

△ Mal exécutés, les massages des régions arthritiques peuvent causer des dégâts. Il convient donc de demander conseil à un spécialiste.

LES TRAITEMENTS

La plupart des programmes, pour être efficaces, font appel à plusieurs méthodes. Il n'existe pas de cure pour l'ostéo-arthrite et le traitement a quatre buts principaux :

- Contrôler la douleur à l'aide de médicaments et d'autres moyens.
- Améliorer l'état des articulations par du repos et de la gymnastique douce.
- Maintenir un poids acceptable.
- Améliorer l'hygiène de vie.

LE REMPLACEMENT DES ARTICULATIONS

Des interventions chirurgicales peuvent être nécessaires dans les cas où les lésions articulaires sont graves. Il existe plusieurs types d'opérations, consistant à souder les articulations, à les enlever et à les remplacer, ou à corriger les éventuelles déformations. Le remplacement de l'articulation est le traitement le plus avancé. On remplace couramment les articulations de la hanche et du genou avec succès. Celles du coude et de l'épaule peuvent être remplacées, mais généralement avec moins de résultat.

Pour une prothèse de la hanche, afin de recréer l'articulation, on fixe une tête métallique munie d'une queue au col du fémur, tandis qu'une loge de plastique est fixée au pelvis pour remplacer le cotyle. Ces prothèses durent environ 15 ans mais des matériaux nouveaux (céramiques) permettent d'en accroître la longévité. Les prothèses du genou, plus sollicitées, peuvent durer jusqu'à 10 ans.

Les insertions de nouvelles prothèses quand les anciennes s'avèrent usées sont beaucoup plus délicates, c'est pourquoi on opère le plus tard possible dans la vie d'un patient afin de réduire au minimum le nombre d'interventions.

▽ Les prothèses de la hanche transforment la vie des personnes souffrant d'ostéo-arthrite, mais tendent à se desceller avec le temps.

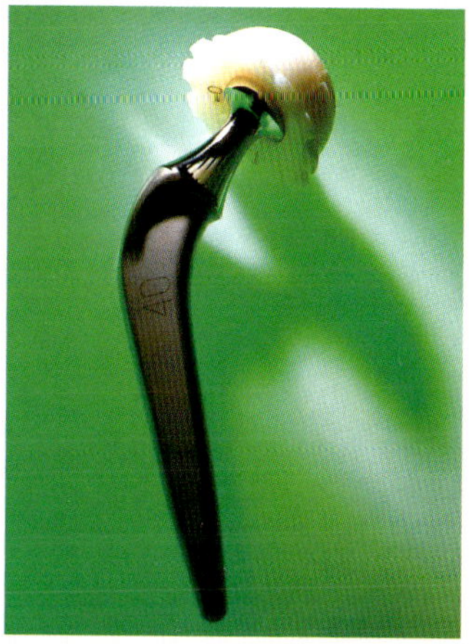

Il existe un certain nombre de traitements qui incluent :

- Des antalgiques.
- Des anti-inflammatoires. À long terme, cependant, ils peuvent provoquer des ulcères de l'estomac et ils doivent être utilisés avec des pansements gastriques.
- Les suppléments de glucosamine et de sulfate de chondroïtine, disponibles en pharmacie et dans les magasins diététiques, font partie des traitements les plus récents de l'ostéo-arthrite. Ces nutriments, présents en petite quantité dans les aliments, sont des composants du cartilage sain. On ignore encore s'ils sont efficaces mais des patients affirment qu'ils soulagent leurs symptômes.
- La kinésithérapie.
- Des aides pour la marche, y compris des déambulateurs.
- Des injections de cortisone dans les articulations.
- Les prothèses articulaires.
- L'ostéopathie et la chiropractie. Nombre de patients estiment qu'elles les aident à soulager leurs douleurs et préserver leur mobilité.
- L'acupuncture est efficace chez certains patients souffrant d'ostéo-arthrite pour réduire les douleurs et améliorer la mobilité. On insère en différents points du corps de fines aiguilles stimulant le cerveau et l'obligeant à produire des antalgiques naturels.

L'IMPORTANCE DU REPOS

Le repos régulier est important pour ménager les articulations. Il faut apprendre à écouter les signaux de son corps et savoir quand ralentir ou s'arrêter pour prévenir les douleurs causées par l'utilisation excessive d'une ou de plusieurs articulations. Certains patients portent des attelles qui soutiennent les articulations pendant le sommeil ou l'effort. On les emploie pendant des périodes limitées car il faut faire bouger les articulations et les muscles pour les empêcher de devenir raides.

SIGNES ET SYMPTÔMES

Les symptômes, d'abord mineurs, s'aggravent lentement avec le temps. Le degré de gêne dépend du nombre d'articulations affectées. Souvent seules une ou deux articulations sont touchées mais la maladie peut être plus étendue. Les principaux symptômes sont :

- ➤ Des douleurs qui s'aggravent durant les périodes d'activité.
- ➤ Une tuméfaction autour de l'articulation.
- ➤ Une raideur des articulations.
- ➤ Une mobilité limitée.
- ➤ Un crepitus (craquement) lorsque l'articulation bouge.
- ➤ Une immobilité et une déformation croissantes des articulations.

La polyarthrite

VOIR AUSSI

- ➤ Le remplacement des articulations, p. 361
- ➤ L'anémie, p. 450
- ➤ Les maladies auto-immunes, p. 459

La polyarthrite est une inflammation chronique de la membrane synoviale des articulations. Il s'agit une maladie auto-immune où l'organisme produit des anticorps qui attaquent ses propres tissus. Cette pathologie, qui détruit les articulations, se développe lentement et endommage dans ces articulations les têtes des os et le cartilage qui les recouvre. L'inflammation constante provoque des lésions des tendons et des ligaments qui déstabilisent l'articulation et finissent par la déformer. Cette maladie peut être héréditaire et elle touche le plus souvent les femmes âgées.

La polyarthrite est une affection sérieuse qui peut être provoquée par une maladie, le stress ou une blessure. La gravité des symptômes varie et la situation empire progressivement.

N'importe quelle articulation peut être affectée par la polyarthrite mais les doigts, les poignets, les genoux et les chevilles sont les plus vulnérables. Il peut y avoir des nodules rhumatoïdes (boules de tissu situées sous la peau) mais les principales caractéristiques sont des douleurs et une raideur des articulations. Pour beaucoup de patients les douleurs et la raideur sont pires le matin et la situation s'améliore pendant la journée. Les lésions peuvent finir par devenir si importantes que les articulations enflent et se déforment.

D'autres tissus de l'organisme, dont ceux des yeux, de la peau, des poumons, des nerfs, du cerveau, des reins, du cœur et de la rate peuvent aussi être affectés par la polyarthrite.

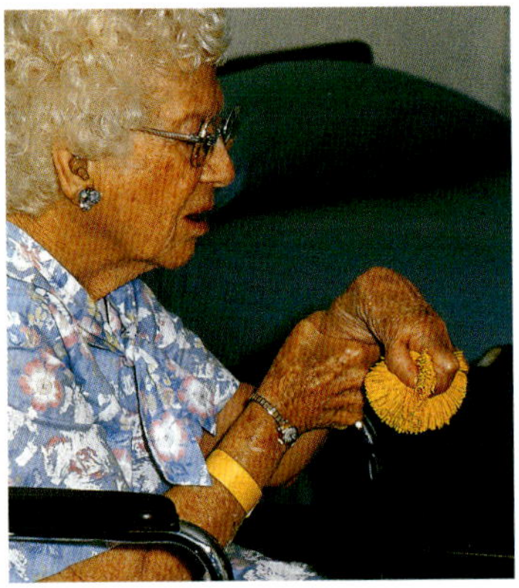

△ Une femme âgée exerce sa main déformée par la polyarthrite lors d'une séance de kinésithérapie. La gymnastique douce soulage les douleurs.

SIGNES ET SYMPTÔMES

Outre des douleurs, des tuméfactions et une raideur des articulations, d'autres symptômes peuvent inclure :

- ➤ De la fièvre.
- ➤ De la pâleur.
- ➤ De l'anémie.
- ➤ Un manque d'appétit et de l'asthénie.

Les articulations des mains et des pieds sont généralement affectées en premier. D'ordinaire, la polyarthrite touche les poignets et de nombreuses articulations de la main, mais pas les phalanges proches des ongles, sauf sur le pouce. Elle peut aussi affecter les coudes, les épaules, la nuque, les genoux, les hanches et les chevilles.

LE DIAGNOSTIC

Il est important de diagnostiquer la polyarthrite dès le début afin de la traiter efficacement avec des médicaments visant à la contrôler. Les méthodes de diagnostic habituelles consistent en un examen clinique, des radios et des tests sanguins pour une recherche d'anticorps connus sous le nom de facteurs rhumatoïdes. Ces facteurs rhumatoïdes sont présents dans environ 80 % de cas de polyarthrite mais aussi dans d'autres affections telles que la goutte.

LES TRAITEMENTS

S'il n'existe toujours pas de cure pour la polyarthrite, il existe, en revanche, des médicaments très efficaces. On prescrit généralement en premier des médicaments agissant sur les pathologies auto-immunes. On peut aussi administrer des anti-inflammatoires non stéroïdiens afin de soulager les douleurs et réduire la tuméfaction. Ces traitements diminuent également l'inflammation et les déformations et ralentissent le progrès de la maladie. Des examens réguliers sont recommandés afin de vérifier l'action des médicaments et leurs éventuels effets secondaires, qui peuvent inclure de légères ulcérations de l'estomac.

Outre les médicaments, on peut recommander le port d'une attelle afin de soutenir l'articulation atteinte et ralentir la progression des déformations, ainsi que des séances de kinésithérapie ou de gymnastique douce pour aider à contrôler les symptômes et maintenir la mobilité des articulations pendant les périodes de rémission.

Lorsque les articulations sont extrêmement douloureuses, des piqûres de cortisone peuvent être indiquées. Lorsqu'elles sont très endommagées, une opération est nécessaire pour détendre les tendons contractés, permettant une plus grande amplitude de mouvement ; on peut aussi enlever la membrane synoviale enflammée (synovectomie). Parfois, pour les articulations gravement déformées, incapables de bouger et douloureuses, on peut envisager la pose d'une prothèse.

LE PRONOSTIC

Beaucoup de polyarthritiques apprennent à se débrouiller avec leur maladie et à vivre normalement, mais dans environ 10 % des cas, cette affection est très invalidante.

La goutte

VOIR AUSSI

➤ L'alcool, p. 270
➤ Le diabète, p. 314
➤ Les maladies de la thyroïde, p. 316
➤ Les calculs rénaux, p. 388

La goutte est une maladie extrêmement répandue, surtout dans les pays développés, et elle affecte essentiellement les hommes. Il s'agit d'une inflammation des articulations provoquée par un taux élevé d'acide urique, qui est un déchet. Jadis une cause majeure d'arthrite chronique, la goutte, douloureuse et invalidante, a été pratiquement conquise grâce aux progrès de la médecine. Malheureusement, beaucoup de gens continuent d'en souffrir parce que certains malades et certains médecins ne sont pas encore au courant des traitements efficaces.

SIGNES ET SYMPTÔMES

La goutte peut provoquer de l'arthrite dans n'importe quelle articulation, mais tend à affecter l'articulation métatarsophalangienne (située sous le gros orteil). Celle-ci devient chaude, rouge, enflée et extrêmement sensible au toucher. Dans certains cas, la goutte peut affecter les lobes des oreilles et la peau entourant une articulation, surtout les phalanges ou le dos du talon.

La goutte est provoquée par un excès d'acide urique dans l'organisme. Cet excès peut être causé par une insuffisance rénale ou par l'ingestion en quantités croissantes d'aliments contenant des substances appelées purines, qui sont métabolisées en acide urique dans le corps. On trouve des purines dans certaines viandes, ainsi que dans les fruits de mer, les pois secs et les haricots. L'alcool peut aussi considérablement augmenter le taux d'acide urique et déclencher des crises de goutte.

Dans la plupart des cas, les crises de goutte n'ont pas de cause immédiatement apparente, bien que cette affection tende à être héréditaire. Elle est généralement plus fréquente chez les obèses qui consomment beaucoup de graisses ou d'alcool, et chez les personnes souffrant de problèmes cardiaques ou d'hypertension artérielle. L'incidence de la goutte tend à augmenter avec l'âge mais cette maladie est surtout courante entre 30 et 50 ans.

D'autres pathologies telles que les maladies rénales et l'hypothyroïdie ou certains diurétiques peuvent aussi provoquer la goutte.

Avec le temps, le taux de l'acide urique augmente dans le sang et des dépôts se forment autour des articulations. L'acide urique finit par former des cristaux semblables à des aiguilles dans les articulations, provoquant des poussées douloureuses aiguës. Il peut aussi se déposer sous la peau sous forme de concrétions appelées tophi, ou dans le système urinaire, sous forme de calculs rénaux.

▽ Le genou gauche de ce patient est affecté par une crise de goutte provoquant des douleurs et une tuméfaction.

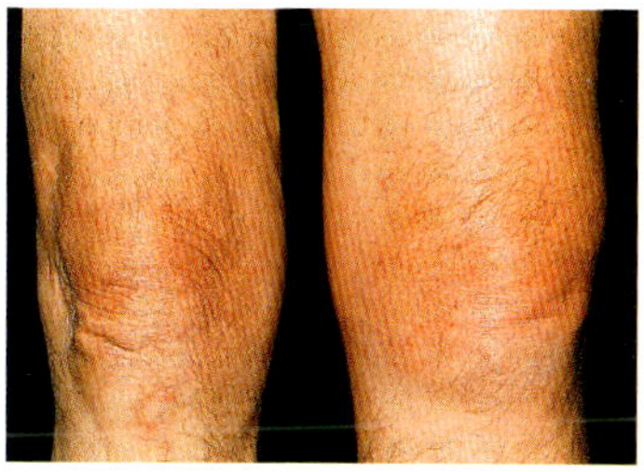

LE DIAGNOSTIC

Le diagnostic peut être évident d'après les symptômes, mais il n'est pas toujours facile de distinguer la goutte d'autres types d'arthrite. Le diagnostic définitif dépend d'une analyse de sang qui confirmera la présence de cristaux d'acide urique dans la synovie pendant une crise aiguë. Toutefois, le taux d'acide urique n'est pas toujours très élevé chez les goutteux et l'établissement du diagnostic est compliqué par le fait qu'un taux élevé d'acide urique dans le sang n'est pas forcément symptomatique de la goutte.

▽ Ce cliché microscopique montre des cristaux d'acide urique dans une articulation atteinte de goutte, où ils provoquent des crises d'arthrite.

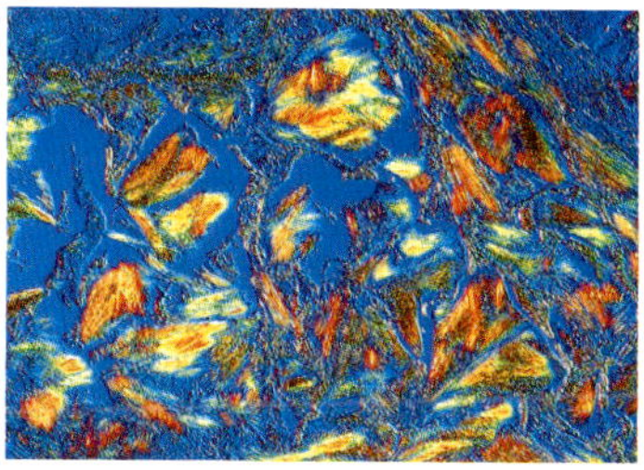

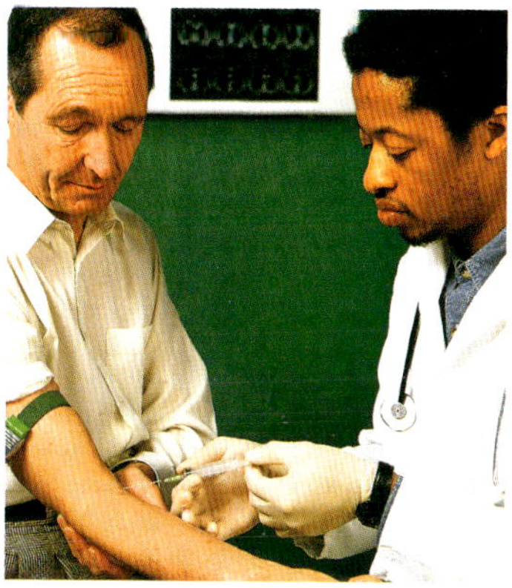

△ Une prise de sang permet un diagnostic sûr de la goutte. Les analyses peuvent confirmer un taux élevé d'acide urique dans le sang.

LE TRAITEMENT DE LA GOUTTE

Heureusement, les crises de goutte disparaissent rapidement avec des anti-inflammatoires non stéroïdiens, et dans la majorité des cas, c'est là le seul traitement nécessaire.

Chez les personnes ayant eu plusieurs crises de goutte ou qui ont des tophi, on peut prescrire un médicament aidant les reins à éliminer l'acide urique ou à bloquer sa fabrication dans l'organisme. Ce traitement doit être utilisé avec précaution car, au début, il peut, paradoxalement, déclencher une crise de goutte aiguë.

La spondylarthrite ankylosante

VOIR AUSSI
- L'exercice physique, p. 266
- La maladie de Crohn, p. 308
- La colite ulcéreuse, p. 309
- Les infections urinaires, p. 390

La spondylarthrite ankylosante affecte surtout le pelvis et le bas du rachis. Elle provoque une inflammation chronique et progressive des articulations et des ligaments qui permettent normalement à la colonne vertébrale de bouger. Les vertèbres peuvent se souder et croître ensemble, entraînant une raideur du rachis. D'autres articulations, telles que les épaules, les genoux ou les chevilles, peuvent aussi être touchées. Les deux sexes sont affectés, et les jeunes adultes surtout, mais la maladie est généralement plus grave chez les hommes. Un facteur héréditaire est possible.

SIGNES ET SYMPTÔMES

Les symptômes apparaissent le plus souvent chez les hommes de 16 à 35 ans. Chez les femmes, cette affection est moins virulente. Les premiers symptômes consistent en douleurs au niveau du pelvis, des genoux, des talons et des gros orteils, puis en douleurs et en raideurs du bas du dos. De la fatigue, une légère fièvre et une perte de poids sont également courantes.

La spondylarthrite ankylosante peut se manifester sous forme de dorsalgies intermittentes à vie, ou sous une forme grave et chronique qui attaque le rachis, les articulations périphériques et d'autres organes. Elle peut éventuellement provoquer une raideur considérable des articulations et du dos, une perte de mobilité et des déformations.

▽ La radio de ce patient atteint de spondylarthrite ankylosante montre une soudure des articulations sacro-iliaques.

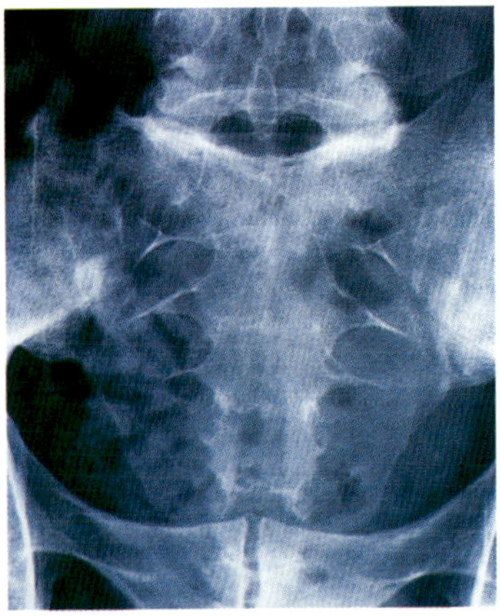

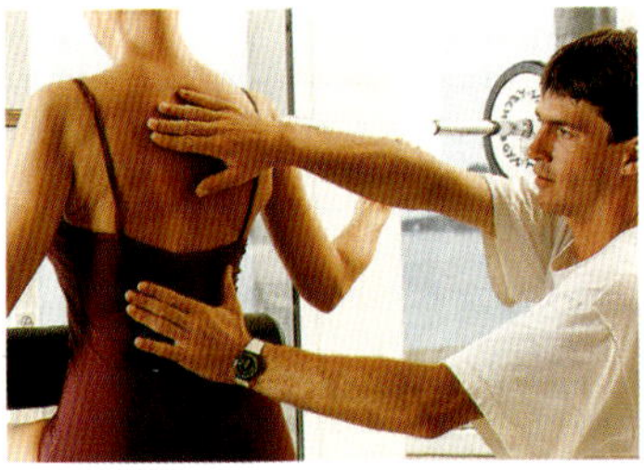

△ Un kinésithérapeute corrige la position d'une femme apprenant des exercices pour le dos. Une bonne posture minimise la douleur.

On ignore toujours la cause de la spondylarthrite ankylosante mais 90 % des personnes qui en souffrent ont un marqueur génétique commun appelé HLA-B27. Dans certains cas on pense que cette affection serait provoquée, chez les personnes prédisposées, par des infections intestinales ou urinaires.

Cette pathologie se déclare généralement à la fin de l'adolescence et au début de l'âge adulte et se développe graduellement au cours des mois ou des années qui suivent. Dans les cas graves, de l'os commence à pousser entre les os de la colonne vertébrale, provoquant une soudure des vertèbres. À long terme, il en résulte une mobilité réduite et un aspect bossu.

LE DIAGNOSTIC

Le diagnostic de cette maladie est souvent retardé par le fait que les symptômes peuvent être attribués à des problèmes de dos plus courants. Une perte de souplesse subite et dans la région lombaire est l'un des premiers symptômes de la spondylarthrite anlylosante.

Les problèmes de dos peuvent être suivis d'une inflammation de l'intestin et, parfois, de fièvre, d'épuisement, de perte de poids, d'anémie et d'inflammation des yeux. Dans les cas graves il se produit aussi un dysfonctionnement des valvules cardiaques.

Le diagnostic peut être confirmé par une radio du pelvis et du rachis. Des tests sanguins peuvent aider à déterminer la gravité de l'inflammation et à détecter la présence du facteur génétique HLA-B27.

LES TRAITEMENTS

La gravité de la maladie varie considérablement d'un patient à l'autre. Un diagnostic et un traitement précoces peuvent éviter des années de souffrance et d'invalidité.

Le traitement consiste généralement en anti-inflammatoires non stéroïdiens. Ils aident à contrôler les symptômes tandis que la kinésithérapie renforce les muscles du dos et prévient la raideur et les déformations de la colonne vertébrale. Malheureusement, même avec les meilleurs soins, certains patients finissent par avoir une colonne vertébrale raide et ankylosée à vie. Ils peuvent conserver une certaine mobilité si la soudure des vertèbres maintient la colonne droite. Des soins continus sont essentiels afin d'éviter une mauvaise posture et une perte de la mobilité.

CE QUE VOUS POUVEZ FAIRE

Les personnes souffrant de spondylarthrite ankylosante doivent veiller à se reposer. Un kinésithérapeute aidera à corriger la posture du patient, pendant la marche notamment. Les exercices abdominaux et pour le dos redonnent de la souplesse. Les exercices respiratoires améliorent la capacité pulmonaire et la natation constitue un exercice aérobique et doux.

Les maux de dos

VOIR AUSSI

- Contrôlez votre poids p. 264
- L'exercice physique, p. 266
- La hernie discale et la sciatique, p. 334
- L'ostéopathie et la chiropractie, p. 494

Les êtres humains sont particulièrement sujets aux dorsalgies, surtout au niveau des lombaires, car c'est le bas de la colonne vertébrale qui soutient la majeure partie du poids du corps. Cela tient au fait que l'on marche debout alors que notre colonne vertébrale est conçue pour marcher à quatre pattes. Chez les adultes de moins de 45 ans, les maux de dos sont la cause de la plupart des arrêts de travail. Quatre adultes sur cinq souffrent du dos à moment donné de leur existence, et c'est l'un des problèmes les plus fréquents traités par les chirurgiens orthopédiques.

La région lombaire est une structure importante qui permet à la fois d'exécuter certains mouvements (se tourner, se tordre ou se pencher), de se tenir debout, de marcher et de soulever des objets. Le bon fonctionnement du bas du dos est essentiel pour presque toutes les activités de la vie quotidienne. Des douleurs ou des raideurs dans cette zone peuvent considérablement limiter le fonctionnement normal du corps, réduire la capacité de travail et être invalidantes.

COMMENT PRÉVENIR LES MAUX DE DOS

Les maux de dos étant l'une des causes principales d'invalidité et les traitements étant limités, il est essentiel de les prévenir.

- Ne vous penchez jamais en avant pour ramasser un objet. Pliez les genoux et soulevez-le en utilisant les muscles des cuisses tout en gardant le dos droit.
- Ne restez pas assis longtemps. La position assise crée des tensions dans le dos qui peuvent être aggravées par une mauvaise posture. Gardez le dos droit et si vous devez rester assis longtemps, si vous conduisez, par exemple, soutenez les lombaires avec un oreiller. Il existe des rouleaux spéciaux, disponibles auprès des kinésithérapeutes.
- Perdez vos kilos superflus. Le bas du dos soutient la majeure partie du poids du haut du corps et moins de kilos signifie moins de tensions pour le dos.
- Dormez sur un matelas ferme et qui soutient bien le dos. Les matelas mous occasionnent des problèmes de dos.
- Pratiquez des exercices d'élongation et de flexion tels que le yoga.

DIAGNOSTIC DES DORSALGIES

La plupart des dorsalgies peuvent être diagnostiquées en posant des questions au patient et en l'examinant. Si la douleur est intense et ne répond pas au traitement ou s'il y a une grave douleur à la jambe, des radios ou scanners peuvent être nécessaires. Pour les problèmes touchant les tissus mous tels que les disques ou les nerfs lombaires, on peut envisager une échographie ou une IRM (imagerie par résonance magnétique) afin d'établir le diagnostic. Les scanners des os montrent généralement l'activité de ceux-ci et les électromyogrammes permettent de déceler des lésions nerveuses ou musculaires.

SIGNES ET SYMPTÔMES

Les douleurs dans le bas du dos (souvent appelées « lumbagos ») peuvent être intenses et soudaines ou persistantes et sourdes. Dans la sciatique, la douleur, parfois terrible, irradie aussi dans la jambe. Les dorsalgies peuvent être occasionnées par des lésions musculaires déclenchées en soulevant un poids de façon incorrecte, mais elles sont plus souvent dues à l'usure à long terme des ligaments, des articulations, des disques et du tissu osseux mou intervertébral.

LE TRAITEMENT

Dans la plupart des cas les maux de dos se calment au bout de quelques jours. Contrairement à une idée reçue, il n'est pas recommandé de rester au lit ou de s'étendre sur une surface dure. Le repos ne fait que raidir le dos et retarder la guérison. Mieux vaut rester actif sans forcer et prendre des antalgiques.

Dans le cas de dorsalgies récurrentes, le meilleur traitement est la kinésithérapie, bien que certains consultent aussi chiropracteurs et ostéopathes. Des anesthésiques locaux et des piqûres de cortisone peuvent être nécessaires. Une opération peut être indiquée en cas de disque déplacé provoquant des névralgies sévères et des douleurs irradiant dans la jambe.

▽ Un ostéopathe manipule le dos et l'épaule d'un patient. L'ostéopathie utilise aussi des étirements et des pressions sur les parties affectées du corps.

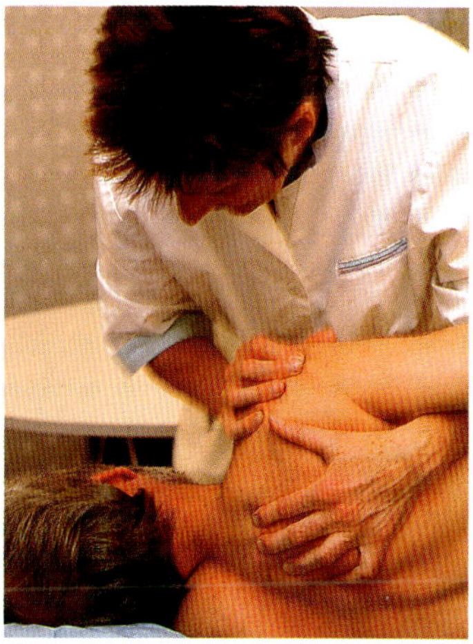

L'épaule gelée

VOIR AUSSI

➤ Le système musculaire et osseux, p. 354
➤ Le diabète, p. 314

L'épaule gelée est une inflammation chronique des tendons et de la capsule synoviale entourant l'articulation de l'épaule. Dans de nombreux cas cette affection survient sans raison apparente mais elle peut être le résultat d'une blessure. L'articulation peut aussi geler si l'épaule est restée immobilisée pendant un certain temps, comme après un infarctus. La douleur est permanente et s'aggrave lorsque l'épaule bouge. La mobilité est très limitée. Ce problème touche surtout les personnes de plus de 40 ans, les femmes essentiellement. Les diabétiques y sont particulièrement sujets.

La boule et la logette qui forment l'épaule sont sujettes à des lésions en raison des nombreux mouvements de cette articulation. Une lésion de cette articulation peut provoquer une épaule gelée.

Dans l'épaule gelée la capsule entourant l'articulation se contracte et restreint le mouvement. La mobilité devient de plus en plus limitée et la douleur intense, même au repos.

SIGNES ET SYMPTÔMES

La douleur, légère au début, s'intensifie progressivement. Le mouvement est difficile et il peut être impossible de s'étendre sur l'épaule affectée. Avec le temps l'articulation devient plus raide.

LES TRAITEMENTS

Les traitements pouvant aider à réduire la raideur et à améliorer la mobilité d'une épaule gelée incluent la kinésithérapie, l'ostéopathie et la chiropractie.

On peut prescrire également des anti-inflammatoires non stéroïdiens pour soulager la douleur et l'inflammation, ainsi que des piqûres de cortisone, qui peuvent agir rapidement et guérir définitivement l'affection. Cependant, dans les cas les plus graves, la cortisone ne peut apporter qu'un soulagement temporaire et des manipulations peuvent s'avérer nécessaires.

De nombreux cas d'épaule gelée guérissent dans une période de trois mois, bien qu'une certaine raideur puisse subsister beaucoup plus longtemps.

INJECTION DANS UNE ÉPAULE GELÉE

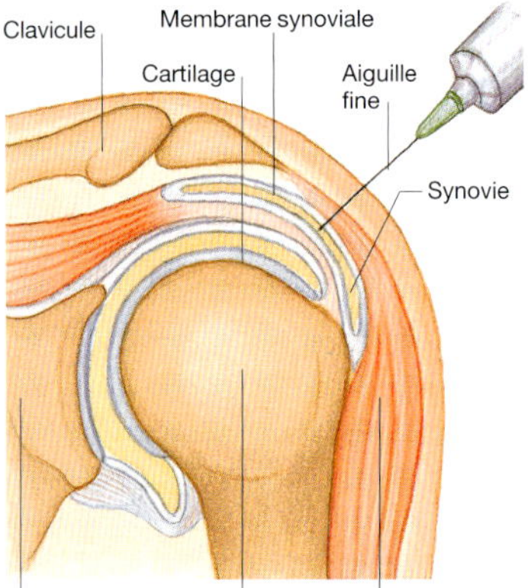

L'hallus valgus

VOIR AUSSI

➤ La polyarthrite, p. 360

L'hallus valgus (communément appelé « oignon ») est une excroissance dure de tissu et d'os qui se forme en haut du gros orteil. Les hallus valgus sont douloureux et peuvent affecter les deux sexes mais ils sont plus fréquents chez les femmes, qui portent souvent des chaussures étroites du bout.

Les hallus valgus peuvent s'enflammer et devenir douloureux, rendant le port des chaussures et la marche difficiles. Sous l'hallus valgus, l'os, déformé, force l'orteil à se tourner vers l'intérieur. On ignore la cause de l'hallus valgus. Il existe parfois une tendance héréditaire, généralement aggravée par le port de chaussures étroites. Porter des chaussures confortables et marcher pieds nus le plus souvent possible peut soulager la gêne.

LES TRAITEMENTS

Dans les cas douloureux, la seule solution est une intervention chirurgicale, où l'articulation est redressée et soudée. D'ordinaire on guérit complètement dans les six semaines. Les hallus valgus non traités augmentent le risque de polyarthrite dans cette articulation.

▷ Un hallus valgus peut faire tourner le gros orteil vers l'intérieur. Un tampon de feutre entre les orteils peut aider à redresser la déformation.

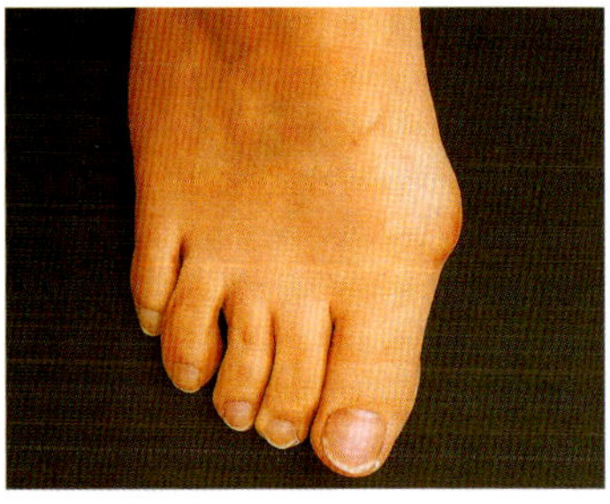

Les lésions dues à des efforts répétés

VOIR AUSSI
➤ L'exercice physique, p. 266
➤ La polyarthrite, p. 362

Les lésions dues à des efforts répétés sont courantes chez les gens qui effectuent les mêmes gestes ou pratiquent des sports qui font continuellement travailler la même partie du corps. Ce problème, douloureux, touche particulièrement les muscles et les tendons des bras et des mains soumis à la répétition du même mouvement, surtout si celui-ci est rapide est puissant. Il affecte diverses professions exigeant des efforts des articulations et des muscles, depuis les personnes travaillant sur des ordinateurs jusqu'aux ouvriers de chaînes de montage, aux musiciens et aux athlètes.

SIGNES ET SYMPTÔMES

Les symptômes, progressifs, incluent des douleurs et des fourmillements dans le membre affecté durant l'activité qui les provoque. Au début la douleur disparaît souvent pendant les périodes de repos mais plus tard, elle devient constante.

Les lésions dues à des efforts répétés étant plus faciles à traiter au début de la maladie, il est essentiel d'agir dès l'apparition des symptômes. Non traitées, ces lésions risquent d'empirer et provoquer des dommages permanents. Il peut en résulter une modification du mode de vie, et, si les symptômes sont liés à l'occupation professionnelle, un changement de métier.

LE DIAGNOSTIC

Le diagnostic est établi en posant des questions au patient et en examinant les muscles et les articulations douloureuses. Un test sanguin peut être effectué pour vérifier qu'il ne s'agit pas de polyarthrite.

LES TRAITEMENTS

Dans certains lieux de travail on donne des conseils relatifs à la position à adopter et souvent le matériel est adapté de façon à réduire les contraintes physiques. Dans tous les cas il existe des méthodes permettant de minimiser les effets de ce problème. La natation, le yoga et les étirements peuvent améliorer la souplesse et la mobilité. Les massages constituent un moyen de réduire la tension et d'empêcher une simple gêne de se transformer en douleur chronique et invalidante.

▽ Les personnes travaillant sur des ordinateurs risquent d'avoir des problèmes en raison de la pression placée sur le poignet en tapant. Si la douleur est intense, il peut être recommandé de soutenir le poignet avec une attelle.

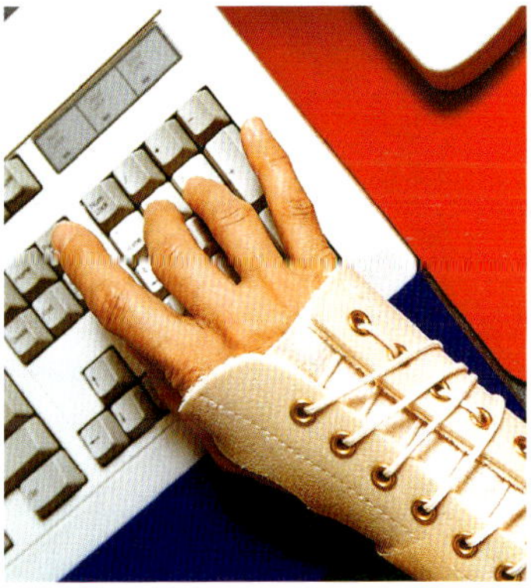

La fibromyalgie

VOIR AUSSI
➤ Apprenez à contrôler votre stress, p. 260

La fibromyalgie est une affection musculaire qui produit des douleurs intenses dans tout le corps. Sans cause évidente, elle peut être provoquée par le stress. Les malades peuvent aussi souffrir de problèmes associés tels que la fatigue chronique, les colopathies et la dépression.

La fibromyalgie touche davantage les femmes que les hommes mais elle est rarement diagnostiquée car elle ne provoque pas d'anomalies visibles dans les tissus musculaires. Elle est fréquemment prise pour le syndrome de fatigue chronique. Tous les médecins savent que la fibromyalgie peut être douloureuse, mais les opinions divergent quant à ses causes physiques et psychologiques.

LE DIAGNOSTIC

Après vous avoir examiné, votre médecin peut effectuer une prise de sang pour éliminer la possibilité d'affections telles que la polyarthrite.

LES TRAITEMENTS

La douleur peut être traitée par des thérapies telles que les massages profonds, des applications locales de chaleur ou des piqûres d'anesthésiques locaux. Les analgésiques doivent être utilisés avec précaution. Des exercices doux tels que la marche, le yoga ou le tai-chi sont recommandés. Les problèmes qui sont liés à la fibromyalgie, dépression ou colopathie notamment, sont traités séparément. Les traitements psychologiques tels que les thérapies cognitives sont souvent efficaces.

Les fractures

VOIR AUSSI

➤ Le système musculaire et osseux, p. 354
➤ L'ostéoporose, p. 356

Tous les os peuvent se fracturer si l'impact est assez important, mais les fractures tendent à se produire aux endroits plus fragiles de certains os. Elles sont aussi plus fréquentes chez les enfants et les personnes âgées. Les os des enfants sont plus tendres et tendent à s'effriter d'un côté plutôt que de rompre complètement. Chez les personnes âgées, les femmes surtout, les os peuvent devenir friables et même une blessure mineure peut faire éclater l'os en fragments. Les fractures spontanées des os affectés par des tumeurs cancéreuses sont désignées sous le nom de fractures pathologiques.

Il existe deux principaux types de fractures, les fractures fermées (simples), où l'os ne perce pas la peau, et les fractures ouvertes (exposées), où l'os est exposé en perçant la peau. Les fractures ouvertes sont plus graves en raison des lésions des nerfs et des vaisseaux sanguins et du risque d'infection.

Les fractures sont le plus souvent causées par un traumatisme tel qu'un mouvement de torsion ou l'impact consécutif à une chute.

LES OS DU BRAS

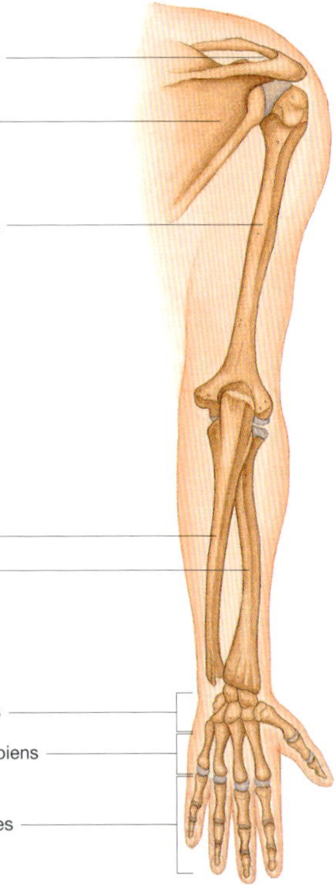

LES FRACTURES DU BRAS

Si on trébuche et si on tend la main vers l'avant pour essayer de se retenir, la force qui monte dans le bras à partir du point d'impact peut rompre n'importe quel os. Différentes parties du bras peuvent se fracturer :

- Le radius distal (ou fracture de Colles) – Cette fracture, courante chez les personnes âgées, met environ six semaines à guérir. L'extrémité du radius, située près du poignet, se casse et elle est rejetée vers l'arrière. Chez l'enfant les fractures partielles sont courantes mais elles se ressoudent généralement en l'espace de trois semaines.
- Le scaphoïde – Cette fracture du petit os carpien du poignet se produit le plus souvent chez les jeunes adultes. Elle n'est pas toujours apparente sur les radios et si un médecin en soupçonne une, le poignet peut être plâtré et une radio prise dix jours plus tard. Ce genre de fractures se ressoude en six semaines environ.
- La tête du radius – Cette fracture (au niveau du coude) peut se produire à n'importe quel âge. Elle se ressoude si le bras est immobilisé et mis en écharpe quelques semaines.
- La base de l'humérus (au-dessus du coude) – Cette fracture se produit chez l'enfant et comme elle est proche d'une artère importante, on vérifie le pouls.
- Le fût de l'humérus – Le milieu de l'humérus peut se fracturer. Un nerf important étant situé près de cet os, la fracture peut devoir être stabilisée chirurgicalement.
- La tête de l'humérus – Chez les personnes âgées la tête de l'humérus peut être écrasée. Cette fracture peut sembler épouvantable sur les radios, mais elle guérit en quelques semaines en mettant le bras en écharpe.

FRACTURE PARTIELLE DU RADIUS

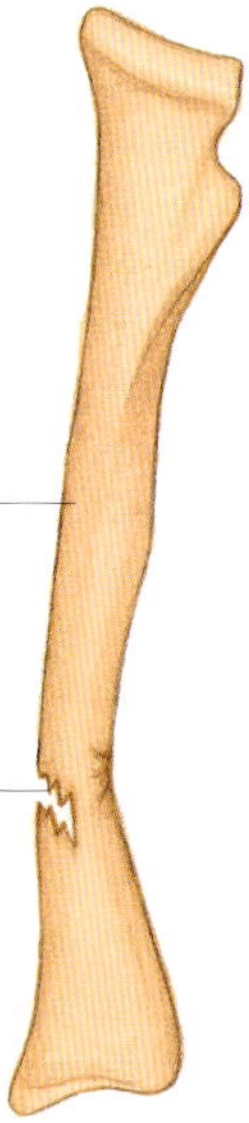

▽ Cette femme s'est fracturée le bras. Celui-ci est plâtré et soutenu jusqu'à ce que la fracture guérisse.

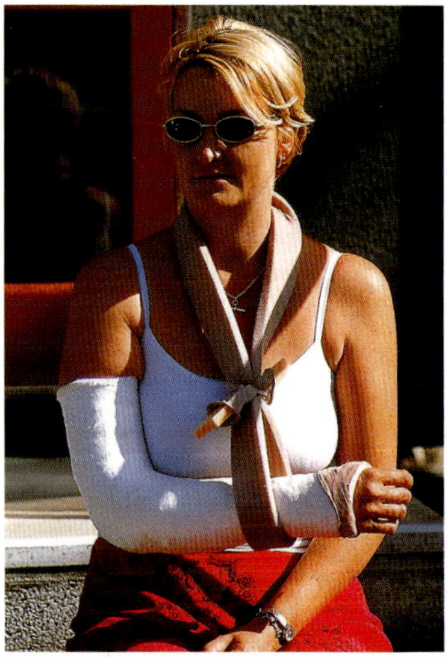

- La clavicule - Elle peut facilement se fracturer mais elle se ressoude bien avec une contention par écharpe ou par boléro en forme de huit.

AUTRES FRACTURES COURANTES

Les fractures les plus courantes causées par des chutes de n'importe quelle hauteur sont :

- Les fractures de la cheville.
- Les fractures du talon.
- Les fractures du tibia et du fémur, autour du genou.
- Les tassements de vertèbres.
- Les fractures du pelvis.
- Les fractures du col du fémur – Ces fractures du haut de l'os de la cuisse sont courantes chez les personnes âgées. Elles nécessitent souvent une intervention chirurgicale avec pose d'une prothèse partielle ou complète de la hanche et exigent une longue période d'immobilité.

Une torsion de la cheville produit deux principaux types de fractures :

- Des fractures latérales de la malléole – La partie inférieure de la fibule (un des os du bas de la jambe) se fracture et la cheville doit être plâtrée pendant six semaines. Parfois l'extrémité inférieure du tibia peut aussi se fracturer, et il faut alors la réparer à l'aide de vis et de broches métalliques.
- Les fractures de la base du cinquième métatarsien – L'extrémité du cinquième petit doigt peut se casser, ce qui nécessite le port d'un plâtre pendant six semaines.

LES TRAITEMENTS

Les fractures guérissent et la plupart n'exigent qu'un traitement minime qui peut inclure :

- Une immobilisation – La plupart des fractures doivent être immobilisées afin de réduire la douleur. Cela peut être réalisé à l'aide d'un plâtre ou de tractions. Avec les tractions le patient est alité et le membre est maintenu en place à l'aide de poids et de poulies.
- Une réduction – Parfois des manipulations sont effectuées sous anesthésie afin de réaligner les os.
- Une fixation – Certaines fractures exigent une intervention chirurgicale. En cas de fixation interne, l'os est maintenu au moyen de broches et/ou de plaques métalliques insérées sous la peau. En cas de fixation externe, des broches métalliques sont insérées par la peau dans l'os.

Les broches sont maintenues par une armature métallique. Le membre peut être utilisé quelques jours plus tard et les broches et l'armature sont enlevées sous anesthésie une fois que l'os s'est reconstitué.

LES DISLOCATIONS

Si une force importante est appliquée à une articulation, elle peut se disloquer avec ou sans fractures. Une articulation qui s'est disloquée risque de se disloquer de nouveau par la suite. Il est courant de se disloquer l'épaule lorsqu'on tombe en tendant la main. Cela est très douloureux mais le médecin peut généralement remettre l'épaule en place à l'aide d'analgésiques et de sédatifs. Un bandage de soutien doit être porté pendant les six semaines qui suivent.

COMMENT L'OS SE RECONSTITUE

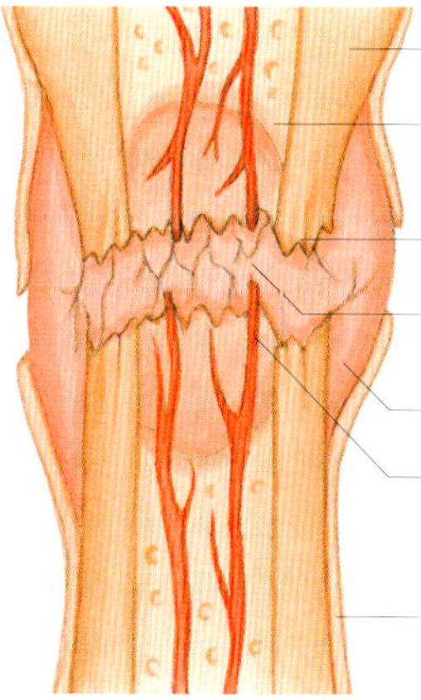

1 Les os fracturés ont la capacité de se reconstituer, mais il faut les immobiliser pour que le processus s'effectue correctement. D'abord les vaisseaux sanguins se réparent puis des nouveaux tissus fibreux se forment.

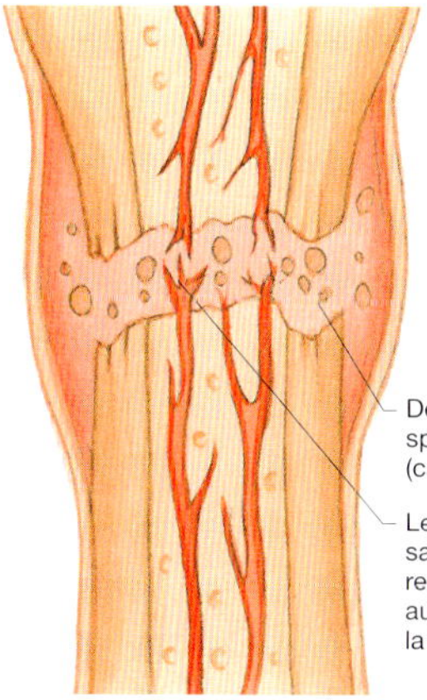

2 Lors de la seconde étape de la guérison, un os spongieux appelé callus se forme et répare temporairement la fracture. Les vaisseaux sanguins coupés repoussent dans le callus, permettant la vascularisation du nouvel os.

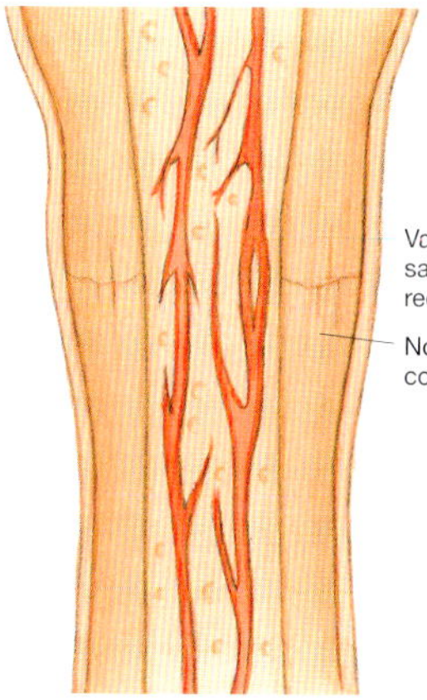

3 Au cours des années qui suivent, cet os temporaire est progressivement remplacé par de l'os compact. Les éventuelles légères déformations sont recouvertes avec cette nouvelle matière osseuse.

Les lésions et les problèmes du genou

VOIR AUSSI
➤ Le système musculaire et osseux, p. 354
➤ La polyarthrite, p. 360
➤ Les prothèses articulaires, p. 361

Le genou est la plus grosse articulation du corps. Le fémur est relié au tibia, et la rotule, située sur cette articulation, aide à protéger le genou. Parce qu'il doit supporter de lourdes charges et une pression constante, il risque de se désarticuler et de s'abîmer. Les problèmes du genou sont courants. Ils peuvent être causés par des activités telles que le jogging sur des sols durs, ce qui force sur le genou et endommage les cartilages, et le ski, où la flexion constante des genoux peut déchirer les cartilages et endommager les muscles des mollets, qui permettent aux genoux de plier.

Les lésions du genou peuvent être très douloureuses. Les traitements vont de packs de glace à des anti-inflammatoires. Le repos, suivi d'exercices spéciaux pour renforcer les muscles adjacents, est essentiel. Une lésion d'une articulation oblige à forcer sur les autres articulations du corps et il peut être nécessaire d'évaluer les dégâts.

LES CARTILAGES ENDOMMAGÉS

À l'intérieur du genou il existe deux morceaux de cartilage en forme de demi-lune, les ménisques. En cas de torsion excessive sur un genou plié, les ménisques peuvent se déchirer ou s'abîmer.

L'ARTICULATION DU GENOU

▽ Ce schéma montre l'intérieur de l'articulation du genou. La rotule a été éliminée pour plus de clarté.

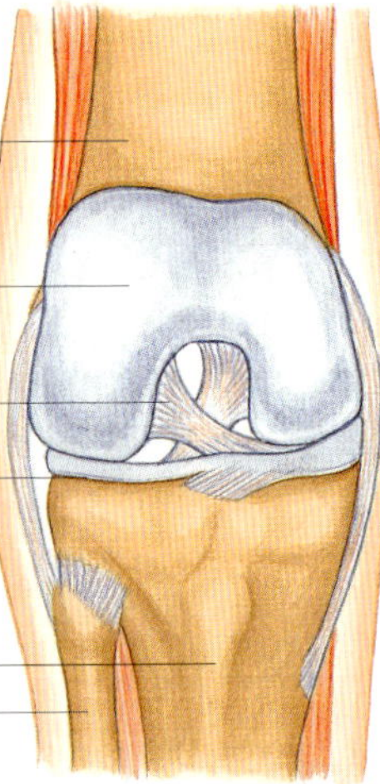

Un cartilage déchiré est extrêmement douloureux. Le genou enfle souvent et on ne peut pas le redresser complètement. La douleur et la tuméfaction disparaissent généralement mais elles peuvent revenir, même avec un très léger traumatisme.

Le cas relève alors de la chirurgie orthopédique. Le chirurgien examinera le genou et le traitera par arthroscopie sous anesthésie générale. L'arthroscope est inséré dans l'articulation par une petite incision pratiquée dans la peau et il transmet des images de l'intérieur du genou sur un écran. On rase la surface de la rotule ou on retire les tissus endommagés, procédures qui peuvent se révéler délicates. Les patients guérissent bien, mais plus tard, l'articulation peut être sujette à de l'arthrose.

LA DISLOCATION DE LA ROTULE

Toute dislocation doit être traitée d'urgence et il convient de consulter immédiatement. Le pied de la jambe blessée doit être examiné pour voir s'il est froid et si le sang y circule normalement.

Certaines personnes, les filles surtout, sont sujettes à des dislocations répétées de la rotule causées par des blessures mineures. La rotule se remet parfois en place d'elle-même, mais cela peut être douloureux. Plâtrer l'articulation puis faire des exercices pour renforcer les muscles des cuisses peut résoudre le problème, mais une opération peut être nécessaire.

LES DOULEURS DU DERRIÈRE DU GENOU

Elles sont courantes et généralement dues à un poids excessif exercé sur l'articulation située entre la rotule et le fémur. Le genou peut être aussi enflé. La plupart des patients guérissent avec du repos, des antalgiques et de la kinésithérapie. Parfois la rotule s'emboîte mal sur le fémur quand le genou est plié et il faut opérer pour corriger ce problème.

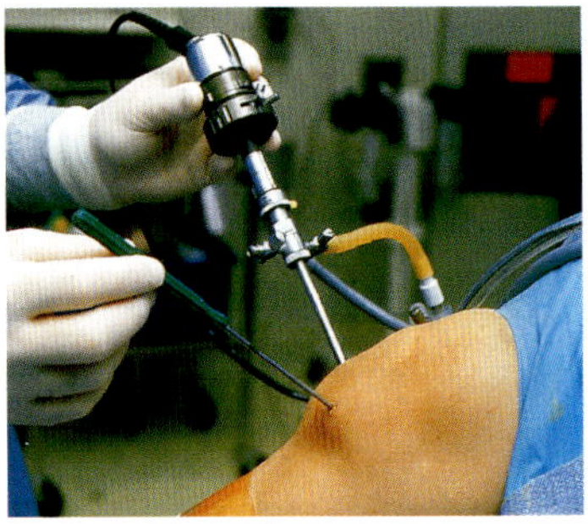

△ Le cartilage déchiré du genou est opéré par arthroscopie. Les images sont transmises sur un écran pendant que le chirurgien intervient.

LA CHONDROMALACIE

Cette affection, due à une anomalie du cartilage situé derrière la rotule, provoque des douleurs sur le devant du genou. Elle touche surtout les adolescents des deux sexes et elle est parfois héréditaire.

La chondromalacie peut être provoquée par une croissance soudaine, certains sports ou certains traumatismes, ou en forçant trop sur le genou en faisant des exercices.

Le symptôme principal est une douleur dans le genou quand on plie et on redresse la jambe, en montant et en descendant des escaliers par exemple. Il peut y avoir un crepitus (craquement) quand l'articulation du genou est sollicitée et celle-ci peut devenir raide après une période en position assise.

Des anti-inflammatoires non stéroïdiens peuvent être prescrits et on peut recommander des packs de glace pour soulager la douleur. Les exercices destinés à fortifier les muscles et à réduire la pression sur l'articulation diminuent le risque de polyarthrite par la suite. Une genouillère peut apporter un soulagement temporaire.

LA BURSITE

Des bourses séreuses entourent les articulations et les protègent en servant de tampons et en réduisant le frottement lors de mouvements. La bursite est une inflammation de ces bourses, qui deviennent enflées et douloureuses, limitant la mobilité. Le type de bursite le plus courant est celle du genou, qui touche parfois les femmes de ménage, souvent à genoux pour nettoyer. Outre les packs de glace, on peut prescrire des antalgiques anti-inflammatoires et, dans le cas d'une infection bactérienne, des antibiotiques. La bursite disparaît en général après une période de repos de quelques jours, mais si la douleur et la tuméfaction persistent, il peut être nécessaire de ponctionner les bourses.

PROTHÈSES DU GENOU

Si les lésions du genou sont graves, à la suite de blessures ou d'une affection telle que l'arthrite, on peut remplacer l'articulation par une prothèse en métal ou en plastique. Il faut d'abord limer les extrémités abîmées des os avant d'installer la prothèse.

LA MALADIE D'OSGOOD-SCHLATTER

Cette maladie, courante à l'adolescence, se produit quand le tendon du quadriceps (muscle de la cuisse) tire sur la partie du tibia qui est en train de croître, provoquant des douleurs et une tuméfaction sur le devant du tibia. La douleur se calme avec le repos et en évitant de courir et de faire du vélo. La maladie disparaît avec la fin de la croissance.

FRAGMENTS DÉTACHÉS

L'articulation du genou est grosse et complexe et des fragments d'os et de cartilage peuvent flotter à l'intérieur. Cela ne pose généralement pas de problème, mais si tel était le cas, ils peuvent être enlevés sous arthroscopie.

Les entorses

VOIR AUSSI
➤ Les fractures, p. 368

Une entorse est une lésion d'un ligament, qui se produit lors d'une torsion brutale d'une articulation. Les ligaments, constitués de tissu conjonctif souple et fibreux, relient les os entre eux au niveau des articulations. Les entorses les plus courantes sont celles de la cheville, du poignet et du genou.

Les entorses peuvent provoquer des douleurs intenses, une tuméfaction et une décoloration de la région affectée. Une entorse légère peut guérir après un repos de 48 heures mais une déchirure plus grave peut nécessiter une opération, surtout si elle a provoqué un éclatement de l'os auquel le ligament est attaché.

Il est difficile de distinguer entre une entorse et un muscle froissé. Tous deux provoquent une douleur intense, une tuméfaction et une mobilité réduite du membre. Les entorses et les froissements musculaires peuvent revenir si on ne les laisse pas guérir complètement. Les entorses courantes affectent:

- Les chevilles – Ces entorses se produisent lorsque la cheville est tordue, en marchant sur un terrain inégal, par exemple.
- Les genoux – Des accidents de sport peuvent déchirer les ligaments de l'intérieur du genou. Il faudra alors des béquilles pour permettre à l'articulation de se reposer.
- Les poignets – Les entorses surviennent généralement lors d'une chute, lorsqu'on tend la main en avant pour l'amortir.

Le ligament devrait guérir en l'espace d'environ 8 semaines avec du repos et des bandes de soutien. Dans certains cas on prescrit des anti-inflammatoires non stéroïdiens.

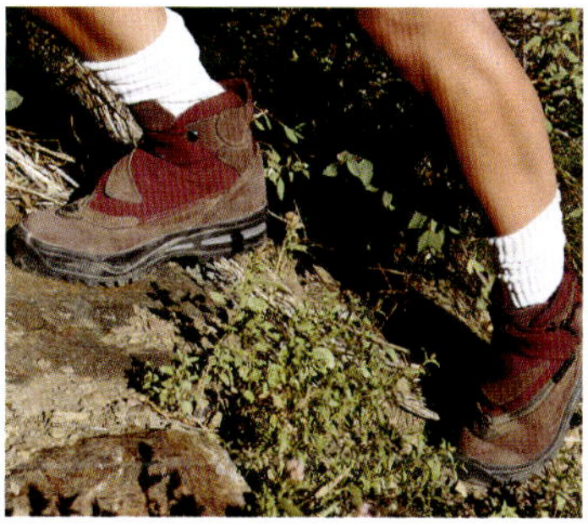

▷ Pour éviter les entorses lors de marches, il est important de porter des chaussures solides et confortables qui soutiennent bien la cheville.

CE QUE L'ON PEUT FAIRE SOI-MÊME

En attendant de voir un médecin, une entorse peut être traitée par les quatre méthodes suivantes:

➤ Du repos – Maintenez le membre blessé immobile sur un coussin.

➤ De la glace – Appliquez de la glace sur la région affectée quelques minutes. Cela réduira la tuméfaction et les hématomes et soulagera la douleur.

➤ Une compression – Entourez le membre blessé dans une épaisse couche de coton et faites un bandage en forme de huit.

➤ Une élévation – Veillez à ce que le membre blessé soit soutenu et surélevé.

Les lésions des tendons et des muscles

VOIR AUSSI

➤ Le système musculaire et osseux, p. 354

➤ Les entorses, p. 371

Les tendons sont des bandes fibreuses qui relient les muscles aux os. Ils peuvent se déchirer et se casser, surtout lors de sports violents, ou peuvent être lacérés et coupés, après un accident, avec un couteau, par exemple. Les tendons s'enflamment facilement. Cette affection, appelée tendinite, se produit généralement en conjonction avec de la ténosynovite, inflammation de la gaine synoviale qui entoure le tendon. Des lésions similaires peuvent se produire si un muscle est trop sollicité ou s'il est déchiré, surtout à la suite de la pratique de sports athlétiques ou d'haltérophilie.

Les symptômes les plus courants de la tendinite et de la ténosynovite sont exacerbés par le mouvement. Ils incluent des douleurs, des tuméfactions, des raideurs et une mobilité réduite de la région affectée. La peau peut être chaude et rouge et il peut y avoir un crepitus (sensation de craquement) quand on fait bouger l'articulation.

LÉSIONS COURANTES DES TENDONS

- La rupture du tendon d'Achille – Le tendon d'Achille relie le muscle du mollet au talon. Il peut se rompre sous l'effet d'une tension excessive, provoquant une douleur intense dans le bas du mollet et le talon. Le traitement consiste à réparer chirurgicalement le tendon ou à faire porter un plâtre au patient pendant 6 semaines. Des séances de kinésithérapie sont ensuite nécessaires.
- Les lésions du tendon extenseur – Le tendon utilisé pour redresser le doigt peut se détacher de l'os si le bout du doigt est brusquement recourbé. Une attelle devra maintenir le doigt pendant 6 semaines.

LE TENDON D'ACHILLE

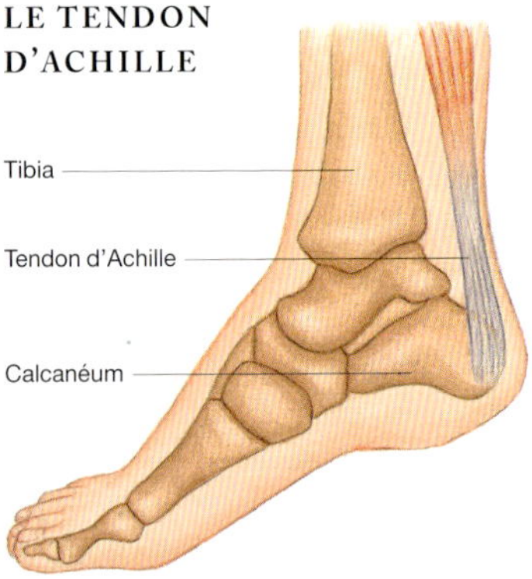

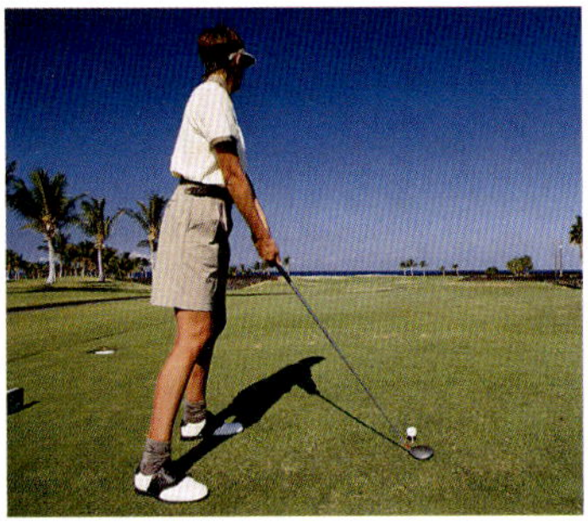

△ Le geste brusque et puissant du poignet utilisé dans un swing de golf peut provoquer le *golfer's elbow*, genre de tendinite courant.

- Les tendons coupés – Des lacérations de la main avec des objets tranchants peuvent facilement endommager les tendons. Il est alors nécessaire d'opérer d'urgence.

LA TENDINITE

Toutes les formes de tendinite exigent du repos. La kinésithérapie est souvent utile. On peut prescrire des anti-inflammatoires non stéroïdiens ou même des piqûres de cortisone, qui soulagent généralement rapidement. Les différents types de tendinites incluent :

- La tendinite achilléenne – Une attelle est fréquemment indiquée afin de réduire l'inflammation de ce tendon, situé sur le talon. Des exercices doux destinés à étirer le tendon peuvent aussi être utiles.
- La lésion du tendon du rotateur – Les tendons qui permettent de lever le bras en le tournant vers l'extérieur peuvent se déchirer, rendant les mouvements d'épaule douloureux. La douleur se produit généralement à un certain moment quand on soulève le bras, le tendon endommagé frottant sous une partie de l'omoplate. Cela porte le nom de syndrome de l'arc douloureux.
- La fasciite plantaire – Le tendon plat qui recouvre la plante du pied devient enflammé et douloureux lors de la station debout ou de la marche.
- Le *golfer's elbow* et le *tennis-elbow* – Ces affections, douloureuses, se produisent à l'endroit où les muscles qui actionnent le poignet sont attachés au coude. Le *golfer's elbow* affecte l'intérieur du coude, le *tennis-elbow* l'extérieur. On recommande du repos et des packs de glace et, en cas de douleur aiguë, de la cortisone peut soulager.

DÉCHIRURES MUSCULAIRES

Les lésions musculaires sont courantes à tout âge bien que les personnes âgées effectuant des mouvements inhabituels et les sportifs y soient plus sujets que les autres. Des lésions musculaires peuvent facilement survenir lors de mouvements puissants et brusques ou lorsqu'on soulève des poids lourds. Les muscles les plus fréquemment affectés sont ceux du mollet (gastrocnemius et soleus), le devant de la cuisse (quadriceps) et le dos de la cuisse (jarrets).

Un muscle froissé provoque une douleur aiguë et parfois une sensation de déchirure. Des hématomes apparaissent et la région est douloureuse au toucher.

Ces lésions guérissent en une quinzaine de jours avec du repos et des traitements tels que des coussinets chauffants ou de la glace. Dans les cas graves, des anti-inflammatoires peuvent être particulièrement efficaces.

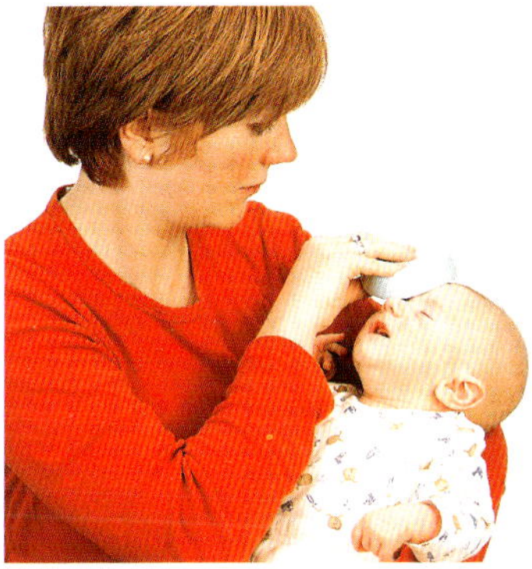

△ Un rhume peut être particulièrement pénible pour un bébé et tout ce que vous pourrez faire pour le soulager sera utile.

recommandations de la boîte) pour aider à faire tomber la fièvre et soulager l'angine.
- Restez au chaud et reposez-vous bien.
- Prenez des gouttes pour décongestionner votre nez s'il est bouché.
- Évitez l'alcool et le tabac.
- Veillez à ce que les pièces soient bien aérées et évitez de passer du temps dans des atmosphères confinées, enfumées ou polluées.

LES REMÈDES CONTRE LE RHUME ET LA GRIPPE

Les remèdes sans ordonnance combinent souvent antalgiques, décongestionnants, caféine et autres ingrédients. Il est important de vérifier chaque boîte ou chaque bouteille pour voir ce que le produit contient (demandez à votre pharmacien si vous avez des doutes), surtout si vous prenez régulièrement d'autres médicaments. Il convient en particulier de surveiller le dosage en antalgiques, en paracétamol, surtout.

Les remèdes contre la toux et l'angine se contentent de calmer en partie les douleurs et l'irritation. Une boisson chaude avec du miel et du citron contient de la vitamine C, qui aide à lutter contre le rhume, et le miel et la boisson chaude, tous deux apaisants, soulagent un peu.

Un rhume ne dure normalement que quelques jours mais une grippe peut durer jusqu'à une semaine. Cependant, les pires symptômes de la grippe s'estompent généralement au bout de deux ou trois jours s'il n'y a pas de complications. Après une grippe, on peut se sentir déprimé ou fatigué pendant quelque temps, et la toux peut subsister pendant quinze jours ou plus.

QUAND CONSULTER UN MÉDECIN

Consultez un médecin si vous avez une infection qui semble durer plus longtemps que d'habitude ou si les symptômes semblent pires que ce à quoi vous vous attendez normalement. La grippe peut entraîner des complications très dangereuses et il est important de consulter si vous pensez avoir une infection grave et si la situation ne s'améliore pas après deux ou trois jours.

QUI EST LE PLUS SUJET À DES COMPLICATIONS ?

Certains individus souffrant de la grippe sont plus sujets que d'autres à des complications dont une bronchite (infection bactérienne affectant les voies respiratoires) et une pneumonie (infection des poumons). Les décès dus à des pneumonies sont fréquents pendant les épidémies de grippe.

Les personnes risquant le plus d'avoir des complications à la suite de grippes sont:
- Les nouveau-nés et les prématurés ou les nourrissons ayant un faible poids à la naissance.
- Les personnes âgées.
- Les fumeurs.
- Les asthmatiques.
- Les personnes immunodéprimées, en raison, par exemple, de diabète ou du sida.
- Les personnes souffrant de malnutrition ou en mauvaise santé.

Si une personne appartenant aux groupes à risques attrape la grippe, elle ne doit pas être soignée à la maison mais consulter un médecin dès l'apparition des symptômes. Il existe des antiviraux, mais ils ne sont efficaces que s'ils sont pris dans les premières 36 heures. On peut aussi prescrire des antibiotiques pour prévenir d'éventuelles complications. Si l'on soupçonne des complications telles qu'une pneumonie, une radio peut être effectuée afin de confirmer le diagnostic. Dans les cas graves, le malade peut être hospitalisé.

VACCINS CONTRE LA GRIPPE

Il est recommandé aux personnes courant des risques élevés de devenir gravement malades si elles attrapent la grippe de se faire vacciner contre cette affection chaque automne afin de se protéger pour l'hiver. Les vaccins diffèrent chaque année en fonction des virus censés sévir pendant l'hiver. Ils sont recommandés pour :

- ➤ Les personnes de plus de 65 ans.
- ➤ Les diabétiques.
- ➤ Les asthmatiques.
- ➤ Les personnes souffrant de maladies cardio-respiratoires
- ➤ Les personnes prenant des immuno-dépresseurs.

▽ Reposez-vous bien, restez au chaud et buvez beaucoup pour aider votre organisme à lutter contre l'infection.

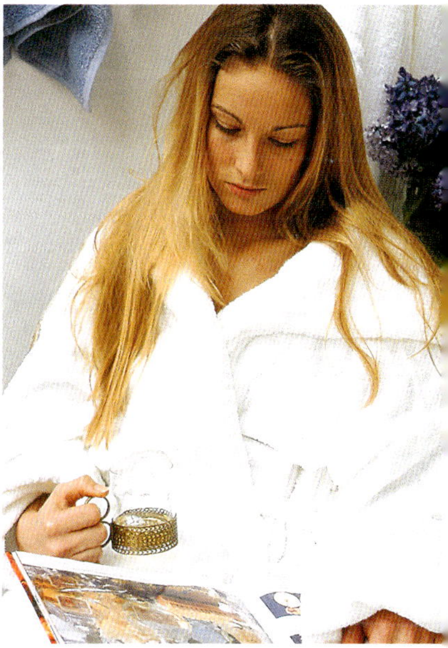

L'asthme

VOIR AUSSI

- L'anxiété, p. 342
- L'eczéma, p. 420
- Le rhume des foins et la rhinite chronique, p. 438

L'asthme est un rétrécissement intermittent des voies respiratoires qui provoque des difficultés à respirer. Dans les cas bénins, le malade peut ne souffrir que de crises sporadiques le faisant respirer bruyamment ou provoquant des essoufflements, mais certains individus peuvent avoir pratiquement tous les jours des crises invalidantes et potentiellement très dangereuses. Depuis une vingtaine d'années, on connaît mieux l'asthme et ses symptômes et le nombre des asthmatiques semble avoir largement augmenté au cours de cette même période.

SIGNES ET SYMPTÔMES

- Respiration sifflante et toux qui empire souvent la nuit, à l'aube et après des exercices physiques.
- Impression de poitrine comprimée.
- Essoufflements.
- Panique et anxiété.
- Difficultés à expirer.

L'asthme peut survenir à n'importe quel âge mais il apparaît généralement pour la première fois pendant l'enfance. Il est souvent associé à des allergies et les causes courantes de l'asthme allergique sont les acariens, le pollen, les moisissures et les poils d'animaux. Certains des allergènes les plus courants des aliments (voir l'encadré sur les facteurs déclenchant l'asthme) peuvent aussi provoquer des crises d'asthme. Les enfants souffrant d'asthme allergique ont aussi souvent de l'eczéma ou le rhume des foins.

Dans la plupart des cas l'asthme se déclare pendant l'enfance. Cependant il peut aussi débuter à l'âge adulte, généralement à la suite d'une infection respiratoire. Le tabac, l'air pollué ou froid et le stress peuvent déclencher des crises d'asthme.

LE DIAGNOSTIC

Certaines personnes ont des crises d'asthme occasionnelles. D'autres, en revanche, ont des crises fréquentes et graves déclenchées par divers facteurs. Le diagnostic de l'asthme n'est pas toujours facile à établir et le seul signe qu'un enfant en souffre peut être une toux nocturne ou une respiration bruyante consécutive à l'effort. Si votre médecin soupçonne que vous avez de l'asthme, il peut vous envoyer à l'hôpital pour d'autres examens dont une spirométrie et des tests du volume pulmonaire, qui mesurent le rythme et l'amplitude de la respiration. Vous pouvez aussi subir des tests pour voir si vous êtes allergique à différentes substances et si ce sont elles qui sont responsables de vos crises. Parfois on peut également mesurer le taux d'oxygène dans le sang.

LES CAUSES DE L'ASTHME

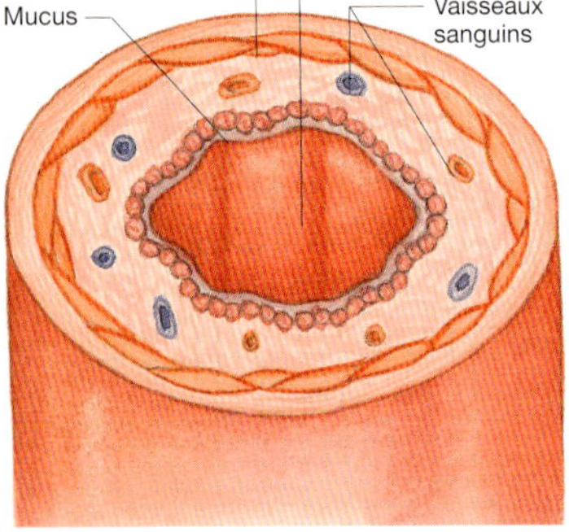

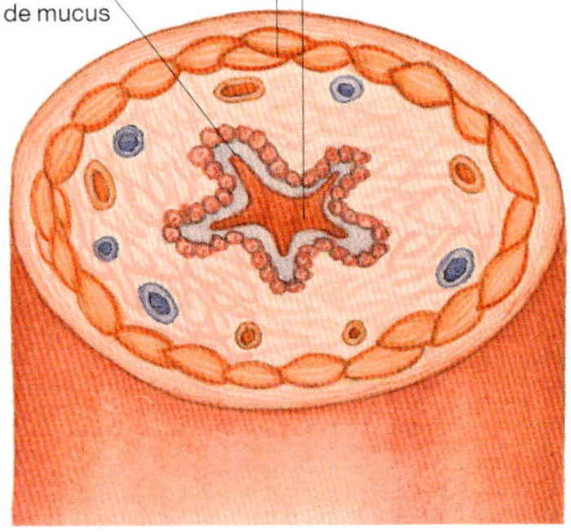

△ L'asthme se caractérise par une contraction des muscles bronchiques qui entraîne une constriction des bronches. L'excès de mucus provoque une inflammation de la muqueuse des voies respiratoires empêchant l'air de bien pénétrer dans les poumons ou d'en sortir.

LES FACTEURS QUI DÉCLENCHENT L'ASTHME

Chez le même individu, plusieurs facteurs peuvent déclencher une crise d'asthme. Parmi ceux-ci :

- Des infections de l'appareil respiratoire supérieur comme le rhume et la grippe.
- Des infections de l'appareil respiratoire inférieur telles que la pneumonie et la bronchite.
- Des allergies (aux acariens, au pollen ou aux poils et à la salive d'animaux tels que les chats et les chiens).
- L'air froid.
- L'humidité et les moisissures.
- L'anxiété et le stress.
- L'air pollué.
- La fumée de cigarette.

Dans de rares cas certains aliments tels que le lait, les œufs, les noix et le blé provoquent une crise. De nombreux asthmatiques réagissent à l'aspirine.

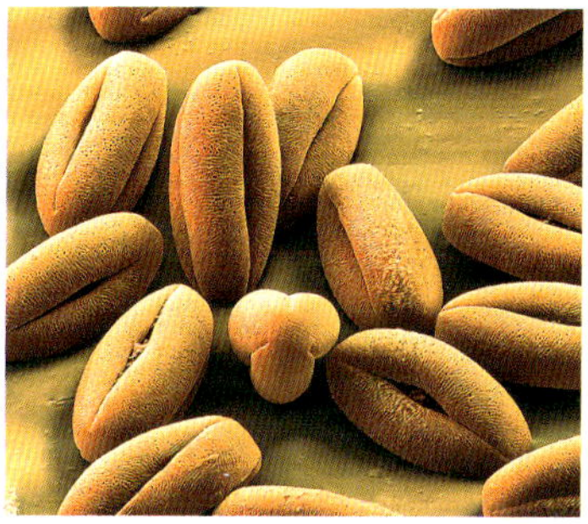

△ Cette photo montre une image agrandie de pollen de marron d'Inde. Le pollen déclenche fréquemment des crises d'asthme.

COMMENT CONTRÔLER L'ASTHME

Il n'existe malheureusement toujours pas de remède pour l'asthme. Cependant, on peut très bien le contrôler avec certains médicaments et en évitant les facteurs provoquant les crises et la plupart des asthmatiques mènent une vie normale. En outre, de nombreux cas d'asthme infantile s'atténuent avec l'âge et, souvent, l'asthme disparaît vers l'âge de 20 ans.

Les médecins demandent généralement aux asthmatiques de surveiller leurs symptômes. Selon la gravité de l'affection, il peut être nécessaire de mesurer la capacité respiratoire du malade tous les matins et tous les soirs. Cela consiste à respirer dans un appareil qui mesure la quantité d'air expiré par minute. Ces chiffres sont ensuite transcrits sur un graphique qui aide à voir si l'on a administré la dose correcte de médicaments et si l'asthme est bien contrôlé.

Presque tous les médicaments pour l'asthme sont inhalés de façon à pénétrer directement dans les poumons et à agir instantanément. Une chambre d'espacement peut aider les poumons à absorber le produit encore plus efficacement.

Il existe deux principaux types de sprays : ceux qui soulagent les crises et ceux qui les préviennent :

- Les sprays qui soulagent – Ils contiennent des bronchodilatateurs. Ils détendent et élargissent les voies respiratoires et soulagent à court terme.
- Les sprays qui préviennent – Ils contiennent de faibles doses de cortisone. On les utilise régulièrement deux fois par jour et ils protègent les poumons en réduisant l'inflammation et la production de mucus.

La cortisone peut aussi être administrée sous forme de comprimés, généralement pour soulager les crises aiguës ou dans les cas d'asthme grave et chronique.

LES CRISES D'ASTHME GRAVES

Une crise d'asthme grave peut provoquer une insuffisance respiratoire et le coma. Près de 2 000 personnes par an en France meurent des suites d'une crise d'asthme. La plupart de ces décès pourraient être évités si on arrivait à prévoir la gravité de la crise et à administrer un traitement. Une crise d'asthme grave se manifeste par les symptômes suivants :

- ➤ Des difficultés à respirer.
- ➤ Les lèvres, les doigts et les orteils bleus en raison du manque d'oxygène.
- ➤ La peau pâle et halitueuse.
- ➤ De l'épuisement et un état de confusion mentale.

Si votre inhalateur ne vous soulage pas, essayez de rester calme et appelez une ambulance. Asseyez-vous droit dans la position la plus confortable possible mais ne vous allongez pas. Si possible essayez de ralentir votre respiration jusqu'à ce que de l'aide médicale arrive.

COMMENT VIVRE AVEC DE L'ASTHME

Si vous êtes asthmatique, ayez toujours vos médicaments avec vous en cas de crise. Évitez les facteurs qui déclenchent des crises, tels que les atmosphères enfumées ou polluées ou encore l'air froid et n'ayez pas d'animaux de compagnie si vous leur êtes allergique. Évitez également de fumer, ce qui aggrave cette affection. L'exercice régulier, en revanche, améliore la capacité pulmonaire et facilite la respiration. Il peut être nécessaire d'inhaler un remède préventif pour pouvoir faire du sport. Si vous avez des doutes, parlez-en à votre médecin. La natation est particulièrement recommandée pour les asthmatiques en raison de l'humidité du milieu dans lequel elle se pratique, mais théoriquement, n'importe quel sport est possible.

Si votre asthme empire quand vous êtes stressé, essayez des techniques de relaxation telles que le yoga pour apprendre à vous détendre et réduire les risques de crise.

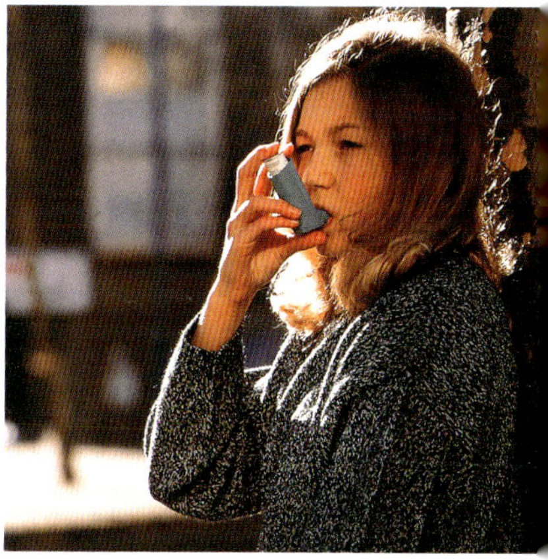

△ Les médicaments pour l'asthme agissent rapidement, élargissant les voies respiratoires et soulageant les symptômes. Les asthmatiques devraient toujours avoir leur spray avec eux en cas de crise grave.

▽ Les asthmatiques surveillent leur état dès l'enfance. Cette fillette respire dans un appareil qui mesure son volume d'expiration.

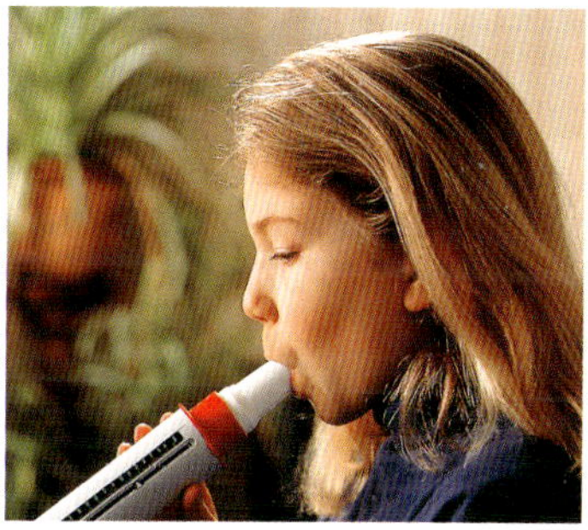

La broncho-pneumopathie obstructive

VOIR AUSSI
➤ Le tabac, p. 268
➤ La respiration, p. 374
➤ Le rhume et la grippe, p. 376

La broncho-pneumopathie obstructive chronique est une maladie caractérisée par de graves essoufflements et une respiration bruyante. Le terme est utilisé pour désigner à la fois la bronchite chronique et l'emphysème: la bronchite est une inflammation des bronches, tandis que l'emphysème consiste en lésions permanentes des alvéoles pulmonaires. Les personnes atteintes de broncho-pneumopathie obstructive chronique souffrent généralement aussi d'emphysème. La broncho-pneumopathie obstructive chronique est presque toujours causée par le tabac.

La broncho-pneumopathie obstructive chronique est invalidante. Au fur et à mesure qu'elle progresse, les patients deviennent si essoufflés qu'ils sont de plus en plus incapables d'effectuer les tâches quotidiennes.

Cette affection est presque entièrement causée par le tabac, bien que des polluants industriels puissent aggraver les lésions pulmonaires. Elle n'est souvent diagnostiquée qu'une fois les lésions installées. En effet, la plupart des patients attribuent les premiers symptômes à la toux sèche du fumeur et ne consultent pas de médecin. Les fumeurs du sexe masculin vivant en zones industrielles sont les plus vulnérables. Un quart des personnes affectées ne sont pas diagnostiquées.

SIGNES ET SYMPTÔMES

- Toux chronique, généralement pire le matin.
- Production de plus en plus importante de phlegme.
- Essoufflement progressif.
- Risques accrus d'infections pulmonaires aiguës.
- Symptômes qui s'aggravent l'hiver.

Certains malades respirent plus vite que de coutume pour faire pénétrer plus d'oxygène dans leurs poumons et ils ont généralement une peau rose. D'autres peuvent avoir une poitrine anormalement large en raison d'une distension des poumons.

Si vous fumez et si vous avez certains des symptômes ci-dessus, consultez immédiatement un médecin.

QUE VA FAIRE VOTRE MÉDECIN ?

Si vous fumez, votre médecin soupçonnera sans doute une broncho-pneumopathie obstructive chronique après une consultation initiale et un examen clinique. Afin de déterminer l'étendue des lésions pulmonaires, il vous enverra peut-être à l'hôpital pour mesurer le fonctionnement de vos poumons. Les examens peuvent inclure une spirométrie (mesure du rythme des inspirations et des expirations) et des tests du volume pulmonaire (quantité d'air inhalée à chaque inspiration et quantité d'air restant dans les poumons après l'expiration).

Il existe plusieurs autres tests aidant à établir le diagnostic de broncho-pneumopathie obstructive chronique. Ils peuvent inclure des mesures du taux d'oxygène et de dioxyde de carbone dans le sang et une radio des poumons.

▽ Spirométrie: une femme souffle dans un sac relié à un appareil qui établit un graphique montrant son rythme d'expiration. Les personnes souffrant de bronchite expirent un faible volume d'air.

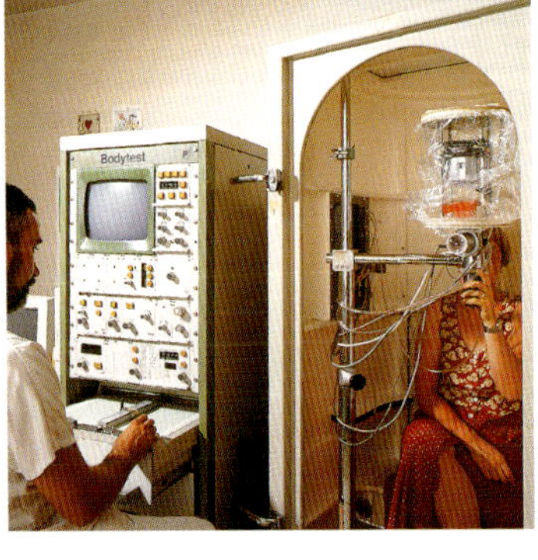

LES TRAITEMENTS

La première mesure à prendre pour traiter la broncho-pneumopathie obstructive chronique, est d'arrêter immédiatement de fumer. C'est la seule façon d'empêcher les

CE QUE VOUS POUVEZ FAIRE

- Cesser complètement de fumer est le seul moyen d'enrayer la progression de la broncho-pneumopathie obstructive chronique. Il faut aussi éviter les atmosphères enfumées et polluées.
- Chez vous, évitez la fumée, la poussière, la pollution, l'humidité et le froid: tous ces facteurs peuvent exacerber la broncho-pneumopathie obstructive.
- Les gymnastiques douces peuvent accroître votre capacité respiratoire.

▽ Un médecin écoute le cœur et les poumons d'un patient avec son stéthoscope. Ce simple examen peut souvent suffire à détecter une affection pulmonaire grave.

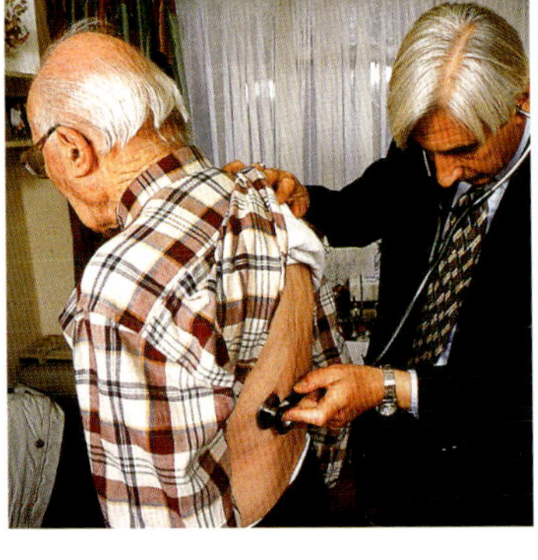

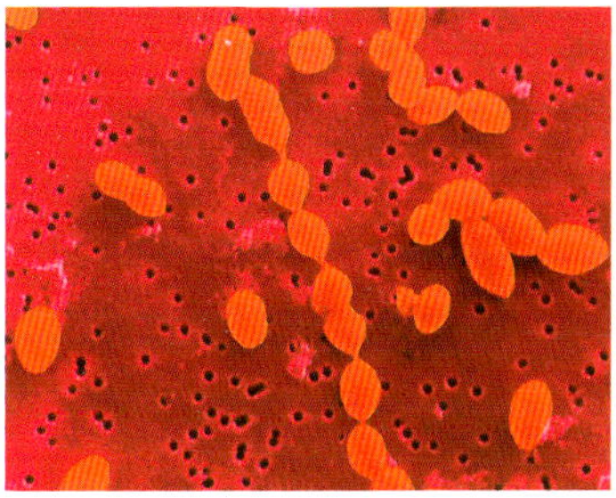

△ Les streptocoques sont une cause de pneumonie, pouvant être fatale pour les personnes souffrant de broncho-pneumopathie obstructive chronique.

lésions pulmonaires de s'aggraver. Malheureusement il est impossible de réparer les dégâts causés par cette maladie. Cependant, il existe différents médicaments susceptibles d'en soulager les symptômes.

On peut prescrire les remèdes suivants :

- Des antibiotiques pour les infections aiguës.
- Des bronchodilatateurs sous forme d'inhalateurs pour aider à ouvrir les voies respiratoires et faciliter la respiration.
- De la cortisone sous forme d'inhalateurs pour réduire l'inflammation.
- Des diurétiques en cas d'œdème des chevilles.
- De faibles doses d'oxygène, administrées de façon continue pour élever le taux d'oxygène dans le sang et réduire les efforts exigés du cœur. Ce traitement est préconisé en général dans les cas les plus avancés et il peut être suivi chez soi.

À titre préventif on peut recommander un vaccin contre la grippe chaque hiver et un autre vaccin contre la pneumonie. Si une personne souffrant de broncho-pneumopathie obstructive chronique attrape une grippe ou une pneumonie, cela peut être très grave.

LE PRONOSTIC

Si la maladie est diagnostiquée dès le début et si le patient arrête immédiatement de fumer, de graves lésions pulmonaires risquent d'être évitées. Malheureusement, dans la plupart des cas, la broncho-pneumopathie obstructive chronique n'est diagnostiquée qu'à un stade déjà avancé et les dégâts ont déjà été faits. En ce cas, le pronostic n'est guère encourageant : l'essoufflement s'accroît, surtout à l'effort, et le malade a de plus en plus de mal à effectuer les activités courantes. Il peut en résulter une insuffisance cardiaque et respiratoire. L'espérance de vie s'en trouve d'autant diminuée.

La bronchite aiguë

VOIR AUSSI

➤ Le rhume et la grippe p. 376

La bronchite aiguë est une infection de courte durée des bronches. Soit elle touche les jeunes adultes, auquel cas elle résulte souvent d'une infection virale, soit il s'agit d'une complication d'une broncho-pneumopathie obstructive chronique, et elle est habituellement d'origine bactérienne.

La bronchite est généralement une complication d'une infection respiratoire telle qu'un rhume qui s'est étendu aux bronches depuis le nez, la gorge ou les sinus. Les fumeurs ou les personnes exposées à des atmosphères très polluées sont plus sujets aux bronchites. Les individus souffrant de broncho-pneumopathie obstructive chronique peuvent avoir plusieurs crises de bronchite aiguë au cours d'un même hiver. L'inflammation provoquée par l'infection produit un excès de mucus, qui fait tousser afin de l'expulser des poumons.

SIGNES ET SYMPTÔMES

La bronchite se développe en un ou deux jours. Les symptômes peuvent inclure :

- ➤ Une toux irritante qui peut produire du phlegme.
- ➤ Des douleurs de poitrine.
- ➤ Une respiration bruyante et l'impression d'avoir la poitrine comprimée.
- ➤ Des essoufflements.
- ➤ Une légère fièvre.

LES TRAITEMENTS

Un adulte par ailleurs en bonne santé guérit généralement en l'espace d'une semaine. Il suffit de boire beaucoup, de se reposer et de prendre des antalgiques tels que du paracétamol, disponibles sans ordonnance. Si vous fumez, arrêtez immédiatement.

Les personnes plus âgées souffrant de broncho-pneumopathie obstructive chronique ou bien encore celles qui ont eu une crise particulièrement sévère de bronchite ont normalement besoin d'antibiotiques pour guérir. Dans les cas plus graves une hospitalisation peut être nécessaire. Si la maladie persiste plus de quinze jours, il conviendra peut-être d'effectuer une radio.

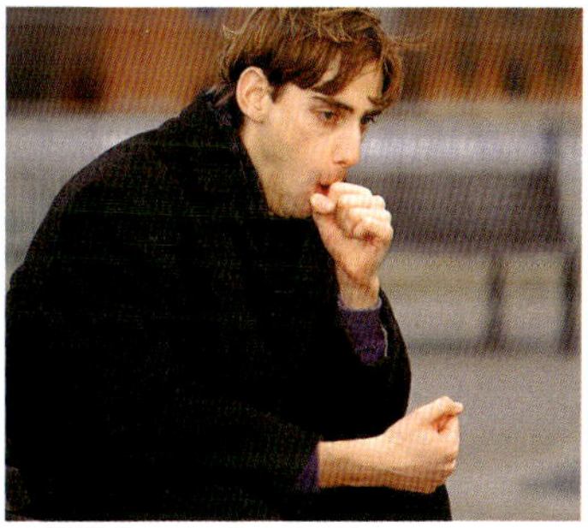

△ Une toux irritante est l'un des principaux symptômes de la bronchite aiguë, souvent associée au tabac.

La pneumonie

VOIR AUSSI

- Le tabac, p. 268
- L'alcool, p. 270
- Le diabète, p. 314
- La pleurésie, p. 383

La pneumonie est une grave inflammation des alvéoles pulmonaires, généralement provoquée par une infection bactérienne ou virale. Comme l'oxygène doit passer par les parois des alvéoles pour atteindre le sang, cette maladie peut être mortelle, surtout si les deux poumons sont affectés. La pneumonie est la plus courante des infections nosocomiales et elle est particulièrement dangereuse pour les personnes âgées. Dans la plupart des cas, cependant, il existe des antibiotiques efficaces qui permettent de guérir cette maladie sans séquelles durables.

SIGNES ET SYMPTÔMES

La pneumonie, surtout si elle est d'origine virale, peut évoluer progressivement. D'origine bactérienne, elle se développe généralement en l'espace de quelques heures. Les symptômes sont :

- De la toux avec du mucus pouvant contenir du sang.
- Une forte fièvre.
- Le souffle court, même au repos.
- Des douleurs de poitrine à l'inspiration.
- Du délire et/ou un état de confusion mentale.

La pneumonie affecte surtout les jeunes enfants et les personnes très âgées, bien qu'elle puisse survenir à n'importe quel âge. Elle peut être causée par un virus, une bactérie ou un champignon mais la plupart du temps, elle est d'origine bactérienne.

Certains facteurs dont le tabac, la malnutrition ou l'alcool aggravent les risques de pneumonie. Les personnes souffrant d'une affection chronique telle que le diabète, celles dont le système immunitaire est faible, comme dans le cas du sida, ou celles qui suivent des chimiothérapies ou prennent des immunosuppresseurs y sont plus sujettes.

La pneumonie était jadis souvent mortelle mais aujourd'hui, grâce aux traitements par antibiotiques, la plupart des cas guérissent complètement. Toutefois, malgré les meilleurs soins médicaux, la maladie peut encore être mortelle, tout particulièrement chez les personnes âgées et celles qui souffrent déjà d'une autre maladie grave.

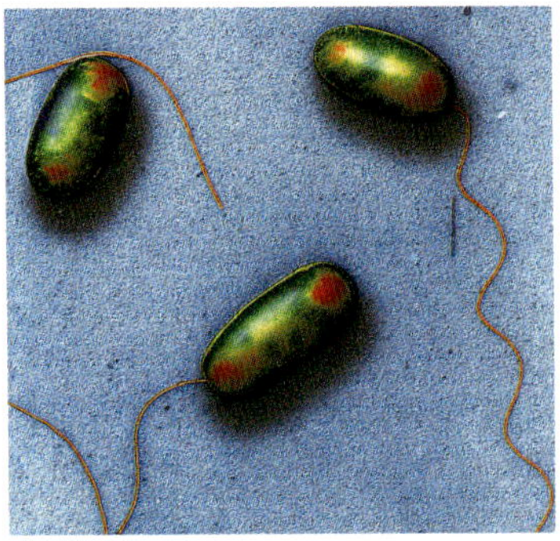

△ Ces bactéries, *Legionella pneumophila*, provoquent la maladie du légionnaire, genre de pneumonie parfois mortelle.

TRAITEMENT DE LA PNEUMONIE

Les adultes par ailleurs en bonne santé peuvent être soignés chez eux avec des antibiotiques. Les antalgiques aident à faire baisser la fièvre et à calmer les douleurs, et il convient de boire beaucoup.

En général, les enfants, les personnes âgées et les adultes qui tombent rapidement très malades sont immédiatement hospitalisés. Ils sont mis sous perfusion, on leur administre des antibiotiques et, parfois, on leur met un masque à oxygène. Certains malades ont besoin d'être reliés à un ventilateur leur apportant de d'oxygène jusqu'à ce qu'ils guérissent.

LE PRONOSTIC

La guérison intervient généralement au bout de quelques semaines, mais les jeunes enfants se remettent souvent complètement beaucoup plus vite. Cependant, la pneumonie peut entraîner diverses complications dont une pleurésie (inflammation de la plèvre). Dans certains cas graves l'infection peut gagner le sang et provoquer une septicémie. Chez les personnes âgées et celles dont le système immunitaire est faible, l'infection peut s'étendre profondément dans les poumons, provoquant une insuffisance respiratoire.

LE DIAGNOSTIC

Un médecin peut soupçonner une pneumonie d'après l'histoire médicale et l'examen de la poitrine du patient. Il peut recommander une radio, un test sanguin et une analyse d'un échantillon de phlegme.

▽ Sur cette radio en couleurs, l'infection des poumons apparaît sous la forme d'une tache rouge située sous le poumon violet, à droite.

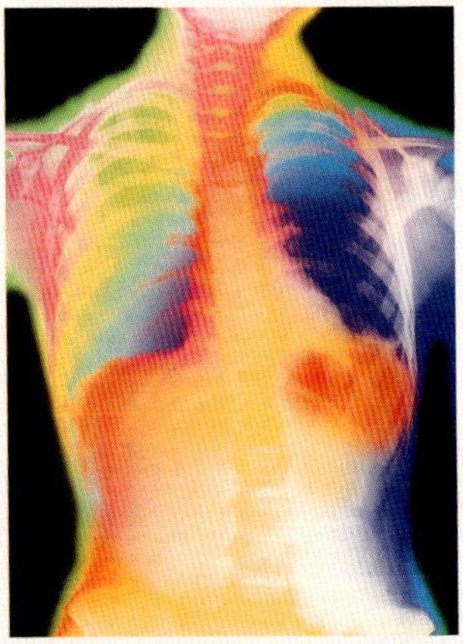

LE SYSTÈME URINAIRE DE LA FEMME

▽ La vessie et l'urètre de l'homme et de la femme ont une structure différente, mais à part ces différences, leurs systèmes urinaires sont identiques.

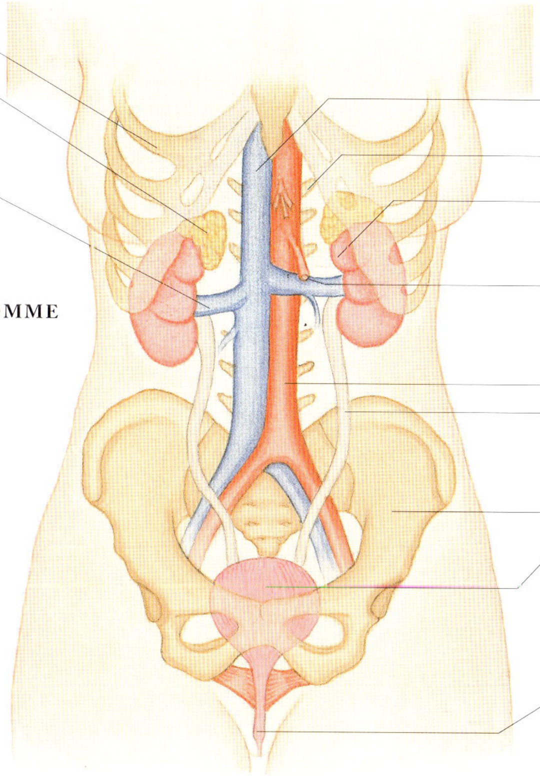

LE SYSTÈME URINAIRE DE L'HOMME

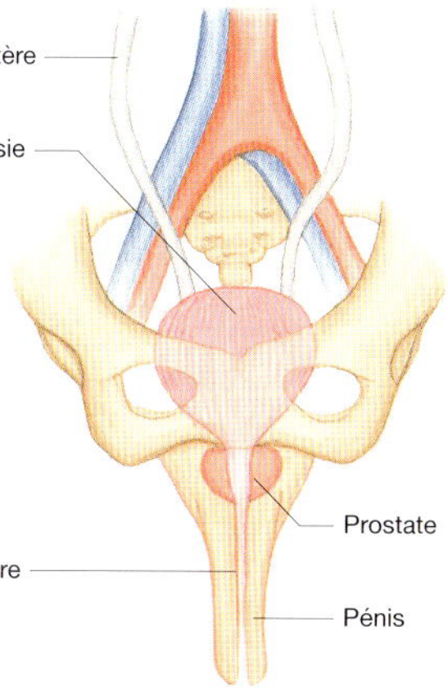

STRUCTURE D'UN NÉPHRON

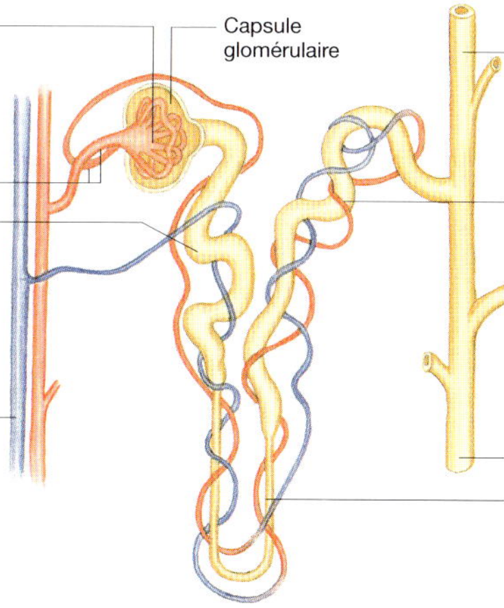

△ Le néphron (dont le nombre est supérieur au million pour un rein) fait partie du système qui filtre le sang passant dans les reins. Les substances utiles sont réabsorbées dans le sang tandis que les déchets sont transformés en urine, qui passe des reins dans les uretères.

L'ÉVACUATION DE L'URINE

Une fois le liquide au bout du tubule rénal, il est transformé en urine. L'urine des néphrons est emmenée par des canaux collecteurs situés dans la zone médullaire des reins vers des bassinets de stockage qui alimentent le pelvis rénal. Chaque rein est drainé par un uretère, fin tube musculeux d'environ 30 cm de long. Les uretères transportent l'urine jusqu'à la vessie, qui la stocke jusqu'à la miction. La vessie possède une membrane aux nombreux plis qui se lisse en se gonflant et se remplit d'urine. Un adulte élimine de 0,5 à 2 litres d'urine par jour.

QU'EST-CE QUE L'URINE ?

L'urine consiste en 95 % d'eau et 5 % d'acide urique, d'urée, de sels minéraux (sodium, potassium, etc.) et de créatinine.

Les calculs rénaux

VOIR AUSSI
- ➤ Mangez sainement, p. 262
- ➤ Les organes urinaires, p. 386

Normalement, les déchets de l'organisme sont sécrétés dans l'urine, qui est produite par les reins. Si l'urine devient saturée de déchets, ceux-ci peuvent se cristalliser et former dans les reins des dépôts semblables à des cailloux. Il existe des calculs rénaux de différentes tailles : les petits calculs peuvent être évacués par l'urine ; les plus gros tendent à rester dans les reins mais peuvent passer dans l'uretère et y rester, provoquant d'intenses douleurs. La moitié des personnes souffrant de calculs rénaux en auront d'autres dans les sept ans qui suivent.

Les calculs rénaux se produisent le plus souvent chez les hommes jeunes ou d'âge moyen. Les individus vivant dans des climats chauds ont plus de chances d'en avoir s'ils ne boivent pas assez pour remplacer les liquides perdus par la transpiration. La tendance aux calculs rénaux est parfois héréditaire.

LE DIAGNOSTIC

Des calculs rénaux peuvent être soupçonnés d'après l'histoire médicale du patient. On peut notamment prescrire une radio et/ou une urographie intraveineuse afin de confirmer le diagnostic. Ces examens permettent de localiser les calculs. Certains calculs rénaux consistent en sels de calcium et sont très visibles sur les clichés. D'autres, consistant en oxalate, en phosphate ou en acide urique, peuvent être plus difficiles à détecter. Des tests d'urine peuvent être en outre effectués pour vérifier la présence d'une éventuelle infection secondaire ou de sang, et pour mesurer la fonction rénale.

SIGNES ET SYMPTÔMES

Les petits calculs peuvent ne poser aucun problème. Cependant, les gros calculs sont généralement très douloureux parce qu'ils peuvent provoquer des spasmes aigus des uretères. Il s'agit alors de colique néphrétique, dont les symptômes sont :

- ➤ Des douleurs intenses irradiant du dos (souvent d'un seul côté) dans le pelvis et parfois aussi les parties génitales.
- ➤ Des mictions fréquentes et douloureuses.
- ➤ Du sang dans les urines.
- ➤ Des nausées et des vomissements.

Les coliques néphrétiques disparaissent dès que les calculs responsables sont éliminés. Il peut n'y avoir qu'un épisode isolé mais la plupart des gens sujets aux coliques néphrétiques peuvent en souffrir, ainsi que de calculs rénaux, à plusieurs reprises.

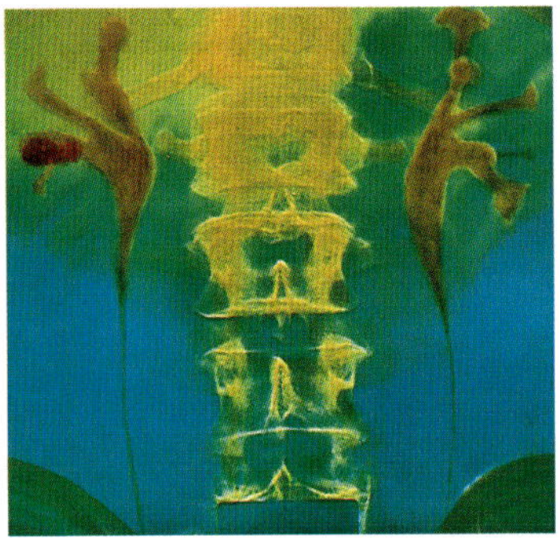

△ Pyélogramme intraveineux montrant de l'urine fuyant des reins. On peut apercevoir en orange un calcul dans le rein droit.

LE TRAITEMENT DES CALCULS

Le traitement dépend de la grosseur des calculs.

- Les petits calculs peuvent s'évacuer d'eux-mêmes avec du repos, beaucoup de liquides et des antalgiques appropriés. Parfois des petits calculs peuvent se loger dans un uretère et ils peuvent être enlevés avec un cystoscope.
- Les gros calculs sont plus ennuyeux. Ils ne s'éliminent pas spontanément et risquent plus de rester coincés dans les reins. On les élimine généralement par un processus connu sous le nom de lithotripsie, procédé qui consiste à pulvériser les calculs par des ondes de choc à haute énergie pour leur permettre d'être évacués par l'urine.
- Dans certains cas les calculs doivent être enlevés chirurgicalement bien que ce procédé soit rare et utilisé en dernier recours.

COMMENT PRÉVENIR LES CALCULS RÉNAUX

- ➤ Buvez beaucoup, environ 2 à 3 litres par jour.
- ➤ Buvez plus par temps chaud et après de l'exercice physique.
- ➤ Évitez de manger trop de rhubarbe, d'épinards et d'asperges, qui favorisent la formation de concrétions d'oxalate.
- ➤ Vérifiez avec votre médecin si vous devez réduire votre consommation de calcium (produits laitiers ou antiacides à base de calcium, par exemple).

▽ Les personnes sujettes aux calculs rénaux doivent éviter les produits laitiers tels que le beurre et le fromage ou en réduire leur consommation.

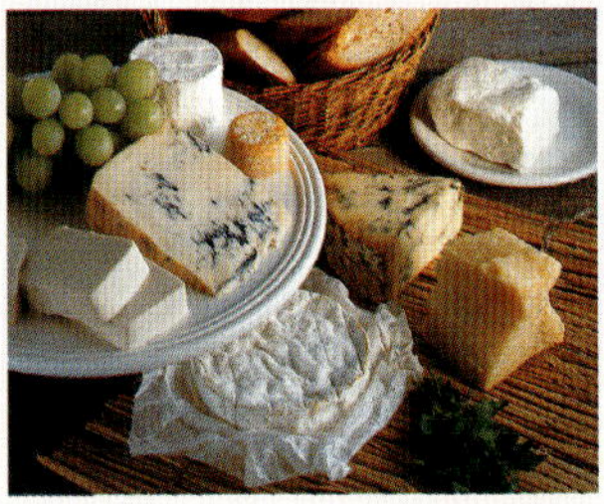

L'insuffisance rénale

VOIR AUSSI

➤ L'hypertension artérielle, p. 278
➤ Le diabète, p. 314
➤ L'hypertrophie de la prostate, p. 408

L'insuffisance rénale se manifeste par une incapacité des reins à filtrer normalement les déchets du sang, qui s'accumulent alors dans l'organisme. Elle peut survenir brusquement (on parle dans ce cas d'insuffisance rénale aiguë, généralement réversible) mais le plus souvent les reins faiblissent progressivement au cours de nombreux mois ou de nombreuses années (c'est l'insuffisance rénale chronique). La gravité de l'insuffisance rénale dépend de sa cause, qui varie selon les cas. Le texte ci-dessous traite essentiellement de l'insuffisance rénale chronique.

SIGNES ET SYMPTÔMES DE L'INSUFFISANCE RÉNALE CHRONIQUE

Outre un sentiment de fatigue et de malaise, les symptômes peuvent inclure :

➤ Des mictions rares.

➤ De l'essoufflement.

➤ Des nausées.

➤ Des crampes.

L'insuffisance rénale chronique évolue progressivement et les symptômes peuvent n'apparaître qu'au bout de quelques mois. Elle peut être causée par :

- Une insuffisance rénale aiguë (voir encadré).
- Toute affection rénale chronique comme la maladie kystique des reins, par exemple, qui entrave le fonctionnement de ces organes.
- L'hypertension artérielle.
- Le diabète sucré.
- Une obstruction prolongée des voies urinaires, causée, par exemple, par une hypertrophie de la prostate.

LE DIAGNOSTIC

Outre une analyse d'urine, votre médecin peut ordonner des tests complémentaires tels qu'une urographie, une échographie, une cystoscopie ou une biopsie des reins.

LES TRAITEMENTS

L'insuffisance rénale chronique peut progresser lentement. Elle peut être limitée en traitant les facteurs qui la provoquent. Il est essentiel de bien soigner les personnes souffrant de diabète, d'hypertension artérielle et de problèmes de la prostate.

Lorsque la détérioration de la fonction rénale atteint un stade avancé, on peut envisager une dialyse ou une greffe des reins. Il existe deux types de dialyses : la dialyse péritonéale et l'hémodialyse.

- Dans la dialyse péritonéale, le péritoine, membrane qui entoure les organes abdominaux, se substitue aux reins pour jouer le rôle de filtre. Cette dialyse peut être pratiquée n'importe où plusieurs fois par jour et le liquide changé toutes les 4 à 6 heures.
- Dans l'hémodialyse, une machine effectue le travail des reins. Le sang, pris dans une veine du bras, est amené au dialyseur, qui en élimine les déchets, puis réintroduit dans le corps par une canule. Le patient est relié à cette machine jusqu'à 4 heures d'affilée environ trois fois par semaine.

CATHÉTER PÉRITONÉAL

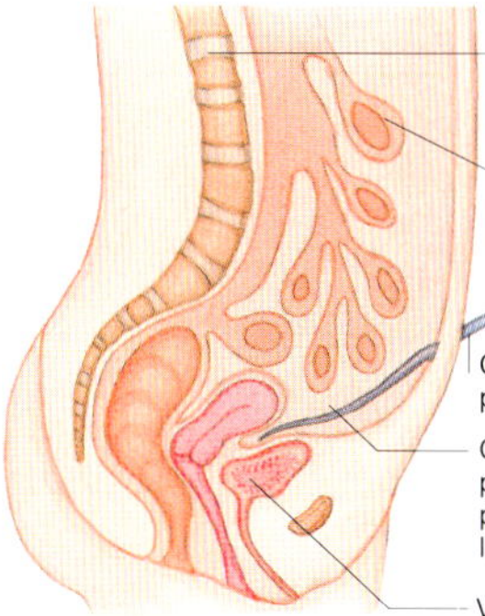

△ Dans la dialyse péritonéale on se sert du péritoine (membrane double tapissant la cavité abdominale) comme filtre. Le sang passe par cette membrane séreuse, qui élimine des déchets tels que l'urée mais conserve les protéines.

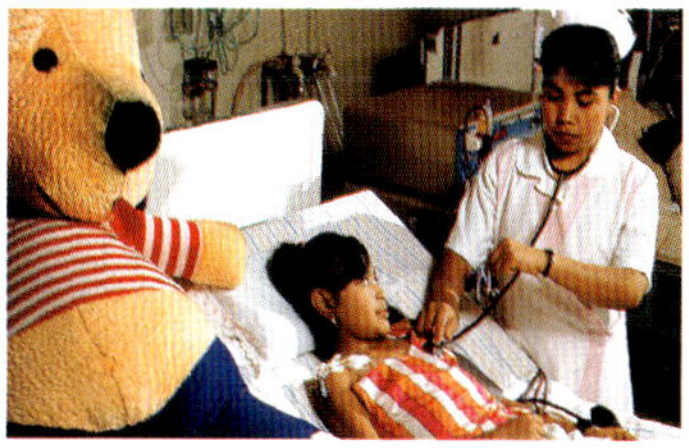

△ Dans certains cas d'insuffisance rénale, on utilise une dialyse rénale, où le dialyseur se substitue aux reins, filtrant les déchets et ramenant le sang purifié dans l'organisme.

INSUFFISANCE RÉNALE AIGUË

L'insuffisance rénale aiguë peut être mortelle et elle doit être traitée en urgence. Elle peut être causée par :

➤ Une chute importante de la pression artérielle due à une infection grave, une perte de sang ou une crise cardiaque.

➤ Des affections aiguës des reins.

➤ Des médicaments toxiques pour les reins.

➤ Une obstruction des voies urinaires.

Les symptômes incluent :

➤ Une quantité d'urine très réduite.

➤ Des vomissements.

➤ Des vertiges et des maux de tête.

Si les lésions sont réversibles et qu'on traite la cause, les reins peuvent se remettre à fonctionner normalement en quelques semaines. Si les dégâts sont irréversibles, les reins peuvent ne pas guérir et l'insuffisance peut devenir chronique.

Les infections urinaires

VOIR AUSSI
➤ Le diabète, p. 314
➤ Les problèmes de la ménopause, p. 399
➤ Les affections de la prostate, p. 408
➤ Les infections urinaires chez l'enfant, p. 481

L'infection urinaire la plus répandue est la cystite, qui affecte la vessie. La bactérie le plus souvent responsable des infections urinaires est l'*Escherichia coli* (*E. coli*), normalement présente dans les viscères. Si de nombreuses *Escherichia coli* pénètrent dans l'urètre, certaines parties de l'appareil urinaire peuvent être infectées. Si l'infection se cantonne à l'urètre on parle d'urétrite, si elle gagne les reins on parle de pyélonéphrite. L'infection peut se propager en raison d'une mauvaise hygiène aux toilettes ou lors de relations sexuelles ou d'un accouchement.

Les infections urinaires sont plus rares chez l'homme et l'enfant. Elles affectent surtout les femmes parce que l'urètre de la femme, plus court et plus proche de l'anus, est plus sujet aux infections.

LES CAUSES DES INFECTIONS URINAIRES

Normalement l'urine est stérile, elle ne contient ni bactéries ni champignons. Parfois, cependant, des bactéries provenant du système digestif peuvent pénétrer dans le col de l'urètre et s'y multiplier, provoquant une infection et une inflammation. Ces bactéries sont le plus souvent des *Escherichia coli*, normalement présentes dans l'intestin, où elles sont inoffensives. Parfois elles peuvent migrer dans les voies urinaires et gagner les reins *via* les uretères, où elles provoquent des infections connues sous le nom de pyélonéphrites. D'autres organismes peuvent provoquer des cystites et d'autres infections urinaires telles que des chlamydioses et des mycoplasmes, contractées lors de relations sexuelles.

▽ Les *Escherichia coli*, présentes dans l'intestin humain, sont normalement inoffensives. Parfois, cependant, leur nombre augmente et elles migrent dans les voies urinaires, où elles peuvent provoquer des infections telles que des cystites.

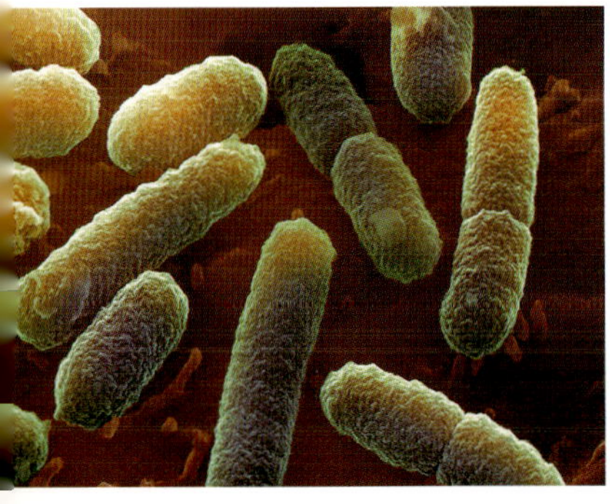

Généralement les reins et les voies urinaires s'efforcent de prévenir les infections en empêchant l'urine de remonter dans les reins et en éliminant les bactéries de l'organisme lors de la miction. Uriner après des relations sexuelles peut protéger contre une éventuelle infection.

LES PERSONNES LES PLUS VULNÉRABLES

Les personnes les plus exposées aux infections urinaires incluent :

- Les femmes ménopausées – Les femmes ménopausées sont plus sujettes à la cystite parce que leur carence en œstrogènes rend la paroi de l'urètre plus fine et donc plus vulnérable lors d'attaques bactériennes.
- Les personnes ayant une anomalie des voies urinaires, par exemple les hommes ayant une hypertrophie de la prostate, ce qui augmente le risque d'infection.
- Les individus plus sujets aux infections en général : personnes âgées, diabétiques et malades prenant des immuno-suppresseurs.

LA CYSTITE

On prélève généralement un échantillon d'urine pour y effectuer diverses mesures telles qu'une numération globulaire et une recherche de protéines. D'ordinaire, ces tests sont effectués très rapidement à l'aide de papier réactif et les résultats sont disponibles immédiatement.

LA CYSTITE RÉCURRENTE

Des épisodes récurrents d'infection chez la femme ou un épisode isolé chez un homme ou un enfant justifient des examens complémentaires. On fait un examen sanguin pour vérifier la fonction rénale, une échographie, une cystoscopie (permettant l'examen direct de la vessie) et un urogramme intraveineux. Une consultation urologique peut aussi être nécessaire. Ces examens ont pour but de déceler des anomalies structurelles prédisposant aux infections et d'évaluer la fonction de la vessie et la façon dont elle se vide, des dysfonctionnements pouvant la rendre sujette aux infections.

L'échantillon peut être envoyé dans un laboratoire pour déterminer quels sont les types de bactéries qui se développent et quels sont les antibiotiques les plus efficaces. Ce processus prenant 48 heures au mini-

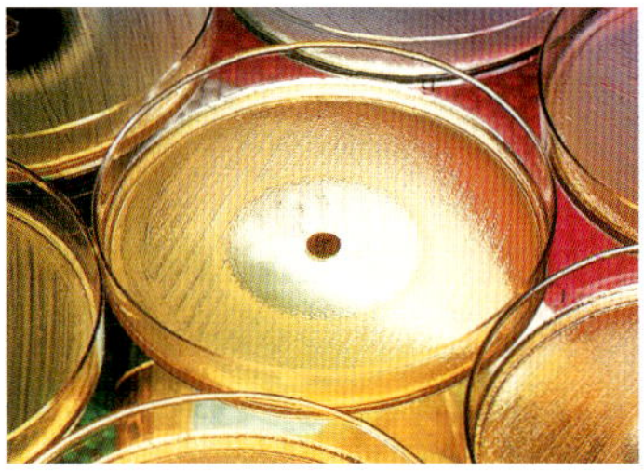

△ Des antibiotiques sont testés pour étudier leur efficacité contre différentes bactéries. La zone claire entourant l'antibiotique posé dans cette soucoupe montre qu'il est en train de tuer les bactéries. Les antibiotiques sont le moyen le plus sûr de traiter les infections urinaires.

PRÉVENIR LA CYSTITE

- Buvez beaucoup, surtout par temps chaud.
- Videz fréquemment votre vessie.
- Urinez aussitôt après des relations sexuelles afin de prévenir une infection.
- Évitez les bains moussants et les déodorants vaginaux.
- Essuyez-vous de l'avant vers l'arrière après la défécation.
- Évitez les diaphragmes et les crèmes anticontraceptives spermicides.

▽ Il est recommandé de boire beaucoup tout au long de la journée. C'est aussi un moyen efficace d'éviter la cystite et de l'arrêter dès le début.

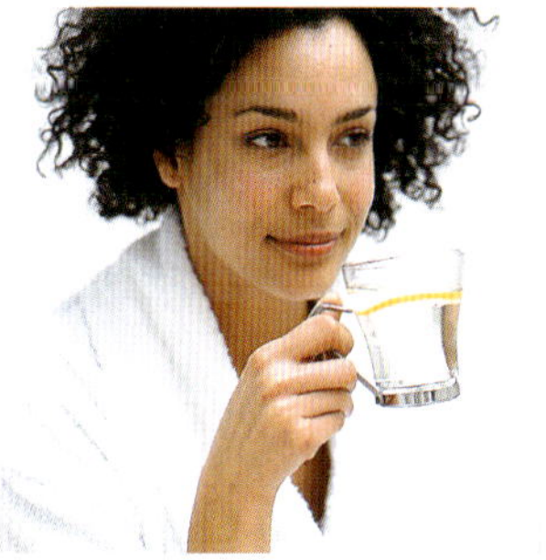

mum, on peut, en attendant, prescrire un antibiotique. Éventuellement, un autre antibiotique peut être prescrit une fois la bactérie identifiée et sa sensibilité connue.

Si une infection ne disparaît pas au bout de quelques jours, on peut effectuer un pyélogramme intraveineux, genre de radio montrant la vessie, les reins et les uretères.

LA PYÉLONÉPHRITE

Il s'agit d'une infection rénale aux symptômes identiques à ceux de la cystite. Ces symptômes incluent des difficultés à uriner avec une sensation de brûlure et des douleurs dans le dos et sous les côtes qui peuvent aussi s'étendre à l'abdomen. Dans les cas graves, cette affection provoque également des vomissements et une forte fièvre. L'infection entraîne une inflammation du bassinet, partie des reins qui collecte l'urine, et souvent, en outre, des abcès. Elle peut être traitée avec des antibiotiques mais des examens plus poussés peuvent être pratiqués afin de s'assurer qu'il n'existe pas d'autres causes. Si la pyélonéphrite n'est pas soignée, elle peut s'aggraver et se transformer en pyonéphrose ou en abcès plus important du rein.

Dans la pyonéphrose, le rein se remplit de pus et se distend, provoquant des douleurs intenses et une tuméfaction visible sur le côté. L'infection peut résulter d'une pyélonéphrite non traitée, d'une hydronéphrose, distension du rein causée par une obstruction de l'uretère, qui empêche l'urine de s'écouler dans la vessie, ou encore de calculs rénaux.

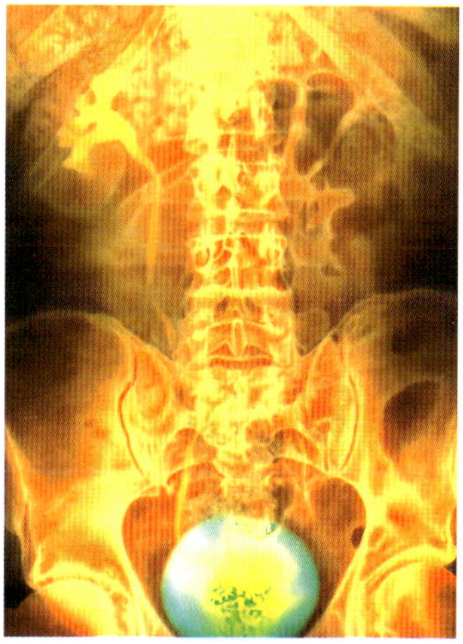

△ Cette radio montre une vessie pleine ainsi que les uretères et les arborisations des canaux collecteurs des reins. Ces clichés sont produits en injectant dans le sang une substance opacifiante. Les reins effectuent alors automatiquement leur travail de filtrage et ils filtrent cette substance du sang, moment auquel ce cliché est pris.

TRAITEMENTS DES INFECTIONS URINAIRES

Les infections urinaires peuvent empirer rapidement, provoquant une gêne importante et d'autres problèmes potentiellement graves. Il est donc recommandé de consulter rapidement, surtout si vous êtes enceinte, diabétique, hypertendu ou malade des reins. Le traitement est souvent très simple. Pour la cystite, par exemple, il est essentiel de boire abondamment dès le début de l'affection. Beaucoup de femmes s'estiment soulagées par le jus d'airelles et de simples antalgiques et anti-inflammatoires parviennent à faire baisser la fièvre et à calmer les douleurs. Une cystite relativement bénigne peut guérir rapidement en buvant beaucoup mais si elle persiste plus de 24 heures ou empire (ou si elle est récurrente), il convient de consulter un médecin. L'infection disparaît généralement après quelques jours d'antibiotiques.

Les infections causées par d'autres organismes, telles que la chlamydiose et le mycoplasme, sont probablement plus longues à guérir. Une analyse de l'urine peut être prescrite après le traitement médicamenteux pour vérifier que l'infection est bien guérie. Le patient peut en effet se sentir mieux sans pour autant que l'infection ait complètement disparu.

SIGNES ET SYMPTÔMES DES INFECTIONS URINAIRES

Les symptômes classiques des infections urinaires sont :

- Une sensation de brûlure lors de la miction.
- Des besoins urgents et fréquents d'uriner.

Les symptômes connexes sont liés aux infections bactériennes et ils peuvent indiquer une infection rénale plus grave. Ils peuvent inclure :

- De la fièvre et des frissons.
- Des douleurs dans le bas de l'abdomen.
- Des lumbagos.
- Des écoulements.
- De l'urine trouble ou contenant du sang.

L'incontinence urinaire

VOIR AUSSI
- ➤ Le diabète, p. 314
- ➤ L'infarctus cérébral, p. 328
- ➤ La démence, p. 338
- ➤ La grossesse et la santé, p. 396

Il existe quatre principaux types d'incontinence urinaire. La plus répandue est l'incontinence d'effort, où de petites quantités d'urine sont émises durant des efforts, en toussant, en éternuant ou en riant. Dans la pollakiurie, des contractions involontaires de la vessie émettent soudain, et sans contrôle, de grandes quantités d'urine. L'incontinence par regorgement est une émission continuelle d'urine causée par l'incapacité de la vessie à se vider correctement, ce qui la fait déborder. L'incontinence totale, enfin, est la perte totale de contrôle du fonctionnement de la vessie.

La perte complète ou partielle du contrôle de la fonction de la vessie peut être extrêmement gênante. Plus fréquente avec l'âge, elle est aussi plus répandue chez les femmes. Elle peut être également causée par :

- Tout problème affectant les muscles du col de la vessie tels que ceux qui sont provoqués par un accouchement difficile.
- Une faiblesse de l'urètre et des muscles pelviens, courante pendant la grossesse et après la ménopause, également causée par des problèmes gynécologiques tels que le prolapsus de l'utérus.
- Une sténose de l'orifice de la vessie, en raison d'une hypertrophie de la prostate ou de calculs rénaux.
- Une irritabilité excessive de la vessie, qui peut découler d'une infection récurrente, d'une maladie nerveuse et/ou de l'anxiété.
- Des anomalies du contrôle nerveux dues au diabète, à une lésion du rachis ou au spina-bifida.
- Un dysfonctionnement cérébral dû à un infarctus ou à de la démence.

BON ET MAUVAIS CONTRÔLES DE LA VESSIE

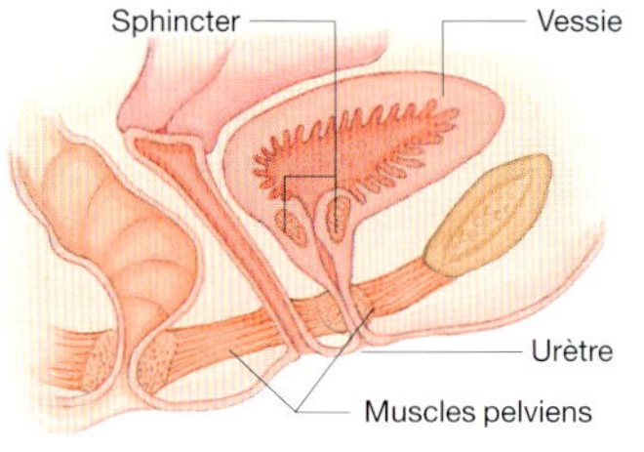

△ Dans une vessie saine, le sphincter et les muscles pelviens sont forts.

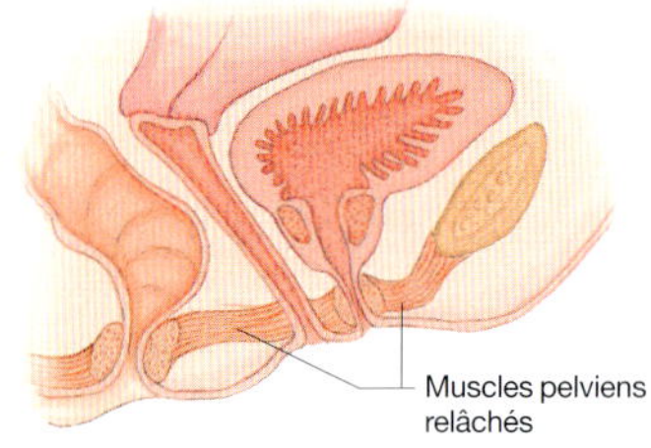

△ Le relâchement des muscles pelviens peut faire tomber le col de la vessie, provoquant la perte du contrôle de cet organe.

EXERCICES POUR TONIFIER LES MUSCLES PELVIENS

Localisez vos muscles pelviens en imaginant que vous urinez et que vous devez soudain bloquer la miction.

↓

Sentez vos muscles se tonifier autour du vagin, de l'urètre et du rectum. Contractez-les de nouveau et maintenez la contraction dix secondes.

↓

Relâchez lentement vos muscles puis recommencez. Cet exercice sera efficace si vous le faites cinq fois de suite, deux ou trois fois par jour de préférence.

CONTRÔLER L'INCONTINENCE

Les problèmes des muscles de la vessie peuvent être soulagés par des exercices pelviens (voir l'encadré en violet), des séances de kinésithérapie ou une opération rétablissant le contrôle de la vessie. Des hormones de substitution aident les femmes ménopausées à compenser un relâchement des muscles pelviens. Parfois, cependant, les seules solutions sont des drainages intermittents ou permanents de la vessie avec un cathéter.

Quand l'incontinence urinaire est d'ordre neurologique, le traitement est plus délicat. Des anti-cholinergiques sont souvent utilisés pour détendre les muscles de la paroi de la vessie et réduire le besoin d'uriner.

ÉTABLIR UN DIAGNOSTIC

Les tests urodynamiques permettent d'étudier les problèmes de contrôle de la vessie. Ces tests, effectués en externe en milieu hospitalier, comprennent des radios et des examens avec des sondes électroniques qui permettent de voir la façon dont la vessie se remplit et se vide.

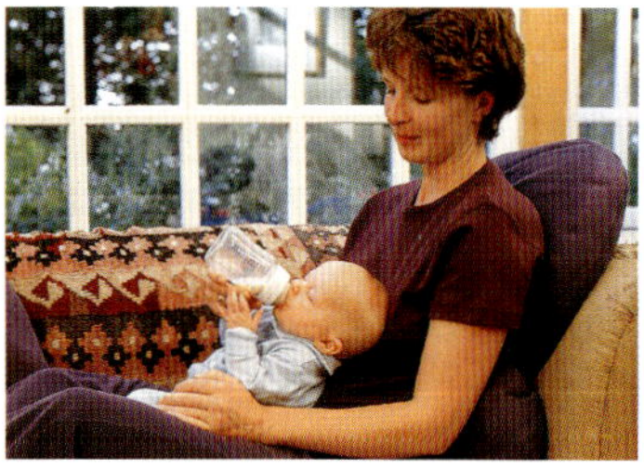

△ L'incontinence urinaire peut être provoquée par la grossesse et l'accouchement en raison d'un relâchement des muscles pelviens. Des exercices redonneront du tonus à ces muscles.

9

LE SYSTÈME REPRODUCTEUR

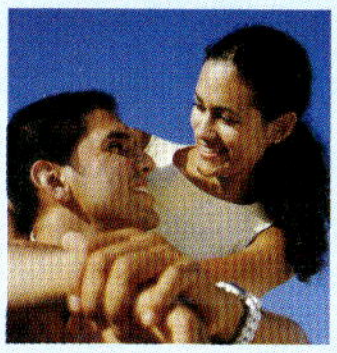

Le système reproducteur est l'une des régions les plus complexes du corps, chez la femme comme chez l'homme. Ses différentes parties : ovaires, trompes de Fallope, utérus et vagin chez la femme ; testicules, prostate et pénis chez l'homme, sont conçues de façon à assurer la reproduction. Comprendre le fonctionnement de ce mécanisme est essentiel pour faire face aux divers problèmes auxquels l'homme et la femme sont confrontés à certains moments de leur existence, depuis des règles douloureuses jusqu'au cancer de la prostate, et depuis la puberté jusqu'à la ménopause.

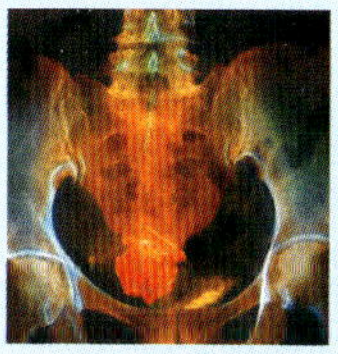

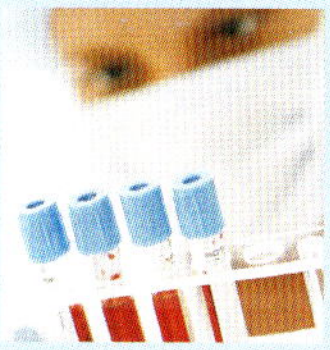

TABLE

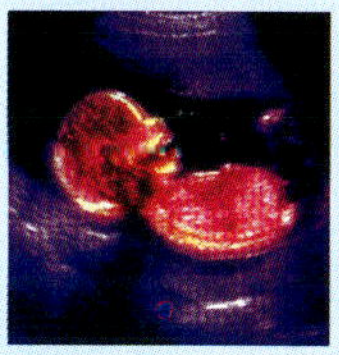

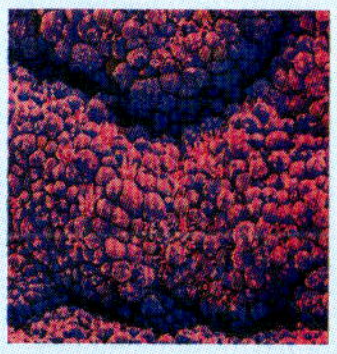

Les organes reproducteurs

VOIR AUSSI

- ➤ La grossesse et la santé, p.396
- ➤ Les problèmes de la ménopause, p.399
- ➤ Les maladies sexuellement transmissibles, p.411

Les organes reproducteurs du corps sont déjà développés chez le fœtus. En fait, les bébés du sexe féminin naissent avec tous les ovules qu'ils élimineront durant leur vie adulte. La puberté est l'étape la plus importante du développement chez les deux sexes. C'est à cette époque que les changements hormonaux entraînent de profonds bouleversements physiques et mentaux, préparant le système reproducteur pour son rôle adulte. Les systèmes reproducteurs de l'homme et de la femme sont parfaitement conçus pour leurs fonctions ultimes : l'activité sexuelle et la reproduction.

LE SYSTÈME REPRODUCTEUR DE LA FEMME

Les organes reproducteurs de la femme sont situés sous la cavité pelvienne et donc enfermés et protégés par les os pelviens. Les ovaires jouent un rôle essentiel dans le système reproducteur de la femme car ils contiennent tous les ovules. Les ovaires expulsent un ovule durant l'ovulation, ce qui se produit d'abord à la puberté. L'ovule expulsé arrive par la trompe de Fallope dans l'utérus, organe creux et musculeux capable de se dilater considérablement pour accommoder le fœtus pendant la grossesse. Le col de l'utérus se projette dans le vagin. Le vagin est un organe musculeux capable de se dilater considérablement pendant les rapports sexuels et l'accouchement.

LES HORMONES ET LE CYCLE MENSTRUEL

Les ovaires produisent deux hormones : l'œstrogène et la progestérone. Ces deux glandes sont contrôlées par l'hypophyse, qui secrète de la folliculine et de la lutéine, hormones qui régulent le cycle menstruel.

Durant la première moitié du cycle menstruel, l'hypophyse fabrique de la folliculine, qui favorise la maturation de l'ovule dans les ovaires avant son expulsion. Vers le milieu du cycle, le taux de lutéine commence à s'élever en vue de l'ovulation (phénomène qui se produit environ deux semaines avant le début des règles). La progestérone fait épaissir les membranes de l'utérus durant la seconde moitié du cycle menstruel en vue d'une éventuelle implantation d'un ovule fertilisé. En l'absence de fertilisation, les membranes de l'utérus sont expulsées sous forme de sang menstruel.

Lorsque les ovaires cessent de réagir aux effets de la folliculine et de la lutéine (généralement entre 45 et 55 ans), la femme commence à produire moins d'œstrogènes et de progestérone. C'est le début de la ménopause, époque à laquelle les règles disparaissent progressivement et la femme cesse d'être fertile.

LES ORGANES REPRODUCTEURS DE LA FEMME

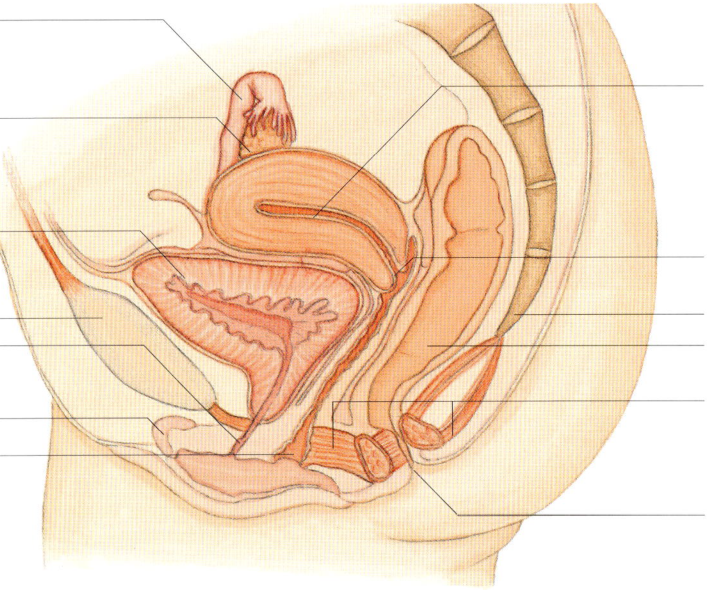

LE SYSTÈME REPRODUCTEUR DE L'HOMME

Les testicules sont situés dans le scrotum, qui pend à l'extérieur du corps, où la température est plus favorable à la production du sperme. Les testicules fabriquent le sperme et sécrètent de la testostérone. Cette hormone contrôle le développement des caractéristiques sexuelles secondaires de l'homme à la puberté, notamment la mue, l'apparition de la pilosité faciale, les changements du pénis et des testicules et la production de sperme.

Après la puberté, les testicules de l'adolescent produisent environ 125 millions de spermatozoïdes par jour. Ceux-ci se concentrent dans les testicules puis, arrivés à maturité, ils passent dans un système tubulaire enroulé appelé épididyme. L'épididyme débouche d'abord sur le vas deferens et de là sur les canaux éjaculatoires. Durant l'activité sexuelle ces canaux se contractent et poussent le sperme dans l'urètre pendant l'éjaculation.

Les spermatozoïdes sont transportés dans le sperme, sécrété par les vésicules séminales et la prostate. Le sperme, riche en nutriments, constitue un milieu favorable à l'existence des spermatozoïdes. Pendant environ 20 minutes après l'éjaculation, les spermatozoïdes ne bougent pratiquement pas et restent dans le sperme, qui a la consistance d'un gel. Le sperme se liquéfie ensuite et les spermatozoïdes atteignent leur but final, l'ovule. C'est là que se produit la fertilisation.

Les autres éléments du système reproducteur de l'homme concernent le pénis, organe qui inclut l'urètre, le prépuce et le gland. L'urètre est le canal servant à la fois à l'écoulement de l'urine et au passage du sperme.

Le gland est le renflement conique situé à l'extrémité du pénis. Chez les hommes non circoncis, il est enfermé dans le prépuce, lequel est attaché au col du pénis. Après l'âge de trois ans, environ, le prépuce devient généralement rétractable, exposant le gland. Jusqu'à cet âge il est collé au gland. L'intérieur du prépuce est recouvert de glandes sébacées sécrétant une substance connue sous le nom de smegma, qui doit être enlevée en nettoyant régulièrement et soigneusement le pénis.

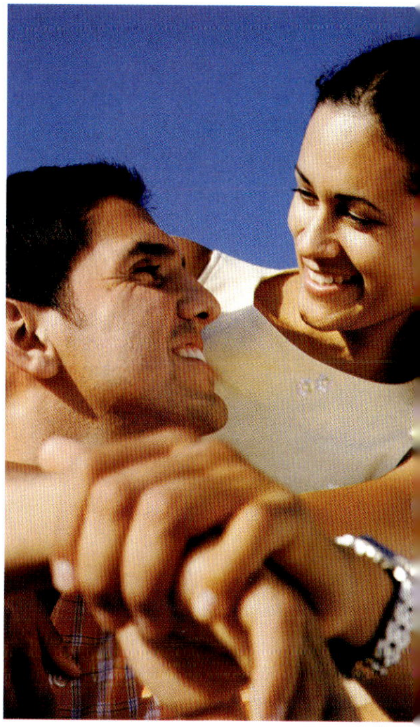

△ Les changements hormonaux qui surviennent chez l'homme et la femme à la puberté les préparent pour le but ultime : l'activité sexuelle et la reproduction.

LES ORGANES REPRODUCTEURS DE L'HOMME

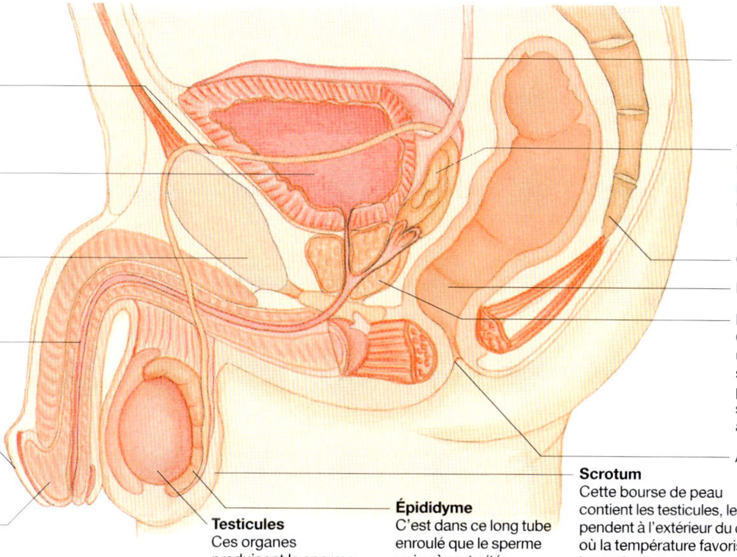

La grossesse et la santé

VOIR AUSSI
- Le tabac, p. 268
- Les contrôles de routine, p. 272
- L'hypertension artérielle, p. 278

La grossesse est une période d'enthousiasme et de joie pour les futurs parents, mais les changements physiques considérables qui se produisent chez la mère peuvent être source de gêne et de stress. Un contact étroit avec votre équipe médicale est souvent le meilleur moyen de protéger votre bien-être et celui de votre bébé. L'équipe pourra répondre à vos éventuelles questions et vous rassurer au fur et à mesure de la progression de votre grossesse. Au-delà de l'anxiété, bien légitime, il faut se souvenir que la grande majorité des grossesses se terminent par la naissance d'un bébé en bonne santé.

Dès que vous pensez être enceinte, consultez votre médecin (les tests de grossesse disponibles sans ordonnance sont assez fiables). Selon une convention médicale, les grossesses sont datées à partir du premier jour des dernières règles. La majorité des soins prénatals habituels sont assurés par une sage-femme.

Votre médecin vous enverra dans le service d'obstétrique d'un hôpital, mais vous ne verrez probablement le spécialiste que deux fois : la première au début de votre grossesse et la seconde peu avant l'accouchement. Vous passerez aussi une échographie.

Lors de la première visite prénatale, on vous posera généralement des questions sur vos antécédents médicaux, puis le médecin vous examinera. Un test sanguin et un examen de votre urine seront effectués. À ce stade, tous les tests ont pour but de déceler d'éventuels facteurs risquant d'entraîner des complications au fur et à mesure du déroulement de votre grossesse.

▽ Il existe des risques accrus d'hypertension artérielle durant la grossesse, et des dépistages réguliers sont essentiels afin de déceler d'éventuels changements le plus tôt possible.

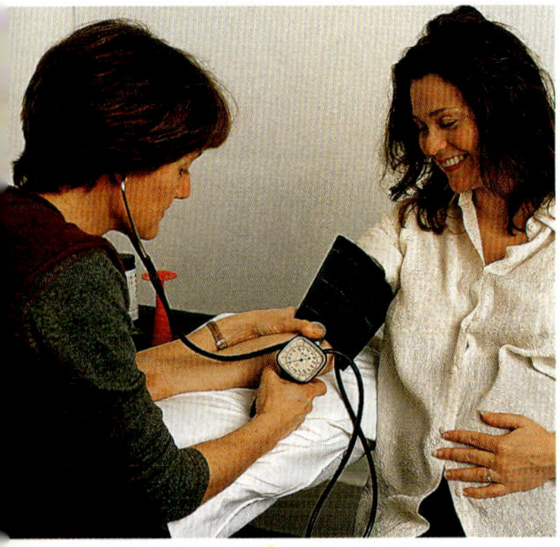

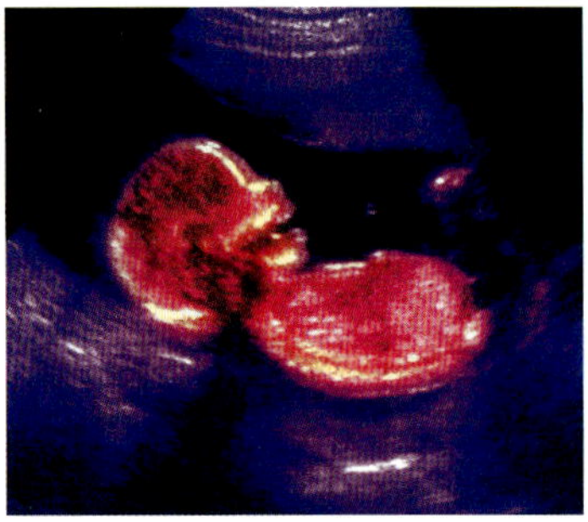

△ L'échographie permet de vérifier la position et la croissance du fœtus. Elle est généralement effectuée à la douzième et la vingtième semaine.

LES EXAMENS DE LA GROSSESSE

La grossesse doit être contrôlée à intervalles réguliers. De la vingtième à la trente-deuxième semaine, les femmes sont examinées toutes les quatre semaines, puis elles sont examinées tous les quinze jours jusqu'à la trente-sixième semaine et toutes les semaines par la suite. À chaque visite, l'équipe médicale :

- Effectue les contrôles de routine et répond à vos éventuelles questions.
- Vérifie le développement et la position du bébé.
- Écoute le cœur du bébé.

BIEN S'ALIMENTER PENDANT LA GROSSESSE

Il est très important de s'alimenter de façon saine et équilibrée pendant la grossesse de façon à rester en forme et à bien nourrir votre bébé. Ce n'est généralement que durant les deux derniers mois, quand la croissance du fœtus s'accélère, qu'il vous faudra manger plus.

Évitez les aliments suivants :

- Œufs crus ou peu cuits.
- Moules et autres fruits de mer.
- Pâtés de foie.
- Fromages non pasteurisés tels que le brie.

Les médecins conseillent à toutes les femmes qui essaient de concevoir et à celles qui sont dans les douze premières semaines de leur grossesse de prendre de l'acide folique pour prévenir un éventuel spina-bifida.

L'EXERCICE ET LA GROSSESSE

Si vous faisiez de l'exercice avant d'être enceinte, il est recommandé de continuer. Si vous êtes en bonne santé, vous aurez sans doute moins mal au dos. Évitez cependant des sports tels que l'équitation, où vous risquez de tomber, et ne vous surmenez pas.

Durant votre grossesse vous prendrez du poids, et votre ventre et votre fatigue limiteront le genre et la quantité d'exercices que vous pourrez faire. La natation et le yoga, en revanche, sont peu contraignants.

LE TABAC ET L'ALCOOL

Le tabac est néfaste pour votre bébé. Les femmes qui fument devraient s'arrêter lorsqu'elles sont enceintes afin de ne pas affecter la croissance du fœtus, de ne pas prédisposer leur bébé à l'asthme ou aux maladies cardio-vasculaires. Évitez l'alcool pendant les 12 premières semaines (de toute façon, à ce stade, les nausées peuvent vous en enlever l'envie), puis par la suite, essayez de boire avec modération.

LES PRINCIPALES ÉTAPES DE LA GROSSESSE

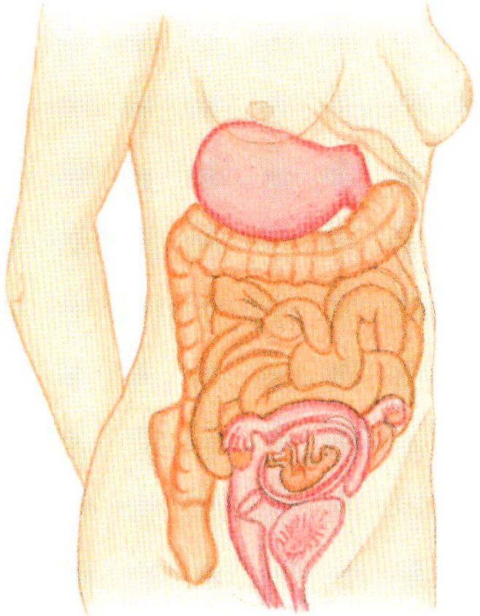

△ **Vers la 12e semaine**
Quoique minuscule, le fœtus a déjà la forme d'un bébé : doigts, organes génitaux, visage...

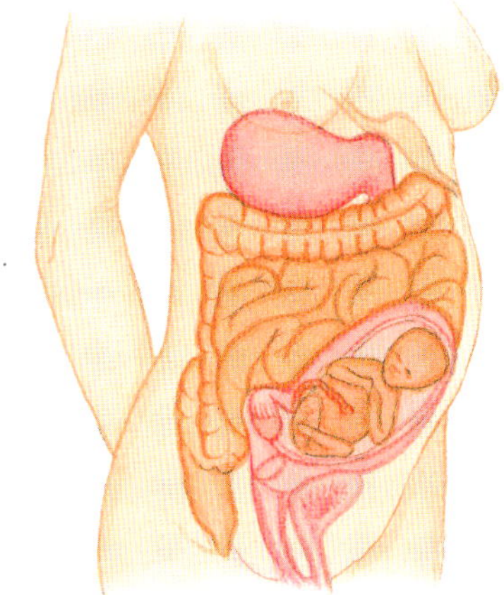

△ **Vers la 18e semaine**
Les organes du fœtus commencent à fonctionner et ses os à se durcir.

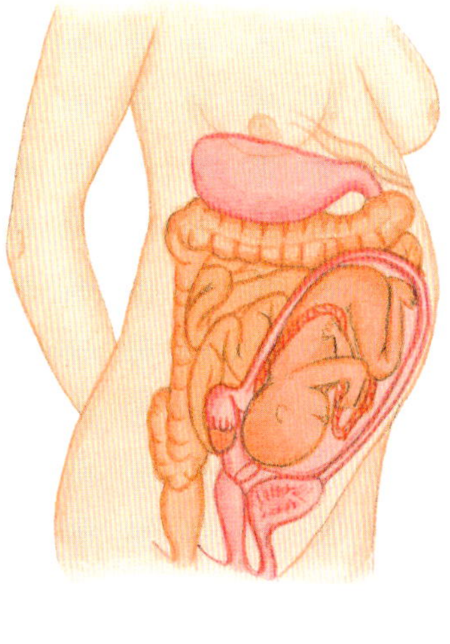

△ **Vers la 24e semaine**
Le fœtus, plus développé, commence à exercer une pression sur les organes internes.

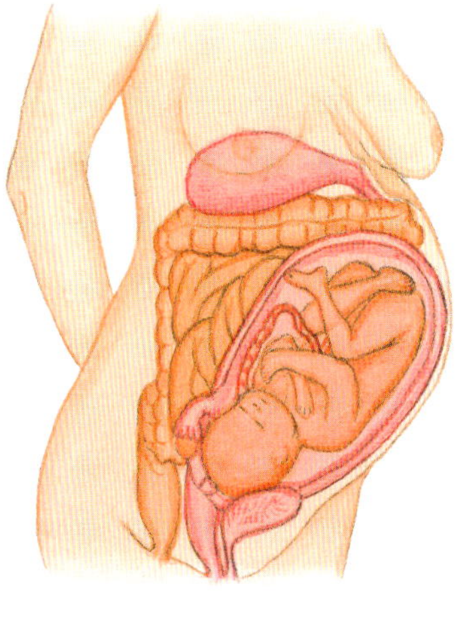

△ **Vers la 36e semaine**
À l'approche de la naissance, la tête glisse vers le bas dans le pelvis. On dit que le fœtus « bascule ».

LES PROBLÈMES DE LA GROSSESSE

Les problèmes d'infertilité sont très courants : une femme sur cinq de moins de 35 ans ne parvient pas à tomber enceinte après un an de rapports sexuels non protégés. L'infertilité peut être due à des problèmes tels que l'impossibilité d'ovuler, à un taux trop faible de spermatozoïdes ou aux deux.

Si vous avez du mal à concevoir, parlez-en à votre médecin, qui peut vous faire passer des tests en milieu hospitalier. Ceux-ci peuvent inclure une analyse du sperme pour l'homme, ou, pour la femme, des scanners et des radios pour examiner les organes reproducteurs. Des tests post-coïtaux sont parfois effectués pour vérifier si le corps de la femme ne rejette pas le sperme de son partenaire.

Le traitement dépend de la cause mais il peut inclure des hormones ou de la microchirurgie pour dégager une obstruction. Si le traitement initial échoue, on peut essayer l'insémination artificielle. Toutefois, le taux de succès de ce procédé est faible et le couple peut avoir besoin d'un soutien psychologique pour l'aider à accepter la possibilité d'un échec.

Une grossesse sur quatre se termine en fausse couche – en général dans les trois premiers mois. Cela est souvent dû à une anomalie du fœtus, parfois à des infections telles que la salmonellose ou une carence en hormones. La plupart des femmes qui font une fausse couche vont jusqu'au bout de leur prochaine grossesse.

Les grossesses ectopiques affectent jusqu'à 1 femme sur 100. L'ovule fertilisé se coince alors dans la trompe de Fallope. Lorsque le fœtus grandit, cela peut provoquer la rupture du tube, entraînant une hémorragie interne. Si une grossesse ectopique a été diagnostiquée, une intervention chirurgicale est nécessaire afin d'enlever le fœtus.

APRÈS LA NAISSANCE

Il est essentiel de surveiller votre santé après la naissance. Veillez à bien manger et à bien vous reposer.

De nombreuses femmes sont déprimées après la naissance, ce qui peut être dû à une brusque chute du taux d'œstrogènes et de progestérone après l'accouchement. Dans 10 % des cas cette dépression est grave et elle dure des mois. Les symptômes incluent une tristesse persistante, des difficultés à communiquer avec l'enfant, l'impression de ne pas être à la hauteur, de l'anxiété et, dans certains cas, des crises de panique. Votre équipe médicale peut vous donner d'excellents conseils et un traitement peut être inutile. Cependant, on peut prescrire des antidépresseurs, médicaments qui aident de nombreuses femmes.

Les règles irrégulières

VOIR AUSSI

- Les maladies de la thyroïde, p. 316
- L'endométriose, p. 403
- Les kystes ovariens, p. 404
- La polykystose ovarienne, p. 404

Le cycle menstruel moyen dure vingt-huit jours et les règles peuvent durer de deux à sept jours. Il existe cependant des variations considérables d'une femme à l'autre: certaines peuvent les avoir toutes les trois semaines, d'autres tous les trente-cinq jours. Il n'est pas forcément nécessaire de s'alarmer si les règles sont irrégulières: cela peut se produire pour diverses raisons. Cependant, il est recommandé de consulter si le cycle menstruel change brusquement. Cela peut être dû à un problème tel que le stress ou à des affections plus graves.

L'irrégularité menstruelle a lieu le plus souvent juste après la puberté et pendant la préménopause en raison des fluctuations hormonales se produisant à ces époques.

Quand l'irrégularité est due au stress, à l'anxiété ou à une maladie récente, le problème se résout généralement tout seul. De même, les irrégularités qui surviennent pendant l'adolescence tendent à disparaître progressivement.

Si les règles sont irrégulières sans raison apparente, on peut effectuer des examens tels que des analyses de sang et des échographies du pelvis.

Pour les irrégularités persistantes chez les jeunes femmes, on peut avoir recours à la pilule contraceptive afin de régulariser le cycle. Pour les femmes en préménopause, on peut proposer des hormones de substitution.

LES CAUSES POSSIBLES

Les règles irrégulières peuvent être causées par des problèmes tels que:

- Des kystes des ovaires et une dystrophie ovarienne polykystique.
- L'endométriose.
- Des maladies de la thyroïde.
- Une grossesse insoupçonnée.
- Un cancer.

ou par:

- Le stress et l'anxiété.
- Des périodes de dépression et de mauvaise santé physique générale.
- Des fluctuations de poids.

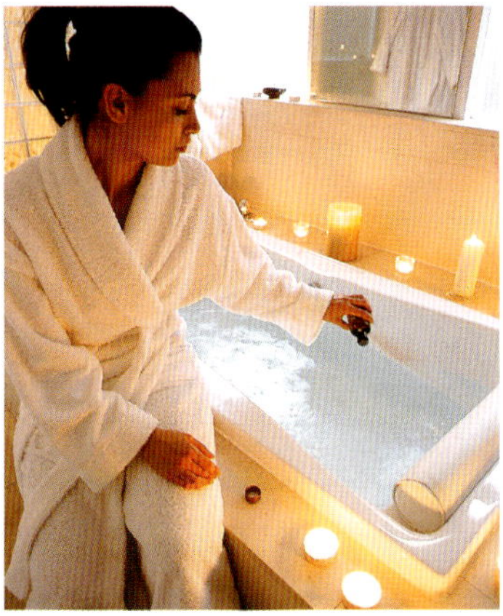

△ Prendre le temps de se détendre dans un environnement chaud et calme aide à soulager le stress et l'anxiété, qui peuvent provoquer des règles irrégulières.

Les règles douloureuses (dysménorrhée)

VOIR AUSSI

- L'endométriose, p. 403

La dysménorrhée affecte la plupart des femmes à un moment ou à un autre de leur vie. De nombreuses femmes peuvent être relativement handicapées par ce problème. Les douleurs sont généralement plus intenses la veille du début des règles et durant les premières 48 heures des menstrues.

La dysménorrhée est surtout courante pendant l'adolescence et de 20 à 30 ans. Le problème se calme plus tard dans la vie. Si vous n'avez généralement pas de règles douloureuses et que vous ressentiez brusquement une gêne inaccoutumée, consultez votre médecin. Il cherchera à savoir si vous souffrez d'autres problèmes gynécologiques et effectuera d'autres examens.

LES TRAITEMENTS

Les anti-inflammatoires sont souvent efficaces et l'idéal est de les prendre avant que la douleur devienne trop intense. On peut aussi les combiner avec la pilule contraceptive, qui soulage la douleur en supprimant l'ovulation.

▷ Les règles peuvent devenir douloureuses quand du tissu endométrien, tapissant ici l'utérus, se développe dans d'autres organes pelviens.

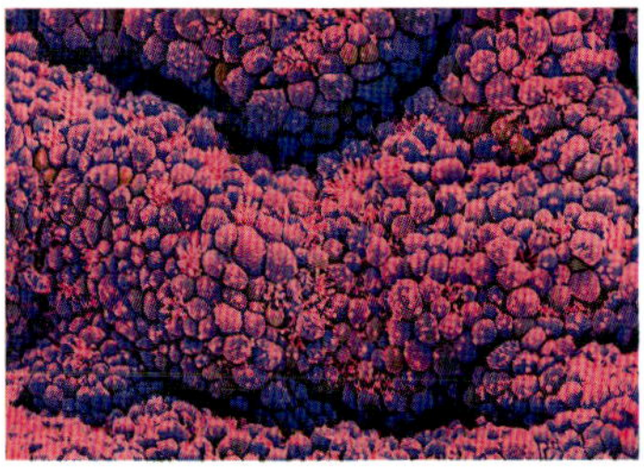

Le syndrome prémenstruel

VOIR AUSSI

- La dépression, p. 346
- Les règles irrégulières, p. 398
- Les règles douloureuses (dysménorrhée), p. 398

Le syndrome prémenstruel est un problème très répandu qui affecte jusqu'à un tiers des femmes fécondes à un moment donné de leur vie, surtout celles de plus de 30 ans. Si certains doutent de l'existence du syndrome prémenstruel, de nombreux médecins estiment aujourd'hui qu'il est dû à un déséquilibre des hormones sexuelles survenant juste avant la menstruation. Il peut être handicapant, bien que le problème ne dure en général qu'un ou deux jours, juste avant les règles ou au début de celles-ci. Les symptômes incluent migraines, colères ou parfois état dépressif.

SIGNES ET SYMPTÔMES

Les symptômes classiques sont :

- De l'instabilité, de la dépression et des sautes d'humeur.
- De la fatigue et des maux de tête.
- De la rétention d'eau et le ventre gonflé.
- Les seins douloureux.
- Des dorsalgies et douleurs musculaires.

Si la rétention d'eau vous gêne particulièrement, votre médecin peut vous prescrire un diurétique à prendre selon les besoins. Vous pourrez peut-être soulager vos douleurs musculaires et vos maux de tête avec de simples antalgiques et des anti-inflammatoires. Les sautes d'humeur et la dépression peuvent réagir à des antidépresseurs, à prendre de façon régulière pendant la seconde moitié du cycle menstruel. Il existe différents médicaments à base de progestérone qui sont plus ou moins efficaces.

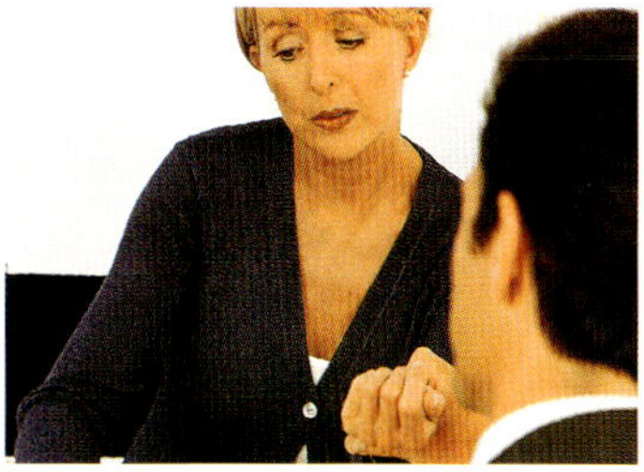

△ Les antidépresseurs soulagent la dépression et contrôlent les sautes d'humeur pouvant se produire avant les règles.

Les problèmes de la ménopause

VOIR AUSSI

- L'ostéoporose, p. 356

La ménopause est l'époque de la vie d'une femme, généralement entre 45 et 55 ans, où ses règles s'arrêtent progressivement. Les hormones de substitution peuvent soulager les symptômes associés à la ménopause, mais parlez-en cependant avec votre médecin.

SIGNES ET SYMPTÔMES

De nombreuses femmes n'ont que des symptômes bénins à la ménopause. Certaines, cependant, souffrent de divers problèmes dont :

- Des bouffées de chaleur.
- Des sautes d'humeur pouvant inclure de l'anxiété et de la dépression.
- De la fatigue et une baisse de libido.
- De la sécheresse vaginale.
- Des risques accrus d'infections urinaires.

Presque tous les symptômes liés à la ménopause peuvent être traités avec des hormones de substitution. On administre de petites quantités d'œstrogènes et de progestérone, juste assez pour minimiser les effets de la baisse d'œstrogènes liée à la ménopause. Ces hormones sont généralement prises pendant quelques années sous forme de comprimés, de patchs ou d'implants sous-cutanés. On vérifie périodiquement le poids, la pression artérielle et l'état de santé général des femmes qui suivent un traitement hormonal.

LE PRONOSTIC À LONG TERME

Il y a des avantages à prendre des hormones de substitution à long terme, notamment le fait que les œstrogènes tendent à prévenir l'ostéoporose. Il peut aussi y avoir une faible baisse des risques de maladies coronariennes. En revanche, ces hormones comportent certains dangers dont un risque accru de cancer du sein après plus de sept ans de traitement.

LA POST-MÉNOPAUSE

Les œstrogènes protégeant contre les maladies coronariennes, les risques de problèmes cardio-vasculaires, mais également les risques d'ostéoporose augmentent après la ménopause.

Les douleurs et les grosseurs du sein

VOIR AUSSI
➤ Grossesse et santé, p. 396
➤ Le syndrome prémenstruel, p. 399
➤ Les problèmes de la ménopause, p. 399

De nombreuses femmes remarquent à certains moments de leur cycle menstruel que leurs seins ont un aspect grumeleux, et elles ressentent des douleurs généralisées dans ceux-ci. Ces symptômes se manifestent surtout durant les quelques jours qui précèdent les règles et pendant la puberté et la grossesse. Les tissus du sein changent lorsqu'ils sont affectés par les fluctuations hormonales. Il existe différentes méthodes pour soulager les douleurs des seins mais demandez conseil à votre médecin si les symptômes persistent ou si des grosseurs inhabituelles vous préoccupent.

Des grosseurs dans les seins peuvent souvent s'accompagner d'une récurrence cyclique de douleurs dans ces organes. Les femmes ménopausées y sont souvent moins sujettes, bien que ces symptômes puissent persister chez celles qui prennent des hormones de substitution.

Certaines mesures simples peuvent être utiles pour les seins douloureux et gonflés :
- Prenez chaque jour de l'huile de primevère.
- Faites des exercices de relaxation.

QUE FERA VOTRE MÉDECIN ?

Les seins d'aspect grumeleux non douloureux ne nécessitent généralement pas de traitement spécifique. Cependant, votre médecin peut vous envoyer chez un spécialiste qui effectuera des tests supplémentaires si :
- La tuméfaction persiste et si elle n'est pas affectée par votre cycle menstruel.
- Il y a une grosseur localisée.
- Cette grosseur localisée est sentie au toucher : il peut s'agir d'un adénofibrome ou d'une tumeur cancéreuse.

LA STRUCTURE DU SEIN

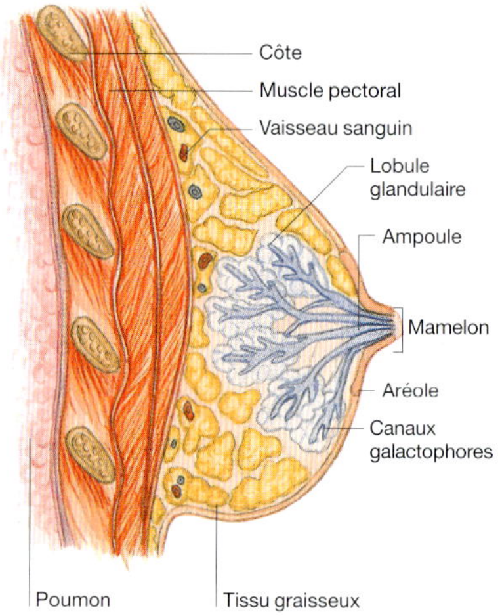

▷ Les seins sont constitués de tissu graisseux, de lobules glandulaires qui produisent du lait et d'un système de canaux amenant le lait aux mamelons. Les tissus des seins sont soumis à des stimulations hormonales qui les préparent à la grossesse et à la lactation et ils se modifient donc constamment.

Les adénofibromes

VOIR AUSSI
➤ Les kystes des seins, p. 401

Ces tumeurs bénignes (non cancéreuses) du sein, parmi les plus fréquentes, touchent essentiellement les femmes de moins de 30 ans. Les adénofibromes pourraient être dus aux effets des œstrogènes sur les tissus des seins. Ils peuvent survenir à différents endroits du sein.

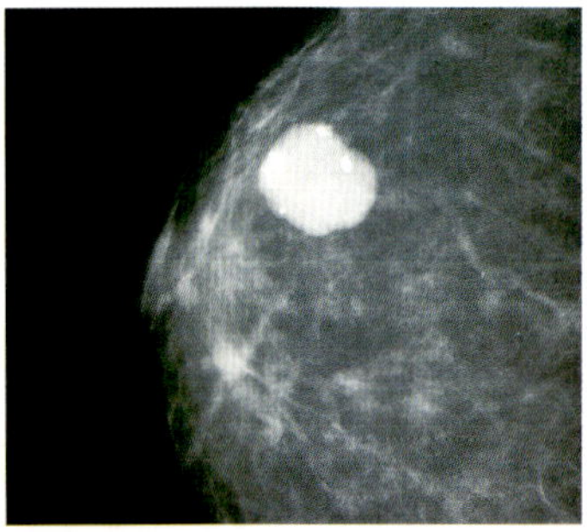

◁ Les mammogrammes montrent clairement les tissus du sein. Un adénofibrome (visible ici en blanc) est une petite tumeur du tissu fibreux. Bien que bénins, les adénofibromes peuvent devenir cancéreux s'ils ne sont pas traités.

Les adénofibromes sont la cause la plus fréquente de grosseurs du sein. Ils se développent très lentement, parfois durant plusieurs années, et sont généralement inoffensifs. Cependant, il peut être difficile de les distinguer de tumeurs cancéreuses et si vous constatez une grosseur inhabituelle, consultez impérativement votre médecin. Celui-ci vous enverra passer des tests spécialisés tels qu'une échographie et une biopsie du sein afin d'établir un diagnostic soigneux.

Les petits adénofibromes peuvent être laissés tels quels. Ils régressent souvent et peuvent disparaître complètement avec le temps. Si la grosseur devient gênante et continue de croître, il convient peut-être de l'enlever chirurgicalement.

Les kystes du sein

VOIR AUSSI
➤ L'adénofibrome, p. 400
➤ Le cancer du sein, ci-dessous
➤ Les kystes ovariens, p. 404

Les kystes des seins sont des petites grosseurs remplies de liquide qui touchent surtout les femmes de 30 à 50 ans. Ces lobules, dont certains sont pratiquement invisibles et d'autres peuvent mesurer plusieurs centimètres, sont généralement inoffensifs. De temps à autre, cependant, un kyste peut contenir des cellules cancéreuses. Aussi convient-il d'examiner tous les kystes du sein pour être absolument sûr qu'ils ne sont pas malins. La plupart des femmes qui ont des kystes en ont plusieurs, et ils affectent les deux seins. La récurrence des kystes des seins est relativement fréquente.

Bien que les kystes des seins soient généralement inoffensifs, comme toute grosseur du sein, ils doivent être examinés afin de vérifier qu'il ne s'agit pas d'un cancer du sein. Normalement, on effectue un scanner et une ponction, et une biopsie du kyste est analysée en laboratoire pour voir s'il s'agit d'un cancer.

Le médecin peut prescrire une ponction des kystes (on aspire le liquide présent à l'intérieur de ces poches à l'aide d'une aiguille creuse). Si nécessaire, on peut retirer le kyste chirurgicalement.

PONCTION DU SEIN

▷ Un kyste du sein peut être traité par ponction, avec une seringue qui en extrait le liquide.

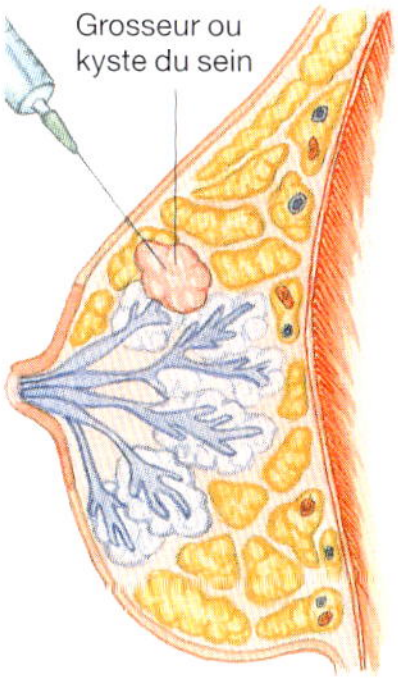

TESTS ET SCANNERS

Généralement inoffensifs, les kystes du sein peuvent dans certains cas rares contenir des cellules cancéreuses. Des scanners spécialisés permettent de déceler la maladie dès le début, où il est plus facile de la traiter. De nombreux pays ont aujourd'hui des programmes de détection pour les femmes de 50 à 65 ans, plus sujettes au cancer du sein. Les hormones de substitution pourraient en accroître le risque.

Le cancer du sein

VOIR AUSSI
➤ Les lymphomes, p. 458

Le cancer du sein est le cancer le plus répandu chez la femme. Il affecte généralement les femmes de plus de 50 ans mais peut aussi toucher des personnes plus jeunes. Certains facteurs dont l'âge, l'hérédité et les hormones de substitution, en augmentent le risque.

SIGNES ET SYMPTÔMES

Le cancer du sein peut ne produire aucun symptôme au début mais lorsque ces symptômes apparaissent, ils incluent :

- Une grosseur indolore dans le sein.
- Des sécrétions du mamelon contenant du sang.
- Un aspect de peau d'orange autour de la grosseur.
- Une inversion du mamelon.

Si votre médecin soupçonne un cancer du sein il peut vous adresser à des spécialistes. Votre sein sera scanné, une biopsie de la tumeur et du liquide sera effectuée et les cellules seront analysées. Seule environ une sur vingt des grosseurs du sein est cancéreuse. Si le cancer est confirmé, on vous fera peut-être passer d'autres scanners pour déterminer s'il a gagné d'autres parties de votre corps.

LES TRAITEMENTS

Le cancer du sein est traité en combinant interventions chirurgicales, radiothérapie, chimiothérapie et hormones.

- Les petites tumeurs sont enlevées chirurgicalement (tumorectomie). Les plus grosses obligent parfois à enlever tout le sein (mastectomie). Un prélèvement de ganglions permet de voir si le cancer s'est développé.
- On utilise aujourd'hui couramment la radiothérapie pendant six semaines après l'exérèse de toutes les tumeurs.
- Quand le cancer a gagné d'autres organes, on a recours à la chimiothérapie en conjonction avec d'autres traitements.
- Les médicaments bloquant les œstrogènes réduisent certaines tumeurs ou les empêchent de se développer.

Les fibromes

VOIR AUSSI

- La grossesse et la santé, p. 396
- Les règles douloureuses (dysménorrhée), p. 398
- Les adénofibromes, p. 400

Les fibromes sont des lésions non cancéreuses qui se développent dans l'utérus. Ils sont très courants et peuvent toucher jusqu'à un tiers de toutes les femmes durant leurs années de fécondité bien qu'ils affectent le plus souvent les femmes de 35 à 55 ans. On pense qu'ils pourraient être provoqués par la stimulation du tissu utérin par les hormones sexuelles féminines, provoquant des douleurs et des règles extrêmement abondantes. Bien que ces tumeurs soient bénignes, elles peuvent rendre infertile. Les traitements varient selon la taille et la gravité des fibromes.

SIGNES ET SYMPTÔMES

Un gros fibrome tend à produire divers symptômes parmi lesquels :

- Des règles abondantes et longues.
- Des douleurs intenses pendant les menstrues.
- L'infertilité.
- Des risques accrus de fausses couches.

Les fibromes sont des tumeurs non cancéreuses constituées par du tissu musculeux qui se développe dans l'utérus. Les fibromes peuvent être de différentes tailles et causer des symptômes divers. Certains sont très petits et ne provoquent aucun symptôme : d'autres peuvent atteindre la taille d'un pamplemousse. Il peut parfois y avoir plusieurs fibromes. Ils peuvent entraîner des règles abondantes et assez douloureuses. S'ils deviennent très gros, ils peuvent rendre infertile ou provoquer des fausses couches.

LE DIAGNOSTIC DES FIBROMES

Les fibromes peuvent parfois être diagnostiqués au cours d'un examen pelvien. Si des fibromes sont soupçonnés, une échographie du pelvis confirmera le diagnostic.

LES TRAITEMENTS

Les petits fibromes ne provoquant pas de symptômes peuvent être laissés tels quels. Pour les grosseurs problématiques, on peut utiliser des médicaments pour tenter de les faire diminuer mais si ce traitement échoue une exérèse peut être nécessaire. Elle peut être effectuée par :

- Hystéroscopie – Les petits fibromes qui se développent à l'intérieur de la paroi utérine peuvent être enlevés par ce procédé, où un petit instrument télescopique est inséré dans l'utérus de façon à pouvoir examiner l'intérieur de l'abdomen et localiser puis enlever les fibromes.
- Chirurgie de l'abdomen – Les gros fibromes peuvent être enlevés en pratiquant dans l'abdomen une incision permettant d'accéder à l'utérus.
- Hystérectomie – Si les fibromes provoquent des problèmes graves et si leur taille et l'endroit où ils se trouvent les rendent difficiles à enlever, on peut envisager une hystérectomie. Toutefois, l'hystérectomie n'est indiquée que quand les fibromes provoquent douleurs et gênes importantes.

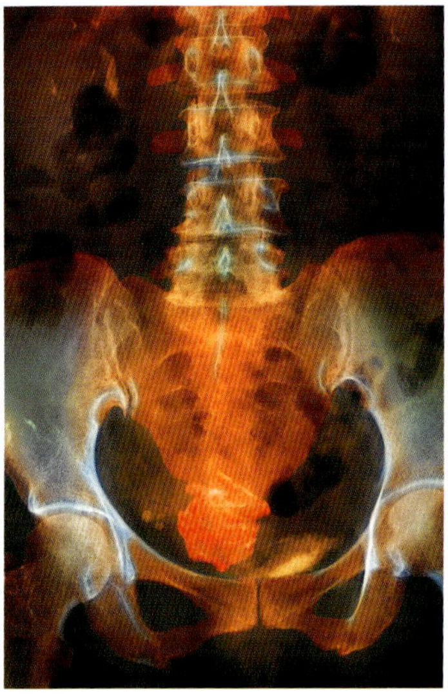

△ Sur cette radio de l'utérus, un fibrome est visible en orange. Les fibromes sont des tumeurs bénignes constituées de tissu conjonctif.

L'EMPLACEMENT DES FIBROMES

▷ Les fibromes sont constitués par du tissu musculeux et ils se développent dans l'utérus. Il peut n'y en avoir qu'un, ce qui est relativement rare, ou plusieurs fibromes peuvent apparaître en même temps.

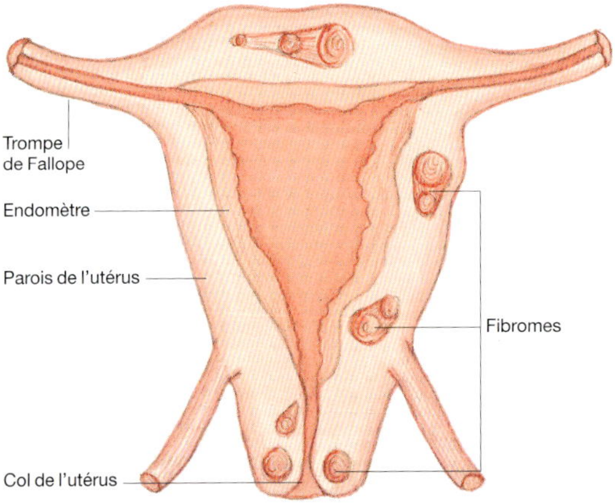

L'endométriose

VOIR AUSSI

- Les infections urinaires, p. 390
- Les règles irrégulières, p. 398
- Les kystes ovariens, p. 404
- Les infections des organes génitaux féminins, p. 407

L'endomètre est la muqueuse qui tapisse la cavité utérine (son rôle principal est de recevoir l'œuf fécondé par un processus complexe appelé la nidation). Il est éliminé une fois par mois durant les règles puis il se reconstitue. L'endométriose est le développement d'endomètre en dehors de l'utérus, dans les ovaires ou les trompes de Fallope, notamment. Elle est généralement provoquée par les hormones produites pendant le cycle menstruel. L'endométriose peut aussi se produire en dehors du pelvis: dans l'intestin et même dans la cavité abdominale et les poumons.

SIGNES ET SYMPTÔMES

Les symptômes typiques comprennent:

- Des règles douloureuses et irrégulières.
- Des douleurs intenses pendant les rapports sexuels.
- Une gêne lors de la miction.
- L'infertilité.

On ignore les causes de cette pathologie, mais elle est courante chez les femmes qui ont leur premier enfant après l'âge de 30 ans ou chez celles qui n'ont pas d'enfants.

Quand l'endométriose se produit à l'extérieur du pelvis, les symptômes dépendent des organes affectés. L'endométriose intestinale, par exemple, tend à provoquer des changements dans la défécation, des douleurs abdominales et des saignements rectaux.

TRAITEMENT DE L'ENDOMÉTRIOSE

Des hormones peuvent être utilisées pour supprimer le cycle menstruel de façon à réduire la production d'œstrogènes dont dépend le tissu endométrien. Ces traitements sont suivis pendant une période allant jusqu'à un an, après quoi le problème peut disparaître.

On peut détruire des petites zones d'endométriose par laparotomie – procédé peu contraignant consistant à insérer dans l'abdomen des appareils rigides permettant d'illuminer, d'examiner et de traiter les organes. S'il s'agit d'une femme âgée ou d'un cas très grave, on peut envisager une hystérectomie totale.

L'endométriose peut parfois disparaître avec la grossesse mais revenir après.

▽ Ce cliché montre la surface d'un kyste endométriotique, ici formé par des fragments de muqueuse utérine attachés à un ovaire.

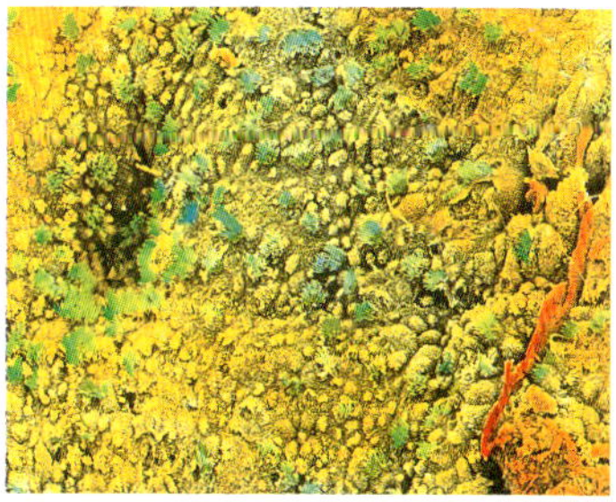

Le cancer de l'utérus

VOIR AUSSI

- Le cancer des ovaires, p. 405

Le cancer de l'utérus est très courant chez les femmes de 55 à 65 ans. Il est plus fréquent chez les femmes n'ayant pas eu d'enfants et chez celles qui ont eu une ménopause tardive. La cause de ce cancer est inconnue mais il est important de le diagnostiquer et de le traiter le plus tôt possible.

SIGNES ET SYMPTÔMES

Les symptômes courants incluent:

- Des règles abondantes.
- Des saignements après les rapports sexuels.
- Des taches de sang vaginales après la ménopause.

Le cancer de l'utérus provoque généralement des saignements vaginaux anormaux. Si un cancer de l'utérus est soupçonné d'après les symptômes du patient, celui-ci peut être envoyé d'urgence chez un gynécologue, qui effectuera une biopsie utérine, facilement effectuée par hystéroscopie. Si un cancer est diagnostiqué, on peut effectuer d'autres tests pour voir si ce cancer a gagné d'autres organes.

LE TRAITEMENT

Ce cancer est généralement traité par une hystérectomie totale (ablation de tous les organes pelviens). Un cancer qui s'est développé au-delà de l'utérus est en général traité par chimiothérapie et avec des hormones.

Le pronostic est favorable si la tumeur a été diagnostiquée dès le début, et 80 % des femmes peuvent reprendre une vie normale, sans que le cancer réapparaisse.

Les kystes ovariens

VOIR AUSSI
- Les règles irrégulières, p. 398
- Les fibromes, p. 402
- L'endométriose, p. 403
- Les infections génitales féminines, p. 407

Les kystes ovariens – tumeurs renfermant du liquide – sont très courants durant les années de fertilité de la femme. Ils peuvent être relativement petits ou, au contraire, très importants, et il peut y en avoir un seul ou plusieurs (on parle alors de polykystose). Les kystes ovariens sont généralement bénins mais certains peuvent devenir cancéreux, et par précaution on effectue généralement des examens spécialisés. Il peut être difficile de diagnostiquer les kystes ovariens car ils ne produisent pas nécessairement de symptômes et parce que les symptômes, s'il y en a, sont épisodiques.

SIGNES ET SYMPTÔMES

Beaucoup de kystes finissent par disparaître spontanément sans que l'on s'aperçoive de leur présence. Les kystes plus gros et qui persistent peuvent produire des symptômes parmi lesquels :

- Des douleurs abdominales, en général du côté de l'ovaire affecté.
- Une distension ou une tuméfaction de l'abdomen.
- Des douleurs intenses pendant les rapports sexuels.
- Des règles irrégulières.

La présence d'un kyste peut être évidente d'après les symptômes, et le kyste peut être senti lors d'un examen pelvien. Une échographie et une analyse de sang pour vérifier l'éventuelle présence de protéines indiquant la présence de tumeurs peuvent confirmer le diagnostic.

Quand un kyste est gros, qu'il persiste ou qu'il est gênant, on le surveille pendant quelque temps afin de voir s'il se développe ou, au contraire, s'il diminue spontanément. Un traitement médical peut aussi être proposé (une pilule œstro-progestative est le plus souvent prescrite, afin de bloquer l'ovulation). Les gros kystes doivent être ponctionnés ou enlevés. Un kyste est enlevé chirurgicalement s'il devient cancéreux mais on conserve autant de l'ovaire que possible.

▷ Cœlioscopie de l'abdomen d'une femme montrant, légèrement à gauche du centre, un kyste ovarien se présentant sous la forme d'une poche remplie de liquide.

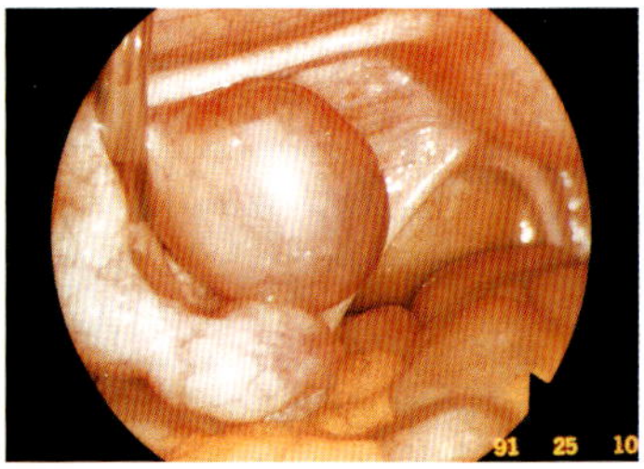

La polykystose ovarienne

VOIR AUSSI
- Le diabète, p. 314

Cette affection courante, causée par un excès de lutéine et de testostérone, est caractérisée par de multiples kystes ovariens remplis d'une substance liquide. Les femmes qui en souffrent sont plus sujettes au diabète, à l'hypertension artérielle ou à des insuffisances ovulaires.

SIGNES ET SYMPTÔMES

- Règles irrégulières, rares ou absentes.
- Pilosité corporelle excessive.
- Ovulation insuffisante.

Cette pathologie pouvant rendre infertile, il est très important de la diagnostiquer et de la traiter dès que possible. Si une polykystose est soupçonnée d'après les symptômes, on peut effectuer une échographie du pelvis afin de localiser les différents kystes ovariens, ainsi que des examens sanguins afin de mesurer les taux de lutéine et de testostérone et voir s'il existe un déséquilibre hormonal.

Le traitement dépend de la gravité du cas et du désir ou non de la femme d'avoir des enfants. Des médicaments pour augmenter la fertilité peuvent être administrés pour stimuler l'ovulation et les règles irrégulières peuvent être contrôlées avec la pilule anticontraceptive.

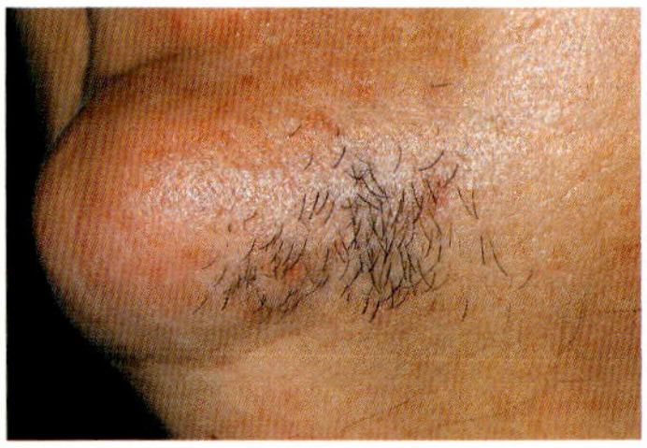

△ Une pilosité corporelle excessive (ce cliché montre le menton d'une femme) peut être un symptôme de polykystose.

Les cancers de l'ovaire

VOIR AUSSI

- Le cancer de l'utérus, p. 403
- Les kystes ovariens, p. 404
- Le cancer du col de l'utérus, p. 406

Chaque année, les cancers de l'ovaire provoquent de nombreuses morts dans le monde entier. Ils sont souvent difficiles à diagnostiquer parce que de nombreuses femmes ne présentent de symptômes qu'à un stade relativement avancé de la maladie. Lorsque ces symptômes deviennent apparents, la tumeur peut s'être développée au-delà de l'ovaire. Il est donc essentiel de consulter immédiatement dès l'apparition des symptômes mentionnés ci-dessous, surtout si vous faites partie des personnes à risques. Il n'existe actuellement aucun moyen efficace de détecter ces cancers.

SIGNES ET SYMPTÔMES

Les symptômes possibles incluent :

- Des douleurs et distensions abdominales.
- Des mictions fréquentes.
- Des règles irrégulières.
- Un malaise général, une perte de poids.

Le cancer ovarien est, en fréquence, le septième cancer féminin. Certaines femmes sont plus sujettes au cancer de l'ovaire. Ces groupes à risque incluent :

- Les femmes qui n'ont pas eu d'enfants.
- Les femmes qui ont eu une ménopause tardive.
- Celles qui ont des cas de cancer dans leur famille (on estime que 5 à 10 % des cancers de l'ovaire surviennent dans un contexte héréditaire).

Les cancers de l'ovaire peuvent affecter des femmes de n'importe quel âge, mais plus particulièrement celles qui ont entre 50 et 60 ans. Les femmes qui ont pris la pilule anticontraceptive ou ont eu plusieurs grossesses semblent y être moins sujettes (le risque augmentant chez les femmes ayant eu de nombreuses ovulations).

TRAITEMENT CHIRURGICAL

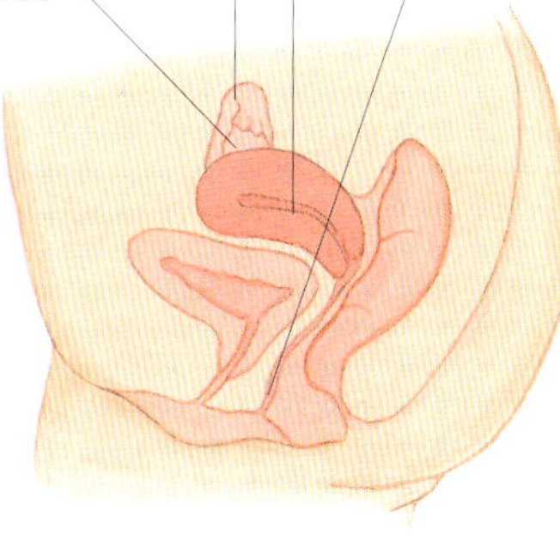

△ Si une tumeur cancéreuse s'est développée au-delà de l'ovaire, une hystérectomie peut être nécessaire. On enlève alors l'utérus, les trompes de Fallope, les ovaires, la partie supérieure du vagin et les ganglions lymphatiques.

LE DIAGNOSTIC

Si un cancer est soupçonné, on procède immédiatement à des examens approfondis dont une échographie pelvienne, des tests sanguins, pour détecter la présence d'une éventuelle tumeur, une cœlioscopie, pour examiner l'ovaire, et une biopsie. Si le cancer est confirmé, on effectue d'autres scanners pour voir s'il a gagné d'autres organes tels que le foie ou les poumons.

LES TRAITEMENTS

Si le cancer est limité à un seul ovaire et si la femme souhaite encore avoir des enfants, tous les efforts seront faits pour éviter une hystérectomie totale. On se contentera alors d'enlever l'ovaire affecté et une trompe de Fallope.

Lorsque la tumeur a gagné d'autres parties du pelvis, ou si la femme ne souhaite plus avoir d'enfants, on recommande une hystérectomie totale, méthode la plus sûre d'enlever toutes les cellules cancéreuses. Au cours de l'hystérectomie on pratique l'ablation de l'utérus, des deux ovaires, des deux trompes de Fallope et d'autres tissus. Dans la plupart des cas cette intervention est suivie d'une chimiothérapie et éventuellement d'une radiothérapie.

Le pronostic du cancer de l'ovaire est plus favorable quand la maladie a été diagnostiquée dès le début et qu'un seul ovaire est touché. Cependant, il peut être difficile à diagnostiquer car les symptômes n'apparaissent parfois qu'à un stade avancé, ou seulement quand la tumeur a gagné d'autres parties du pelvis. Actuellement, chez les trois quarts des femmes, les cancers de l'ovaire ne sont diagnostiqués que lorsqu'ils ont atteint d'autres parties du corps.

On effectue aujourd'hui des recherches considérables pour trouver un moyen de dépistage efficace, mais il n'en existe actuellement aucun (les recherches s'orientent vers le dépistage génétique). En attendant, il est impératif de prendre le moindre symptôme au sérieux et de le traiter immédiatement.

▽ La cœlioscopie permet de diagnostiquer les cancers de l'ovaire. Plusieurs petites incisions sont pratiquées dans l'abdomen et on insère une caméra vidéo à fibres optiques et d'autres appareils permettant d'examiner les ovaires.

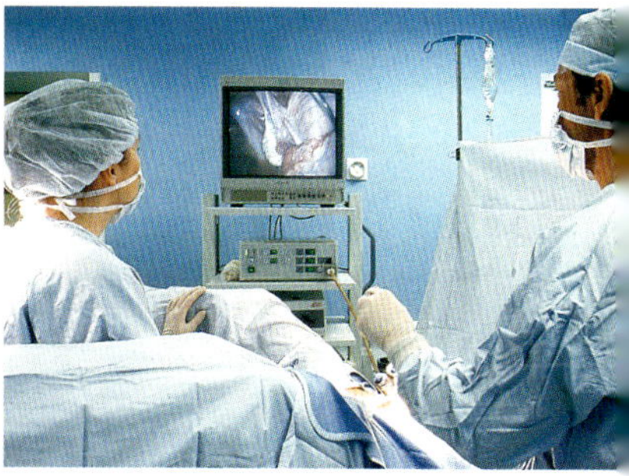

La dysplasie du col de l'utérus

VOIR AUSSI
- Le tabac, p. 268
- Le cancer du col de l'utérus, ci-dessous
- Les maladies sexuellement transmissibles, p. 411

Les cellules du col de l'utérus peuvent devenir cancéreuses en l'espace de quelques années. Entre les cellules normales et les cellules cancéreuses, il existe toute une gamme d'anomalies cellulaires que l'on désigne sous le nom de dysplasie du col de l'utérus. On peut détecter cette pathologie en effectuant un frottis cervico-vaginal, examen que toutes les femmes devraient faire faire tous les trois ans. Des cellules du col de l'utérus sont prélevées à l'aide d'une spatule ou d'une brosse. Elles sont ensuite examinées au microscope afin de détecter d'éventuelles modifications cellulaires.

La cause exacte de cette affection est inconnue mais la dysplasie du col de l'utérus est liée à un virus sexuellement transmissible, le papillomavirus. Les rapports sexuels non protégés sont donc dangereux et le nombre de partenaires augmente le risque de le contracter. Les femmes qui fument ou qui prennent des immuno-suppresseurs sont plus sujettes au cancer et à la dysplasie du col de l'utérus.

LES TRAITEMENTS

La dysplasie du col de l'utérus bénigne ne nécessite aucun traitement mais il convient généralement de refaire faire un frottis cervical six mois après le diagnostic. Si cette dysplasie persiste ou si elle est modérée ou grave, on identifie et on enlève les cellules anormales. La colposcopie, procédé indolore, permet d'examiner le col de l'utérus afin d'y déceler d'éventuelles anomalies et les zones dysplasiques (avec des tissus anormaux) peuvent être enlevées au laser.

Une colposcopie doit être suivie de frottis cervico-vaginaux à intervalles réguliers pour s'assurer que la dysplasie est bien éliminée. Au fur à mesure que les tissus reprennent un aspect normal, on espace de plus en plus les frottis.

LES TYPES DE DYSPLASIES DU COL DE L'UTÉRUS

Il existe trois types de dysplasies du col de l'utérus : bénignes, modérées et graves. Les dysplasies bénignes peuvent disparaître sans traitement tandis que les dysplasies modérées et graves peuvent évoluer lentement en cancer, si elles ne sont pas traitées. Les chances de guérison sont meilleures si la maladie est détectée dès le début et si le cancer est traité avant qu'il commence à s'étendre dans le pelvis.

Le cancer du col de l'utérus

VOIR AUSSI
- Le cancer de l'utérus, p. 403

Le cancer du col de l'utérus, assez répandu, est l'un des rares cancers que l'on peut prévenir avec des dépistages réguliers. La plupart des pays développés ont instauré des programmes de dépistage afin de déceler des modifications du col de l'utérus avant qu'elles dégénèrent en cancer.

Si des cellules cancéreuses ont été décelées dans le col de l'utérus, on effectue d'autres tests pour voir l'étendue de la tumeur. Si elle est limitée au col de l'utérus, on peut pratiquer une exérèse de la zone affectée, ce qui n'empêchera pas la femme de concevoir et d'avoir des enfants par la suite.

Si la femme ne souhaite pas avoir d'enfants, on peut envisager une hystérectomie (ablation de l'utérus et du col de l'utérus), mais on conserve généralement les ovaires. Si le cancer a gagné l'utérus, une hystérectomie sera nécessaire. Si le cancer a gagné d'autres parties du corps, on a alors recours à la chimiothérapie et/ou à la radiothérapie pour essayer de le contenir.

SIGNES ET SYMPTÔMES

Le cancer du col de l'utérus peut provoquer les symptômes suivants :

- Des saignements vaginaux.
- Des douleurs intenses pendant les rapports sexuels.

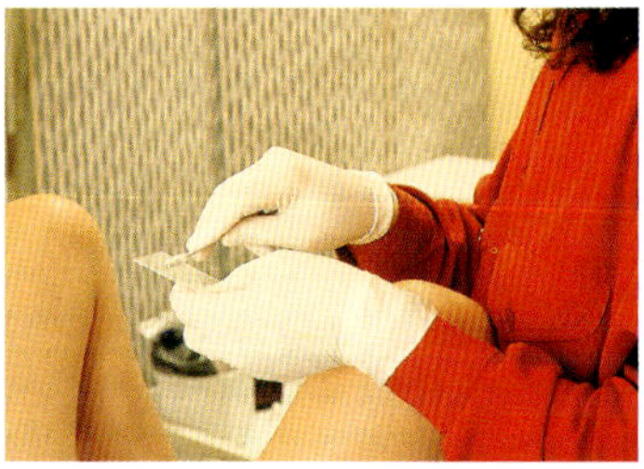

▷ Il est facile, dans la plupart des pays développés, de se faire faire un frottis cervico-vaginal. On prélève des cellules du col de l'utérus afin de détecter d'éventuelles anomalies avant qu'elles se transforment en cancer.

Les infections génitales féminines

VOIR AUSSI
- Le diabète, p. 314
- Les organes urinaires, p. 386
- Les infections urinaires, p. 390
- Les maladies sexuellement transmissibles, p. 411

La plupart des femmes ont des irritations du vagin à un moment donné de leur vie. Cela peut simplement être une réaction à certains savons parfumés ou à des produits pour le bain. Cependant, cela est souvent dû à une infestation par une mycose, la *Candida albicans* (muguet), ou par des organismes sexuellement transmissibles tels que le *Trichomonas vaginalis* (trichomonase). La plupart des infections guérissent rapidement lorsqu'elles sont traitées, mais certaines peuvent gagner le pelvis, provoquant une grave inflammation, cause majeure d'infertilité chez les femmes.

SIGNES ET SYMPTÔMES DE L'INFECTION VAGINALE

Consultez votre médecin si vous avez les symptômes suivants :

- Démangeaisons, irritation ou douleurs vaginales.
- Pertes anormales et parfois malodorantes.
- Sensation de brûlure lors de la miction.
- Gêne durant les rapports sexuels.

Beaucoup de femmes sont gênées de consulter leur médecin pour des vaginites (irritations du vagin). Cependant, la vaginite peut avoir de nombreuses causes, y compris une infection grave, si bien qu'il est essentiel de se faire examiner.

Si une infection est soupçonnée, on peut effectuer un prélèvement vaginal qui sera analysé en laboratoire. Dans la plupart des cas le problème se résout une fois l'agent infectieux identifié et le traitement correct administré. Il convient de s'abstenir de rapports sexuels jusqu'à ce que l'inflammation et l'irritation aient disparu. Dans de nombreux cas, le partenaire sexuel doit lui aussi être traité.

LE MUGUET

Le muguet provoque de graves démangeaisons et d'épaisses pertes blanches. Beaucoup de femmes souffrent de muguet à répétition et l'infection semble souvent liée au stress et à la fatigue. Les femmes enceintes, celles qui sont diabétiques ou qui prennent des antibiotiques et des immuno-suppresseurs y sont particulièrement sujettes.

Les pessaires et les crèmes fongicides soulagent normalement les symptômes et guérissent l'infection. On trouve également des doses individuelles de fongicides à prendre par voie orale : elles sont faciles à utiliser et sans danger.

En cas de muguet à répétition, on peut effectuer d'autres tests. Il peut être recommandé de diminuer les édulcorants et de consommer de l'acidophilus sous forme de yaourt naturel vivant ou de comprimés. Les partenaires du sexe masculin doivent eux aussi être traités car ils peuvent être infectés et contaminer de nouveau leur compagne après qu'elle a été soignée.

VAGINITE BACTÉRIENNE

La vaginite bactérienne provoque des pertes blanchâtres avec une odeur de poisson. Cela se produit quand des bactéries normalement inoffensives qui vivent dans le vagin se mettent à se multiplier de façon excessive. Les causes habituelles en sont des *Gardnerella vaginalis* ou des *Mycoplasma hominis*. Cette affection se guérit bien avec des antibiotiques.

LA TRICHOMONASE

La trichomonase est une infection transmise sexuellement qui provoque d'intenses démangeaisons, des douleurs lors de la miction et des pertes jaunâtres et malodorantes. Elle se guérit rapidement avec des antibiotiques.

Les hommes peuvent être infestés sans avoir de symptômes, mais ils peuvent avoir de l'urétrite (inflammation de l'urètre). Si une femme souffre de trichomonase, son partenaire sexuel devrait lui aussi être traité.

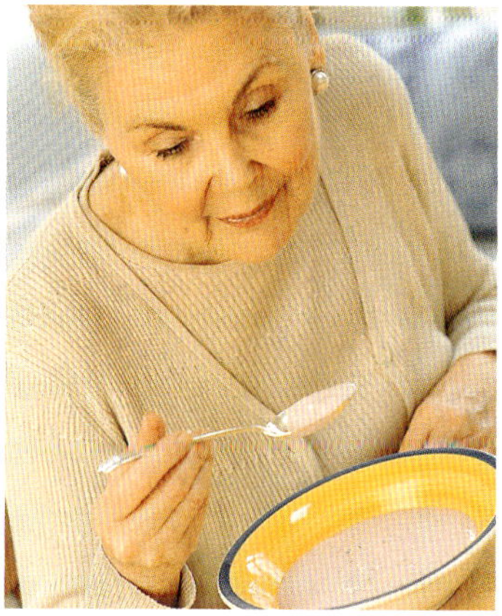

△ Il est facile de lutter soi-même contre le muguet en mangeant du yaourt naturel vivant contenant de l'*acidophilus*.

LES INFLAMMATIONS PELVIENNES

Principale cause d'infertilité chez la femme, elles commencent souvent par une infection du vagin (généralement une chlamydiose ou une blennorragie), infection qui gagne alors les trompes de Fallope et d'autres organes pelviens.

Des douleurs pelviennes ou pendant les rapports sexuels et de la fièvre peuvent être des signes d'inflammation pelvienne, mais souvent, cette affection ne provoque pas de symptômes. Si les inflammations pelviennes sont rapidement traitées avec des antibiotiques, la plupart des femmes guérissent complètement. Cependant, non traitées, elles peuvent endommager les trompes de Fallope et rendre infertile.

L'hypertrophie de la prostate

VOIR AUSSI

- La balanite, p. 386
- Les organes urinaires, p. 390
- Les infections urinaires, p. 412
- L'impuissance, p. 479

L'hypertrophie de la prostate ou adénome prostatique survient naturellement avec l'âge et devient plus apparente chez les hommes de plus de 50 ans, mais elle peut aussi être causée par une infection bactérienne (prostatisme). L'incidence des symptômes dépend du degré d'hypertrophie. Au fur et à mesure que la prostate augmente de volume, elle écrase l'urètre et empêche la vessie de se vider correctement, provoquant de fréquentes envies d'uriner. Éviter de boire certains liquides peut aider à contrôler les symptômes.

SIGNES ET SYMPTÔMES

Les symptômes typiques sont :

- Un besoin fréquent d'uriner.
- La sensation que la vessie n'est pas complètement vide après la miction.
- Un égouttement d'urine après la miction.
- Un faible jet d'urine.

Si cette affection n'est pas traitée, l'urine peut stagner dans la vessie et provoquer une infection urinaire.

L'inflammation de la prostate est fréquemment causée par une infection bactérienne. Elle provoque des douleurs lors de la miction, le besoin d'uriner fréquemment (déréglant le sommeil en raison du besoin de se lever la nuit), des douleurs lors de l'éjaculation, du sang dans le sperme, des douleurs à la base du pénis et dans les testicules, de la fièvre et un malaise général. Parfois la prostate peut devenir enflammée (prostatite) lors d'une infection et elle peut devenir cancéreuse chez les hommes d'un certain âge. Les symptômes du cancer de la prostate sont semblables à ceux de l'hypertrophie de la prostate mais il peut aussi y avoir des douleurs du dos ou de la hanche.

Le diagnostic est basé sur l'histoire médicale et l'examen clinique du patient. La prostate peut être sentie et sa taille déterminée en insérant un doigt dans le rectum. On peut également effectuer une échographie pour voir dans quelle mesure la fonction de la vessie est perturbée.

POSITION DE LA PROSTATE

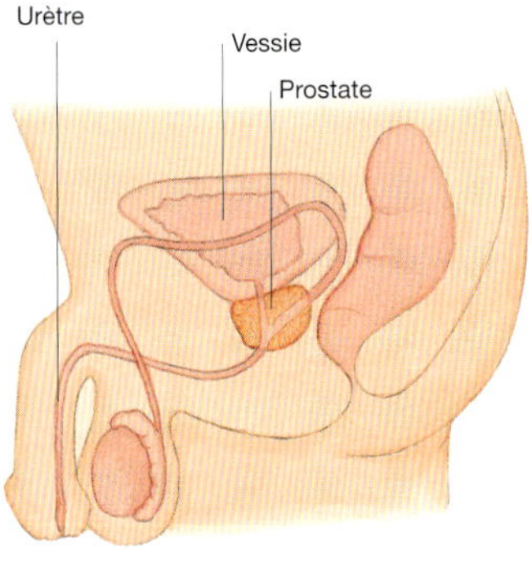

△ La prostate est un organe masculin de la taille d'un marron situé à la base de la vessie. Elle entoure l'urètre à sa sortie de la vessie. La prostate produit des sécrétions qui s'ajoutent au sperme durant l'éjaculation.

LE TRAITEMENT MÉDICAMENTEUX

Si cette affection constitue un handicap important, elle peut être traitée. Il est possible de la contrôler avec des alpha-bloquants (qui facilitent la miction), des antiandrogènes (qui réduisent la taille de la prostate avec le temps) et des antibiotiques par voie orale (en cas d'infection).

LE TRAITEMENT CHIRURGICAL

Si les symptômes empirent progressivement et si les médicaments ne réussissent pas à contrôler cette affection, il existe certains traitements chirurgicaux. Parmi ceux-ci :

- La prostatectomie transurétrale partielle – Ce procédé, qui est le plus courant, consiste à introduire un endoscope dans l'urètre de façon à atteindre la prostate et effectuer une résection partielle du tissu prostatique à l'aide d'un fil métallique chauffé. Cette intervention peut devoir être refaite, mais elle peut rendre impuissant.
- La prostatectomie totale – Si la prostate est très hypertrophiée, il peut être nécessaire de l'enlever complètement, ce qui peut rendre infertile et impuissant.

On cherche actuellement de nouveaux traitements pour l'hypertrophie de la prostate et les techniques récentes couramment testées incluent la chirurgie au laser.

FAITES ATTENTION À CE QUE VOUS BUVEZ

Si les symptômes de l'hypertrophie de la prostate sont bénins, ils peuvent ne pas gêner outre mesure. Toutefois, il est possible de contrôler les symptômes en veillant à ne pas boire trop le soir et en évitant les boissons augmentant le besoin d'uriner, celles à base de caféine et l'alcool notamment.

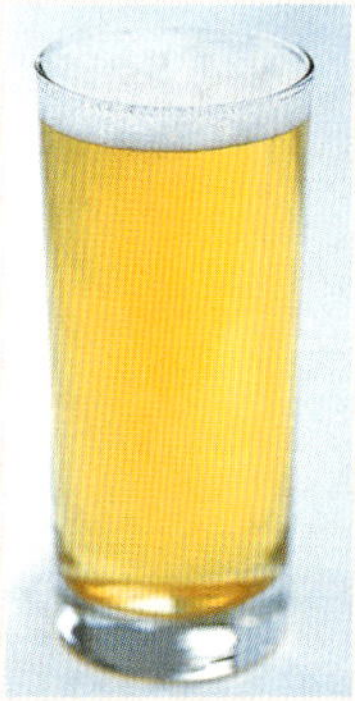

◁ Les boissons alcoolisées tendent à accroître le besoin d'uriner.

Le cancer de la prostate

VOIR AUSSI
- Les contrôles de routine, p. 272
- L'hypertrophie de la prostate, p. 408
- Les problèmes des testicules, p. 410

Le cancer de la prostate affecte surtout les hommes de plus de 50 ans. La tumeur se développe lentement et peut ne causer aucun symptôme significatif pendant de nombreuses années. Comme pour tous les cancers, il est essentiel, pour guérir, de le diagnostiquer et de le traiter à temps. Les traitements varient selon la taille et l'étendue du cancer. Un dépistage peut permettre d'enrayer cette maladie, mais ce procédé n'est encore guère répandu. Quand la tumeur est limitée à la prostate, le taux de rémissions à 5 ans et plus est de 90 %.

SIGNES ET SYMPTÔMES

Le cancer de la prostate ne produit souvent aucun symptôme. Les éventuels symptômes incluent :

- Un faible jet d'urine.
- Un besoin fréquent d'uriner.
- Parfois, du sang dans les urines.

Si un cancer de la prostate est soupçonné, on effectue un toucher rectal afin d'évaluer la taille et l'aspect de la prostate ainsi qu'un prélèvement sanguin afin de vérifier le niveau de l'antigène prostatique spécifique (APS), marqueur sérique pouvant indiquer un cancer.

▽ Les échantillons de sang analysés en laboratoire ne suffisent pas pour un diagnostic et il est nécessaire d'effectuer d'autres examens.

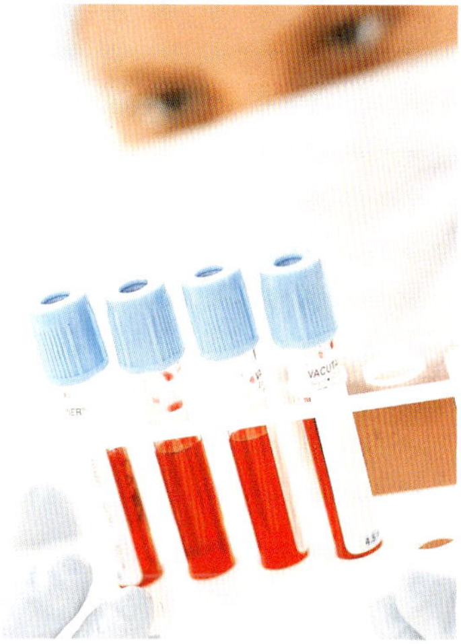

On envoie le patient chez un urologue et d'autres tests sont effectués dont une biopsie de la prostate et, si un cancer est diagnostiqué, d'autres scanners, qui permettront de déterminer son étendue. Les taux d'antigènes prostatiques peuvent donner une idée de la progression du cancer.

LES TRAITEMENTS

Si le cancer est limité à la prostate, le traitement consiste généralement :

- En contrôles réguliers.
- En hormones pour réduire le taux de testostérone, qui peut stimuler le cancer de la prostate.
- En une prostatectomie radicale.
- En séances de radiothérapie.

Chez les hommes âgés avec un cancer localisé de la prostate et pas de symptômes, on se borne généralement à des contrôles réguliers, car il est probable que la maladie ne progressera pas.

Chez un homme plus jeune, cependant, la probabilité que le cancer s'étende est plus élevée. Dans de nombreux cas le cancer sera traité chirurgicalement, bien que la radiothérapie puisse constituer une alternative. D'autres traitements incluent :

- Une prostatectomie radicale (ablation de toute la prostate) – Cependant, cette intervention peut rendre impotent et provoquer un peu d'incontinence urinaire.
- La radiothérapie – La radiothérapie est aujourd'hui devenue plus sophistiquée et il est possible d'implanter des graines radioactives dans la prostate, ce qui permet d'administrer avec plus de précision une plus faible dose totale de radiations.

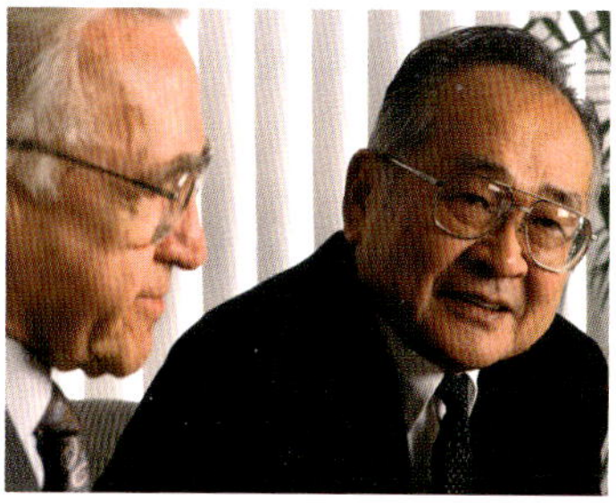

△ Le cancer de la prostate affecte en général les hommes de plus de 50 ans. Très souvent, la tumeur, limitée à la prostate, ne se développe pas. Chez un homme plus jeune, l'ablation chirurgicale de la prostate constitue le traitement le plus indiqué, ce cancer particulièrement agressif pouvant en effet se développer rapidement.

LE DÉPISTAGE DU CANCER DE LA PROSTATE

Le dépistage du cancer de la prostate est très controversé. Les tests sanguins peuvent mesurer le taux de l'antigène prostatique spécifique (APS), qui est sécrété par la prostate. Il peut s'élever lors d'une infection, d'une hypertrophie de la glande, d'un traumatisme ou du cancer. Un taux élevé d'APS peut indiquer des changements cancéreux nécessitant des examens, mais il n'est pas particulier au cancer. De même, un taux normal d'APS n'exclut pas nécessairement le cancer.

Le manque de fiabilité de ces tests sanguins explique leur caractère peu répandu, sinon aux États-Unis. Les divers traitements sont également controversés en raison des graves effets secondaires qu'ils provoquent.

Les problèmes des testicules

VOIR AUSSI
➤ Les organes reproducteurs, p. 272
➤ Les contrôles de routine, p. 394

Les hommes peuvent souffrir de divers problèmes des testicules, allant de kystes bénins au cancer. Il est donc essentiel de s'examiner soi-même régulièrement afin de détecter d'éventuelles modifications des testicules, et, le cas échéant, de consulter un médecin. Comme de nombreuses tumeurs bénignes, les kystes de l'épididyme peuvent être effrayants lorsqu'on les découvre car ils peuvent être pris pour des excroissances cancéreuses. Bien que le cancer des testicules soit relativement rare, toute anomalie doit être examinée par un médecin, ne serait-ce que pour se sentir rassuré.

KYSTES DE L'ÉPIDIDYME

De petits kystes inoffensifs se forment couramment dans l'épididyme, organe contenant les canaux qui amènent le sperme aux testicules. Ces kystes sont très répandus chez les hommes de plus de 40 ans.

DIAGNOSTIC ET TRAITEMENT

Un médecin peut déceler un kyste par un simple toucher et une échographie confirmera le diagnostic. Le traitement dépend de la taille du kyste – on peut sans danger laisser les petits kystes mais les gros, qui peuvent devenir très gênants, doivent être réséqués.

CANCER DES TESTICULES

Le cancer des testicules est rare mais c'est l'un des cancers les plus répandus chez les hommes de 20 à 40 ans. Il est relativement facile à détecter en s'examinant soi-même et c'est l'un des rares cancers complètement guérissables.

QUAND CONSULTER UN MÉDECIN

Il est recommandé de consulter un médecin dès que vous décelez une excroissance dans vos testicules. De nombreuses grosseurs ne sont que des kystes bénins mais en cas de doute, votre praticien vous enverra chez un spécialiste. Les examens complémentaires peuvent inclure une échographie et une biopsie. Si un cancer est diagnostiqué, on effectue d'autres scanners pour voir l'étendue de la tumeur.

LE TRAITEMENT

Si la tumeur est limitée à un testicule, celui-ci peut-être enlevé et d'autres traitements seront probablement inutiles. Si le cancer s'est développé, un traitement combinant une intervention chirurgicale et des séances de chimiothérapie ou de radiothérapie peut être efficace.

SIGNES ET SYMPTÔMES DU CANCER DES TESTICULES

- ➤ Grosseur dure et généralement indolore de la taille d'un pois dans un testicule.
- ➤ Modifications de la peau du scrotum et douleur sourde.

LA VARICOCÈLE

La varicocèle est une dilatation variqueuse des veines du cordon spermatique et du scrotum. Elle est relativement courante et due à des valvules défectueuses du système veineux testiculaire.

QUE RISQUE DE FAIRE VOTRE MÉDECIN ?

Votre médecin peut sentir la varicocèle, qui a l'aspect d'un sac de vers. Le traitement dépend du degré de gêne provoqué. Les cas très bénins ne sont parfois pas traités car ils peuvent ne pas évoluer. Cependant, les cas plus graves exigent une résection chirurgicale des veines affectées.

SIGNES ET SYMPTÔMES DE LA VARICOCÈLE

- ➤ Douleurs dans un testicule ou le scrotum.
- ➤ Sensation de tiraillement du côté affecté du scrotum.

L'HYDROCÈLE

L'hydrocèle, ou œdème des bourses, est une infiltration séreuse de la tunique vaginale qui entoure les testicules. Courante chez les nourrissons et les hommes âgés, elle se caractérise par une tuméfaction molle. Il n'existe souvent pas de cause apparente bien qu'une hydrocèle puisse survenir lors d'une infection ou d'un traumatisme des testicules.

Le test classique confirmant le diagnostic consiste à placer une source lumineuse derrière la tuméfaction : cette lumière est visible à travers le liquide séreux. Certains cas guérissent sans traitement. En cas de douleur, on peut ponctionner le liquide ou enlever le sac membraneux qui le contient.

HYDROCÈLE

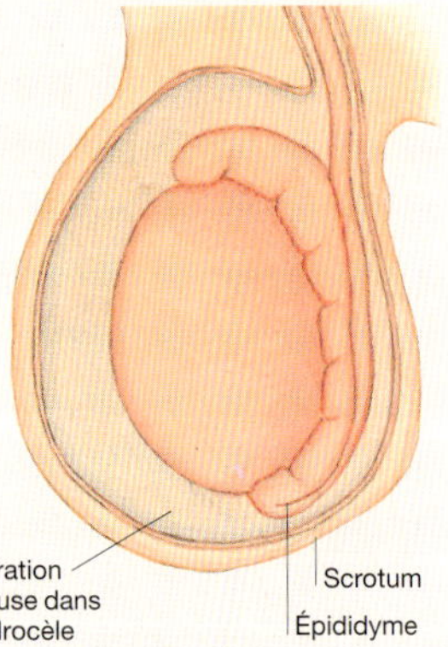

△ **Hydrocèle signifie « cavité aqueuse ». Il s'agit d'une infiltration séreuse provoquant une tuméfaction du scrotum (tunique qui entoure les testicules).**

Les maladies sexuellement transmissibles

VOIR AUSSI
- Les infections urinaires, p. 390
- Les infections génitales féminines, p. 407
- La séropositivité et le sida, p. 468

Les maladies sexuellement transmissibles (MST), dues à des bactéries, des virus, des champignons ou des parasites, sont généralement contractées durant les rapports sexuels vaginaux et anaux mais certaines infections peuvent être contractées lors de rapports oraux. Elles affectent les deux sexes et peuvent toucher tout individu sexuellement actif de n'importe quel âge. Inévitablement, le risque d'infection est plus élevé chez les personnes qui changent souvent de partenaire. L'usage régulier de contraceptifs appropriés réduit considérablement le risque de contamination.

L'URÉTRITE NON SPÉCIFIQUE

L'infection est courante chez les hommes.
Symptômes Sensation de brûlure lors de la miction; douleur au niveau du gland; émissions par le pénis.
Diagnostic Un prélèvement de l'urètre et un examen des urines peuvent permettre d'identifier l'agent infectieux.
Traitement Antibiotiques pendant une semaine. Si une chlamydiose est soupçonnée, il importe d'examiner les deux partenaires.

LA CHLAMYDIOSE

Cette infection bactérienne est courante chez les hommes et femmes sexuellement actifs.
Symptômes Il peut ne pas y en avoir. Les femmes peuvent avoir des pertes vaginales, un besoin fréquent d'uriner, des douleurs pelviennes. L'affection entraîne infertilé, inflammation du pelvis et grossesses ectopiques.
Diagnostic Elle peut être diagnostiquée par un frottis du col de l'utérus ou de l'urètre.
Traitement Antibiotiques par voie orale. Les partenaires sexuels doivent être traités.

LA BLENNORRAGIE

Elle affecte les hommes et les femmes sexuellement actifs de n'importe quel âge et peut être transmise par des rapports sexuels oraux.
Symptômes Il peut ne pas y en avoir. Il peut y avoir des mictions douloureuses, des émissions par le pénis ou des pertes vaginales.
Diagnostic Prélèvements appropriés. Le diagnostic est difficile car de nombreuses infections ne provoquent pas de symptômes.
Traitement Les antibiotiques sont efficaces mais il convient de traiter la maladie tôt sinon elle peut entraîner une inflammation chronique de la prostate, de l'urètre et de l'épididyme. Les femmes risquent d'avoir une infection chronique, des lésions des trompes de Fallope et une inflammation récurrente du pelvis et de devenir infertiles.

LA SYPHILIS

Cette infection bactérienne provoque des symptômes génitaux aigus. Non traitée à temps, elle peut gagner d'autres organes.
Symptômes Il existe trois stades d'infection:
- Primaire – Apparition d'un chancre indolore sur le pénis ou la vulve et d'adénopathies au niveau de l'aine. L'ulcère guérit tout seul mais s'il n'est pas traité, des accidents secondaires peuvent survenir.
- Secondaire – Éruption cutanée sur tout le corps, fièvre, fatigue et malaise. La maladie peut guérir au bout de quelques semaines. Aucun autre symptôme peut se manifester mais dans certains cas l'affection progresse (en l'espace de 20 ou 30 ans).
- Tertiaire – Démence progressive avec confusion mentale, troubles de la mémoire et perte du sens de l'orientation. La destruction de la moelle épinière provoque une paralysie des membres inférieurs.

Diagnostic Prélèvements de l'urètre, de l'anus et de la bouche et tests sanguins.
Traitement Les syphilis primaires et secondaires sont traitées à la pénicilline.

L'HERPÈS GÉNITAL

Il s'agit d'une infection virale récurrente qui touche les deux sexes et peut affecter le bébé lors des contractions, si bien qu'il faut effectuer une césarienne.
Symptômes Lésions douloureuses et remplies de liquide sur les parties génitales; sensation de fourmillements et de brûlure sur les parties génitales; fièvre, courbatures, douleurs, fatigue. Les symptômes disparaissent au bout de deux à trois semaines.
Diagnostic Généralement établi d'après l'histoire médicale et un examen.
Traitement L'herpès génital réagit bien aux antiviraux, qui réduisent la durée de l'infection et le degré d'infestation, mais n'éliminent pas le virus. En cas de crises récurrentes, il est conseillé de prendre des antiviraux à titre préventif jusqu'à ce que la prédisposition à ces crises récurrentes ait diminué. La maladie finit souvent par disparaître d'elle-même.

L'HÉPATITE

Les hépatites B et C sont des infections virales. Le virus de l'hépatite B est transmis par contact avec le sang et par pénétration sexuelle. Le virus de l'hépatite C est transmis par le sang bien qu'on pense que dans certains cas il puisse être transmis sexuellement.
Symptômes Ces virus affectent surtout le foie. L'infection initiale est suivie de nombreuses années sans symptômes. Chez certains individus B positifs et de nombreux individus C positifs, il peut y avoir une inflammation progressive du foie susceptible de provoquer une insuffisance hépatique et d'accroître le risque de cancer du foie.
Diagnostic Les tests sanguins permettent d'identifier le virus.
Traitement Antiviraux, de plus en plus efficaces, souvent utilisés ensemble pendant environ six mois. L'hépatite B peut être prévenue en se protégeant sexuellement. Les personnes à risques peuvent être immunisées contre cette maladie. Il n'existe actuellement pas de vaccin contre l'hépatite C.

L'impuissance

VOIR AUSSI
- L'athérosclérose, p. 280
- L'anxiété, p. 342
- La dépression, p. 346
- L'hypertrophie de la prostate, p. 408
- Le cancer de la prostate, p. 409

L'impuissance est courante et elle affecte la plupart des hommes à certains moments de leur vie. L'incidence de l'impuissance augmente avec l'âge et elle se produit beaucoup plus fréquemment chez les hommes mûrs et les hommes âgés, bien qu'elle puisse survenir à n'importe quel âge. L'impuissance occasionnelle est normale et peut être provoquée par divers facteurs dont la dépression ou le stress. Si le problème persiste, consultez votre médecin pour d'autres examens, des affections plus graves, troubles vasculaires ou diabète notamment, pouvant être la cause du problème.

Les causes de l'impuissance peuvent être physiques, psychologiques ou les deux à la fois. Des difficultés d'ordre psychologiques peuvent souvent en être responsables, l'activité sexuelle étant très étroitement liée au bien-être émotionnel. Tout homme souffrant de dépression, d'anxiété, de fatigue, de problèmes relationnels ou confronté à d'autres obstacles liés entre eux peut souffrir d'impuissance.

Les causes physiques les plus courantes sont les suivantes :
- Des maladies vasculaires.
- Des médicaments (dont certains utilisés pour traiter l'hypertension artérielle et la dépression).
- Le diabète.
- Des nerfs endommagés au cours d'une opération de la prostate.
- Des troubles hépatiques.
- La sclérose en plaques.

Le tabac est connu pour favoriser l'athérosclérose, qui peut affecter la vascularisation du pénis, finissant par rendre impuissant. Une consommation abusive et prolongée d'alcool peut endommager le foie et interférer avec la production de testostérone, qui affecte le désir sexuel et la fonction érectile.

▽ L'impuissance peut être causée par le stress, l'anxiété et le surmenage. Tenter de résoudre ces facteurs psychologiques peut alléger le problème.

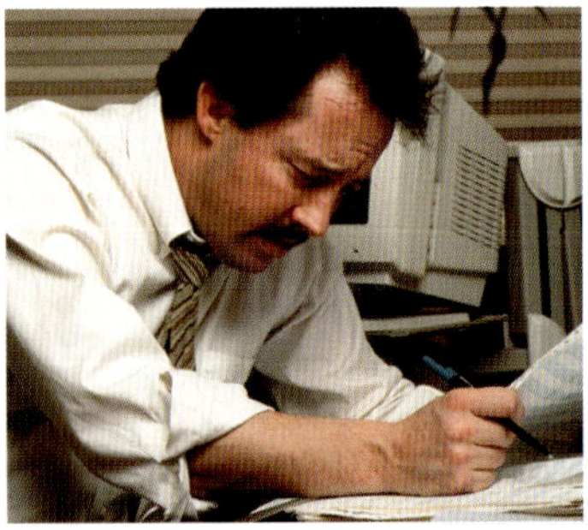

QUE VA FAIRE VOTRE MÉDECIN ?

Votre médecin souhaitera parler avec vous de facteurs facilement modifiables tels que :
- Votre niveau de stress et d'anxiété.
- La consommation de tabac.
- Votre éventuelle consommation d'alcool.
- Les médicaments régulièrement pris.

Pour s'assurer qu'il n'existe pas de cause physique non identifiée, votre praticien peut vous examiner et effectuer une prise de sang.

CONSEILS PSYCHOLOGIQUES

Les facteurs psychologiques doivent être identifiés et vous pouvez être envoyé chez un psychologue. Il est très important d'avoir un partenaire qui vous soutienne durant cette épreuve et il est souvent utile de décider de ne pas avoir de rapports sexuels durant une période déterminée. Cela élimine la peur de l'échec. On peut alors examiner les problèmes émotionnels éventuellement causés par la relation.

LA THÉRAPIE MÉDICAMENTEUSE

Le sildenafil, plus connu sous le nom de Viagra, a révolutionné le traitement médicamenteux de l'impotence. Il dilate les petites artères du pénis, permettant à plus de sang d'affluer dans les organes et favorisant l'érection. Le Viagra commence à agir environ une heure après avoir été ingéré. Certains remèdes utilisés pour les cardiopathies pouvant rendre

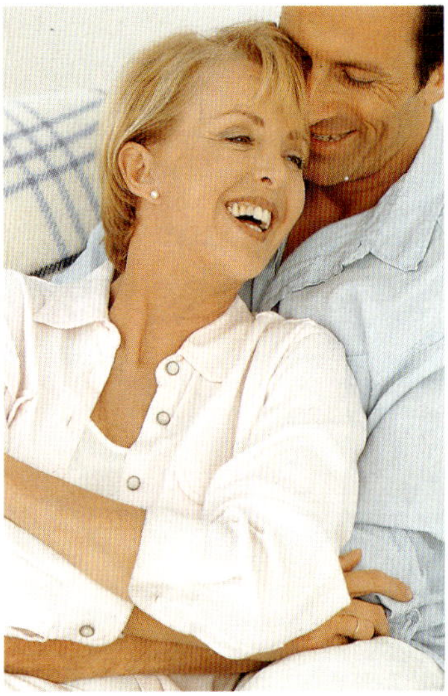

△ Très répandue, l'impuissance affecte la plupart des hommes à certains moments de leur vie. Un partenaire qui vous soutient joue un rôle essentiel dans la recherche des causes possibles.

l'usage du Viagra extrêmement dangereux, il est très important de n'obtenir ce médicament que de votre médecin.

D'autres médicaments ont été élaborés ou sont sur le point de l'être. Parmi ceux-ci :
- L'Apomorphine hydrochloride (Uprima). Devenue récemment disponible, elle stimule le cerveau, lui faisant activer les parties génitales. Elle agit plus rapidement que le Viagra, l'érection se produisant dans les vingt minutes qui suivent son ingestion.
- L'Alprostadil est inséré dans le pénis à l'aide d'un petit applicateur. Il favorise l'érection en agissant sur l'afflux du sang.

10

LES OREILLES, LE NEZ ET LA GORGE

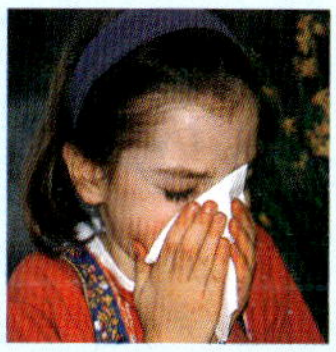

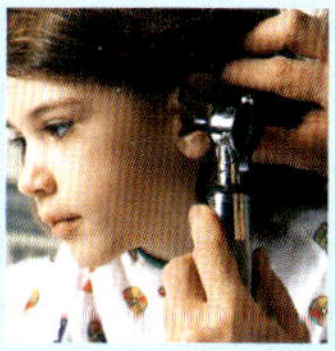

Les oreilles, le nez et la gorge sont exposés à l'air et sont donc sujets aux attaques de micro-organismes et de corps étrangers nuisibles. Toutefois, ces envahisseurs potentiels doivent franchir les mécanismes de défense de l'organisme. Le nez est garni de minuscules poils qui servent à emprisonner les corps étrangers et à les empêcher de pénétrer dans les voies respiratoires. Le haut de la gorge est tapissé de tissu immunitaire protecteur, qui empêche les infections de gagner les poumons. La partie externe des oreilles contient des cellules qui produisent du cérumen, qui emprisonne et expulse les corps étrangers. Quand ces défenses échouent, des infections, des inflammations et des blocages peuvent s'ensuivre.

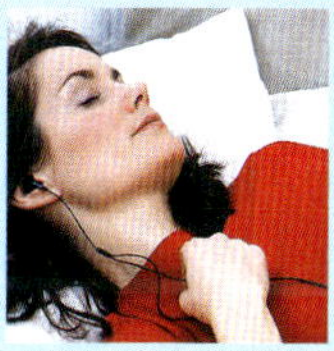

TABLE

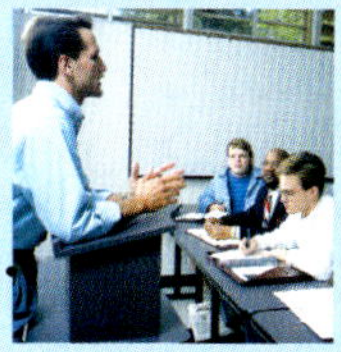

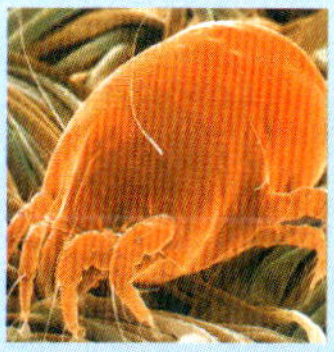

Le rôle des oreilles, du nez et de la gorge

VOIR AUSSI
- La respiration, p. 374
- Le rhume et la grippe, p. 376
- Les rôles du sang et de la lymphe, p. 448

En médecine, les oreilles, le nez et la gorge font partie d'une même spécialité, l'oto-rhino-laryngologie, parce que ces organes sont tous situés dans la tête et directement reliés à la trompe d'Eustache. Le corps possède divers moyens de lutter contre les infections, de protéger ces organes vulnérables et d'éviter que des micro-organismes attaquent des organes internes tels que les poumons. Cependant, comme les infections peuvent facilement passer d'un organe creux à un autre, les angines, les sinusites et les infections de l'oreille sont très fréquentes.

Les oreilles, le nez et la gorge sont essentiels pour l'audition, le goût et l'odorat ainsi que pour le sens de l'équilibre et la respiration.

LES OREILLES

Des organes situés dans l'oreille sont responsables de l'audition et du sens de l'équilibre. Les trois parties de l'oreille, externe, médiane et interne, contribuent à l'enregistrement du son et à sa transmission au cerveau sous forme d'impulsions nerveuses. L'oreille fournit au cerveau des informations concernant l'environnement, et elle aide à communiquer sous la forme du langage.

LE NEZ

Le nez fait partie du système respiratoire et il est aussi responsable de l'odorat. Les récepteurs du nez sont stimulés par les odeurs et ils les envoient au cerveau sous forme d'impulsions nerveuses. L'odorat humain n'est pas aussi sensible et aussi bien utilisé que celui des animaux, mais il est capable de distinguer plus de 10 000 odeurs. Notre odorat est en grande partie responsable de notre sens du goût. La langue ne détecte que le salé, le sucré, l'acide et l'amer, et les arômes des aliments que nous mangeons sont basés sur ces quatre variantes. On s'aperçoit du rôle essentiel du nez dans le goût lorsqu'on a le nez bouché, car le sens du goût diminue.

Les muqueuses nasales sont remplies de vaisseaux sanguins qui réchauffent l'air lors de l'inhalation. Les poils qui tapissent le nez aident à emprisonner les corps étrangers et à les empêcher de pénétrer dans les poumons. On ne respire que par une narine à la fois : les narines se ferment à tour de rôle pour permettre aux muqueuses de se remettre de l'effet desséchant de l'air pendant la respiration.

COMMENT NOUS ENTENDONS

Les sons sont perçus dans les oreilles comme des séries d'ondes de compression. L'oreille externe agit comme une trompe, captant les sons, les dirigeant vers le tympan et faisant vibrer celui-ci. Ces vibrations passent ensuite dans l'oreille moyenne où trois osselets reliés, le marteau, l'enclume et l'étrier, transmettent les sons à l'oreille interne en les amplifiant. Les sons pénètrent dans l'oreille interne à une jonction appelée fenêtre ovale et ils se dirigent vers un organe spécialisé dans l'audition, la cochlée (ou limaçon). La cochlée convertit les ondes sonores en impulsions nerveuses qu'elle transmet au cerveau par le nerf cochléaire.

COMMENT NOUS GARDONS L'ÉQUILIBRE

Notre sens de l'équilibration est essentiel pour pouvoir rester debout et bouger sans tomber. L'oreille interne contient une structure appelée partie vestibulaire qui aide à garder l'équilibre en détectant la position de la tête et la direction dans laquelle elle se meut. La partie vestibulaire comporte trois canaux semi-circulaires qui bougent quand la tête tourne, et le vestibule, qui sent la position de la tête. Lorsque le cerveau sait où se trouve la tête dans l'espace et comment elle bouge, il peut utiliser l'information provenant des articulations pour positionner les autres parties du corps et ajuster la posture.

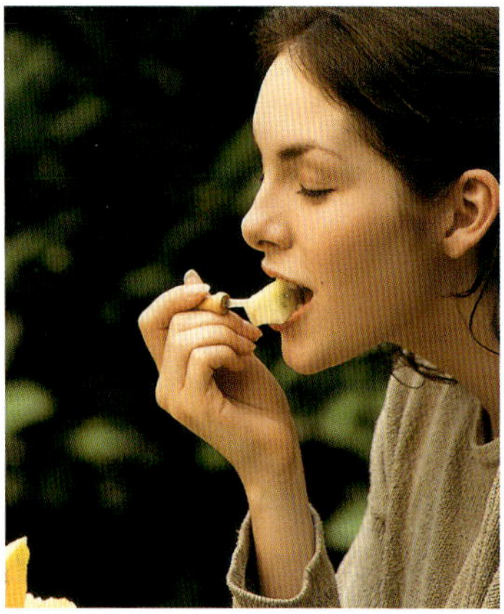

△ L'olfaction est essentielle pour l'élaboration de la sensation gustative : elle nous aide à distinguer d'infimes différences de saveurs.

LA GORGE

Un anneau de tissu immunitaire situé à l'arrière du nez et de la gorge empêche les infections de gagner les poumons. Cet anneau, l'anneau de Waldeyer, est constitué par les amygdales, les végétations adénoïdes et les ganglions lymphatiques situés au fond de la langue. La trachée et l'œsophage se rencontrent dans le pharynx, par lequel passent les aliments, les liquides et l'air. Pendant la déglutition, une languette de cartilage, l'épiglotte, ferme la trachée de façon à ce que les aliments ne pénètrent pas dans le système respiratoire.

Le larynx fait office de valve pour écarter les aliments des voies respiratoires et il est responsable de la phonation et d'autres sons. Les cordes vocales du larynx vibrent pour produire des sons qui, modifiés par la langue et les lèvres, constituent les éléments du langage intelligible.

LES STRUCTURES DES OREILLES, DU NEZ ET DE LA GORGE

▷ Les structures des oreilles, du nez et de la gorge sont intimement liées, et la médecine regroupe ces organes. Un problème dans l'un d'eux peut affecter les autres.

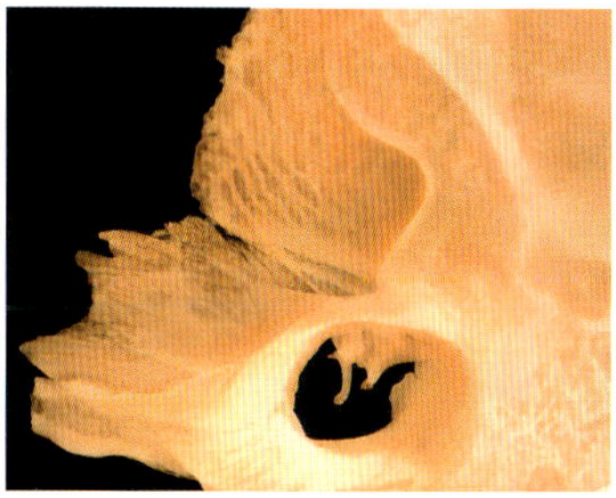

△ Les osselets de l'oreille interne transmettent les ondes sonores du tympan à l'oreille interne, où les vibrations sont transformées en impulsions nerveuses.

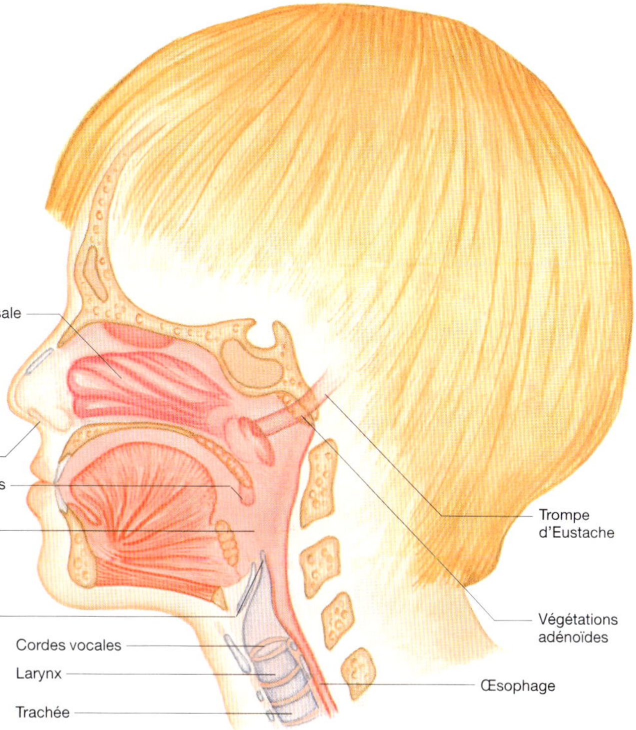

Ces schémas ont été conçus pour montrer clairement l'emplacement des différentes parties de l'oreille, du nez et de la gorge : ils ne sont donc pas à la bonne échelle.

L'INTÉRIEUR DE L'OREILLE

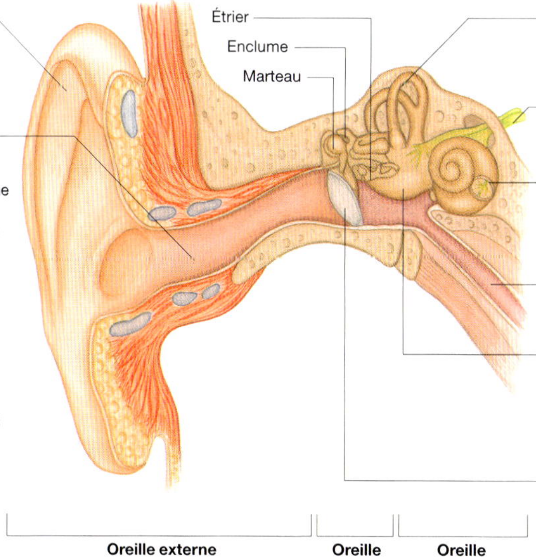

Les maux d'oreille

VOIR AUSSI
➤ Les contrôles de routine, p. 272
➤ Les pertes d'audition et la surdité, p. 417
➤ L'otite chez l'enfant, p. 474

Les otites peuvent être pénibles, surtout pour les jeunes enfants. Elles sont souvent dues à des infections de l'oreille moyenne ou externe, parfois aussi à un traumatisme ou une accumulation de cérumen. Les maladies de la mâchoire et du cou peuvent aussi provoquer des otalgies (douleurs de l'oreille). Consultez un médecin si vous avez des douleurs d'oreille persistantes, une infection non traitée pouvant entraîner une perte d'audition. Des antibiotiques sont nécessaires s'il s'agit d'une infection bactérienne. Les maladies de l'oreille guérissent d'ordinaire au bout de quelques jours.

Les affections de l'oreille, quoique invalidantes, ont en général une cause facile à traiter. Les causes habituelles comprennent :

- Une inflammation ou une infection du conduit auditif, ou otite de l'oreille externe. La peau devient rouge et enflammée et il peut y avoir une sécrétion de pus.
- Une inflammation ou une infection (otite) de l'oreille moyenne. L'oreille moyenne peut se remplir de liquide ou de pus, entraînant une perte partielle d'audition.
- Des variations de pression provoquant des lésions de l'oreille moyenne (barotraumatismes), par exemple lors de voyages en avion. Ce trouble disparaît généralement sans traitement, mais consultez votre médecin s'il persiste plus de quelques heures.
- Des problèmes de la mâchoire ou des problèmes dentaires tels qu'une affection de l'articulation temporo-mandibulaire. Placée juste devant les oreilles, cette articulation peut devenir enflammée, à la suite de dents branlantes ou de dentiers mal ajustés, source d'intenses douleurs près des oreilles.

QUE VA FAIRE VOTRE MÉDECIN ?

Si vous avez mal aux oreilles, votre médecin examinera votre conduit auditif externe à l'aide d'un otoscope. Toute rupture du tympan, tout bouchon de cérumen ou toute accumulation de pus seront visibles. Le traitement dépend de la cause.

- Otite de l'oreille externe – Les gouttes ou le spray pour les oreilles contenant un antifongique stéroïdien et des antibiotiques la guérissent généralement en quelques jours.
- Otite de l'oreille moyenne – La plupart des cas sont causés par une infection virale et ils guérissent généralement sans traitement. Toutefois, si l'agent est bactérien, on administre d'habitude des antibiotiques.
- Les problèmes temporo-mandibulaires sont soulagés par des traitements dentaires.

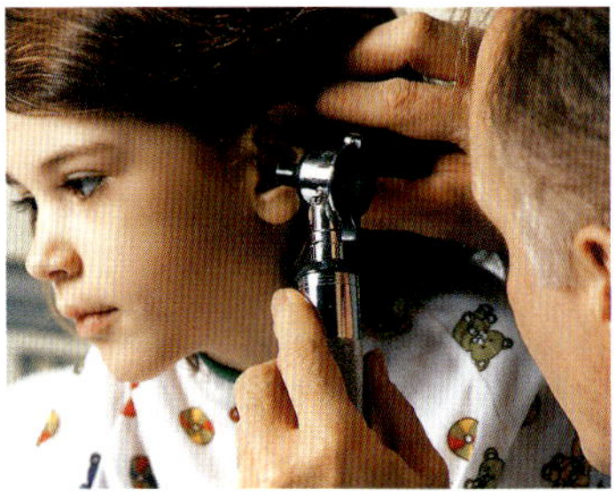

△ Le médecin utilise un otoscope, appareil doté d'une lentille, d'une lumière et d'une extrémité en forme d'entonnoir insérée dans l'oreille.

Les acouphènes

VOIR AUSSI
➤ L'anémie, p. 450

Les acouphènes font souvent peur. Produits par l'oreille interne, ils affectent jusqu'à 15 % d'entre nous à un moment donné de notre vie. Généralement aigus, ces sifflements et bourdonnements sont particulièrement perceptibles dans des lieux calmes et peuvent empêcher de dormir.

Les acouphènes surviennent de façon épisodique, lors de brèves périodes, ou permanente. Certains ne les entendent que lorsqu'ils se concentrent dessus, tandis que pour d'autres ils sont constamment handicapants.

De nombreux cas d'acouphènes sont liés au vieillissement, d'autres à l'anémie et à l'hyperthyroïdie. On peut ressentir des symptômes similaires si les oreilles sont bouchées avec du cérumen. Les deux oreilles tendent à être affectées et des bruits ne survenant que dans une seule oreille ne peuvent être dus qu'à d'autres causes.

QUE FAIRE ?

Après un examen excluant d'autres causes possibles, votre médecin peut suggérer plusieurs méthodes. Parmi celles-ci :

- Un masqueur d'acouphènes – Il s'agit d'un appareil vendu chez les audioprothésistes, qui produit des sons masquant les acouphènes. Certaines personnes remarquent qu'avoir une radio sous leur oreiller, la nuit, les aide.
- Médicaments – Parfois, si les acouphènes sont très invalidants, on peut prescrire des sédatifs et des antidépresseurs.

Les pertes d'audition et la surdité

VOIR AUSSI
➤ Les contrôles de routine, p. 272
➤ Le rôle des oreilles, du nez et de la gorge, p. 414

Environ un adulte sur cinq souffre d'une certaine forme de faiblesse auditive allant d'une légère perte d'acuité auditive à une surdité complète. Le premier signe que l'on remarque est une difficulté à écouter les conversations, ce qui peut être particulièrement gênant s'il y a des bruits de fond. Il existe différents types de surdités et on peut en diagnostiquer le type exact par un examen des oreilles et des pavillons et une série de tests au diapason. Si la surdité est permanente, des prothèses auditives permettent d'ordinaire de vivre normalement.

Les pertes auditives sont de différents types :

- Les surdités de transmission – Il s'agit de l'interruption de la transmission de l'onde sonore, due à un blocage ou une infection.
- Les surdités de perception – Très fréquentes, elles se caractérisent par des lésions des cellules pileuses détectant les sons ou des nerfs transmettant les messages au cerveau.
- Les surdités de transmission et de perception.

LES SURDITÉS DE TRANSMISSION

L'acuité auditive est récupérée une fois la cause traitée. Les causes incluent :

- Le cérumen – Cette cause, courante, peut être traitée avec des gouttes ramollissant le cérumen, ou en délogeant le bouchon de cire à l'aide d'un jet d'eau tiède.
- L'otite externe – Le conduit auditif est rempli de débris de peau. Des gouttes contenant un antibiotique et un antifongique guérissent en général cette affection.
- L'otite moyenne (ou otite adhésive) – Du pus ou du liquide empêche les trois osselets de l'oreille moyenne de vibrer. Cette affection peut être guérie par des antibiotiques, ou par une ponction chirurgicale.
- La perforation du tympan – Cela se produit souvent après une infection et peut guérir en quelques semaines sans traitement mais une opération peut être nécessaire.
- L'otosclérose – Il s'agit d'une soudure des osselets de l'oreille moyenne. On peut intervenir chirurgicalement pour remplacer l'étrier ou installer une prothèse auditive.

LES SURDITÉS DE PERCEPTION

Difficiles à traiter, elles font appel aux prothèses auditives. Certaines causes incluent :

- Les traumatismes provoqués par le bruit.
- Une pression atmosphérique très élevée.
- L'âge – Le fonctionnement de l'oreille interne baisse avec l'âge.
- Certains médicaments peuvent constituer un facteur de surdité.
- Une fracture du crâne.
- Des infections virales (oreillons).
- La labyrinthite (infection de l'oreille interne).

STRUCTURE D'UN IMPLANT COCHLÉAIRE

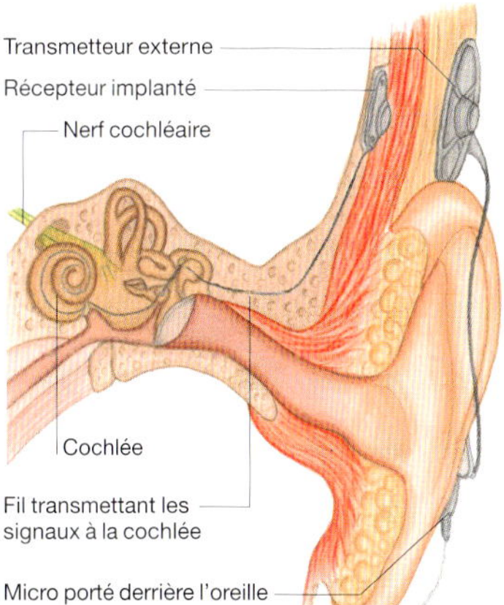

△ Dans un implant cochléaire (prothèse auditive), les signaux acoustiques sont captés par un récepteur situé sous la peau puis envoyé à de petites électrodes implantées dans la cochlée.

LES PROTHÈSES AUDITIVES

Porter une prothèse auditive peut d'abord dérouter car tous les bruits, y compris les bruits de fond, sont amplifiés. Avec de la persévérance, l'audition s'améliore et elle est meilleure si on porte une prothèse à chaque oreille. Il existe différents types de prothèses :

➤ Celles qui sont portées derrière l'oreille sont très répandues. Un étui avec batterie, micro, amplificateur et haut-parleur est porté derrière l'oreille et un tube de transmission est inséré dans le conduit auditif.

➤ Les prothèses internes sont plus petites. Tous les éléments sont enfermés dans un étui installé dans le conduit auditif.

➤ Les nouvelles prothèses sont directement installées dans les os du crâne.

➤ Les implants cochléaires sont souvent utilisés en cas de surdité grave. Ils créent une impression de son qui, combinée avec la lecture des lèvres, peut aider les gens très sourds à comprendre le langage.

▽ Écouter de la musique forte avec des écouteurs peut entraîner des pertes d'audition.

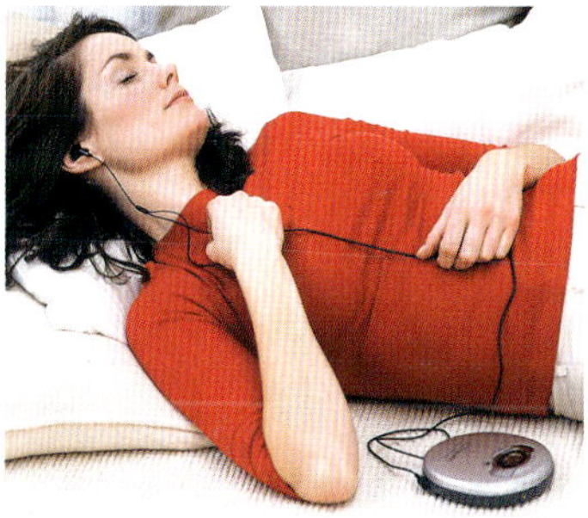

Les vertiges

VOIR AUSSI

➤ L'hypertension artérielle, p. 278
➤ L'infarctus cérébral, p. 328
➤ La spondylose cervicale, p. 360

Les vertiges (ou étourdissements) sont la sensation désagréable que tout tourne autour de soi alors que soi-même on ne bouge pas. Cette sensation peut survenir brusquement et durer de quelques minutes à plusieurs jours. Les vertiges sont généralement dus à des problèmes d'oreille et ils sont souvent associés à des nausées et à des vomissements. Il peut parfois y avoir une cause plus grave et si ces symptômes se manifestent, il est impératif de consulter un médecin d'urgence. Les vertiges disparaissent généralement d'eux-mêmes une fois que la cause a été traitée.

Les vertiges sont souvent liés à des problèmes de l'oreille interne, partie de l'oreille qui contrôle l'équilibration. Les causes incluent:

- La labyrinthite aiguë – Il s'agit d'une inflammation du labyrinthe, situé dans l'oreille interne. Cette affection peut être très désagréable et s'accompagner de nausées et de vomissements. Elle est généralement provoquée par une simple infection virale. Elle guérit d'ordinaire au bout de quelques jours et des antiémétiques peuvent aider à contrôler les nausées.
- La labyrinthite chronique – Les vertiges ne durent que quelques minutes mais surviennent régulièrement pendant une période allant de plusieurs semaines à plusieurs mois. Ils peuvent être dus à une infection bactérienne de l'oreille moyenne (otite moyenne) ou à des dépôts de cristaux dans les mécanismes de l'équilibration, les vertiges se déclenchant quand la tête bouge.

▽ Sur le plan médical, les vertiges diffèrent du vertige, c'est-à-dire de la peur que l'on éprouve en regardant vers le bas depuis un endroit élevé. Cette peur est connue sous le nom d'acrophobie.

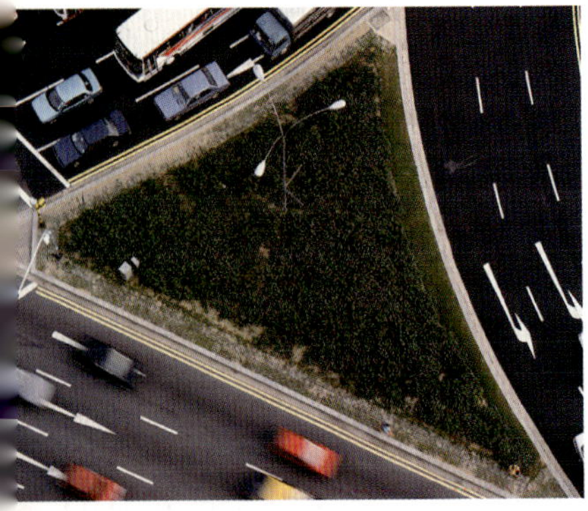

- La maladie de Ménière – Il s'agit d'une affection rare de l'oreille interne: le mécanisme de l'équilibration se remplit de liquide. Les symptômes peuvent être graves et inclure des épisodes récurrents de vertiges, de surdité, d'acouphènes et d'otalgies.
- Le névrome acoustique – Cette tumeur, rare, affecte le nerf qui relie l'oreille interne au cerveau. Elle est bénigne mais peut comprimer le nerf ou une partie du cerveau, provoquant des vertiges et des problèmes d'équilibre.

Des affections non liées aux oreilles, telles qu'un infarctus cérébral, peuvent aussi provoquer des vertiges. Dans ces cas, le malade peut avoir des troubles d'élocution ou des troubles de la vue et souffrir de faiblesse des membres. Chez certains individus, les vertiges sont provoqués par de l'hypertension ou de l'arthrite de la nuque (spondylose cervicale). Les personnes âgées sont plus sujettes à ces affections.

QUE PEUT-ON FAIRE ?

Les vertiges se calment en se couchant et en évitant de remuer la tête pendant quelques minutes. Cependant, s'ils persistent ou s'ils sont récurrents, il convient de consulter pour voir s'il n'existe pas une cause plus grave.

LE DIAGNOSTIC DES VERTIGES

On examine les yeux, les oreilles et le cou et on vérifie la tension. On peut prescrire des antiémétiques pour soulager les symptômes. Les vertiges peuvent disparaître d'eux-mêmes mais un traitement aux antibiotiques, en cas d'infection bactérienne de l'oreille moyenne, peut être nécessaire pour en guérir la cause.

LE MAL DES TRANSPORTS

Le mal des transports provoque la même sensation de tournis que les vertiges. Il affecte quasiment tout le monde à un moment ou à un autre de l'existence. Il est provoqué par le cerveau, qui reçoit des messages contradictoires des organes de l'oreille interne contrôlant l'équilibration et des yeux. Le cerveau est embrouillé par ces messages contradictoires et il en résulte des nausées. Il existe plusieurs moyens d'éviter le mal des transports:

➤ Ne mangez qu'un repas léger avant de partir en voyage. Les aliments gras augmentent les nausées.

➤ Évitez de lire dans les moyens de transport et fixez l'horizon.

➤ Prenez des antihistaminiques avant le voyage mais si vous conduisez, souvenez-vous qu'ils rendent somnolent.

➤ Sucez des bonbons au gingembre: le gingembre aide à lutter contre les nausées.

▽ Beaucoup de gens ont le mal de mer, et la sensation de tournis persiste quelques heures après être descendu du bateau.

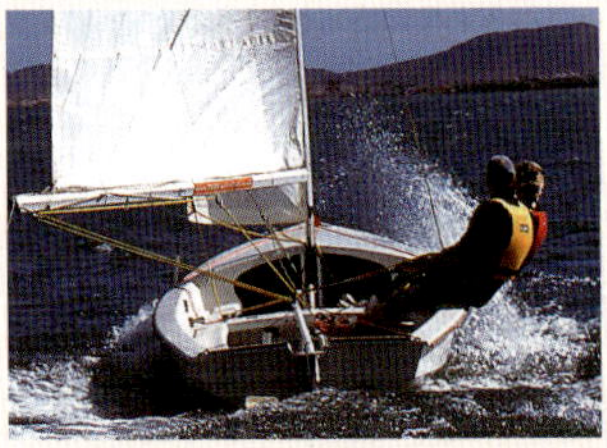

Les saignements de nez

VOIR AUSSI

➤ L'endoscopie, p. 295
➤ L'asthme, p. 378
➤ Le rhume des foins et la rhinite chronique, p. 420
➤ L'hémophilie, p. 453

Les muqueuses nasales sont très vascularisées, avec une multitude de petits vaisseaux sanguins situés sous la surface. Ces vaisseaux servent à réchauffer l'air qui passe par le nez en allant vers les poumons. Malheureusement, cela signifie aussi que le nez est sujet aux saignements, saignements qui sont particulièrement fréquents chez l'enfant. La cause en est généralement simple : il peut notamment s'agir de lésions des muqueuses provoquées par un coup ou, plus simplement, survenant lorsque l'enfant se met les doigts dans le nez.

Les saignements de nez surviennent souvent quand on se met les doigts dans le nez, ce qui peut endommager les vaisseaux sanguins situés dans les muqueuses nasales, qui sont fragiles. Les enfants et certains adultes ont l'habitude de se mettre les doigts dans le nez. Certains le font même en dormant.

COMMENT ARRÊTER LES SAIGNEMENTS DE NEZ

Généralement, vous pourrez arrêter ces saignements en quelques minutes :

- ➤ Appuyez doucement sur l'extrémité molle du nez. Maintenez cette pression pendant au moins dix minutes tout en respirant par la bouche.
- ➤ Si le saignement persiste, continuez à appuyer dix minutes de plus.
- ➤ Ne vous mouchez pas : cela ne ferait que prolonger les saignements.

▽ **Évitez de vous moucher pendant les trois heures qui suivent des saignements de nez : cela risquerait d'inhiber la coagulation.**

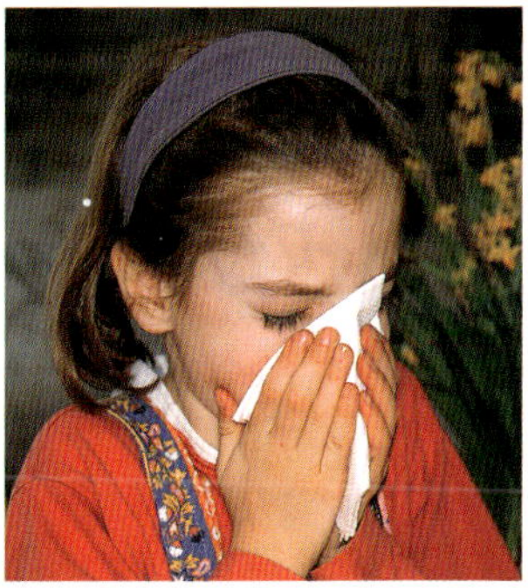

Se moucher violemment ou insérer un corps étranger dans les narines peut aussi provoquer des saignements. Dans de très rares cas, les saignements de nez peuvent être le signe d'une grave affection telle qu'un cancer du nasopharynx (passage qui relie le nez et la gorge) ou de maladies du sang. Il est donc très important de consulter pour des saignements de nez récurrents ou persistants.

LA SOURCE DES SAIGNEMENTS DE NEZ

Très souvent, les saignements proviennent d'une zone antérieure de la cloison nasale (appelée plexus de Kiesselbach). Appuyer sur le bout du nez les arrête la plupart du temps.

Les saignements provenant du fond du nez sont généralement plus rares mais ils risquent d'avoir une cause plus grave. Ils sont plus difficiles à traiter car il est plus malaisé d'appuyer directement sur cet endroit.

Toute personne souffrant d'hémophilie ou prenant des anticoagulants tend à saigner plus longuement.

LES SAIGNEMENTS DE NEZ PERSISTANTS

Si les saignements de nez durent ou si la personne a perdu tant de sang qu'elle a des étourdissements ou qu'elle est pâle, appelez de l'aide médicale d'urgence.

Les saignements peuvent être arrêtés en bourrant le nez avec de fines bandes de gaze ou en introduisant un cathéter à urine dans les narines. Le ballon qui maintient normalement le cathéter dans la vessie peut être gonflé dans le nez pour faire pression sur l'endroit qui saigne. On peut aussi cautériser une partie des tissus de l'intérieur du nez avec de la glace. Si les saignements recommencent, il peut être nécessaire de réitérer l'opération.

On peut chercher la cause de saignements persistants par endoscopie : un tube est introduit dans les narines pour vérifier la présence d'une éventuelle tumeur ou de lésions des vaisseaux sanguins.

LES POLYPES NASAUX

Beaucoup de gens ont des polypes dans le nez. Il s'agit d'excroissances bénignes qui partent des sinus. On en ignore la cause mais ils sont plus répandus chez les personnes qui souffrent d'asthme et de rhume des foins. La gravité des symptômes dépend du nombre et de la taille des polypes. Les symptômes incluent souvent :

- ➤ Le nez bouché.
- ➤ Une baisse de l'odorat.
- ➤ Dans certains cas le nez qui coule.

On peut réduire les polypes nasaux avec des sprays à la cortisone ou par endoscopie (introduction d'un petit télescope souple dans le nez).

▽ **Les polypes nasaux peuvent disparaître sans traitement mais on les enlève en général sous anesthésie générale ou locale.**

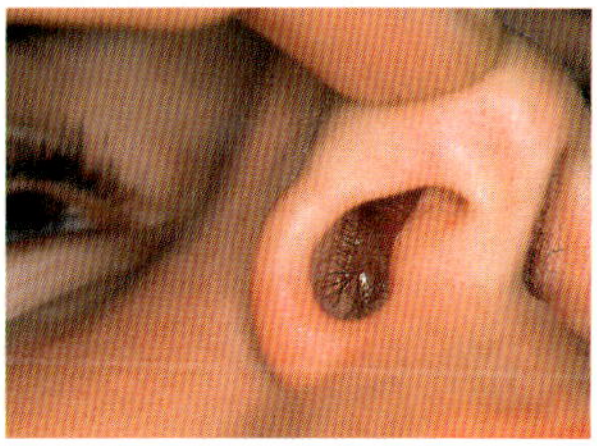

Le rhume des foins et la rhinite chronique

VOIR AUSSI
➤ L'asthme, p. 378
➤ Le rôle des oreilles, du nez et de la gorge, p. 414
➤ La sinusite, p. 421

Le rhume des foins est une réaction allergique qui provoque une inflammation des muqueuses du nez et de la gorge et affecte aussi les yeux. Il est généralement causé par une sensibilité aux pollens – d'herbes, d'arbres et de fleurs. Toutefois, il s'agit d'une affection saisonnière, les symptômes se produisant au printemps et en été. Certaines personnes souffrent du rhume des foins toute l'année, affection alors connue sous le nom de rhinite chronique et déclenchée par d'autres allergènes. Elle peut souvent être contrôlée en évitant les facteurs connus et avec des médicaments.

SIGNES ET SYMPTÔMES

Les symptômes du rhume des foins et de la rhinite chronique sont identiques mais ils peuvent être plus graves pour le rhume des foins. Ils incluent :

➤ Le nez qui coule.

➤ Les yeux larmoyants, rouges et irrités.

➤ La gorge sèche.

➤ Des éternuements fréquents.

➤ De l'irritabilité et une impression de malaise général.

Le rhume des foins et la rhinite chronique peuvent affecter n'importe qui mais ils touchent plus particulièrement les personnes ayant d'autres affections d'origine allergique telles que l'asthme. Le facteur déclenchant le rhume des foins est généralement le pollen et les symptômes apparaissent donc au printemps et en été, quand le pollen est abondant. La rhinite chronique peut être déclenchée par le pollen mais aussi par d'autres allergènes tels que les acariens, les plumes, les poils d'animaux et les moisissures. Les symptômes peuvent se manifester toute l'année mais ils sont souvent exacerbés pendant la saison du rhume des foins.

▽ Les yeux gonflés sont un symptôme courant du rhume des foins, réaction au pollen.

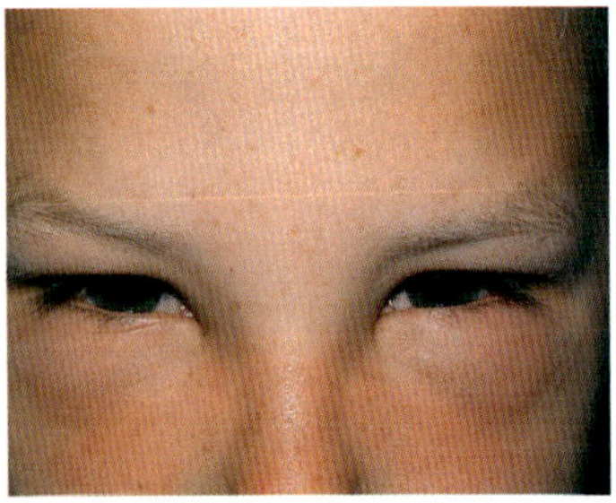

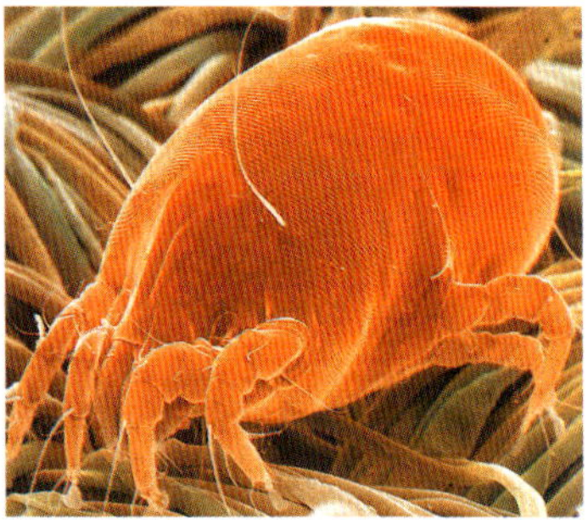

▷ Les acariens provoquent rhinites chroniques et autres affections d'origine allergique.

LES TRAITEMENTS

Le principal traitement du rhume des foins et de la rhinite chronique consiste à contrôler les symptômes et il peut inclure :

- Des antihistaminiques – Ces médicaments, pris oralement, traitent les symptômes aigus du rhume des foins et des allergies. On peut les prendre, selon les besoins, pour des symptômes intermittents ou de façon régulière, à titre préventif, quand les symptômes persistent. On les prend généralement une fois par jour et ils ont peu ou pas d'effets secondaires.
- Les sprays nasaux et les gouttes oculaires – Ils agissent de façon préventive et doivent être utilisés au moins deux fois par jour pour avoir un effet bénéfique.

▽ Les oreillers et les édredons remplis de duvet peuvent provoquer des affections d'origine allergique telles que la rhinite chronique.

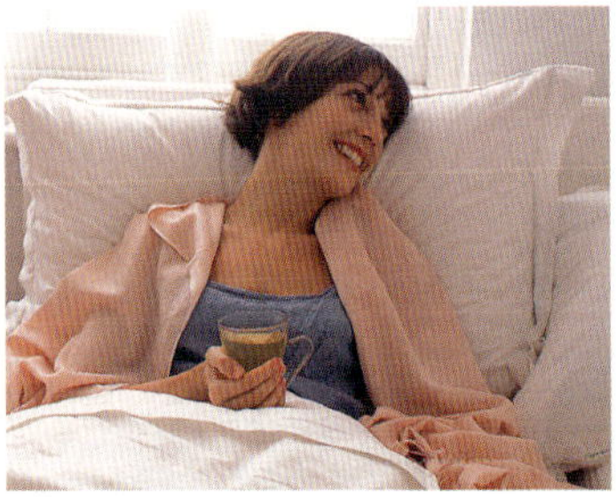

LA PRÉVENTION DU RHUME DES FOINS ET DE LA RHINITE CHRONIQUE

Les conseils suivants aident à réduire les effets du pollen au printemps et en été :

➤ Évitez les endroits avec de hautes herbes ou ceux où on coupe de l'herbe.

➤ Ne sortez pas en fin de matinée et en début de soirée, moments où le pollen est abondant, et gardez les fenêtres et les portes fermées.

Si vous souffrez de rhinite chronique, les conseils suivants peuvent vous aider à réduire les symptômes :

➤ Évitez autant que possible les allergènes qui la déclenchent. N'ayez pas de chats, par exemple, si vous leur êtes allergique.

➤ Chez vous, veillez à bien enlever la poussière. Préférez les planchers aux tapis et les stores aux rideaux.

➤ Nettoyez matelas et literie régulièrement avec un aspirateur afin d'ôter les écailles de peau, qui nourrissent les acariens.

La sinusite

VOIR AUSSI

➤ Le rhume et la grippe, p. 376
➤ Le rhume des foins et la rhinite chronique, p. 420

Les sinus sont des cavités remplies d'air entourant les yeux et le nez et situées dans les os du crâne. On ignore leur rôle précis mais on pense qu'ils peuvent servir à modifier la qualité de la voix. La sinusite, ou inflammation des sinus, est souvent liée à une infection des voies respiratoires supérieures telle que le rhume ou le rhume des foins, et elle peut être douloureuse et gênante. Elle se guérit souvent sans traitement mais il peut y avoir une récidive avec des symptômes plus graves. Dans les cas sévères, la sinusite peut durer plusieurs mois.

SIGNES ET SYMPTÔMES

Les symptômes usuels de la sinusite comprennent :

- ➤ Des maux de tête.
- ➤ De la fièvre.
- ➤ Le nez bouché et du mucus pâle.
- ➤ Des douleurs des sinus affectés.
- ➤ Parfois une rougeur autour d'un œil.

L'EMPLACEMENT DES SINUS

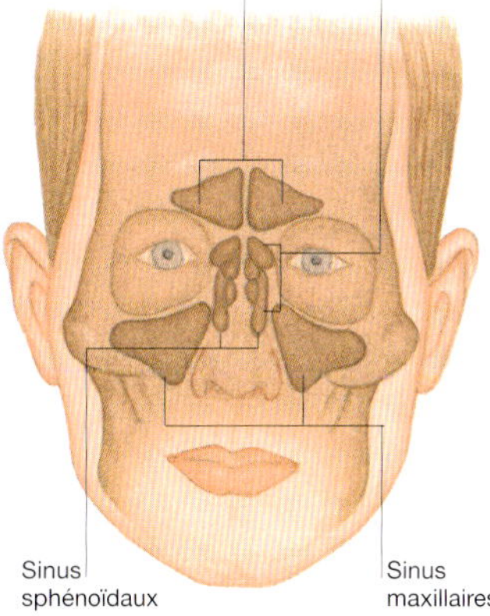

△ Les différents sinus portent le nom des os dans lesquels ils se trouvent. Les sinus maxillaires sont situés au niveau des pommettes, les sinus frontaux entre les sourcils et les sinus ethmoïdaux et sphénoïdaux sont situés en profondeur dans le crâne.

Beaucoup de gens ont parfois mal aux sinus mais certains sont particulièrement sujets aux sinusites à répétition. Les enfants en bas âge souffrent rarement de sinusite parce que les sinus ne se développent complètement qu'à l'âge de quatre ou cinq ans.

LES CAUSES DE LA SINUSITE

Les crises de sinusite sont généralement causées par une infection par les virus courants du rhume. Les sinus peuvent se boucher, se remplir de pus et provoquer des douleurs faciales. La plupart des symptômes se produisent de trois à dix jours après le rhume. De simples antalgiques, des inhalations de vapeur ainsi que du repos constituent les meilleurs remèdes.

Consultez votre médecin si les symptômes durent plus de trois jours ou s'ils reviennent brusquement avec des douleurs plus intenses et une fièvre plus élevée. Cette recrudescence de la maladie peut alors être due à une infection bactérienne.

LE DIAGNOSTIC

Le médecin appuie sur les joues et le front pour voir s'ils sont douloureux et il peut éclairer la peau pour voir si les sinus sont clairs. En cas d'infection bactérienne on prescrit des antibiotiques pendant quelques jours, ce qui résout généralement le problème. Si une sinusite chronique est soupçonnée, on peut aussi effectuer une radio des sinus.

CE QUE VOUS POUVEZ FAIRE

- Prenez des décongestionnants par voie orale, disponibles en pharmacie.
- Évitez les lieux enfumés, ne vous exposez pas à la poussière et aux substances irritantes.

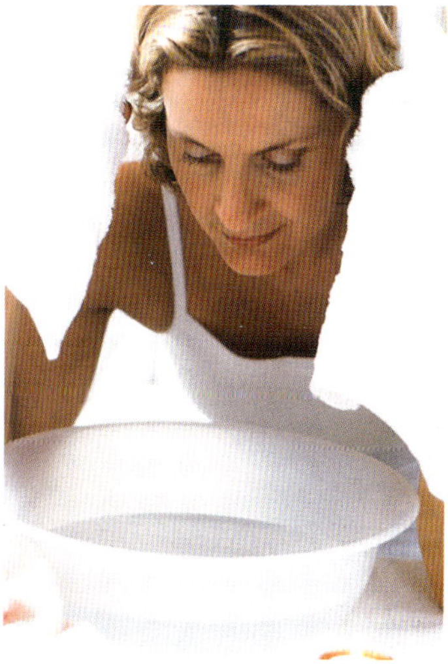

△ Des fumigations au-dessus d'une cuvette d'eau bouillante quelques minutes peuvent ramollir le pus et l'aider à sortir plus facilement.

- Ne vous mouchez pas trop fort quand vous avez un rhume : cela risque de pousser le pus dans les sinus.

LA SINUSITE CHRONIQUE

Si des infections de courte durée se produisent souvent dans les sinus, elles peuvent sembler ne jamais guérir. Cette affection est connue sous le nom de sinusite chronique. On en ignore la cause mais le tabac et la pollution industrielle semblent aggraver la situation. Elle s'améliore avec des inhalations de cortisone, mais dans les cas très graves, le patient peut consulter un oto-rhino, qui lavera les sinus et fera sortir le pus.

Le ronflement

VOIR AUSSI

- ➤ Contrôlez votre poids, p. 264
- ➤ Le tabac, p. 268
- ➤ L'alcool, p. 270

Respirer bruyamment pendant le sommeil est courant et généralement inoffensif. Cependant, cela peut perturber le sommeil du ronfleur ainsi que celui des personnes qui dorment près de lui. On respire souvent par la bouche en dormant et le bruit des ronflements est dû à la vibration du voile du palais (situé au fond et en haut de la bouche). Les ronflements sont courants chez les enfants et chez les adultes de 30 à 50 ans, les hommes, surtout. Des ronflements forts peuvent être le signe d'une affection plus grave appelée apnée obstructive du sommeil.

Tout le monde peut ronfler mais il existe certains facteurs qui tendent à provoquer des ronflements. Parmi ceux-ci :

- Le tabac.
- L'alcool ou les sédatifs.
- Le surpoids ou l'obésité.
- Le rhume et les congestions nasales.

Chez l'enfant, les ronflements sont souvent causés par les végétations, mais des amygdales pharyngées peuvent parfois les provoquer.

CE QUE VOUS POUVEZ FAIRE

Dormir sur le dos faisant ronfler, essayez une autre position. Coudre un objet volumineux au dos de vos vêtements de nuit peut aider. Arrêtez aussi de fumer, perdez du poids si vous êtes trop gros et évitez l'alcool et les sédatifs avant de vous coucher.

Consultez votre médecin si vous avez d'autres symptômes, comme par exemple une somnolence pendant la journée. Cela pourrait être un signe d'apnée obstructive du sommeil.

MÉCANISME DU RONFLEMENT

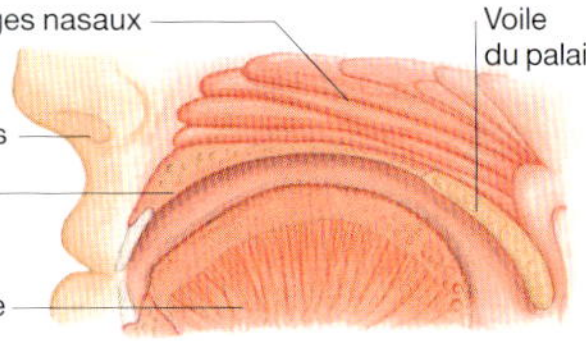

△ L'air passe par le voile du palais en allant vers le nasopharynx. Si l'air est bloqué, le voile du palais vibre, provoquant des ronflements.

L'apnée obstructive du sommeil

VOIR AUSSI

- ➤ Les cardiopathies, p. 282

L'apnée obstructive du sommeil est une obturation des voies respiratoires provoquant des arrêts momentanés de la respiration. L'alimentation en oxygène des poumons est réduite et le taux d'oxygène dans le sang chute, ce qui provoque l'éveil et une inspiration profonde.

SIGNES ET SYMPTÔMES

L'apnée obstructive du sommeil se traduit par des ronflements de plus en plus bruyants suivis d'un arrêt de la respiration pendant dix secondes ou plus. La respiration reprend comme si le dormeur s'étouffait ou de façon saccadée avec la réouverture des voies respiratoires. Les autres symptômes incluent :

- ➤ De la somnolence pendant la journée.
- ➤ Des maux de tête le matin.
- ➤ Une baisse de la libido.
- ➤ La sensation d'être ivre le matin.
- ➤ Les chevilles enflées.

L'apnée obstructive du sommeil se produit surtout chez les hommes d'un certain âge mais elle peut toucher tout le monde, y compris les enfants. Elle est souvent le résultat d'une obstruction des voies aériennes supérieures et peut contribuer à des troubles graves tels que de l'insuffisance coronarienne ou de l'hypertension artérielle.

QUE VA FAIRE VOTRE MÉDECIN ?

Votre médecin examinera votre nez et votre gorge pour voir s'ils sont obstrués. Il peut effectuer une endoscopie. Des tests du sommeil, où l'on mesure le taux d'oxygène dans le sang et le rythme cardiaque, peuvent confirmer le diagnostic. Le traitement vise à guérir les causes de l'apnée obstructive du sommeil. S'il échoue, on peut utiliser un appareil permettant une respiration en pression positive continue nasale, l'air, pompé d'un compresseur, empêchant la fermeture des voies aériennes supérieures lors du sommeil.

LES CAUSES DE L'APNÉE OBSTRUCTIVE DU SOMMEIL

Parmi les principales causes, on note :

- ➤ L'obésité.
- ➤ Les végétations ou une anomalie nasale.
- ➤ Les sédatifs, les antalgiques opiacés et l'alcool, qui réduisent la respiration ou détendent les voies respiratoires.

L'angine et l'amygdalite

VOIR AUSSI

- Le rhume et la grippe, p. 376
- Les rôles du sang et de la lymphe, p. 448
- La fièvre ganglionnaire, p. 467
- Le rhume, les maux de gorge et les maux d'oreille, p. 474

Les amygdales sont de gros ganglions lymphatiques situés de chaque côté du fond de la langue. Elles font partie de l'anneau de tissu immunitaire entourant la langue et le nez qui sert à intercepter les éventuels virus et bactéries. Les inflammations de la gorge et des amygdales sont courantes et il s'agit la plupart du temps d'infections virales qui ne durent que quelques jours. La plupart peuvent être traitées chez soi avec des moyens simples, mais si la maladie est particulièrement virulente, si la respiration est difficile ou si les symptômes persistent, mieux vaut consulter un médecin.

SIGNES ET SYMPTÔMES

L'angine et l'amygdalite provoquent des symptômes similaires dont :

- La gorge douloureuse et enflammée.
- Les ganglions du cou enflés.
- Des difficultés à avaler.
- De la fièvre.

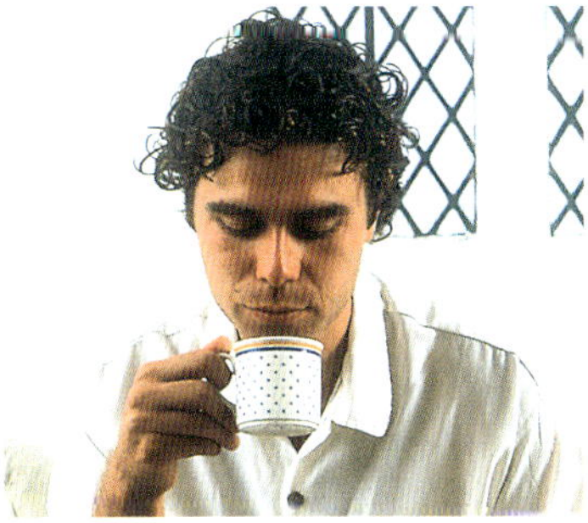

△ La plupart des angines se soignent avec des boissons chaudes, des antalgiques et du repos.

La plupart des angines sont d'origine virale et elles guérissent au bout de quelques jours. Les seuls traitements nécessaires sont :

- Du repos.
- Boire beaucoup.
- De simples antalgiques (se gargariser avec de l'aspirine soluble peut être utile, mais veillez à ne pas dépasser la dose prescrite).

Si les symptômes persistent, consultez un médecin. La fièvre ganglionnaire peut présenter des symptômes similaires mais elle tend à durer plusieurs semaines au lieu de plusieurs jours. La fièvre ganglionnaire peut être facilement diagnostiquée avec un prélèvement sanguin.

▽ En cas d'amygdalite, les amygdales deviennent rouges et enflées, avec des dépôts blanchâtres.

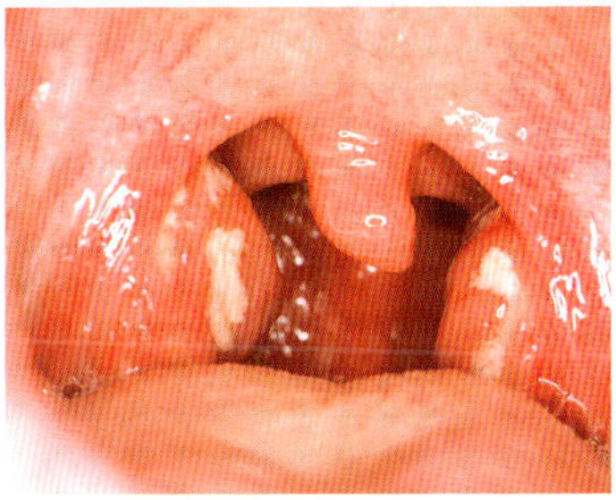

LA RHINOPHARYNGITE

La rhinopharyngite, qui est provoquée par des streptocoques, occasionne d'intenses maux de gorge. Elle doit être traitée avec des antibiotiques.

Il peut être difficile de distinguer les maux de gorge d'origine virale de ceux d'origine bactérienne et on essaie aujourd'hui d'éviter de prescrire inutilement des antibiotiques car cela rend les bactéries résistantes à ces médicaments. En général, une angine bactérienne rend plus malade qu'une angine virale. Il peut aussi y avoir du pus et des ulcères sur les amygdales et dans la gorge. Pour faciliter le diagnostic, on peut effectuer un prélèvement dans la gorge et le faire analyser.

L'AMYGDALITE RÉCURRENTE

L'amygdalite est une infection des amygdales. Celles-ci sont plus grosses chez les enfants que chez les adultes, rendant les enfants plus sensibles aux amygdalites. Jadis, des milliers d'enfants se faisaient enlever les amygdales (amygdalectomie) pour prévenir des infections récurrentes. Aujourd'hui, on hésite à les enlever car elles jouent un rôle immunitaire important, et aussi à cause de l'éventuel danger de complications post-chirurgicales.

Cependant, les personnes souffrant d'amygdalites à répétition, c'est-à-dire en ayant plus de trois par an en l'espace de deux ans ou plus, sont généralement suivies par un oto-rhino et on peut envisager un traitement chirurgical.

L'ABCÈS PÉRIAMYGDALIEN

Dans de rares, cas l'infection qui cause une amygdalite provoque un abcès ou une formation de pus derrière les amygdales. Cela est très douloureux et peut occasionner une gêne intense. On ponctionne alors l'abcès et on administre des antibiotiques.

▽ Des boissons chaudes ou très froides aident à soulager les maux de gorge. En même temps, il est utile de boire des jus de fruits, car ils contiennent des vitamines.

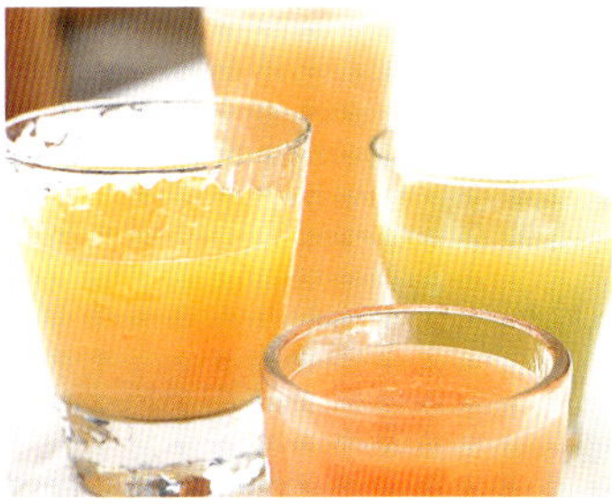

L'enrouement

VOIR AUSSI
- Le tabac, p. 268
- L'alcool, p. 270
- L'angine et l'amygdalite, p. 423

La cause la plus courante d'enrouement est la laryngite virale, qui provoque une inflammation. Les personnes qui forcent sur leur voix, telles que les acteurs ou les chanteurs, ou celles qui fument et boivent considérablement peuvent aussi souffrir d'enrouement passager. L'enrouement peut également être causé par l'air conditionné, la pollution et des taux élevés de pollen. Souvent il disparaît sans traitement si la voix peut se reposer et si l'on s'abstient de fumer. Cependant, l'enrouement peut être le signe d'une maladie grave et s'il persiste, il convient de consulter un médecin.

Si vous remarquez une modification persistante dans votre voix, consultez un médecin. La plupart des causes sont relativement simples à traiter et elles ne provoquent pas de lésions durables. Toutefois, un enrouement qui persiste peut être un symptôme d'une affection plus grave telle que le cancer.

Si la voix change pendant plus de trois semaines, il est recommandé de consulter un oto-rhino. La gorge est alors inspectée avec un miroir à angle droit et une lumière ou avec un endoscope, introduit par les narines, parfois sous anesthésie locale. On peut également effectuer une biopsie.

LES CAUSES DE L'ENROUEMENT

- La laryngite chronique – Il s'agit d'une inflammation persistante du larynx, généralement causée par le tabac ou par une utilisation excessive de la voix pendant de longues périodes. Il n'existe pas de traitement spécifique mais la situation s'améliore si on permet à la voix de se reposer. Si vous fumez, arrêtez, et réduisez aussi votre consommation d'alcool.
- Les polypes des cordes vocales – Il s'agit d'excroissances bénignes des cordes vocales. Ils sont relativement courants et on les enlève facilement par une intervention chirurgicale mineure.
- Les nodules des cordes vocales – Ces nodosités se produisent lorsqu'on force trop sur sa voix. Ils touchent principalement les gens tels que les chanteurs et les enseignants, mais parfois, et de façon persistante, les enfants bruyants. Dans la plupart des cas ils disparaissent si on laisse la voix se reposer, mais une résection chirurgicale peut éventuellement se révéler nécessaire.
- Le cancer du larynx et du pharynx – Les cancers du larynx et du pharynx touchent surtout les fumeurs et les gros buveurs et ils sont plus fréquents chez l'homme que chez la femme. S'ils sont pris à temps, quand la tumeur est petite, la radiothérapie est souvent efficace. Les grosses tumeurs du larynx exigent des interventions chirurgicales. Il devient alors difficile ou impossible de parler et le patient peut se retrouver avec une incision permanente dans la trachée (trachéotomie). Comme pour tous les cancers, plus la tumeur est petite, plus le pronostic est favorable.

▽ Les enseignants et les conférenciers, qui forcent régulièrement sur leur voix, peuvent souffrir de nodules des cordes vocales.

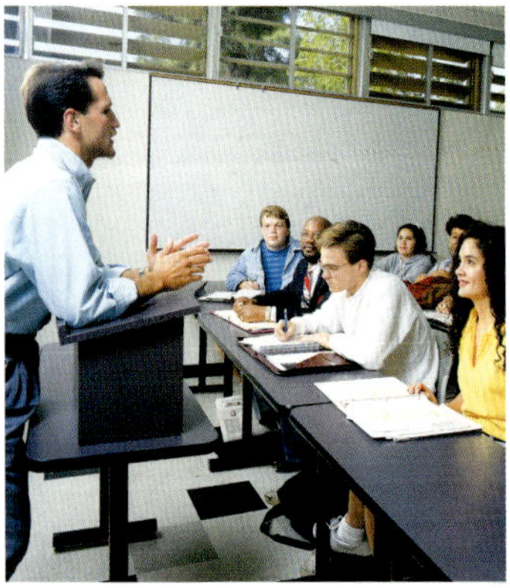

LE RÔLE DU LARYNX

▷ Le larynx, qui est responsable de la phonation, est situé au fond de la langue, au début des voies respiratoires qui mènent aux poumons. Il fait office de valve, fermant les voies respiratoires lors de la déglutition, et contient aussi les cordes vocales, qui produisent les sons et le langage.

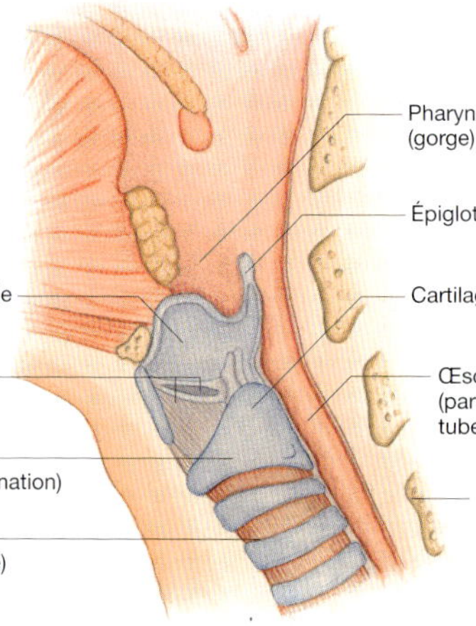

L'ENROUEMENT CHRONIQUE

Un enrouement chronique pouvant être causé par un cancer du larynx ou du pharynx, consultez si votre enrouement persiste plus de trois semaines. Parmi les symptômes, on note des difficultés à avaler ou une impression de boule dans la gorge. Le traitement a de bonnes chances de réussir si le cancer est pris à temps.

11

LES YEUX

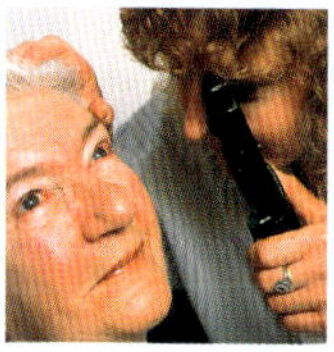

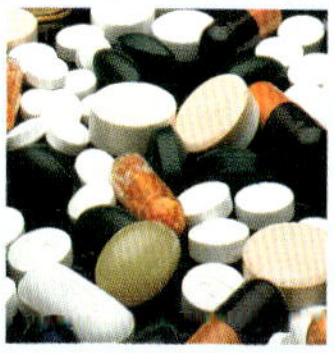

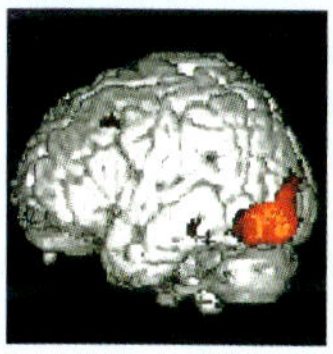

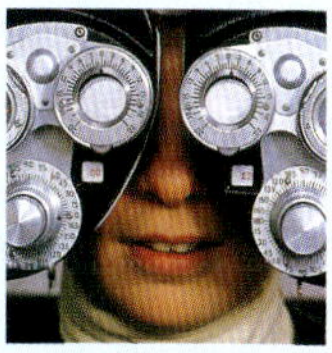

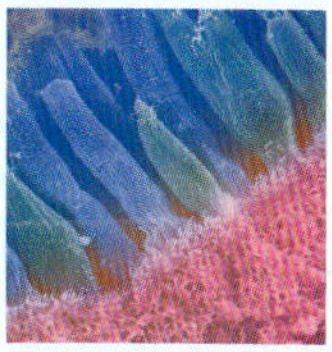

Il peut nous sembler tout à fait normal d'avoir de bons yeux, mais la vue est l'un des sens les plus complexes et les plus miraculeux qui soient. La lumière réfléchie par les objets qui nous entourent pénètre dans les yeux et forme des images sur la rétine. Ces images sont converties en impulsions électriques et envoyées par le nerf optique au cerveau, où elles sont traitées. La structure et le fonctionnement des yeux sont impressionnants, et le nombre des problèmes et des infections qui peuvent menacer la vue fait prendre conscience de l'importance de protéger ces organes à la fois incroyables et fragiles.

TABLE

Le fonctionnement des yeux

VOIR AUSSI
- La conjonctivite, p. 428
- Les orgelets, p. 429
- La myopie, p. 430
- L'hypermétropie, p. 431
- La cataracte, p. 432

L'œil humain est un organe stupéfiant et l'homme possède le système de détection de la lumière le plus sophistiqué du règne animal. La vue fournit des quantités considérables d'informations sur le monde dans lequel nous vivons. Elle nous permet de communiquer avec autrui, d'évaluer les vitesses et les distances, de travailler en plein soleil ou dans la pénombre, de distinguer les couleurs et de travailler de près, de façon très détaillée. Les yeux, bien protégés par le crâne et les paupières, produisent des larmes qui les lubrifient, les nettoient et constituent une barrière contre les infections.

Les yeux effectuent l'une des tâches les plus importantes du corps. En conjonction avec le cerveau, ils permettent de voir, de reconnaître, de se souvenir et de réagir aux objets et aux personnes qui nous entourent.

L'ŒIL EN TANT QUE CAMÉRA

L'œil est semblable à une caméra vidéo en ce sens que l'information visuelle provenant de notre environnement y pénètre continuellement. En fait, les caméras imitent les caractéristiques de l'œil. Une série de lentilles se courbent et focalisent la lumière sur une couche photosensible (le film) situé à l'arrière de la caméra. Même le diaphragme, dans les caméras, reflète l'action de la pupille : il s'ouvre pour laisser passer plus de lumière ou il se referme pour en laisser passer moins.

Chez l'être humain, en revanche, les rayons de lumière frappant le fond de l'œil sont enregistrés en tant qu'images puis convertis en impulsions nerveuses envoyées au cerveau, où l'information est traitée.

▽ Quand la lumière frappe les yeux, des impulsions sont envoyées de la rétine au cerveau, qui analyse et traite cette information de façon à constituer une image en couleurs de l'objet vu.

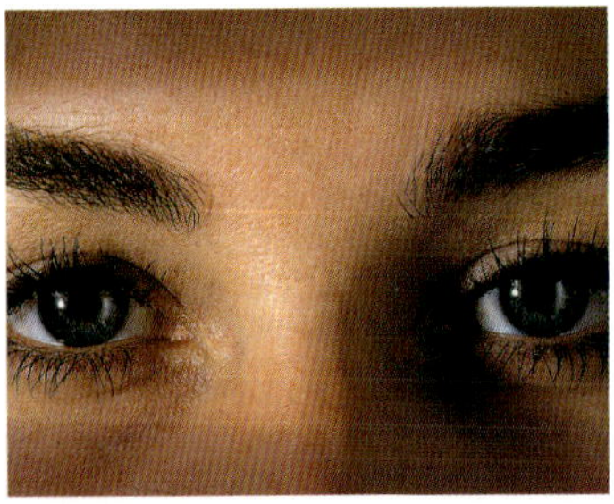

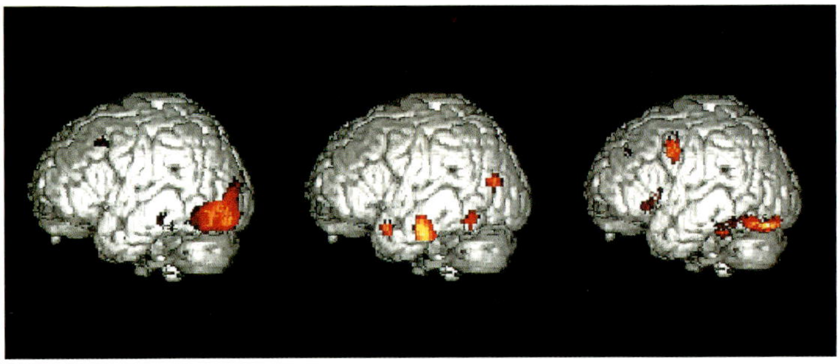

△ Ces scanners en couleurs du côté gauche du cerveau humain montrent les zones actives lors du traitement des images. Le scanner de gauche montre le cerveau en train de réagir à un objet vu, celui du milieu montre le lobe temporal en train de s'illuminer quand l'objet est reconnu, celui de droite les zones actives quand une personne parle pour nommer l'objet.

La cornée et le cristallin permettent l'accommodation en recourbant les faisceaux lumineux dans l'œil. Celui-ci possède un système de détection de la lumière très sensible et le cerveau agit comme un ordinateur extrêmement perfectionné, analysant et améliorant les images. Chaque œil voit les objets de façon légèrement différente, et les yeux sains fournissent au cerveau des informations très détaillées que celui-ci traite et utilise.

COMMENT LE CERVEAU VOIT

Les centres visuels situés à l'arrière du cerveau font beaucoup plus que recevoir de simples signaux de la rétine : c'est, en effet, dans le cerveau qu'ont lieu la plupart des opérations qui produisent une image nette, colorée et tridimensionnelle. Les signaux visuels sont intégrés à de nombreuses autres sortes d'informations provenant de différentes parties du cerveau. Cet organe stocke aussi des renseignements détaillés, fournis par les yeux, sur des personnes et des objets.

LES AFFECTIONS DES YEUX

Bien que les yeux soient relativement protégés, certaines parties externes de l'œil peuvent s'infecter, comme dans le cas d'orgelets ou de conjonctivite. La plupart de ces affections se soignent facilement et, bien que gênantes, ne provoquent pas de lésions durables. La situation est plus grave quand les mécanismes internes de l'œil sont touchés.

De nombreuses personnes souffrent de myopie (difficulté à voir de loin) ou d'hypermétropie (difficulté à voir de près, trouble qui survient généralement avec l'âge). Ces problèmes peuvent être corrigés avec des verres

LA PROTECTION DE L'ŒIL

L'œil est protégé par les paupières, qui éliminent les particules dangereuses, et par les larmes, qui préviennent les infections, expulsent les matières nocives et contiennent même un antiseptique.

LA STRUCTURE DE L'ŒIL

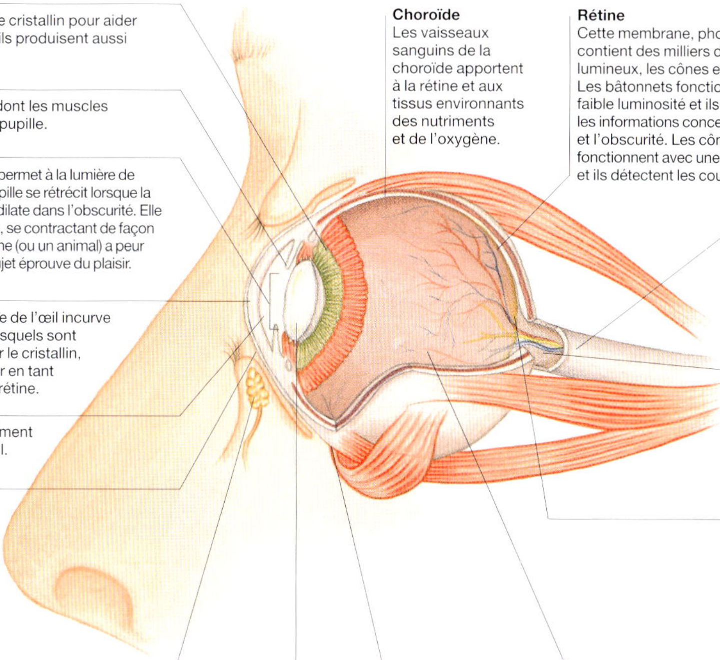

Corps ciliaires
Ces muscles tirent sur le cristallin pour aider à focaliser la lumière et ils produisent aussi l'humeur aqueuse.

Iris
Partie colorée de l'œil, dont les muscles contrôlent la taille de la pupille.

La pupille
Cet orifice, situé sur l'iris, permet à la lumière de pénétrer dans l'œil. La pupille se rétrécit lorsque la lumière est vive et elle se dilate dans l'obscurité. Elle réagit aussi aux émotions, se contractant de façon visible lorsqu'une personne (ou un animal) a peur et se dilatant lorsque le sujet éprouve du plaisir.

Cornée
Cette partie transparente de l'œil incurve les rayons de lumière, lesquels sont de nouveau incurvés par le cristallin, et elle aide à les focaliser en tant qu'images nettes sur la rétine.

Humeur aqueuse
Ce liquide riche en nutriment remplit le devant de l'œil.

Conjonctive
Cette couche extérieure, située sur le devant de l'œil, protège la cornée et la sclère. En cas de lésion, elle se régénère rapidement. Elle constitue la membrane des paupières et elle est recouverte par des larmes, qui lubrifient l'œil et l'empêchent de se dessécher.

Canal nasolacrimal
Il élimine l'excès de larmes de l'œil. Les larmes, qui lubrifient et nettoient le globe oculaire, sont produites par les minuscules glandes lacrymales, situées dans la paupière supérieure.

Cristallin
Les cellules fibreuses du cristallin sont contractées ou détendues par de minuscules muscles (les corps ciliaires) de façon à focaliser très précisément la lumière sur la rétine. Le cristallin perd de son élasticité avec l'âge et il n'accommode pas aussi bien sur les objets lointains. En cas de cataracte il s'opacifie.

Sclère
Il s'agit du blanc opaque qui constitue le reste du globe oculaire. Les muscles qui font bouger l'œil dans son orbite osseuse y sont attachés.

Corps vitré
Cette substance gélatineuse remplit l'arrière du globe oculaire.

Choroïde
Les vaisseaux sanguins de la choroïde apportent à la rétine et aux tissus environnants des nutriments et de l'oxygène.

Rétine
Cette membrane, photosensible, contient des milliers de récepteurs lumineux, les cônes et les bâtonnets. Les bâtonnets fonctionnent avec une faible luminosité et ils transmettent les informations concernant la lumière et l'obscurité. Les cônes, eux, fonctionnent avec une forte luminosité et ils détectent les couleurs.

Nerf optique
Dans chaque œil, ces nerfs se rejoignent dans le chiasma et transmettent les signaux de la rétine au cortex visuel, situé à l'arrière du cerveau.

Point aveugle
Cette partie de la rétine, d'où sortent les vaisseaux sanguins et le nerf optique, est dépourvue de cônes et de bâtonnets.

Macula
C'est la zone de la rétine responsable de la vision détaillée. Son centre (fovéa), qui possède la plus grande densité de cônes, en constitue le point le plus sensible.

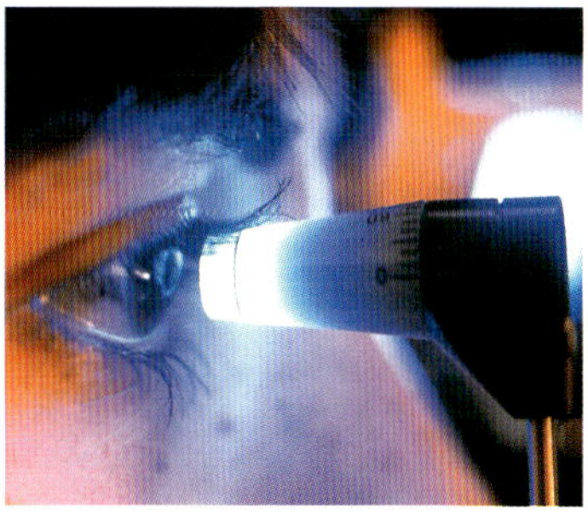

△ Test utilisé par un ophtalmologiste pour détecter un éventuel glaucome. L'instrument est un tonomètre, qui appuie doucement sur l'œil et indique sa tension interne.

spéciaux (lunettes ou lentilles de contact). Aujourd'hui, cependant, de plus en plus de gens choisissent la chirurgie au laser pour corriger ces défauts de vision.

Le glaucome peut être traité s'il est détecté assez tôt, mais les lésions sont souvent irréversibles et le traitement se contente de tenter d'enrayer la détérioration de l'œil.

L'OPHTALMOLOGIE

Un ophtalmologiste doit vérifier toutes les parties de l'œil. Il utilise aussi des instruments tels qu'un ophtalmoscope afin de détecter d'éventuels problèmes internes et vérifie l'accommodation, le champ de vision et la tension intra-oculaire. Les examens incluent un test d'acuité visuelle afin de déceler une éventuelle myopie ou une hypermétropie.

VOTRE POINT AVEUGLE

Avec l'œil gauche fermé, regardez la croix avec votre œil droit et rapprochez-vous de la page. Le point disparaît quand l'image tombe sur votre point aveugle.

La conjonctivite

VOIR AUSSI

➤ Le rhume des foins et la rhinite chronique, p. 420
➤ Les causes des maladies infectieuses, p. 459
➤ Les maladies auto-immunes, p. 462

La conjonctivite est une inflammation de la conjonctive, fine membrane cellulaire qui tapisse le devant de l'œil et l'intérieur des paupières. Elle est gênante mais, malgré son aspect effrayant, rarement grave. Elle est généralement d'ordre infectieux, mais peut aussi être causée par des allergies, surtout par le rhume des foins, qui peut entraîner une tuméfaction importante de la conjonctive. Comme toutes les infections virales, la conjonctivite virale ne réagit pas aux antibiotiques et elle guérit d'elle-même au bout de quelques jours.

SIGNES ET SYMPTÔMES

Les premiers signes de la conjonctivite sont généralement visibles le matin au réveil. D'ordinaire les deux yeux sont affectés et les symptômes sont les suivants :

➤ Sclères rouges et enflammées.

➤ Yeux qui brûlent ou qui piquent ou yeux larmoyants.

➤ Impression d'avoir du sable dans les yeux ou gêne.

➤ Paupières parfois collées par du pus.

Les causes courantes de la conjonctivite sont :

- Des infections bactériennes ou le plus souvent virales.
- Des allergies, l'allergène le plus répandu étant le pollen.
- Des substances irritantes : certains produits de maquillage, certaines solutions pour les lentilles de contact et certaines gouttes oculaires ainsi que la poussière, la fumée, la pollution et les rayons ultra-violets peuvent enflammer la conjonctive.

LA SÉCHERESSE OCULAIRE

La sécheresse oculaire et l'impression d'avoir du sable dans les yeux peuvent être dues à une insuffisance lacrymale. Le phénomène s'accentue avec l'âge mais il survient avec les maladies auto-immunes telles que la polyarthrite rhumatoïde. On utilise alors des larmes artificielles.

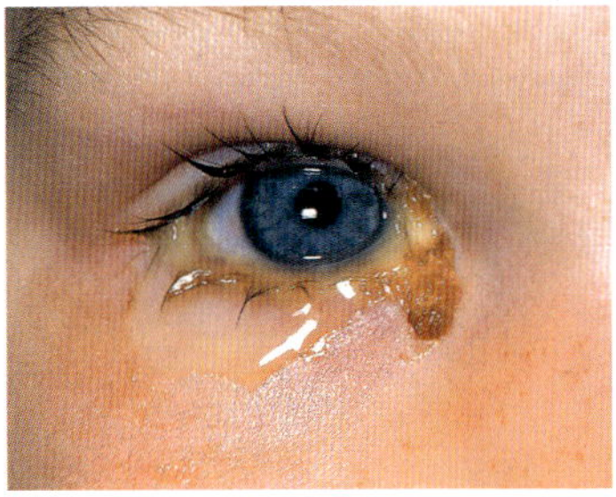

△ Les conjonctivites bactériennes graves peuvent être pénibles à supporter, les yeux étant très larmoyants ou remplis de pus, comme ici. Toutefois, elles réagissent bien aux antibiotiques.

La conjonctivite guérit rapidement avec un traitement approprié ou si le facteur qui la provoque est éliminé.

LE DIAGNOSTIC

Votre médecin examine les yeux. S'il s'agit d'une infection on prescrit de la pommade ou des gouttes à base d'antibiotiques ; s'il s'agit d'une allergie, des gouttes anti-allergiques. Les autres cas de conjonctivite guérissent d'ordinaire au bout de 5 à 7 jours.

QUE FAIRE SOI-MÊME

On peut facilement s'infecter les yeux en les touchant. Il est donc important de veiller à l'hygiène de façon à ne pas étendre l'infection et à ne pas contaminer d'autres personnes.

- Utilisez vos propres gants et serviettes de toilette. Ne laissez personne d'autre s'en servir.
- Lavez-vous les mains après vous être nettoyé les yeux ou après les avoir touchés.
- Rincez vos yeux avec de l'eau tiède ou des larmes artificielles.

ULCÉRATIONS DE LA CORNÉE

La cause la plus fréquente d'ulcérations de la cornée est un petit corps étranger tel qu'une poussière qui s'introduit dans l'œil et irrite la conjonctive, exposant la cornée sous-jacente. Cela peut être très douloureux, mais une fois le corps étranger enlevé, la conjonctive se régénère au bout de quelques jours. D'autres causes possibles incluent :

➤ Des infections virales telles que l'herpex simplex ou le zona.

➤ Une blépharite grave.

➤ Des éclaboussures accidentelles de l'œil avec des acides ou substances alcalines peuvent causer de graves ulcérations de la cornée. L'œil doit être abondamment rincé à l'eau salée ou douce ou avec de la lotion pour les yeux afin de minimiser les dégâts.

Les personnes portant des lentilles de contact, sujettes à ces ulcérations, doivent faire attention à l'hygiène de leurs yeux.

▽ Les ulcérations de la cornée touchent la membrane extérieure de la cornée. Un médecin peut identifier la zone affectée en introduisant une lotion colorée dans l'œil. L'ulcération de la cornée est visible en vert.

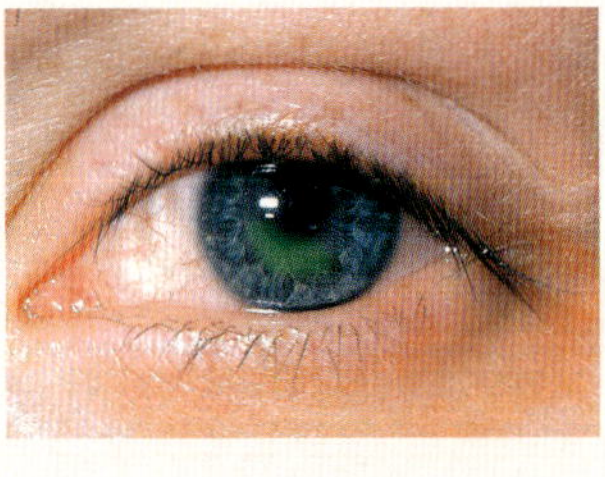

Les orgelets

VOIR AUSSI
➤ Le diabète, p. 314
➤ Le fonctionnement des yeux, p. 426
➤ La blépharite, ci-dessous

Les orgelets sont des abcès situés sur les follicules des cils. Ils peuvent provoquer une inflammation douloureuse des paupières, l'abcès distendant le follicule et la peau environnante. La plupart des orgelets sont dus à une bactérie, le *Staphylococcus aureus*, et l'infection peut facilement gagner d'autres follicules des cils. Généralement, une crème à base d'antibiotiques en vient à bout. Toutefois, des orgelets récurrents pouvant être le signe d'un mauvais état de santé général et parfois d'une pathologie plus grave telle que le diabète, il est recommandé de consulter si le problème persiste.

SIGNES ET SYMPTÔMES

Le premier signe d'un orgelet est une légère excroissance rouge au bord de la paupière. Cette excroissance, en gonflant, rend la paupière enflammée et douloureuse.

Généralement, les orgelets finissent par crever et guérissent au bout de quelques jours. S'ils persistent, il peut être nécessaire d'appliquer une pommade à base d'antibiotiques.

CE QUE VOUS POUVEZ FAIRE

Que vous ayez un orgelet ou de la blépharite, il existe certains moyens de vous soulager et de hâter la guérison :

- Placez un gant de toilette propre, chaud et humide sur votre œil et laissez-le environ 20 minutes. Répétez cette opération, qui nettoie et calme l'œil, quatre fois par jour.
- Évitez de contaminer d'autres personnes en ne partageant pas vos gants et serviettes de toilette et en vous lavant les mains après vous être touché les yeux.

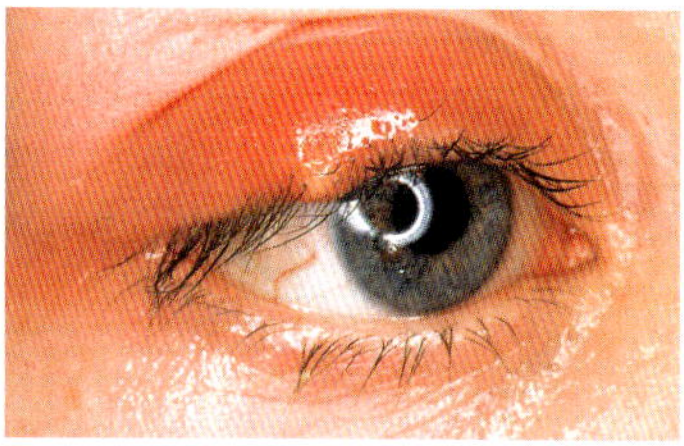

△ L'orgelet est une tuméfaction de la glande située à la base des cils. Un abcès rempli de pus se forme au centre de l'orgelet, affectant toute la paupière.

La blépharite

VOIR AUSSI
➤ Les orgelets, ci-dessus

La blépharite peut toucher un œil ou les deux yeux : les bords des paupières deviennent enflammés et douloureux et des pellicules se forment parfois sur les cils. Cette affection peut être causée par une allergie à des produits de maquillage, de la poussière, ou par une infection bactérienne.

La blépharite est difficile à traiter et sa guérison peut prendre de nombreux jours. La meilleure solution est de nettoyer régulièrement le bord de la paupière avec de l'eau chaude afin d'enlever les croûtes qui y sont collées. Veillez à bien garder vos yeux propres car si vous avez eu de la blépharite, il est probable que vous en ayez de nouveau. Les personnes qui ont des pellicules ou de l'eczéma sont sujettes à la blépharite, peut-être parce qu'elles ont la peau sèche et sensible.

SIGNES ET SYMPTÔMES

L'œil peut être collant et des croûtes peuvent apparaître sur les cils. Les paupières sont enflées, rouges et irritées et parfois un orgelet peut aussi apparaître.

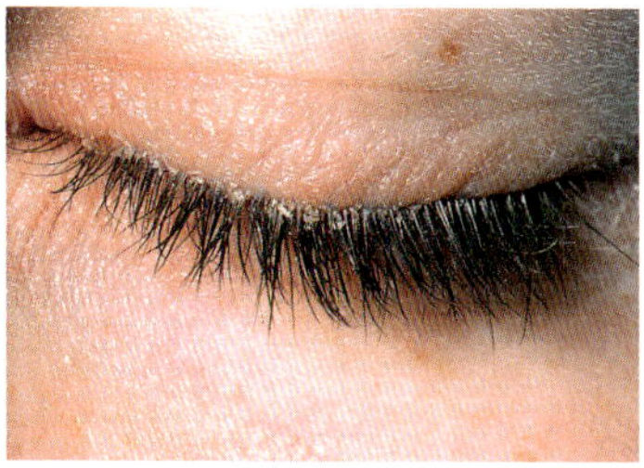

△ La blépharite est une inflammation de la paupière supérieure, avec une desquamation de la peau sur le bord de la paupière.

PROBLÈMES DES PAUPIÈRES

L'entropion est un renversement des paupières en dedans : les cils frottent contre la cornée et la conjonctive, provoquant des irritations, voire une ulcération de la cornée. Il peut exister dès la naissance (mais il disparaît après quelques mois), et il touche aussi les personnes âgées.

L'ectropion est un renversement des paupières au dehors : la surface interne, exposée, devient sèche et douloureuse.

Dans les deux cas la cornée peut être endommagée et une intervention chirurgicale nécessaire.

La myopie

VOIR AUSSI

- Les contrôles de routine, p. 272
- Le glaucome, p. 433
- La dégénérescence maculaire, p. 434

Les myopes perçoivent clairement les objets proches mais ils ont des difficultés à distinguer les objets éloignés et leur vue est trouble. Ce problème est dû à des variations de la structure du globe oculaire telle que la distance de la cornée à la rétine, ou à un défaut d'accommodation de la cornée. La myopie peut être corrigée par des lentilles concaves (voir le diagramme ci-dessous) sous la forme de lunettes ou de lentilles de contact. On la corrige également de plus en plus par la chirurgie au laser, qui permet d'aplatir légèrement la cornée.

La myopie est rare chez l'enfant de moins de six ans mais la vue change souvent très rapidement à l'adolescence. Il semble que plus on devient myope tôt, plus la myopie s'aggrave avec l'âge. Quand la vue se détériore rapidement, les yeux sont testés et les verres ou les lentilles de contact peuvent devoir être changés tous les six mois.

Si vous portez des lunettes, il est essentiel de faire régulièrement vérifier vos yeux par un ophtalmologiste. Les myopes étant particulièrement sujets au décollement de la rétine, au glaucome et à la dégénérescence maculaire, il est important de traiter ces problèmes dès leur apparition.

DÉCOLLEMENT DE RÉTINE

Les myopes sont plus sujets à ce problème. Une partie de la rétine se décolle de son support vascularisé, pouvant entraîner une cécité partielle ou totale. Le patient a parfois l'impression de voir des éclairs colorés ou de mouches volantes (points brillants dans le champ de vision, que tout le monde aperçoit occasionnellement).

Si vous avez une impression de rideau sombre ou d'ombre dans un œil, consultez un ophtalmologiste d'urgence.

▽ Cet appareil complexe, appelé réfracteur, est utilisé par les opticiens pour mesurer précisément le fonctionnement des yeux et déterminer quels sont les verres adéquats pour chaque cas.

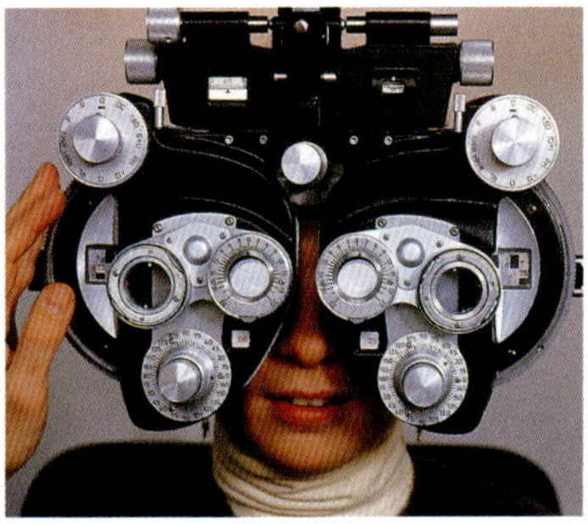

ACCOMMODATION NORMALE

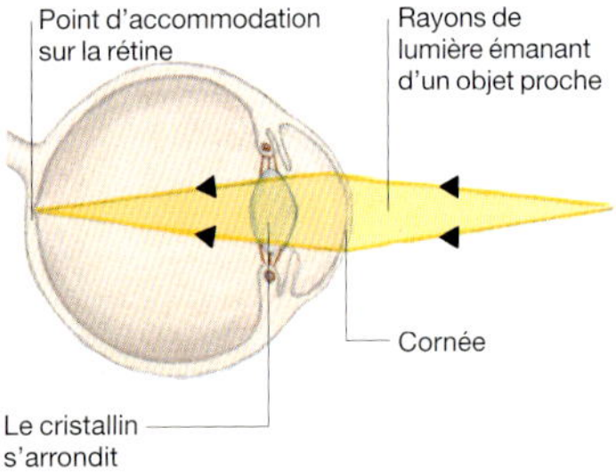

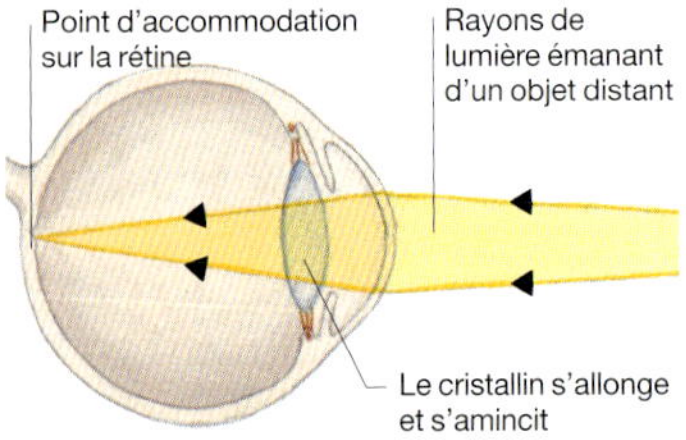

△ La cornée focalise la lumière sur le cristallin. Celui-ci change de forme pour incurver plus ou moins la lumière selon la distance de l'objet, de façon à projeter une image nette sur la rétine.

COMMENT L'ŒIL ACCOMMODE

Lors de l'accommodation, les rayons de lumière sont focalisés sur la rétine par la cornée et le cristallin. Les muscles ciliaires impriment différentes formes au cristallin en le poussant ou en le tirant de façon à modifier l'angle des rayons de lumière qui pénètrent dans l'œil. Pour voir des objets lointains, le cristallin s'allonge de façon à incurver précisément la lumière sur la rétine ; pour des objets plus proches il s'arrondit. L'accommodation dépend de la souplesse de la cornée et du cristallin ainsi que de la distance de la cornée à la rétine, c'est-à-dire la longueur du globe oculaire.

LA CHIRURGIE AU LASER

Les cas de myopie légère peuvent être corrigés par une intervention chirurgicale, qui consiste à enlever un petit bout de cornée pour rendre cette cornée plus plate. Le laser in situ kératomileusis (sculpture de cornée) est la méthode la plus employée mais elle ne convient pas à tous les cas de myopie.

ACCOMMODATION DES MYOPES

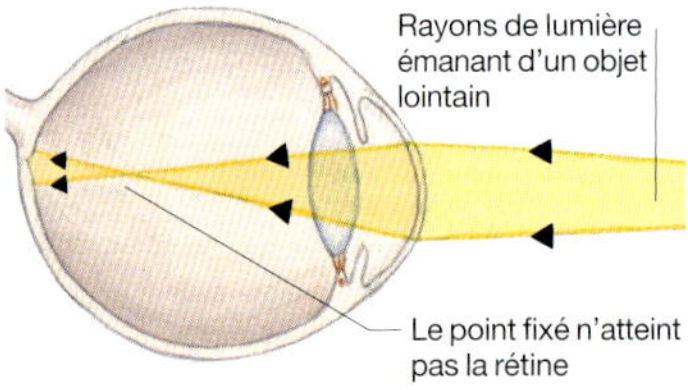

△ Si la distance de la cornée à la rétine est plus longue que la normale, le cristallin focalise sur les objets lointains un peu avant la rétine et l'image est floue.

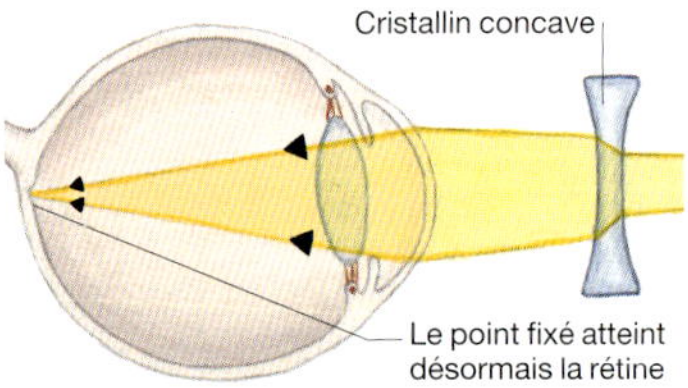

△ Des verres concaves sont utilisés pour corriger la myopie. Ils incurvent la lumière vers l'extérieur, aidant ainsi à focaliser l'image sur la rétine et non pas devant.

L'hypermétropie

VOIR AUSSI

- Les contrôles de routine, p. 272
- L'hypertension artérielle, p. 278
- Le diabète, p. 314

Les hypermétropes sont capables de voir les objets lointains mais ils ont du mal à voir ceux qui sont proches. Lire peut être particulièrement difficile. Ce trouble est plus courant chez les personnes âgées car le cristallin perd de son élasticité avec l'âge. L'hypermétropie est parfois due à un défaut de la forme du globe oculaire, l'axe antéro-postérieur étant plus court que la normale, ou à l'incapacité de la cornée et du cristallin à focaliser la lumière sur la rétine. La correction se fait généralement avec des verres convexes (voir diagramme ci-dessous).

LA PRESBYTIE

Lorsque le cristallin perd de son élasticité, l'amplitude d'accommodation diminue lors de la vision de près. La presbytie est liée au vieillissement et elle affecte pratiquement tout le monde avec l'âge, raison pour laquelle tant de gens commencent à porter des lunettes pour lire vers 45 ans.

▽ Les yeux n'accommodent plus aussi bien avec l'âge mais des verres peuvent corriger même de graves troubles de la vue.

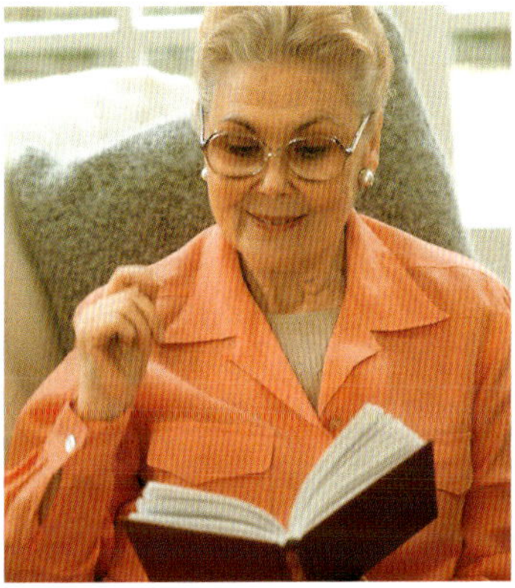

LES TESTS OCULAIRES

Des tests réguliers, effectués par un ophtalmologiste, un opticien ou un optométriste, sont essentiels pour les personnes qui portent des lunettes, une prescription incorrecte pouvant entraîner des troubles de la vue et des migraines.

Cependant, même si vous ne portez pas de lunettes, il est recommandé de faire examiner vos yeux tous les deux ans car la vue se détériore progressivement. Avoir une bonne vue est absolument essentiel pour les personnes qui conduisent régulièrement.

- Test de convergence – Il vérifie comment les yeux fonctionnent ensemble (parfois à l'aide de l'échelle de Snellen ou d'un optomètre).
- Examen oculaire – Le nerf optique, la rétine et le cristallin sont examinés avec un ophtalmoscope, qui permet de détecter des troubles tels qu'une rétinopathie diabétique, des lésions dues à de l'hypertension ou à une dégénérescence maculaire.
- Vérification de la tension – La tension à l'intérieur du globe oculaire est mesurée avec un tonomètre. Une tension élevée peut être un signe de glaucome, qui doit être aussitôt traité pour éviter d'autres lésions du nerf optique et la cécité.
- Examen des paupières, des cils et de la cornée à l'aide d'une lampe à fente.
- Exploration du champ visuel, pour vérifier qu'il n'existe pas de zones sortant du champ de vision.

Les diabétiques devraient faire examiner leurs yeux au moins une fois par an et plus même s'ils remarquent une altération de leur vue. On met généralement un produit chimique qui dilate les pupilles de façon à pouvoir examiner le fond de l'œil.

De nombreux troubles oculaires pouvant être traités s'ils sont détectés assez tôt, il est recommandé de consulter un ophtalmologiste ou un opticien dès l'apparition de certains problèmes.

L'ASTIGMATISME

Une cornée normale est incurvée comme la surface d'une balle, mais parfois la cornée n'est pas parfaitement ronde et elle possède des zones plates, ce qui permet de voir correctement les lignes verticales ou les lignes horizontales mais pas des deux à la fois. Le problème peut être totalement corrigé par des verres appropriés.

ACCOMMODATION DES HYPERMÉTROPES

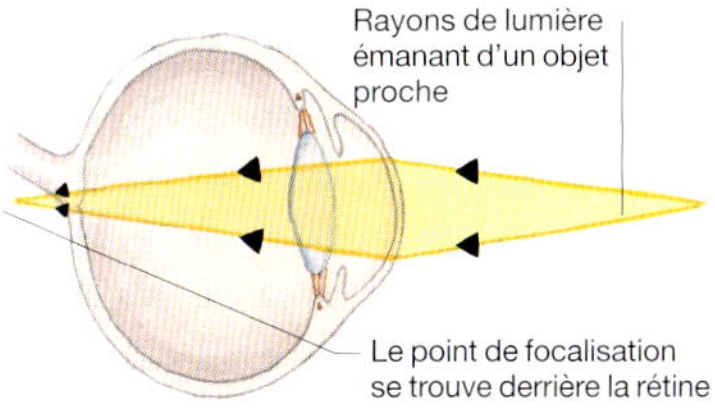

△ L'hypermétrope voit les objets proches de façon trouble parce que ses globes oculaires sont plus courts que la normale ou que sa cornée est faible.

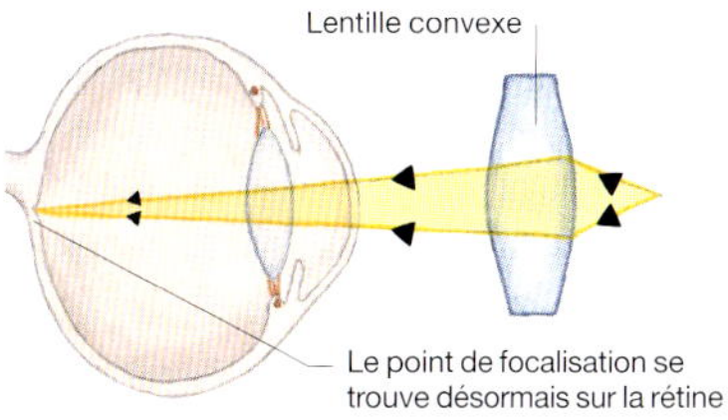

△ L'hypermétropie peut être corrigée avec des lentilles convexes. Elles incurvent plus la lumière avant qu'elle atteigne l'œil et l'image s'inscrit nettement sur la rétine.

La cataracte

VOIR AUSSI

➤ Le tabac, p. 268

➤ Le diabète, p. 314

➤ Les tests oculaires, p. 431

➤ Les infections virales, p. 466

La cataracte consiste en une opacification du cristallin qui rend la vue trouble. Dans les pays occidentaux, sa cause la plus fréquente est l'âge, les fibres constitutives du cristallin se détériorant progressivement. La cataracte touche environ les trois quarts des plus de 65 ans. Généralement les deux yeux sont affectés mais un œil tend à l'être plus que l'autre. Cette détérioration est irréversible mais la cataracte entraîne rarement une cécité totale. Même dans les cas les plus graves, on parvient généralement à distinguer un certain degré de lumière.

SIGNES ET SYMPTÔMES

Les symptômes typiques incluent :

- Une vue trouble et une perte graduelle d'acuité visuelle.
- Une vue floue des contours des objets, la lumière étant « dispersée ».
- Un assombrissement des couleurs.

Si vous ne souffrez de cataracte que dans un seul œil, vous pourrez avoir du mal à évaluer les distances. Les personnes avec de la cataracte qui portent des lunettes doivent souvent ajuster leurs verres.

Le cristallin est constitué de longues cellules fibreuses. Avec la cataracte, les protéines de ces cellules se modifient, provoquant une opacification du cristallin. La transparence du cristallin est essentielle pour permettre à la lumière d'y pénétrer et traverser l'œil. Toute opacification limite et diffracte la lumière qui pénètre dans l'œil, affectant la vue.

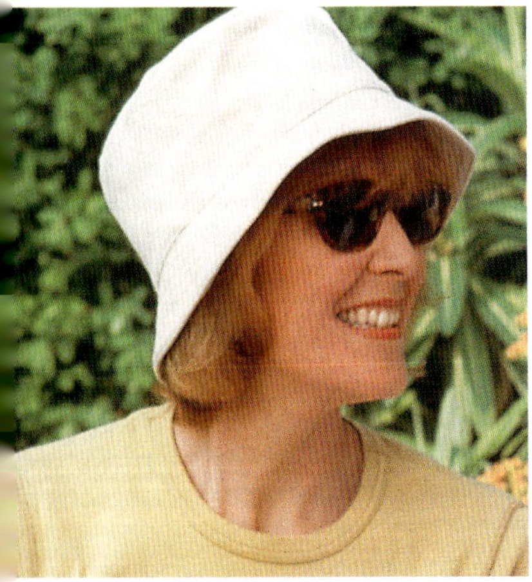

◁ Une exposition prolongée aux rayons ultraviolets du soleil, qui sont dangereux, est l'une des causes de la cataracte. Portez un chapeau et des lunettes de soleil afin de protéger vos yeux.

LES CAUSES DE LA CATARACTE

Dans la majorité des cas, cette affection est due à l'âge et la plupart des personnes en souffrant ont plus de 65 ans. Cependant, il peut y avoir d'autres causes dont :

- Le diabète – Le diabète sucré peut entraîner des complications oculaires et toute personne atteinte de cataracte doit subir des examens de sang et d'urine afin de vérifier sa glycémie.
- La rubéole – Si une femme enceinte a la rubéole, cela peut provoquer de la cataracte chez son bébé.
- Une lésion oculaire.
- Une exposition prolongée au soleil.
- Des radiations ionisantes, y compris les rayons X.
- L'usage prolongé de corticoïdes.
- Le tabac.

LE DIAGNOSTIC DE LA CATARACTE

La cataracte peut n'affecter qu'un seul œil et le patient se rend généralement très bien compte de la différence d'acuité visuelle entre ses deux yeux. Si une cataracte est soupçonnée, on examine les yeux avec un ophtalmoscope. Un optométriste peut aussi utiliser un microscope avec une lampe à fente et dilater les pupilles avec des gouttes afin de mieux examiner le fond de l'œil.

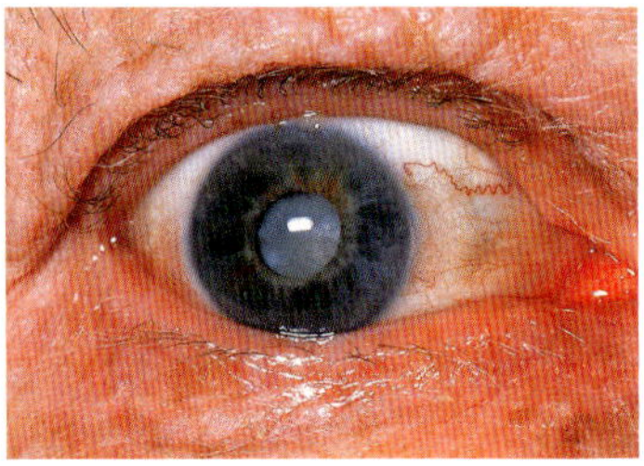

△ La cataracte est généralement facile à diagnostiquer : le cristallin, normalement transparent, s'opacifie et prend un aspect « laiteux ».

LE TRAITEMENT

La cataracte peut n'être traitée que quand la perte d'acuité visuelle est particulièrement handicapante, ce qui, bien sûr, varie selon les cas. Ainsi, un chauffeur de 50 ans avec une faible opacification du cristallin aura besoin d'être traité, mais une femme âgée de 80 ans qui ne lit pas beaucoup peut être relativement peu gênée par une cataracte assez avancée.

Il n'existe actuellement aucun moyen de rétablir la transparence du cristallin une fois la cataracte avérée. Le seul traitement disponible est une opération consistant à enlever le cristallin affecté et à le remplacer par un cristallin artificiel. La technique la plus avancée est l'extraction extra-capsulaire (EEC) par phaco-émulsification aux ultrasons. Le cristallin est brisé par une sonde à ultrasons, aspiré et remplacé par un implant souple. Dans la plupart des cas cette intervention est effectuée sous anesthésie locale. Il peut être nécessaire, par la suite, de porter des lunettes pour conduire ou pour regarder la télévision.

STRUCTURE DE LA PEAU

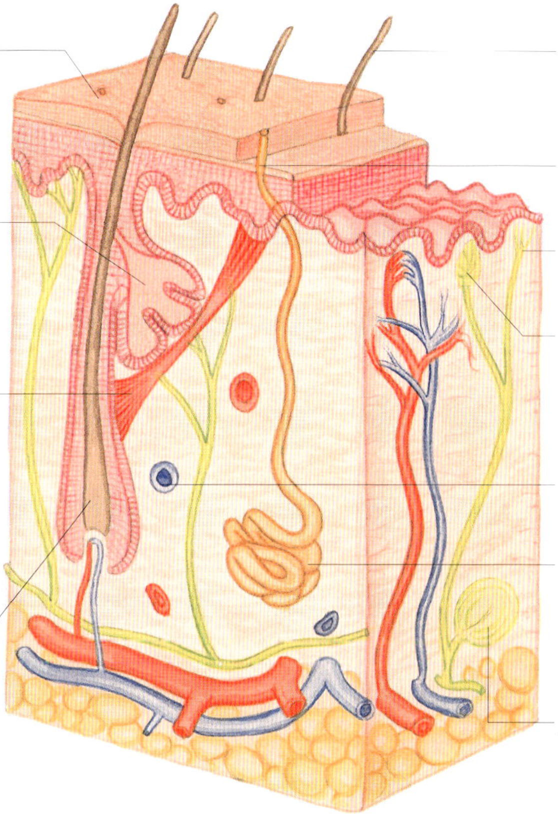

provoquer des mélanomes malins, ou cancers de la mélanine, cancers qui provoquent de nombreuses morts dans le monde chaque année. Cependant ils peuvent être guéris s'ils sont pris à temps. L'important est de les détecter le plus vite possible.

Le message est simple : au soleil, surtout si vous avez la peau claire, mettez toujours de la lotion filtrante et portez un chapeau et des vêtements. Plusieurs graves coups de soleil pris pendant l'enfance peuvent, plus tard, occasionner des cancers. Veillez donc à bien protéger les bébés et les enfants.

LE BIENFAIT DES ULTRAVIOLETS

Les rayons ultraviolets ont, toutefois, des effets bénéfiques. Il en faut une certaine quantité pour le métabolisme et pour la production de la vitamine D, qui joue un rôle essentiel dans la croissance des os.

LES PROBLÈMES CUTANÉS

La peau est exposée à de nombreux dangers, dont des infections virales et bactériennes ainsi que divers allergènes et irritants. La plupart des problèmes cutanés se manifestent sous la forme d'éruptions ou de marques rouges en relief, et les symptômes typiques incluent des démangeaisons et une peau douloureuse ou pleine de boutons.

Si les affections cutanées sont souvent pénibles, elles sont rarement mortelles. La plupart peuvent être soulagées avec des crèmes topiques à base de cortisone ou d'antibiotiques et parfois avec des comprimés. En songeant à un traitement, il ne faut jamais oublier non plus que certaines affections cutanées, susceptibles, par exemple, de provoquer une éruption disgracieuse sur le visage ou une autre partie visible du corps, peuvent être difficiles à vivre sur le plan psychologique.

LE DIAGNOSTIC DES AFFECTIONS CUTANÉES

Votre médecin vous interrogera sur vos symptômes et examinera la zone affectée. Il peut utiliser une loupe pour faciliter l'examen et effectuer un prélèvement en cas de suppuration ou d'exsudation d'autre liquide. Ce prélèvement sera alors analysé en laboratoire.

La plupart des problèmes cutanés guérissent d'eux-mêmes avec le temps. Il est cependant recommandé de consulter un médecin si l'affection persiste ou si elle est particulièrement gênante ou douloureuse. Il peut y avoir des complications plus graves, symptomatiques de pathologies d'ordre plus général ou révélatrices d'un mauvais état de santé.

L'eczéma (dermite)

VOIR AUSSI

➤ L'asthme, p. 378

➤ Le rhume des foins et la rhinite chronique, p. 420

L'eczéma, ou dermite, est le nom donné à un groupe d'affections cutanées qui provoquent des inflammations rendant la peau sèche et irritée ; il peut aussi y avoir des petites cloques. On en ignore la cause bien que l'origine puisse être allergique. L'eczéma peut affecter n'importe quelle partie du corps, mais surtout les mains, les jambes et les pieds. Le traitement vise à calmer les démangeaisons et à empêcher le malade de se gratter, avec des pommades et éventuellement des pansements, ou en lui faisant porter des gants de coton.

SIGNES ET SYMPTÔMES

➤ Peau sèche, desquamée et craquelée.

➤ Rougeurs et inflammation.

➤ Démangeaisons et irritation.

➤ Ampoules remplies de liquide (vésicules) qui peuvent suinter.

On distingue différents types d'eczéma :

- L'eczéma constitutionnel (ou dermite atopique) – Il commence généralement pendant l'enfance et il est lié à d'autres affections telles que le rhume des foins et l'asthme. La situation tend à s'améliorer quand l'enfant grandit et elle peut généralement être contrôlée avec des crèmes émollientes.

▽ Test d'allergie avec des patchs. De petites quantités de substances allergènes sont appliquées sur de légères égratignures afin de déterminer quelles sont celles qui provoquent des réactions.

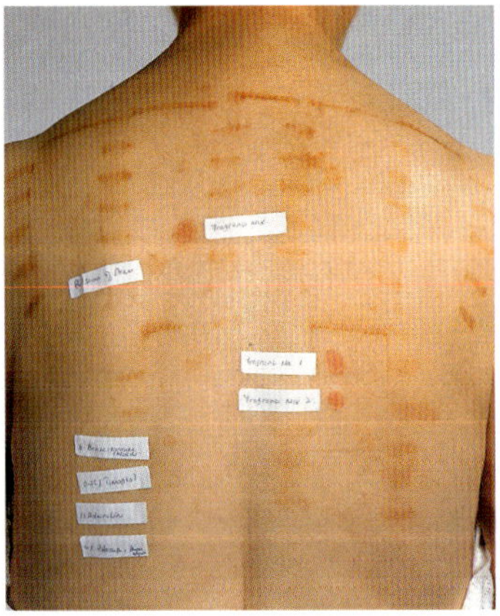

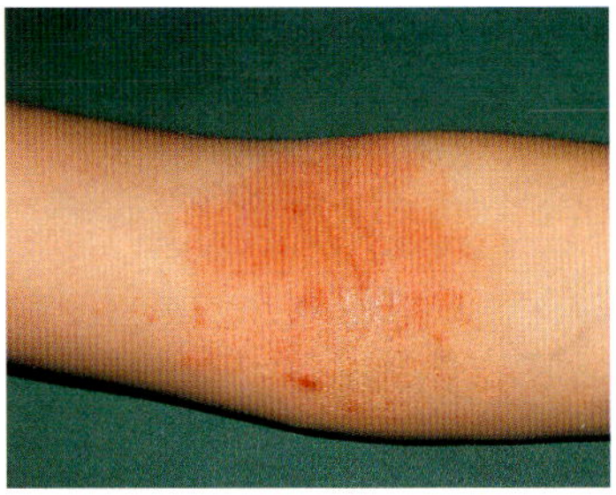

△ L'eczéma atopique (ou eczéma constitutionnel), visible ici, se manifeste souvent dans les plis de la peau, au niveau des articulations. Il est traité avec des pommades émollientes ou antibiotiques.

- L'eczéma causé par des substances irritantes telles que détergents, savons, acides, produits alcalins et solvants – Il tend à affecter les mains, qui peuvent devenir rouges, douloureuses et craquelées. S'il est impossible d'éviter le contact avec la substance irritante, il est recommandé de porter des gants.
- L'eczéma de contact – La réaction aux produits irritants dure ici plus longtemps et elle peut être provoquée par une exposition minime. Les principaux coupables sont les teintures, le nickel (présent dans l'or et les fermetures éclair), le chrome (présent dans le cuir), la lanoline (présente dans les cosmétiques), les résines et certaines plantes. Des tests d'allergie cutanés peuvent permettre de découvrir la cause de l'allergie. La meilleure solution est d'éviter l'allergène.
- La dermite séborrhéique – Elle affecte les zones riches en glandes sébacées telles que le visage, le crâne et le creux des articulations. Les crèmes à base de cortisone sont utiles mais elles ne doivent pas être utilisées sur le visage. L'huile de noix de coco peut calmer les démangeaisons du cuir chevelu.

LES TESTS D'ALLERGIE

Pour déterminer ce qui provoque une réaction allergique, les dermatologues appliquent sur la peau de petites bandes contenant des allergènes. Deux jours plus tard, on examine les résultats. Les plaques rouges indiquent quels sont les facteurs causant de l'eczéma.

LES TRAITEMENTS

Les principaux traitements consistent en :

➤ Produits émollients – Ils aident à hydrater la peau et peuvent être utilisés sous forme de crèmes ou de lotions pour le bain.

➤ Crèmes à la cortisone – Elles sont efficaces pour réduire l'inflammation mais, utilisées en excès trop longtemps, elles peuvent fragiliser la peau et la rendre plus fine. Il faut en mettre de très petites quantités sur le visage et seulement sur ordonnance médicale.

➤ Pommades à la cortisone – Elles sont hydratantes et efficaces contre l'eczéma.

➤ Crèmes à base d'antibiotiques – Elles peuvent être utiles en cas d'infection, surtout combinées avec des crèmes à la cortisone.

➤ Cortisone par voie orale – Elle est très rarement nécessaire et seulement dans les cas d'eczéma les plus graves.

Le psoriasis

VOIR AUSSI

➤ L'anxiété, p. 342

➤ Le rhumatisme psoriasique, p. 359

➤ Les fonctions de la peau, p. 436

Il s'agit d'une affection cutanée courante dans le monde entier. Le psoriasis peut affecter des individus de n'importe quel âge et sa cause reste inconnue. Il se manifeste par des plaques rouges et épaisses parfois recouvertes de squames blanches et douloureuses qui provoquent des démangeaisons. Ces plaques peuvent apparaître n'importe où mais surtout derrière les coudes, sur les genoux, sur le cuir chevelu ou sur des cicatrices. Dans les régions affectées, l'épiderme produit de nouvelles cellules à un rythme anormalement rapide, d'où l'épaississement.

SIGNES ET SYMPTÔMES

➤ Plaques rouges et enflammées et peau épaisse.

➤ Ongles tachés ou décolorés.

➤ Douleurs articulaires.

➤ Parfois pus stérile aux endroits infectés.

Le stress, une blessure, une infection et des médicaments tels que le lithium et les bêta-bloquants peuvent provoquer un psoriasis, bien que la cause précise de cette affection cutanée demeure inconnue. De nombreuses personnes atteintes de psoriasis ont des antécédents familiaux. Dans de rares cas cette affection peut être associée à une forme d'arthrite semblable à l'arthrite rhumatoïde appelée rhumatisme psoriasique.

Bien que le psoriasis puisse être très pénible et gênant, seuls les cas les plus graves peuvent être mortels. Si des plaques épaisses apparaissent sur des zones étendues de la peau, cela peut interférer avec le mécanisme de régulation thermique du corps, qui est essentiel. Il peut y avoir une élévation dangereuse de la température du corps, nécessitant alors un traitement hospitalier spécialisé. Si le psoriasis semble s'étendre, il faut donc consulter immédiatement un médecin.

Comme pour de nombreux autres problèmes cutanés, si le psoriasis touche des zones importantes du corps, cela peut occasionner une gêne et une anxiété considérables, surtout si le visage est affecté. Le malade peut alors avoir besoin d'un suivi psychologique.

LE TRAITEMENT DU PSORIASIS

Il n'existe pas de guérison et les divers traitements visent à contrôler l'affection :

- Les crèmes à la cortisone améliorent rapidement le psoriasis, malheureusement celui-ci revient rapidement dès l'arrêt du traitement.
- Les préparations à base de goudron de charbon et de dithranol (originellement dérivé d'un arbre poussant à Goa, en Inde) ont constitué pendant des décennies l'essentiel du traitement du psoriasis et elles sont très efficaces. On augmente graduellement la puissance de la préparation jusqu'à ce que la dose adéquate pour chaque individu soit trouvée. Ces préparations peuvent être désagréables à utiliser et elles tachent les vêtements et la literie.
- Aujourd'hui, on préfère généralement aux préparations de goudron de charbon des dérivés de la vitamine D, qui sont inodores, ne tachent pas et sont d'ordinaire efficaces.
- Les rayons ultraviolets peuvent être très efficaces quand le psoriasis affecte des régions étendues du corps. Toutefois, les rayons ultraviolets faisant vieillir la peau et pouvant accroître le risque de cancer, ce traitement est généralement réservé pour les cas de psoriasis très graves.
- Des médicaments tels que le méthotrexate, prescrit pour le cancer, ou un immunosuppresseur, la cyclosporine, sont parfois utilisés pour les cas de psoriasis graves. Néanmoins, comme les rayons ultraviolets, ils peuvent avoir des effets secondaires et les patients qui les prennent doivent être étroitement surveillés par leur médecin.

▽ Dans les cas typiques de psoriasis, la peau est rouge et enflammée avec des squames et des démangeaisons. Il peut y avoir une raideur des articulations, des genoux et des coudes.

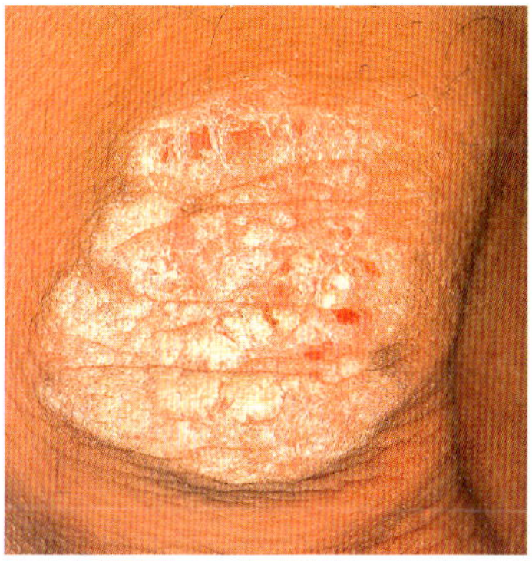

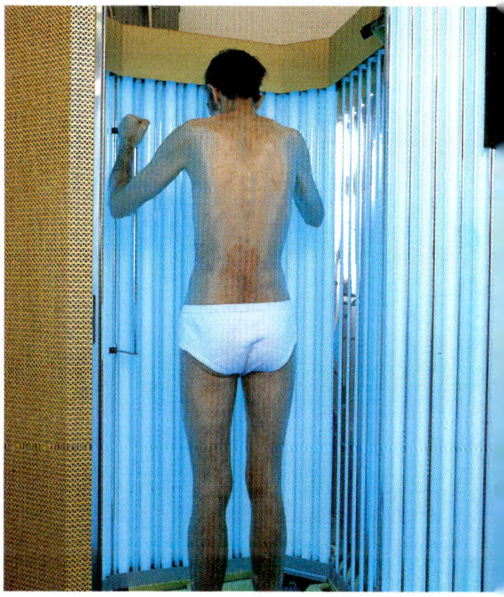

△ Les rayons ultraviolets peuvent être employés pour le psoriasis chronique. Malheureusement, comme ce traitement fait vieillir prématurément la peau et augmente le risque de cancer de la peau, on le prescrit avec beaucoup de précautions.

L'urticaire

VOIR AUSSI

➤ Apprenez à contrôler votre stress, p. 260

➤ L'eczéma (dermite), p. 438

L'urticaire, qui est une réaction allergique, se caractérise par des boutons rouges provoquant des démangeaisons. Elle peut aussi être causée par des infections et des agents physiques tels que le froid, la pression, la chaleur ou le stress. Dans la plupart des cas, il est difficile d'en déterminer la cause exacte. L'urticaire tend à apparaître rapidement, parfois en quelques minutes, n'importe où sur le corps. Elle peut être plus ou moins grave et prendre la forme de petits boutons couvrant tout le corps et ne durant que quelques heures. Elle guérit généralement sans traitement.

Les affections généralement liées à l'urticaire incluent le dermographisme (voir ci-dessous) et l'angio-œdème. L'angio-œdème se caractérise par une tuméfaction subite et grave de la bouche, des yeux et de la langue. Il peut parfois affecter la gorge, provoquant alors des difficultés respiratoires nécessitant un traitement urgent. Il est donc impératif de consulter. L'urticaire est une réaction allergique et elle peut survenir en même temps qu'un choc anaphylactique (réaction allergique parfois mortelle).

QUE VA FAIRE VOTRE MÉDECIN ?

Il est souvent difficile de connaître la cause exacte de l'urticaire. On peut effectuer un test cutané avec différents allergènes, couramment pratiqué pour plusieurs affections cutanées. Il faut cependant se souvenir que ce test n'est pas toujours probant.

L'urticaire disparaît généralement d'elle-même au bout de quelques heures. Les personnes qui souffrent d'urticaire récurrente ont souvent du mal à la supporter. On peut prescrire des antihistaminiques par voie orale (qui peuvent produire des effets secondaires tels que de la somnolence). En cas de crises prolongées d'urticaire, la cortisone peut être efficace.

L'URTICAIRE CHRONIQUE

L'urticaire chronique peut persister des semaines ou des mois. Très courante, elle a souvent des causes indétectables . Les causes possibles incluent :

- Des allergies à certains aliments : œufs, produits laitiers, poisson, chocolat, noix.
- Des conservateurs ou des colorants alimentaires tels que la tartrazine.
- Des substances inhalées telles que la poussière.

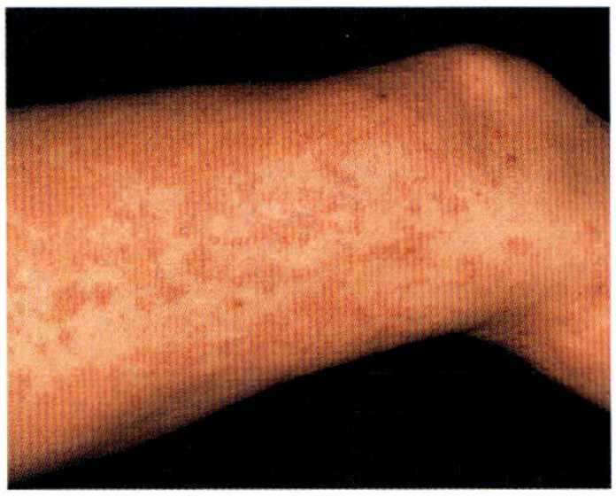

△ L'urticaire, caractérisée par de nombreux de petits boutons, est souvent causée par le stress, mais elle peut aussi être une grave réaction allergique.

▽ Les lèvres gonflées sont un symptôme typique de l'angio-œdème. Cette affection, semblable à l'urticaire, constitue généralement une réaction allergique à certains aliments ou à des piqûres d'insectes. Elle peut provoquer des difficultés respiratoires et il est donc impératif de consulter d'urgence. Le traitement consiste généralement en anti-inflammatoires ou en anti-histaminiques.

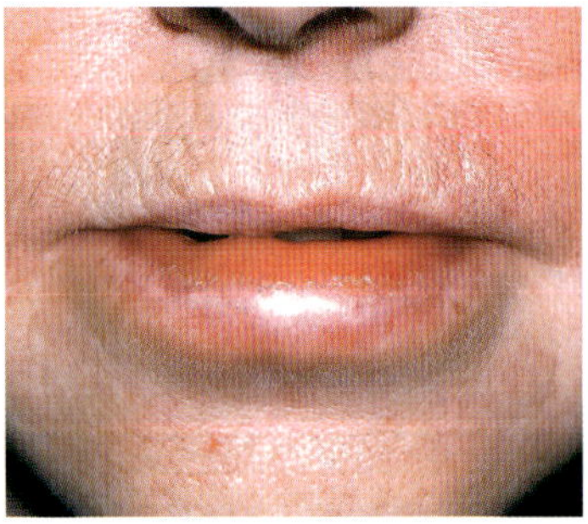

BOSSES ET GROSSEURS

La peau est sujette à toute une gamme de bosses et autres grosseurs généralement sans gravité. On peut, cependant, s'en faire enlever certaines si elles se développent ou si elles apparaissent à un endroit gênant.

- Les lipomes – Il s'agit de tumeurs graisseuses mobiles situées sous la surface de la peau.
- Les kystes sébacés – Il s'agit de glandes sébacées obstruées dures et lisses au toucher. Elles peuvent grossir et s'infecter.
- Les pendulums – Il s'agit de petits bouts de peau inoffensifs situés, la plupart du temps, sur le cou, le tronc, l'aine et/ou les aisselles.

LA DERMOGRAPHIE

La dermographie, mot signifiant « dessin cutané », est une réaction hypersensible à la pression. Elle affecte parfois les personnes souffrant d'urticaire. Une éruption rouge en relief apparaît sur la peau quand on appuie dessus avec le bout d'un crayon ou un ongle, par exemple ; l'éruption suit la ligne de la pression. (Toutefois, des réactions similaires peuvent survenir avec d'autres affections cutanées et avec la chaleur, le froid ou l'eau).

Cette extrême sensibilité peut constituer un problème à long terme. On en connaît mal la cause exacte, qui pourrait être due à un taux élevé d'immunoglobine E. Elle semble toucher particulièrement les personnes à peau claire et celles qui souffrent d'autres affections cutanées d'origine allergique.

L'acné

VOIR AUSSI

➤ Les fonctions de la peau, p. 429
➤ La blépharite, p. 436
➤ Les infections cutanées d'origine bactérienne, p. 444

L'acné juvénile (*acne vulgaris*) touche 90 % des adolescents à des degrés divers. Consécutive à l'avènement de la puberté, elle affecte généralement le visage et le tronc. Ces régions sont riches en glandes sébacées, qui produisent le sébum, lequel sert à hydrater la peau. L'acné juvénile est plus répandue chez les garçons que chez les filles et elle peut être très gênante car elle apparaît à une époque où ces jeunes gens sont très conscients de leur apparence. L'acné se manifeste aussi chez les adultes (*acne rosacea*) et, à l'inverse de l'acné juvénile, elle affecte plus souvent les femmes.

L'acné est due à une hyperactivité des glandes sébacées, et elle confère un aspect souvent huileux à la peau. Au lieu de glisser sur la peau et les cheveux, l'excès de sébum bloque les follicules des poils et les glandes sébacées, produisant des petits points noirs. Si un bouchon de kératine se forme dessus, des bactéries (*Proprioni bacterium acnes*) peuvent coloniser cette région, l'enflammant et provoquant des pustules d'acné. Dans les cas graves ou si l'on gratte l'acné, des chéloïdes (cicatrices en relief) peuvent subsister une fois la peau guérie.

L'hyperproduction de sébum peut être suscitée par les changements hormonaux de la puberté. Il n'y a pas de preuves significatives que la consommation d'aliments gras, de chocolat ou de sucreries aggrave l'acné.

LES TRAITEMENTS

Il n'existe pas de remède rapide pour l'acné et le traitement peut durer de six à douze semaines, voire plus. Il sera probablement nécessaire de le renouveler. Certains cas réagissent au traitement en l'espace de deux ou trois semaines, bien qu'il faille normalement plus de temps. Les traitements éventuels incluent :

- Au début, des crèmes ou des gels contenant du peroxyde de benzoyle pour combattre les bactéries de l'acné.
- Si le peroxyde de benzoyle se révèle inefficace, on prescrit des crèmes à base d'antibiotiques ou, si cela échoue aussi, des antibiotiques par voie orale.
- Pour les femmes, certains types de pilules contraceptives peuvent aider à prévenir l'acné.
- En cas d'acné particulièrement sévère, on peut prescrire des rétinoïdes. Il faut alors surveiller le patient de près en raison des effets secondaires de ce médicament, qui peut provoquer, chez les femmes enceintes, des malformations chez l'enfant.

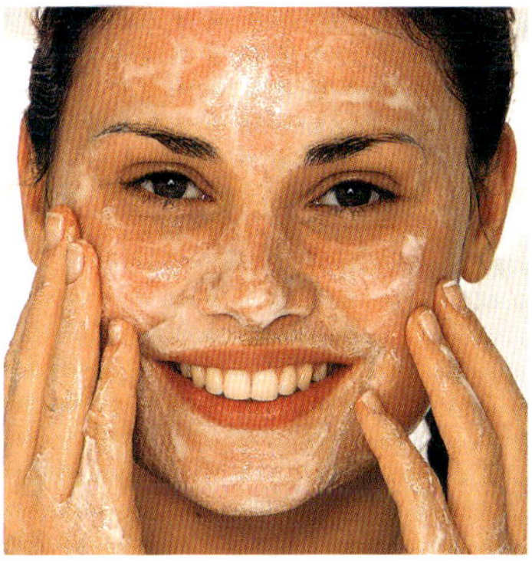

△ Un bon nettoyage des régions affectées peut aider à prévenir l'acné et une exposition au soleil peut être bénéfique.

▽ La peau du front de cet adolescent de seize ans est marquée par de l'acné, causée par une hypersécrétion des glandes sébacées provoquant une infection et une obstruction des follicules des poils et l'apparition de points noirs et de boutons.

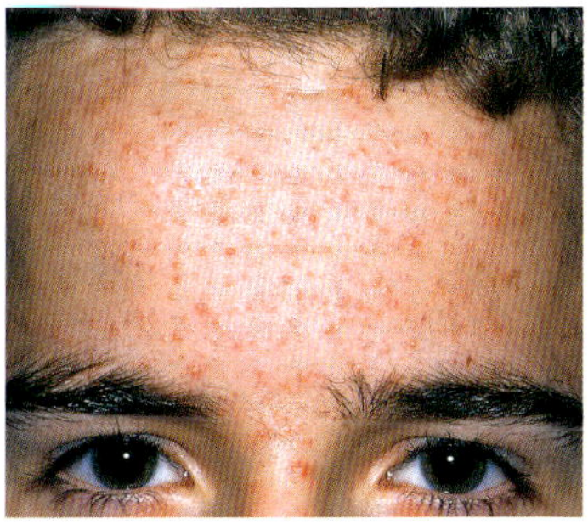

L'ACNÉ ROSACÉE

L'acné rosacée (*acne rosacea*) n'affecte généralement que le visage et elle apparaît d'ordinaire entre 30 et 55 ans. Souvent héréditaire, elle touche plus fréquemment les femmes et pourrait être causée par un usage excessif de crèmes à la cortisone. L'acné rosacée affecte surtout le nez, les joues et le front. Les boutons, au bout blanc ou jaune provoquent souvent des démangeaisons ou brûlent, et les glandes sébacées peuvent s'enflammer et former des pustules. Si le nez est touché, surtout chez les hommes, il peut gonfler, devenir rouge et épais, affection connue sous le nom de rhinophyma. Il n'existe pas de remède connu. Le traitement, qui vise à réduire les symptômes, inclut des antibiotiques sous formes de crèmes et de gélules.

▽ Cette femme, âgée de 36 ans, souffre d'acné rosacée, affection cutanée chronique. Elle peut commencer à se manifester sous la forme de rougeurs de la peau souvent suivies de grosses pustules jaunes.

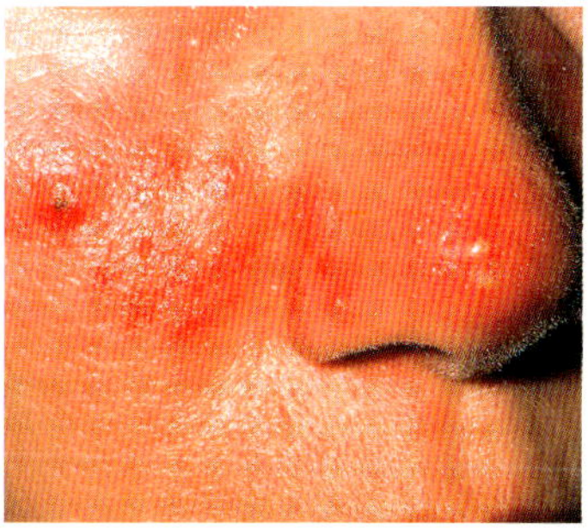

Les cancers de la peau

VOIR AUSSI

➤ Le cancer du poumon, p. 384
➤ Le cancer du sein, p. 401
➤ Les fonctions de la peau, p. 436

Il existe différents types de cancers de la peau. La plupart résultent d'expositions prolongées au soleil et les personnes ayant la peau claire sont particulièrement vulnérables. Les cancers de la peau sont très fréquents : ils affectent des millions de gens dans le monde et provoquent chaque année un nombre important de décès. Cependant, la plupart de ces cancers peuvent être guéris s'ils sont détectés assez tôt, et ils se développent lentement. Limités à la peau, ils ne gagnent pas d'autres parties du corps, sauf le mélanome malin.

Les cancers de la peau sont parmi les cancers les plus guérissables, mais il est essentiel de consulter un médecin dès l'apparition des premiers symptômes, pour les traiter à temps.

Les cancers de la peau peuvent ne pas avoir de cause apparente, ou être causés par des facteurs externes tels qu'une exposition à un soleil intense. Ils peuvent aussi s'être développés à partir d'un cancer d'un autre organe : sein, rein ou poumon, par exemple. Les cancers de la peau secondaires se caractérisent généralement par des nodules de peau durs, sur le cuir chevelu le plus souvent.

▽ Les personnes ayant la peau claire sont particulièrement sujettes au cancer de la peau, car plus sensibles aux coups de soleil.

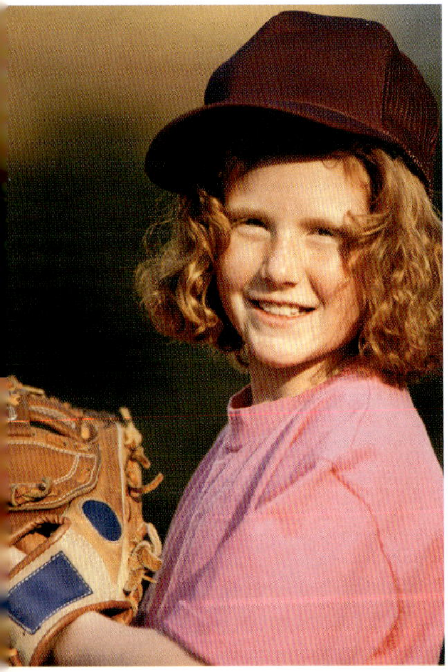

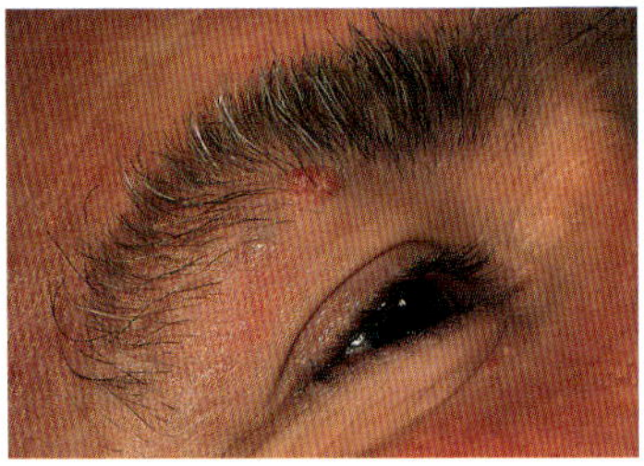

△ Cette excroissance située sur le sourcil est un épithélioma baso-cellulaire. C'est l'une des formes les plus courantes de cancers de la peau.

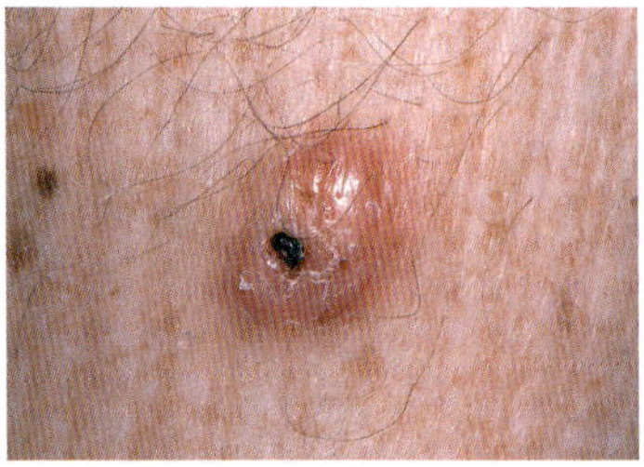

△ Les épithéliomas spino-cellulaires forment de petits renflements verruqueux. Ils apparaissent le plus souvent sur les peaux claires et chez les personnes âgées.

LES GRAINS DE BEAUTÉ

Les grains de beauté (ou nævi) sont également connus sous le nom de mélanomes non cancéreux. Certains sont parfaitement inoffensifs mais d'autres peuvent devenir malins. D'ordinaire les nævi sont plats et marrons, de taille différente, et parfois poilus. Ils sont généralement présents dès la naissance, mais d'autres peuvent apparaître au cours de la vie. Bien que les grains de beauté cancéreux soient rares, il est recommandé de les surveiller, des changements pouvant révéler la présence de cancer (voir l'encadré sur les signes et les symptômes du mélanome malin, page opposée). Souvenez-vous que les grains de beauté poilus deviennent rarement cancéreux.

LES ÉPITHÉLIOMAS BASO-CELLULAIRES

Ces carcinomes ressemblent à de petites perles avec des ulcères ouverts au centre. Ils surviennent surtout chez les peaux exposées au soleil, généralement autour du nez et des yeux, grossissent lentement et ne produisent pas de métastases. Cependant, non traités, les épithéliomas baso-cellulaires peuvent se développer, provoquant des lésions dans les tissus environnants.

Les cancers de la peau touchent surtout les personnes âgées. Si votre médecin soupçonne un épithélioma baso-cellulaire, le diagnostic peut être confirmé par une biopsie. Les épithéliomas baso-cellulaires peuvent être enlevés par exérèse ou traités par radiothérapie ou par une combinaison de ces deux techniques de façon à complètement éradiquer les cellules cancéreuses. Les épithéliomas baso-cellulaires superficiels peuvent être éliminés par cryothérapie. Ce traitement est efficace dans environ 90 % des cas.

LES ÉPITHÉLIOMAS SPINO-CELLULAIRES

Il peut y avoir de petits nodules avec des bords durs et en relief. Ils apparaissent :

- Sur les zones de la peau ayant été exposées au soleil.
- Dans les cas d'ulcères chroniques de la jambe.
- Sur les lèvres des fumeurs.

SIGNES ET SYMPTÔMES DU MÉLANOME MALIN

Il est recommandé de consulter d'urgence si vous remarquez une nouvelle excroissance ou si un grain de beauté change. Soyez attentif aux changements suivants sur un nævus :

- Croissance rapide.
- Changements de forme ou bordure irrégulière (les grains de beauté normaux sont lisses et ont une forme régulière).
- Changement de couleur, en particulier si le grain de beauté devient bleu sombre.
- Saignements.
- Douleurs ou démangeaisons.
- Ramollissement du grain de beauté.
- Effritement ou émiettement du grain de beauté.
- Apparition de nouveaux grains de beauté autour du grain original.

Les épithéliomas spino-cellulaires ressemblent aux épithéliomas baso-cellulaires. Ils se présentent d'abord sous la forme de petites excroissances fermes sur certaines parties du corps et, bien qu'indolores, ils peuvent se développer assez vite. Ils gagnent rarement d'autres parties du corps mais cela peut se produire. Ils peuvent aussi apparaître à divers endroits du corps. Les épithéliomas spino-cellulaires peuvent être très destructeurs, surtout s'ils surviennent sur le visage et s'ils ne sont pas traités. Ils sont soignés par radiothérapie ou enlevés chirurgicalement.

▽ Les kératoses solaires sont des excroissances cutanées accompagnées de rougeurs causées par une exposition répétée au soleil. Bien qu'elles ne soient pas cancéreuses au début, elles peuvent évoluer en cancers de la peau et il est recommandé de les faire enlever.

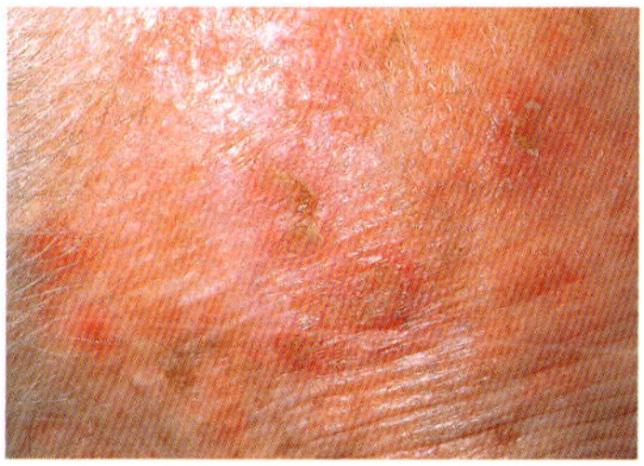

LES MÉLANOMES MALINS

Les mélanomes malins constituent la forme la plus grave de cancer de la peau. Il s'agit de cancers des mélanocytes, cellules de la peau qui produisent la mélanine, et ils peuvent toucher n'importe quelle partie du corps. Chez la femme les mélanomes malins apparaissent surtout sur les jambes, chez l'homme sur le dos. Ils sont rares chez l'enfant et plus courants chez l'adulte d'un certain âge.

Ces cancers, causés par une exposition excessive au soleil, sont particulièrement fréquents chez les personnes à peau claire et dans des pays tels que l'Australie. La popularité du bronzage en a augmenté l'incidence.

Environ 50 % de ces cancers se développent à partir de grains de beauté. Ils grossissent vite et, non traités, gagnent d'autres parties du corps. Les mélanomes peuvent être enlevés par exérèse, mais seulement s'ils sont petits. On effectue d'abord une biopsie, et si le cancer est déclaré, on peut le traiter par radiothérapie et/ou par chimiothérapie.

LES CANCERS POTENTIELS

Il existe certaines affections qui peuvent, dans de rares cas, se transformer en cancers de la peau. Parmi celles-ci :

- La maladie de Bowen – Elle produit sur la peau des plaques squameuses rouges qui se développent lentement et peuvent, dans de rares cas, évoluer en carcinomes squameux. Un examen de ces plaques au microscope permet d'établir le diagnostic, et le traitement consiste en un médicament appelé 5-FU, en exérèse chirurgicale ou radiothérapie.
- Les kératoses actiniques (ou solaires) – Elles se caractérisent par des croûtes rosâtres qui apparaissent sur les zones de la peau ayant été exposées au soleil et elles peuvent se transformer en épithéliomas spino-cellulaires. On peut les traiter par exérèse ou avec du 5-FU.

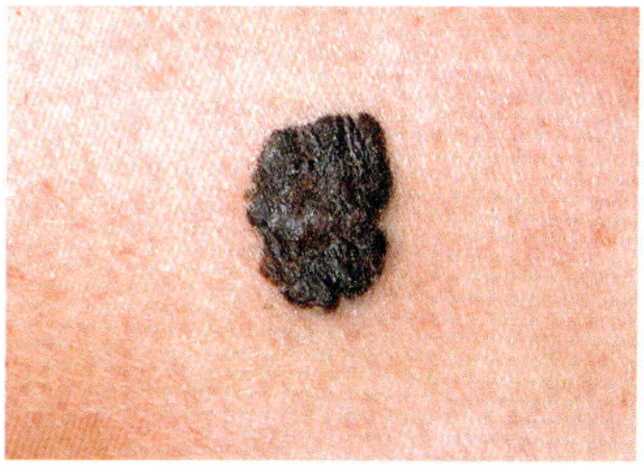

△ Photo d'un mélanome malin situé sur la peau du mollet. Les mélanomes malins sont plus courants chez les personnes à la peau claire. Celle-ci, qui contient moins de mélanine, est moins protégée contre les rayons du soleil.

Bien que la plupart des cancers de la peau soient bien traités, avec un taux de survie beaucoup plus élevé que pour la plupart des autres types de cancers, les signes des cancers de la peau doivent être pris au sérieux. Mieux vaut prévenir que guérir et faire attention au soleil permet souvent d'éviter de graves complications.

LES GROUPES À RISQUES

Ils incluent :

- Les personnes travaillant à l'extérieur.
- Les personnes de plus de 50 ans.
- Les personnes qui ont eu des radiothérapies ou celles qui travaillent avec des rayons X.
- Les personnes qui ont souvent eu de graves coups de soleil durant l'enfance.

Il est recommandé de vous examiner régulièrement pour voir si votre peau change. Vérifiez les grains de beauté existants et ceux susceptibles d'apparaître. En cas d'éventuelles modifications, signalez-les à votre dermatologue.

Les changements auxquels il faut faire attention incluent :

- Les excroissances ou lésions qui ne guérissent pas au bout de 4 semaines.
- Les lésions qui provoquent des démangeaisons, sont douloureuses, font des croûtes ou saignent.

Les mycoses

VOIR AUSSI
➤ Le diabète, p. 314
➤ Les infections génitales féminines, p. 407
➤ Les causes des maladies infectieuses, p. 462

Des millions de champignons, dont des moisissures, vivent constamment sur la peau. Normalement, dans l'organisme, une saine compétition a lieu entre bactéries et champignons. Cependant, si les bactéries sont éliminées par des antibiotiques, les champignons peuvent coloniser et infester certaines régions. Certains individus sont plus sujets aux mycoses que d'autres bien qu'on ignore pourquoi. En cas de mycoses récurrentes, il est recommandé, à titre de précaution, de consulter un médecin, ces mycoses pouvant être un signe de diabète ou d'autres pathologies plus générales.

L'ECZÉMA MARGINÉ DE HÉBRA

Il s'agit d'une mycose caractérisée par l'apparition sur la peau de plaques squameuses provoquant des démangeaisons. Il affecte en général le cuir chevelu et le pubis. Il disparaît avec de la crème anti-mycosique.

LE PIED D'ATHLÈTE

Les mycoses responsables de cette éruption, située entre les doigts de pieds et qui provoque des démangeaisons, prospèrent dans les lieux humides et chauds. Elles peuvent aussi affecter les ongles, les rendant fragiles et déformés. Certains types de chaussures tels que les baskets font transpirer les pieds et les rendent plus sujets à ce genre d'infections. Le pied d'athlète guérit rapidement avec des crèmes anti-mycosiques.

▽ Cette photo montre un eczéma marginé de Hébra sur la peau d'un ouvrier agricole, peut-être attrapé d'un mouton infecté.

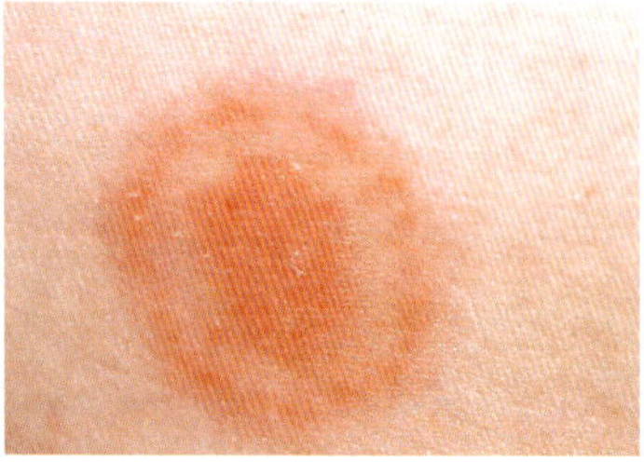

LE MUGUET BUCCAL

Le *Candida albicans*, champignon pathogène qui vit normalement sur la peau, peut facilement infecter la bouche et/ou le vagin. Dans le cas de muguet buccal, la bouche et la langue deviennent rouges et douloureuses avec des taches blanches. Cette affection survient souvent après une prise d'antibiotiques, le *Candida albicans* proliférant après l'élimination des bactéries. Si le muguet buccal se guérit facilement, des infections récurrentes peuvent se produire chez les diabétiques ou les individus souffrant de maladies à long terme. On utilise des crèmes et anti-mycosiques par voie orale pour le muguet buccal et des pessaires pour le muguet vaginal.

Les infections cutanées d'origine bactérienne

VOIR AUSSI
➤ Les infections bactériennes, p. 464

Les bactéries font partie des nombreux micro-organismes qui peuvent affecter la peau. Il en existe deux principaux types, les streptocoques et les staphylocoques. Si les bactéries parviennent à franchir la barrière protectrice de la peau, il peut en résulter une infection.

LA DERMOHYPODERMITE

Cette maladie infectieuse tend à affecter les pieds et les mollets. De nombreux patients ont besoin de piqûres d'antibiotiques afin de contrôler l'infection. À la suite de ce traitement, on prescrit généralement des antibiotiques oraux pendant quelques semaines afin de venir totalement à bout de l'infection.

L'érysipèle est une inflammation aiguë des téguments qui n'affecte que le visage. Il est causé par une variété particulière de streptocoque et guérit sans pénicilline.

L'IMPÉTIGO

Cette dermatose qui affecte en général les enfants, se traduit par une éruption humide, autour de la bouche ou du nez, avec des croûtes jaunes. Le traitement consiste en antibiotiques.

LA FOLLICULITE

Il s'agit d'une inflammation bénigne des follicules pileux résultant d'une infection. Le traitement est léger, voire inutile. En cas d'infection étendue on peut utiliser des crèmes à base d'antibiotiques.

L'ÉRYTHÈME NOUEUX

Il se caractérise par une éruption douloureuse et rouge foncé sur les jambes, ressemblant à des ecchymoses. Il affecte en général les jeunes adultes, les femmes surtout, et il est causé par:
- Des bactéries ou des mycoses.
- Des médicaments tels que la pilule contraceptive ou les sulfamides.
- Des maladies inflammatoires du côlon (maladie de Crohn, colite ulcéreuse, etc.).

On prescrit des anti-inflammatoires non stéroïdiens et du repos au lit.

Les infections cutanées d'origine virale

VOIR AUSSI

- ➤ Les causes des maladies infectieuses, p. 411
- ➤ Les maladies sexuellement transmissibles, p. 448
- ➤ Les rôles du sang et de la lymphe, p. 462

De nombreux virus sont susceptibles de provoquer des éruptions cutanées. Ces éruptions virales incluent aphtes, verrues et molluscum contagiosum. Les traitements consistent généralement en crèmes antivirales, bien que certaines affections guérissent sans traitement avec le temps (cela peut prendre plusieurs années, comme les verrues). Une fois que l'on a eu des infections virales, causées notamment par l'herpes simplex, les symptômes sont susceptibles de revenir. Ces infections sont souvent contagieuses et doivent être traitées rapidement afin d'éviter tout risque de contagion.

LES APHTES

Ils se forment autour de la bouche et sont causés par le virus herpes simplex. Présent chez la plupart des humains, ce virus est en général contrôlé par le système immunitaire. Si ce dernier doit lutter contre d'autres infections virales, même un simple rhume, l'herpes simplex peut devenir virulent. L'apparition des aphtes, petites lésions localisées au point de rencontre de la peau et de la lèvre, est précédée par des démangeaisons. Mieux vaut les traiter dès que les démangeaisons surviennent, avec une crème antivirale : il en existe plusieurs, disponibles sans ordonnance. Les aphtes tendent cependant à revenir.

LES VERRUES

Ces excroissances plates et squameuses sont causées par le virus papillome. La plupart des gens deviennent immunisés contre ce virus avec le temps et on peut se débarrasser des verrues au bout de trois à six mois. La plupart des verrues disparaissent sans traitement.

Les verrues plantaires sont des verrues plates qui apparaissent sur la plante des pieds. Elles ne nécessitent généralement pas de traitement sauf si elles sont douloureuses. Cependant, comme pour d'autres types de verrues, elles sont très contagieuses et peuvent facilement se développer autour de la zone infectée ou se transmettre d'une personne à une autre. Il est recommandé, en cas de verrues plantaires, de porter des chaussettes protectrices, à la piscine notamment, ou à la maison.

Les verrues persistantes ou gênantes peuvent être enlevées en détruisant le tissu avec de la chaleur, à l'azote ou au laser. Ces traitements sont généralement effectués par des dermatologues et il peut falloir plusieurs séances pour en venir complètement à bout. La meilleure méthode, cependant, consiste à appliquer de la vaseline salicylée.

Les verrues affectant les parties génitales exigent un traitement spécialisé dans une clinique génito-urinaire. Il convient de prévenir ses partenaires sexuels.

▽ Les aphtes commencent en général par des démangeaisons et forment de petites lésions remplies de liquide. Comme toute infection cutanée d'origine virale, ils sont très contagieux et peuvent gagner d'autres régions du corps.

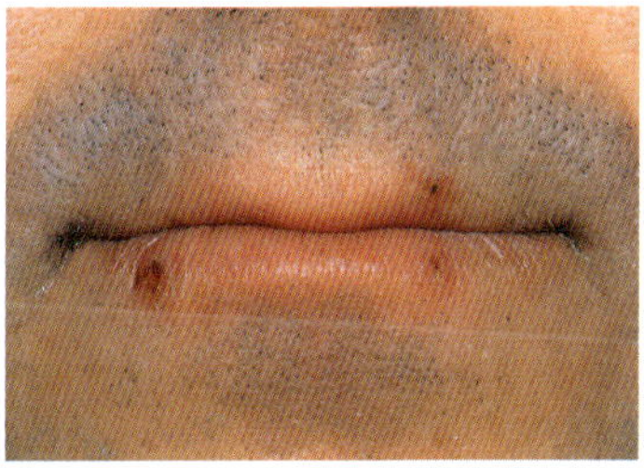

▽ Les verrues plantaires apparaissent sur la plante des pieds et les orteils. Elles s'attrapent d'ordinaire en marchant sur des sols contaminés et peuvent facilement se propager dans des endroits tels que les piscines.

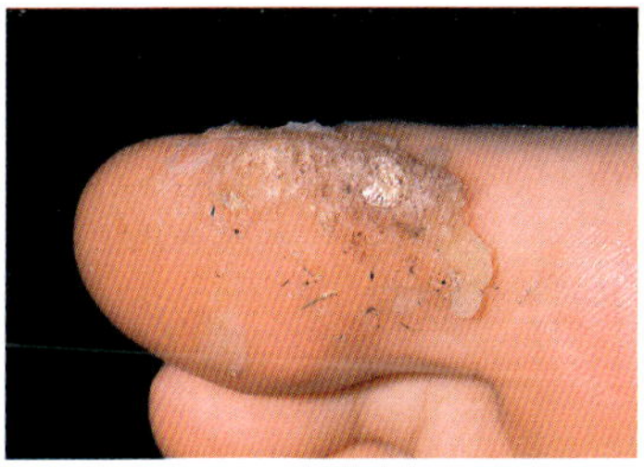

L'ÉRYTHÈME MULTIFORME

Il se caractérise par des plaques rouges en relief. Cette inflammation est causée par la dilatation des vaisseaux sanguins sous-jacents. Le centre de chaque plaque peut être bleu, donnant à celle-ci l'apparence d'une cible. L'éruption a tendance à affecter les deux côtés du corps et dans les cas graves elle peut provoquer des ulcères buccaux et génitaux.

L'éruption est causée par :

- ➤ Des virus tels que l'herpes simplex, le virus d'Epstein-Barr, le VIH et le virus affaibli du vaccin du BCG.
- ➤ Des maladies auto-immunes chroniques telles que le lupus érythémateux généralisé et la sarcoïdose.
- ➤ Des médicaments tels que la pénicilline et les barbituriques.
- ➤ Certains cancers dont le myélome, le lymphome de Hodgkin et les carcinomes.

Les éruptions disparaissent rapidement avec des crèmes à la cortisone mais elles ont tendance à récidiver.

LES MOLLUSCUM CONTAGIOSUM

Il s'agit de tumeurs semblables à des perles causées par une infection, répandues chez l'enfant. Cette affection peut être contractée au contact d'une personne infectée. Les molluscum contagiosum disparaissent en l'espace de six à douze mois une fois que l'enfant est immunisé contre le virus.

Les ulcères de la jambe

VOIR AUSSI

- L'hypertension artérielle, p. 278
- Les maladies vasculaires périphériques, p. 280
- L'angine de poitrine, p. 284
- Le diabète, p. 314

Les ulcères de la jambe sont des plaies ouvertes pouvant provoquer des lésions de la peau entourant la cheville ou le pied. Ils sont courants en Occident et ils affectent surtout les personnes âgées. Environ 1 % des individus de plus de 70 ans souffrent d'ulcères de la jambe. Les personnes grabataires ou ayant une mobilité réduite y sont le plus sujettes. Il existe différents types d'ulcères de la jambe : certains peuvent être indolores ; d'autres, en revanche, dus à une mauvaise circulation, sont très douloureux. Les traitements vont de bandages à des amputations, dans les cas graves.

Il existe différents types d'ulcères de la jambe, chacun avec ses symptômes et ses caractéristiques propres. À chacun d'eux correspond un traitement particulier. Non traités, tous les ulcères peuvent devenir pénibles à supporter et dangereux.

- Les ulcères variqueux – Ces ulcères, indolores, sont les plus fréquents, et ils sont dus à des varices qui fragilisent la peau entourant les chevilles et la rendent fine. Ils se manifestent au début par une éruption marron et/ou une forme d'eczéma.
- Les ulcères ischémiques – Ces ulcères, douloureux, sont causés par une mauvaise circulation dans les jambes (maladie vasculaire périphérale). Ils sont répandus chez les fumeurs et chez les individus sujets à l'hypertension artérielle, à l'angine de poitrine et à la claudication (crampes douloureuses dans les jambes). Cette obstruction des artères qui amène le sang dans les jambes est fréquente chez les diabétiques.

▽ Cette photo montre un exemple d'ulcère de la jambe. Il s'est formé après un traumatisme à la jambe ayant gravement endommagé la peau. Le traitement varie selon le genre d'ulcère. Des ulcères tels que celui-ci doivent être nettoyés et bandés et ils guérissent seuls.

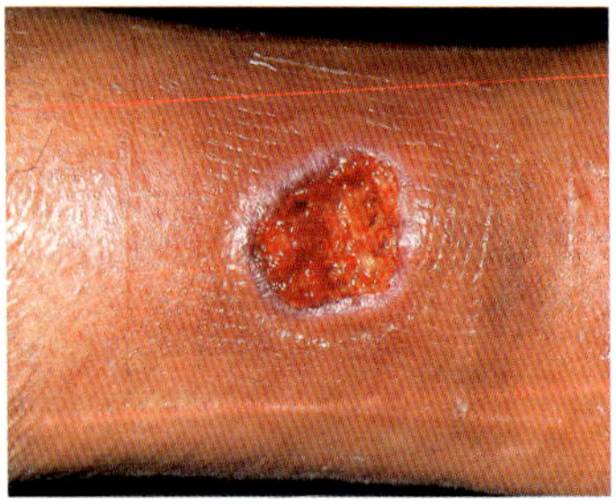

- Les ulcères diabétiques – Les diabétiques ont tendance à devenir insensibles aux douleurs dans les pieds et ils peuvent facilement avoir des lésions cutanées sans le savoir. D'énormes ulcères infectés peuvent se produire et être inguérissables.

QUAND CONSULTER VOTRE MÉDECIN

Si vous remarquez des changements inhabituels sur vos jambes, parlez-en à votre médecin. Si celui-ci soupçonne un ulcère de la jambe, il prescrira peut-être un Doppler pour mesurer la circulation du sang dans le membre affecté.

LES TRAITEMENTS

La plupart des ulcères sont longs à guérir et ont tendance à revenir. Les traitements varient et incluent :

- Ulcères variqueux – On traite les varices pour empêcher des ulcères de se former. Des semaines ou des mois de bandages réguliers très compressifs avec les jambes surélevées peuvent être nécessaires pour soulager ou guérir ces varices. On a parfois recours à des greffes de peau.
- Ulcères ischémiques – Un pontage servant à contourner l'obstruction des artères de la jambe peut améliorer la circulation mais ces ulcères guérissent mal, s'infectent facilement et peuvent être très douloureux. Pour empêcher des ulcères importants de continuer à se développer, on peut amputer la jambe affectée sous le genou.
- Ulcères diabétiques – Si les ulcères des pieds sont graves, l'amputation peut être le seul remède, mais on ne l'envisage qu'en dernier recours.

LES CORS ET LES DURILLONS

Ils apparaissent lorsque la pression sur la peau est trop forte, généralement avec le port de chaussures trop serrées. Ils disparaissent rarement sans traitement et doivent généralement être enlevés par un pédicure.

Garder des jambes et des pieds en bonne santé (avec la peau douce et souple) et faire des exercices pour améliorer la circulation peut aider les diabétiques et les personnes souffrant de troubles circulatoires à éviter les ulcères.

▽ Prendre soin de vos jambes et de vos pieds peut vous éviter lésions et ulcères, ainsi que cors et durillons, surtout si vous souffrez de diabète ou de troubles circulatoires.

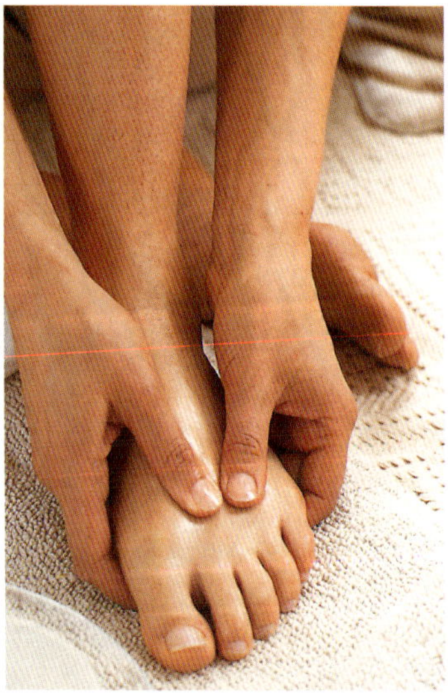

13

LE SANG ET LE SYSTÈME IMMUNITAIRE

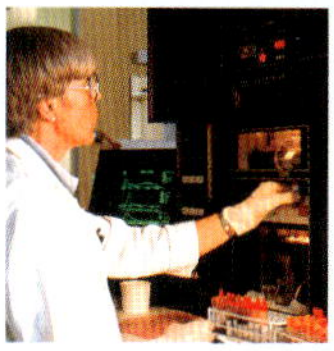

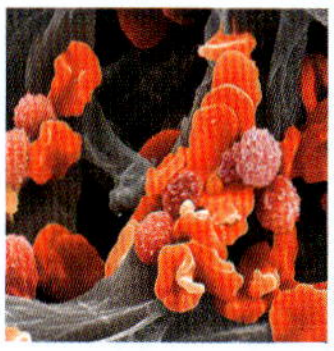

Le sang contient des globules rouges et blancs, du plasma et des plaquettes et remplit de multiples fonctions : il fournit de l'oxygène et des nutriments au corps, élimine les déchets, lutte contre les infections et cicatrise les blessures, et il est donc un composant essentiel du système immunitaire. Un autre élément de ce système immunitaire est le réseau de ganglions, de vaisseaux et d'organes qui fait partie du système lymphatique. Ce système défend le corps et ramène le liquide des tissus dans le sang. Le système sanguin et le système lymphatique, étroitement liés, maintiennent l'organisme en bonne santé. Les diverses pathologies du sang et de la lymphe vont de l'anémie (diminution des globules rouges) au cancer des ganglions lymphatiques.

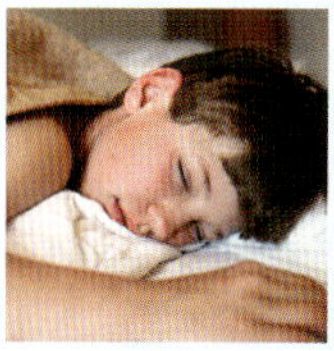

TABLE

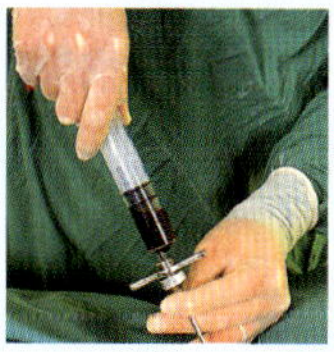

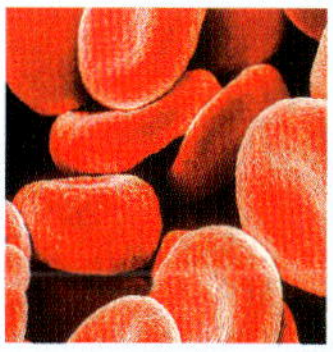

Les rôles du sang et de la lymphe

VOIR AUSSI

➤ Les lymphomes, p. 458
➤ Les maladies auto-immunes, p. 459
➤ La protection contre les infections, p. 472

Le sang constitue le système de transport interne du corps. Il coule constamment dans tout l'organisme, fournissant de l'oxygène et des nutriments aux tissus et éliminant le dioxyde de carbone et les déchets. Il véhicule aussi des messagers chimiques importants tels que les hormones et les minéraux, qui aident à assurer l'équilibre interne du corps. Le système lymphatique est essentiel pour la circulation : il élimine la lymphe (excédent de liquide) des tissus et joue un rôle crucial dans le maintien de l'immunité.

En moyenne une personne possède 5 à 6 litres de sang et dans une goutte de sang, il existe plusieurs millions de globules rouges.

Le sang est un mélange de cellules qui flottent dans un liquide jaunâtre, le plasma. Le plasma se compose à 90 % d'eau. Les substances hydrosolubles se dissolvent dedans et sont transportées jusqu'à leur destination. Les substances dissoutes dans le plasma incluent :

- Les aliments – Les produits de la digestion tels que le glucose et les lipides sont amenés dans tout le corps.
- Les déchets – Ils incluent le dioxyde de carbone et l'urée.
- Les hormones – Ces messagers chimiques sont sécrétés dans le sang et transportés par lui vers leur lieu d'action.
- Des protéines – Elles incluent des coagulants, qui sont des éléments indispensables, et des anticorps.
- Des minéraux tels que le sodium, le calcium et le potassium, essentiels pour le bon fonctionnement de l'organisme.

Les substances insolubles sont véhiculées en se liant à une protéine, l'albumine.

LA LUTTE CONTRE LES ENVAHISSEURS ÉTRANGERS

Le corps est constamment attaqué par des microbes. Le sang, le système lymphatique, les cellules spécialisées, les anticorps et différents organes font partie du système immunitaire et ils luttent à tout moment de concert pour repousser les envahisseurs.

Le système lymphatique inclut les vaisseaux lymphatiques, les ganglions lymphatiques et la lymphe. Tout en enlevant l'excès de liquide des tissus, la lymphe élimine les microbes et déclenche une réaction immunitaire dans les ganglions lymphatiques, qui abritent les lymphocytes (globules blancs), dont le rôle est de lutter contre les maladies.

L'IDENTIFICATION DES ENVAHISSEURS

Certaines cellules et substances chimiques du système immunitaire sont capables d'identifier les microbes.

- Le corps est exposé à des agents infectieux tels que les bactéries et les virus. Le rôle du système immunitaire est de lutter contre ces agressions, mais il se souvient aussi de l'attaquant de façon à le combattre encore plus efficacement la fois suivante.
- La division et la croissance des cellules ne sont pas infaillibles et des milliers de cellules anormales, potentiellement cancéreuses, sont créées chaque jour. Généralement, cependant, le système immunitaire les reconnaît et parvient à les détruire.

COMMENT LE SANG SE COAGULE AFIN DE CICATRISER UNE BLESSURE

▽ Le corps possède un système de coagulation qui répare les éventuelles fuites des vaisseaux sanguins. Elles sont stoppées par des amas de plaquettes, ou par des réactions chimiques favorisant la formation de caillots, qui bloquent les épanchements de sang. Parfois ce système est défaillant (comme chez les hémophiles), ou, au contraire, il peut être trop actif, obstruant les vaisseaux sanguins et provoquant des infarctus.

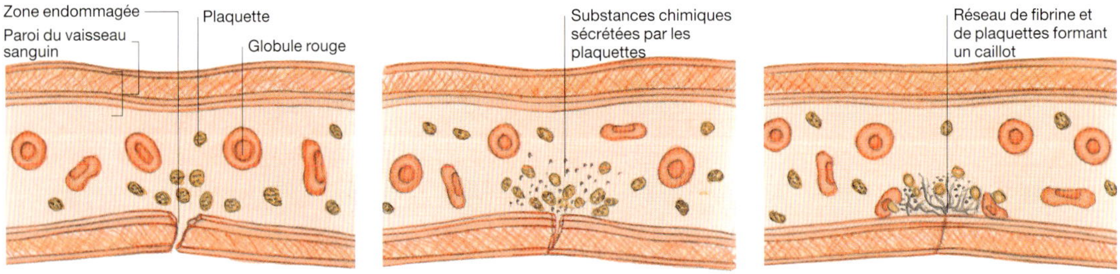

1 Endommagé, le vaisseau sanguin rétrécit afin de réduire la circulation du sang. Les plaquettes, activées, deviennent collantes et se regroupent afin de réparer la zone.

2 Les substances chimiques sécrétées par les tissus endommagés et les plaquettes agrégées, provoquent des réactions mettant en jeu les divers agents coagulants du sang.

3 Le plasma contient une protéine dissoute, le fibrinogène, dont des filaments de fibrine se collent ensemble et emprisonnent les globules rouges de façon à former un caillot.

LE SYSTÈME LYMPHATIQUE

▷ Ce système comprend un réseau de ganglions reliés par des vaisseaux, plus d'autres organes et des tissus. Une de ses fonctions est de lutter contre les infections à l'aide des globules blancs. L'autre est de renvoyer la lymphe dans le sang. Les ganglions contiennent d'innombrables globules blancs et les plus grandes concentrations de ganglions se trouvent au niveau du cou, des aisselles et de l'aine.

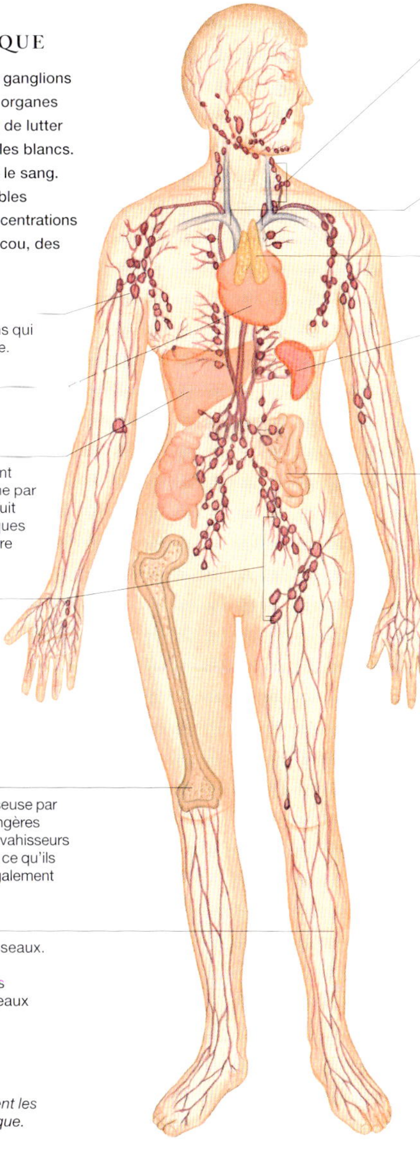

Ganglions axillaires
C'est là que sont situés tous les ganglions qui filtrent la lymphe des bras et de la poitrine.

Cœur

Foie
Cet organe joue un rôle essentiel en filtrant les toxines qui pénètrent dans l'organisme par le tube digestif et en les éliminant. Il produit aussi de nombreuses substances chimiques véhiculées par le sang qui aident à détruire les corps étrangers.

Ganglions inguinaux
Ces importants groupes de ganglions filtrent la lymphe des jambes et du pelvis.

Moelle osseuse
Les anticorps fabriqués dans la moelle osseuse par les leucocytes se fixent aux protéines étrangères (antigènes) à la surface des organismes envahisseurs et ils identifient ces organismes de façon à ce qu'ils soient détruits (les globules rouges sont également fabriqués dans la moelle osseuse).

Vaisseaux lymphatiques
La lymphe circule dans un réseau de vaisseaux. Elle passe des tissus du corps dans des capillaires lymphatiques et de là dans des vaisseaux plus importants appelés vaisseaux lymphatiques.

Ce dessin a pour but de montrer clairement les différents éléments du système lymphatique. Il n'est donc pas à la bonne échelle.

Ganglions cervicaux
Ces ganglions gonflent pour lutter contre les infections et on peut souvent les sentir au toucher. L'anneau protecteur des ganglions lymphatiques situés autour de la gorge comprend les amygdales et les végétations adénoïdes.

Veines sous-clavières
La lymphe provenant de tout le corps pénètre dans le cœur par ces veines et retourne dans le sang.

Thymus
Il produit des lymphocytes, globules en forme de T qui luttent contre les virus et les parasites.

Rate
Cet organe, gros et fragile, situé sous les côtes les plus basses, du côté gauche, abrite toutes sortes de lymphocytes qui produisent des anticorps. Les personnes ayant subi une ablation de la rate ont besoin de certains vaccins et d'antibiotiques afin de se protéger contre les infections.

Intestin
Cet amas de tissu lymphatique est exposé au monde extérieur, à savoir le système digestif. Il est donc plus sujet aux attaques bactériennes.

LES GLOBULES

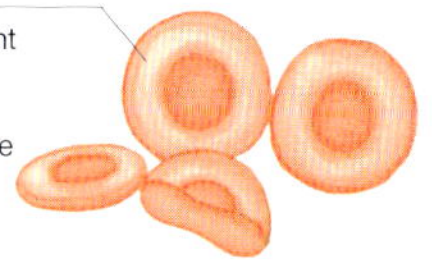

Globules rouges
Ces cellules contiennent de l'hémoglobine, substance chimique qui transporte l'oxygène vers les cellules du corps. C'est elle qui donne leur couleur rouge à ces globules.

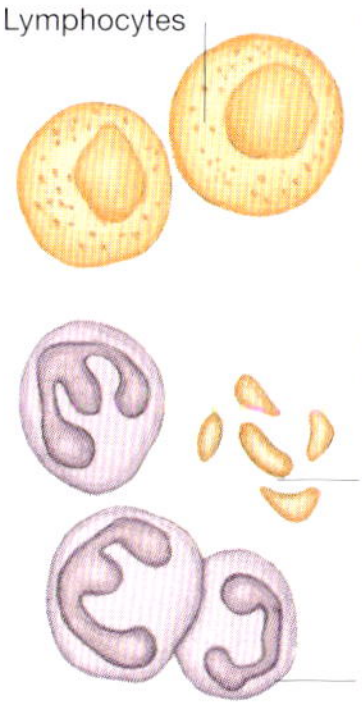

Lymphocytes

Globules blancs
Ces cellules jouent un rôle essentiel dans le système immunitaire. Certaines, les lymphocytes, produisent des anticorps qui alertent l'organisme lors d'invasions par des corps étrangers. D'autres, les phagocytes, détruisent les débris et les bactéries.

Plaquettes
Ces minuscules cellules sanguines sont essentielles pour la coagulation et pour cicatriser les blessures

Phagocytes

LES PROBLÈMES DU SYSTÈME IMMUNITAIRE

Parfois le système immunitaire réagit de façon excessive, provoquant des allergies. En cas d'insuffisance de ce système on parle d'immunodéficience. Il peut aussi attaquer des tissus du corps (maladies auto-immunes). Des problèmes peuvent survenir lors de greffes d'organes, le système immunitaire considérant alors l'organe comme un « envahisseur ».

LES GANGLIONS GONFLÉS

Les ganglions (surtout ceux du cou) sont parfois gonflés. Cela peut être dû à :

- Une réaction à une infection.
- Des cellules cancéreuses : les ganglions appartenant au système de drainage, ils reçoivent des substances liquides de différentes parties du corps et les cellules cancéreuses y migrent.
- Des cancers du système lymphatique (lymphome).

RENFORCER L'IMMUNITÉ

Les vaccins constituent une façon de se protéger contre les maladies infectieuses. Généralement administrés sous forme de piqûres, ce sont des micro-organismes affaiblis ou morts qui obligent le système immunitaire à produire des anticorps pour lutter contre les maladies. On peut aussi administrer des anticorps eux-mêmes.

L'anémie

VOIR AUSSI

- L'anémie hémolytique, ci-dessous
- L'anémie macrocytaire et l'anémie microcytaire, p. 451
- La drépanocytose (ou anémie à hématies falciformes), p. 452

Le mot anémie décrit diverses affections caractérisées par un taux anormalement bas de globules rouges dans le sang. Les anémies sont classées selon la taille et l'aspect des globules. Les plus courantes sont l'anémie hémolytique, l'anémie macrocytaire et l'anémie microcytaire. Elles provoquent des symptômes identiques dont de la fatigue et un affaiblissement. Les personnes souffrant de maladies telles que l'angine de poitrine peuvent être particulièrement sujettes à des crises si elles sont aussi anémiques. Il est essentiel, pour rester en bonne santé, que le sang soit bien oxygéné.

SIGNES ET SYMPTÔMES

Les symptômes sont les suivants :

- De la fatigue.
- Des maux de tête.
- Un état de faiblesse générale.
- De la pâleur.
- De l'essoufflement à l'effort.
- Des palpitations (les anémiques ont souvent un rythme cardiaque élevé).

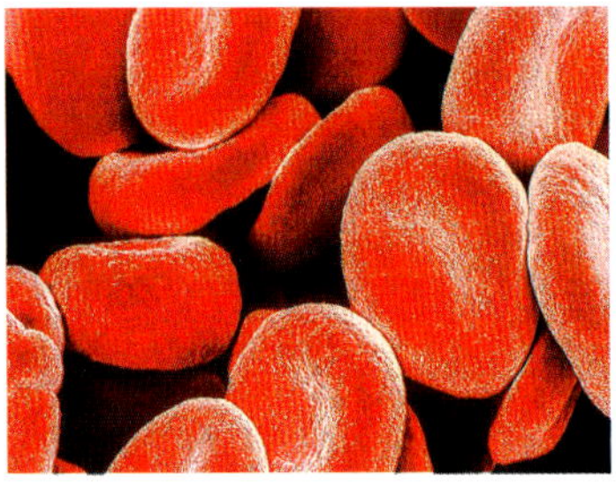

△ Les globules rouges doivent leur couleur à l'hémoglobine, protéine transportant l'oxygène. Les anémiques manquent de globules rouges.

Il existe trois principales causes d'anémie :
1 Un manque de globules rouges.
2 Une perte élevée de globules rouges en raison de saignements lents et chroniques, durant des règles abondantes ou des saignements gastro-intestinaux, par exemple.
3 Des globules rouges détruits plus rapidement qu'ils ne peuvent se reconstituer.

DIAGNOSTIC DE L'ANÉMIE

Il existe plusieurs façons habituelles de diagnostiquer l'anémie :

- La numération globulaire, qui fournit le nombre des différents globules.
- Un examen de la couleur et de la forme des globules rouges.
- Une vérification du taux de vitamine B 12 et d'acide folique.
- Une vérification du taux de fer.
- Une mesure de la production des réticulocytes par la moelle épinière.

L'anémie hémolytique

VOIR AUSSI

- L'anémie, ci-dessus

La durée de vie normale d'un globule rouge est de cent vingt jours. En cas d'anémie hémolytique cette durée de vie est considérablement limitée, les globules rouges étant détruits à une vitesse anormale. Il existe plusieurs causes à cette pathologie, dont l'hérédité.

SIGNES ET SYMPTÔMES

Outre les symptômes courants de l'anémie, il peut y avoir un ictère, provoqué par des taux élevés de bilirubine, qui est un dérivé de l'hémoglobine, et une splénomégalie (dilatation et hyperfonctionnement de la rate, qui est le principal centre de destruction des globules rouges).

CAUSES DE L'ANÉMIE HÉMOLYTIQUE

- Des défauts congénitaux de la membrane cellulaire externe ; des anomalies du contenu des cellules (drépanocytose).
- D'autres maladies héréditaires.
- Des réactions à des transfusions sanguines.
- Des médicaments comme les antipaludéens.
- Des brûlures.
- Des maladies telles que le paludisme.
- Des valvules cardiaques mécaniques.

LA SPHÉROCYTOSE

La sphérocytose est la forme la plus courante d'anémie hémolytique. Si la membrane des globules rouges est défectueuse, une partie de cette membrane se perd quand ils s'apprêtent à traverser la rate. Ils deviennent alors sphériques, et comme ils ne peuvent plus franchir la rate, ils dépérissent.

L'anémie macrocytaire

VOIR AUSSI
➤ Mangez sainement, p. 262
➤ L'anémie et l'anémie hémolytique, p. 450
➤ L'anémie microcytaire, ci-dessous

L'anémie macrocytaire (ou mégalocytaire) se caractérise par des hématies anormalement grosses et pâles. Ces globules rouges défectueux sont connus sous le nom de macrocytes et cette pathologie est généralement due à des carences en vitamine B12 ou en acide folique. Ces deux vitamines sont essentielles pour la formation de globules rouges dans la moelle épinière. Ces avitaminoses peuvent avoir plusieurs causes dont une mauvaise alimentation, l'alcool ou des problèmes intestinaux empêchant les nutriments d'être correctement absorbés par l'organisme.

SIGNES ET SYMPTÔMES

Cette affection peut provoquer un dysfonctionnement du système nerveux (carences en vitamine B12) ou des douleurs de la langue (carences en acide folique).

LES CARENCES EN VITAMINE B12

La principale cause de carences en B12 est une affection connue sous le nom d'anémie pernicieuse (ou anémie de Biermer), maladie auto-immune caractérisée par une destruction des cellules de l'estomac, plus courante chez les personnes de plus de 60 ans et chez les femmes. Il est important de la traiter car elle peut provoquer des dégénérescences irréversibles du cerveau et du rachis. Des carences en B12 peuvent aussi survenir chez les patients ayant subi une gastrectomie.

LES CARENCES EN ACIDE FOLIQUE

Les carences en acide folique (ou vitamine B9) peuvent provoquer des anémies macrocytaires. Ces carences peuvent être causées par :

- Une alimentation pauvre en légumes frais.
- L'alcool, qui interfère avec l'absorption d'acide folique.
- La grossesse, le fœtus ayant besoin de grandes quantités d'acide folique pour se développer.
- Des médicaments tels que les médicaments cancérigènes et les anticonvulsifs.

LE TRAITEMENT

En cas de carences en vitamine B12, on administre cette vitamine sous forme de piqûres. En cas de carences en acide folique, on prescrit cette vitamine par voie orale.

L'anémie microcytaire

VOIR AUSSI
➤ L'anémie, p. 450

Cette forme d'anémie se caractérise par des globules rouges petits et pâles. La cause la plus fréquente en est une carence en fer, composant essentiel de l'hémoglobine. L'alimentation est souvent déficiente en fer, et certains aliments peuvent interférer avec l'absorption de cet oligo-élément.

SIGNES ET SYMPTÔMES

L'anémie microcytaire peut se caractériser par des ongles cassants, en forme de cuiller, une langue lisse et douloureuse et des cheveux fragiles.

CAUSES DES CARENCES EN FER

- Les hémorragies – Chez la femme, des règles abondantes peuvent entraîner une carence en fer. Chez l'homme, le manque de fer est aussi dû à des pertes de sang, généralement causées par des affections intestinales ou rénales.
- Les besoins accrus de fer – Cela se produit généralement durant la croissance et durant la grossesse.
- Une alimentation pauvre en fer, comme chez certains végétariens et végétaliens.
- Une absorption réduite du fer par l'intestin.

QUE VA FAIRE VOTRE MÉDECIN ?

L'anémie microcytaire est confirmée, lors de tests, par la présence de globules rouges petits et pâles et des taux de fer inférieurs à la normale. Votre médecin recherchera alors les causes de vos pertes de sang et vous posera des questions sur votre alimentation.

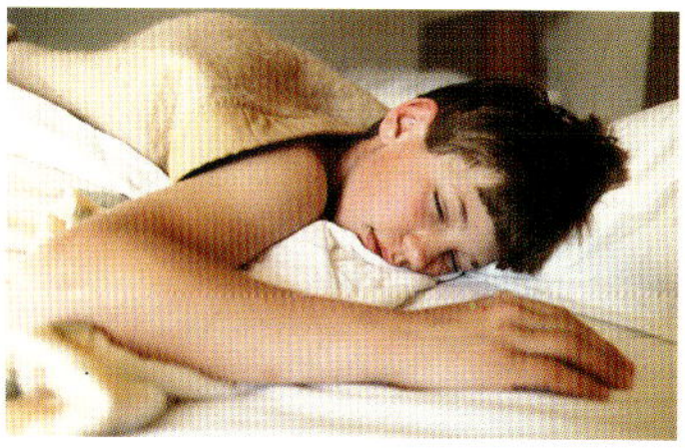

△ Dans la plupart des anémies, la fatigue peut être l'un des symptômes.

La plupart des anémies peuvent se guérir avec des suppléments de fer bien que dans les cas graves une transfusion soit nécessaire.

La drépanocytose

VOIR AUSSI
➤ L'anémie, p. 450
➤ Les greffes de moelle épinière, p. 454

Une molécule d'hémoglobine, substance qui transporte l'oxygène dans le corps, se compose de quatre chaînes polypeptidiques : deux alpha et deux bêta. Une anomalie structurelle peut affecter la capacité du sang à transporter l'oxygène, provoquant cette grave forme d'anémie qu'est la drépanocytose. Cette pathologie, qui est héréditaire, peut apparaître pour la première fois dans la petite enfance et elle est très courante en Afrique, en Inde, dans le sud de l'Europe et au Moyen-Orient. Elle se caractérise par des crises, et même une simple infection peut être mortelle.

L'ASPECT GÉNÉTIQUE DE LA DRÉPANOCYTOSE

Le gène Hb A est responsable de la production normale d'hémoglobine mais il peut y avoir un gène défectueux, le Hb S. Une personne qui hérite du gène Hb S des deux parents souffrira de drépanocytose. L'individu héritant d'un gène Hb A d'un parent et d'un Hb S de l'autre sera porteur de cette maladie mais celle-ci ne se manifestera pas pleinement.

Les malades peuvent se sentir bien la plupart du temps mais ils peuvent avoir de graves crises qui surviennent généralement brusquement et durent de quelques heures à quelques jours. Elles peuvent surgir sans raison apparente ou être causées par divers facteurs dont :

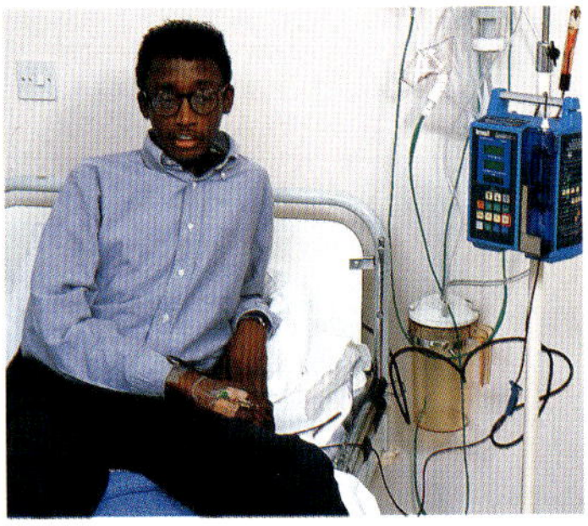

△ Dans les cas de drépanocytoses graves, on effectue régulièrement des transfusions de sang afin de rétablir le taux normal d'hémoglobine.

- Le froid.
- La déshydratation.
- Le manque d'oxygène (à haute altitude).
- Les infections.

Ces facteurs peuvent modifier les globules rouges, qui prennent la forme d'une faucille et s'agrègent, provoquant de graves symptômes (voir encadré, à droite).

SIGNES ET SYMPTÔMES

Les globules rouges anormaux sont détruits par la rate, ce qui peut entraîner de l'anémie, dont les symptômes sont la fatigue, la pâleur et l'essoufflement à l'effort. Les cellules en forme de faucille sont raides et peuvent obstruer de petits vaisseaux sanguins, provoquant divers symptômes dont :

- ➤ Des douleurs osseuses, qui sont le symptôme le plus courant.
- ➤ Des troubles respiratoires.
- ➤ Chez l'homme : du priapisme (érection persistante et douloureuse) qui, non soigné, peut détruire le pénis.
- ➤ Des douleurs abdominales, dues à des lésions de la rate et du foie.
- ➤ Des infarctus et des prolapsus, si les vaisseaux du cerveau sont obstrués.
- ➤ Du sang dans les urines en raison de lésions rénales.

LA DRÉPANOCYTOSE ET LE PALUDISME

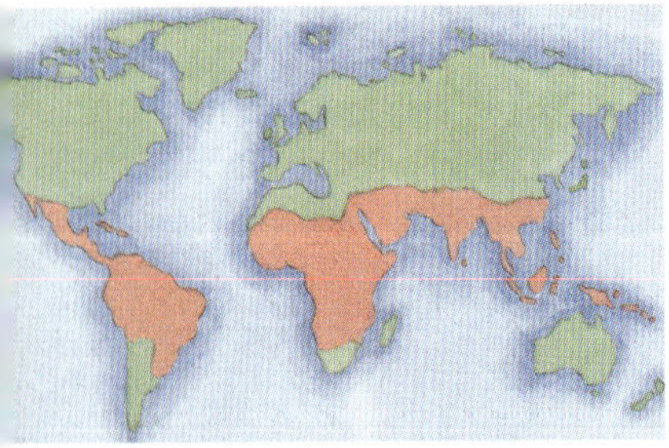

△ La drépanocytose a un avantage : elle protège contre le parasite du paludisme. Elle est donc plus répandue dans les zones de paludisme endémique (en rouge sur la carte ci-dessus).

DIAGNOSTIC ET TRAITEMENT

Pour confirmer un diagnostic, on peut effectuer des analyses sanguines : numération globulaire, analyse de l'étalement sanguin et électrophorèse de l'hémoglobine.

Éviter les facteurs qui déclenchent les crises de drépanocytose constitue la meilleure prévention. On peut effectuer une transfusion sanguine contre l'anémie et avant une intervention chirurgicale importante de façon à réduire le taux des Hb S anormaux. Les médicaments augmentant le taux des Hb F sont parfois utiles mais encore peu répandus. Les greffes de globules rouges normaux provenant de la moelle des os de parents proches constituent une autre solution. À l'avenir, l'on sera peut-être en mesure de remplacer le gène défectueux de l'hémoglobine.

LE PRONOSTIC

Les personnes atteintes de drépanocytose peuvent avoir des infections récurrentes, des ulcères de la jambe, des calculs biliaires, des lésions osseuses et peuvent devenir aveugles. Il est conseillé aux malades et aux porteurs du gène déficient de demander conseil s'ils envisagent d'avoir des enfants.

La thalassémie

VOIR AUSSI

➤ L'anémie, p. 450

➤ La drépanocytose, p. 452

La thalassémie se caractérise par une production anormale de globine. Au lieu d'une production des chaînes de globines alpha et bêta en quantités égales, il y a déficience d'une des chaînes. Dans le cas d'une déficience des chaînes alpha il y a alpha-thalassémie, mais la forme la plus courante est la bêta-thalassémie, caractérisée par une déficience ou une absence de chaînes bêta. Comme pour la drépanocytose, les signes et les symptômes peuvent se manifester dès l'enfance. Certaines formes nécessitent un traitement léger; d'autres, en revanche, exigent des transfusions sanguines.

SIGNES ET SYMPTÔMES

Dans les formes bénignes de la maladie, il peut n'y avoir que peu de symptômes. Dans les cas plus graves, des signes peuvent apparaître dès l'âge de quatre ou six mois. Les symptômes peuvent inclure :

- Une anémie, avec pâleur, essoufflements et gonflement de l'abdomen dû à une dilatation de la rate et du foie.
- Une vulnérabilité accrue aux infections.
- Des déformations osseuses, surtout au niveau de la face, la moelle des os s'étendant pour essayer de produire assez d'hémoglobine.

LES TRAITEMENTS

Les formes bénignes ne nécessitent pas de traitement. Les cas graves nécessitent des transfusions sanguines qui, malheureusement, apportent un excès de fer. On administre des médicaments qui se lient au fer de façon à ce qu'il soit éliminé par les urines sans endommager le foie, le pancréas et le cœur.

STRUCTURE DE L'HÉMOGLOBINE

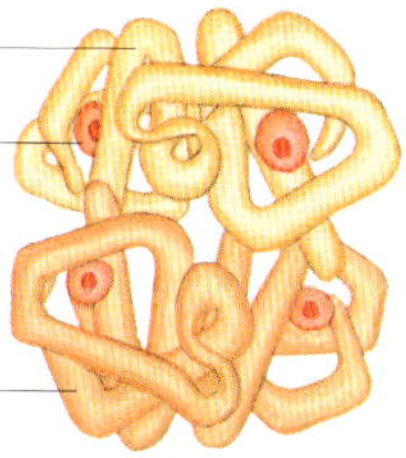

△ L'hémoglobine normale se caractérise par deux chaînes de globine alpha et deux de bêta.

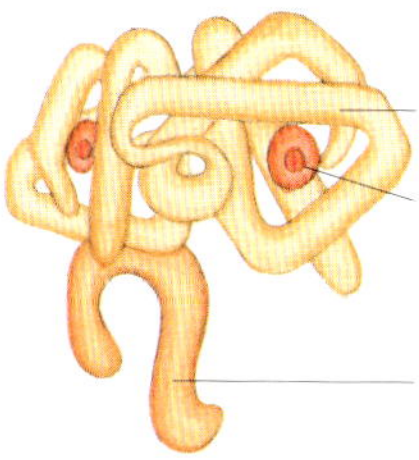

△ Avec la bêta-thalassémie, l'hémoglobine a un aspect très différent.

L'hémophilie

VOIR AUSSI

➤ La coagulation du sang, p. 448

L'hémophilie se caractérise par l'absence d'un facteur de coagulation essentiel dans le sang. Cette maladie, rare, est souvent héréditaire. Des saignements anormaux peuvent se produire après une blessure ou des saignements spontanés peuvent même survenir durant les activités quotidiennes.

SIGNES ET SYMPTÔMES

Les symptômes de la maladie incluent :

- Des hématomes survenant facilement.
- Des douleurs musculaires et articulaires dues à des hémorragies internes.
- Des saignements prolongés après une blessure mineure.
- Du sang dans les urines.

L'hémophilie est provoquée par une déficience du facteur coagulant VIII. Elle affecte surtout les hommes, et les femmes sont porteuses de la maladie.

Une numération globulaire, un frottis à sec avec coloration et des tests de coagulation permettent de confirmer le diagnostic d'hémophilie.

L'hémophilie est traitée avec des piqûres de facteur VIII. On l'obtenait autrefois à partir du plasma de donneurs mais on le produit dorénavant avec des levures génétiquement modifiées. Dans les cas bénins, on peut augmenter le taux du facteur VIII des malades avec du Minirin, médicament administré par voie intraveineuse.

D'autres pathologies de l'hémophilie, beaucoup plus rares, se manifestant notamment par des saignements, incluent la maladie de von Willebrand-Jurgens, causée par l'absence d'un facteur porteur du facteur coagulant VIII.

Les leucémies aiguës

VOIR AUSSI

➤ Les rôles du sang et de la lymphe, p. 448

➤ La biopsie de la moelle osseuse, p. 457

Ces cancers des globules blancs, assez rares, se divisent en deux catégories. Les leucémies lymphoïdes aiguës, affectant les lymphocytes et touchant surtout les enfants, et les leucémies myélogènes aiguës, qui affectent des globules blancs appelés myéloblastes et touchent essentiellement les adultes. Les leucémies aiguës se développent généralement rapidement. Les personnes souffrant de leucémies aiguës peuvent avoir besoin de transfusions régulières de sang et de plaquettes. On effectue des greffes de moelle osseuse dans les cas où la chimiothérapie est insuffisante.

SIGNES ET SYMPTÔMES

Les symptômes de la leucémie sont causés par une insuffisance de la moelle osseuse, infiltrée et remplacée par des cellules cancéreuses. Ils incluent :

- ➤ Les symptômes classiques de l'anémie : pâleur, essoufflement, fatigue.
- ➤ Des infections à répétition.
- ➤ Des hématomes ou des saignements.
- ➤ Parfois une dilatation des ganglions lymphatiques et/ou de la rate.

Dans la leucémie, les tests sanguins montrent un taux anormalement bas de globules rouges, de globules blancs et de plaquettes et éventuellement la présence de globules blancs cancéreux. Ces tests incluent :

- Une numération complète.
- Une biopsie de la moelle osseuse.

▽ Le traitement contre la leucémie affaiblit le système immunitaire. Ici, une mère porte un masque pour protéger son enfant contre l'infection.

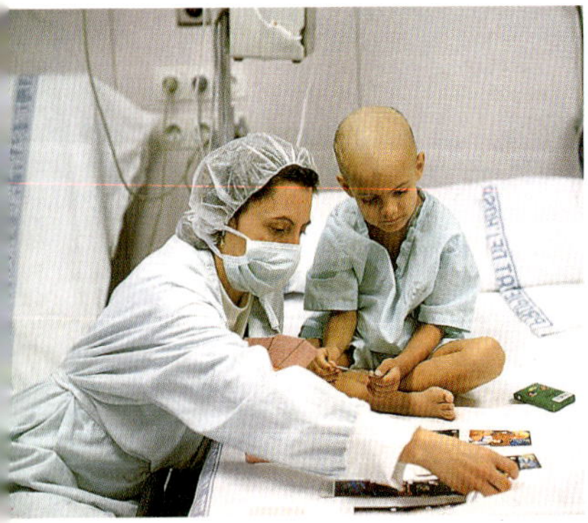

LES TRAITEMENTS DES LEUCÉMIES AIGUËS

Ils se divisent en traitements généraux et en traitements spécifiques, différents selon le type de leucémie.

Les traitements généraux incluent :

- Des transfusions de sang et de plaquettes.
- Le traitement rapide d'éventuelles infections avec des antibiotiques intraveineux.

Les traitements spécifiques pour chaque forme de leucémie évoluent et s'améliorent constamment. Les traitements généraux sont la chimiothérapie (traitement médicamenteux destiné à détruire les cellules cancéreuses) et les greffes de moelle osseuse. Les traitements spécifiques pour chaque forme incluent :

- Leucémie myélogène aiguë – On a généralement recours pour cette maladie, qui est guérissable, à une chimiothérapie combinant divers médicaments. Les rechutes sont également traitées par chimiothérapie, mais généralement avec moins de succès.
- Leucémie lymphoïde aiguë – Elle affecte surtout les enfants. On peut la guérir avec une chimiothérapie comportant différents médicaments. Une très grande majorité de patients réagissent bien, et le taux de guérison est d'environ 50 à 60 %. On prolonge généralement ce traitement pendant deux à trois ans. Si une rechute totale survient, elle tend à être localisée dans la moelle osseuse, auquel cas une greffe de moelle osseuse peut sauver la vie. Des médicaments spécifiques peuvent être injectés dans le liquide céphalo-rachidien afin de réduire les effets sur le système nerveux.

LA GREFFE DE MOELLE OSSEUSE

D'abord, la moelle cancéreuse du patient est détruite avec de hautes doses de radiation et de chimiothérapie puis elle est remplacée par de la moelle provenant d'un parent proche ou d'un donneur compatible. Cette moelle est injectée dans le sang du malade. La destruction de la moelle osseuse rend les malades, alors en aplasie, vulnérables aux infections, aux hémorragies et à l'anémie et ils doivent rester en chambre stérile jusqu'à ce qu'ils commencent à produire une nouvelle moelle osseuse. Après la greffe on administre de puissants immunosuppresseurs pour contrôler le rejet du greffon et empêcher la nouvelle moelle osseuse d'attaquer les tissus du patient.

▼ Une greffe de moelle osseuse peut être le meilleur traitement pour la leucémie. Ici un médecin recueille de la moelle génétiquement compatible d'un donneur ; cette moelle sera ensuite filtrée et injectée dans le sang du malade.

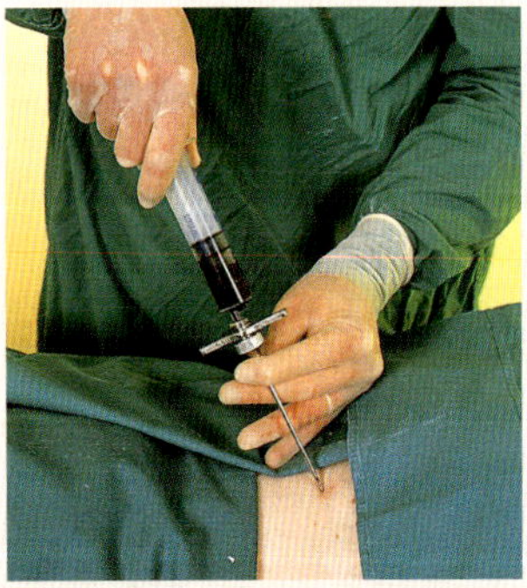

Les leucémies chroniques

VOIR AUSSI
- L'anémie, p. 450
- Les leucémies aiguës, p. 454
- Le myélome, p. 456

Ces cancers des globules blancs affectent généralement les adultes et, comme pour les leucémies aiguës, il en existe deux types : les leucémies lymphoïdes chroniques et les leucémies myéloïdes chroniques. Les leucémies lymphoïdes chroniques sont les plus répandues. Les symptômes des leucémies chroniques peuvent être lents à se manifester, ne commençant qu'avec de la fatigue. On ignore encore la cause des leucémies chroniques bien que des radiations nocives, certains virus et des produits chimiques d'origine industrielle puissent contribuer à les provoquer.

SIGNES ET SYMPTÔMES

Les symptômes peuvent ne pas apparaître avant des dizaines d'années dans le cas des leucémies lymphoïdes chroniques. Les symptômes incluent :

- Des signes typiques d'anémie : pâleur, essoufflement, fatigue.
- Des infections à répétition.
- Des saignements.
- Des ganglions lymphatiques enflés.
- Des ballonnements, dus à une dilatation du foie et de la rate.
- De la fièvre et des sueurs nocturnes.

La leucémie chronique se caractérise par une production trop élevée de leucocytes. Les deux formes de leucémies chroniques dépendent des deux sortes de globules blancs qui sont affectés. Dans la leucémie lymphoïde chronique, il y a hyperproduction de lymphocytes ; dans la leucémie myéloïde chronique, de granulocytes.

Souvent, le premier signe est une impression de fatigue. Cependant, avec le temps, la rate se dilate progressivement et finit par provoquer des douleurs abdominales. Il peut y avoir une perte de poids, des saignements de nez, des douleurs osseuses, des sueurs abondantes et une sensibilité accrue à la chaleur.

LE DIAGNOSTIC

Toutes les leucémies sont évolutives, y compris les leucémies chroniques, dont les signes ne se manifestent que progressivement. Les personnes âgées, qui constituent la majorité des leucémiques, devraient consulter dès l'apparition des premiers symptômes. Comme pour les leucémies aiguës, le diagnostic est établi avec une numération globulaire du sang.

LES TRAITEMENTS

Il en existe plusieurs selon le type de leucémie chronique. Parmi ceux-ci :

- Leucémie lymphoïde chronique – La plupart des patients n'ont pas de symptômes pendant de nombreuses années et ils ne nécessitent de traitement qu'avec l'apparition de ceux-ci. Le traitement consiste souvent en mesures de soutien telles que des transfusions sanguines et beaucoup de malades vivent plus de dix ans après l'établissement du diagnostic. L'infection est la cause la plus fréquente de mort éventuelle.
- Leucémie myéloïde chronique – Elle commence souvent de façon bénigne avec peu de symptômes pendant trois ou quatre ans. Elle peut évoluer en leucémie aiguë difficile à soigner. Jadis on vivait approximativement cinq ans après l'établissement du diagnostic mais l'amélioration des médicaments a permis d'augmenter cette durée de vie et des greffes de moelle des os peuvent guérir les patients jeunes.

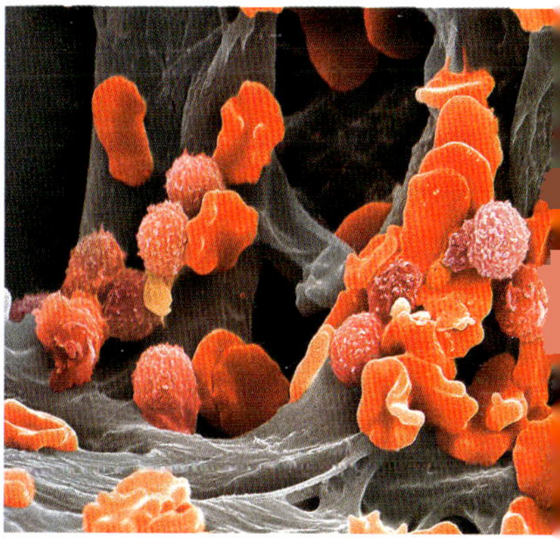

△ Ces globules proviennent d'un patient atteint de leucémie lymphoïde aiguë. Cette maladie se caractérise par une prolifération des lymphocytes (ou globules blancs, visibles ici en violet) dont on ignore la raison.

▽ Les leucémies chroniques touchent surtout les personnes âgées.

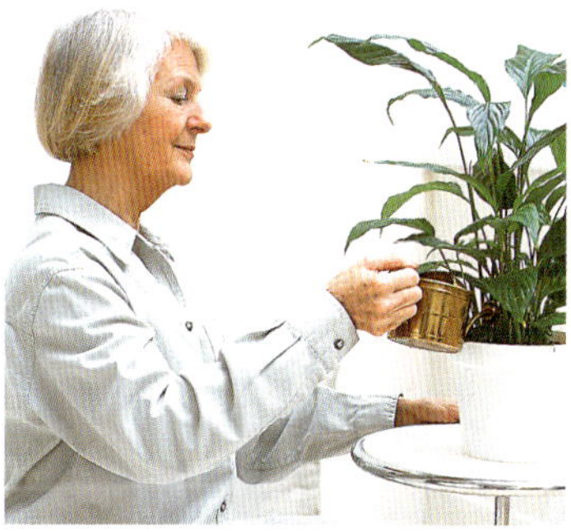

LA LEUCÉMIE À TRICHOLEUCOCYTE

Cette rare forme de leucémie, qui se produit en général chez les individus d'un certain âge, provoque une insuffisance de la moelle osseuse. Les symptômes incluent ceux de l'anémie dont des infections à répétition et des douleurs abdominales (dues à une dilatation de la rate). Le traitement est le même que pour l'insuffisance médullaire.

Le myélome

VOIR AUSSI

- L'insuffisance rénale, p. 389
- L'anémie, p. 450
- Les emplacements de la moelle osseuse, p. 457
- La biopsie de la moelle osseuse, p. 457

Ce cancer de la moelle osseuse, dit maladie de Kahler, se caractérise par une quantité excessive d'anticorps, connus sous le nom de paraprotéines, produits par des plasmocytes (globules blancs). Certaines de ces paraprotéines (les protéines de Bence-Jones) peuvent être excrétées par l'urine. Le myélome affecte les personnes âgées (la moyenne d'âge des patients est de 60 ans). Il peut systématiquement détruire la moelle des os et les os. Les traitements varient mais leur but est de minimiser les symptômes plutôt que de guérir la maladie et les chances de survie sont hélas faibles.

SIGNES ET SYMPTÔMES

Les symptômes courants incluent :

- Des douleurs osseuses.
- De l'anémie, avec pâleur, fatigue et essoufflement.
- De l'insuffisance rénale, des mictions fréquentes et de l'ictère.
- Des saignements, dus à un faible taux de plaquettes.

Le myélome a plusieurs caractéristiques :

- La destruction des os – Les os de la colonne vertébrale sont souvent affectés, provoquant des chutes et des fractures. Cette destruction des os peut tasser le rachis et comprimer les nerfs, provoquant des faiblesses dans plusieurs parties du corps selon les nerfs qui sont comprimés.
- De l'hypercalcémie – La destruction de l'os provoque une désagrégation du calcium, qui passe dans le sang.
- Une destruction de la moelle osseuse – Cela provoque de l'anémie et fait baisser le taux des plaquettes et des globules blancs.
- Des lésions rénales, dues en partie à l'élimination de l'excès d'anticorps et à l'hypercalcémie.

▽ Le myélome détruit systématiquement les os et l'un des symptômes les plus courants est des douleurs osseuses, souvent au niveau du dos.

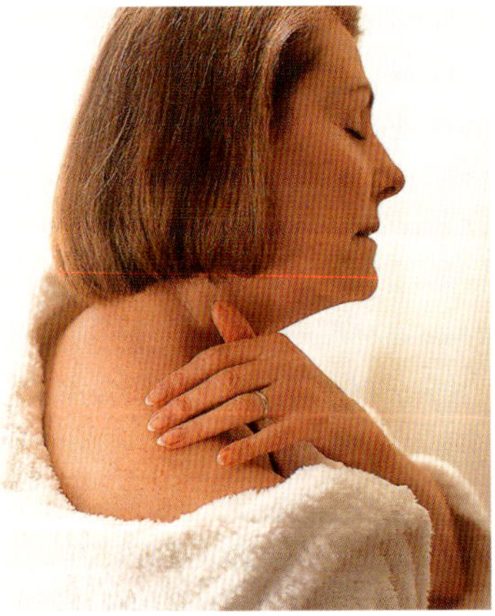

QUE VA FAIRE VOTRE MÉDECIN ?

Votre médecin peut prescrire une série de tests pour confirmer le diagnostic et trouver le traitement adéquat. Ces tests incluent :

- Une numération sanguine complète – Le myélome est suggéré s'il y a de l'anémie et un faible taux de globules blancs et de plaquettes.
- Un test de la fonction rénale – Les résultats peuvent être anormaux et montrer des taux élevés de calcium ou d'acide urique dans le sang.
- Une électrophorèse – La protéine de Bence-Jones peut être détectée par électrophorèse, processus par lequel les protéines du sang sont électriquement isolées dans un gel.
- Des radios – Les radios peuvent montrer des dépôts osseux indicateurs d'un myélome. C'est dans le crâne qu'ils sont le plus facilement visibles.
- Des tests d'urine – Ils permettent souvent de détecter les fragments de protéine de Bence-Jones (anticorps).
- Une biopsie de la moelle osseuse – Elle peut montrer une infiltration par des cellules cancéreuses.

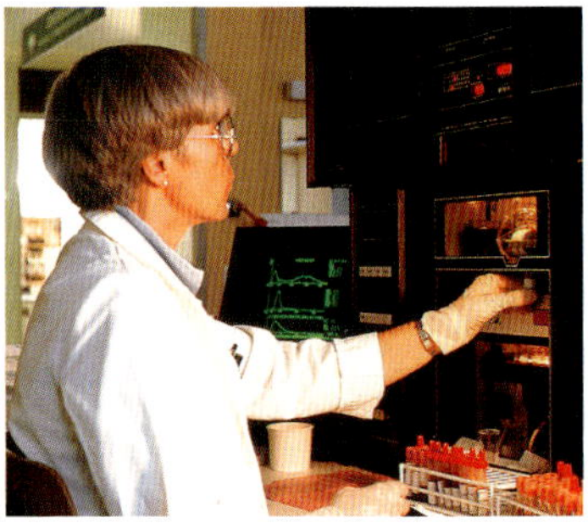

△ Une numération sanguine est l'une des façons de diagnostiquer un myélome. Ici, un technicien utilise un compteur Coulter pour mesurer la taille des globules rouges et blancs et des plaquettes.

LES TRAITEMENTS

Tous les symptômes doivent être traités de façon appropriée. Les douleurs osseuses, par exemple, réagissent généralement bien à la radiothérapie et l'hypercalcémie peut être réduite avec des bisphosphonates. On prescrit aussi de la cortisone pour soulager les symptômes des dépôts osseux. Dans les cas d'insuffisance rénale, une dialyse peut être nécessaire.

Certaines chimiothérapies ont augmenté les chances de survie à long terme des patients atteints de myélome et les médicaments ne cessent de s'améliorer. De nouvelles thérapeutiques sont en cours d'évaluation, comme le melphalan à hautes doses suivi d'autogreffe de moelle osseuse.

QUEL EST LE PRONOSTIC ?

Malgré d'incontestables progrès, le myélome reste une maladie grave dont la mortalité est accrue par des complications comme l'insuffisance rénale ou l'anémie.

Les affections de la moelle osseuse

VOIR AUSSI
➤ L'insuffisance coronarienne, p. 282
➤ L'anémie, p. 450
➤ Les leucémies aiguës, p. 452
➤ Les leucémies chroniques, p. 455

La moelle est présente dans de nombreux os : ceux des bras et des jambes, le sternum, les omoplates, le pelvis et les côtes. Elle produit des cellules souches qui deviennent des globules rouges, des globules blancs et des plaquettes. Quand la moelle cesse de jouer ce rôle essentiel, de graves problèmes peuvent survenir, l'équilibre de ces cellules étant fondamental pour le bon fonctionnement du système sanguin. Les affections de la moelle osseuse mentionnées ici incluent l'aplasie médullaire, la polycytémie, la myélofibrose et la myélodysplasie.

L'APLASIE MÉDULLAIRE

Elle se caractérise par les symptômes de l'anémie, à savoir des infections et des saignements récurrents, dus à une production insuffisante de cellules par la moelle osseuse. Dans la moitié des cas on ne trouve pas de cause mais d'autres causes courantes incluent :

- Des médicaments administrés lors de chimiothérapies et parfois des sulfamides.
- La radiothérapie.
- La grossesse.
- Des substances chimiques comme le benzène.
- Des maladies infectieuses telles que la rougeole, la tuberculose et l'hépatite.

Le pronostic de l'aplasie médullaire n'est guère encourageant. Il existe certains cas de guérison avec le temps mais les infections récurrentes peuvent être mortelles. On peut avoir recours à des transfusions de sang et des antibiotiques. Si la moelle osseuse ne guérit pas, une greffe de moelle peut être envisagée.

LA POLYCYTÉMIE

Elle se caractérise par un nombre trop élevé de globules rouges. Le sang épaissit considérablement, pouvant provoquer des caillots entraînant à leur tour des infarctus. Dans certains cas le sang du patient est entièrement renouvelé chaque semaine jusqu'à ce que son taux de globules rouges redevienne normal.

LA BIOPSIE DE LA MOELLE OSSEUSE

Les affections de la moelle osseuse peuvent être confirmées par des biopsies. Les échantillons de tissu sont prélevés dans la crête iliaque postérieure du pelvis ou du sternum. Les biopsies effectuées pour diagnostiquer les leucémies sont des procédés rapides et sûrs.

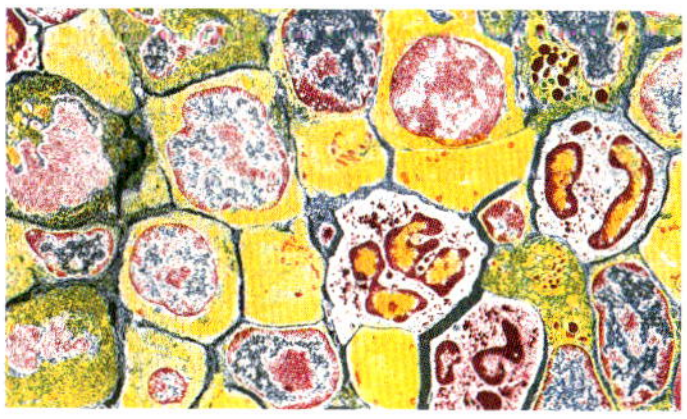

▷ Cette coupe microscopique montre les trois différentes sortes de cellules sanguines produites par la moelle osseuse : les globules rouges, les plaquettes et quelques globules blancs.

LES ADAPTATIONS NATURELLES

La polycytémie se produit naturellement chez les personnes qui vivent à des altitudes élevées, de façon à compenser le manque d'oxygène de l'air. Elle peut aussi survenir chez des personnes souffrant de maladies pulmonaires ou cardiaques chroniques.

Les symptômes de la polycytémie incluent :

- Le visage et les yeux injectés de sang.
- Des maux de tête.
- Des acouphènes.
- Une vue trouble.

LA MYÉLOFIBROSE

Avec la myélofibrose, la moelle osseuse est remplacée par du tissu cicatriciel. Comme elle ne fabrique plus assez de globules rouges et de plaquettes, cela peut provoquer de l'anémie et des saignements. Fatigue et faiblesse en sont des symptômes courants. Les symptômes sont contrôlés par des transfusions sanguines et des médicaments.

LA MYÉLODYSPLASIE

Avec la myélodysplasie les cellules souches ne produisent pas assez de globules rouges, provoquant une grave anémie. La myélodysplasie affecte généralement les personnes âgées et la plupart du temps elle est traitée par des transfusions sanguines et/ou de la chimiothérapie. Chez les jeunes patients, les greffes de moelle osseuse donnent de bons résultats.

LES EMPLACEMENTS DE LA MOELLE OSSEUSE

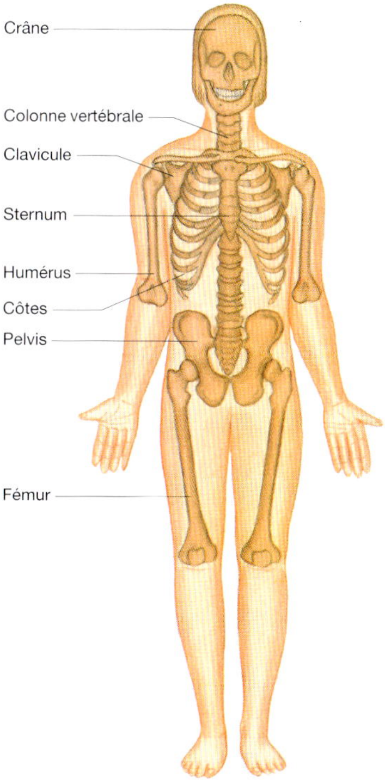

Les lymphomes

VOIR AUSSI

- Les cardiopathies, p. 282
- Les maladies hépatiques, p. 302
- Les rôles du sang et de la lymphe, p. 448

Ce terme désigne n'importe quel cancer des tissus lymphoïdes du système immunitaire. Ces tissus produisent les globules blancs, qui aident à protéger le corps contre les agressions extérieures. Il existe deux principales sortes de lymphomes. Celui qui présente les symptômes classiques est la maladie de Hodgkin. Tous les autres sont désignés sous le terme de lymphomes malins non hodgkiniens (LNH). La plupart des lymphomes se caractérisent par une tuméfaction des ganglions lymphatiques. Dans de rares cas, le cancer se développe dans la thyroïde, les testicules ou les seins.

SIGNES ET SYMPTÔMES DE LA MALADIE DE HODGKIN

- Tuméfaction indolore des ganglions lymphatiques du cou ou des aisselles.
- Malaise, fièvre, sueurs nocturnes, perte d'appétit et perte de poids.
- Démangeaisons.
- Douleurs après avoir bu de l'alcool.

Les lymphomes sont classés selon la vitesse à laquelle ils se divisent et évoluent. Paradoxalement, les lymphomes agressifs à évolution rapide sont potentiellement guérissables tandis que les lymphomes à évolution lente résistent souvent au traitement.

DIAGNOSTIC DES LYMPHOMES

On peut effectuer les tests suivants :

- Une numération sanguine complète, qui montre la présence d'anémie, de nombreux leucocytes et d'un faible taux de plaquettes.
- Un test des fonctions hépatique et rénale – Des lésions du tissu lymphatique de ces organes peuvent affecter leur fonctionnement.
- Des radios ou des échographies de la poitrine et de l'abdomen – Ces examens permettent de déceler des amas cellulaires anormaux.
- Une biopsie des ganglions lymphatiques – Elle permet de détecter des cellules cancéreuses dans un échantillon de tissu.
- Un test d'acide urique, qui révèle des taux très élevés dans le sang.

▽ Chirurgien effectuant une biopsie d'un ganglion lymphatique. L'échantillon est ensuite analysé.

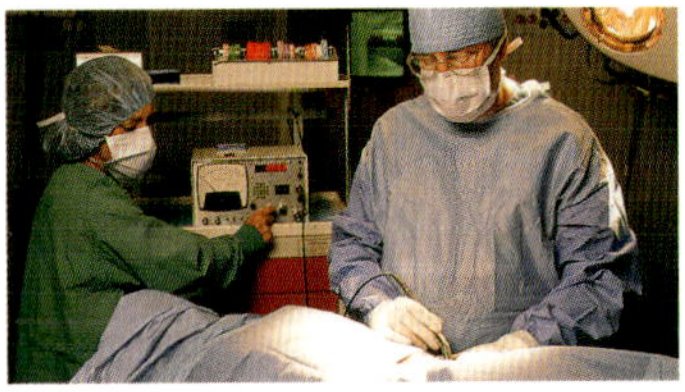

LA MALADIE DE HODGKIN

Il s'agit d'une pathologie rare, affectant plus les hommes que les femmes, surtout entre 15 et 30 ans et 55 et 75 ans. Elle est courante chez les personnes âgées et la plupart du temps, avec les traitements actuels, guérissable. La cause en est inconnue, bien qu'il puisse y avoir un lien avec le virus d'Epstein-Barr.

LES TRAITEMENTS

Ils consistent en séances de radiothérapie et chimiothérapie. La thérapie dépend de la localisation et du développement de la maladie.

LES LYMPHOMES NON HODGKINIENS

On désigne sous ce nom un groupe de lymphomes – en fait, tout lymphome n'étant pas la maladie de Hodgkin. Ces cancers affectent souvent les personnes de plus de 50 ans. Chaque lymphome de ce groupe est un cancer d'un globule blanc du type B ou T. La cause exacte de ces pathologies demeure inconnue bien qu'il puisse s'agir d'un dysfonctionnement du système immunitaire ou de divers virus, dont celui d'Epstein-Barr.

LE LYMPHOME DE BURKITT

D'abord identifié chez des enfants d'Afrique de l'Ouest, ce lymphome non hodgkinien touche en général la mâchoire. La majorité des individus affectés par ce lymphome, surtout les enfants, peuvent en guérir avec de la chimiothérapie.

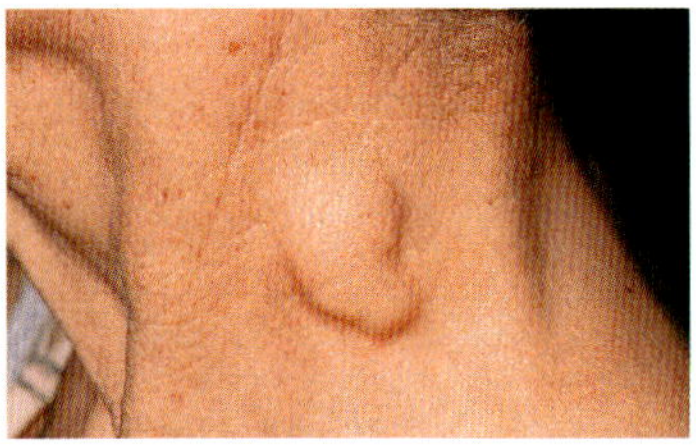

△ Cette tuméfaction, visible sur le cou, est causée par un ganglion cancéreux gonflé. Il s'agit, dans ce cas, d'un lymphome non hodgkinien.

LES TRAITEMENTS

Les lymphomes peuvent être ralentis par de la radiothérapie. S'ils sont à un stade avancé, on aura sans doute recours à la chimiothérapie et éventuellement à une greffe de moelle osseuse.

SIGNES ET SYMPTÔMES DES LYMPHOMES NON HODGKINIENS

- Tuméfaction indolore des ganglions lymphatiques du cou et de l'aine.
- Fièvre, sueurs nocturnes, fatigue, perte de poids et perte d'appétit.
- Ballonnements, dilatation de la rate ou du foie.

Il peut y avoir des symptômes différents si le cancer a gagné d'autres organes.

Les maladies auto-immunes

VOIR AUSSI

- Le syndrome de Raynaud, p. 289
- Le diabète, p. 314
- La polyarthrite rhumatoïde, p. 362

La polyarthrite rhumatoïde et le diabète sont des exemples courants de maladies auto-immunes, dans lesquels le système immunitaire attaque des tissus sains sans raison apparente. Ces pathologies sont courantes chez les jeunes adultes et il semble que les femmes soient plus touchées que les hommes. Les symptômes des différentes maladies auto-immunes peuvent varier, mais pour toutes, il convient de consulter un médecin d'urgence. La gravité des symptômes et le pronostic varient considérablement selon la partie du corps affectée.

Le terme de maladies auto-immunes désigne différentes affections caractérisées par des inflammations des tissus, qui provoquent divers problèmes. Ces inflammations surviennent quand les anticorps attaquent les tissus, les considérant comme des corps étrangers devant être détruits.

LE LUPUS ÉRYTHÉMATEUX

C'est une inflammation de différentes parties du corps. Dans l'une de ses formes, le lupus discoïde, seule la peau est d'ordinaire attaquée. Dans le lupus érythémateux généralisé (les pathologies « généralisées » affectent tout le corps), en revanche, beaucoup plus grave, n'importe quelle partie du corps, depuis la peau et les articulations jusqu'aux organes internes et aux membranes, peut être attaquée. Dans la majorité des cas, plusieurs organes sont affectés en même temps.

Le lupus se caractérise par la production d'anticorps qui attaquent le matériau génétique, phénomène dont la cause demeure inconnue. Généralement les chances de guérison sont bonnes et les symptômes peuvent être contrôlés avec des corticoïdes et des antalgiques. Il peut y avoir des périodes de rémission sans symptômes. Il existe généralement des antécédents héréditaires et cette maladie touche rarement les personnes de moins de 12 ans ou de plus de 55 ans.

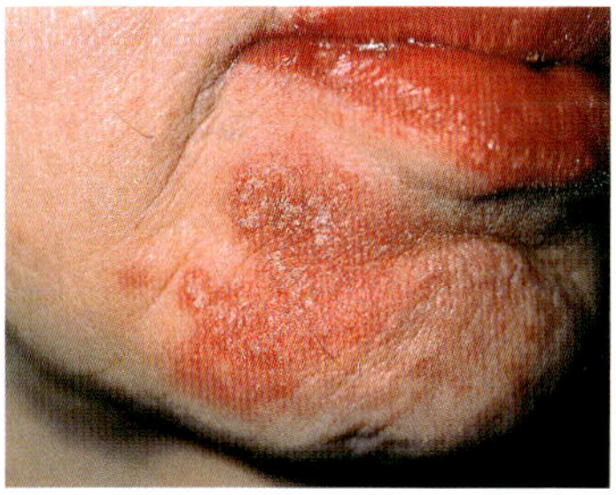

△ Les éruptions cutanées associées au lupus érythémateux apparaissent souvent sur le visage et le cou et elles consistent généralement en plaques rouges avec des squames grises.

SIGNES ET SYMPTÔMES DU LUPUS ÉRYTHÉMATEUX GÉNÉRALISÉ

Les symptômes varient considérablement d'un individu à l'autre et ils dépendent des organes affectés, mais ils peuvent inclure :

- Des douleurs articulaires.
- De la fièvre.
- De la fatigue.
- Des éruptions cutanées, une éruption en forme de papillon sur le visage.

LA SCLÉRODERMIE

La sclérodermie touche le tissu conjonctif (c'est-à-dire n'importe quel tissu aidant à maintenir la forme et les organes du corps). Les tissus affectés deviennent enflammés, épais, indurés et raides. Les symptômes peuvent être limités à la peau et aux articulations mais la maladie peut aussi affecter des organes internes. Les signes de la sclérodermie peuvent être pris pour d'autres pathologies : la gêne articulaire est souvent prise, par exemple, pour de la polyarthrite rhumatoïde. Cette maladie touche surtout les individus de 20 à 50 ans et les femmes quatre fois plus que les hommes.

SIGNES ET SYMPTÔMES DE LA SCLÉRODERMIE

Les symptômes dépendent de la gravité et de l'étendue de la maladie et ils incluent :

- Les doigts particulièrement sensibles au froid (comme dans le syndrome de Raynaud).
- Des petites indurations de la peau sur les doigts.
- Les articulations enflées, douloureuses.
- De la faiblesse musculaire.
- Des difficultés à avaler dues à un raidissement de l'œsophage.

Il n'existe actuellement aucun moyen de guérison. Le pronostic peut être favorable si seule la peau est touchée, mais le traitement est plus problématique si des organes tels que le cœur, les poumons ou les reins sont affectés. Cependant la maladie progresse lentement.

▽ Dans la sclérodermie, le système immunitaire attaque le corps, provoquant une induration du tissu conjonctif. Elle peut affecter une ou plusieurs parties de l'organisme.

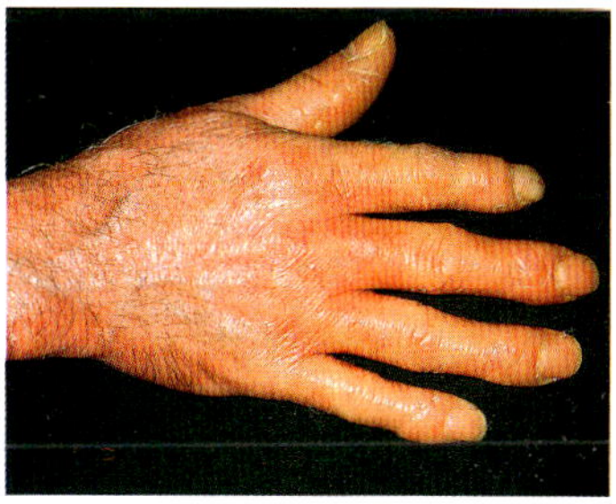

LA POLYMYOSITE

Il s'agit d'une affection rare caractérisée par une inflammation et des douleurs des muscles du squelette. D'autres symptômes peuvent inclure une éruption cutanée rouge (généralement sur le visage, la poitrine et le dos des mains), auquel cas on parle de dermatomyosite. La polymyosite guérit généralement avec de la cortisone. Malheureusement, elle peut être associée à certains cancers dont ceux du poumon, des ovaires, du sein et de l'estomac.

Le pronostic est bien meilleur pour les enfants que pour les adultes, 70 % des enfants guérissant en l'espace d'environ deux ans.

SIGNES ET SYMPTÔMES DE LA POLYMYOSITE

- Faiblesse musculaire.
- Fatigue.
- Difficultés à déglutir et à parler en raison de lésions de l'œsophage.
- Essoufflement, les muscles de la poitrine étant affectés.

LA POLYMYALGIE ARTÉRITIQUE

Cette maladie, également rare, se caractérise par une inflammation des tissus provoquant des douleurs et des raideurs au niveau du cou, des épaules, des hanches et de la région lombaire. Les symptômes tendent à être pire le matin, et à disparaître après quelques heures. Il peut aussi y avoir de la fatigue, de la fièvre et une perte de poids. Elle affecte presque toujours les personnes de plus de 50 ans.

Le diagnostic peut être relativement facile à établir, les analyses de sang montrant l'inflammation. Cette pathologie survient souvent en même temps que l'artérite temporale. La cortisone tend à réduire l'inflammation, mais il faut généralement en prendre plusieurs mois. Les rechutes sont fréquentes.

SIGNES ET SYMPTÔMES DE LA POLYMYALGIE ARTÉRITIQUE

- Douleurs et raideurs le matin dans les muscles du cou, des épaules et des hanches. Le torse et le bas du dos peuvent parfois être également affectés.
- Fatigue.

L'ARTÉRITE TEMPORALE

Elle affecte le plus souvent les personnes âgées et provoque une inflammation des artères temporales. Dans de nombreux cas elle survient en même temps que la polymyalgie artéritique.

Comme pour la polymyalgie artéritique, le diagnostic est généralement confirmé par un simple test sanguin et parfois avec une analyse d'un échantillon prélevé sur l'une des artères temporales. Au début, le traitement consiste d'ordinaire en fortes doses de corticoïdes. Au fur et à mesure que les symptômes disparaissent la dose est progressivement réduite pendant les mois suivants. Il existe toutefois des risques de rechute.

▽ Des maladies auto-immunes telles que la polymyalgie artéritique et l'artérite temporale sont courantes chez les personnes âgées. Elles affectent davantage les femmes que les hommes.

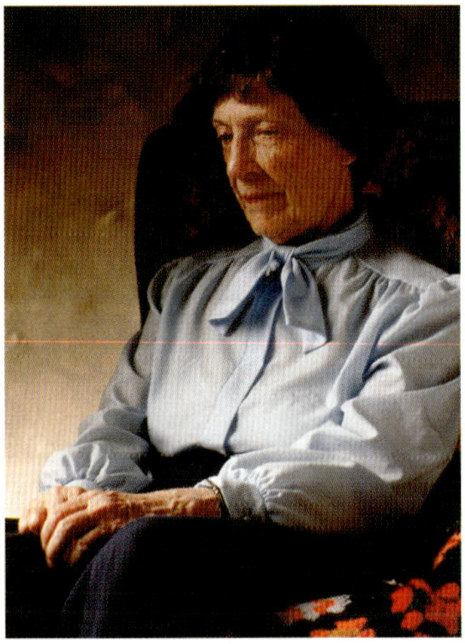

LE SYNDROME DE SJÖGREN

Cette affection chronique se caractérise par une insuffisance des glandes lacrymales et salivaires provoquant une sécheresse des yeux et de la langue. Elle touche neuf fois plus les femmes que les hommes, et surtout les individus de 40 à 60 ans. Elle est souvent associée à la polyarthrite rhumatoïde. Il n'existe pas de remède mais on peut utiliser des larmes artificielles et boire beaucoup. La sécheresse de la bouche occasionnant des problèmes dentaires, il est conseillé d'effectuer des contrôles réguliers.

▽ **Le syndrome de Sjögren est caractérisé par une insuffisance des glandes salivaires, rendant la langue sèche.**

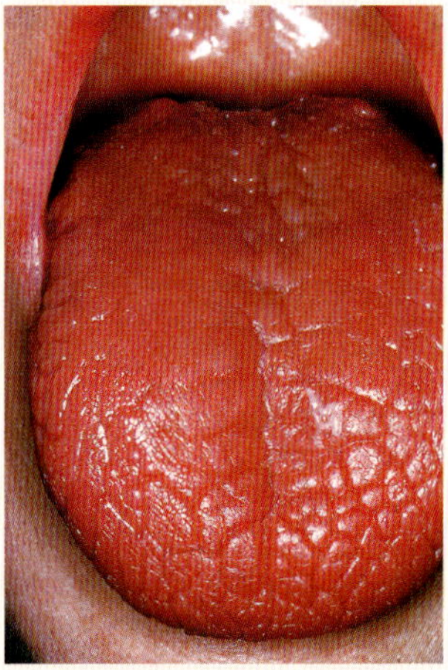

SIGNES ET SYMPTÔMES DE L'ARTÉRITE TEMPORALE

- Céphalées généralement au niveau des tempes, qui peuvent être très douloureuses au toucher.
- Fatigue.

Tout trouble de la vue doit être signalé d'urgence à votre médecin, car si cette maladie n'est pas traitée, elle peut entraîner des complications oculaires allant jusqu'à la cécité.

14

LES MALADIES INFECTIEUSES

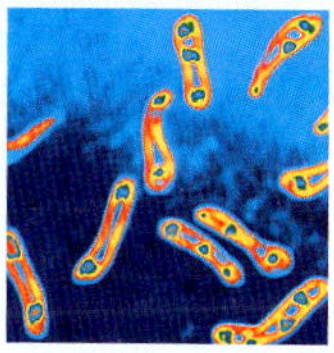

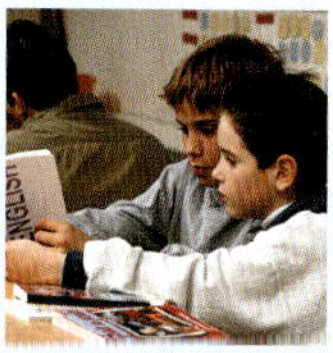

Les êtres humains contractent et transmettent constamment des maladies infectieuses, qui se déclarent après une période d'incubation. Beaucoup de ces maladies s'attrapent par voie aérienne, lorsque des personnes infectées toussent ou éternuent, et elles sont difficiles à éviter : pensez au nombre de gens qui souffrent de rhumes chaque année. Cependant, le système immunitaire est conçu pour combattre efficacement les infections virales et bactériennes, et elles guérissent souvent en ne produisant que quelques symptômes : un peu de toux, des éternuements, le nez qui coule et un sentiment de malaise général. Cependant, certaines maladies infectieuses peuvent être extrêmement dangereuses, surtout pour les très jeunes enfants ou les personnes âgées. Il est donc indispensable d'en connaître les différents types, avec leurs symptômes et leurs traitements.

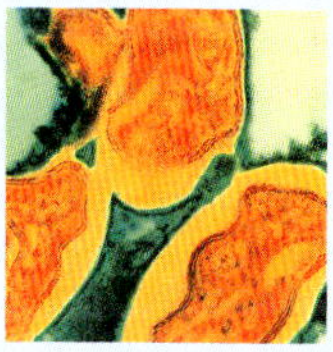

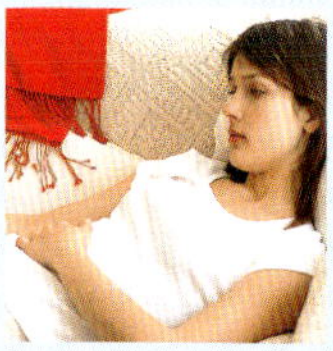

TABLE

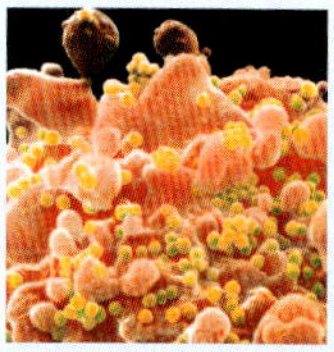

Les causes des maladies infectieuses

VOIR AUSSI
➤ Conseils de voyage, p. 274
➤ La maladie de Creutzfeldt-Jakob, p. 339
➤ Les rôles du sang et de la lymphe, p. 448
➤ La protection contre les infections, p. 472

Il existe un nombre considérable de micro-organismes susceptibles d'infecter le corps et de provoquer des maladies allant d'un simple rhume au paludisme, lequel peut être mortel (le paludisme reste un fléau mondial qui tue chaque année deux millions de personnes). Une infection peut être locale ou généralisée. Elle peut se propager par l'eau, les aliments, le toucher, les relations sexuelles, l'air ou des insectes. Ces micro-organismes ont aussi la capacité de muter et de s'adapter aux médicaments, et les contrôler est une bataille constante.

Les micro-organismes envahisseurs, couramment appelés « microbes », sont classés en plusieurs grandes catégories, à savoir les bactéries, les virus, les protozoaires, les champignons et les moisissures. Le corps peut aussi être infesté par des organismes plus gros et plus complexes tels que les vers et les poux.

LES BACTÉRIES

Les bactéries sont des organismes microscopiques unicellulaires. Capables de se multiplier très rapidement par mitose, elles sont présentes partout : dans notre environnement et à l'intérieur de notre corps. Il existe en effet plus de cellules bactériennes à l'intérieur de l'organisme que de cellules corporelles. La plupart sont inoffensives et beaucoup sont bénéfiques : celles du côlon aident à digérer et à absorber certains aliments. Parmi les milliers de bactéries, seules quelques-unes peuvent provoquer des maladies chez les humains. Dans certains cas elles perturbent le fonctionnement des cellules, dans d'autres elles sécrètent des toxines qui provoquent des lésions. Les bactéries sont classées dans trois grands groupes :

- Les coccidies (sphères).
- Les bacilles (bâtonnets).
- Les spirochètes (incurvés ou spiralés).

Les infections bactériennes courantes incluent la tuberculose, la pneumonie, la méningite et les infections urinaires.

▽ *Mycobacterium tuberculosis* (bacille de Koch) est la bactérie en forme de bâtonnet qui provoque la tuberculose chez les humains. Il est devenu résistant à de nombreux médicaments.

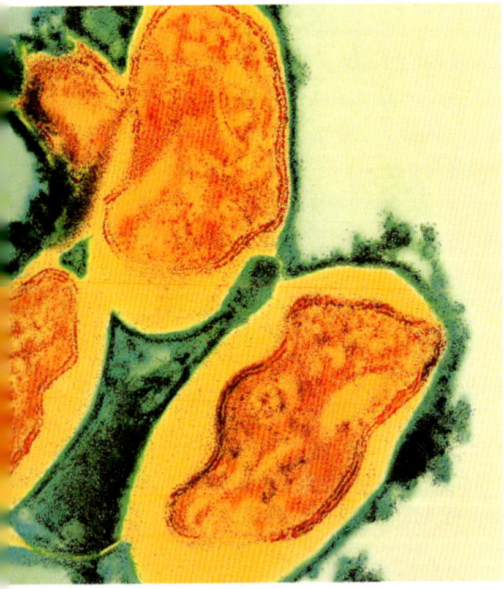

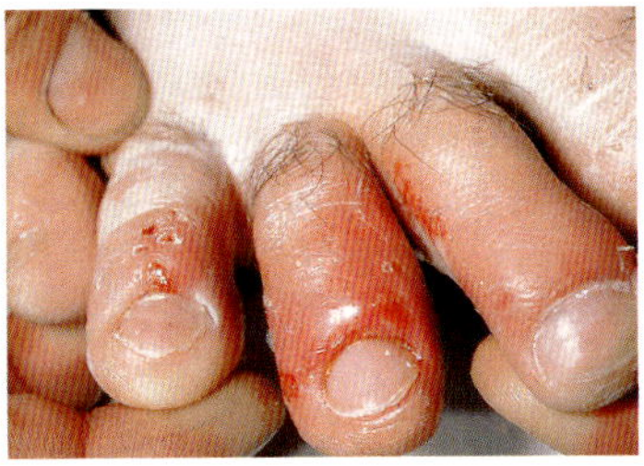

△ Le pied d'athlète est une infection mycosique qui provoque des irritations et des inflammations de la peau des pieds, en général entre les orteils.

LES CHAMPIGNONS ET LES MOISISSURES

Il existe deux familles de mycoses provoquant des maladies : les champignons filamenteux et les moisissures unicellulaires. Les moisissures ressemblent à des cellules humaines (raison pour laquelle on les utilise en ingénierie génétique pour produire des copies de substances humaines telles que l'insuline). Elles tendent à ne provoquer que des maladies bénignes comme les infections cutanées, mais peuvent être mortelles chez des personnes immunodéficientes tels les sidaïques ou les patients en aplasie, en attente d'une greffe.

Les infections mycosiques incluent le muguet, qui peut être vaginal ou buccal et peut être traité avec des antimycosiques.

LES VIRUS

Ces organismes, très puissants, ne contiennent que de simples constituants protéiniques et un type d'acide nucléique. Ils sont si minuscules qu'un million de virus pourraient tenir dans une cellule humaine. Ils se lient aux animaux et aux plantes et utilisent leurs cellules pour se reproduire. La cellule qui les abrite est détruite, provoquant la maladie. De

▽ Le rhume est la plus fréquente et généralement la moins grave des infections virales. Évitez de le propager en vous couvrant la bouche quand vous toussez ou éternuez.

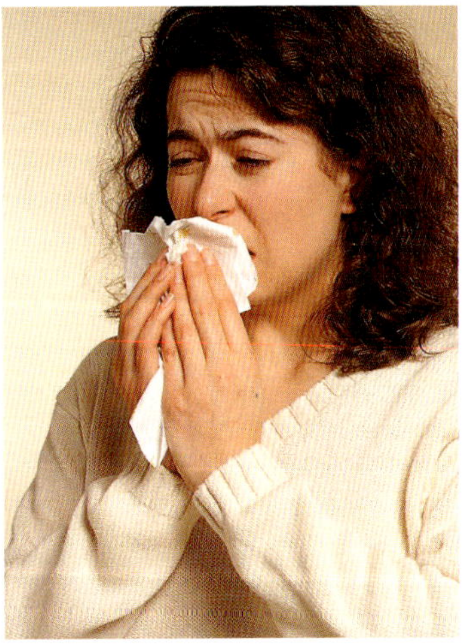

nombreux virus ont été considérés comme des acteurs de cancers. Ils ont une capacité considérable à passer outre les défenses du système immunitaire et ils peuvent rester inactifs pendant des années.

Les virus peuvent provoquer des maladies parfois bénignes: rhume ou problèmes gastriques, mais aussi très graves et souvent mortelles, telles que l'ébola, la rage et le sida.

LES PROTOZOAIRES

Les protozoaires sont des organismes monocellulaires qui se nourrissent aux dépens d'autres micro-organismes. Ils vivent dans des environnements humides tels que la terre et l'eau mais aussi à l'intérieur d'êtres vivants, comme l'hématozoaire, transporté par des moustiques et qui provoque le paludisme.

Les infections courantes causées par des protozoaires incluent le paludisme, la maladie du sommeil et la toxoplasmose.

LES VERS, LES ACARIENS ET LES POUX

Ces créatures vivent en contact étroit les unes avec les autres et elles sont incapables de subsister sans leurs hôtes, c'est pourquoi les parasites les plus développés ne tuent pas les êtres aux dépens desquels ils vivent.

Les infestations les plus courantes sont dues au ver solitaire, aux oxyures, à la gale et aux poux.

▽ Les poux sont fréquents dans les écoles et ils se propagent facilement quand un enfant infesté est en contact étroit avec ses camarades.

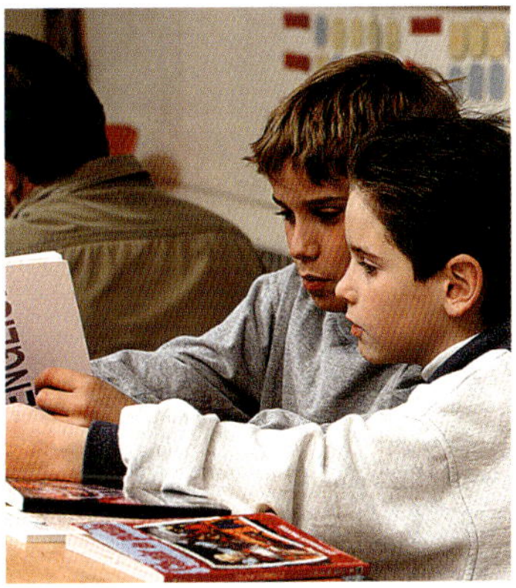

COMMENT CONTRÔLER LES INFECTIONS

Naguère encore, les maladies infectieuses faisaient de nombreuses victimes, surtout les jeunes enfants et les personnes âgées, plus vulnérables. Le développement des maladies infectieuses a été en partie enrayé grâce à une meilleure hygiène, à une eau plus propre et aux pesticides. D'autres facteurs essentiels ayant contribué de façon importante à la lutte contre les maladies infectieuses sont les programmes étendus de vaccination et les médicaments tels que les antibiotiques, les antiviraux et les antimycosiques.

- L'immunisation – Pour de nombreuses maladies infectieuses, surtout d'origine virale, c'est le seul traitement disponible. Les vaccins renforcent le système immunitaire et l'obligent à défendre l'organisme contre un agent infectieux spécifique de façon à ce que la prochaine fois, il lutte plus efficacement contre les infections.
- Les antibiotiques – Le traitement des infections bactériennes a été révolutionné par la découverte de la pénicilline. D'autres antibiotiques suivirent et des affections jusque-là mortelles furent guéries en quelques jours. Certaines bactéries ont malheureusement acquis une résistance aux antibiotiques. Des médicaments continuent à voir le jour mais on craint de ne pas toujours être capable de lutter contre ces nouvelles bactéries et on prescrit aujourd'hui plus prudemment des antibiotiques pour les maladies courantes.
- Les antiviraux – Herpès ou séropositivité peuvent être contrôlés par des médicaments, mais en général, il n'existe pas de traitement pour les maladies virales: on ne peut qu'aider le patient à lutter contre les infections. Les vaccins restent la meilleure arme contre ces maladies.
- Les autres médicaments – On les utilise contre des agents infectieux tels que les parasites, champignons et moisissures. Contrairement aux antibiotiques, qui peuvent tuer de nombreuses bactéries, chacun de ces médicaments n'est efficace que contre un agent infectieux particulier.

▽ Les vaccins sont l'un des moyens les plus efficaces d'empêcher les infections, en renforçant le système immunitaire.

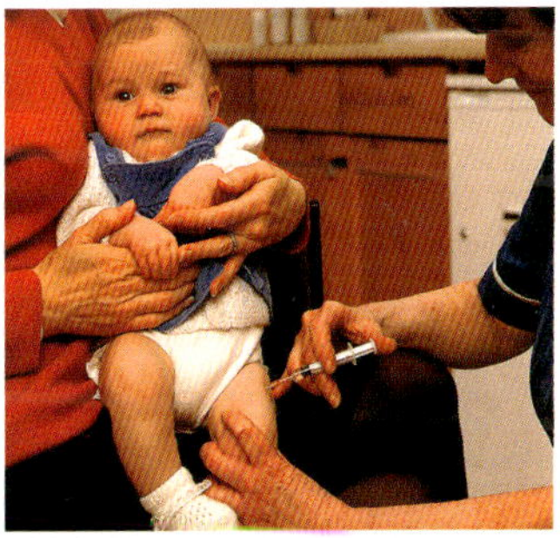

LES PRIONS

Il s'agit de particules protéiques dépourvues de matériau génétique (d'ADN ou d'ARN). Pour des raisons encore inconnues, les prions sont capables de se multiplier rapidement, endommageant, ce faisant, les cellules voisines. Le mot prion est l'abréviation de particule infectieuse protéique, et il a été suggéré par Stanley Prusiner, qui isola cette particule et montra qu'il ne s'agissait pas d'un virus.

Les prions provoquent de nombreuses maladies du cerveau, la plus connue étant une nouvelle variante de la maladie de Creutzfeldt-Jakob, équivalent, pour les humains, de l'encéphalopathie bovine spongiforme ou « maladie de la vache folle ».

Les autres pathologies causées par les prions incluent l'insomnie fatale familiale, qui affecte les personnes d'un certain âge et provoque une insomnie qui va en s'aggravant, des pertes de mémoire, des difficultés d'élocution, des spasmes musculaires et une détérioration générale physique et mentale.

Résistants à la chaleur et à toutes les formes de stérilisation, les prions peuvent donc se transmettre par des aliments contaminés. Il n'existe actuellement aucun traitement pour les maladies causées par des prions.

Les infections bactériennes

VOIR AUSSI

➤ La méningite, p. 332
➤ Les infections urinaires, p. 390
➤ Les infections cutanées d'origine bactérienne, p. 444

Autrefois les infections bactériennes constituaient une cause principale de mortalité dans le monde entier. Depuis la découverte des antibiotiques, cependant, même les plus graves infections bactériennes guérissent souvent rapidement. Il existe de nombreuses infections bactériennes pouvant attaquer l'organisme, dont le tétanos, la diphtérie et la tuberculose. La plupart sont devenues rares dans les pays développés grâce aux programmes de vaccination. Si une bactérie provoque une maladie en sécrétant une toxine puissante, on peut prescrire des antitoxiques spécifiques.

LA COQUELUCHE

La coqueluche est causée par la bactérie *Bordetella pertusis*. Elle est extrêmement contagieuse et se propage par voie aérienne, lorsqu'une personne infectée tousse ou éternue. Il se produit de temps en temps des épidémies bien que la plupart des enfants de moins de deux ans soient désormais vaccinés et que la maladie soit devenue rare.

La coqueluche peut survenir à n'importe quel âge, mais touche surtout les enfants de moins de cinq ans. Comme de nombreuses infections bactériennes et virales, elle peut être beaucoup plus grave chez les adultes.

La période d'incubation est de sept à dix jours, et la période initiale de catarrhe est très contagieuse. Les premiers symptômes, très semblables à ceux du rhume, sont de la fatigue, une perte d'appétit et le nez et les yeux qui coulent. L'infection atteint un stade paroxystique avec des quintes de toux. Chez l'enfant, ces quintes sont suivies d'inspirations longues et sifflantes. Des vomissements peuvent également survenir après les quintes. Cette période pénible peut durer deux semaines et provoquer de graves complications en raison des troubles respiratoires provoqués par cette affection (pneumonies, crises convulsives, encéphalites).

Pris dès le début, des antibiotiques associés à des antitussifs et des sédatifs peuvent guérir la maladie ou en alléger les symptômes. Il n'existe cependant pas de traitement efficace et souvent, une fois que la toux a commencé, la seule chose à faire est d'attendre que l'infection guérisse d'elle-même.

▽ La coqueluche, maladie fréquente de la petite enfance, est hautement contagieuse et particulièrement éprouvante.

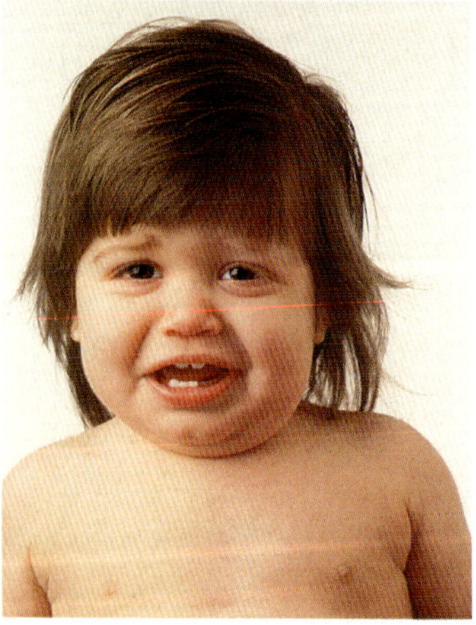

SIGNES ET SYMPTÔMES DE LA COQUELUCHE

- ➤ Fatigue et perte d'appétit.
- ➤ Mêmes symptômes que pour le rhume.
- ➤ Toux grave et prolongée, suivie d'une inspiration profonde.
- ➤ Vomissements.

LE TÉTANOS

Il est provoqué par une neurotoxine puissante, engendrée par la bactérie *Clostridium tetani*, qui attaque les nerfs et déclenche des spasmes musculaires. Le tétanos se produit quand ces bactéries (qui vivent dans le sol et dans les intestins des humains et des animaux) contaminent une blessure. Dans les

LA DIPHTÉRIE

Elle est causée par la bactérie *Corynebacterium diphteria*. Les symptômes typiques sont :

- ➤ Mal à la gorge.
- ➤ De la fièvre.
- ➤ La gorge et le larynx enflés, ce qui peut obstruer les voies respiratoires.

La diphtérie peut aussi affecter le cœur, provoquant des myocardites (inflammations du myocarde), et le cerveau, provoquant des encéphalites.

La guérison est complète dans la plupart des cas si la maladie est traitée avec des antibiotiques et des piqûres d'antitoxiques. Se faire vacciner demeure, toutefois, la meilleure forme de prévention.

C'est grâce aux vaccins que la diphtérie a désormais reculé dans les pays développés, mais elle gagne du terrain en Europe de l'Est et en Russie. La vaccination est essentielle pour empêcher un retour de cette grave maladie.

▽ La bactérie *Corynebacterium diphteria*, qui provoque la diphtérie. Cette grave maladie est rare dans les pays développés.

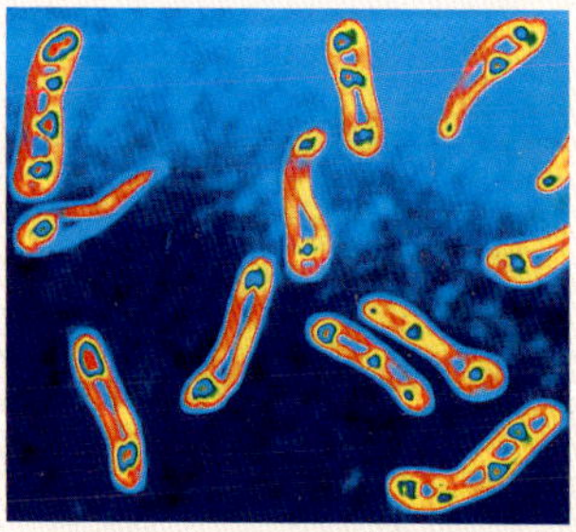

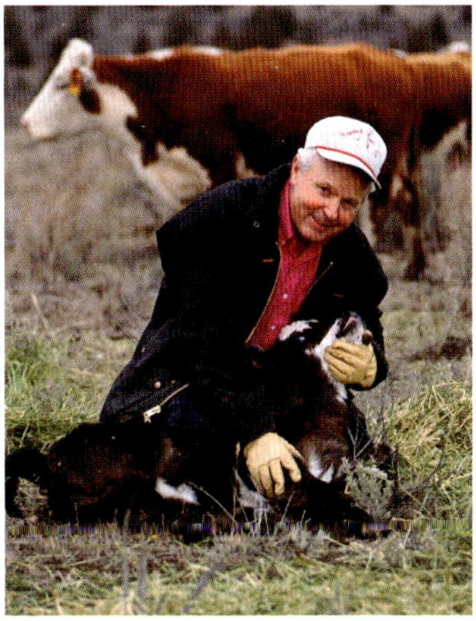

△ Les bactéries du tétanos vivent dans le sol et dans les intestins des animaux. Ces bactéries sont facilement transmises aux humains.

pays développés, le tétanos touche souvent les personnes âgées qui se sont blessées en faisant du jardinage.

Les toxines provoquent des spasmes musculaires, surtout au niveau des mâchoires. D'autres symptômes de la maladie peuvent inclure une forte fièvre, des maux de tête et une expression grimaçante caractéristique appelée « sourire sardonique ». Les spasmes musculaires peuvent aussi toucher le larynx, la vessie et la poitrine, ce qui peut être extrêmement dangereux car ils affectent le fonctionnement de ces organes.

Cette maladie était beaucoup plus répandue autrefois et 60 % des cas étaient mortels. Ce taux est descendu à 20 % grâce à l'utilisation répandue des antibiotiques, des antitoxiques et, surtout, des soins médicaux.

SIGNES ET SYMPTÔMES DU TÉTANOS

- Fièvre.
- Maux de tête.
- Spasmes musculaires, surtout au niveau des mâchoires.
- Expression grimaçante.
- Raideur des membres.

Les vaccins contre le tétanos sont essentiels. Tous les enfants des pays développés sont aujourd'hui vaccinés contre cette maladie, avec des rappels réguliers. Les adultes ont besoin de rappels au moins tous les dix ans, mais les personnes les plus à risque, comme les fermiers, devraient avoir des rappels tous les cinq ans.

LA TUBERCULOSE

Elle est causée par le bacille de Koch, une bactérie qui se développe lentement et provoque une infection chronique. La tuberculose affecte souvent les individus des régions pauvres du monde. Dans les pays plus aisés, les améliorations sur le plan de l'alimentation, des conditions sanitaires et du logement au cours des cinquante dernières années environ, ont entraîné un recul considérable de la tuberculose. Cependant, depuis 1985, cette maladie a augmenté dans le monde entier, peut-être parce qu'elle est en train de devenir résistante aux antibiotiques et peut-être aussi à cause de l'accroissement de la séropositivité et du sida, beaucoup plus de gens étant sujets à ce genre d'infections.

L'infection par le bacille de Koch ne cause souvent que des symptômes relativement bénins : fièvre et toux pouvant durer de nombreuses semaines avec des crachats vert-jaune, mais les cas plus graves peuvent être dangereux. La tuberculose, très contagieuse, peut être transmise par voix aérienne lorsque quelqu'un tousse ou éternue. Si un cas a été détecté, il est essentiel de tenter de retrouver et d'examiner les personnes avec qui le patient a été en contact, de façon à enrayer une éventuelle épidémie. La maladie peut rester larvée pendant de nombreuses années et se réveiller longtemps après sa première manifestation.

Heureusement, aujourd'hui, la tuberculose se soigne facilement, bien qu'il soit nécessaire de prendre plusieurs antibiotiques pendant de nombreux mois. Elle est également partiellement prévenue grâce au BCG, que beaucoup de gens reçoivent à l'adolescence. L'efficacité de ce vaccin dépend de la latitude, avec 94 % de protection dans les latitudes plus élevées de la planète et 0 à 20 % pour les populations vivant près de l'équateur.

D'ordinaire la tuberculose touche les poumons, mais elle peut gagner de nombreuses autres parties du corps, y compris le cerveau, les os, le tube digestif et la peau. On peut utiliser des rayons X ou un échantillon de crachat afin de la diagnostiquer.

LA SCARLATINE

Les bactéries de la scarlatine (*Streptococcus pyogenes*) s'attrapent par voie aérienne, si quelqu'un de contaminé tousse ou éternue. L'éruption rouge affecte surtout le visage et les mains. Elle se développe rapidement, avec une desquamation par larges placards. La langue peut être chargée avec des tâches rouges. La scarlatine se guérit en général après une semaine d'antibiotiques.

▽ L'éruption de la scarlatine est causée par des toxines produites par des bactéries. Elle peut se répandre sur tout le corps.

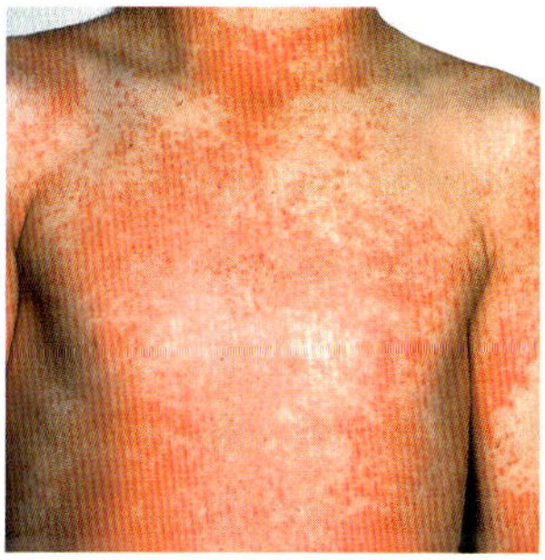

SIGNES ET SYMPTÔMES DE LA TUBERCULOSE

- Fièvre.
- Toux persistante.
- Crachats vert-jaune ou contenant du sang.
- Sueurs nocturnes.
- Perte de poids.

Les infections virales

VOIR AUSSI

- L'encéphalite virale, p. 333
- L'hépatite, p. 411
- L'angine et l'amygdalite, p. 423
- Les infections cutanées d'origine virale, p. 445

La plupart des infections courantes sont virales, depuis le rhume jusqu'à la diarrhée. Le traitement vise généralement à contrôler les symptômes, pendant que le système immunitaire détruit les virus. On préconise de prendre des antalgiques, de garder le lit et de boire beaucoup. Il existe certains antiviraux (substances artificielles introduites à l'intérieur de l'organisme pour lutter contre les virus), mais généralement, c'est le système immunitaire qui se charge de la guérison. Les infections virales courantes comprennent la varicelle et la rougeole.

LA VARICELLE

Causée par le virus *Varicella zoster*, transmis par voie aérienne et par contact, elle touche surtout les enfants et confère une immunité pour le restant de la vie. Elle est beaucoup plus grave chez les adultes qui ne l'ont pas eue enfant, et il est donc important de tenir les enfants contaminés éloignés des lieux publics. Les femmes enceintes sont vulnérables, la varicelle pouvant endommager le fœtus, et celles qui ont été exposées doivent consulter un médecin d'urgence.

La maladie dure de deux à trois semaines depuis la période d'incubation jusqu'à la guérison. Elle commence souvent par de la fièvre, un sentiment de malaise et des maux de tête. Une éruption cutanée rouge avec des bulles caractéristiques apparaît sur tout le corps et même à l'intérieur de la bouche. Les bulles se remplissent rapidement de liquide et forment des croûtes. Les enfants doivent être isolés jusqu'à ce que toutes les bulles aient séché.

Parfois la varicelle peut causer une grave forme de pneumonie et d'encéphalite virale. Les enfants n'ont généralement pas besoin de traitement, mais on peut utiliser des antiviraux pour les personnes de plus de 16 ans et celles dont le système immunitaire est faible.

▽ On peut, pour calmer les démangeaisons que provoquent les éruptions cutanées de la varicelle, utiliser de la lotion à la calamine.

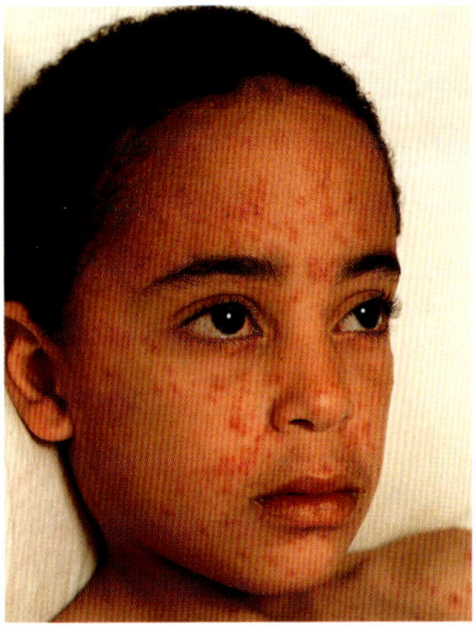

LE ZONA

Le zona est causé par le virus de la varicelle. La plupart des gens ont la varicelle quand ils sont enfants et le virus reste en général à l'état latent dans le canal médullaire. Il se réactive parfois et produit des zonas, caractérisés par des névralgies et une éruption qui suit le trajet du nerf. Il peut y avoir fièvre, maux de tête et malaise.

SIGNES ET SYMPTÔMES DE LA VARICELLE

- Maux de tête.
- Fièvre.
- Sentiment de malaise.
- Éruption cutanée et démangeaisons sur tout le corps, avec apparition de bulles.

LA RUBÉOLE

Cette infection, d'origine virale, est bénigne chez l'enfant et plus grave chez l'adulte, en particulier pour la femme enceinte. Elle peut se propager par voie aérienne, lorsqu'une personne contaminée tousse ou éternue. La période d'incubation est de deux à trois semaines.

SIGNES ET SYMPTÔMES DE LA RUBÉOLE

- Fièvre.
- Léger sentiment de malaise.
- Éruptions cutanées avec de fines taches rouges sur tout le corps.

Chez l'enfant, les complications sont rares mais les femmes enceintes non vaccinées sont particulièrement vulnérables. La rubéole peut provoquer chez le fœtus des malformations cardiaques, de la cataracte, un retard mental et de graves troubles de l'audition. Comme il n'existe pas de traitement pour ces malformations cardiaques, une fois que l'infection s'est développée, il est essentiel de prévenir la maladie avec des vaccins. On combine aujourd'hui le vaccin de la rubéole avec celui de la rougeole et des oreillons.

▷ Les éruptions de la rubéole se caractérisent par de minuscules points rouges. Cette maladie est dangereuse pour les femmes enceintes.

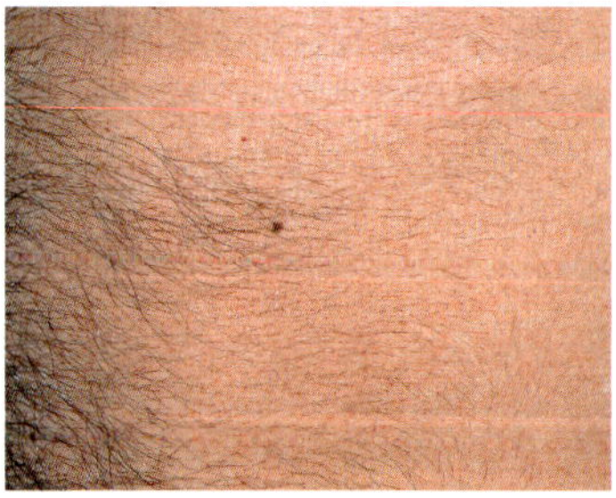

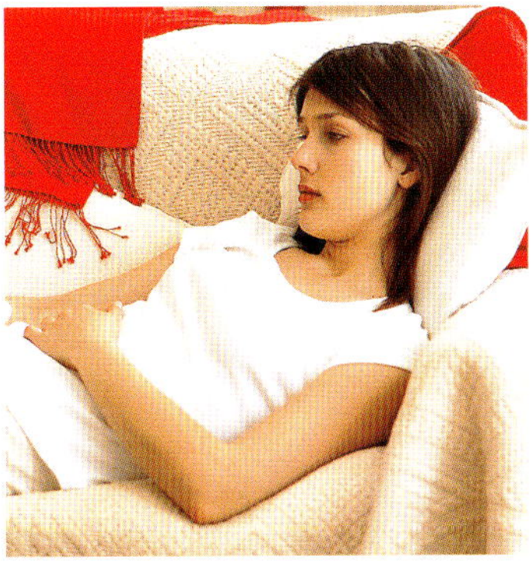

△ L'apathie et la fatigue sont les symptômes les plus durables de la mononucléose infectieuse.

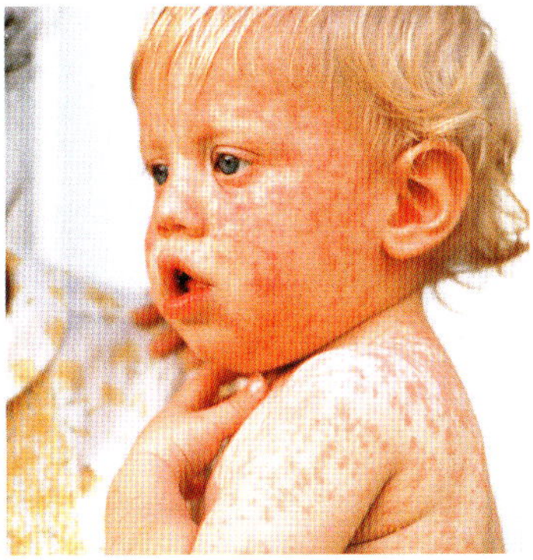

△ Les éruptions cutanées de la rougeole se manifestent sur le visage puis gagnent le corps.

LA MONONUCLÉOSE INFECTIEUSE

Courante dans le monde entier chez les adolescents et les jeunes adultes, elle est causée par le virus d'Epstein-Barr et transmise par la salive et par voie aérienne, par de minuscules particules.

Cette maladie se caractérise par une tuméfaction des ganglions lymphatiques, de l'angine, de la fièvre, des maux de tête et un sentiment de malaise. Ces symptômes apparaissent des semaines après la contamination et ils se développent en quelques jours. Ils peuvent alors durer plusieurs semaines.

La mononucléose infectieuse peut provoquer des éruptions cutanées, une dilatation de la rate et une perte d'appétit et de poids. Certains malades peuvent être affaiblis pendant des mois et devenir déprimés. Une analyse de sang permet de détecter la présence des anticorps révélateurs de la maladie.

Il n'existe pas de traitement spécifique de la fièvre ganglionnaire et seuls des traitements de soutien sont nécessaires. La guérison est complète dans presque tous les cas et une seule attaque immunise pour le restant de la vie. Toutefois une longue maladie peut se révéler catastrophique pour certains, les jeunes athlètes, élèves ou étudiants notamment.

LA ROUGEOLE

Le virus de la rougeole provoque de graves infections chez l'enfant. Dans les pays développés elle est rare en raison de la vaccination, mais le nombre de cas augmente quand les parents cessent de faire immuniser leurs enfants de peur que le vaccin provoque des complications.

Le virus se transmet par voie aérienne et il est contagieux de quatre jours avant l'apparition de l'éruption cutanée à deux jours après. Durant la phase initiale les symptômes incluent de la fièvre, un sentiment de malaise et de la toux. Des plaques grises caractéristiques avec une base rouge (symptôme appelé « signe de Koplik ») peuvent être présentes sur la bouche. Une éruption étendue ne provoquant pas de démangeaisons apparaît alors, d'abord sur le visage puis sur le reste du corps.

Chez l'enfant sain il n'y a en général pas de complications mais de graves problèmes peuvent apparaître chez ceux qui souffrent d'autres maladies telles qu'une pneumonie, une infection du myocarde ou une encéphalite. Le virus de la rougeole ne cause pas de malformations congénitales mais peut provoquer des accouchements avant terme.

Il n'existe pas de traitement spécifique pour la rougeole. Le meilleur remède est de l'éviter en se faisant vacciner.

SIGNES ET SYMPTÔMES DE LA FIÈVRE GANGLIONNAIRE

- ➤ Ganglions enflés.
- ➤ Apathie et fatigue.
- ➤ Maux de tête.
- ➤ Fièvre.
- ➤ Éruptions cutanées.
- ➤ Maux de gorge.

SIGNES ET SYMPTÔMES DE LA ROUGEOLE

- ➤ Rhume et fièvre.
- ➤ Violente éruption cutanée.
- ➤ Sentiment de malaise.
- ➤ Toux.
- ➤ Conjonctivite.
- ➤ Éternuements.

LES OREILLONS

Cette infection virale est désormais plus rare en raison de la vaccination. Le virus est transmis par voie aérienne, lorsqu'une personne contaminée tousse ou éternue, et par contact avec la peau. Il affecte surtout les enfants d'âge scolaire et les jeunes adultes. Les premiers symptômes : fièvre, sentiment de malaise et maux de tête, sont suivis de tuméfactions douloureuses de l'une ou des deux glandes salivaires parotides, qui sont situées dans les joues. Les oreillons peuvent entraîner de graves complications (encéphalites, tuméfactions des testicules pouvant rendre stérile).

▽ Les oreillons se caractérisent par une tuméfaction des glandes parotides, avec des joues rouges et gonflées.

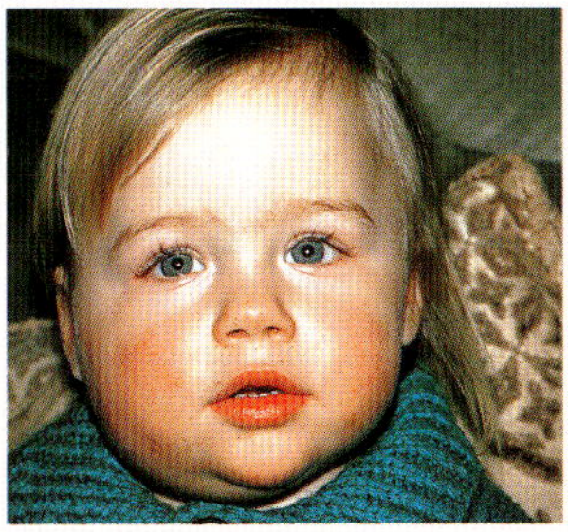

La séropositivité et le sida

VOIR AUSSI
➤ La démence, p. 338
➤ La pneumonie, p. 382
➤ Les maladies sexuellement transmissibles, p. 411
➤ Les causes des maladies infectieuses, p. 462

Les premiers cas de sida (syndrome d'immunodéficience acquise) furent détectés sur la côte Ouest des États-Unis en 1981. L'Organisation mondiale de la santé estime qu'il y a aujourd'hui 40 millions de personnes dans le monde infectées par le VIH (virus de l'immunodéficience humaine). Les régions particulièrement touchées sont l'Afrique sub-saharienne et le sous-continent indien. On ne connaît pas exactement la source du virus mais on pense qu'il serait d'abord apparu chez des singes et qu'il aurait contaminé les humains.

Il a fallu des années après l'apparition de cette maladie nouvelle et agressive pour que le virus soit identifié et que l'on commence à chercher des traitements adéquats. Durant cette période, avant que beaucoup de gens soient au courant, le nombre de cas a augmenté de façon spectaculaire. Aujourd'hui, bien que l'on connaisse cette maladie et la façon dont elle est contractée, elle ne cesse pas de proliférer. Il est impératif de toujours prendre des précautions lors de relations sexuelles avec un partenaire n'ayant pas effectué le test de séropositivité ou du sida.

Aux États-Unis, au Canada et au Royaume-Uni, le virus du sida se transmet le plus souvent lors de relations sexuelles entre homosexuels et par des aiguilles partagées par des toxicomanes. On note cependant une augmentation de cas chez des hommes et des femmes hétérosexuels, ce qui peut être dû à une mutation du virus et à une augmentation de la promiscuité sexuelle chez les jeunes. En Afrique sub-saharienne et en Inde, où le sida a atteint des proportions épidémiques, la propagation s'effectue par des relations hétérosexuelles, la plupart du temps.

SIGNES ET SYMPTÔMES DE LA SÉROPOSITIVITÉ

L'infection initiale peut provoquer des symptômes mineurs ou aucun symptôme. Les manifestations initiales incluent :

- ➤ Des symptômes comparables à ceux de la grippe.
- ➤ Une tuméfaction des ganglions lymphatiques.
- ➤ De la fatigue et des vertiges.

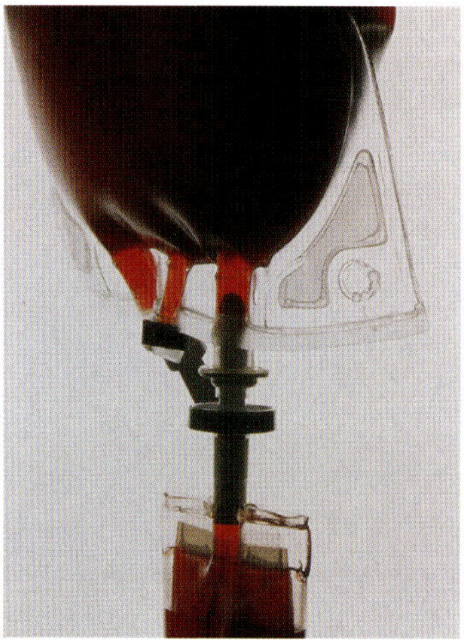

△ Le sang utilisé pour les transfusions est testé afin de vérifier qu'il est exempt du VIH.

COMMENT LE VIH EST TRANSMIS

Le VIH est présent dans le sang, le sperme, les sécrétions vaginales et le lait des femmes qui allaitent. Les modes de transmission connus sont :

- Les rapports sexuels (vaginaux, anaux et oraux) – Le mode de contamination le plus répandu dans le monde est les rapports vaginaux, mais aux États-Unis, au Canada et au Royaume-Uni, il est le plus souvent transmis par des homosexuels.
- Le sang et les produits sanguins contaminés – Avant que la détection obligatoire soit introduite pour le sang provenant de donneurs, et avant que le virus ait été identifié, en 1985, des milliers d'hémophiles furent contaminés. Les tests de dépistage couramment pratiqués dans de nombreux pays ont rendu ce phénomène beaucoup plus rare.
- De la mère à l'enfant – La transmission peut se produire dans l'utérus par le placenta, pendant la naissance ou par l'allaitement.
- Des seringues contaminées – Les toxicomanes se piquant par voie intraveineuse partagent souvent leurs seringues. Ce moyen d'infection est courant aux États-Unis et en Europe.
- Des blessures avec des aiguilles de seringues – Le personnel hospitalier peut contracter le VIH s'il se blesse accidentellement avec une aiguille contaminée avec le sang d'un patient infecté.

Il existe un certain nombre de modes de transmission plus rares : si des tatoueurs, par exemple, utilisent la même aiguille pour plusieurs clients.

SIGNES ET SYMPTÔMES DU DÉBUT DU SIDA

L'affaiblissement du système immunitaire provoque divers symptômes qui peuvent indiquer l'arrivée du sida. Parmi ceux-ci :

- ➤ Du muguet buccal.
- ➤ Du muguet vaginal récurrent.
- ➤ De l'herpès récurrent.
- ➤ Une fièvre intermittente.
- ➤ Une perte de poids.
- ➤ De la diarrhée.
- ➤ Des douleurs musculaires.

QUE PROVOQUE LE VIH ?

Le VIH infecte et finit par détruire une variété de globules blancs, provoquant une déficience du système immunitaire. La maladie se déclare alors.

L'infection progresse en trois étapes. Quand une personne vient d'être infectée, le virus commence à se reproduire rapidement. Certains individus ont des symptômes semblables à ceux de la grippe pendant une ou deux semaines. Durant cette phase initiale, les examens sanguins peuvent ne pas révéler la présence d'anticorps du VIH, qui indiquent la séropositivité. Il faut généralement plusieurs semaines (parfois jusqu'à un an) après l'infection pour que les anticorps atteignent un niveau détectable. À ce stade-là le système immunitaire fonctionne encore généralement bien, mais il peut y avoir une vulnérabilité accrue aux infections.

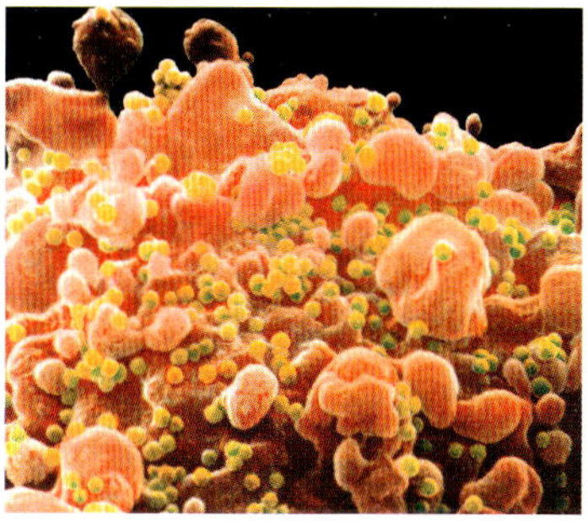

△ Ce micrographe par électrons montre des globules blancs infectés par le rétrovirus VIH, visible ici en vert.

SYMPTÔMES COURANTS DU SIDA

Infections :

- Tuberculose pulmonaire.
- Pneumonie *Pneumocystis carinii*.
- Toxoplasmose généralisée.
- Cytomégalovirus généralisé.

Tumeurs :

- Sarcome de Kaposi.
- Lymphome non hodgkinien.

Maladie neurologique :

- Démence.

▽ Les lésions cutanées telles que celle-ci, connue sous le nom de sarcome de Kaposi, sont un symptôme courant du sida.

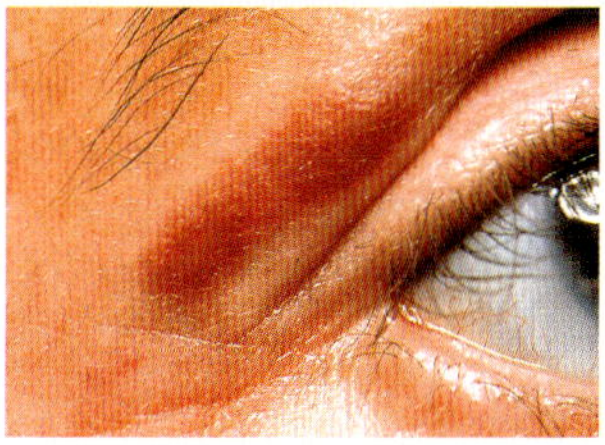

La seconde étape du cycle du VIH se caractérise par une période asymptomatique pouvant durer une dizaine d'années. Le système immunitaire continue à s'affaiblir en raison de la diminution des globules blancs. Cette détérioration augmente le risque de contracter une maladie plus grave et potentiellement mortelle, souvent appelée en anglais ARC (Aids-Related Complex). Une personne séropositive exhibant ces caractéristiques a atteint la troisième étape, ou sida (syndrome immunodéficitaire acquis) déclaré. Actuellement, la plupart des séropositifs deviennent sidaïques mais pas tous, ce qui aidera peut-être, à l'avenir, à trouver un moyen de guérison.

COMMENT CONTRÔLER LA SÉROPOSITIVITÉ ET LE SIDA

Bien qu'il n'existe pas de remède à ces affections, le traitement s'est transformé au cours des dix dernières années grâce à l'apparition d'antiviraux capables de retarder la progression de la maladie. On prescrit à tous les séropositifs des inhibiteurs de la protéase du VIH, qui réduisent la capacité du virus à se reproduire dans les cellules humaines et ralentissent le processus de dégradation de l'organisme. Plusieurs se sont révélés efficaces ; d'autres sont actuellement en cours d'expérimentation. Ces médicaments sont généralement administrés sous forme de trithérapie sur une base indéterminée. On peut aussi préconiser d'autres médicaments de façon à enrayer diverses infections bactériennes, mycosiques et virales susceptibles de provoquer des complications. Les séropositifs auront probablement besoin de prendre ces médicaments indéfiniment, mais, comme nous l'avons vu, grâce à eux, leur espérance de vie peut être considérablement rallongée.

Les thérapies et les programmes de santé publique ont beaucoup réduit le nombre de décès liés au sida aux États-Unis, au Canada et dans certaines parties de l'Europe, mais dans les pays n'ayant pas les moyens financiers de se payer ces traitements, le nombre de morts continue d'augmenter rapidement.

Savoir que le VIH ne peut pas être transmis par voie aérienne ou par des contacts normaux a permis de moins redouter la présence des séropositifs et des sidaïques. Cependant, trop de gens semblent encore ignorer les véritables dangers de cette maladie et ne prennent pas les mesures préventives au sérieux. L'éducation est la clé pour enrayer une véritable pandémie.

LA PRÉVENTION DE LA SÉROPOSITIVITÉ ET DU SIDA

Comme il n'existe toujours pas de vaccin contre le VIH, la prévention est basée sur l'éducation. On recommande :

- D'utiliser des préservatifs pour les rapports sexuels.
- De traiter les autres maladies sexuellement transmissibles de façon à réduire les ulcérations génitales.
- D'utiliser des seringues et des aiguilles propres pour les intraveineuses.
- De tester le sang et les produits sanguins (mesures instaurées dans les pays occidentaux depuis 1985).
- De se faire tester pour le VIH et de suivre les conseils d'un spécialiste de façon à limiter la propagation.

Le paludisme

VOIR AUSSI

- ➤ Conseils de voyage, p. 274
- ➤ L'anémie, p. 450
- ➤ La drépanocytose, p. 452

Le paludisme sévit dans tous les pays tropicaux et il est causé par des parasites qui colonisent les globules rouges et le foie. Ces parasites (protozoaires) appartiennent au groupe des plasmodies et il en existe quatre sous-groupes susceptibles d'infecter les humains : *Plasmodium falciparum*, *Plasmodium malariae*, *Plasmodium ovale* et *Plasmodium vivax*. Chacun d'eux provoque des symptômes légèrement différents et requiert un traitement particulier. La forme la plus grave de malaria est celle de type *falciparum*. Ces parasites sont transmis par des piqûres de moustiques.

SIGNES ET SYMPTÔMES

Ils sont causés par la multiplication du parasite dans les globules rouges, souvent accompagnée de la destruction de ces globules. Ces symptômes commencent à se manifester de dix jours à six semaines après la primo-invasion et ils incluent :

- ➤ Une fièvre forte et intermittente.
- ➤ De l'anémie, accompagnée de fatigue, de pâleur et de maux de tête.
- ➤ Une dilatation du foie ou de la rate et des douleurs abdominales.

Le paludisme, parasitose très répandue dans les pays tropicaux et sub-tropicaux, est de plus en plus fréquent chez les voyageurs. Il affecte 250 millions de gens et est mortel dans 1 % des cas. Il est endémique en Inde, dans certaines parties de l'Afrique, en Amérique centrale et en Amérique du Sud.

▽ Cet agrandissement montre un globule rouge infecté par le parasite du paludisme.

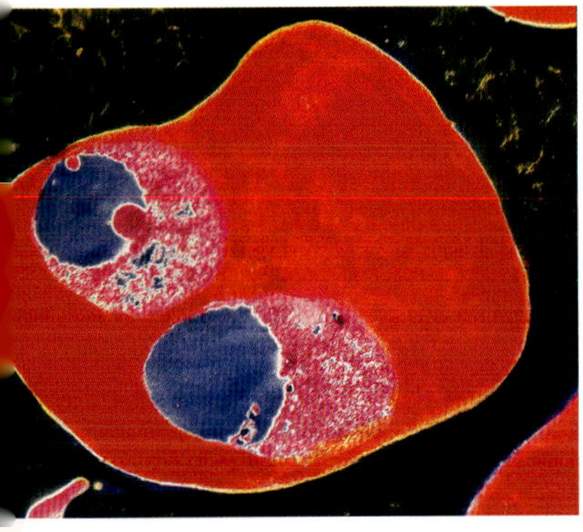

LA FIÈVRE PALUDÉENNE

Elle passe généralement par trois phases :

1 La première est accompagnée de frissons, malgré une forte fièvre.

2 Dans la seconde, le patient a très chaud et peut délirer.

3 Dans la troisième, des sueurs abondantes surviennent : la literie peut être trempée, mais le patient se sent mieux, même s'il est très fatigué et dort pendant une bonne partie de la journée.

Dans la plupart des formes de paludisme, la fièvre survient tous les deux jours. Elle peut durer des semaines et a tendance à revenir.

Dans le paludisme le plus grave, celui de type *falciparum*, la fièvre est encore plus élevée et généralement continue, et le parasite tue alors un nombre considérable de globules rouges. Cette forme de maladie peut entraîner la mort dans les 48 heures. Elle peut aussi endommager les reins, le foie, le cerveau et l'intestin et peut invalider le patient, si celui-ci survit, de façon permanente. Elle provoque en outre deux complications particulières :

- Le paludisme cérébral provoque des convulsions, et peut entraîner le coma et la mort.
- La leishmaniose – Le grand nombre de globules rouges morts rend l'urine marron foncé ou noire et peut provoquer de l'insuffisance rénale.

QUAND CONSULTER LE MÉDECIN

Si vous avez récemment voyagé dans une zone de paludisme et que vous ayez de la fièvre peu après votre retour, consultez immédiatement votre médecin.

Celui-ci peut soupçonner le paludisme si vous venez de rentrer d'un pays tropical et si vous avez de la fièvre. Le diagnostic peut être confirmé par un examen sanguin, qui permettra de détecter la présence du parasite.

L'essentiel du traitement consiste en antipaludéens. Les antalgiques servent à faire tomber la fièvre. Dans les cas graves, il est nécessaire d'hospitaliser le malade d'urgence.

PRÉVENTION DU PALUDISME

L'un des moyens les plus efficaces de prévenir le paludisme est les médicaments antipaludéens. Consultez votre médecin pour savoir quelles précautions prendre pour le pays où vous avez l'intention d'aller. Il est également important d'éviter d'être piqué par des moustiques.

- ➤ Mettez de la lotion anti-moustiques à la tombée de la nuit.
- ➤ Dormez sous une moustiquaire.
- ➤ Le soir, portez des vêtements clairs (chemise à manches longues, pantalon).

▽ Dans les pays où le paludisme est endémique, il est recommandé de dormir sous une moustiquaire.

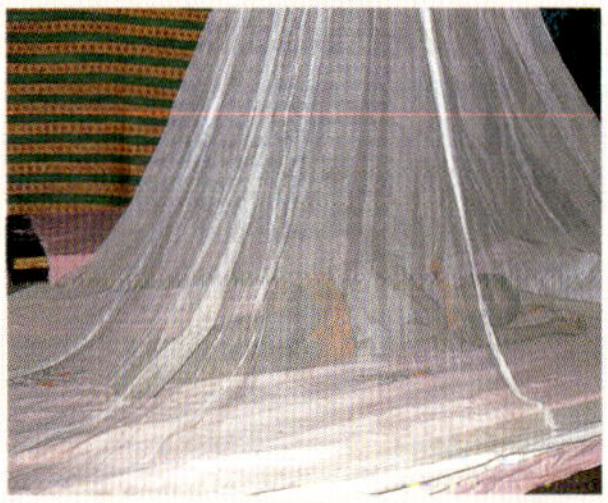

15

LA SANTÉ DES ENFANTS

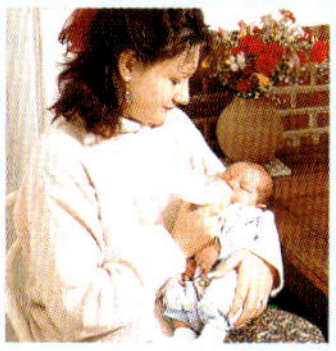

Les enfants sont sujets aux infections et à certaines maladies parce que leur système immunitaire et les autres systèmes de leur corps ne sont pas encore complètement développés. Ils courent aussi plus de risques que les adultes de souffrir de complications de maladies telles que la pneumonie. Il est donc important, pour les parents, de surveiller l'état de santé de leurs enfants et de consulter un médecin en cas de symptômes inhabituels, graves ou persistants. Toutefois, la plupart des enfants ont la capacité de se rétablir avec une rapidité enviable et de nombreux problèmes récurrents de l'enfance, tels que l'eczéma et l'asthme, s'atténuent avec le temps.

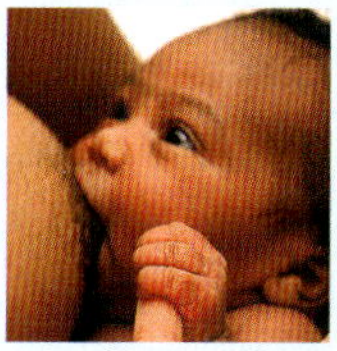

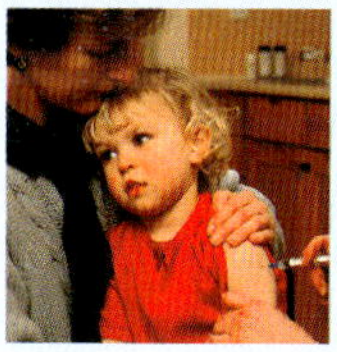

TABLE

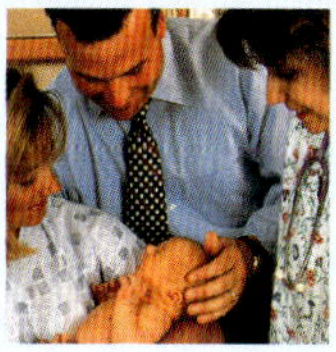

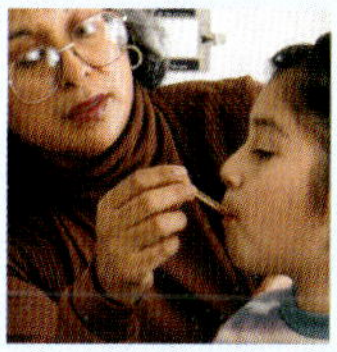

La protection contre les infections

VOIR AUSSI
➤ Les rôles du sang et de la lymphe, p. 448
➤ Les infections bactériennes, p. 464
➤ Les infections virales, p. 466

Les maladies infectieuses constituaient jadis la cause la plus fréquente de décès chez l'enfant et le jeune adulte. Cependant, depuis l'utilisation des vaccins, qui aident le système immunitaire à lutter contre les infections, les maladies telles que la méningite, la rougeole et le tétanos sont beaucoup moins mortelles. Il existe divers moyens de renforcer le système immunitaire et, immunisé très tôt, l'enfant peut être protégé avant même qu'il y ait un risque d'infection. La plupart des vaccins sont inoffensifs et produisent peu d'effets secondaires.

« Immunisation » est le terme général désignant les méthodes employées pour aider le corps à se préparer à lutter contre la maladie, essentiellement les vaccins, qui sont administrés sous forme de piqûres. Ces vaccins peuvent consister en formes mortes ou affaiblies des micro-organismes provoquant les maladies (bactéries ou virus), qui obligent l'organisme à produire des anticorps contre ces infections. Le système immunitaire devient ainsi capable d'identifier et de détruire le micro-organisme si l'enfant le rencontre plus tard. Cette méthode est également connue sous le nom de vaccination. On peut aussi administrer des anticorps, qui assurent une protection à court terme. Les vaccins peuvent protéger les enfants contre plusieurs maladies infectieuses qui ne peuvent pas être traitées ou qui se propagent si rapidement que le traitement est inefficace.

On administre un vaccin différent pour chaque maladie, car le système immunitaire produit des anticorps particuliers pour chaque type d'antigène. Plusieurs rappels sont en général nécessaires de façon à permettre au système immunitaire de fabriquer et de maintenir suffisamment d'anticorps.

QUELS SONT LES VACCINS ACTUELLEMENT DISPONIBLES ?

Les programmes nationaux de vaccination peuvent varier légèrement mais on respecte généralement le calendrier ci-dessous. Votre médecin vous indiquera les périodes les plus indiquées pour faire vacciner votre enfant.

Âge	Vaccination
2 mois	DTCoq, Hib, polyo, méningite C
3 mois	DTCoq, Hib, polyo, méningite C
4 mois	DTCoq, Hib, polyo, méningite C
12-15 mois	RORub
4-5 ans	DT, RORub
10-13 ans	BCG

Abréviations : D = diphtérie ; T = tétanos ; Coq = coqueluche ; Hib = *Haemophilus influenzae* B ; RORub = rougeole, oreillons et rubéole ; BCG = bacille de Calmette-Guérin pour la tuberculose.

COMMENT LES ANTICORPS LUTTENT CONTRE L'INFECTION

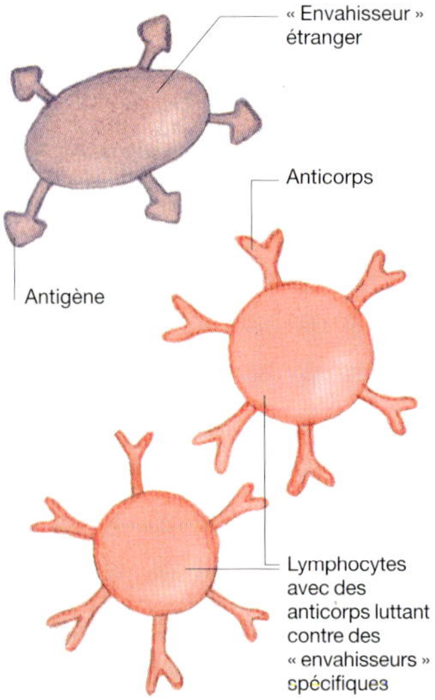

◁ ▽ Les lymphocytes (type de globules blancs) produisent des anticorps qui luttent contre l'infection. Les anticorps spécifiques identifient les antigènes (substances faisant partie des micro-organismes qui provoquent les maladies) et ils peuvent donc les détruire.

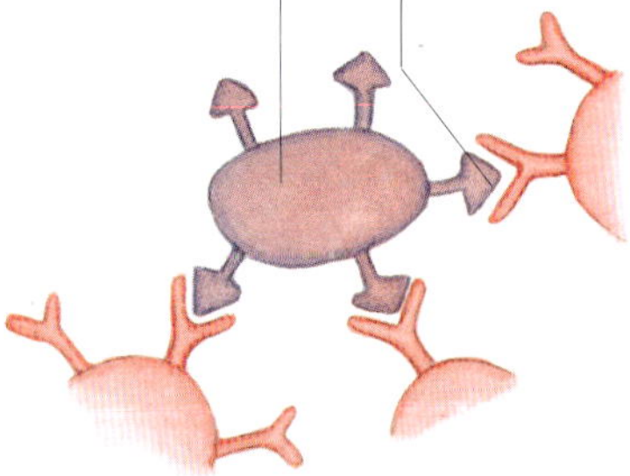

POURQUOI LA VACCINATION ?

Les vaccins assurent une protection considérable contre des maladies potentiellement mortelles. Pour beaucoup d'entre elles il n'existe pas encore de traitement efficace et les vaccins peuvent être la seule façon de protéger votre enfant.

L'immunisation peut aussi aider à éradiquer certains virus ou bactéries car lorsque la majorité des enfants d'une certaine popula-

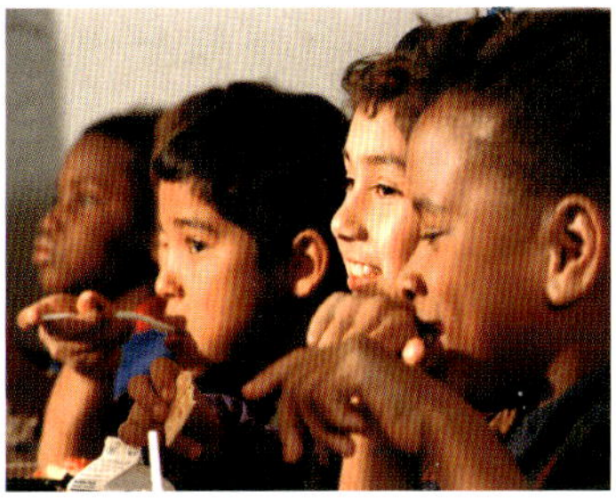

∧ L'immunisation protège efficacement les enfants contre des micro-organismes provoquant des maladies, même s'ils sont en contact étroit avec d'autres enfants déjà infectés.

tion sont convenablement immunisés, il existe moins de porteurs potentiels et si les virus ou les bactéries ne peuvent plus se transmettre, ils ou elles finiront par mourir.

La variole, première maladie pour laquelle un vaccin a été disponible, a été éradiquée dans le monde entier et il n'est plus nécessaire de se faire vacciner. En revanche, la rougeole se répand de plus en plus car certains parents, redoutant d'éventuels effets secondaires, décident de ne pas faire vacciner leur enfant.

LES EFFETS SECONDAIRES DES VACCINS

La plupart des vaccins n'ont que quelques effets secondaires – les vaccins contre la polyo, la diphtérie et le tétanos sont inoffensifs. D'autres, celui contre la rougeole, les oreillons et la rubéole, notamment, sont susceptibles de provoquer des formes très bénignes des maladies qu'ils sont censés combattre. Les effets secondaires courants de toutes les formes d'immunisation incluent :

- Une légère fièvre pendant 24 à 48 heures après l'immunisation. On peut la faire baisser en donnant à l'enfant du sirop de paracétamol.
- Une réaction allergique locale provoquant rougeurs, gonflements et douleurs à l'endroit de la piqûre. Ces symptômes se calment généralement au bout de quelques jours, sans laisser de traces durables.

Le vaccin contre la rougeole, les oreillons et la rubéole peut avoir aussi les effets suivants :

- Fièvre et éruption cutanée semblable à celle de la rougeole, qui peuvent survenir une semaine après le vaccin.
- Gonflement des glandes salivaires (glandes parotides, situées devant les oreilles) jusqu'à trois semaines après le vaccin.
- Articulations douloureuses deux à trois semaines après le vaccin.

Si un enfant tombe malade après avoir été vacciné, souvenez-vous que les deux événements ne sont pas nécessairement liés. Les bébés et les enfants sont victimes d'un grand nombre d'infections mineures durant les premières années de leur vie et il est inévitable que certaines coïncident avec un vaccin.

QUELS SONT LES RISQUES DE GRAVES EFFETS SECONDAIRES ?

Les effets secondaires graves sont rares (ils se produisent environ une fois sur 100 000). Ils peuvent prendre plusieurs formes :

- Réaction allergique locale, avec rougeurs étendues et gonflements se développant à partir de l'endroit de la piqûre.
- Les réactions générales peuvent inclure une forte fièvre (39,5 °C ou plus) qui survient dans les 48 heures après le vaccin, une irritabilité marquée et/ou des convulsions.
- Parfois, un enfant peut avoir une réaction allergique grave qui peut entraîner un choc anaphylactique. Cela peut être mortel si des soins médicaux ne sont administrés d'urgence.

∨ Fillette de deux ans en train d'être vaccinée contre la rougeole, les oreillons et la rubéole.

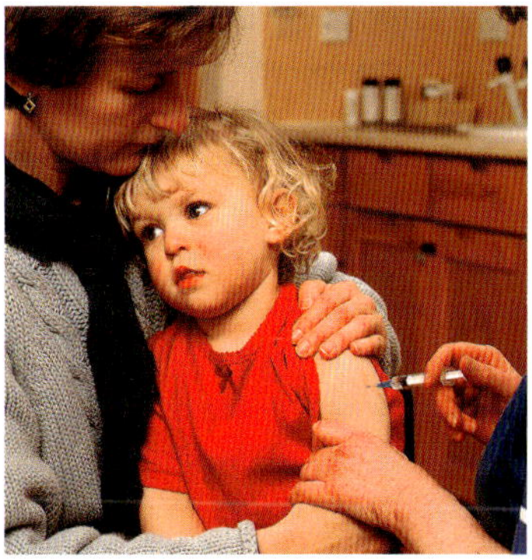

PRÉCAUTIONS À PRENDRE POUR LES VACCINS

Un enfant ne doit pas être vacciné si :

- Il souffre d'une grave maladie avec de la fièvre. Un peu de toux ou un rhume sans fièvre ne sont pas un problème.
- S'il a déjà eu une grave réaction, locale ou généralisée, à un vaccin. Dans ce cas, il convient de consulter un spécialiste.

Les facteurs suivants ne doivent pas empêcher votre enfant d'être vacciné (mais demandez conseil à votre médecin) :

- Membres de la famille allergiques ou ayant mal supporté certains vaccins.
- Membres de la famille ayant eu des convulsions.
- Membres de la famille ayant eu des maladies inflammatoires du côlon telles qu'une colite ulcéreuse ou la maladie de Crohn.
- Bébé né avant terme.
- Problèmes neurologiques tels que l'infirmité motrice d'origine cérébrale.

Le vaccin de la coqueluche comporte un danger minime de lésions cérébrales. Cependant, la maladie risque plus de causer des dégâts que le vaccin. On a parfois suggéré un lien entre le vaccin contre la rougeole, les oreillons et la rubéole et l'autisme, mais cela n'a pas été prouvé. Généralement, il vaut mieux qu'un enfant soit vacciné que le contraire, et la plupart des gens considèrent que les avantages des vaccins l'emportent sur les risques. Cependant, si vous vous faites du souci, parlez-en avec votre médecin. Si votre enfant a de graves effets secondaires après un vaccin, consultez d'urgence.

EXISTE-T-IL UNE ALTERNATIVE ?

Il n'existe aucune alternative, testée et efficace, au programme de vaccination actuel. L'homéopathie n'a pas démontré de pouvoirs de protection comparables pour les enfants.

Le rhume et l'angine

VOIR AUSSI
➤ Le rhume et la grippe, p. 376
➤ Les fonctions des oreilles, du nez et de la gorge, p. 414
➤ Le rhume des foins, p. 420
➤ La sinusite, p. 421

Tous les enfants ont des rhumes et mal à la gorge. Un enfant normal peut avoir au moins cinq ou six rhumes par an, et davantage, même, s'il va à une crèche ou une garderie ou s'il a des frères et sœurs. La plupart des rhumes et des maux de gorge sont d'origine virale et d'ordinaire, la maladie guérit rapidement. Généralement, il suffit d'un simple traitement pour faire tomber la fièvre et soulager les autres symptômes. Ce n'est que si l'enfant a une très forte fièvre ou en cas de symptômes tels qu'une éruption cutanée ou des maux de tête que la situation peut être préoccupante.

SIGNES ET SYMPTÔMES

Un enfant ayant un rhume ou mal à la gorge peut :

- ➤ Avoir de la fièvre.
- ➤ Être fatigué, avoir des courbatures.
- ➤ Avoir le nez qui coule.
- ➤ Avoir mal aux oreilles.

Le rhume et les maux de gorge s'améliorent généralement :

- Avec du sirop antalgique (au paracétamol), pour aider à faire tomber la fièvre.
- Avec des décongestionnants sous forme de gouttes pour les oreilles ou à frictionner sur la poitrine pour soulager le nez bouché.
- En faisant boire l'enfant abondamment pour l'empêcher de se déshydrater.

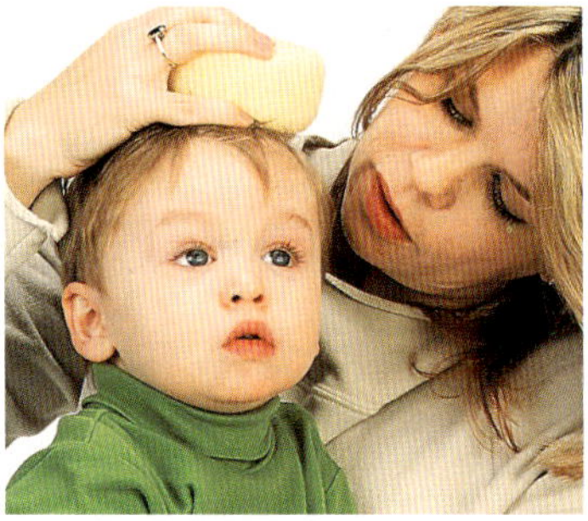

▷ Imbiber l'enfant d'eau tiède avec une éponge peut faire baisser la fièvre.

Les otalgies infantiles

VOIR AUSSI
➤ Les otalgies, p. 416

Les otalgies, généralement causées par l'apparition des dents ou une infection, sont courantes chez l'enfant. La plupart des otalgies guérissent d'elles-mêmes, mais des sirops antalgiques peuvent les soulager. Si la cause est une infection bactérienne, des antibiotiques peuvent être nécessaires.

Les otites pouvant entraîner des troubles auditifs, il est important de consulter un médecin en cas d'otite persistante. La plupart des infections des oreilles commencent dans la gorge et gagnent l'oreille moyenne. L'infection de l'oreille moyenne, connue sous le nom d'otite moyenne, est la forme d'otite la plus courante chez l'enfant.

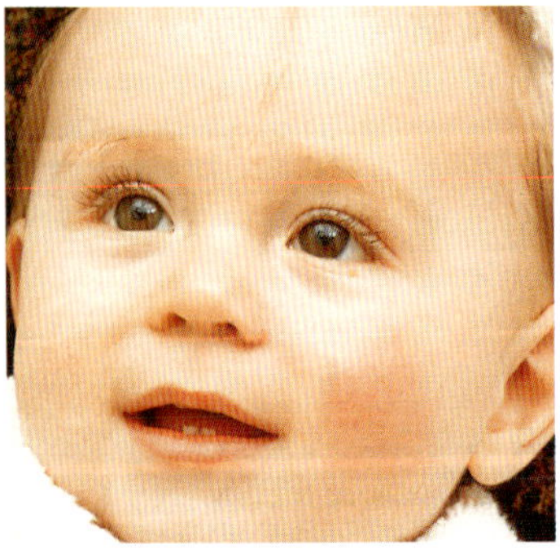

◁ Les bébés ont fréquemment des otalgies quand leurs dents poussent.

LES TYPES D'OTITE MOYENNE

Dans l'otite moyenne aiguë, l'oreille moyenne peut se remplir de sécrétions infectées. Le tympan devient rouge et protubérant. Il peut se rompre, réaction défensive permettant au pus de s'écouler, et il peut aussi y avoir un peu de sang. La situation s'améliore souvent quand le tympan s'est crevé, et l'éventuelle perforation guérit généralement très vite. Les sirops antalgiques soulagent la douleur.

L'otite moyenne adhésive peut souvent provoquer des otalgies mais beaucoup d'enfants qui en ont ne ressentent aucune douleur. L'oreille se remplit d'une sécrétion épaisse et collante résultant souvent d'infections virales répétées. Ce pus ne s'élimine pas par la trompe d'Eustache, provoquant une surdité temporaire. Plusieurs crises de surdité peuvent entraîner des troubles d'élocution.

La plupart des otites moyennes adhésives guérissent d'elles-mêmes mais une intervention peut être nécessaire pour enlever la sécrétion. Elle consiste à percer un minuscule trou dans le tympan et à insérer une canule en plastique afin de maintenir le trou ouvert.

En cas d'otalgies récurrentes et graves, on prescrit généralement des antibiotiques.

La bronchiolite

VOIR AUSSI

➤ Le tabac, p. 268
➤ La respiration, p. 374
➤ Les infections virales, p. 466

La bronchiolite est une infection des bronchioles. Elle est généralement causée par le virus respiratoire syncytial (ou pneumovirus), propagé par voie aérienne lorsqu'une personne contaminée tousse ou éternue. Elle affecte le plus souvent les enfants durant leurs premières années et il peut y avoir des épidémies en hiver. Les enfants dont les parents fument sont plus exposés. Cette maladie peut être grave : les voies respiratoires risquent de devenir enflammées, provoquant une insuffisance respiratoire. Si votre enfant a du mal à respirer, emmenez-le d'urgence à l'hôpital.

SIGNES ET SYMPTÔMES

Les symptômes types de la bronchiolite incluent :

- Un rhume ou une angine initiale.
- Une toux sèche.
- Une respiration bruyante.
- Une respiration rapide.
- Des difficultés à respirer.
- Des difficultés à téter.

Consultez un médecin si votre enfant a des signes de bronchiolite. Les cas bénins peuvent être traités avec des doses de sirop antalgique pour faire baisser la fièvre. Vous asseoir avec votre enfant dans une salle de bains remplie de vapeur peut l'aider à mieux respirer. Les cas plus graves nécessitent une hospitalisation : on administre alors des perfusions, des bronchodilatateurs et de l'oxygène.

De nombreux bébés sont sujets à des crises récurrentes de respiration bruyante pendant un an ou deux après une bronchiolite, en général lors de toux ou de rhumes.

LE CROUP

Il s'agit d'une laryngite virale qui affecte généralement les enfants de six mois à un an. Les symptômes caractéristiques sont :

- Une toux bruyante.
- Une respiration saccadée et bruyante.
- De la fièvre.

Vous asseoir avec votre enfant dans une salle de bains remplie de vapeur aide souvent à soulager les symptômes.

La pneumonie

VOIR AUSSI

➤ La respiration, p. 374

La pneumonie (terme issu du grec *pleumôn* : poumon) est une infection des alvéoles pulmonaires d'origine bactérienne. Les alvéoles deviennent enflammées et se remplissent de globules blancs, ce qui entrave la circulation de l'oxygène dans le sang.

SIGNES ET SYMPTÔMES

La pneumonie est une maladie grave dont les symptômes infantiles sont :

- Un sentiment de malaise aigu.
- Un aspect congestionné et une forte fièvre.
- Une toux persistante.
- Une respiration bruyante.
- Une respiration rapide.
- Des inspirations si fortes que les espaces intercostaux sont aspirés.

Les jeunes enfants courent plus de risques que les adultes d'attraper une pneumonie car leur système immunitaire n'est pas encore complètement développé. Ils sont aussi sujets à des complications pouvant être mortelles.

Consultez immédiatement un médecin si votre enfant a des symptômes de pneumonie. La plupart des enfants souffrant de pneumonie doivent être hospitalisés. Ils guérissent généralement vite dès le début du traitement, qui consiste à administrer de l'oxygène, des antibiotiques par voie intraveineuse et des liquides.

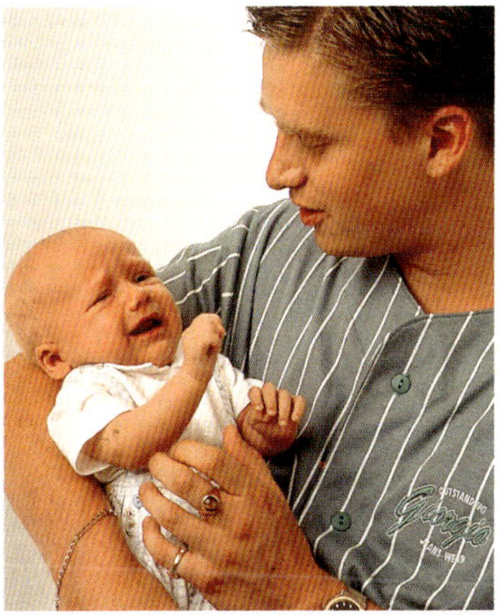

▷ Un bébé ou un enfant souffrant de pneumonie est généralement congestionné et fiévreux.

Diarrhée, vomissements et constipation

VOIR AUSSI
➤ Mangez sainement, p. 262
➤ Les maladies cœliaques, p. 304
➤ L'anxiété, p. 327
➤ Les traumatismes crâniens, p. 342

Les enfants souffrent fréquemment de diarrhée et de vomissements (souvent causés par des gastro-entérites), et aussi de constipation. La plupart des cas sont bénins et guérissent au bout de quelques jours. Cependant, les enfants qui ont de la diarrhée et qui vomissent risquent d'être déshydratés car il leur est difficile de remplacer assez rapidement les liquides qu'ils ont perdus. Il est donc important d'encourager un enfant malade à boire. Si les symptômes sont particulièrement graves ou s'ils durent plus de quelques jours, il est important d'emmener votre enfant chez le médecin.

Généralement, la fréquence des selles, chez l'enfant, est variable, surtout chez l'enfant en bas âge. Les bébés nourris au sein ont des selles souvent jaunes et molles et ils défèquent plusieurs fois par jours tandis que les bébés nourris au biberon ont des selles plus fermes et moins fréquentes. Beaucoup d'enfants plus âgés continuent à aller à la selle trois à quatre fois par jour. Cela est sans gravité sauf si l'enfant ne prend pas du poids normalement. Les enfants de n'importe quel âge peuvent avoir des épisodes occasionnels de constipation.

LA DIARRHÉE

La diarrhée peut avoir des causes simples telles que des changements dans l'alimentation d'un bébé ou, chez un enfant, l'excitation ou l'anxiété. Cependant, elle peut aussi être due à :

- Une gastro-entérite (infection virale ou, plus rarement, bactérienne du système gastro-intestinal). La gastro-entérite est la cause la plus courante de diarrhée chez les enfants et les bébés. Elle peut aussi provoquer des vomissements.
- Des difficultés à absorber certains aliments. Cela peut être dû à la maladie cœliaque (hypersensibilité au gluten, présent dans le blé et d'autres aliments).
- Une allergie au lait de vache, qui touche un bébé sur vingt-cinq. Elle est causée par une sensibilité aux protéines du lait de vache et du lait des formules ordinaires.

▽ Les bébés vont plus ou moins souvent à la selle et la fréquence de leurs selles change selon qu'ils sont nourris au sein ou au biberon.

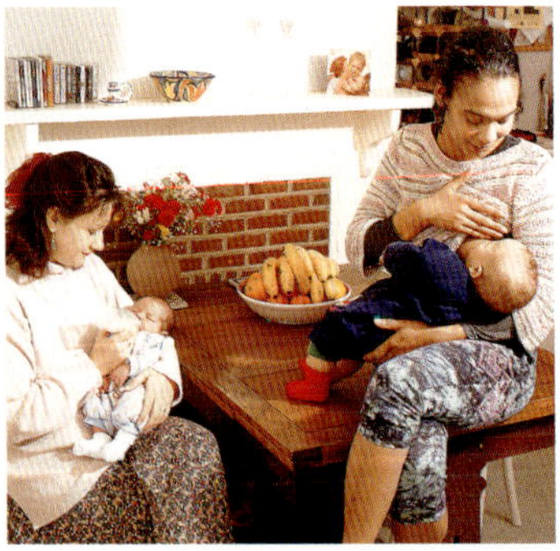

SIGNES AVERTISSEURS EN CAS DE VOMISSEMENTS

Si, outre ses vomissements, votre enfant présente un ou plusieurs des symptômes suivants, consultez aussitôt un médecin.

➤ Selles sanglantes ou noires.

➤ Tâches violettes sur la peau, qui ne disparaissent pas lorsqu'on appuie dessus avec le côté d'un verre.

➤ Maux de ventre prolongés.

➤ Somnolence inhabituelle.

➤ Déshydratation (voir encadré).

LES VOMISSEMENTS

Les vomissements sont pénibles et désagréables à la fois pour l'enfant et pour les parents. Les causes des vomissements sont nombreuses et variées et elles incluent :

- Des infections – la gastro-entérite est une cause courante de vomissements mais presque toutes les infections infantiles, y compris les infections auriculaires, urinaires et respiratoires, peuvent provoquer des vomissements.
- Des difficultés à absorber certaines substances – une sensibilité, par exemple, au gluten.
- Une allergie au lait de vache.
- Des problèmes émotionnels. Le stress ou l'anxiété peuvent provoquer des vomissements chez l'enfant.
- Des troubles digestifs tels qu'une faiblesse des muscles situés à l'entrée de l'estomac (reflux gastro-œsophagien) ou une sténose pylorique (rétrécissement de l'orifice faisant communiquer l'estomac et le duodénum).
- Parfois, les vomissements peuvent être le résultat d'un traumatisme crânien.

QUE FAIRE ?

Les vomissements sont en général provoqués par des gastro-entérites, qui guérissent d'elles-mêmes. L'essentiel du traitement consiste à veiller à ce que l'enfant boive beaucoup.

Appelez un médecin en cas de vomissements inexpliqués chez les bébés ou les jeunes enfants.

GARE À LA DÉSHYDRATATION

Si un enfant se déshydrate, il peut avoir les symptômes suivants :

➤ Somnolence et apathie.

➤ Langue et lèvres sèches.

➤ Yeux enfoncés.

➤ Urines faibles et sombres.

➤ Chez les nourrissons, fontanelle (point mou situé sur le haut du crâne) enfoncée.

Consultez un médecin si votre enfant a n'importe lequel de ces symptômes.

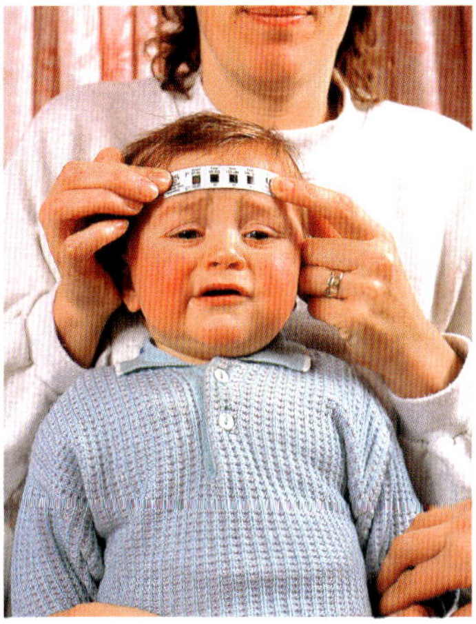

△ Une forte fièvre peut indiquer une gastro-entérite. Quand vous prenez la température, souvenez-vous que les thermomètres tels que celui-ci sont plus faciles à utiliser que les autres avec les jeunes enfants, mais qu'ils ne sont ni très précis ni très fiables.

LA GASTRO-ENTÉRITE

La plupart des cas de gastro-entérite sont bénins. Ils guérissent généralement d'eux-mêmes au bout de quelques jours ou peut-être d'une semaine. Il convient surtout de veiller à ce que l'enfant soit bien hydraté.

On recommande d'ordinaire de donner à l'enfant beaucoup de liquides clairs et d'éviter le lait, à moins que le malade soit allaité. Le lait et le lactose qu'il contient, difficiles à digérer avec une telle infection, peuvent aggraver la diarrhée. Les antidiarrhéiques sont trop toxiques pour les enfants en bas âge et ne doivent jamais être administrés.

SIGNES ET SYMPTÔMES DE LA GASTRO-ENTÉRITE

Les symptômes de la gastro-entérite apparaissent généralement en l'espace d'un ou deux jours. L'enfant peut avoir une combinaison des symptômes suivants :

- ➤ Vomissements.
- ➤ Douleurs abdominales.
- ➤ Diarrhée.
- ➤ Forte fièvre.
- ➤ Toux et/ou nez qui coule.

COMMENT FAVORISER LA GUÉRISON

- Encouragez votre enfant à boire souvent de petites quantités de liquide. Cela peut consister, pour les enfants en bas âge, en un mélange de glucose et d'électrolyte, et, pour les enfants plus âgés, de liquides clairs (eau, jus de fruits dilués ou citronnade).
- Les enfants nourris au sein doivent continuer de téter pendant leur maladie, même si cela aggrave la diarrhée.
- Les nourrissons qui prennent des formules en bouteille doivent boire des liquides clairs. On peut aussi leur donner du lait avec la moitié du nombre normal de cuillerées de lait en poudre.
- Lorsque l'enfant commence à se rétablir, on peut l'alimenter légèrement et, le cas échéant, de nouveau lui faire boire du lait complet.

LA CONSTIPATION

De nombreux enfants sont occasionnellement constipés. Chez l'enfant, cette affection est généralement temporaire et elle est rarement le signe d'un problème plus grave.

La constipation est souvent liée à l'alimentation. Elle peut survenir quand un nourrisson passe du sein au biberon ou quand un enfant plus âgé ne consomme pas assez de fibres. Une alimentation saine et variée, c'est-à-dire qui comporte beaucoup de fruits et de légumes et peu d'aliments tout préparés et de fast-foods, prévient et soulage à la fois la constipation. Il est aussi important que les enfants boivent beaucoup d'eau et de jus de fruits dilués. L'exercice physique et le sport réguliers sont également utiles.

La constipation peut indiquer un trouble affectif. Un jeune enfant peut, par exemple, devenir constipé si ses parents sont stressés. Si tel est le cas, il peut être nécessaire d'accorder plus d'attention aux besoins émotionnels de l'enfant. Certains enfants deviennent constipés quand on leur apprend à faire sur le pot. Le problème disparaît généralement de lui-même avec le temps et avec de la patience. Consultez si la constipation dure plus qu'une semaine. Le médecin peut procéder à un toucher rectal de l'enfant avec un doigt ganté. De légers laxatifs peuvent être prescrits dans les cas persistants ou si les efforts faits pour excréter provoquent des lésions anales.

LA COLIQUE

La colique est un problème courant chez les nourrissons. Elle commence généralement à l'âge de deux ou trois semaines et peut durer jusqu'à l'âge d'environ quatre mois. Les symptômes habituels, souvent pires le soir, peuvent inclure :

- ➤ Des pleurs prolongés chaque jour, plus ou moins vers la même heure, le bébé étant inconsolable.
- ➤ Les jambes ramenées vers le ventre.

La colique peut être pénible mais elle est inoffensive et n'indique pas une affection grave. La cause en est inconnue mais on ne la considère plus comme liée à des gaz ou à des douleurs abdominales. Il existe des remèdes vendus sans ordonnance et des sirops antalgiques susceptibles de soulager l'enfant.

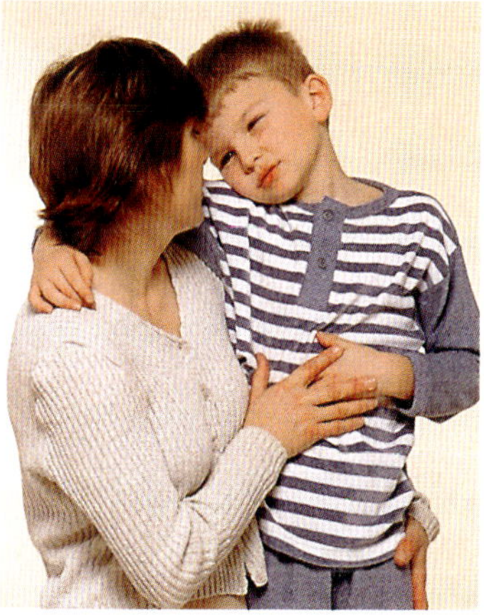

▷ Les enfants se remettent généralement vite d'indigestions, mais si les maux d'estomac ou les vomissements persistent, consultez un médecin.

Les migraines infantiles

VOIR AUSSI

- Les céphalées et les migraines, p. 324
- La méningite, p. 332
- L'anxiété, p. 342

Les migraines, souvent pénibles et invalidantes, peuvent affecter les enfants autant que les adultes. Les symptômes de la migraine infantile sont parfois différents de ceux des adultes. Ils consistent principalement en douleurs abdominales bien que des céphalées et d'autres symptômes adultes puissent se manifester au fur et à mesure que l'enfant grandit. La migraine peut toucher des enfants même âgés de deux ans et elle est généralement récurrente. On en connaît mal la cause mais l'hérédité entre souvent en ligne de compte. Les filles sont plus sujettes aux migraines que les garçons.

SIGNES ET SYMPTÔMES

Un jeune enfant souffrant de migraine peut avoir des symptômes assez différents de ceux des adultes. Ils peuvent inclure :

- Des douleurs abdominales.
- De la nausée et des vomissements.
- Des étourdissements.
- De la pâleur.

Les enfants plus âgés ont en général des symptômes proches de ceux des adultes :

- Céphalée d'un côté de la tête.
- Nausées et vomissements.
- Troubles de la vue, tels que des phosphènes.
- Aversion pour les lumières vives.
- Parfois, faiblesse dans un bras ou une jambe.

Il peut y avoir une période d'avertissement au cours de laquelle l'enfant se sent mal et, avec le temps, il peut reconnaître qu'une migraine est sur le point de commencer.

Environ un enfant sur vingt souffre de migraine avant l'âge de 15 ans et même des enfants de 2 ans sont affectés. On ignore la cause exacte des migraines mais elles peuvent être liées à des changements de la circulation sanguine dans le crâne. Des altérations chimiques temporaires du cerveau peuvent aussi constituer un facteur de migraine, déclenchant alors également des symptômes dans d'autres parties du corps.

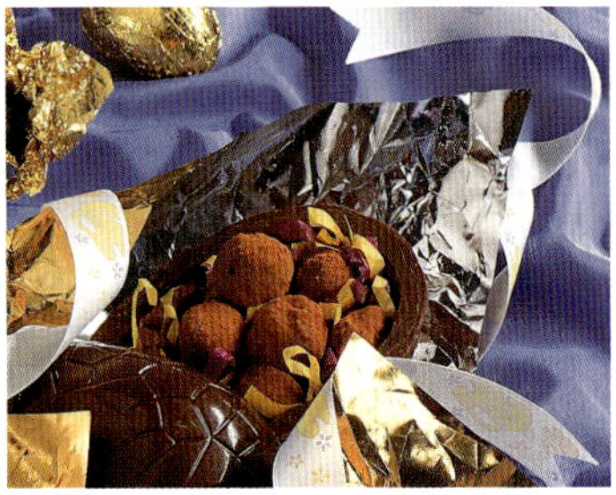

△ Si votre enfant souffre de migraines, faites attention à son alimentation. Le chocolat peut souvent déclencher des maux de tête.

Les crises de migraine peuvent en outre être provoquées par le stress et l'anxiété, ou par des aliments particuliers, notamment les bananes, le chocolat, les agrumes et le fromage. Le parfum, l'essence, la fumée de tabac et d'autres substances inhalées peuvent aussi provoquer des crises.

Comme pour les migraines des adultes, les symptômes se développent progressivement au cours de plusieurs heures, et une crise peut durer plusieurs jours. La plupart du temps, les enfants souffrent de crises récurrentes.

QUE VA FAIRE VOTRE MÉDECIN ?

On diagnostique une migraine d'après les symptômes de l'enfant et il est rarement nécessaire de pratiquer des examens supplémentaires en milieu hospitalier. Parfois une échographie ou une IRM du cerveau peuvent être effectuées afin d'éliminer d'autres causes. Chez les jeunes enfants, on peut aussi faire une échographie de l'abdomen.

Si les crises sont courtes, de simples antalgiques peuvent être suffisants pour calmer les symptômes. Mieux vaut les administrer dès le début des crises. Il peut aussi être utile, pour les enfants, de s'allonger dans une pièce obscure et calme.

Pour les enfants sujets à des crises fréquentes, on recommande d'ordinaire des anti-migraineux qui peuvent être utilisés régulièrement à titre préventif. L'alimentation jouant parfois un rôle important dans environ 10 % des cas, votre médecin vous recommandera éventuellement de consulter un diététicien. Cela permettra, le cas échéant, de découvrir les aliments responsables de ces migraines afin de les éviter. Ces migraines disparaissent d'habitude à l'âge adulte, mais elles peuvent occasionnellement durer toute la vie.

▽ Un simple sirop antalgique peut aider à soulager les symptômes. Il est surtout efficace s'il est administré dès le début de la migraine.

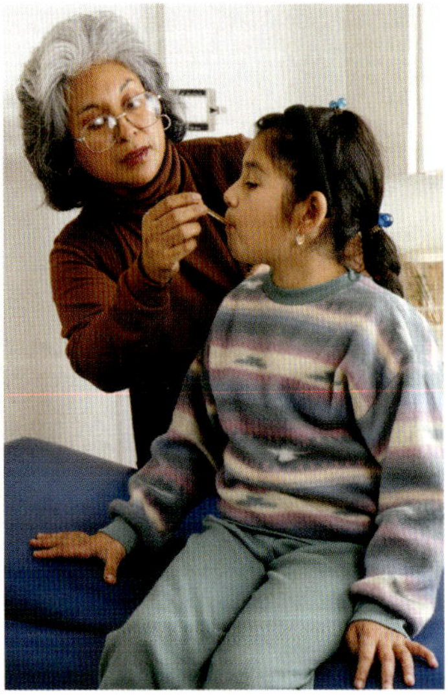

Les convulsions fébriles

VOIR AUSSI

➤ La respiration, p. 374
➤ La protection contre les infections, p. 472

Les convulsions fébriles peuvent être provoquées par une forte fièvre. Cette affection, relativement courante, touche environ 5 % des enfants de six mois à cinq ans, et les garçons plus souvent que les filles. Les convulsions fébriles sont fréquemment héréditaires et environ un tiers des enfants qui en ont eu risquent d'en avoir de nouveau. Bien qu'elles soient effrayantes à voir, les convulsions fébriles sont rarement graves. Dues à une infection de l'organisme, elles ne sont pas symptomatiques d'une pathologie cérébrale ou de l'épilepsie, comme les parents le craignent souvent.

SIGNES ET SYMPTÔMES

Les convulsions fébriles sont souvent liées à des infections du système respiratoire supérieur, rhume ou angine, notamment. Les symptômes incluent :

- Des évanouissements.
- Une raideur des membres.
- Des spasmes musculaires.
- Des mouvements oculaires anormaux : yeux roulant vers le haut, par exemple.

Les convulsions fébriles durent normalement de deux à quatre minutes. Les soins à donner d'urgence sont les suivants :

- Mettez l'enfant sur le côté.
- Veillez à ce que l'enfant ne se fasse pas mal en l'entourant de coussins et en éloignant les objets qui risqueraient de le blesser. N'essayez pas de le restreindre.
- Si c'est la première fois que votre enfant a une crise, appelez aussitôt les urgences.
- Passez-lui un gant de toilette mouillé d'eau tiède sur le corps afin de faire descendre la fièvre.
- Une fois que la crise se calme, administrez un sirop antalgique à votre enfant, pour aider à faire baisser la fièvre.

APRÈS UNE CRISE

L'enfant s'endort en général après une crise. Contactez votre médecin si vous ne l'avez pas fait. Une fois qu'une infection bénigne est diagnostiquée, il suffit, pour faire baisser la fièvre, de rafraîchir périodiquement l'enfant et de lui donner du sirop antalgique. Si la cause est incertaine, l'enfant sera envoyé à l'hôpital pour des examens supplémentaires tels que des tests d'anticorps, des tests de sang et d'urine et une ponction lombaire.

La balanite

VOIR AUSSI

➤ Les causes des maladies infectieuses, p. 462

La balanite est une infection du gland et du prépuce. Courante chez les jeunes garçons, elle peut être causée par une bactérie ou, plus rarement, par un champignon. Ce genre d'infection est moins courant à partir de cinq ans, âge auquel, chez 90 % des garçons, le prépuce peut se rétracter.

La banalite se caractérise par des douleurs et des démangeaisons du pénis et du prépuce, parfois aussi des sécrétions ou des éruptions.

Dès que vous remarquez des symptômes, emmenez votre enfant chez le médecin qui pourra effectuer un prélèvement pour vérifier s'il y a une infection. Celle-ci peut guérir d'elle-même, mais on peut administrer des antibiotiques. On utilise parfois des crèmes à la cortisone. D'autres traitements sont souvent inutiles, sauf si l'enfant souffre de phimosis, auquel cas la balanite peut revenir. Dans certains cas graves, une intervention chirurgicale peut être indiquée.

LE PHIMOSIS

Le phimosis est une contraction du prépuce qui se produit lorsque le prépuce est trop serré ou l'ouverture trop étroite. Il peut :

- Augmenter les risques de balanite.
- Provoquer des difficultés à uriner.
- Faire gonfler le prépuce lors de la miction.
- Provoquer des infections récurrentes.

▽ Jusqu'à l'âge de cinq ans, les garçons sont sujets à la balanite car il est difficile de nettoyer sous le prépuce, qui ne se rétracte pas toujours.

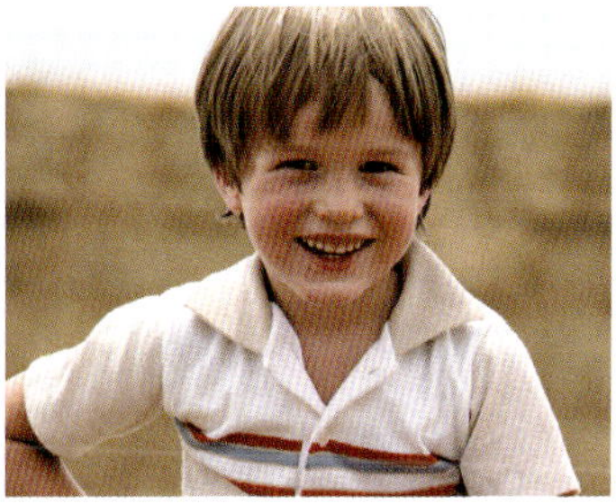

L'érythème fessier

VOIR AUSSI
➤ Les causes des maladies infectieuses, p. 462
➤ Les infections bactériennes, p. 464

Les couches provoquent presque constamment des éruptions cutanées, l'urine et les fèces, qui sont irritantes, étant en effet en contact avec la peau. Celle-ci devient rouge et douloureuse, gênant l'enfant. Ces éruptions se calment généralement au bout de quelques jours avec une crème émolliente et en exposant cette région à l'air. Si le problème continue après quelques jours et que la peau est très irritée, demandez conseil à votre médecin : l'enfant peut avoir une infection mycosique ou bactérienne qui nécessite un traitement médical.

L'érythème fessier est plus fréquent si le bébé n'est pas changé régulièrement ou si la région est mal nettoyée. Cependant, presque tous les bébés en ont à un moment donné. Les simples irritations peuvent être traitées à la maison.

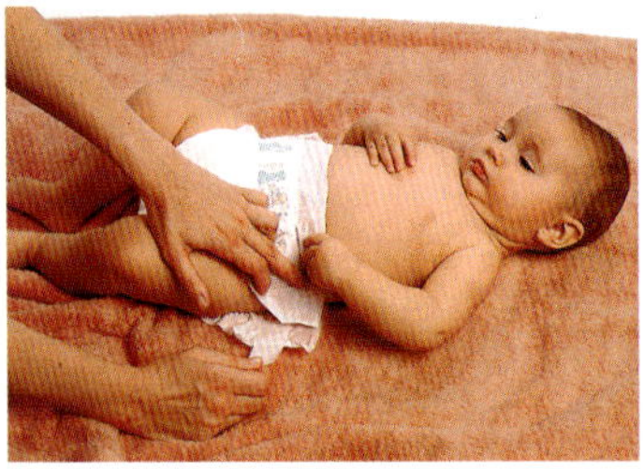

Des crèmes émollientes suffisent souvent à calmer l'irritation en moins d'une semaine.

QUAND CONSULTER UN MÉDECIN

Emmenez votre bébé chez le médecin si l'éruption est grave ou si elle dure plus d'une semaine. Le médecin vérifiera s'il y a une mycose et il peut prescrire des crèmes antimycosiques ou des gouttes à prendre par voie orale pour réduire le taux des levures *candida* dans le système digestif. S'il soupçonne une infection bactérienne, il peut prescrire des antibiotiques par voie orale.

◁ Changez régulièrement votre bébé afin d'éviter les irritations cutanées.

COMMENT PRÉVENIR L'ÉRYTHÈME FESSIER

- ➤ Changez souvent votre bébé.
- ➤ Nettoyez la peau chaque fois que vous le changez et laissez bien la peau sécher.
- ➤ Utilisez une simple crème protectrice au moindre signe d'irritation.
- ➤ Évitez les laits et lotions parfumés.
- ➤ Chaque jour, laissez la peau de votre bébé respirer un moment.

L'eczéma infantile

VOIR AUSSI
➤ L'asthme, p. 378

Ce problème affecte près de 20 % des enfants de moins de cinq ans. On en connaît mal la cause mais il pourrait s'agir d'un phénomène héréditaire. Certains aliments, le lait de vache, notamment, peuvent y contribuer. Cet eczéma peut resurgir des années plus tard avec le stress.

SIGNES ET SYMPTÔMES

- ➤ Démangeaisons et inflammation cutanées intenses.
- ➤ Chez le nourrisson, éruption rouge et squameuse sur le visage, le cou, les coudes et les genoux.
- ➤ Chez l'enfant plus âgé, éruption rouge et squameuse dans les plis cutanés.

Les enfants souffrant d'eczéma peuvent avoir de l'asthme et du rhume des foins.

Chez l'enfant, l'eczéma peut durer plusieurs années puis disparaître quand l'enfant grandit. Se gratter peut infecter la peau et aggraver le problème.

COMMENT CONTRÔLER L'ECZÉMA

Si votre enfant a de l'eczéma, évitez les produits parfumés pour la peau et utilisez des crèmes et savons hydratants. Un médecin peut prescrire des crèmes à la cortisone pour les éruptions persistantes et des crèmes antibiotiques pendant une ou deux semaines pour traiter l'eczéma infecté.

AUTRES SOURCES DE DÉMANGEAISONS

La gale – Elle est causée par un parasite animal qui s'enfonce dans la peau. Outre les démangeaisons, les symptômes incluent des boutons roses et des sillons bruns entre les doigts et les orteils.

Les poux – Ces minuscules insectes infestent le cuir chevelu. Ils se disséminent par contact proche et en partageant peignes et chapeaux.

Les infections urinaires infantiles

VOIR AUSSI

- Les organes urinaires, p. 386
- Les infections urinaires, p. 390
- Les convulsions fébriles, p. 479

Les infections urinaires se produisent souvent quand des bactéries situées dans la région de l'anus pénètrent dans l'urètre, canal d'évacuation de la vessie. Une anomalie de l'un des uretères, canaux qui relient la vessie aux reins, peut aussi augmenter les risques d'infection. Les infections urinaires ne sont pas toujours faciles à détecter, surtout chez les jeunes enfants. Toutefois il est impératif de les traiter d'urgence, ces infections pouvant provoquer des lésions rénales et augmenter le risque d'autres infections et, plus tard, de maladies rénales.

SIGNES ET SYMPTÔMES

Chez les bébés ou les jeunes enfants, les symptômes d'infection urinaire peuvent être difficiles à distinguer. Ils incluent :

- De la fièvre.
- Des vomissements.
- Un sentiment de malaise.
- Un état de faiblesse.
- Des convulsions fébriles.

Chez l'enfant plus âgé, les symptômes peuvent être les mêmes que ceux des adultes avec :

- Des mictions fréquentes.
- Des douleurs et une sensation de brûlure lors de la miction.
- Une gêne et des douleurs sur le côté ou le bas de l'abdomen.
- De l'incontinence après une période de contrôle de la miction.

▽ Un simple test avec du papier réactif peut permettre de diagnostiquer une infection urinaire.

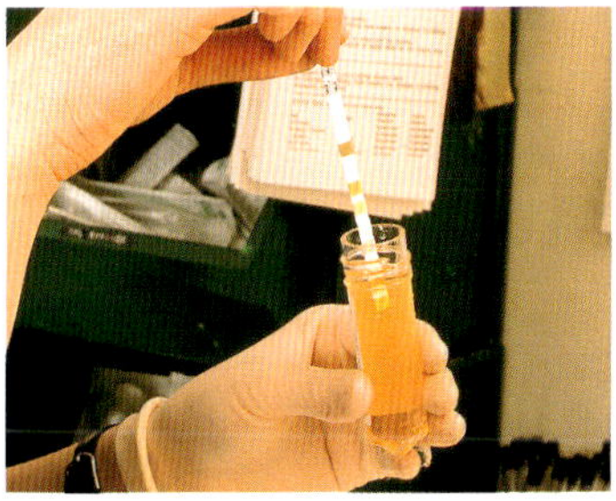

Prises à temps, les infections urinaires se soignent facilement avec des antibiotiques. Si vous soupçonnez que votre enfant a une infection urinaire, consultez immédiatement un médecin.

QUE VA FAIRE LE MÉDECIN ?

Le médecin aura besoin d'analyser un échantillon d'urine de l'enfant pour effectuer une recherche de protéines et/ou de globules rouges et blancs, qui peuvent indiquer une infection. Si l'infection est confirmée, il prescrira alors des antibiotiques. L'échantillon d'urine sera également envoyé au laboratoire afin d'y identifier les bactéries spécifiques. Une fois que le médecin connaîtra la cause exacte de l'infection, il modifiera le cas échéant le traitement antibiotique.

En cas de polynéphrite (infection rénale), l'enfant peut devoir être hospitalisé et recevoir des antibiotiques par voie intraveineuse. Les bébés et les très jeunes enfants peuvent aussi être hospitalisés. La plupart des enfants guérissent complètement des infections urinaires, cependant une rechute est possible. Veillez donc bien à ce que vos enfants boivent abondamment.

LES EXAMENS SUPPLÉMENTAIRES

Votre enfant peut devoir subir des examens supplémentaires à l'hôpital pour détecter d'éventuelles anomalies du système urinaire ou d'éventuelles lésions des reins.

L'urographie intraveineuse (UIV) permet de détecter les lésions rénales. On injecte un produit opacifiant dans le bras de l'enfant et on prend un cliché des reins. On

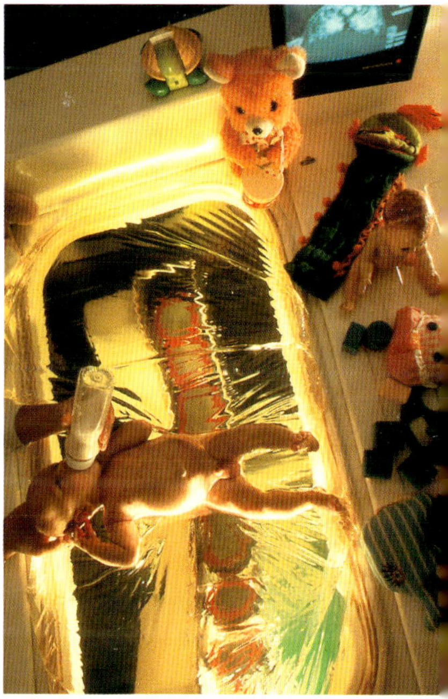

△ Les reins de cet enfant sont scannés pendant que celui-ci est allongé sur un matelas à eau spécial. Une image nette par ultrasons apparaît sur un écran situé à côté.

peut aussi pratiquer une échographie rénale. Les autres tests incluent une radio spéciale du système urinaire (urétrocystographie ou urétrocystoscopie) avec une opacification de la vessie et des clichés pris pendant que l'enfant urine. Ils permettent de détecter un éventuel reflux urinaire (urine revenant dans les reins au lieu d'être évacuée). On peut alors administrer de faibles doses d'antibiotiques jusqu'à ce que le risque d'infection ait diminué.

La mucoviscidose

VOIR AUSSI

➤ La digestion, p. 292
➤ La respiration, p. 374

La mucoviscidose est la plus fréquente de toutes les maladies génétiques dans les pays occidentaux : elle touche, en effet, un bébé sur mille. Difficile à diagnostiquer, elle provoque une hyperviscosité au niveau des glandes du pancréas, déclenchant des infections de la poitrine et gênant l'absorption des nutriments. Les traitements actuels ont augmenté l'espérance de vie des malades, leur permettant d'atteindre l'âge adulte, et on espère que la thérapie génique, dont les résultats obtenus sont très encourageants, viendra bientôt à bout de cette maladie.

La mucoviscidose est causée par un gène anormal transmis par les deux parents. Les parents peuvent être porteurs du gène sans nécessairement avoir la maladie eux-mêmes.

Les symptômes se manifestent généralement au cours des premières semaines après la naissance. Le bébé est agité, se porte mal, a l'abdomen distendu et des fèces graisseuses qui flottent et ont une odeur nauséabonde.

QUE VA FAIRE LE MÉDECIN ?

Plus le diagnostic est établi tôt, plus le pronostic est favorable. Il peut être confirmé par un test de transpiration – un taux élevé de sel dans la sueur indique une mucoviscidose. Le traitement comprend des séances de kinésithérapie quotidiennes afin d'éliminer l'excès de mucus des poumons. On administre des granules d'enzymes pancréatiques et on préconise une alimentation hypercalorique, de façon à maximiser la digestion et la nutrition.

Les problèmes cardiaques

VOIR AUSSI

➤ Le système cardio-vasculaire, p. 276

Les problèmes cardiaques congénitaux affectent environ un nouveau-né sur cent et ils sont généralement diagnostiqués peu après la naissance. La plupart de ces problèmes sont bénins et ils disparaissent avec le temps, mais d'autres, en revanche, peuvent être très graves.

La plupart des problèmes cardiaques ne sont détectés que lors d'examens de dépistage. On peut entendre un souffle cardiaque, causé par une circulation turbulente du sang, en écoutant le cœur avec un stéthoscope. Si une malformation cardiaque congénitale est soupçonnée, l'enfant devra être examiné par un spécialiste, qui pratiquera un électrocardiogramme et un échocardiogramme. Dans environ deux tiers des cas le problème disparaît de lui-même mais un enfant sur trois peut avoir besoin d'une intervention chirurgicale.

LES PROBLÈMES CARDIAQUES CONGÉNITAUX COURANTS

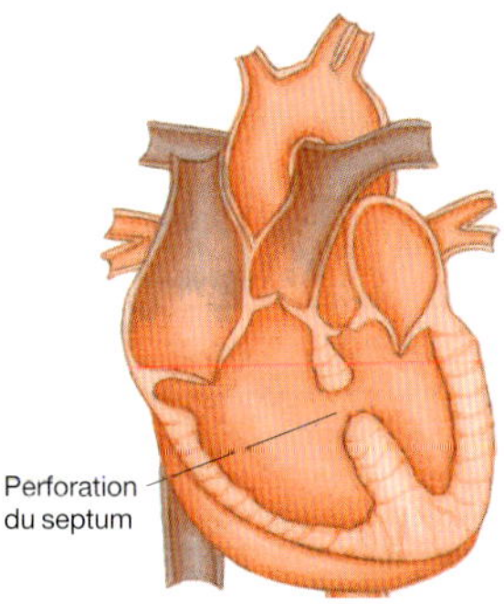

△ Il peut y avoir une perforation du septum (cloison divisant le cœur en deux).

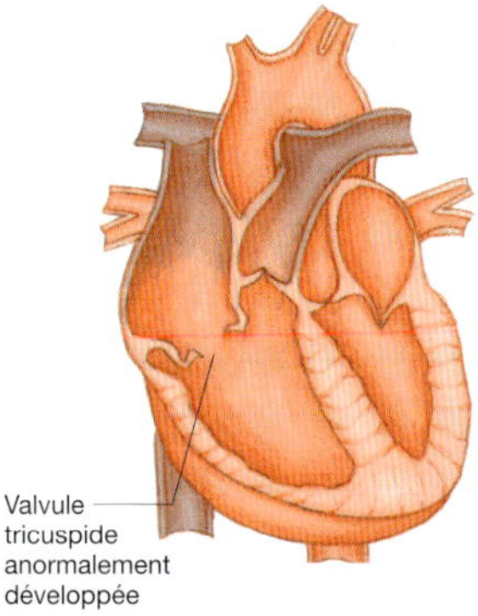

△ Il peut y avoir une anomalie de n'importe laquelle des quatre valvules cardiaques.

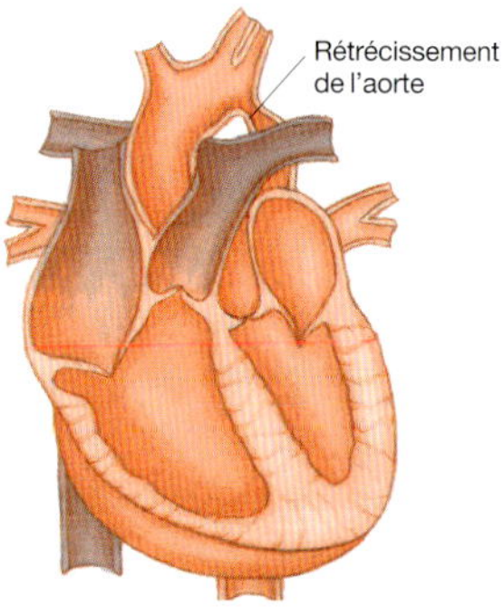

△ La coarctation de l'aorte, principale artère du corps, limite la circulation sanguine à la partie inférieure du corps, ce qui fatigue le myocarde.

La dysplasie congénitale de la hanche

VOIR AUSSI

➤ Le système musculaire et osseux, p. 354

➤ L'ostéo-arthrite, p. 360

La dysplasie congénitale de la hanche affecte les nouveau-nés. Plus courante chez les filles, elle touche souvent les nourrissons nés lors d'accouchements par le siège, ce qui force sur les articulations de leurs hanches. Dans les cas bénins, les ligaments qui entourent l'articulation de la hanche sont trop lâches, ce qui confère une souplesse excessive. Dans les cas graves, la hanche est complètement disloquée. La dysplasie se corrige d'elle-même quelques semaines après la naissance, mais il peut être nécessaire de plâtrer la hanche. Parfois, une intervention chirurgicale s'impose.

SIGNES ET SYMPTÔMES

Les cas bénins peuvent ne produire aucun symptôme mais les nouveau-nés avec une grave dysplasie de la hanche ont les suivants :

- Plis de la peau asymétriques sur le dos des jambes.
- Raccourcissement de la jambe affectée.

Un enfant plus âgé peut boiter si sa dysplasie congénitale de la hanche n'a pas été détectée. La guérison est plus efficace si le traitement intervient tôt. Dans le cas contraire, l'enfant risque de souffrir d'ostéo-arthrite à un jeune âge et de lésions permanentes de l'articulation de la hanche.

La dysplasie congénitale de la hanche peut être due à une faiblesse des ligaments de l'articulation de hanche ou, plus grave, à une anomalie de la cavité articulaire de la hanche.

Si le problème ne disparaît pas après les premières semaines, il est essentiel de replacer la tête du fémur correctement dans sa logette de façon que la hanche se développe normalement. Le chirurgien orthopédique utilisera un harnais ou un plâtre pour maintenir la hanche en place, et ce dispositif pourra devoir être porté pendant six mois.

▽ On vérifie chez les bébés la stabilité et l'étendue des mouvements de leurs hanches. Les éventuels problèmes peuvent alors être corrigés.

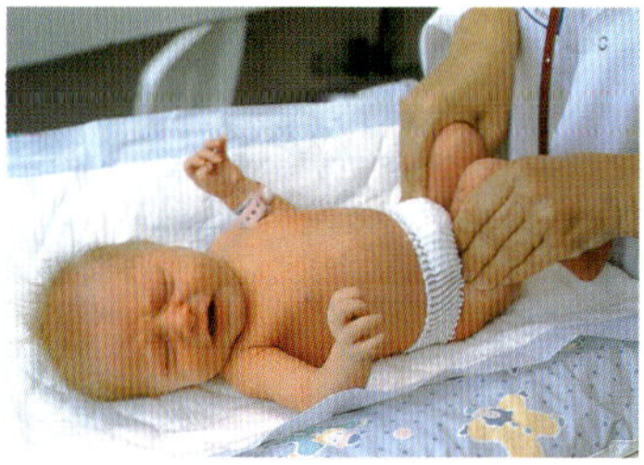

L'EXAMEN HABITUEL DES HANCHES

Tous les nouveau-nés sont examinés par un pédiatre le jour de leur naissance ou le lendemain et un nouvel examen est effectué à l'âge de six semaines. Si on soupçonne un flottement ou une dislocation de la hanche, l'enfant doit être suivi par un chirurgien orthopédique pédiatrique. Une échographie peut être effectuée pour confirmer le diagnostic.

La maladie de Perthes

VOIR AUSSI

➤ L'ostéo-arthrite, p. 360

La maladie de Perthes, ou arthrite déformante juvénile de la hanche, est une affection rare avec fragmentation de la tête du fémur. Elle tend à affecter les garçons de quatre à huit ans. Les symptômes caractéristiques sont une claudication et des douleurs au niveau de la hanche ou du genou.

On ignore les causes de la maladie de Perthes, mais elle peut être due à une mauvaise irrigation sanguine du fémur. Si votre enfant boite de façon inexpliquée, consultez un médecin.

QUE VA FAIRE LE MÉDECIN ?

On effectue une radio ou une IRM de la hanche affectée pour confirmer le diagnostic. Cette affection s'améliore généralement avec le repos au lit mais il est parfois nécessaire de plâtrer la jambe pour soulager la pression sur l'os ou, dans les cas graves, d'opérer. La plupart des enfants guérissent complètement, mais certains risquent de souffrir plus tard d'ostéo-arthrite.

▷ Cette attelle d'abduction est utilisée dans le traitement de la maladie de Perthes. Elle écarte les jambes de l'enfant, réduisant le frottement de l'os.

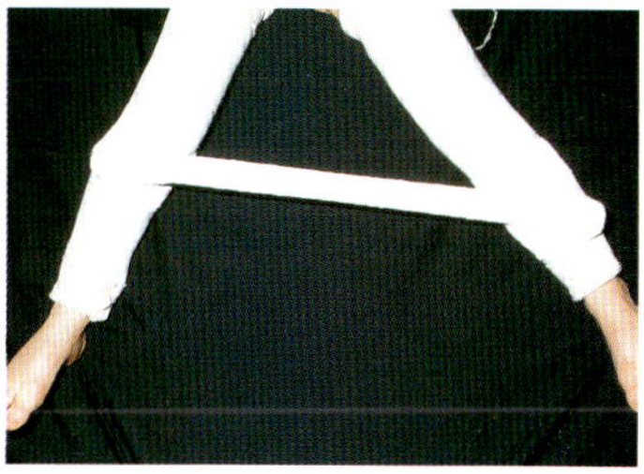

Le syndrome de la mort subite

VOIR AUSSI

- Le tabac, p. 268
- Les conduites addictives, p. 350
- Le travail de deuil, p. 490

La mort d'un enfant est tragique et l'un des aspects les plus douloureux du syndrome de la mort subite est que le décès se produit sans signes avertisseurs, généralement à la maison, là où l'enfant devrait être le plus en sécurité. On en ignore les causes, mais certains facteurs de risques ont été identifiés. Depuis que de nouveaux conseils basés sur les recherches les plus récentes ont été prodigués aux parents, le syndrome de la mort subite est devenu plus rare et on peut prendre certaines mesures pour réduire les risques. Les bébés âgés de un à six mois sont les plus vulnérables.

Malgré de nombreuses recherches, on ignore encore les causes du syndrome de la mort subite. On pense cependant qu'elle serait liée à des troubles respiratoires. Le syndrome de la mort subite est plus courant chez les prématurés nés avant 37 semaines de gestation. Statistiquement, les frères et sœurs d'enfants morts du syndrome de la mort subite sont légèrement plus vulnérables.

LES FACTEURS DE RISQUES

Les facteurs qui augmentent les risques du syndrome de la mort subite sont :

- Le tabagisme des parents.
- Des parents drogués.
- De récentes infections du système respiratoire supérieur telles que des rhumes.
- Les bébés qui dorment sur le ventre.
- Les bébés qui dorment dans une chambre trop chaude ou qui sont trop couverts, pendant une maladie en particulier.
- Les bébés nourris au biberon au lieu d'être allaités.

▽ Les pédiatres ou les aides soignants expliquent aux parents comment protéger leur enfant du syndrome de la mort subite.

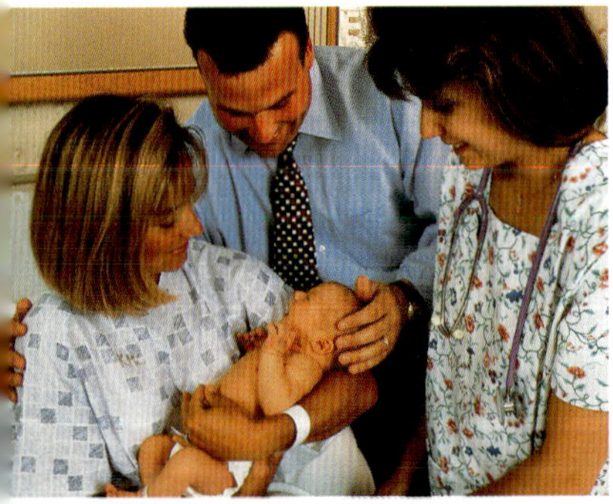

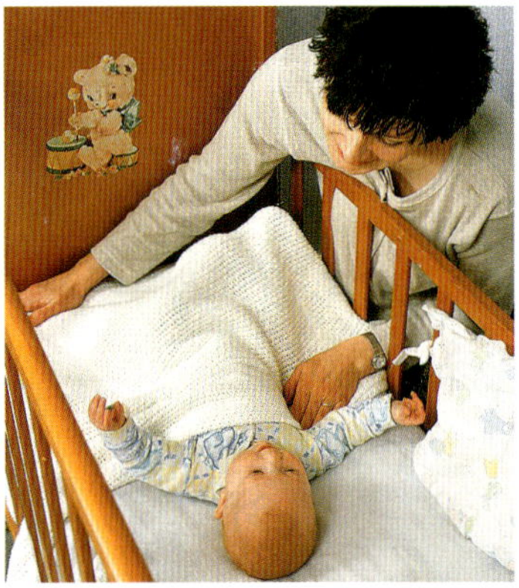

△ Il est essentiel de faire dormir un bébé sur le dos pour réduire le risque du syndrome de la mort subite.

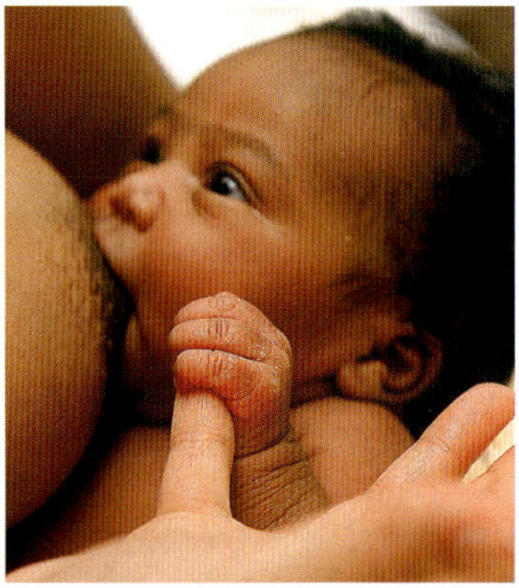

△ Les recherches ont montré que les enfants nourris au sein courent légèrement moins de risques d'avoir le syndrome de la mort subite.

COMMENT ÉVITER LE SYNDROME DE LA MORT SUBITE

Les recherches ont permis d'identifier plusieurs facteurs de risques du syndrome de la mort subite. Il existe plusieurs façons de réduire ces risques :

- Faites notamment dormir votre bébé sur le dos au pied du berceau.
- Choisissez pour le berceau un matelas ferme.
- N'utilisez pas d'oreiller avant que votre bébé ait un an.
- Ne couvrez pas trop votre bébé.
- Ne fumez pas à la maison ou ne permettez pas à vos invités de fumer chez vous. Évitez d'emmener votre enfant dans des endroits où l'on fume.
- Allaitez votre bébé durant les premiers mois : cela peut renforcer son système immunitaire et réduire les risques du syndrome de la mort subite.

Bien que des parents utilisent des moniteurs cardio-respiratoires pour vérifier la respiration de leur enfant, il n'est pas prouvé que ces appareils réduisent les risques du syndrome de la mort subite. Souvent, ils ne font qu'augmenter l'anxiété des parents.

Certains parents apprennent à pratiquer la ressuscitation cardio-pulmonaire de façon à mieux faire face à d'éventuels problèmes. Dans le cas peu probable où votre bébé aurait une insuffisance respiratoire subite, appelez les secours et commencez à pratiquer la ressuscitation cardio-pulmonaire en les attendant. Les médecins s'efforcent de ressusciter les bébés dès leur arrivée à l'hôpital, mais ils y parviennent rarement.

Si un bébé décède du syndrome de la mort subite, les parents ont besoin d'être soutenus. Un suivi psychologique et des groupes de soutien peuvent les aider à surmonter cette perte.

16

LES SOINS DES MALADES EN FIN DE VIE

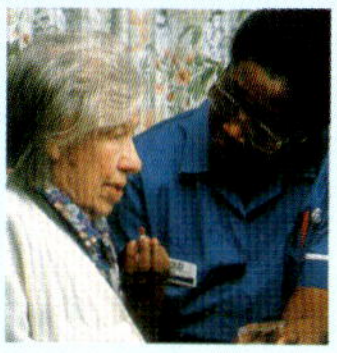

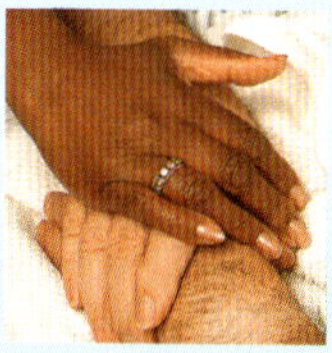

Être confronté à une maladie mortelle peut être traumatisant à la fois pour le patient, pour les proches et pour ceux qui s'occupent du malade. Dans de tels cas il est important que tout le monde connaisse et comprenne les souhaits du malade et que, de son côté, celui-ci ait une personne de confiance qui puisse prendre les décisions pour lui s'il en devient incapable. Il existe différentes décisions difficiles à prendre lorsqu'on s'occupe de malades en fin de vie. Comprendre certains problèmes pratiques aidera la famille et les amis à faire face à la situation et à toutes les émotions qu'elle suscite et, éventuellement, à effectuer le travail de deuil.

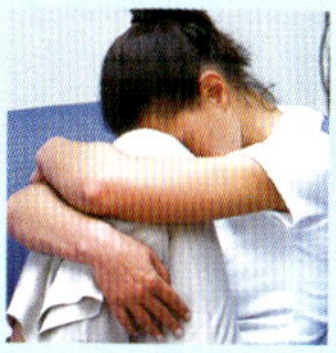

TABLE

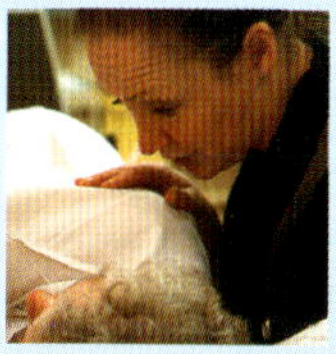

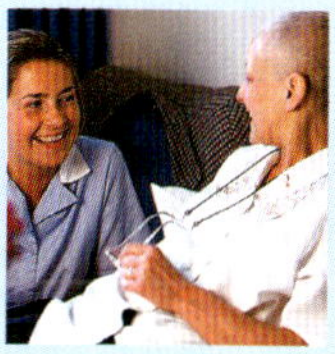

Comment faire face aux maladies mortelles

VOIR AUSSI
➤ Le travail de deuil, p. 490
➤ L'acupuncture, p. 493

Durant les stades les plus avancés des maladies mortelles, le traitement médical change souvent. Bien que le traitement continue aussi longtemps que possible, l'accent est alors mis sur la qualité de la vie. Les médecins ou les aides-soignants font participer de plus en plus le patient et sa famille aux décisions concernant la façon de s'occuper du malade. Il est important que toutes les personnes concernées se mettent à réfléchir aux problèmes liés à l'imminence de la mort, à la fois sur le plan émotionnel et sur le plan matériel, et à la façon de les résoudre.

Le traitement des maladies incurables oblige à faire face à de nombreux problèmes d'ordre médical, physique, psychologique et émotionnel. Ces problèmes sont souvent délicats, et ils sont plus faciles à résoudre si le patient, sa famille et ses médecins ou aides-soignants en parlent longuement ensemble.

LES CHOIX

Certaines personnes peuvent avoir besoin ou envie de rester à l'hôpital tandis que pour d'autres, une clinique spécialisée dans les soins palliatifs constitue une meilleure solution. Si le patient a une famille qui peut le soigner, il peut même être en mesure de rentrer chez lui.

Si les diverses thérapies sont incapables de prolonger la vie ou si elles le font au prix de souffrances énormes, en provoquant, par exemple, des effets secondaires très pénibles, il peut être approprié d'y mettre un terme. Cela peut aussi s'appliquer aux médicaments précédemment administrés pour empêcher ou pour retarder l'évolution de la maladie. Une telle décision est inévitablement difficile à prendre et dans l'idéal, elle doit l'être par le patient en accord avec les personnes qui s'occupent de lui et avec le soutien du personnel médical concerné.

Il peut aussi être approprié de planifier à l'avance et d'envisager ce qu'il convient de faire au cas où l'état de santé du malade viendrait à empirer. Une personne en fin de vie est souvent sujette à des infections aiguës et il convient de réfléchir attentivement pour savoir s'il est préférable ou non de les traiter.

Une telle situation, extrêmement stressante pour la famille et les amis, devient encore plus pénible si le malade a l'esprit embrouillé ou s'il n'a plus toute sa tête. Il peut falloir du temps pour choisir les mesures appropriées. Certains patients peuvent déjà en avoir parlé et avoir rédigé leurs dernières volontés (voir encadré), qui expliquent ce qu'ils souhaitent voir se produire dans des circonstances déterminées.

EN QUOI CONSISTENT LES DERNIÈRES VOLONTÉS ?

Les dernières volontés mentionnent les croyances, les souhaits et les valeurs liés au traitement médical d'une maladie mortelle. Si vous ou une personne de votre connaissance souhaitez rédiger vos dernières volontés, il peut être utile de le faire avec un médecin. Ces documents incluent généralement les points suivants :

- Nomination d'une personne qui comprenne ce que vous souhaitez qu'il se produise dans différentes situations et qui sera en mesure de prendre des décisions si vous en êtes incapable.
- Explication claire des traitements que vous souhaitez subir jusqu'à un moment particulier ou que vous refusez (alimentation par intubation, par exemple jusqu'à la mort).
- Refus de traitements vous maintenant en vie tels que ressuscitation, si cela devient nécessaire.
- Don éventuel d'organes à la science.

▽ Une discussion sincère avec les membres de la famille étant parfois impossible, les aides-soignants peuvent témoigner d'une compréhension précieuse et permettre au patient de parler de ses émotions et de son anxiété.

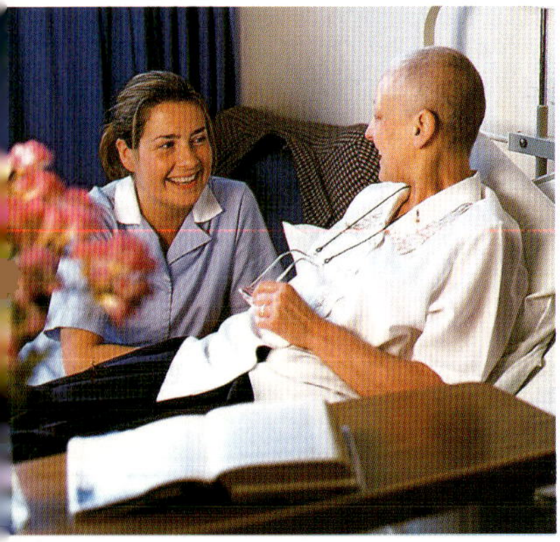

▽ Les aides-soignants sont formés pour aider les patients qui ne savent pas quoi faire ou que leur état rend anxieux.

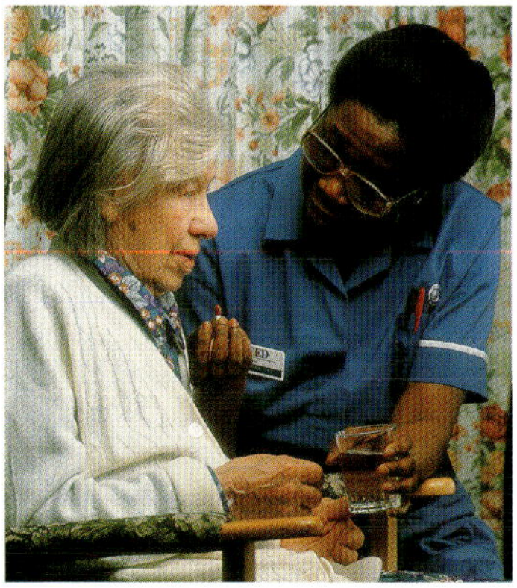

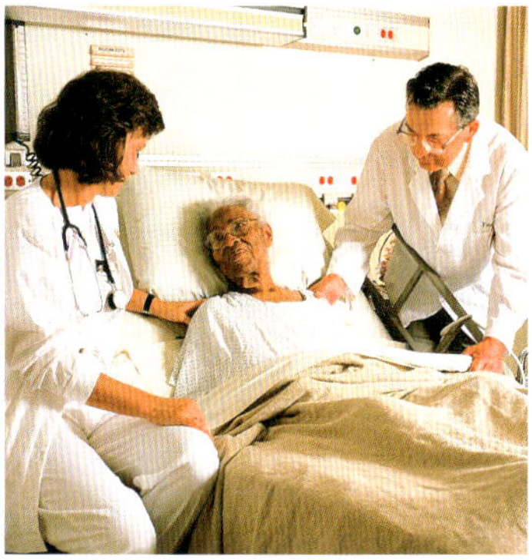

△ Les médecins doivent discuter avec les patients des traitements permettant de soulager la douleur et de prolonger la vie.

Le lieu où une personne choisit de passer ses derniers jours est très important. De nombreuses personnes choisissent de mourir chez elles si on leur demande leur avis. D'autres, en revanche, préfèrent une clinique pour soins palliatifs si on le leur propose. Chaque fois que possible, ce désir devrait être respecté, bien que des considérations matérielles puissent parfois le rendre difficile à réaliser.

UNE PÉRIODE D'ÉMOTIONS INTENSES

Admettre et accepter que l'on ait une maladie incurable suscite toutes sortes d'émotions complexes et provoque souvent, chez le patient, des sautes d'humeur marquées. Parmi ces émotions :

- Choc, incrédulité, déni.
- Colère et frustration.
- Peur, anxiété et dépression.
- Résignation et acceptation.

Il est important de se souvenir que les proches du mourant éprouveront des émotions similaires.

Généralement il est plus courant d'être honnête et ouvert concernant la situation et le pronostic. Beaucoup de patients en fin de vie sont moins déprimés et anxieux s'ils ont l'occasion de parler de leurs peurs avec leurs proches et leurs médecins. Cependant, chaque cas est différent et la franchise et l'honnêteté ne sont pas toujours appropriées. Chaque être humain devrait bénéficier de compréhension et du soutien qui lui permette de faire face à la situation à sa façon

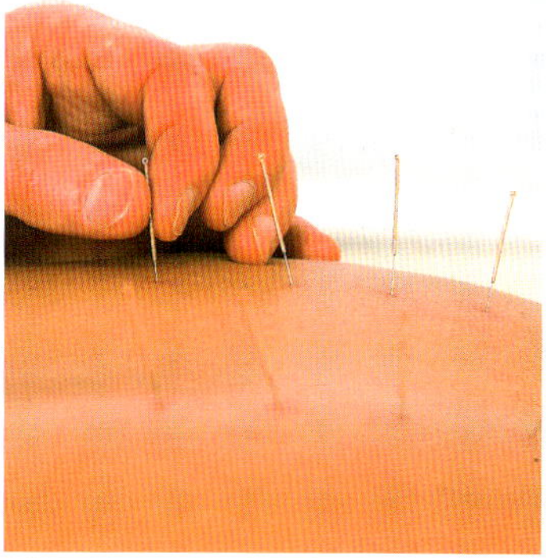

△ L'acupuncture est censée stimuler les endorphines, qui sont les antalgiques naturels de l'organisme. On l'emploie pour certains patients en fin de vie pour remplacer les médicaments provoquant des effets secondaires désagréables.

à elle. Les personnes qui s'occupent des malades, ainsi que les amis et la famille ont besoin d'être perceptifs et intuitifs pour deviner ce qu'ils ressentent, car dans de nombreux cas, ces malades sont incapables de formuler clairement leurs désirs et ils refusent de voir la réalité en face.

LES CLINIQUES POUR SOINS PALLIATIFS

Des infirmiers, des aides-soignants et des médecins offrent des soins palliatifs spécialisés pour les patients ayant des maladies à des stades avancés, cancer ou maladies neurologiques par exemple. Les soins palliatifs sont conçus pour administrer des traitements et un soutien approprié aux patients durant les semaines et les mois qui suivent le diagnostic d'une maladie mortelle, et ils s'efforcent surtout de traiter les symptômes et de contrôler la douleur et l'anxiété pendant toute la durée de la maladie.

Les cliniques pour soins palliatifs offrent aussi des soins visant à soulager à la fois les patients et ceux qui s'occupent d'eux. Les malades sont souvent admis dans ces institutions pendant deux ou trois semaines.

D'autres services sont disponibles : kinésithérapie, rééducation, ainsi qu'un soutien psychologique et spirituel.

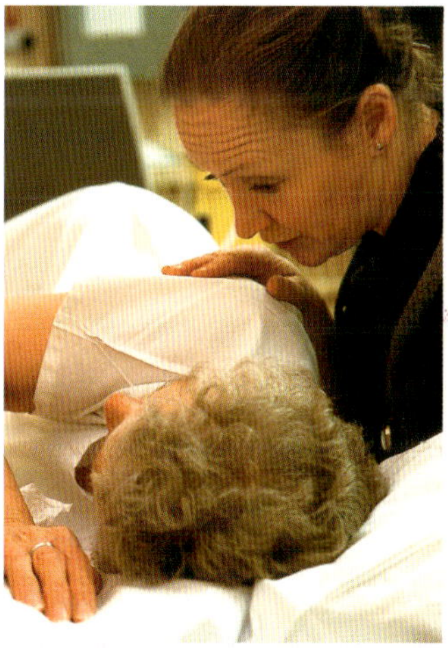

△ Une clinique pour soins palliatifs peut offrir aux malades en fin de vie des soins spécialisés, laissant un peu de répit aux proches.

LE CONTRÔLE DE LA DOULEUR

Les douleurs peuvent être très intenses dans les maladies mortelles et la peur de souffrir peut provoquer une anxiété et une agitation considérables chez de nombreux patients. La plupart des douleurs physiques peuvent être soulagées grâce à des antalgiques puissants. Les opiacés tels que la morphine peuvent être administrés oralement ou par injections sous-cutanées (le produit se dispersant lentement dans le tissu graisseux situé sous la peau) si la déglutition est trop difficile. Ils tendent à réduire l'anxiété mais ils provoquent aussi de la constipation et un peu de nausées, quelques jours, surtout, après le début du traitement. On peut également administrer du Fentanyl (aussi puissant que la morphine) sous forme de patch, collé sur la peau toutes les 72 heures.

De nombreux patients affirment que l'acupuncture soulage leurs douleurs et certaines cliniques pour soins palliatifs en proposent pour remplacer les médicaments.

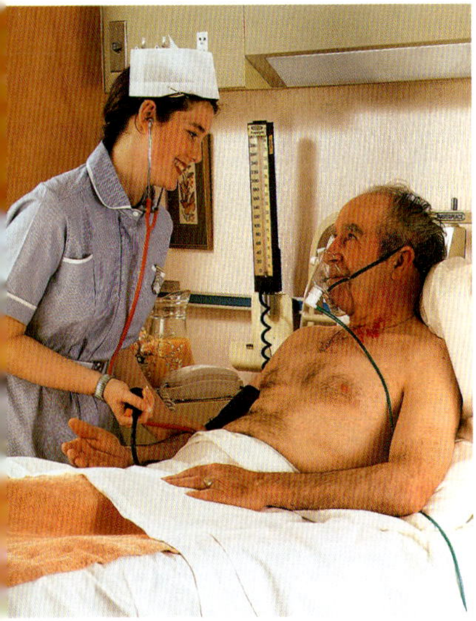

△ Pour certains patients, le fait de se sentir dépendant provoque parfois des sentiments d'impuissance et de frustration.

LE CONTRÔLE DES NAUSÉES ET DES VOMISSEMENTS

Les nausées et les vomissements sont des symptômes courants des maladies mortelles et ils peuvent être pénibles. Ils peuvent être provoqués par la maladie elle-même ou par certains médicaments, les antalgiques, notamment. Les antiémétiques sont généralement efficaces et ils peuvent être administrés oralement, sous forme de suppositoires ou sous forme d'injections sous-cutanées.

LE SOULAGEMENT DE LA CONSTIPATION ET DE LA DIARRHÉE

La constipation est un symptôme courant chez les personnes grabataires et chez toutes celles dont les mouvements sont limités. Elle peut être provoquée par la déshydratation et la sous-alimentation et aggravée par une détérioration de l'état de santé et de puissants opiacés. D'ordinaire, la constipation est généralement soulagée en buvant beaucoup et en prenant de simples laxatifs.

La diarrhée est très courante dans les derniers stades du sida et on administre en général des anti-diarrhéiques, dont des opiacés.

La diarrhée et la constipation peuvent être pénibles pour les patients, qui se sentent humiliés s'ils ne peuvent pas faire leurs besoins sans aide. Des médicaments peuvent soulager ces symptômes mais il est important que les personnes qui soignent les malades comprennent la frustration que cette dépendance peut engendrer et qu'ils les aident à se sentir aussi normaux et valides que possible.

LE TRAITEMENT DES INSUFFISANCES RESPIRATOIRES

Certains patients en fin de vie, surtout ceux qui souffrent de maladies cardiaques ou pulmonaires avancées, peuvent avoir du mal à respirer, et cela peut être très pénible, à la fois pour les patients et pour ceux qui les voient. Cela peut provoquer de graves crises de panique et d'anxiété. La morphine est souvent efficace, mais dans les cas d'infections pulmonaires, les difficultés respiratoires peuvent être soulagées par des antibiotiques. De l'oxygène peut être administré si cela contribue à l'amélioration de la respiration et cela peut se révéler particulièrement utile pour les patients souffrant d'affections cardio-respiratoires évolutives. On a parfois recours à des tentes à oxygène, mais la plupart du temps un masque à oxygène appliqué sur le nez et la bouche avec des tubes à oxygène insérés dans les narines est plus approprié.

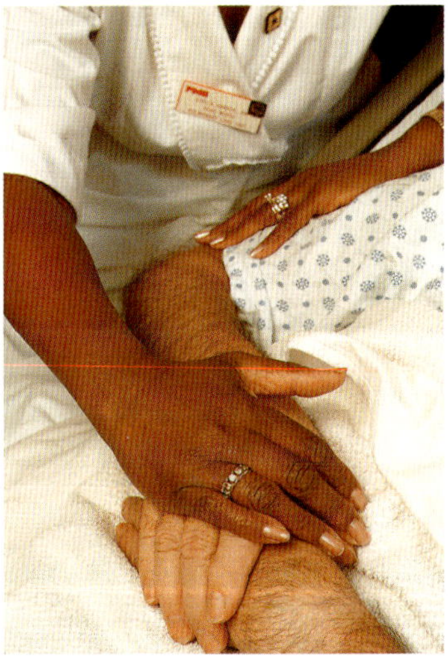

CALMER L'ANXIÉTÉ ET L'AGITATION

Les malades en fin de vie sont souvent anxieux et agités. Il peut être utile de parler franchement avec eux pour s'assurer qu'ils sont aussi informés qu'ils ont envie de l'être. Cela réduira peut-être leur sentiment d'impuissance et de frustration en leur donnant l'impression de mieux contrôler la situation.

Les opiacés tendent à avoir un effet anxiolytique. Il existe aussi un certain nombre d'autres anxiolytiques et de sédatifs légers qui peuvent être administrés oralement ou par perfusion. Certaines thérapies complémentaires, massages ou aromathérapie, et le toucher, peuvent être très précieux pour calmer l'angoisse. Simplement tenir la main de quelqu'un est apaisant et réconfortant. Cela peut aider le patient à se sentir moins seul et à calmer ses sentiments de panique et d'agitation.

Pour beaucoup de gens, il est important de mourir dignement et l'une de leurs plus grandes peurs est de devenir de plus en plus dépendants et d'être incapables de prendre leurs propres décisions. C'est une source d'angoisse et de frustration et il est généralement utile pour un proche du patient, qu'il s'agisse

▽ Les patients grabataires et plus ou moins immobiles nécessitent des soins particuliers de façon à ce que leur peau reste propre, saine et exempte d'escarres.

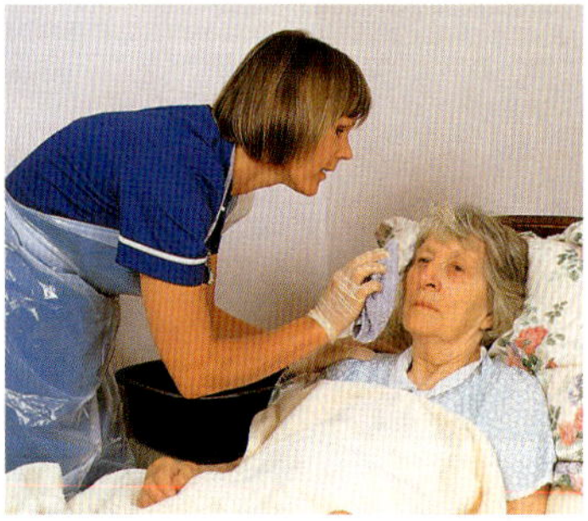

◁ L'idée de mourir peut être terrifiante et peut causer plus d'angoisse que les douleurs ou les symptômes de la maladie elle-même. Parler longuement de la situation et toucher les malades de façon réconfortante peut calmer leurs peurs, les aider à se sentir moins seuls. Le toucher est souvent remarquablement apaisant.

d'un parent ou d'un aide-soignant, de calmer ces peurs en discutant de tous les détails et en assurant le malade que ses désirs ont été compris et qu'ils seront respectés.

Une autre cause d'anxiété est de se trouver dans un environnement peu familier. Beaucoup de gens ne veulent pas mourir à l'hôpital, préférant être chez eux, avec leurs objets personnels et leurs proches. Dans la mesure du possible, ce désir devrait être respecté et le patient devrait être autorisé à rentrer chez lui. Cependant, cela n'est pas toujours facile et certaines personnes choisissent de rester à l'hôpital ou d'aller dans une clinique pour soins palliatifs.

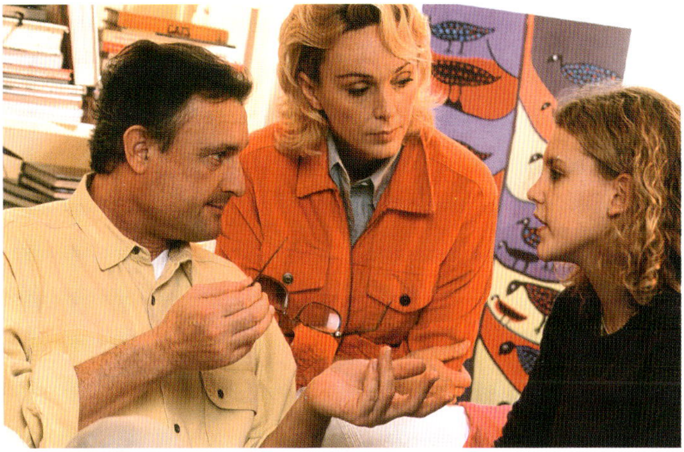

△ Discuter de l'enterrement ou du don d'organes en famille est très important. Il est souvent difficile de prendre ces décisions seul et partager cette responsabilité est généralement utile.

L'ALIMENTATION ET L'INGESTION DE LIQUIDES

Au fur et à mesure que leur affection s'aggrave, les malades tendent naturellement à manger de moins en moins. Cela peut être très affligeant pour leurs proches. Il convient de toujours respecter les besoins des patients et de ne pas les forcer à manger s'ils n'en ont pas envie : cela peut être pénible pour eux. Généralement, le manque d'appétit et de calories dans la phase finale d'une maladie ne pose pas de problèmes particuliers.

Il arrive un moment où le mourant ne peut guère boire beaucoup ou même ne peut plus boire du tout. Là encore, dans la phase finale d'une maladie, cela ne pose pas de problèmes spécifiques. La sensation de soif peut être éliminée en maintenant la bouche, les lèvres et les gencives humides et propres. Quelques petites gorgées d'eau peuvent suffire pour cela.

Les malades qui refusent de s'alimenter continueront souvent à boire pendant un certain temps puis même les boissons ne seront plus tolérées. Là encore, il s'agit d'une progression naturelle et cela ne pose pas de problème particulier. Tant que l'on veille à maintenir l'hygiène buccale et que la bouche est humidifiée, le patient ne ressent pas la soif. De nombreux malades en fin de vie refusent de boire et de manger, et bien que cela soit très difficile pour leur famille et leurs amis, il s'agit d'un processus normal et qui ne devrait pas inquiéter leurs proches.

ÉVITER LES ESCARRES

Quand une personne est alitée toute la journée ou qu'elle reste longtemps immobile, elle peut ressentir des douleurs et il peut se produire des escarres. Il existe des lits et des matelas médicalisés qui protègent le corps et permettent aux aides-soignants de laver et de déplacer les patients plus facilement, empêchant la formation d'escarres. Il est essentiel de prévoir des soins spécialisés pour le confort général du patient et la santé de sa peau.

FAIRE DES PLANS

Bien que beaucoup de malades en fin de vie puissent rédiger leurs dernières volontés, planifier ce qui arrivera après leur mort peut être trop difficile pour de nombreux individus et il convient de respecter cela. Dans certains cas, les patients peuvent trouver de l'aide en se réfugiant dans leur religion et les représentants de leur religion peuvent les aider à faire des plans. À la fin, ce seront souvent les personnes les plus réconfortantes.

Le don d'organes sains après la mort du patient est un sujet dont beaucoup de gens ne veulent pas parler avec le mourant, mais l'idée d'aider quelqu'un d'autre après son décès peut être une idée réconfortante. De nombreuses personnes ont des cartes des donneurs ou ils peuvent aborder le sujet eux-mêmes. Avant de prendre une décision, certains patients éprouvent le besoin de discuter avec un expert médical de la façon dont ces dons sont effectués. Comme pour beaucoup de sujets concernant les malades en fin de vie, prévoir des problèmes tels que ceux-ci peut aider ces malades à avoir l'impression de toujours contrôler leur existence.

Un autre sujet que les proches évitent souvent d'aborder avec un malade en fin de vie est l'enterrement. Là encore, de nombreux patients peuvent ne pas avoir envie d'en parler, mais d'autres peuvent être reconnaissants d'avoir l'occasion de prendre certaines de ces décisions eux-mêmes. Planifier l'enterrement ou du moins faire certaines stipulations peut aider le patient à se réconcilier avec cette idée. Cela peut aussi soulager en partie la famille et les amis, qui sont souvent trop effondrés après le décès d'un proche pour penser à ce qu'il aurait souhaité. Beaucoup de gens demandent par exemple qu'il n'y ait pas de fleurs à leur enterrement ou que l'argent soit donné à une œuvre de bienfaisance. Ils peuvent aussi avoir une préférence pour une quelconque musique ou un texte particulier ou refuser, par exemple, que l'on s'habille en noir.

Il est souvent réconfortant, pour toutes les personnes concernées, que les désirs du patient dans ces domaines soient respectés, et planifier tous ces détails peut aider à la fois le mourant et ses proches.

Le travail de deuil

VOIR AUSSI
➤ Apprenez à contrôler votre stress, p. 260
➤ La dépression, p. 346

Accepter la mort d'un proche est difficile et traumatisant et cela peut être particulièrement pénible si l'on s'est occupé de quelqu'un pendant une longue maladie. Cette situation, émotionnellement difficile, peut transformer sa propre existence : la plupart des gens, en effet, se mettent à réfléchir sérieusement à leur vie à la suite de tels événements. Le chagrin se manifeste de multiples façons et le travail de deuil est différent pour chacun. Il peut, cependant, être possible et utile d'identifier certains stades de ce travail de deuil.

LA PERTE D'UN ÊTRE CHER

Anticiper le chagrin peut être utile avant une mort inévitable. Quand un proche meurt d'une maladie incurable, cela peut au moins donner aux parents et aux amis l'occasion d'accepter la situation et de commencer à se faire à l'idée de cette perte avant qu'elle se produise. Cela peut rendre plus fort et aider à accepter ce décès quand il surviendra finalement. L'occasion de faire ses adieux à un être cher peut énormément aider.

▽ Dans les premières heures ou les premiers jours qui suivent la mort d'un proche, on est généralement dans un état de choc et de confusion mentale et complètement sonné.

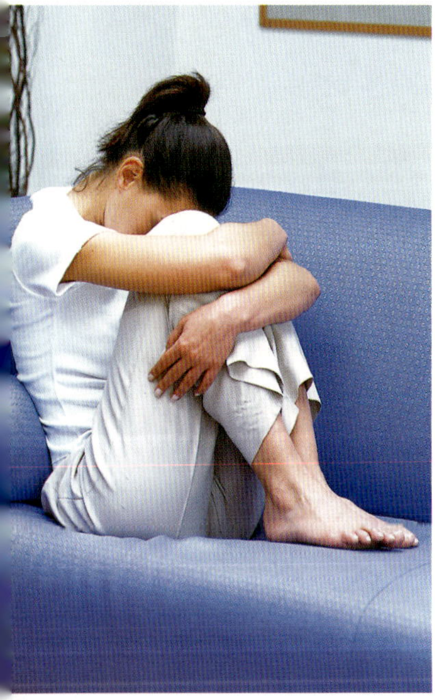

LES RÉACTIONS INITIALES

L'impression d'être complètement sonné et détaché est courante après la mort, et les émotions que l'on a anticipées peuvent ne pas se manifester tout de suite. On est généralement dans un état de choc, on ressent une perte terrible avec des sentiments de vide, de désespoir et d'impuissance. L'existence sera probablement bouleversée pendant quelque temps et on peut manquer d'appétit et avoir du mal à dormir.

DÉPRESSION ET TRISTESSE

L'hébétude initiale cède à un moment donné la place à diverses émotions dont de la dépression et de la tristesse. Il peut y avoir un sentiment d'isolement et de terrible solitude, mais aussi de frustration et de colère. La colère peut être dirigée vers d'autres gens ou vers soi-même. Il peut y avoir un terrible sentiment de culpabilité et on peut se reprocher de n'avoir pas été assez disponible ou de ne pas avoir assez parlé quand il était encore temps. Les sentiments d'impuissance et de frustration sont deux émotions essentielles que l'on éprouve après la mort d'un proche.

Ces réactions sont tout à fait naturelles chez tous ceux qui ont perdu un être cher, et elles peuvent durer plus ou moins longtemps. Il est souvent utile de savoir que durant cette période déroutante, d'autres gens éprouveront des émotions similaires. Eux aussi se feront des reproches et se sentiront seuls. Généralement, parler à d'autres personnes qui ont connu le défunt peut aider. Comme pour tous les types de traumatismes ou de chagrin, intérioriser ses émotions peut aggraver la situation et bien souvent, parler à quelqu'un soulage et réconforte.

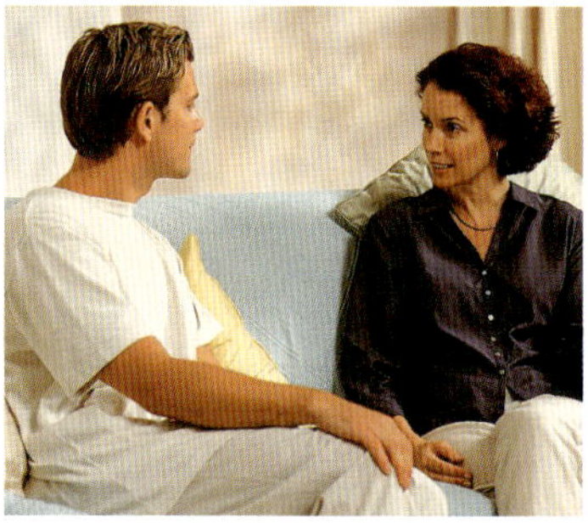

△ Au début, la plupart des gens sont hébétés quand un proche meurt, puis viennent diverses émotions difficiles à vivre. Des psychologues spécialisés dans le travail de deuil peuvent être utiles dans ces moments douloureux.

S'il peut être réconfortant de confier ses pensées et ses émotions à des parents et à des amis, l'aide d'un médecin ou d'un psychologue peut aussi être bénéfique.

REGARDER À NOUVEAU L'AVENIR

À un moment donné, la vie semble redevenir normale. Le processus de guérison est plus ou moins rapide selon les individus et il peut prendre de six mois à plusieurs années. On commence à avoir plus d'énergie et on est capable de réorganiser son existence et d'accepter la perte de l'être cher. Continuer à vivre s'accompagne souvent d'un sentiment de culpabilité. Le processus de guérison peut être lent et toutes les émotions peuvent revenir et nous submerger n'importe quand. Les anniversaires sont douloureux et on en revit certains avec les mêmes sentiments de tristesse qu'au début. On finit cependant par être capable de faire des plans et de prendre des décisions concernant son avenir.

17

LES MÉDECINES ALTERNATIVES

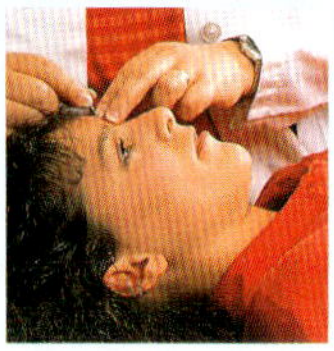

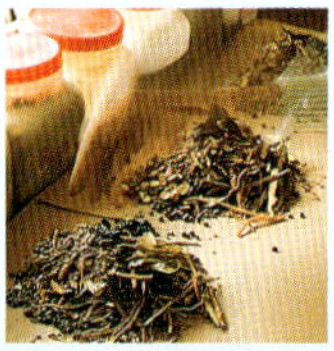

Des thérapies telles que l'acupuncture et l'aromathérapie étaient déjà utilisées il y a des millénaires par certaines des plus anciennes civilisations de la planète. Il y a quelques années encore, elles étaient considérées avec méfiance par la médecine occidentale. Aujourd'hui, cependant, ces genres de traitements moins dangereux et plus naturels jouissent d'une popularité grandissante. Un nombre croissant de médecins en reconnaissent l'efficacité et ils y ont recours ou ils les suggèrent comme moyens alternatifs de diagnostic et pour soulager leurs patients.

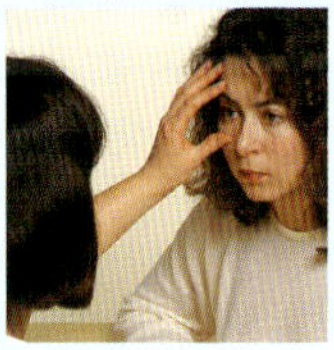

TABLE

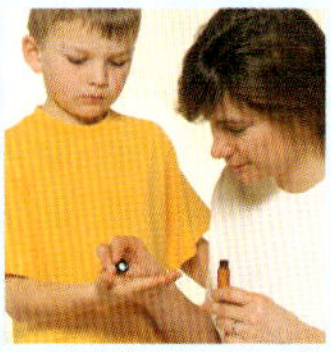

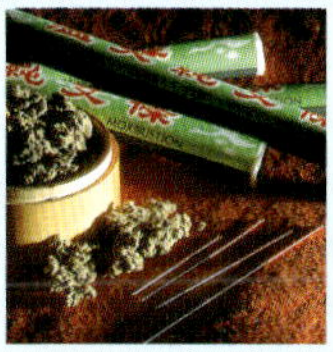

Les médecines alternatives et leurs usages

VOIR AUSSI

- Les céphalées et les migraines, p. 324
- Le rhume et la grippe, p. 376
- L'asthme, p. 378
- L'eczéma, p. 438

Depuis quelques années, l'intérêt pour les médecines alternatives (ou médecines douces) s'est considérablement accru. Naguère encore, ces thérapies étaient considérées avec méfiance en Occident. Cette tendance s'est accompagnée d'un changement d'attitude de la part des médecins et des membres des professions paramédicales. Au cours des dernières décennies, on a souvent tenté d'intégrer des thérapies alternatives à la médecine conventionnelle. Dans certains hôpitaux, il est désormais relativement courant, par exemple, de proposer des massages et de l'aromathérapie.

De nombreuses thérapies complémentaires sont extrêmement anciennes. Toutes ont une approche « holistique », c'est-à-dire qu'elles considèrent l'être humain dans son ensemble au lieu de traiter simplement les symptômes physiques, comme dans la médecine occidentale.

Les généralistes envoient régulièrement leurs patients chez des ostéopathes, et un nombre encore restreint mais cependant croissant de médecins ont aussi une formation en homéopathie, en acupuncture ou dans d'autres disciplines du même genre.

LE CHOIX D'UNE THÉRAPIE

Il existe de nombreuses thérapies complémentaires et le choix de l'une d'entre elles dépend d'un certain nombre de facteurs. Peut-être en connaissez-vous déjà quelques-unes. Il pourra parfois être nécessaire d'en essayer plusieurs avant de trouver celle qui vous conviendra.

▽ Dans de nombreuses médecines douces, on se sert du pouvoir calmant et réconfortant des mains pour aider à guérir les malades.

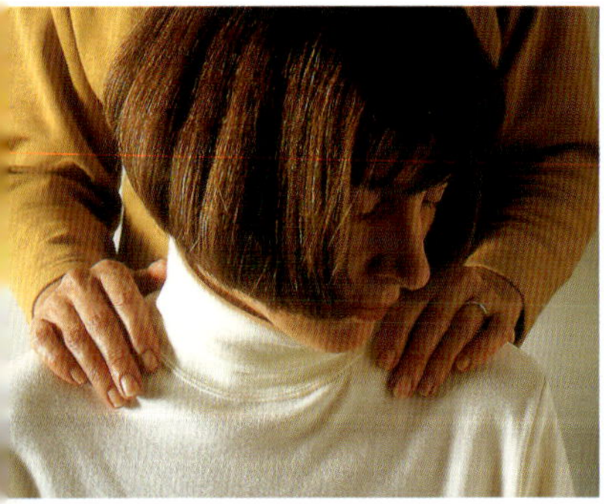

Il est également important de s'assurer qu'une thérapie est efficace et sans danger. Il existe de plus en plus de preuves de l'efficacité de l'ostéopathie, de la chiropractie et des médecines chinoises traditionnelles telles que l'acupuncture dans le traitement de diverses affections. Il existe de nombreuses autres spécialités telles que la réflexologie et le shiatsu, qui ont été moins vigoureusement et objectivement examinées, ce qui ne signifie pas pour autant qu'elles soient moins efficaces. De nombreuses personnes sont généralement disposées à témoigner des résultats qu'elles ont obtenus grâce à elles.

LA RECHERCHE D'UN THÉRAPEUTE

La plupart des praticiens de médecines alternatives exercent à leur compte ou dans des centres, qui se multiplient, de médecine douce ou de santé naturelle. Les séances sont généralement payantes. Les personnes bénéficiant d'assurances maladie privées peuvent parfois se faire rembourser certains traitements (l'ostéopathie et l'acupuncture, notamment).

La meilleure façon de trouver un thérapeute est par le bouche à oreille : par un ami, un parent ou un médecin. Vérifiez que le thérapeute que vous envisagez de consulter est qualifié et qu'il est membre d'une association professionnelle appropriée (soyez prudent, car nombre de ces professions ne sont pas réglementées et tout le monde peut les exercer). Consultez les adresses mentionnées à la fin de ce livre. Internet constitue une autre source précieuse de renseignements concernant les associations professionnelles.

▽ Les points d'acupuncture sont stimulés par la moxibustion, qui consiste à faire brûler des herbes au-dessus de la peau en utilisant des aiguilles.

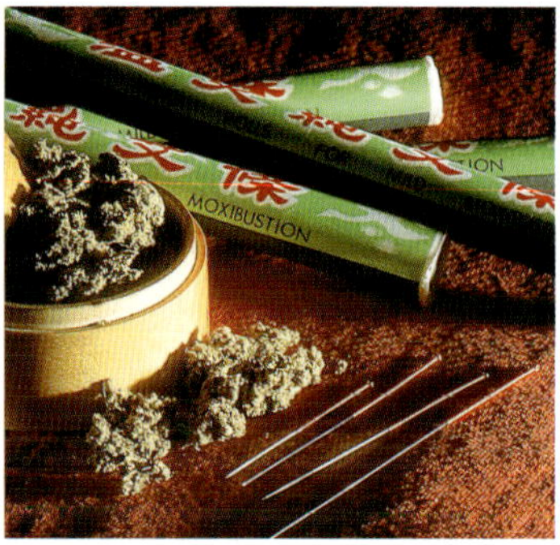

FAITES PREUVE DE SAGESSE EN VOUS SOIGNANT

Il est recommandé de consulter un médecin avant d'essayer une médecine douce. Il peut déconseiller certaines techniques susceptibles d'interférer avec les médicaments que vous prenez. Ainsi, les herbes chinoises peuvent parfois inhiber l'effet de certains médicaments et provoquer de graves effets secondaires. Les huiles essentielles doivent aussi être utilisées avec précaution : beaucoup sont très puissantes et déconseillées pour certaines affections, surtout en cas de grossesse. La plupart des huiles essentielles doivent être diluées dans une autre huile avant d'être appliquées sur la peau. Si vous faites régulièrement appel à des médecines douces, parlez-en à votre médecin lors de votre prochaine visite.

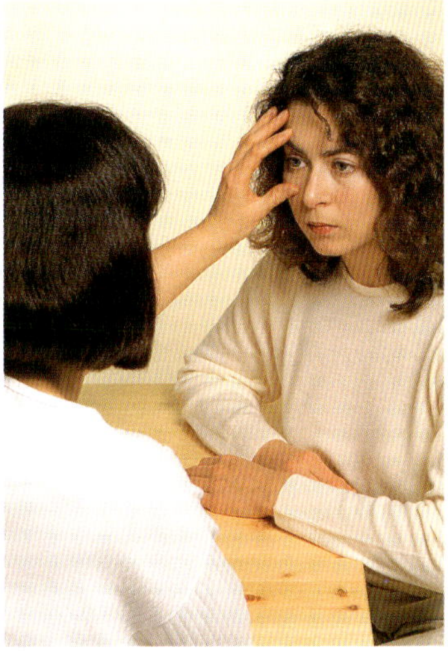

△ Comme lors de toute consultation médicale, votre thérapeute commencera par vous poser des questions afin de connaître vos symptômes.

À QUOI S'ATTENDRE

Comme les autres praticiens, la plupart des thérapeutes commencent par questionner le patient à propos de son état de santé et la plupart du temps, ils effectuent un examen clinique. Le thérapeute explique le traitement qu'il utilise et commence à soigner. La longueur du traitement dépend de la nature du problème. Une dorsalgie aiguë peut se calmer avec une ou deux séances d'ostéopathie, tandis qu'un problème chronique peut demander beaucoup plus de temps.

L'ACUPUNCTURE

L'acupuncture date d'il y a environ 5 000 ans et c'est l'une des branches de la médecine chinoise traditionnelle. Elle est basée sur la croyance qu'il existe un système énergétique dans l'organisme et que la maladie résulte de déséquilibres énergétiques. Selon les anciens Chinois, le corps comportait quatorze méridiens par lesquels circulait l'énergie. Les méridiens passent par une série de points où convergent l'énergie et la circulation sanguine. Il existe 365 de ces points d'acupuncture. Chaque point ou groupe de points serait associé à un organe ou à un système corporel spécifique. Un acupuncteur tente de localiser les déséquilibres énergétiques en prenant connaissance des symptômes du patient, en examinant sa langue et en prenant ses pouls (six à chaque poignet). Une fois les déséquilibres identifiés, il plante de fines aiguilles stériles en différents points afin d'améliorer la situation.

La médecine occidentale n'accepte généralement pas la médecine chinoise bien qu'il soit en partie admis que l'acupuncture est efficace dans certains cas, pour calmer la douleur, notamment. La médecine occidentale explique que si effets de l'acupuncture il y a, ils sont dus à la stimulation de la production d'endorphines (antalgiques naturels du corps, sécrétés par le cerveau).

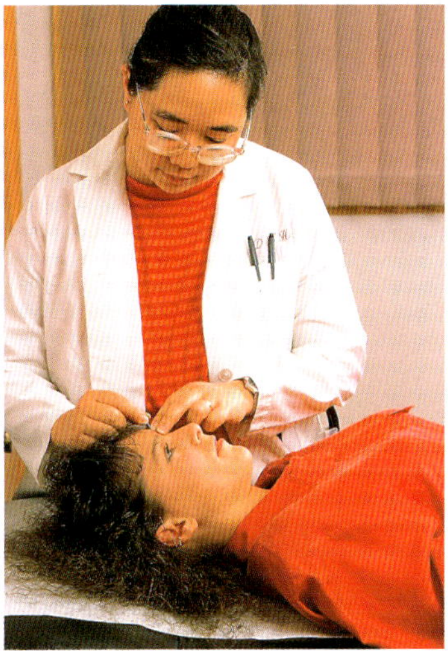

△ Un acupuncteur plante de fines aiguilles dans la peau afin de corriger les déséquilibres énergétiques du corps.

L'ACUPUNCTURE/ PRINCIPALES INDICATIONS

- ➤ Arthrite.
- ➤ Troubles digestifs.
- ➤ Rhume des foins.
- ➤ Hypertension.
- ➤ Migraines.
- ➤ Douleurs.

L'AROMATHÉRAPIE

On connaît depuis des millénaires les vertus médicinales des huiles aromatiques et des textes anciens attestent leur usage fréquent. L'aromathérapie telle qu'on la pratique actuellement fut élaborée en France par des médecins au début du XXe siècle.

Les huiles essentielles sont appliquées sur la peau sous une forme diluée ou inhalées. Chaque huile possède des propriétés déterminées et elle est utilisée seule ou en conjonction avec d'autres huiles pour le traitement d'une affection particulière. L'aromathérapie peut soigner de nombreux problèmes physiques et psychiques. On s'intéresse de plus en plus à l'emploi des huiles essentielles par voie orale (aromathérapie médicale). N'employez jamais cette méthode sans contrôle médical, cela pourrait être très dangereux.

▽ Avec l'aromathérapie, des huiles essentielles (diluées) sont placées sur la peau, ou quelques gouttes versées sur un mouchoir et inhalées.

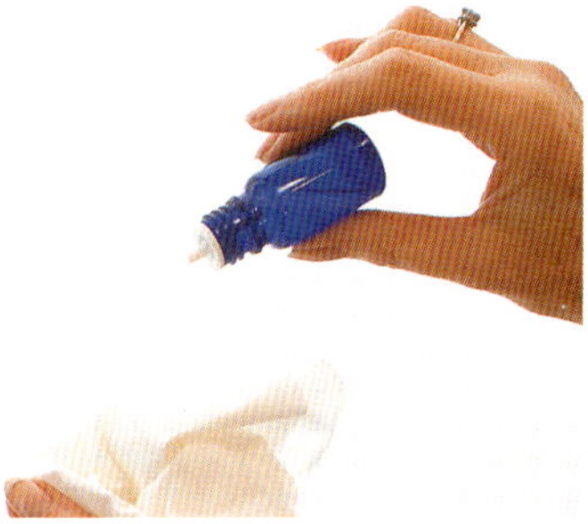

L'AROMATHÉRAPIE/ PRINCIPALES INDICATIONS

- ➤ Rhumes.
- ➤ Asthme.
- ➤ Problèmes cutanés tels que l'acné et l'eczéma.
- ➤ Maladies liées au stress.
- ➤ Infections urinaires.

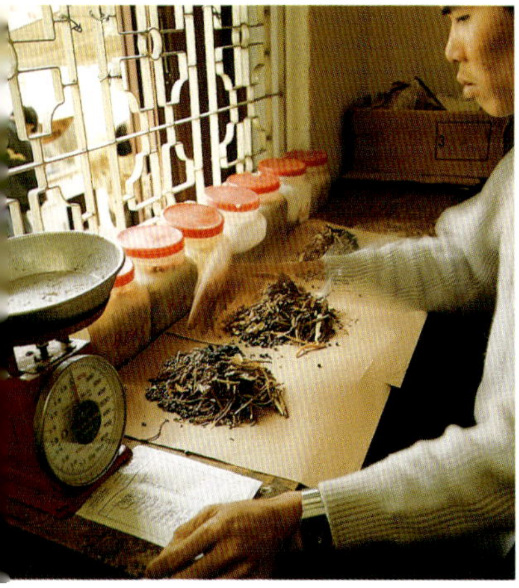

△ Cet herboriste utilise une balance pour peser des remèdes. Cette opération exige une extrême précision, selon des règles strictes.

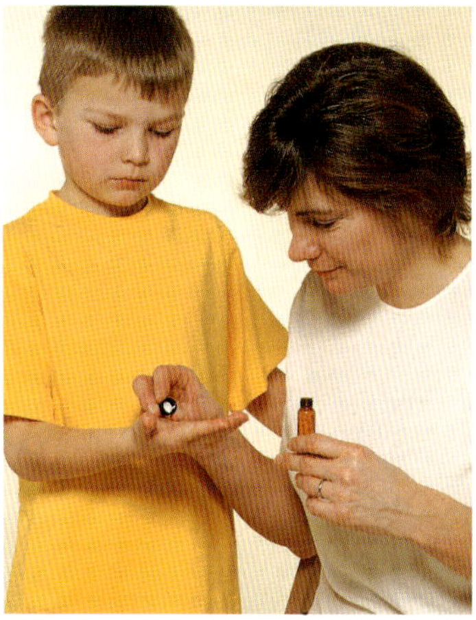

△ Les remèdes homéopathiques peuvent être pris sous forme de crèmes, poudres, teintures ou granules pour traiter diverses affections.

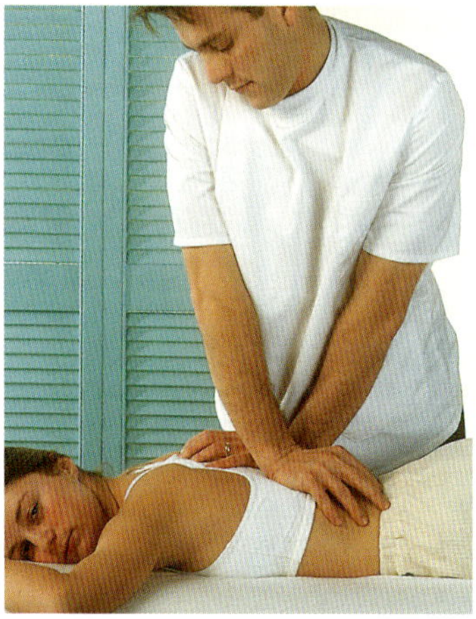

△ Ce chiropracteur manipule la colonne vertébrale pour soulager la douleur et corriger un mauvais alignement des vertèbres dû à un traumatisme.

L'HERBALISME

L'herbalisme est une thérapie ancienne qui consiste à soigner par les plantes. Depuis la nuit des temps, la plupart des civilisations utilisent les plantes pour guérir certaines affections et maintenir la santé.

La majorité des thérapies herbales usent d'une approche holistique, à savoir qu'il est nécessaire d'être émotionnellement et physiquement équilibré pour se sentir bien et être en bonne santé. Les plantes sont administrées sous forme d'infusions, de poudres, de teintures, de crèmes et de gélules. Au début, elles peuvent parfois déclencher des nausées ou des diarrhées et il est toujours recommandé de consulter votre médecin et un herboriste connu concernant votre traitement.

L'HOMÉOPATHIE

L'homéopathie est basée sur le principe de la similitude entre la maladie et la substance qui provoque les symptômes. Elle stimule la capacité d'auto-guérison de l'organisme en l'exposant à de minuscules doses d'une substance qui produit des symptômes semblables à ceux de la maladie.

Hippocrate fut le premier à découvrir que l'on pouvait traiter une maladie par ce qui la provoque. Cependant, l'homéopathie ne fut élaborée qu'à la fin du XVIIIe siècle, par le médecin allemand Samuel Hahnemann.

L'homéopathie peut traiter la majorité des affections, bien que certaines personnes réagissent mieux que d'autres. Il existe une grande variété de préparations homéopathiques, mais avant de prendre le moindre remède il est recommandé de consulter un homéopathe afin qu'il établisse un diagnostic complet.

L'OSTÉOPATHIE ET LA CHIROPRACTIE

Ces deux disciplines, créées au XIXe siècle, ont beaucoup de points communs. Elles s'efforcent de prévenir et de traiter certains problèmes de santé, souvent des douleurs musculaires et osseuses, en rétablissant l'équilibre et la fonction structurelle. Elles ont aussi recours à des conseils d'ordre psychologique et nutritionnel, à des manipulations de la colonne vertébrale et d'autres articulations et à des massages.

L'HERBALISME/ PRINCIPALES INDICATIONS

- Troubles digestifs, tels que le syndrome du côlon irritable.
- Eczéma, psoriasis et autres problèmes cutanés.
- Fatigue.
- Migraines.

L'HOMÉOPATHIE/ PRINCIPALES INDICATIONS

- Allergies.
- Anxiété.
- Asthme.
- Eczéma.
- Problèmes liés aux règles et à la ménopause.

L'OSTÉOPATHIE ET LA CHIROPRACTIE/ PRINCIPALES INDICATIONS

- Asthme.
- Douleurs du dos et de la nuque et sciatique.
- Problèmes digestifs.
- Maux de tête.
- Insomnies.

LA RÉFLEXOLOGIE

La réflexologie est basée sur le principe qu'il est possible d'influencer et d'affecter les fonctions de l'organisme en stimulant des points précis situés sur les pieds et les mains. Chaque zone du pied et de la main est reliée à un système différent du corps.

Cette technique, très ancienne, est d'origine chinoise et elle aussi est basée sur l'idée que l'énergie circule de façon précise dans le corps. Quand cette énergie est bloquée ou qu'il se produit un déséquilibre, la maladie ou des douleurs en résultent.

En stimulant les mains et les pieds il est possible de rétablir l'équilibre énergétique. La réflexologie est donc à la fois une méthode de diagnostic et une thérapie.

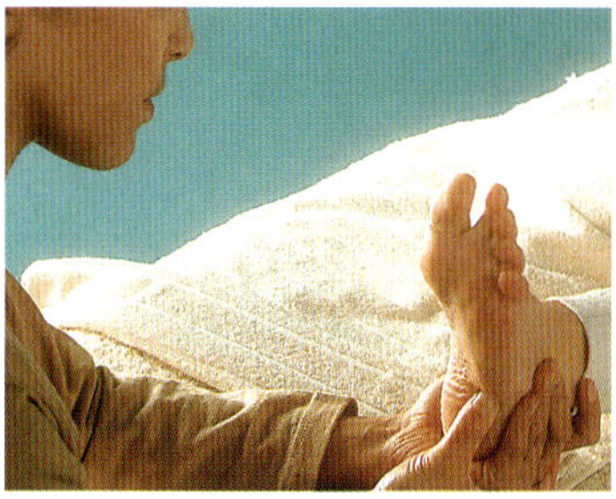

△ Un réflexologue manipule un pied pour voir comment l'énergie circule dans le corps. S'il y a un blocage, la peau est douloureuse ou tendue et le blocage peut être éliminé en massant le pied.

LE SHIATSU

Le shiatsu est né au Japon au début du XXe siècle mais il découle de l'ancienne médecine chinoise. *Shiatsu* signifie « pression du doigt ». Le shiatsu est basé sur les principes de l'acupuncture, à savoir l'existence d'une circulation énergétique le long de méridiens. Ces méridiens traversent tous les organes et ils commencent ou se terminent dans les doigts et les orteils. Cette circulation énergétique maintient le corps en vie et affecte également le mental. Des massages et certains mouvements stimulent les méridiens et favorisent la santé.

LA RÉFLEXOLOGIE/ PRINCIPALES INDICATIONS

- Anxiété.
- Douleurs du dos et de la nuque.
- Circulation sanguine.
- Diagnostic d'autres maladies.
- Maux de tête.

LE SHIATSU/ PRINCIPALES INDICATIONS

- Arthrite.
- Problèmes circulatoires.
- Céphalées et migraines.
- Insomnie.
- Stress.

LES POINTS DE PRESSION RÉFLEXES

▽ La réflexologie se fonde sur l'idée qu'en stimulant différentes parties des pieds et des mains on peut soulager des symptômes ou identifier des problèmes affectant les zones du corps qui leur sont liées. Ce diagramme montre les points réflexes situés sur la plante des pieds.

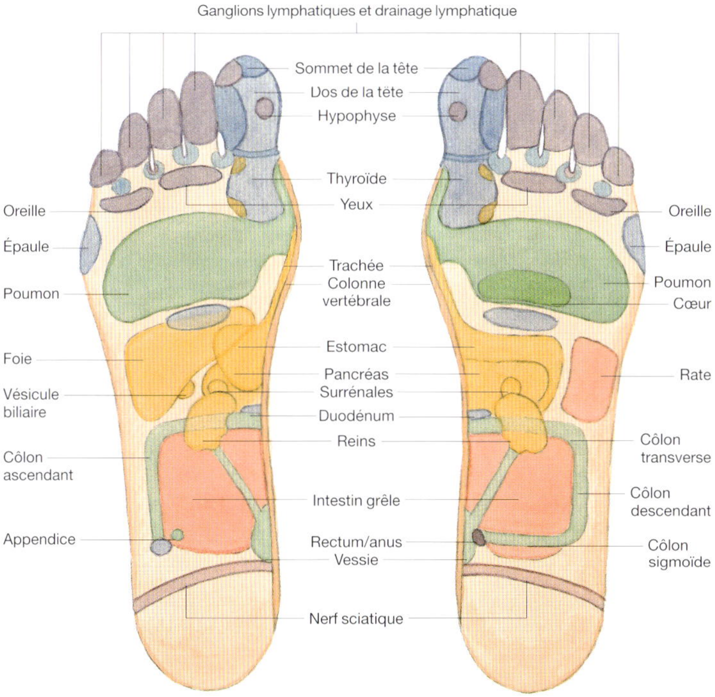

▽ Dans le shiatsu, on appuie sur certains points situés sur les méridiens (par où circule l'énergie). Le thérapeute masse aussi, étire, maintient et soutient certaines parties du corps. La position assise permet de traiter les méridiens de l'intestin et de la vésicule biliaire, qui se croisent au niveau des épaules.

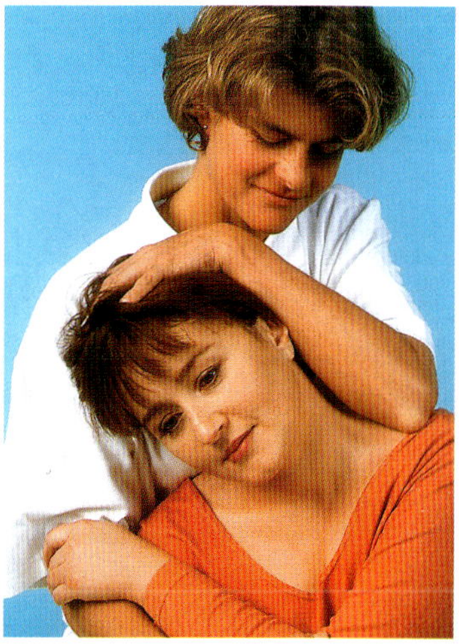

Glossaire

Abus de solvant Inhalation de vapeurs toxiques provenant de substances volatiles comme par exemple la colle, la peinture ou dissolvant.
Adrénaline Hormone naturelle produite synthétiquement pour en faire un médicament qui traite d'un arrêt cardiaque, un choc anaphylactique et de l'asthme.
Aiguë Se dit d'une maladie de courte durée.
Allergène Substance produisant une réaction hypersensible anormale (allergie).
Analgésiques Médicaments soulageant la douleur.
Anaphylaxie Forme d'allergie aiguë pouvant provoquer des problèmes respiratoires mortels.
Anesthésique Produit utilisé pour endormir une région du corps (anesthésique local) ou pour endormir complètement le patient (anesthésique général).
Anévrisme Faiblesse dans une artère qui peut percer ou couler à un moment.
Angine de la poitrine Douleur dans la poitrine causée par un blocage temporaire de l'artère.
Antalgiques (*voir* Analgésiques).
Antiacides Substances neutralisant l'acide gastrique et facilitant la digestion.
Antibiotiques Substances qui tuent les bactéries pathogènes. Il en existe des différents selon les bactéries.
Antiémétiques Médicaments qui combattent les vomissements en agissant sur l'oreille interne.
Antihistaminiques Médicaments s'opposant aux effets de l'histamine, substance liée aux réactions allergiques de l'organisme.
Antihypertenseurs Médicaments faisant baisser la pression sanguine.

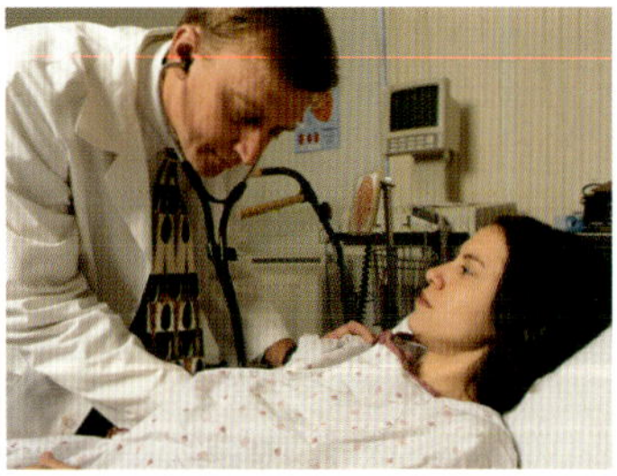

Anti-inflammatoires non stéroïdiens Médicaments utilisés pour soulager l'inflammation et la douleur.
Antioxydants Agents luttant contre les molécules nuisibles du sang (*voir* Radicaux libres).
Antiviraux Substances actives contre les virus. Il en existe de très efficaces.
Arrachement osseux Se produit lorsqu'un ligament ou un muscle attaché à un os est déchiré, un morceau de l'os est souvent arraché en meme temps.
Artère Vaisseaux sanguins transportants de l'oxygène loin du Coeur. Le sang des artères est rouge vif et jaillit rapidement en dehors d'une blessure. Le résultat peut amener des pertes de sang énorme qui peuvent conduire rapidement á la commotion.
Arythmie Pression sanguine anormale.
Asymptomatique Se dit d'une maladie ou d'un trouble ne provoquant pas de symptômes.
Athérosclérose Accumulation de plaques de graisses de la paroi interne de l'artère qui affaiblit le passage du sang et qui peut éventuellement bloquer une artère conduisant à une attaque cardiaque.
Attelle Support rigide lié à un member fracturé pour empêcher les mouvements.
Auxiliaire médical Toutes les personnes travaillant dans les soins de santé à l'exception des docteurs, infirmiers ou dentistes.
AVPU code (niveau de conscience) Liste de contrôle (contrôler l'état de conscience, de communication, le degré de douleur et le degré de réaction) employé par le corps médical pour évaluer le niveau de réponse d'un patient en cas d'urgence.
Bêta-bloquants Médicaments utilisés pour lutter contre l'hypertension, qui ralentissent le rythme cardiaque ou réduisent la contraction des artères.
Biopsie Prélèvement et analyse d'un échantillon de tissu pour l'établissement d'un diagnostic.
Blessure d'un tissu souple Tissus abimés – sont inclus les ligaments, tendons et muscles – les os autour et les joints.
Bronchodilatateur Substance qui a la propriété de dilater les bronches. On utilise des bronchodilatateurs pour l'asthme et la bronchite.
Bronchoscopie Examen des bronches à l'aide d'un tube souple introduit par le nez ou la bouche.
Brûlure partielle Brûlure limitée à l'épiderme qui cause des ampoules et une perte de liquide.
Brûlure profonde Brûlure qui s'étend à travers toutes les couches de la peau réclamant une greffe de la peau.
Cancérologie (ou oncologie) Spécialité médicale s'occupant du traitement du cancer.
Cardiologie Spécialité médicale s'occupant du cœur.
Cathéter Tige creuse que l'on introduit dans une cavité ou un organe pour effectuer des ponctions, pour évacuer, par exemple, l'urine de la vessie.
Cellulite Propagation d'infections bactérielles venant d'une blessure sous la peau.
Chambre d'inhalation Appareil employé en conjunction avec un inhalateur pour asthmatique qui sert à améliorer la prise de médicament.
Chimiothérapie Traitement médicamenteux utilisé pour tuer les tissus cancéreux ou des micro-organismes nuisibles. Ces substances détruisant également une partie des cellules saines, il est nécessaire que le malade se repose entre les traitements.
Choc Condition physique sérieuse causé par une soudaine baisse de pression sanguine qui prive le corps d'oxygène.
Chronique Se dit d'une maladie de longue durée.
Clinique Terme utilisé pour décrire l'examen direct du malade, ou les signes et symptômes décelés par le seul usage des sens.
Cœlioscopie (ou laparoscopie) Examen endoscopique de la cavité abdominale.
Coloscopie Examen endoscopique du côlon.
Compresse Tampon de tissu trempé dans de l'eau froide ou chaude appliqué sur la peau employant de la pression pour réduire la douleur, gonflement ou saignement.
Contre-indication Condition qui rend un traitement indésirable. Certains médicaments, par exemple, sont contre-indiqués en cas d'hypertension artérielle.

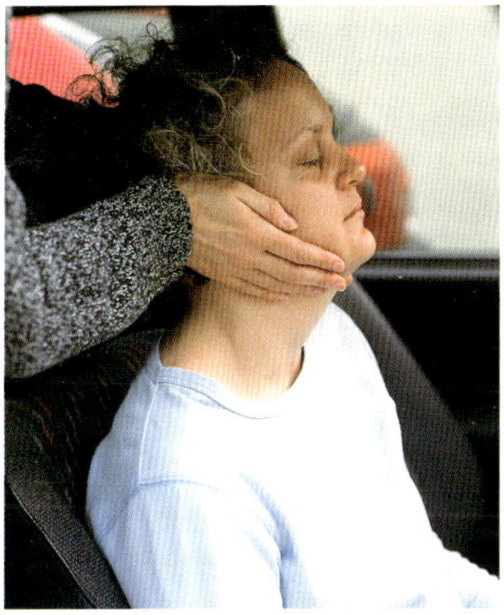

Corticoïdes Substances puissantes notamment utilisées pour réduire l'inflammation et les réactions immunitaires. On les prescrit pour de nombreuses affections dont l'asthme.

Croup Infection virale du larynx et des cordes vocales.

Cystoscopie Examen endoscopique de l'urètre et de la vessie.

Défibrillation Emploi de chocs électriques sur la paroi de la poitrine dans l'espoir de redémarrer le coeur après un arrêt cardiaque.

Dermatologie Spécialité médicale s'occupant des maladies de la peau.

Dialyse Traitement consistant à filtrer les impuretés du sang et à enlever l'excès de liquide du corps. Chez les individus sains les reins effectuent ces tâches, mais en cas d'insuffisance rénale, on a recours à la dialyse.

Dislocation Blessure dans laquelle le bout de l'os est tiré ou poussé en dehors de l'articulation.

Diurétique Substance accroissant l'excrétion de l'urine. Les diurétiques sont utilisés dans le traitement de l'hypertension artérielle et de l'insuffisance cardiaque.

Échocardiographie Enregistrement des mouvements du coeur en employant des électrodes attachés à la peau, employés pour mesurer la pression du coeur et des fonctions vitales.

Échographie Technique d'imagerie médicale utilisant la réflexion d'un faisceau par les organes. On l'utilise régulièrement pour examiner le cerveau et les organes abdominaux.

Effet placebo Effet curatif provenant de la croyance ou espérance du receveur sans tenir compte de l'efficacité du médicament ou technique utilisée.

Électroencéphalographie Mesure de l'activité électrique du cerveau au moyen d'électrodes fixées sur la peau.

Elongation du coude Dislocation d'un os de l'avant bras provenant d'un joint du coude.

Embolie Blocage d'une artère causé par un embole, une obstruction telle qu' un caillot de sang, une bulle d'air ou un morceau de tissu. Une embolie pulmonaire est un blocage d'une artère qui fourni du sang jusqu'aux poumons et peut amener facilement une mort soudaine.

Embolus Substance telle qu'un caillot sanguin, de l'air ou un corps étranger, qui se loge dans un vaisseau sanguin et l'obstrue.

Endémique Se dit d'une maladie qui sévit dans une région géographique ou qui touche une population déterminée.

Endorphines Substances antalgiques produites par l'organisme.

Endoscopie Examen d'une partie du corps à l'aide d'un tube souple muni d'une caméra.

Entorse Cela peut être une déchirure ou un ligament trop étiré.

Épidémie Propagation massive d'une maladie, par contagion, dans une région géographique déterminée.

Eraflure Superficielle causée par un object non tranchant ou par la chute sur une surface dure.

Expectoration Expulsion de mucus des voies respiratoires.

Fracture Fracture d'un os. Dans une fracture compliquée, les morceaux cassés apparaissent à travers la peau mais dans une fracture simple ils n'apparaissent pas.

Fracture communitive Fracture dans laquelle on distingue de multiples fragments entre les deux sections principales de l'os brisé.

Fracture incomplète Chez les enfants, c'est une fracture dont un côté d'un os se casse pendant que l'autre côté se plie.

Fracture avec luxation Fracture qui survient lorsqu'un os se casse près d'une articulation déjà disloquée.

Fracture pathologique Certaines affections, comme l'ostéoporose et les troubles de l'ostéogenèse rendent les os plus friables.

Frottis Spécimen (de sécrétions du corps, par exemple) destiné à être analysé.

Frottis sanguin Échantillon de sang placé sur une lame et destiné à être examiné au microscope.

Garrot Matériel d'urgence pour arrêter le saignement comme un bandage serré. Cela ne devrait pas être normalement employé en premiers secours.

Gastro-entérologie Spécialité médicale s'occupant du tube digestif et, généralement, de ses glandes annexes.

Généralisée Se dit d'une maladie affectant tout le corps, plutôt qu'une seule région ou un seul organe.

Gériatrie Spécialité médicale s'occupant de la santé des personnes âgées.

Glandes endocrines Organes qui produisent les hormones et les sécrètent dans le sang ou dans la lymphe. Le pancréas, les ovaires, les testicules, les surrénales et la thyroïde sont tous des glandes endocrines.

Grossesse ectopique Une grossesse dont le bébé n'est pas viable. L'oeuf fertilisé est en dehors de l'utérus et se trouve habituellement dans la trompe de Fallope. Cela provoque de sérieux saignements internes et représente une urgence médicale.

Gynécologie Spécialité médicale s'occupant du système reproducteur de la femme.

Hématologie Spécialité médicale s'occupant du sang et des tissus qui le produisent.

Hématome Accumulation de sang à l'intérieur des tissus provenant d'une rupture des vaisseaux sanguins.

Hémorragie Terme medical pour saignement qui peut être interne ou externe.

Hépatite Inflammation du foie plus souvent attrapée par infection virale. De ces cinq virus (A, B, C, D et E), A et E sont attrapés

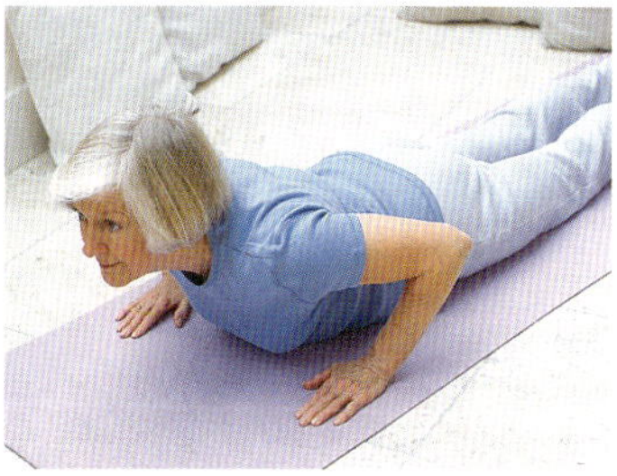

principalement par de l'eau contaminée et matières fécales plutot que B et C sont transmis sexuellement ou à travers le sang et les produits sanguins.

Hernie discale Rupture d'un disque intervertébral causant à la chair de glisser en avant et de compresser un nerf.

Histoire Mélange de condition de santé de base sous-jacente et d'événements récents qui conduisent le patient à sa condition médicale actuelle.

Holistique Terme utilisé pour décrire un traitement qui considère l'être humain comme un tout, au lieu de ne soigner que la partie malade ou les symptômes.

Hormone Substance chimique produite par une partie de l'organisme et qui agit ailleurs. L'insuline, par exemple, est produite par le pancréas et elle régule le taux de glucose dans le sang.

Hyperglycémie Taux anormalement bas de sucre dans le sang pour ceux qui souffrent de diabète non traité.

Hypertension artérielle Pression sanguine anormalement élevée.

Hyperventilation Respiration rapide causée par l'anxiété ou la panique qui conduit à une sensation de vertige et à des crampes.

Hypotension Taux de sang trop bas.

Hypothermie Descente de température de la partie centrale du corps en dessous de 35°C.

Immobilisation Soutenir une personne blessée dans une position stable pour empêcher plus de dégâts par consequence empêcher la personne de bouger.

Immunisation Administration d'anticorps ou de formes altérées de micro-organismes provoquant des maladies de façon à renforcer le système immunitaire et lui permettre de lutter contre les infections.

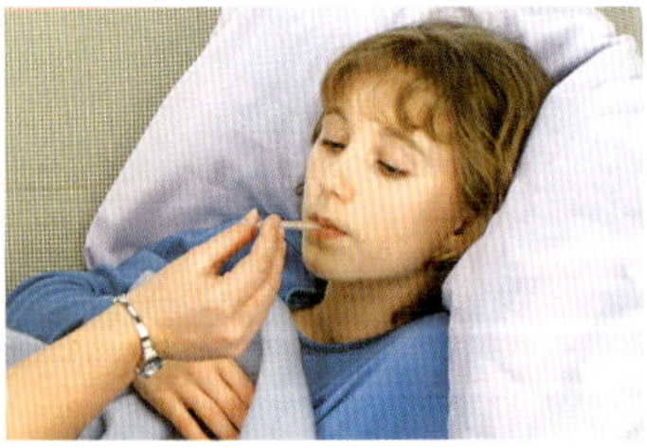

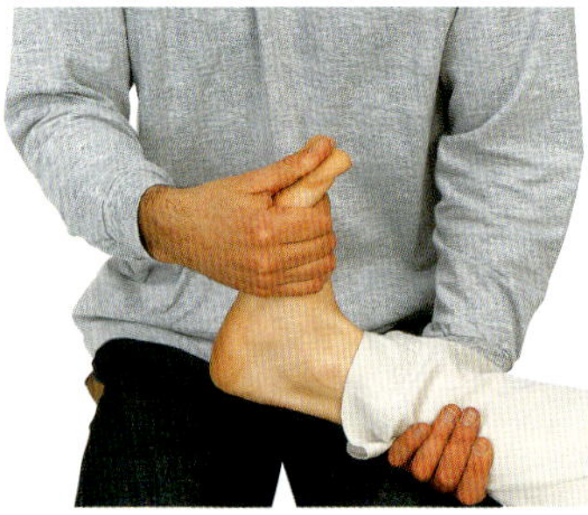

Immunisé Protégé contre les maladies infectieuses. On peut le devenir après une infection initiale, la varicelle, par exemple, ou après avoir été vacciné contre une maladie telle que la rubéole.

Immunodépresseur (ou immunosuppresseur) Substance qui supprime les réactions immunitaires de l'organisme.

Incision Coupure précise et propre. Une incision provenant d'un accident ou d'une attaque peut être profonde et impliquer des dégats pour les tissus sous-jacent et organes.

Inhibiteurs de l'enzyme de conversion de l'angiotensine (IEC) Médicaments utilisés pour l'insuffisance cardiaque qui inhibent l'action de l'angiotensine, hormone liée à la pression sanguine.

Insuline Hormone produite par le pancreas qui régularise le taux de sucre dans le sang. Le diabète ne produit pas assez ou trop d'insuline.

IRM Imagerie par résonance magnétique : Scanner sans isotopes qui produit des images détaillées du corps permettant d'en examiner les tissus. Ces images sont créées par ordinateur à l'aide d'aimants et d'ondes radio.

Kinésithérapie Traitement des affections articulaires et musculaires au moyen d'agents physiques (chaleur, froid, électricité).

Labyrinthite Inflammation de la cavité interne de l'oreille conduisant au vertige.

Lacération Blessure au bord entaillé qui peut saigner énormement.

Laxatif Substance qui soulage la constipation en stimulant l'intestin ou en l'hydratant.

Ligaments Fortes bandes de tissus fibreux qui relient les os aux joints et soutiennent différents organes telle que l'utérus.

Lithotritie (ou lithotripsie) Opération qui consiste à broyer des calculs de la vessie à l'aide d'ultrasons.

« Log roll » (*voir* Technique du « Log roll »).

Médecines douces Thérapies pouvant être utilisées parallèlement à la médecine orthodoxe. L'ostéopathie et l'acupuncture sont des formes de médecines douces de plus en plus acceptées par le corps médical.

Méningite Inflammation de la membrane couvrant le cerveau et la moelle épinière cause par bactérie ou infection virale.

Métabolisme Terme general pour toute réaction chimique dans le corps.

Métastases Tumeurs cancéreuses secondaires qui gagnent différentes parties du corps à partir d'une tumeur primitive.

Neurologie Spécialité médicale qui s'occupe du système nerveux.

Numération globulaire Test sanguin permettant de compter le nombre de globules par litre de sang. On vérifie aussi la taille des globules et la concentration en hémoglobine. Ce test est utilisé pour diagnostiquer l'anémie et la leucémie.

Obstétrique Spécialité médicale s'occupant de la grossesse et de l'accouchement.

Ophtalmologie Spécialité médicale s'occupant des yeux et de la vue.

Opiacés Antalgiques puissants susceptibles d'entraîner une accoutumance.

Orthopédie Spécialité médicale s'occupant des os et des articulations.

Oto-rhino-laryngologie (ORL) Spécialité médicale s'occupant des affections des oreilles, du nez, du larynx et de la gorge.

Palpitation Battement irrégulier du coeur vécu comme un battement du coeur à grands coups ou manque de battement.

Parasites Organismes qui vivent sur ou à l'intérieur d'un hôte en provoquant des dégâts. Ils incluent notamment les vers, les champignons, les bactéries et les virus.

Pathogène Se dit d'une substance ou d'un micro-organisme qui provoque des maladies.

Pathologie Spécialité médicale s'occupant des causes des maladies et des changements que ces maladies provoquent dans l'organisme.

Pédiatrie Spécialité médicale s'occupant de la santé des enfants.

Perforation Blessure provenant d'un long object pointu don't la profondeur est difficile à mesurer.

Péritonite Inflammation de la membrane tapissant la cavité de l'estomac le plus souvent causé par un autre problème abdominal.

Placebo Substance inactive administrée en tant que thérapie utilisée comme contrôle pour mesurer l'efficacité des medicaments lors de tests cliniques.

Ponction abdominale Technique employée pour expulser un obstacle de la voie respiratoire d'une personne consciente qui est en train de s'étrangler.

Position de récupération Position de sécurité pour quelqu'un qui est inconscient mais qui respire. Position qui assure que les voies respiratoires restent ouvertes.

Psychiatrie Spécialité médicale s'occupant de la santé mentale.

Psychologie Étude du cerveau et de son comportement. En général, à l'inverse des psychiatres, les psychologues ne sont pas médecins.

Radicaux libres Molécules instables dangereuses pour les cellules. Ils sont produits par la respiration et leur nombre est accru par le tabac et la pollution (*voir* Antioxydants).

Radiographie Photographie de l'intérieur du corps au moyen de rayons X (radiation).

Radiothérapie Traitement du cancer au moyen de doses massives de rayons X.

Rééducation fonctionnelle Traitement à la fois thérapeutique et à base d'exercices physiques aidant à retrouver une vie normale après une maladie ou un accident.

Respiration artificielle Réanimation du bouche-à-bouche.

Respiration de secours Respiration artificielle.

Ressuscitation cardiopulmonaire Matériel de support de base pour sauver une vie utilisant des compressions de la poitrine et respiration artificielle.

Rupture des eaux Rupture de la membrane remplie de liquide amniotique qui entoure le bébé dans l'utérus normalement indiquant le début du travail de l'enfantement.

Sédatifs Médicaments qui réduisent l'activité du cerveau, utilisés pour soigner l'anxiété, l'insomnie et les problèmes psychiatriques.

Septicémie Empoisonnement du sang provenant de l'évasion de la bactérie d'un site infecté. Elle se multiplie rapidement dans le sang.

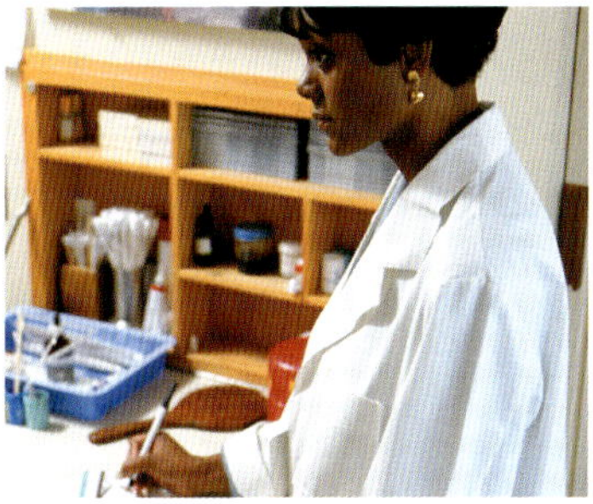

Septicité Infection bactérielle d'une blessure, amenant à la formation de pus ou à une multiplication de bactéries dans le sang.

SIDA Syndrome de déficience immunitaire (*voir* VIH).

Signes vitaux Respiration, tousser, mouvement, pulsation, couleur de la peau, chaleur et autres signes de vie.

Soins palliatifs Soins médicaux visant à soulager plutôt qu'à guérir les symptômes, notamment pour les malades en fin de vie.

Stomate Ouverture créée chirurgiquement comme par exemple à l'avant du cou pour aider au passage de l'air au cas oú la trachée est rompue ou à l'abdomen pour servir comme anus artificial au cas oú l'intestin est enlevé.

Système cardiovasculaire Les vaisseaux du coeur et du sang.

Technique du « Log roll » Méthode pour retourner une personne blessée (si nécessaire) sans changer la position de la tête et de la colonne vertébrale.

Test clinique Évaluation d'un médicament en étudiant ses effets sur un groupe de patients et en les comparant à ceux d'un placebo (substance inerte) administré à un autre groupe.

Test de glycémie Mesure de concentration du glucose dans le sang. Une glycémie élevée peut indiquer du diabète.

Tétanos Maladie grave causée par la contamination d'une blessure par une bactérie trouvée dans la terre et les excéments animaux. Les spasmes musculaires douloureux peuvent conduire à l'arrêt respiratoire. La contamination du tétanos est évitée par des vaccins régulier.

Thérapie hormonale substitutive Thérapie dans laquelle des hormones de substitution (l'œstrogène et la progestérone) sont utilisées pour soulager les symptômes de la ménopause.

Thrombose Thrombose de la veine: formation de caillots de sang dans une veine se trouvant d'habitude dans la jambe. Cela peut amener des douleurs et un gonflement. Le caillot peut devenir une obstruction fatale si il se détache et voyage jusqu'au coeur et poumons.

Transient ischaemic attack (TIA) Interruption courte de l'approvisionnement du sang jusqu'au cerveau causant temporairement une déterioration sensorielle. Cela peut être un signe d'alerte d'une trombose.

Ulcère Plaie ouverte de la peau ou des membranes muqueuses résultant d'un dégât de la surface.

Urologie Spécialité médicale s'occupant du système urinaire de l'homme et de la femme et des organes génitaux mâles.

Urticaire Eruption qui démange causée par une réaction allergique.

Vaccination Procédé consistant à administrer, généralement sous forme de piqûres, des formes atténuées de micro-organismes provoquant des maladies, de façon à aider l'organisme à lutter contre ces maladies.

Veine Vaisseaux sanguins transportant le sang non oxygéné vers les poumons. Le sang est rouge sombre, la saignement est constant et plus lent que celui d'une artère.

VIH Virus de déficience immunitaire transmis par du sang contaminé, par une piqûre avec une aiguille non stérile ou par activité sexuelle. Cela s'appelle également le SIDA (syndrome de déficience immunitaire)

Voie respiratoire Passage du nez, de la bouche, de la trachée artère jusqu'aux poumons. Ils doivent être dégagés pour permettre la respiration.

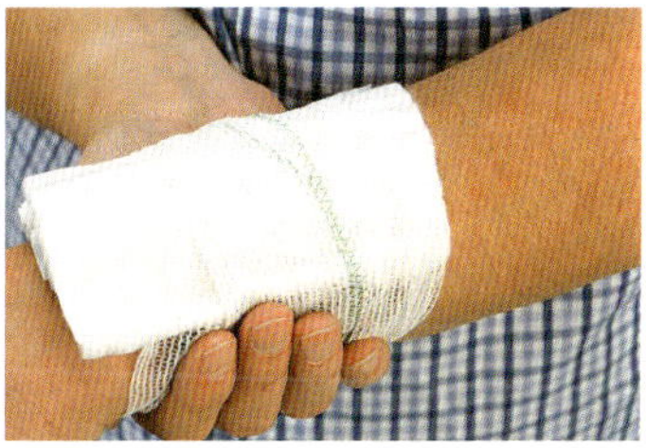

Index

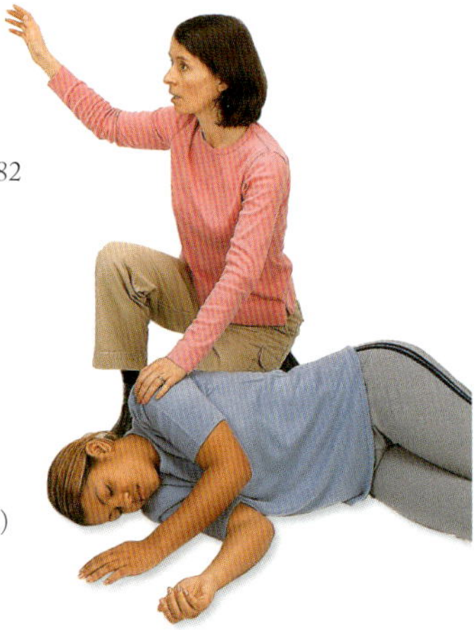

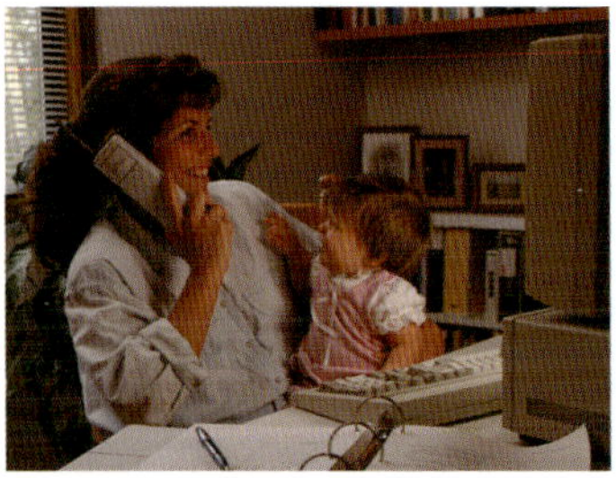

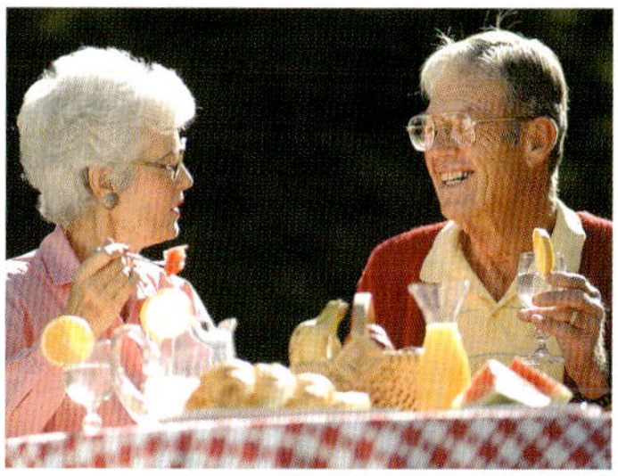

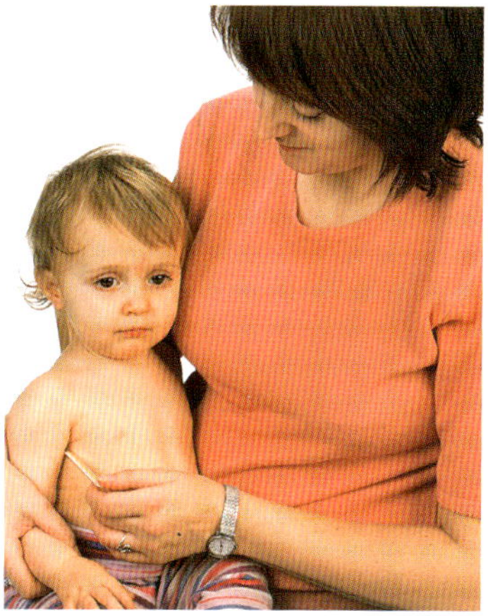

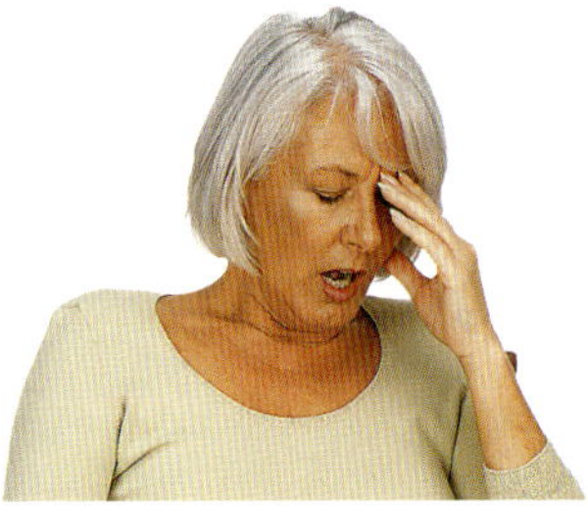

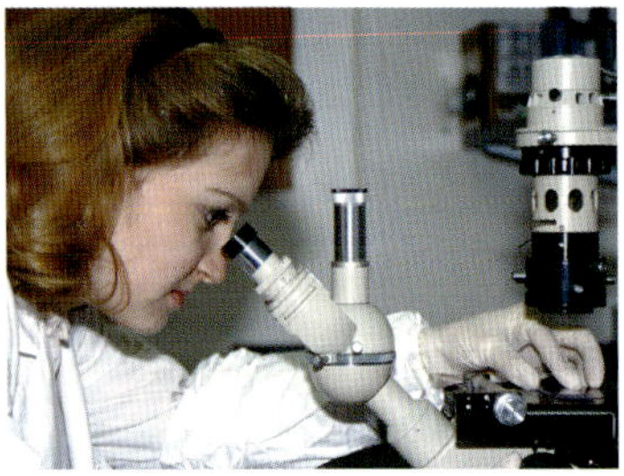

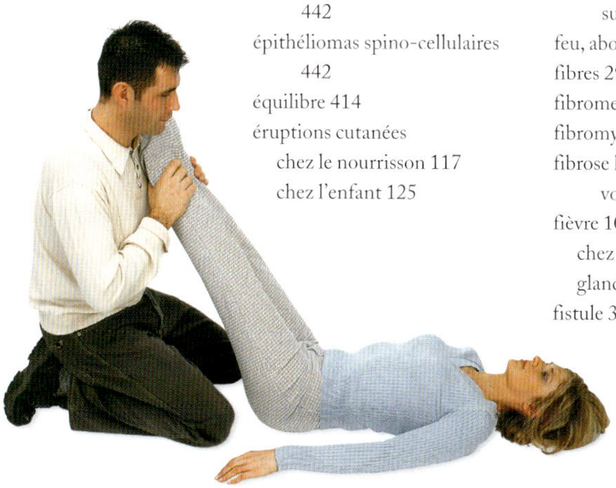

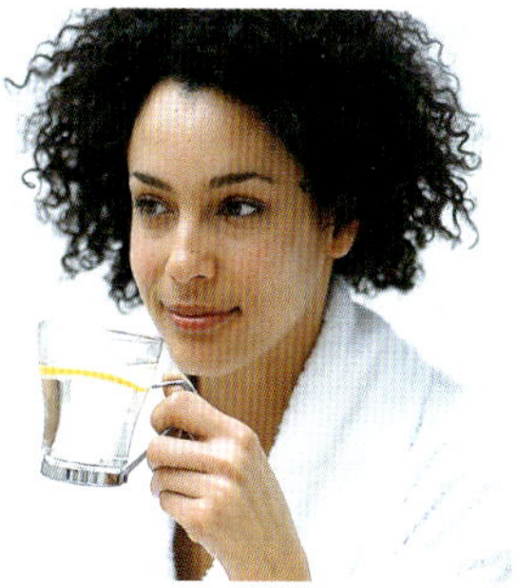

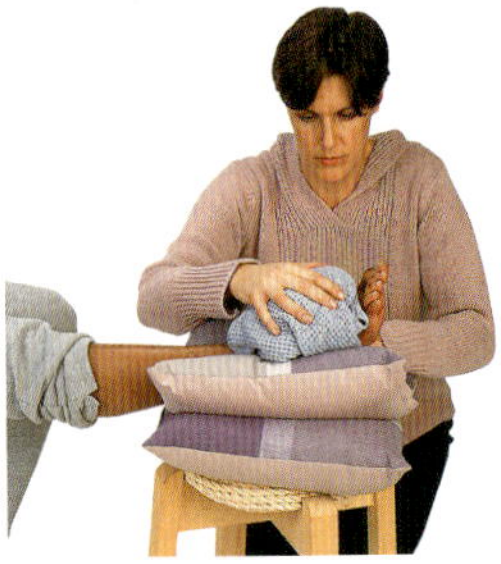

H

I

J

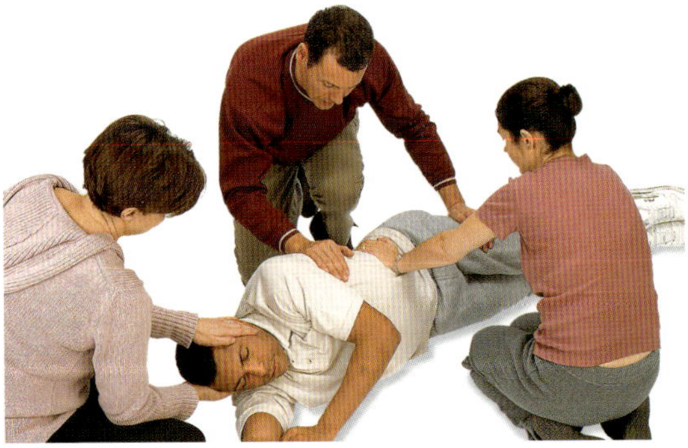

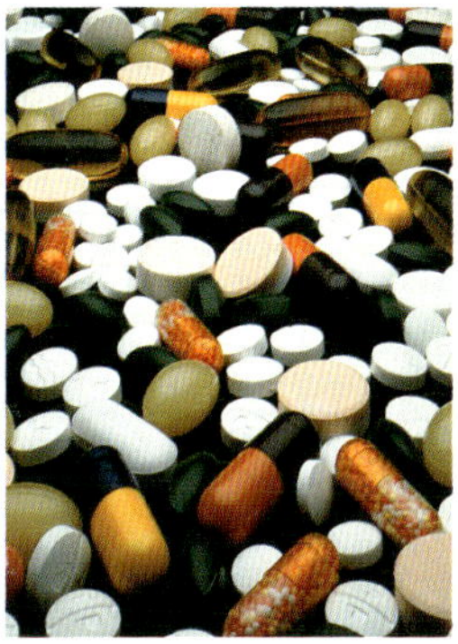

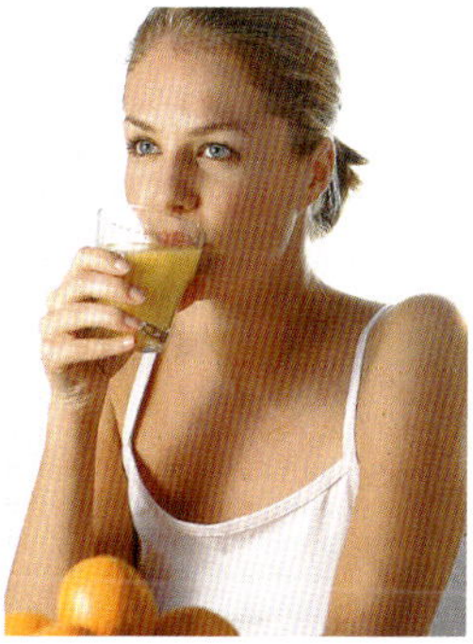

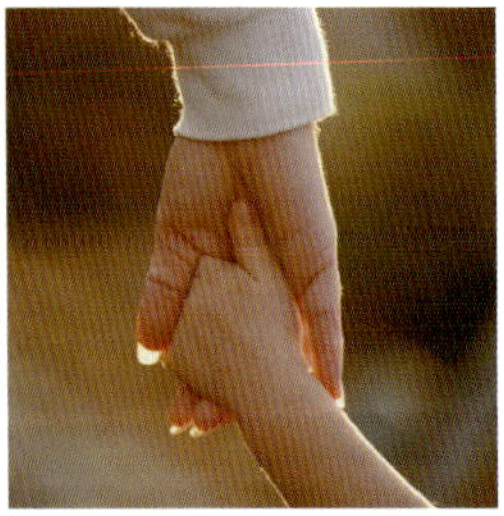

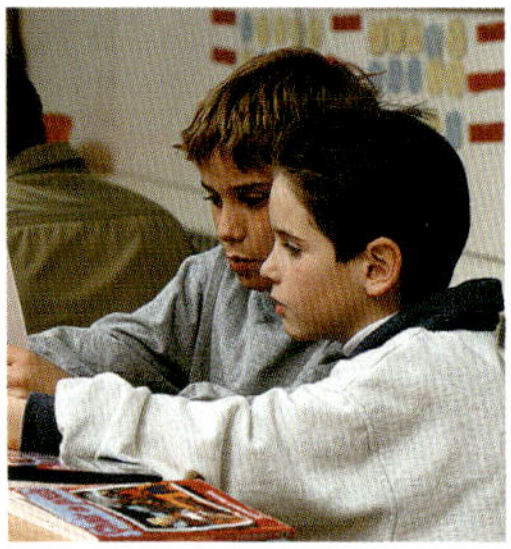

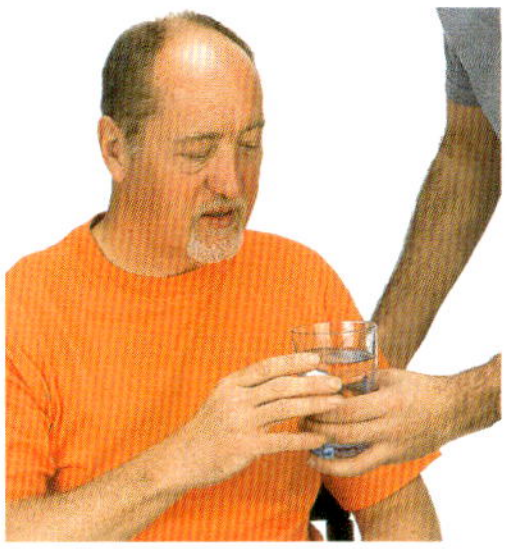

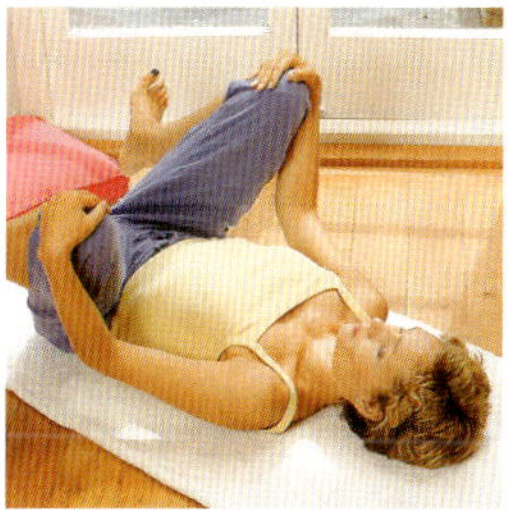

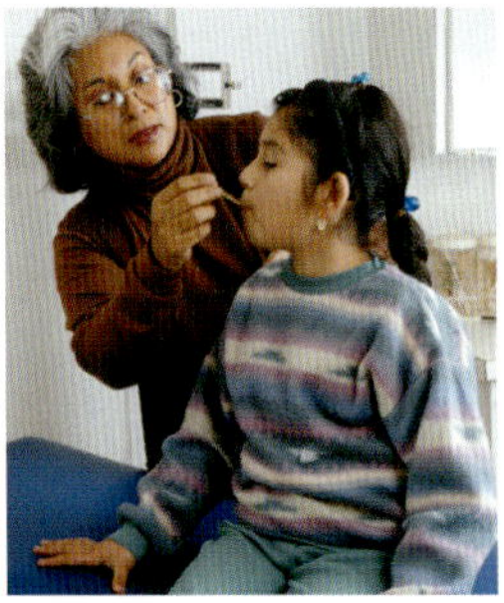

U

V

Y

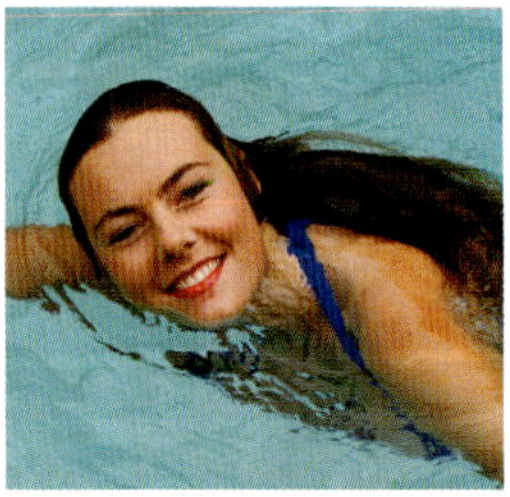

Z

Remerciements

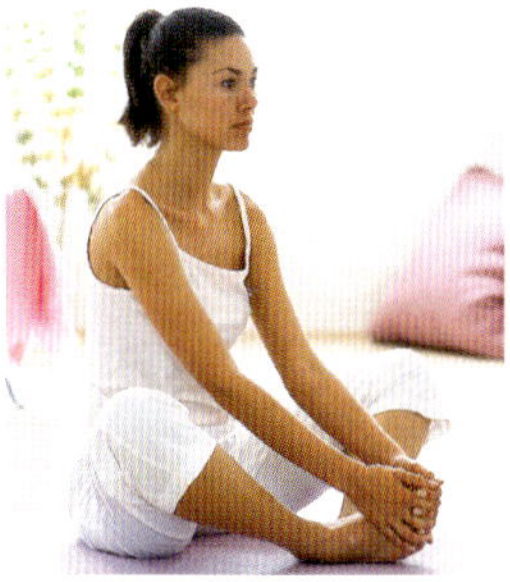

Les éditeurs aimeraient remercier les personnes suivantes pour leur aimable collaboration à cet ouvrage :

Tous les membres du Royal College of General Practitioners, à Londres, pour leur concours, leur patience et leur érudition, depuis le Professeur David Haslam FRCGP, Chairman du Council et Helen Farrelly, directrice des publications, jusqu'à la très compétente équipe de correcteurs, à savoir le Dr Rodger Charlton FRCGP, le Dr. Helen Liley et Krysia Saul. Toute ma reconnaissance aussi, pour les vérifications et les conseils supplémentaires, au Dr Tim Wallington, consultant en immunologie au National Blood Service, Bristol, à son collègue, le Dr Edwin Massey, hématologue, et à Margaret Hallendorff, Chief Executive, The Royal College of Ophtalmologists, Londres.

Merci également à Luci Gosling et à Arran Frood, de la Science Photo Library, pour leur aide cordiale et très efficace.

Les mannequins : Peter Akinola, Neil Barnes, Sue Barraclough, Heather Batchelor et Angus (18 mois), Aaron Beha-Parks, Lesley Betts, Neil Bradbury, Jim Britton, Natasha Brown, Iva Buckova, Matthew Charlton, Rachel Chilcott et Tabitha (18 mois), Valerie Ferguson, Jack France (18 mois), John France, Tom France (6 ans), Irene Halton, Jane Harris, Hannah Higgins, Lydia Hitchings, Simona Hill, Oliver Hitchings, Louise Hughes, Brian Jackson, Emma Jackson, Sam Jones, Pippa Keech et William (7 ans), Dallas Kidman, Ralph Leming, Helen Lowe, Debra Mayhew et Jamie Austin (18 mois), Emily MacQueen, Denise Olive, Alan Powell, Joanne Rippin, David Spicer, Helen Sudell, Vivien Tobies, Melanie Ward, Evie Wyld. Merci à Dammers Model and Promotion Agency de Bristol pour nous avoir fourni certains de ses mannequins.

Le Dr Peter Fermie tient également à exprimer toute son appréciation à son épouse Ellen et à sa fille Anna, qui ont supporté les longues heures qu'il a passées devant l'ordinateur à rédiger ce livre !

Merci aussi à : Two Wheels Service de Bath pour nous avoir prêté le casque. Pat Coward et Richard McGinlay pour avoir rédigé l'index.

Crédits photographiques

Copyright pour toutes les photos autres que celles mentionnées ci-dessous : Anness Publishing Ltd. Les éditeurs aimeraient remercier les agences listées ci-dessous pour leur aimable permission de reproduire les photographies suivantes :
Abréviations : h = haut b = bas c = centre d = droite g = gauche

Corbis : pp12/13 : Tom Stewart ; pp254/5 ; p270bg ; p274hg
John Birdsall Photo Library : p267h ; p268bg ; p281b.
Robert Harding Picture Library Ltd : p246bd ; p248b ; p286h ; p300bg.
The Hutchison Library : p308h.
Medical-On-Line/Mediscan : p71bc.
The Meningitis Trust : p125g, p333g.
Science Photo Library : p75h : Garry Watson ; p137b : Jim Selby ; p141b : Marcelo Brodsky/Latin Stock ; p247bg : Sinclair Stammers ; p258h : Ruth Jenkinson/Midirs ; p265bg : BSIP, JPL/Anne ; p268bd : Dr Clive Kocher ; p269hd : Francoise Sauze ; p269b : Andrew McClenaghan ; p271h : Astrid & Hanns-Frieder Michler ; p271b : Hank Morgan ; p272h : Claire Paxton & Jacqui Farrow ; p272b : Sean O'Brien/Custom Medical Stock Photo ; p273h : Samuel Ashfield ; p273b : Antonia Reeve ; p274bg : Mauro Fermariello ; p278b : Antonia Reeve ; p279b : Science Photo Library ; p281h : BSIP/VEM ; p282h : Mike Agliolo ; p282b : BSIP/Ducloux ; p283h : David Campione ; p283b : BSIP/VEM ; p284 : BSIP/Laurent B./Hop Ame ; p285 : Tim Beddow ; p286b : Mike Devlin ; p287 : BSIP/Beranger ; p288b : Dr P. Marazzi ; p289h : James King-Holmes ; p289b : John Radcliffe Hospital ; p292 : Eye of Science ; p294h : CC Studio ; p294b : Ron Sutherland ; p295 : Innerspace Imaging ; p296h : Dr P. Marazzi ; p296b : Science Photo Library ; p297 : Mehau Kulyk ; p298 : Juergen Berger/Max Planck ; p299h : Pascal Geotgheluck ; p300bd : Science Photo Library ; p303hg : Jim Varney ; p303td : Dr P. Marazzi ; p303b : John Radcliffe Hospital ; p306 : Andrew Syred ; p307b : Mehau Kulyk ; p308b : G JLP ; p309 : Alfred Pasieka ; p314 : Science Photo Library : p315h : Saturn Stills ; p316 : SNRI ; p317g : Quest ; p317d : Science Photo Library ; p319g : Science Photo Library ; p319d : Ovellette & heroux/Publiphoto diffusion ; p323 : Astrid & Hanns-Frieder Michler ; p324h : Zephyr ; p324b : Oscar Burriel ; p325h : Custom Medical Stock ; p327h : Scott Camazine ; p328 : Scotte Camazine ; p329h : Colin Cuthbert ; p330h : BSIP VEM ; p330b : Science Photo Library ; p331bg : MIT AI LAB/Surgical

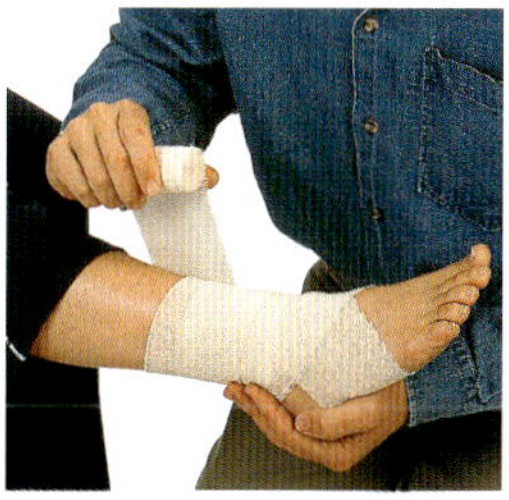

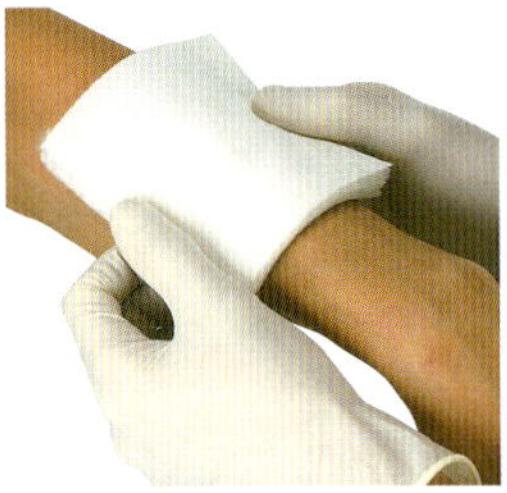

Planning Lab, Brigham & Women's Hospital ; p331bd : Sam Ogden ; p332g : Dr Kari Lounatmaa ; p332d : CDC ; p336 : Dept. of Clinical Radiology, Salisbury District Hospital ; p337 : Szuson Jwong/Peter Arnold Inc. ; p338h : Alfred Pasieka ; p339h : Catherine Povedras ; p339b : Simon Fraser/Royal Victoria Infirmary, Newcastle-upon-Tyne ; p340 : Catherine Povedras ; p341g : Prof. K. Seddon & Dr T. Evans/Queen's University, Belfast ; p341d : Simon Fraser/Royal Victoria Infirmary, Newcastle-upon-Tyne ; p343h : John Greim ; p347bd ; Pascal Goetgheluck ; p348b : John Greim ; p349h : BSIP/Laurent ; p349b : Hattie Young ; p350g : Ed Young ; p350d : Alain Dex/Publiphoto Diffusion ; p351 : SIP/Laurent/Carlo ; p352b : Science Photo Library ; p354h : Andrew Syred ; p354b : Prof. P. Motta/Dept of Anatomy, University 'La Sapienza', Rome ; p356g : Dr Tony Brain ; p356d : Dr P. Marazzi ; p357d : Biophotos Associates ; p358h : St Bartholomew's Hospital ; p358b : Martin Dohr ; p359h : CNRI ; p359bg : Chris Priest ; p359bd : Biophoto Associates ; p361d : Tek Image ; p362 : David M. Campione ; p363h : CC Studio ; p363bg : Dr P. Marazzi ; p363bd : Alfred Pasieka ; p364h : Jerrican Faure Felix ; p364b : St Bartholomew's Hospital ; p365 : Antonia Reeve ; p366 : Francoise Sauze ; p367 : Will & Deni McIntyre ; p368 : Mark Clarke ; p370 : Brad Nelson/Custom Medical Stock Photo ; p374 : Science Photo Library ; p376h : Alfred Pasieka ; p376b : Science Photo Library ; p379hg : Eye of Science ; p379hd, 379b : Damien Lovegrove ; p380bg : CC Studio ; p380bd : Josh Sher ; p381h : Science Photo Library ; p382h : Eye of Science ; p382b : Mehau Kulyk ; p384hg : Peter Menzel ; p384hd : Philippe Plailly ; p384b : Scott Camazine ; p388h : CNRI ; p389 : Geoff Tompkinson ; p390bg : Juergen Berger/Max-Planck Institute ; p391hd : Science Photo Library ; p396h : Josh Sher ; p396b : Faye Norman ; p398 : Dr Yorgos Nikas ; p400 : Bates/Custom Medical Stock Photo ; p402 : Science Photo Library ; p403 : Science Photo Library ; p404h : Z. Binor/Custom Medical Stock Photo ; p404b : Dr P. Marazzi ; p405 : BSIP/Edwige ; p406 : Hattie Young ; p409b : BSIP/Chassenet ; p415 : Dave Roberts ; p416 : Brian Yarvin ; p419bg : Mark Clarke ; p419bd : Dr P. Marrazi ; p421h : Andrew Syred ; p421bg ; Science Photo Library ; p423bg : Dr P. Marazzi ; p426h : Wellcome Department of Cognitive Neurology ; p427 : Ralph Eagle ; p428bg, p428bd : Dr P. Marazzi ; p429h : Western Opthalmic Hospital ; p429b : Dr P. Marazzi ; p430 : Custom Medical Stock Photo ; p432h : Dr P. Marazzi ; p434h : Adam Hart-Davis ; p434b : Omikran ; p436h : Martin Dohrn ; p438h : Dr P. Marazzi ; p438b : John Radcliffe Hospital ; p439h : St Bartholomew's Hospital ; p439b : Scott Camazine ; p440h, p440b, p441bl, p441bd : Dr P. Marazzi ; p442hg : Dr Chris Hale ; p442hd : Dr P. Marazzi ; p443h : James Stevenson ; p443b : Dr P. Marazzi ; p444 : Science Photo Library ; p445bg : Jane Shemilt/Cosine Graphics ; p445br, p446 : Dr P. Marazzi ; p450 : Susumu Nishinga ; p452 : Alex Bartel ; p454bg : Geoff Tompkinson ; p454bd : Simon Fraser ; p455h : Science Photo Library ; p456h : Maximilian Stock Ltd ; p457 : CNRI ; p458h : Dr P. Marazzi ; p458b : John Greim ; p459h, p459b : Dr P. Marazzi ; p460d : James Stevenson ; p462h : Dr P. Marazzi ; 462bg : Dr Kari Lounatmaa ; p463d : Saturn Stills ; p464d : Alfred Pasieka ; p465d : Biophotos Associates ; p466g : Science Photo Library ; p466d : Dr P. Marazzi ; p467hd : Georgia Lowell ; p467b : Science Photo Library ; p468 : John Greim ; p469h : NIBSC ; p469b : Department of Medical Photography, St Stephen's Hospital, London ; p470bg : CNRI ; p470bd : Andy Crump/Tdr/WHO ; p473b : Saturn Stills ; p474 : Ruth Jenkinson/MIDIRS ; p477h : Mark Clarke ; p481h : Alexander Tsiaras ; p481b ; Hattie Young ; p483h : BSIP/Astier ; p483b : Dr P. Marazzi ; p484hg : Chris Priest ; p484hd : BSIP/Astier ; p484b : Larry Mulvehill ; p486bg : Colin Cuthbert ; p486bd : James King-Holmes ; p487hg : Stevie Grand ; 487hd : Mark Thomas ; p487b : Antonia Reeve ; p488h : Deep Light Production ; p488bg : Will & Reni McIntyre ; p488bd : Chris Priest ; p493hd : Matt Meadows/Peter Arnold Inc ; p494hg : Mark de Fraeye.

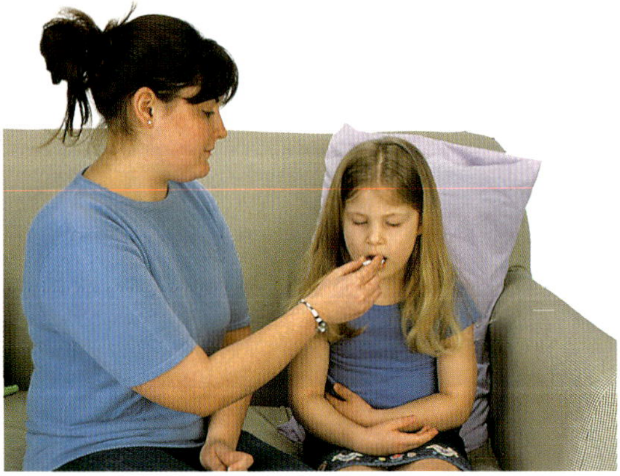